新文京開發出版股份有限公司

NEW WCDP

新世紀·新視野·新文京 — 精選教科書·考試用書·專業參考書

New Wun Ching Developmental Publishing Co., Ltd.

New Age · New Choice · The Best Selected Educational Publications — NEW WCDP

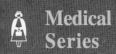

Medical
Series

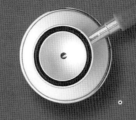

★ 依考選部護理師考試命題大綱編寫

兒科 第❷版
護理學

臨床護理專家
李慈音・張瑩如
陳紀雯・廖珍娟
強力推薦

穆佩芬 / 總校閱

編著者

穆佩芬	李美銀	曾韻珊	孫瑞瓊	朱世明
吳怡萱	賴美吟	林淑芳	羅高文	陳寶如
孫海倫	詹靜惠	林芳怡	謝玉惠	莊安慧
徐美玲	蔡綠蓉	吳麗敏	吳美容	劉憶慧
陳素珍	黃惠滿	陳金彌		

實證應用編著者

楊惠娟	李慈音	穆佩芬	張綺紋	李美銀
吳苡甄	黃廷宇	楊寶園	劉 萍	

SECOND EDITION
Pediatric Nursing

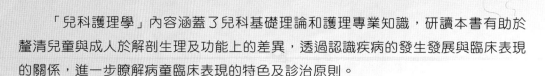

本書介紹
FEATURES OF THE BOOK

「兒科護理學」內容涵蓋了兒科基礎理論和護理專業知識，研讀本書有助於釐清兒童與成人於解剖生理及功能上的差異，透過認識疾病的發生發展與臨床表現的關係，進一步暸解病童臨床表現的特色及診治原則。

本書具有以下特色：

1. 豐富圖表

精心繪製與整理大量之圖表，將疾病的臨床表現、治療原則和護理整理得簡潔又明暸，更易學習及吸收。

2. 輕鬆學習

特別重要的關鍵字皆以粗體標示，輕鬆找出重點，方便準備應考的讀者快速複習。

3. 護理專欄

書中穿插實用的「護理小幫手」專欄，整理相關疾病之護理處置資訊，方便臨床應用。

4. 實證應用

由穆佩芬教授召集台灣實證護理菁英共同編寫。經由實證護理的步驟，搜尋分析實證文獻，提供兒科病童最新且具有實證性的臨床照護建議。

5. 案例分析

引述之案例分析與臨床情境契合，有助於思考護理過程中各個步驟的重點及護理記錄呈現的方法。

6. 實力檢測

於各章章末摘錄歷屆熱門試題，讓讀者自我測驗，亦可進一步掃描「應考題庫QR code」，下載近十年的兒科護理學國考題，輕鬆掌握命題方向。

7. 檢閱便利

豐富充足的索引，讓您迅速找到專有詞彙。

　　此本兒科護理學，本人特別邀請多位兒科護理專家，共同彙整兒科護理照護中相關知識，包括參考Wong's essentials of pediatric nursing、JBI臨床指引、最新兒科相關健康政策與法規，及其他相關知識所編製而成。此書由簡到深、由臨床生病理、心理、社會的知識到臨床應用、實證轉譯的專欄及案例分析的設計，可以提供大專學生、臨床護理師及專科護理師於臨床照護時的重要參考資料。

　　著重各個疾病系統之以病童為中心、家庭為導向的護理評估與照護。內容包括：兒童生長發展理論、新生兒與高危險新生兒的護理、免疫系統、傳染病系統、呼吸系統、循環系統、消化系統、泌尿系統、神經系統、肌肉骨骼系統、內分泌及代謝系統、皮膚系統、及癌症與安寧緩和照護等。

　　此書內容希望學生能於瞭解各層面知識後，進行批判性思考，進而應用於兒科護理實習及實際之臨床應用中。本書放入系統的解剖生理特徵、整體性評估、診斷檢查的最新資訊，且針對該系統常見的臨床疾病進行病因及病理變化、臨床表徵、醫療處置及護理照護；並有護理小幫手的照護重點、情境模擬案例分析、強化知識的臨床應用，與課後複習之重點。

　　以實證為基礎的照護是培育護理師的基本素養之一。我們特別邀請具實證訓練及興趣的教師們，在各個系統疾病照護之後，以一個PICO（Patient/Problem病人問題、Intervention介入措施、Comparison對照的措施、Outcomes臨床結果）為例，查詢最新之臨床指引建議或系統文獻結果，進行護理照護的建議與討論。除了提供最新的照護訊息外，也提供一個實證知識轉譯思維的分享。我們所選擇分享的實證主題與實證文獻均為臨床指引或是系統文獻回顧的文章。系統文獻的文章會以JBI的實證等級(JBI levels of evidence)註明，臨床指引則以JBI Grades的建議分類(JBI Grades of Recommendation)來註明（內容將附註於後）。

　　本書精心設計容易閱讀的字體及結構，及柔美色彩的美編，用心的硬軟體設計，也要謝謝新文京開發出版股份有限公司的編輯團隊。

　　我們共同覺得此書有著科學與藝術的結合，提供實證為基礎的思維，並容易閱讀與讓讀者喜歡閱讀，並將知識運用於臨床照護中。

穆佩芬 謹識

國立陽明交通大學特聘教授

2023年8月

- 附註
1. JBI Levels of Evidence (https://jbi.global/sites/default/files/2019-05/JBI-Levels-of-evidence_2014_0.pdf)
   不同的質量性研究設計有不同的實證建議等級，僅以介入性研究為例說明，其他內容請見網頁詳細內容。

   有效性實證分級
   Level 1 - 實驗性設計
   Level 1.a. - RCT 系統性文獻回顧
   Level 1.b. - RCT 系統性文獻回顧及其他研究設計
   Level 1.c. - RCT
   Level 1.d. - 偽 RCT

   Level 2 - 類實驗研究設計
   Level 2.a - 類實驗性研究之系統文獻回顧
   Level 2.b - 類實驗性研究之系統性文獻回顧及其他研究設計
   Level 1.c - 類實驗型前瞻性控制研究
   Level 1.d - 前後測或歷史／回溯控制研究

   Level 3 - 觀察 - 分析設計
   Level 3.a - 比較世代研究系統文獻回顧
   Level 3.b - 比較世代研究系統文獻回顧及其他低層研究設計的系統文獻回顧
   Level 3.c - 有控制組的世代研究
   Level 3.d - 個案控制研究
   Level 3.e - 無控制組的觀察

   Level 4 - 觀察 - 描述型研究
   Level 4.a - 描述型研究的系統文獻回顧
   Level 4.b - 橫斷性研究
   Level 4.c - 個案報告

   Level 5 - 專家意見與臨床資料研究
   Level 5.a - 專家意見的系統文獻回顧
   Level 5.b - 專家共識
   Level 5.c - 臨床資料研究或單一專家意見

2. JBI Grades of Recommendation (https://jbi.global/sites/default/files/2019-05/JBI-grades-of-recommendation_2014.pdf)

JBI Grades 建議	
Grade A	對一個特定的健康處置策略給予「強烈」的建議：(1)處置的理想效果勝過不良效果非常明確；(2)有足夠的證據支持可以使用；(3)使用此處置具有好處或沒有傷害；(4)考慮到病患的價值喜好及他的經驗
Grade B	對一個特定的健康處置策略給予「弱」的建議：(1)理想的效果似乎勝於該處置不良的影響，但並非非常明確；(2)有證據支持此處置的使用，儘管其並非高品質；(3)此資源有益處、沒有影響，或很小的影響；(4)可能有或沒有考慮到病患的價值喜好及他的經驗

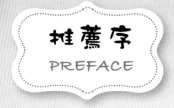

推薦序
PREFACE

（依姓氏筆畫排序）

　　根據內政部戶政司統計資料顯示我國的粗出生率由民國105年的8.86‰又降為民國106年的8.23‰；顯現台灣少子化問題持續嚴重，相形之下兒童的護理照護品質就顯得格外重要。兒童的年齡層涵蓋很廣，各年齡層之發展有其特色，身為兒童照護的護理人員，除了精進學習各健康照護議題之外，更需發展出與各年齡層兒童及其家長之溝通技巧，以達成以家庭為中心的照護。本書是由國內多位兒科護理界菁英教師攜手完成，內容介紹包括兒科護理發展、護理人員之角色、兒童之生長發展特性、和各系統常見健康議題及疾病之照護重點等；內容精潔扼要，並有大量彩色圖表穿插於內文中增進學習者了解，另外各章節也附有護理小幫手、案例及課後練習等以協助護生複習，相信本書將會是學生在修習兒科護理時一本極佳的工具書，本人樂於推薦。

李慈音　謹識

國立臺北護理健康大學護理系特聘教授

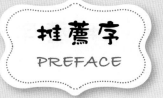
推薦序
PREFACE

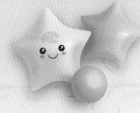

　　兒童是國家未來的希望，隨著社會環境的變遷，兒童疾病特性、類型及分布也隨之改變，守護兒童的健康是護理人員的重要角色，為了呼應兒童健康需求及成為兒童護理專業人才，護理人員必須與時俱進，更新照護知識及強化以實證為依據的照護標準或準則。在知識傳輸的歷程中，不論學習對象是在學學生或是臨床護理師，除了教育內容的更新外，具啟發性且貼近實務的教材設計，更能提升學習效果。

　　本書內容強調以家庭為中心的護理，闡述了兒童生命週期相關的生長發展及健康促進議題，並完整介紹各系統常見疾病的病因機轉及治療，護理過程則特別以常見的健康問題為主體，提出相關的護理措施，使學習者容易掌握學習重點。另外，喜見本書在每個章節後能就常見的病例，提出模擬案例分析，臨床實境整合了兒童面臨生病過程的完整面向，包括生理反應、臨床數據變化、心理社會等，而非僅是單一護理問題的呈現，貼近真實，讓學習者知覺到臨床狀況的複雜面，也可以做為團體討論或翻轉教學的教案，進而整合相關實證知識及技能於照護計畫中。

　　基於本書內容設計的多元及實用性，特推薦本書，期對從事兒童健康照護護理師及護理學生有所助益。

　　　　　　　　　　　　　　　　　　張瑩如　謹識
　　　　　　　　　　　　　成功大學醫學院附設醫院護理部主任
　　　　　　　　　　成功大學醫學院健康照護所／護理學系教授

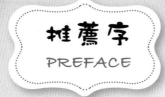

推薦序
PREFACE

　　「這很簡單的，很有趣的，你可以做到的！」，這是穆佩芬教授常掛在嘴邊，鼓勵學生的口頭禪。穆教授除了會激勵學生，培養其自信，發揮其潛能之外，她個人在兒科護理這個領域也專研多年，卓有成就。不但培育出多位兒科護理教師及臨床專家，在兒科護理研究也發表多篇學術論文，著作等身。除此之外，穆教授長年投身護理實證領域，擔任台灣實證卓越中心主任、台灣實證護理學會副理事長等職務，在推動國內實證護理的發展亦不遺餘力，尤其對於兒科護理實務指引之建立，貢獻良多。

　　很榮幸穆教授邀請本人替「兒科護理學」寫推薦序，本書明確掌握了兒科護理學的照護精神，並展現出下列特色：

1. 文字編排清晰易讀。
2. 章節涵蓋兒科照護之整體範疇。
3. 情境模擬案例分析增添融會貫通之理解。
4. 學習評量提供自我學習之機制。

　　本書經由穆教授總校閱，以及來自兒科學界及臨床菁英合力撰寫，相信能為國家未來的主人翁奠定健康照護之基石，感佩交并，特此為序。

陳紀雯　謹識
國立陽明交通大學護理學系教授

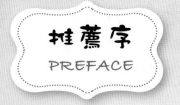
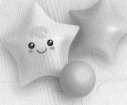

　　台灣的社會正面臨少子化的問題，將影響未來的醫療實務環境；在這個少子化的時代，每位兒童的健康與預防保健，尤其受到民眾廣泛的重視；從出生到青少年，不同的發展階段有不同的健康問題，如何增進兒童的健康及降低他們的罹病率是健康照顧團隊的重要目標與責任。

　　本書在內容架構的編排上，延續過去兒科護理學傳統的學習層次與精華；除介紹不同階段的兒童各層面發展特性外，更針對不同階段兒童常見的健康問題與兒科照護趨勢及臨床實務照護需求，加以統整與描述，同時也編纂一節特別介紹以家庭為中心的兒科護理過程，包括家庭護理評估、健康問題、護理目標、護理措施及護理評值；透過深入淺出的描述，使原本艱深的護理專業課程好讀易懂，讓讀者在實習或往後臨床工作時的資料佐證上，亦能將本書作為其建立知識的基礎。本書也針對不同的年齡病童的住院反應、因應技巧及照護技術加以陳述，本書強調從入院到出院及居家的整體性與持續性照護，及注重兒童身、心、靈、社會及發展的全人照護。本書更獨特的是在各個系統健康問題之後提供一個案例分析，讓學習者能應用該章節的知識於分析案例的健康問題及處理，加強學習者的基礎專業知識與實務案例照護之連結。

　　期望大家能夠在本書的引導下，豐富的學習更多病童的照護知識與技能，重視兒童的健康問題，提供病童整體性與連續性的全人照護，以促進兒童及其家庭的疾病恢復與健康。

廖珍娟　謹識

國立國防醫學院護理系教授

總校閱及編著者簡介
ABOUT THE AUTHORS

總校閱暨編著者

穆佩芬
學歷：美國明尼蘇達大學博士
現任：國立陽明交通大學臨床護理研究所特
　　　聘教授
　　　台灣實證卓越中心主任
　　　美國護理科學院院士

編著者

李美銀
學歷：國立陽明大學護理學系博士
現任：國立臺北護理健康大學護理系副教授

曾韻珊
學歷：美國德州大學休士頓分校護理哲學
　　　博士
現任：義守大學護理學系助理教授

孫瑞瓊
學歷：國立陽明大學護理學系博士
現任：長庚科技大學護理學系副教授

朱世明
學歷：長庚大學醫學系醫學士
現任：林口長庚醫院兒童內科部部長

吳怡萱
學歷：中國醫藥大學醫學士
現任：長庚醫院新生兒科主治醫師

賴美吟
學歷：中國醫藥大學醫學士
現任：長庚醫院新生兒科主治醫師

林淑芳
學歷：長庚大學護理研究所婦女兒童健康護
　　　理學組碩士
現任：新北市立土城醫院（委託長庚醫療財
　　　團法人興建經營）婦產科病房護理長

羅高文
學歷：臺北護理健康大學博士班進修中
　　　國防大學醫學院護理研究所兒科組
　　　碩士
現任：長庚科技大學護理學系講師

陳寶如
學歷：國防醫學院醫學科學研究所博士
現任：亞東科技大學護理系助理教授

孫海倫
學歷：中山醫學大學臨床醫學研究所博士
現任：中山醫學大學附設醫院兒童部主治
　　　醫師
　　　中山醫學大學醫學系教授

詹靜惠
學歷：國立臺灣師範大學衛生教育暨健康
　　　促進學碩士
　　　中國醫藥大學護理系
現任：中山醫學大學附設醫院小兒氣喘衛
　　　教師

林芳怡

學歷：國立臺北護理健康大學博士
現任：國立臺北護理健康大學護理學系所
　　　助理教授

謝玉惠

學歷：高雄醫學大學護理學院研究所博士
　　　國立臺北護理學院護理研究所碩士
現任：輔英科技大學護理系助理教授兼職能
　　　發展組副主任

莊安慧

學歷：國立臺北科技大學技術與職業教育
　　　研究所博士班進修中
　　　國立國防大學國防醫學院護理研究所
　　　（兒科護理學組）理學碩士
現任：仁德醫護管理專科學校護理科專任
　　　講師

徐美玲

學歷：國立臺灣師範大學衛生教育學系博士
　　　臺北醫學院醫學研究所碩士
現任：臺北醫學大學護理學系助理教授

蔡綠蓉

學歷：美國匹茲堡大學護理研究所兒科護理
　　　學組碩士
現任：輔英科技大學護理學系兼任講師

吳麗敏

學歷：高雄醫學大學護理學院博士
現任：高雄醫學大學護理學系教授

吳美容

學歷：臺北醫學大學醫療資訊所博士班候選
　　　人
　　　國立國防醫學大學護理研究所碩士
現任：臺北市立萬芳醫院護理部副主任

劉憶慧

學歷：美國Boston College護理博士
現任：義守大學護理學系助理教授

陳素珍

學歷：臺灣大學分子醫學研究所碩士
現任：臺灣遺傳諮詢學會常務監事
　　　中山醫學大學護理學系兼任講師
　　　中山醫學大學附設醫院遺傳諮詢中心
　　　高階個管師／遺傳諮詢師

黃惠涵

學歷：國立臺北護理健康大學護理研究所
　　　博士
　　　國立國防醫學院護理研究所碩士
現任：慈濟科技大學護理系助理教授

陳金彌

學歷：國立臺灣大學護理研究所博士
現任：輔仁大學護理學系副教授兼系主任

（編著者依章序排列）

實證應用編著者簡介
ABOUT THE AUTHORS

楊惠娟
學歷：國立陽明大學護理學系博士
現任：弘光科技大學護理科助理教授

李慈音
學歷：美國University of North Carolina at
Chapel Hill 護理哲學博士
現任：國立臺北護理健康大學護理系特聘教
授

穆佩芬
學歷：美國明尼蘇達大學博士
現任：國立陽明交通大學臨床護理研究所特
聘教授
台灣實證卓越中心主任
美國護理科學院院士

張綺紋
學歷：國立陽明大學護理學系博士
現任：長庚大學護理學系助理教授

李美銀
學歷：國立陽明大學護理學系博士
現任：國立臺北護理健康大學護理系副教授

吳苡甄

學歷：國立陽明交通大學臨床護理研究所碩士候選人

現任：國立陽明交通大學臨床護理研究所研究助理

黃廷宇

學歷：國立陽明大學臨床護理研究所碩士

現任：臺北榮民總醫院護理部護理師

楊寶圜

學歷：國立陽明大學護理學系博士

現任：長庚科技大學護理系副教授

劉萍

學歷：國立臺灣師範大學健康促進與衛生教育學系碩士

現任：臺北榮民總醫院護理部護理師

編著者依章序排列

目 錄
CONTENTS

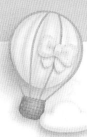

07
CHAPTER
傳染性疾病患童
的護理
林芳怡・謝玉惠

08
CHAPTER
呼吸系統疾病患童
的護理
莊安慧

09 CHAPTER **循環系統疾病患童的護理**　徐美玲

10 CHAPTER **血液系統疾病患童的護理**　蔡綠蓉・吳麗敏

16
CHAPTER
皮膚系統疾病患童的護理
黃惠滿

17
CHAPTER
癌症兒童的護理
陳金彌

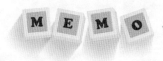

MEMO

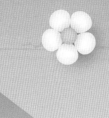

PEDIATRIC NURSING

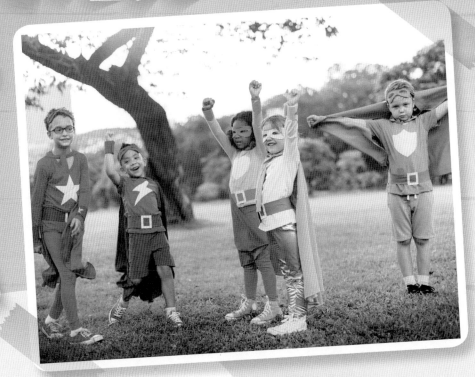

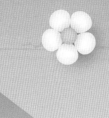

學習目標

讀完本章後，您應能夠：

1. 瞭解兒科護理的發展趨勢。
2. 瞭解兒科護理人員的角色及功能。
3. 認識兒童相關法規。
4. 認識兒科護理的倫理規範及倫理議題。
5. 瞭解以家庭為中心的兒科護理照護歷程。

緒 論

01
CHAPTER

穆佩芬、李美銀

本章
大綱

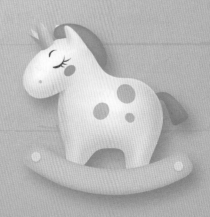

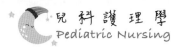

兒科護理(pediatric nursing)照護對象為18歲以下者，提供從新生兒到青少年階段的兒童之身、心、社會及靈性護理。兒科護理的目標是當兒童處於疾病或生病的歷程，協助兒童恢復健康護理實務、提供健康促進，以及疾病預防的照護。兒科護理人員需敏銳察覺到在各年齡層之兒童會有其不同身、心發展重點及相關健康議題，進而提供符合兒童及其家庭個別化的照護。兒科護理人員的角色涵蓋：持續性健康照護提供者、合作者及協調者、衛生教育指導者、提供預防保健照護者、支持者及諮商者，以及研究者。

隨著社會經濟環境變遷、少子化的浪潮湧現，以及與時俱進的醫療科技，衍生諸多相關兒童醫療及倫理議題。兒科護理人員除了需認識兒童各種疾病的鑑別診斷、常見檢查及其意義、治療與復健，及以病童為中心、家庭為系統的規劃護理照護計畫與評值。尤其，以實證為基礎的護理照護是本書的特色之一。此外，兒童相關法規，以及倫理規範、本土文化價值觀、宗教觀，以及家庭結構角色關係，對於父母執行兒童醫療選擇的影響力。運用以家庭為中心(family-centered care)的兒科護理過程，傾聽並尊重病童及家庭的觀點和選擇、訊息共享、鼓勵參與照護，以及與家屬合作，提供精準的照護，共同致力促進兒童獲得健康。

1-1 兒科護理的定義

人類發展學家以社會建構(social construction)的大眾觀點，將兒童年齡範圍區分為：嬰兒期到幼兒期（出生至3歲）、學齡前期（3~6歲）、兒童中期（6~12歲）、青少年期（12~20歲）（穆等譯，2018）。聯合國兒童權利公約第1條揭示兒童係指未滿18歲之人。世界衛生組織則是將青少年(adolescents)的年齡介定在10~19歲(World Health Organization, 2018)。在台灣，根據「兒童及少年福利與權益保障法」所稱之兒童係指未滿12歲者，**所指稱之少年是指12歲以上未滿18歲者**（全國法規資料庫，2021）。依據國際護理協會(International Council of Nurses)提出對於護理的定義：護理是在各年齡層、家庭、團體、和社區，亦涵蓋生病或是健康的所有場域，提供自主性和整合性的照護。護理業務包括：健康促進、疾病預防，以及照護生病、失能與臨終的個案。護理倡導和促進安全執業環境，執行研究，參與健康政策之制定，同時在病患及健康照護體系的管理，以及教育皆是護理扮演的重要角色(International Council of Nurses, 2018)。

兒童並非是成人的縮影，在不同年齡層兒童的發展階段，每一個時期皆有其不同的身體、心理及人格的發展重點及需求。兒科護理強調以家庭為中心的照護，應用家庭系統

觀點(Bowen, 1966)，確認與尊重家庭在養育健康或照顧生病兒童的重要性，瞭解因病童健康問題家庭系統與次系統受到的衝擊而有著獨特的需求，致力於協助家庭扮演其原有照護角色，並推動健康的居家及社區生活模式(James, Nelson & Ashwill, 2014)。兒科護理主要照護對象為18歲以下者，提供維護從嬰兒時期到青少年階段的兒童之身、心健康護理。兒科護理人員在面對兒童處於疾病(disease)或生病(illness)時，運用以家庭為中心的照護理念，提供支持及賦權父母參與照顧，與家庭成為夥伴關係，共同協助兒童恢復健康。同時亦提供健康促進，以及疾病預防的照護，促使兒童及家庭維護健康及福祉(Hockenberry, Wilson & Rodgers, 2021; Richards, Starks, Connor, & Doorenbos, 2017)。

1-2 兒科護理的發展及趨勢

以歷史的角度回顧兒童人權發展史，亦可發現為維護父權主義，兒童是沒有自主權，且是屬於家中財產之一，也無權表達個人意見的權利(Hart, 1991)。然而，在兒科醫學尚未發展之前，若嬰兒及兒童有醫療需求，則是由家人、朋友或助產士提供照顧，並無專屬治療及處理兒童健康問題的醫師。直到十九世紀，才開始衍生專門處理嬰兒及兒童的醫療問題之兒科專科(pediatric specialty) (Mahnke, 2000)。在美國，於1870年第一位兒科專科醫師，也是兒科之父—Abraham Jacobi，首先提出 "Pediatrics" 一詞，當時醫界開始認知，若要成為一位有能力照護兒童的醫師，是需具有特殊訓練與教育。於1900年代初期，在美國哥倫比亞大學教育學院(Teachers college of Columbia university)，開始發展兒科護理的專業課程(Kyle & Carman, 2013)。從1965年開始，為了提升進階兒科護理能力，在美國建立第一個兒科專科護理師(pediatric nurse practitioner)課程，其創立目的乃在於提供健康，以及罹患急慢性疾病兒童之持續性健康照顧(Aruda, Griffin, Schartz & Geist, 2016)。然而，直至1980年隸屬於美國護理學會的婦幼健康護理實務部門，開始發展及制定婦幼健康照護標準(maternal and child health standards)，成為推動兒科護理的重要照護指引(Kyle & Carman, 2013)。近年來，為強化兒童照護專科化，已發展如：兒科急重症護理師等專業證照，期能提供符合兒童及其家庭之個別性需求，且更專業的整體性護理照護。

在台灣，於1906年由台大醫院成立第一個小兒科。於1933年，台灣開始有兒科學會的定期活動。於1960年成立中華民國小兒科醫學會（該學會已於1999年改稱台灣兒科醫學會），是台灣最早成立之醫學專科學會。於1988年衛生署（現為衛生福利部）正式通過「專科醫師分科及甄審辦法」，建立了台灣兒科專科制度。至今兒科醫療已是相當成熟的專科醫療（吳，2015）。在台灣兒科部門隸屬於醫院的眾多科別之一，並無專屬兒童的檢查室、開刀房等，甚至常見兒科病房與成人科病房合併，致使病童必須與成人病患共享醫療資源，導致病童無法獲得符合其年齡層的適當照護。但在美國、日本等先進國家，皆成

立兒童醫院多年，已落實不再視兒童為成人的縮影的兒科專業醫療照護。然而，經過兒科醫學界多年的奔走爭取，衛生福利部於2013年3月27日發布兒童醫院之「醫療機構設置標準」，並公告「兒童醫院評核標準」，在總病床數不變的前提下，由現有的醫學中心將其兒科部門分離出來另設立兒童醫院。於2014年3月，衛生福利部初審通過台大醫院、馬偕兒童醫院、中國醫藥大學兒童醫院，以及彰化基督教醫院兒童醫院共4家醫學中心級醫院可分設兒童醫院。台大醫院從1994年通過國家兒童醫院計畫後，直到20年後，方才成立了第一所國立兒童醫院。相較於一般區域醫院，兒童醫院可提供特別針對重症兒童及其家庭兒童更佳、更具成效的醫療照護（吳，2015）。

護理人員法於1991年公告實施，明定護理人員之業務，涵蓋如：健康問題之護理評估、預防保健之護理措施、護理指導及諮詢，以及醫療輔助行為（全國法規資料庫，2023）。基於護理人員法的規範，兒科護理人員可提供健康或生病的兒童及青少年相關健康問題的護理評估、協助醫師執行如：疫苗注射之預防保健之護理措施，給予急性與慢性病病童相關疾病護理指導及諮詢支持等。於2000年，修正護理人員法第7條之1，護理師經完成專科護理師訓練，並經中央主管機關甄審合格者，得請領專科護理師證書。於2009年增列內科（兒科組及精神科組）專科護理師訓練課程。專科護理師甄審分為內科和外科兩大科系，內科系包含一般內科組、兒科組、和精神科組，而外科系則包括一般外科組和婦產科組（蔡，2014）。

隨著社會與經濟環境變遷，國人之生育率長期呈現下降趨勢，導致粗出生率（出生數／年中人口數 × 1,000）由70年代初期之逾20‰，降至90年代不及10‰，2021年僅為6.6‰。人口自然增加率（粗出生率減粗死亡率）由70年代之逾10‰，降至2017年僅約0.1‰，2020年為負0.3‰，人口首度呈現負成長，於2021年為負1.3‰（衛生福利部，2022a）。少子化的問題，已成為全球在人口發展重大議題，也成為台灣未來須面對的國安問題。除了少子化的衝擊湧現之外，目前台灣醫療生態與醫病關係改變，導致醫護健康照護人員與病患之間衍生多重複雜的醫療糾紛及爭議。現今許多醫療機構出現兒科住院醫師招募不易，以及兒科護理人員留任困難，形成兒童醫療照護人力缺口，影響兒童健康醫療照護品質甚鉅。有鑑於上述諸多因素，致使兒科專科護理師的需求日益增加，期望能透過更完善的師資及制度，強化兒科專科護理師的人才培訓，有助提供急性、慢性病童獲得完善的醫療照護。

根據衛生福利部2022年兒少前五大死因依序為：(1)源於周產期的特定病況；(2)事故傷害；(3)先天性畸形、變形及染色體異常；(4)癌症；(5)蓄意自我傷害（自殺），合占兒少死亡人數之69%（衛生福利部，2022b）。身為兒科護理人員，必須瞭解目前兒童及青少年的健康狀況及致死因別，也需掌握隨著時間改變，相關兒童健康及疾病變化的發展趨勢。透過瞭解現今的政策制定的方向，進一步反思如何促進兒童的身心福祉，並提供生病兒童恢復

健康的護理措施。目前政府推動的嬰幼兒及兒童、青少年健康政策（圖1-1），主要是維護及促進從新生兒至18歲以下的兒童及青少年的身、心健康，簡述如下（衛生福利部，2022a）：

1. 補助新生兒先天性代謝異常疾病篩檢，篩檢項目21項，2021年篩檢率達99%以上，異常個案均追蹤轉介、確診及適當治療。

2. 補助本國籍出生3個月內新生兒聽力篩檢，篩檢率達98.9%。

3 提供7歲以下7次兒童預防保健及衛教指導。

4. 輔導每縣市設置1~5家兒童發展聯合評估中心。

5. 持續推動滿4歲及滿5歲「學齡前兒童斜弱視及視力篩檢工作」，篩檢率達90.8％，異常個案轉介率達95.9％。

6. 辦理「低（含極低）出生體重兒居家照護試辦計畫」，提供視訊訪視及電話訪視。

7. 辦理青少年健康照護人員訓練課程。

8. 青少年菸害防制成效，如：與衛生局合作稽查商家販菸情形等。

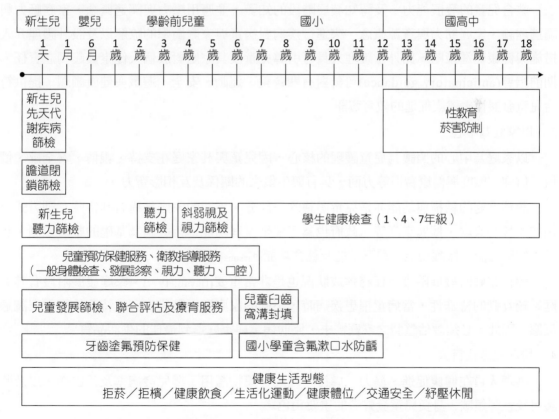

▶ 圖1-1 嬰幼兒及兒童、青少年健康政策（衛生福利部，2022a）

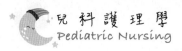

1-3 兒科護理人員的職責

一、兒科護理人員的角色及功能

⊃ 兒科護理人員的照護原則

　　兒童是由嬰兒期橫跨至青少年階段，兒科護理人員需敏銳察覺到在各年齡層之兒童會有其不同身、心發展重點，及相關健康議題，進而提供符合兒童及其家庭個別化的照護。以下說明照護兒童原則(Hockenberry, Wilson & Rodgers, 2021; James, Nelson & Ashwill, 2014)：

1. 生長與發育

　　護理人員須瞭解兒童實際年齡的成長發育之成熟與不成熟的狀態，以及可能衍生因疾病造成的身、心反應，規劃符合兒童個別性需求的護理照護。

2. 健康促進

　　整合兒童的發展能力，及認知發展階段的知識，並應用壓力與調適概念、家庭壓力與調適理論、家庭韌力與資源概念，來進行疾病對病童與家庭衝擊的瞭解以及設計護理介入措施與健康促進策略。此外，護理人員可引導兒童及其家庭對於個人健康負起獨立責任。期前指導(anticipatory guidance)可針對有關營養、運動、安全、遊戲與健康議題，提供符合兒童發展性之健康促進的教育資訊。

3. 以家庭為中心

　　以家庭為中心的照護為兒童護理的核心，因兒童與其家庭在支持、親情、安全感、價值、信仰、態度與健康習慣等方面，具有與生俱來的關係及互相影響力。

　　評估家庭的結構與功能亦是兒童照護的一部分，不同的家庭結構有其特殊互動方式。例如：核心家庭、擴展家庭等。政府也為了健全家庭功能進行社區為基礎的整體規劃，包括：情感功能、保護功能、教育功能及社會功能(Parsons, 1951)。

　　評估家庭的發展階段及任務達成狀況也是非常重要(Duvall, 1977)。家庭發展階段有其家庭系統互動的特殊性，當病童罹患疾病時，不同的家庭發展階段也有其特殊的衝擊與調適反應。因此，必須評估整體之家庭需求，協助病童與家庭達到最佳的生活品質。

4. 扮演兒童代言人

　　護理人員在健康促進、暴力、虐待、疏失、藥物濫用、嬰兒發病率及死亡率，以及照護可及性等領域，身負兒童發聲者的重要角色。

5. 溝通

　　護理人員運用符合各年齡層兒童及青少年生長發育程度的多元溝通技巧，與兒童及家屬進行有效溝通互動（如：語言及非語言溝通技巧）。

➲ 兒科護理人員的角色

以家庭為中心的照護為護理病童及其家庭的重要概念，包括瞭解家庭系統的動態觀念，家庭因疾病的壓力與調適情況；家庭成員的組成與結構、家庭人員的角色與調適；家庭功能的現況與需求。以及家庭的發展階段及因疾病是否造成影響與衝擊，才能整體瞭解家庭的需求。

以家庭為中心的照護的宗旨為支持父母參與照護兒童，且與醫療健康照護人員成為夥伴關係(partnership)。有助於促進家庭與醫護人員溝通，且提供更具有成效、效能，以及同理家庭需求的兒科健康照護。此外，以家庭為中心的照護理念亦強調賦權(empowerment)，亦為尊重個人的自主權(autonomy)及人權。賦予每個兒童及家庭發現自己的優勢、建立信心，並做出有關他們健康的選擇和決定的權力(Hughes, 2007; Richards, Starks, O'Connor, & Doorenbos, 2017)。兒科護理人員基於以家庭為中心的照護理念，需與兒童及其家庭建立信任感，藉由整體性的護理評估，去深入瞭解兒童及其家庭的需求，並成為夥伴關係(Kuo et al., 2012)。兒科護理人員提供家庭所需的相關醫療資源，去捍衛及促進家庭的利益，並清楚告知其權利及相關選項，協助家庭做出適當醫療決策。以下說明兒科護理人員的角色功能(Kyle & Carman, 2013; Hockenberry, Wilson & Rodgers, 2021)：

1. 持續性健康照護提供者

由於醫療科技的進步，提升罹患重症疾病的兒童及青少年的存活率。為了提供更具成效的照護，以及維持經濟效益，兒科護理強調持續照護概念。意旨從急性照護設置（如：病房或兒科加護病房），延伸至門診衛教護理指導、社區兒科護理、學校護理，以及長期照護等。例如：接受早期療育的發展遲緩兒童，以及癌症兒童及青少年等，兒科護理師在病童的疾病發展歷程中，提供持續、不間斷的照護，協助兒童逐步恢復健康，或是與慢性疾病共存。

2. 合作者及協調者

護理人員為醫療團隊成員之一，可將護理與其他跨專業領域工作者合作，並進一步整合為全方位的健康照護計畫。然而，護理人員提供24小時的臨床照護，對於病童疾病發展的歷程相當熟稔，可成為兒童、家屬，以及與其他醫療人員之間彼此的溝通橋樑，協助解決兒童的健康問題。

3. 衛生教育指導者

護理人員在兒童的健康以及疾病各方面，可以成為兒童及家屬的指導者。提供家庭健康促進、疾病預防，以及慢性病童長期照護的知識與技能。例如：教導初次診斷第1型糖尿病病童之父母居家胰島素注射，以及相關飲食照護（許、徐，2015）。

4. 提供預防保健照護者

在兒童的成長發育過程，隨著免疫系統的成熟，以及抵抗疾病的能力增加，導致各年齡層所需要的預防保健工作之需求有所不同。如：嬰幼兒童疫苗接種注射是目前衛生福利

部推廣的重要幼兒預防保健的重要政策之一。黎、江(2011)指出社會經濟地位影響台灣兒童疫苗接種率，疫苗效力及列為常規疫苗乃提高疫苗總接種率的關鍵。提供免費接種疫苗則可縮小不同社經族群之間疫苗接種率差異的重要策略。隨著科技的進步，增加人類對於抵抗疾病的能力，但注射疫苗後衍生的爭議仍存。護理人員在與兒童及青少年之父母討論相關疫苗注射議題，需考量兒童的家庭社會經濟狀況、文化價值觀，並告知現有的相關疫苗實證依據，提供父母作為考量是否讓孩子接種疫苗以預防疾病的意願評估。

5. 支持者及諮商者

　　當兒童出現健康問題時，護理人員可藉由扮演支持者的角色，給予兒童及父母傾聽、關懷，以及陪伴。並透過諮商者的角色，鼓勵兒童與家屬表達患病感受，以協助主要照顧者解決相關照護問題。例如：家有早產兒的家庭特質及其需求，與足月兒的照護迥然不同。護理人員可從住院期間就開始採用以家庭為中心的整體性照顧，提升父母親的學習能力、強化照顧技巧、提供可利用的資訊管道，發揮親職功能，促進早產兒健全長大（翁、周，2016）。

6. 研究者

　　面對科技進步、全球化風潮，與日趨複雜的醫療照護環境，護理人員須考量如何制定符合兒童及其家庭的需求之兒科處置，以及標準化照護計畫。透過以實證為基礎的研究，有助於擬定兒童照護計畫與臨床照護指引，並參酌醫療小組共識，以及過去健康照護決策，去發展最有效的介入措施，使得護理計畫更具獨特性、個人化，並評值兒童與家屬對於所提供的護理介入措施的反應，有助於解決兒童的健康照護問題。例如：Mu等人(2020)運用質性系統性文獻回顧，探討入住新生兒加護病房的早產兒之父母執行袋鼠護理的經驗，藉由整合現有質性研究資料，提供醫護人員於協助早產兒之父母執行袋鼠護理的臨床實務建議。

二、兒科護理人員對兒童法規的基本認識

　　回顧東、西方歷史，兒童是屬於家中財產，或是對事情沒有能力進行判斷的人，因此，兒童在醫療系統常常沒有表達意見的權利。在過去父權主義盛行的社會氛圍之中，兒童的基本人權是被長期忽略漠視。然而，受到西方兒童人權思潮的影響，在台灣也開始逐步修訂相關兒童法規。

　　1924年之日內瓦兒童權利宣言(Geneva Declaration of the Rights of the Child)，以及聯合國大會於1959年11月通過之兒童權利宣言強調兒童應獲得特別照顧之必要性。在兒童權利宣言揭示：「兒童因身心尚未成熟，因此其出生前與出生後均需獲得特別之保護與照顧，包括適當之法律保護」。該公約第1條揭示，兒童係指未滿18歲之人，但其所適用之法律規定未滿18歲為成年者，不在此限。第2條明確指出不因兒童、父母或法定監護人之種族、膚色、性別、語言、宗教、政治或其他主張國籍、族裔或社會背景、財產、身心障

礙、出生或其他身分地位之不同而有所歧視（兒童少年權益網，2018）。中華民國憲法規定兒童的權利，可分為基本人權和特殊人權。兒童基本人權包括憲法第8條至第22條所規定的各種基本人權，如：人身自由權、不受軍事審判權、表現自由權、國民教育權等。至於兒童的特殊人權，依照「兒童及少年福利及權益保障法」規範，已針對兒童特殊人權之落實，如：優先權與兒童最佳利益原則、身分權、家庭生長權、發展權、社會權、遊戲權、免於戰事權等（兒童少年權益網，2018）。

為促進兒童及少年身心健全發展，並增進福利，及保障其權益，於2003年將「兒童福利法」及「少年福利法」合併為「兒童及少年福利與權益保障法」，簡稱兒少法。該法歷經多次修法，目前以2021年1月公布最新修正版。該法所稱兒童及少年，指未滿18歲之人；所稱兒童，指未滿12歲之人；所稱少年，指12歲以上未滿18歲之人（第2條）。亦要求政府及公私立機構、團體應協助兒童及少年之父母、監護人或其他實際照顧兒童及少年之人，維護兒童及少年健康，促進其身心健全發展，對於需要保護、救助、輔導、治療、早期療育、身心障礙重建及其他特殊協助之兒童及少年，應提供所需服務及措施（第4條）。此外，該法第53條指出醫事人員、社會工作人員、教育人員、保育人員、教保服務人員、警察、司法人員、移民業務人員、戶政人員、村（里）幹事及其他執行兒童及少年福利業務人員，於執行業務時知悉兒童及少年有施用毒品、非法施用管制藥品、遭受虐待，以及其他傷害等情事者，**應於24小時內立即向直轄市、縣（市）主管機關報告**（全國法規資料庫，2021）。

根據統計2006年受虐兒童及少年人數為1萬93人，之後逐年上升，至2022年已高達1萬9,950人，進一步分析受虐兒少性別顯示女性高於男性，受虐問題類型以身心不當對待(physical emotional abuse)居多，在此類型中遭受「身體不當對待」為其主因（男性3,199人，女性2,294人）（衛生福利部保護服務司，2023）。兒童及青少年皆屬易受傷害族群，舉報兒虐為醫護人員應盡的職責和義務。建議醫護人員在決策過程中，除考量個案及整個家庭的最大利益，還需面臨文化衝突、個人價值觀，與專業責任的矛盾。但基於行善、不傷害及盡責原則並權衡舉報的利弊，醫護人員必須依法舉報疑似兒虐的個案，舉報讓個案持續獲得後續追蹤與關注，並提供家庭求助的管道（黃、江、蘇、馮，2012）。

三、兒科護理人員對倫理基本認識及相關倫理議題

護理倫理規範是護理人員執業的行為準則，西元1893年由南丁格爾女士首度制定護理倫理規範，又稱為「南丁格爾誓言」(The Nightingale Pledge)（盧、黃，2013）。依據美國護理學會(American Nurses Association, ANA)於1926年初擬護理倫理行為綱要，認為護理人員應將所學的知識以及技能，奉獻在護病關係之中。然而，隨著醫療科技日新月異，病人的自我意識逐步提升，護病關係也隨之有所改變。在過去數十年期間，ANA經過多次修改護理倫理規範。近期於2015年護理人員倫理規範，強調身為一位專業人員對社會應盡該有的義務，聲明護理人員應具備四項基本職責，包括促進健康(health promotion)、預防疾病

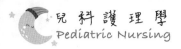

(disease prevention)、維護健康(health maintain)和減少痛苦(reduce suffering)。同時ANA更新「護理人員倫理新規範聲明：於臨床實務之應用」，強調並期待能將護理倫理規範透過照護行為運用在臨床實務上（謝、黃，2017）。

我國護理倫理規範第三條指出：「尊重服務對象的個別性、自主性、人性尊嚴，及接納其宗教信仰、風俗習慣和價值觀以及文化之差異」（盧、黃，2013）。筆者相當認同上述的倫理規範，但當幼童受於表達及理解能力有限的當下，兒童本身的主觀感受，亦為「自主權」該如何展現呢？護理人員又該如何維護兒童自主決定權(self-determination)呢？蔡、許(2013)相較於正常成人，兒童、青少年、胎兒及胚胎，以及決定能力減損者等屬於易受傷害族群之一，因其無法分辨和理解研究目的、潛在利益及風險，而被認定缺乏能力根據個人自由意志簽署知情同意書。然而，兒童父母所做的醫療決策，是否為兒童最佳利益呢？與時俱進醫療技術，延續重症病童的生命，也引發諸多倫理問題的爭議。張、張(2009)探討新生兒加護病房執行不施行心肺復甦術(do-not-resuscitate, DNR)之困難。主因為新生兒在發展上缺乏辨別本身獨特個體的能力，也無法表達對於DNR施行的意願，其DNR是否施行通常是由其法定代理人（父母）決定，因而可能衍生相關倫理議題。然而，在執行DNR的困難，如：缺乏使用DNR指導方針（無法對新生兒末期病人給予明確定義、缺乏DNR運用之準則）、決策權的歸屬，以及溝通不足的影響（家庭文化價值觀、宗教觀迥異）。該文章提出醫院應積極著手建立新生兒DNR執行的相關細則，並減少界定上的模糊地帶，適時減少不適當和無效的急救。此外，「溝通」在DNR決策上是重要的一環，醫療人員須尊重病患家庭的文化背景，提出對新生兒最大利益的決定。

一篇以系統性文獻回顧探討癌症兒童、父母及醫療人員在面臨醫療無效時，究竟該在何時該停止治療的決策歷程，共納入了八項法律／倫理規範指引和18篇研究。該研究提出，基於指引規範，須以兒童的最佳利益(best interests)為主，依據兒童及父母的醫療偏好，尊重其自主性。醫師與父母之間共享訊息，促使父母運用以正確訊息，以及對於孩子個別性最佳利益的瞭解，達到彼此共同信任，去做出明智的決定，有助於轉銜至安寧療護。該研究也提出兒童與父母或是醫療人員，仍會有一些不同的觀點，例如：即使癌症預後很差，兒童也希望被告知病情進展。建議未來研究需以更審慎的文化及倫理視角，包括瞭解兒童和多元領域團隊成成員的觀點，以更全面地描繪在兒童面臨生命末期相關倫理決策動態歷程(Valdez-Martinez, Noyes, & Bedolla, 2014)。兒科護理人員在處理相關兒童倫理議題時，需反思如何維護兒童及青少年的自主權，以及如何協助他們獲得最佳利益的考量。然而，本土文化、宗教觀、民間習俗，與家庭的角色關係、家庭經濟狀態，甚至是國家健康保險政策制度等，皆是會影響、左右法定代理人（父母）選擇醫療取向的重要因素。護理人員應提供完整的醫療資訊，與病童及家庭建立良好的信任關係，藉由良好溝通模式，協助家庭獲得適當的醫療決策。

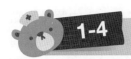

1-4 以家庭為中心的兒科護理過程

一、以家庭為中心的護理

在1950年之前，當孩子生病住院時，醫院只允許父母及家人短暫的探視兒童，父母是被醫院排除在照護兒童體系之外。但如：依附理論(attachment theory)及相關研究顯示，若與主要照顧者分離的兒童（特別是非常年幼的孩子），會導致兒童經驗到情緒問題(Raikes & Thompson, 2008)。父母是大多數兒童最主要的照顧者，家庭則是兒童學習社會化的開端，基於不同的家庭背景、父母育兒及教養方式、多元文化及約定成俗的規範，使得兒童逐步成長且成熟，成為一個獨立的個體。以家庭為中心的照護，則是以確認與尊重家庭在健康或生病兒童生命中所扮演的重要角色為基本理念，致力於協助家庭扮演其原有的照護角色，並推動健康的居家及社區生活模式。兒科醫護人員秉持以家庭為中心的照護的理念，亦須涵蓋與病童及家人建立夥伴關係，並提供家庭教育、諮商支持與資源運用，增進家庭賦權，有助於縮短急性期兒科住院時間(James, Nelson & Ashwill, 2014; Dennis, Baxter, Ploeg & Blatz, 2017)。以病人及家庭為中心的護理協會(Institute for Patient-and Family-Centered Care, IPFCC)定義以家庭為中心的照護(family-centered care, FCC)涵蓋四個核心概念(Institute for Patient- and Family-Centered Care, 2018)：

1. 尊重和尊嚴(respect and dignity)：醫護人員傾聽並尊重病人及家庭的觀點和選擇。考量病人和家庭的知識、價值觀、信念和文化背景，並納入護理計畫之中。

2. 訊息共享(information sharing)：醫護人員以肯定的態度，與病人及家屬溝通和分享完整且不偏頗的資訊。促使病人及家屬能獲得及時、完整和準確的資料，方能有效參與照護及做決策。

3. 參與(participation)：鼓勵和支持病人與家屬參與他們所選擇的護理方式及決策。

4. 合作(collaboration)：病人、家屬與健康照護團隊成員及團隊領導者，在政策制定及計畫發展、執行及評值，以及專業教育，與照護工作上共同合作。

一篇探討早產兒母親執行袋鼠護理(kangaroo mother care)的質性研究指出，早產兒母親認為從兒科護理人員的衛教指導，以及其他早產兒父母的經驗分享，習得執行袋鼠護理的知識是相當重要的。對於母親而言，此學習袋鼠護理歷程，可提供母親賦權、自信，以及讓母親感受到自己是有能力替孩子的健康做一些積極正向的照顧。該研究也提出早產兒母親皆表達與護理人員的互動如同夥伴關係，主因是母親對於瞭解早產兒的健康狀況及照護相關訊息有強烈需求，護理人員皆能同理並透過訊息共享，降低母親的擔憂，並透過袋鼠護理的過程，促使母親實際參與照護孩子，增進親子的依附關係(Tarus & Tjale, 2015)。一篇以父母的觀點，探討在兒科加護病房執行以家庭為中心的照護之整合性回顧(integrative review)，共納入的49篇文章（32篇使用質性研究設計／混合研究方法(mixed methods)；

17篇運用量性研究設計進行文獻分析）。研究結果指出父母對以家庭為中心的照護觀點如下：尊重和尊嚴、對小兒加護病房設備和文化環境的認知、覺知到來自醫護人員的憐憫(compassion)和支持、訊息共享、醫護人員使用可理解的語言、醫師查房（有助父母瞭解病童病況及溝通照護訊息）、溝通的形式及滿意度、參與兒童照護、視父母為專家(parent as experts)，環境／醫護人員對家長參與病童照護的影響，以及與醫護團隊合作。該研究指出，需透過瞭解父母親參與照護病童的經驗及觀點，才能進一步去修正及改善在兒科重症單位的照護品質(Hill, Knafl & Santacroce, 2018)。

根據衛生福利部於2018年的兒童及少年生活狀況調查，顯示0~6歲兒童與父母同住者占90.4%，雙薪家庭者占58.1%，父母離婚者占4.4%。綜觀學齡前期兒童之父母的教育程度，父母均為高中（職）以上程度者達89.3%居多，其中均為專科、大學以上程度者亦占55.6%。經統計0歲至未滿3歲兒童由父母親自照顧占比最高，由父母以外的親屬照顧者次之（占30.1%）；而3歲至未滿6歲兒童主要是以就讀幼兒園者占85.1%最高。至於6歲至未滿12歲學齡兒童的主要照顧者為母親(90.7%)，父親居次(77.9%)，其參與的休閒活動類型之前三項是：看電視(53.3%)、閱讀報章雜誌、書籍(24.7%)及球類體育活動(23.1%)（衛生福利部統計處，2021）。藉由政府大規模的調查數據，有助兒科護理人員瞭解目前台灣兒童在家庭的生活狀況、家庭成員角色關係等。護理人員應針對現況分析兒童可能會面臨的健康議題、家庭互動問題等，提出護理研究方向或是護理介入性措施，協助兒童及其家庭獲得良好的健康福祉。

二、以家庭為中心的護理計畫

護理人員運用以家庭為中心的護理，照護對象包含兒童及其家庭。運用護理過程照護孩童及家屬，有助於提升、維持，以及兒童健康。護理過程可適用於所有健康照護處置，由五個步驟所組成：評估、護理診斷、計畫、執行與結果評值(Kyle & Carman, 2013)。

1. 評估

醫護人員運用家族圖譜(pedigree)，又稱家族樹(family tree)，進行對於個案家庭三代的家庭系統結構功能與動態評估(Williams, 2014)。藉由家族圖譜的詢問、收集資料與繪製，可清楚簡單地表達家庭代間及各成員的疾病、血緣，家庭結構與功能、以及家庭關係與社會關係、家庭發展階段，且有助於瞭解家庭潛在問題及相關資源運用狀態（林、潘、黃，2008）。

護理評估需要觀察、溝通、身體評估技巧等為基礎，收集孩童及家屬的健康史及過去病史、病童入院時的急性處置、過去住院之紀錄，以及病童在家或學校的身體狀況等。此外，同時亦需對父母、病童手足及主要照顧者的需求進行評估，以協助其適應，且能進一步協助病童調適或強化其家庭韌力。

2. 護理診斷

　　對於病童、主要照顧者及家庭的健康及發展狀況，進行資料分析並做出判斷。護理診斷是病童與家庭的健康問題經由提供護理措施後，進而被解決、改善及預防。護理診斷包含問題、導因及症狀與徵象。

3. 計畫

　　計畫是護理過程第三步，計畫過程包括優先順序的決定、確定問題、確定具體可行目標，選擇護理活動。

4. 執行

　　執行計畫必須是符合病童及其家庭需求、具有個別性、安全性，以及有所學理依據的解決問題之過程。

5. 結果評值

　　在護理病童及家庭過程，評價護理目標是否達成，藉由分析病童的反應及病況，透過評價讓護理人員瞭解計畫的有效性。

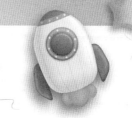

情境

模擬案例分析 CASE STUDY

⭐ 基本資料

姓名：<u>劉小弟</u>　性別：<u>男</u>　年齡：<u>2歲2個月</u>　疾病診斷：<u>平腦症(Lissencephaly)</u>

⭐ 病程簡介

　　劉小弟現2歲2個月大，為獨生子，無藥物及過敏史。預防注射均按時接種，主要照顧者為母親（36歲，教育程度為高中畢業）。案母代訴病童已腹瀉3天，一天大約解黃綠水便7~8次，食慾差，且發燒已二天，因而2/3送至本院急診就醫。經急診醫師評估後，建議入院接受進一步檢查與治療。劉小弟入院後，接受大量點滴靜脈注射及使用腸胃用藥，現已無腹瀉情形，且進食量逐漸增加。案母表示很開心孩子的腸胃炎已接近康復，但仍擔心孩子的身體健康。案母陳述孩子在一歲時被醫師確診為平腦症，她大略知道平腦症是罕見疾病，且隨著年紀增加，孩子會逐漸失去活動功能，她不知道如何面對在未來的某一天一定會失去孩子的傷痛。

⭐ 護理過程

健康問題：預期性哀傷，母親面對孩子的身體處於逐漸惡化有關。

護理評估	護理目標	護理措施	護理評值
主觀資料 1. 2/4案母主訴：「之前醫師曾告訴我要有心理準備，生這種孩子很辛苦，也養不大。我常在想是不是懷孕的時候，我亂吃東西，害他生病。」 2. 2/4案母主訴：「看到我妹妹的孩子，長得很健康，我好希望我的孩子也能健康長大，但是…他是不可能長大的。我知道這是事實，但是我還是不能接受，真的很傷心，家人也很痛苦。每次想到這件事，我的偏頭痛就發作的厲害。我不知道該怎麼辦？」 **客觀資料** 1. 2/4案母表情相當悲傷，淚流滿面	1. 住院期間案母能說出對於病童罹患罕見疾病的感受 2. 住院期間案母能說出處理情緒低落的方法3項 3. 案母能說出關於病童後續照護資源管道	1. 觀察案母語言及非語言欲表達的訊息 2. 鼓勵案母表達對於孩子患有罕見疾病——平腦症的憂慮及感受 3. 請主治醫師再次解釋關於平腦症之成因、治療及目前病童病況，有助澄清案母的錯誤迷思 4. 與病童及案母建立良好的護病關係，主動關心案母身體及情緒狀況，有助於與之建立信任感 5. 鼓勵案母與家人分享內心感受，可增進彼此關懷及扶持 6. 與案母一同討論尋找可運用的家庭資源，可協助案母分擔長期照護病童壓力 7. 提供罕見疾病基金會之病友團體資訊，鼓勵案母參照其他家庭的照護經驗，並從中找出適用於照護病童的方法 8. 與案母一同討論當其偏頭痛時的成因，及緩解其情緒低落的方法。如：請病童的其他家人（如:先生、熟識親戚等）協助照顧，可有暫時喘息的時間、嘗試找出每天半至一小時獨處的休息時間，以及至少一周一次從事自己想做的休閒放鬆活動，以及尋求醫療協助等	1. 2/6案母表示承認孩子罹患不治之症，的確是很痛苦之事，但她會勇敢地與家人一起面對 2. 2/6案母能說出改善情緒低落3項方法 3. 2/6案母表示在孩子出院後，會嘗試去參與罕病基金會舉辦的病友活動

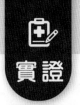

袋鼠式護理對低出生體重早產兒生長的影響之實證應用

楊惠娟

🛡 臨床案例描述(Clinical Scenario)

吳小妹，剖腹產，出生週數35週+3天，出生體重：1,648公克，子宮內生長遲滯，Apgar score 7分（第一分鐘）、9分（第五分鐘），因出生時噘嘴呼吸、使用呼吸輔助肌，轉至新生兒加護病房使用呼吸器輔助呼吸，一週後採自行呼吸照護，生命徵象穩定，脫離呼吸器後轉入病嬰室繼續接受治療。案母於訪客時間來看吳小妹時，只透過保溫箱看著孩子，媽媽表示：「她還沒回家過，不知道會遇到什麼問題？」、「她出生才1,648公克，好怕她長不大！」

🛡 臨床問題(Question)

低出生體重(low birth weight, LBW)嬰兒的原因通常是多因素造成的，然而LBW嬰兒最常見的原因是早產(Wijayanti & Yanti, 2022)。袋鼠式護理(Kangaroo care, KC)在1978年源自於哥倫比亞，此照護模式對早產兒的生理、行為、發育和心理社會均具有正面的影響。袋鼠式護理也被證明是一種具有成本效益的照護介入措施，提供了一個中性體溫的環境，刺激母乳分泌和哺乳，使嬰兒能夠攝取足夠的熱量進行生長，心跳和呼吸節律規律、血氧濃度穩定、睡眠更深、哭泣的時間更少、感染發生率降低、體重增加、縮短住院時間，增加親子依附關係等(Charpak, Montealegre-Pomar, & Bohorquez, 2021；Ludington-Hoe, Morgan & Abouelfettoh, 2008；Wijayanti & Yanti, 2022)。本實證應用為探討袋鼠式護理對於低出生體重早產兒生長的影響，現有的最佳證據是什麼？

🛡 臨床重要結論(Clinical Bottom Line)

袋鼠式護理是對於所有新生兒，尤其是早產兒和低出生體重嬰兒以及需要重症照護的足月嬰兒之照護模式。考慮到嬰兒和母親／父母的生理和行為狀態，袋鼠式護理是LBW嬰兒的首選護理方式(JBI Recommended Practice, 2021)。

袋鼠式護理(KC)最好從新生兒出生後裸體直接接觸母親的皮膚，並一直持續到第一次母乳哺餵結束(Abdulsalam, 2021)。

1. 一項系統性文獻查證比較了立即或早期的KC與醫院的常規護理。（Level 1）
   母乳哺餵／泌乳結果：經歷過KC的母親在出院後一個月內純母乳哺餵的可能性增加30%，在3~6個月內純母乳哺餵的可能性增加50%。

2. 一項統合分析研究發現KC對第一次母乳哺餵的成功率和第一次母乳哺餵的持續時間有明顯的積極影響。（Level 1）

Charpak, Montealegre-Pomar, & Bohorquez (2021)進行系統性文獻回顧和統合分析研究，探討袋鼠式護理(KC)對早產兒生長的影響。執行KC至少6小時／天(h/d)的嬰兒比對照組增加了更多的體重，平均差異為8.99克／天(g/d)。當使用g/kg/d時，KC持續時間至少為8 h/d時，體重增加較多。只有接受6 h/d KC的嬰兒獲得了更多的身長和頭圍。研究結果顯示KC對生長的影響與持續時間直接相關。(Grade B)

🛡 依照實證建議的護理措施(Nursing Interventions)

1. 提供孕婦和家庭有關KC益處的資訊，並支持他們在執行KC的努力。
2. 鼓勵父母KC應在嬰兒出生後盡快開始，立即進行早期皮膚對皮膚的接觸和母乳哺餵。如果可能應持續進行，並盡可能地持續下去。
3. 對沒有任何嚴重健康問題的住院早產兒進行袋鼠式護理。
4. 穩定的LBW嬰兒與母親直接進行皮膚接觸，24小時／天，或在可能和適當的情況下，將嬰兒垂直放在母親的乳房之間和她的衣服下面。
5. 鼓勵純母乳餵養，並協助母親哺乳。
6. 盡可能避免不必要的母嬰分離。
7. 記錄KC執行的情況於醫療記錄中，以瞭解嬰兒和母親的情況，以及可能的任何問題。

🛡 相關文獻(References)

Abdulsalam, A. (2021). Evidence Summary. Breastfeeding: Skin-to-Skin Contact After Birth. *The JBI EBP Database*, JBI-ES-7-2.

Charpak, N., Montealegre-Pomar, A., & Bohorquez, A. (2021). Systematic review and meta-analysis suggest that the duration of Kangaroo mother care has a direct impact on neonatal growth. *Acta Paediatrica, 110*(1), 45-59.

JBI Recommended Practice (2021). Kangaroo mother care: Low birth weight infants. *JBI EBP Database*, JBI6047.

Ludington-Hoe, S. M., Morgan, K., & Abouelfettoh, A. (2008). A clinical guideline for implementation of kangaroo care with premature infants of 30 or more weeks' postmenstrual age. *Advances in Neonatal Care, 8*(3S), S3-S23.

Wijayanti, T., & Yanti, Y. (2022). Meta-analysis: The effect of kangaroo mother care on growth (increasing length gain) in infants with low birth weight. *International Journal of Health Sciences, 6*(S3), 10509-10519.

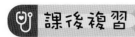 課後複習 ▶ *EXERCISE*

解答
QR code
網址：ssur.cc/iwwStMh

一、選擇題

1. 因應少子化時代來臨，為保護兒童，兒童及少年福利與權益保障法規，下列何者錯誤？(A)醫護人員執行業務時知悉兒童及青少年有施用毒品時，應於24小時內通報相關主管機關 (B)兒童及少年福利與權益保障法主要保護20歲以下之兒童及青少年　(C)任何人對兒童及少年不得有遺棄、身心虐待、猥褻或性交行為　(D)孕婦不得吸菸、酗酒、嚼檳榔或施用毒品等有害胎兒發育之行為。

2. 兒科護理重視以家庭為中心的照護，有關其基本觀念之一「賦權(empowerment)」的定義，下列敘述何者正確？(A)治療兒童疾病需考量健康提供者、病童及父母親的相互利益，以滿足家庭成員需求　(B)醫療人員與家庭互動過程中，讓家庭成員獲得自我控制感，進而增加優勢、能力及行動　(C)由護理師扮演兒童發言人，讓家庭對兒童的健康需求有所認知 (D)專業人員使用高科技輔助溝通，使兒童及其家庭減輕其壓力，讓傷害降低。

3. 依據「兒童及少年福利與權益保障法」第53條，當護理師知悉兒童非法施用毒品或管制藥品、遭受虐待或其他傷害，至遲不得超過幾小時，應立即向主管機關通報？(A) 12小時　(B) 24小時　(C) 36小時　(D) 48小時。

4. 小傑，2歲，罹患重度海洋性貧血(Thalassemia)，需反覆入院輸血。母親為印尼裔回教徒的新住民，中文溝通有限，有關以家庭為中心的護理計畫，下列敘述何者最適當？(A)提供家庭以臺灣本土文化為主的照護計畫　(B)完全配合印尼文化，進行所有病童與其家庭對疾病與住院的反應和需求照護　(C)在住院期間，盡量與家庭的文化習慣和常規保有一致性　(D)在所有照護決策過程，請小傑母親找尋其他家人幫忙做翻譯。

5. 兒科護理師的角色和功能，下列敘述何者錯誤？(A)瞭解各年齡層兒童的正常生長發育過程 (B)瞭解國家對嬰幼兒保健的政策發展　(C)促進12歲以下兒童的身體健康為主　(D)依據研究實證結果改善兒童與家庭的照護。

6. 依據2015年修正之「兒童及少年福利與權益保障法」，此法所稱之兒童及少年是指未滿幾歲之人？(A)12歲　(B)14歲　(C)15歲　(D)18歲。

7. 台灣少子化問題日趨嚴重，因此提升出生率及降低嬰兒死亡率為政府的重要目標，下列哪項措施無助於達到上述目標？(A)降低法定結婚的年齡　(B)分析嬰兒死因及死亡率　(C)提升孕產期醫療照護的品質　(D)提供優質的托育計畫及補助。

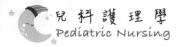

二、名詞解釋

1. 兒科護理(pediatric nursing)

2. 兒科專科護理師(pediatric nurse practitioner)

3. 期前指導(anticipatory guidance)

4. 自主決定權(self-determination)

5. 依附理論(attachment theory)

6. 家庭為中心的照護(family-centered care, FCC)

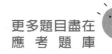

更多題目盡在
應考題庫

網址：ssur.cc/TWodr2d

參考文獻　REFERENCES

全國法規資料庫(2021)。*兒童及少年福利與權益保障法*。https://law.moj.gov.tw/LawClass/LawAll.aspx?PCode=D0050001

全國法規資料庫(2023)。*護理人員法*。https://law.moj.gov.tw/LawClass/LawAll.aspx?PCode=L0020166

吳美環(2015)。兒科醫生過勞。*台灣醫學，19*(5)，486-493。

兒童少年權益網(2018)。*兒童權利公約-台灣官方版*。https://www.cylaw.org.tw/about/crc/26/108

翁敏雪、周弘傑(2016)。父母於早產兒住院期間的親職議題及護理。*護理雜誌，63*(6)，114-119。

許雅雲、徐鑼諭(2015)。照顧一位初次診斷第1型糖尿病兒童之護理經驗。*領導護理，16*(1)，30-40。

蔡秀鸞(2014)。世紀回眸-台灣護理專業的角色拓展。*護理雜誌，61*(4)，69-77。

衛生福利部(2022a)。*中華民國111年版衛生福利年報*。https://www.mohw.gov.tw/cp-3196-72034-1.html

衛生福利部(2022b)。*111年國人死因統計結果*。https://www.mohw.gov.tw/cp-16-74869-1.html

衛生福利部保護服務司(2022)。*兒童及少年保護專區-兒少保護受虐者人數（2023年3月31日更新）*。https://dep.mohw.gov.tw/DOPS/lp-1303-105-xCat-cat04.html

衛生福利部統計處(2021)。*107年兒童及少年生活調查*。https://dep.mohw.gov.tw/DOS/lp-5098-113-xCat-y107.html

盧美秀、黃仲毅(2023)。*護理倫理與法律*。華杏。

穆佩芬、黃久美、鄭夙芬等(2018)。*實用人類發展學*（原作者: RS Feldman）。華杏。

謝佩倫、黃美智(2017)。護理倫理規範-談護理新手到專家之[盡職]倫理。*護理雜誌，64*(6)，91-97。

Aruda, M. M., Griffin, V. J., Schartz, K., & Geist, M. (2016). Evolving role of pediatric nurse practitioners. *Journal of the American Association of Nurse Practitioners, 28*(2), 68-74.

Dennis, C., Baxter, P., Ploeg, J., & Blatz, S. (2017). Models of partnership within family centred care in the acute paediatric setting: A discussion paper. *Journal of Advanced Nursing, 73*(2), 361-374.

Hill, C., Knafl, K. A., & Santacroce, S. J. (2018). Family-centered care from the perspective of parents of children cared for in a pediatric intensive care unit: An integrative review. *Journal of Pediatric Nursing, 41*, 22-33.

Hockenberry, M. J., Wilson, D., & Rodgers, C. C. (2021). *Wong's essentials of pediatric nursing-e-book* (11th ed). Elsevier Health Sciences.

Institute for Patient-and Family-Centered Care (2018). *Core concepts of patient- and family-centered care*. http://www.ipfcc.org/about/pfcc.html

International Council of Nurses (2018). *Definition of nursing*. http://www.icn.ch/who-we-are/icn-definition-of-nursing/

James, S. R., Nelson, K., & Ashwill, J. (2014). *Nursing care of children-e-book: Principles and practice*. Elsevier Health Sciences.

Kyle, T., & Carman, S. (2020). *Essentials of pediatric nursing*. Wolters Kluwer Health/Lippincott Williams & Wilkins.

Mu, P. F., Lee, M. Y., Chen, Y. C., Yang, H. C., & Yang, S. H. (2020). Experiences of parents providing kangaroo care to a premature infant: A qualitative systematic review. *Nursing & Health Sciences, 22*(2), 149-161.

Richards, C. A., Starks, H., O'Connor, M. R., & Doorenbos, A. Z. (2017). Elements of family-centered care in the pediatric intensive care unit: An integrative review. *Journal of Hospice and Palliative Nursing. JHPN: The Official Journal of the Hospice and Palliative Nurses Association, 19*(3), 238-254.

World Health Organization (2018). *Child development*. http://www.who.int/topics/child_development/en/

PEDIATRIC NURSING

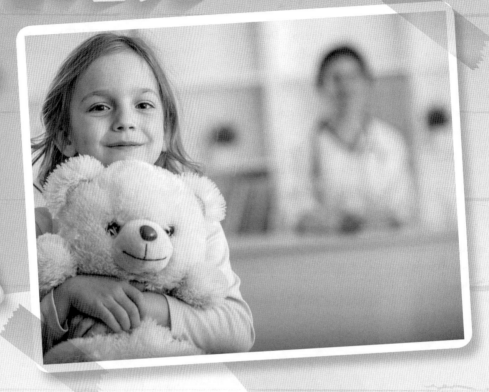

讀完本章後,您應能夠:

1. 認識正常兒童的生長與發展各個階段的特性。
2. 瞭解各項兒童發展理論。
3. 認識丹佛發展測驗。
4. 認識兒童發展常見的特殊問題。
5. 瞭解各個階段兒童的營養需求。
6. 認識兒童安全維護及事故傷害的預防。
7. 認識兒童急救。

兒童的生長發展與健康促進

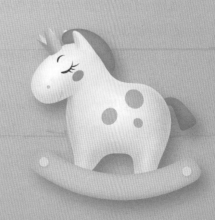

02
CHAPTER

曾韻珊

 本章大綱

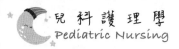

每個孩童都是獨立的個體，即便先天的遺傳基因與後天環境的刺激各有差異，兒童的生長與發展確是奠定日後「成人」的基礎。為了能提供兒童及其家庭適切的照護，兒科護理人員必須瞭解孩童在各個階段的生長與發展任務、特徵及其理論，與各個階段特有的健康相關問題，例如：發展上的限制、疾病等，並能在臨床上實際的運用其專業的護理知識與技能，幫助孩童邁向人生的康莊大道。

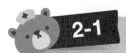
2-1 兒童生長及發展全面觀

基本概念

○ 生長(growth)

生長是指隨著時間推展，身體大小改變和進化的過程中，兒童的身高、體重、器官的體積均會增長，是「量」的增加，而身體組織也在此過程中開始「老化」，是「質」的改變，像是胸腺隨年齡漸長而漸被脂肪組織充填，使原本的功能消失或改變。同年齡層的兒童其生長的速度會因種種內外在因素而有所差異。

○ 發展(development)

發展是身體和心理兩方面持續改造的過程，是兒童生理成熟和環境交互作用的結果，亦是學習與成熟的結果。先天的遺傳和後天的環境因素會影響其發展的狀況，**早期發展是後期發展的基礎**，各項發展均有關聯。而「關鍵期」(critical period)亦稱敏感期，是指在某年齡階段，其某種行為的發展特別重要，如嬰兒期斷奶、幼兒期的大小便訓練、學齡前期的情緒控制。兒童的生長與發展是有方向性、規律性、順序性及漸進性的，因為個體的差異性，每個孩童都會以其特有的方式與時間來達成各階段的發展任務與目標。兒童的發展過程其原則如下：

1. 從頭到尾的發展：指個體的頭端先發育，然後才是尾端。如嬰兒先會抬頭→豎頸→翻身→爬→坐→站→走。

2. 從近到遠（軀幹到四肢）的發展：指個體的身體軀幹先發育，然後才是手腳。

3. 從整體到特殊的發展：指由簡單進展到複雜的功能與動作，先有一般發展再有特殊發展。如嬰兒先發展粗動作→再精細動作，先學會跑→再賽跑。

生理的發展

身體的發展週期可分為分四期（圖2-1）：

1. **出生～嬰兒期：生長快速期。**
2. 幼兒期～學齡期：生長緩慢期。
3. **青春期早期：生長快速期。**
4. 青春期末期～成人：生長緩慢期。

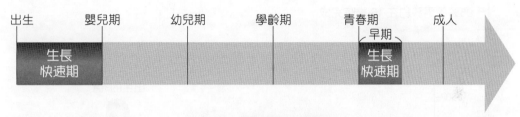

▶圖2-1　身體的發展週期

身體的生長速度可依以下四種類型來區分：一般型生長、神經型生長、生殖型生長、淋巴型生長，各個生長速度皆不同，請參考表2-1。

▶表 2-1　身體的生長類型

生長類型	一般型生長	神經型生長	生殖型生長	淋巴型生長
生長類型	指呼吸、循環、消化、神經、肌肉骨骼等系統的生長	指神經系統及其附屬器官的生長	指生殖器官或第二性徵的生長	包含胸腺、脾臟及淋巴系統的生長
生長速度最快時期	嬰兒期及青春期	1 歲以內	青春期	出生即快速生長，12歲達高峰

一、身體的生理發展

(一) 身體比例的變化

身體中點會隨年齡增長而改變：

1. 出生時：嬰兒的頭部占身長的1/4、下肢較上肢短，**身體的中點約在肚臍上2公分處。**
2. 隨著年齡增長，逐年往下移，幼童期四肢的生長較軀幹快，2歲時身體的中點在肚臍下方。
3. 6歲：身體比例近似於成人。
4. 青春期：軀幹的生長稍快，**身體中點接近恥骨聯合處。**
5. 成人：頭約占身長的1/8，下肢約占身長的一半。

(二) 身高與體重

身高和體重的發展，可以做為兒童生理發展的重要指標，請參考表2-2。

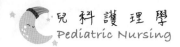
▶ 表2-2　兒童身高體重的發展

項目	發展結果
身高	• 出生時：平均身高為 50 公分，出生後 6 個月內每個月平均增加約 2.5 公分 • 1 歲：約增加出生身長的 50% • **2 歲：約為成人身高的一半** • **4 歲：是出生身長的 2 倍** • 3~12 歲：每年約增加 5~7.5 公分 • 13 歲：身高是出生身長的 3 倍 • 青春期：身高會迅速增加，之後緩慢增加直到成年女孩約在 13 歲時完成成年身高的 95%；男孩約在 15 歲時完成 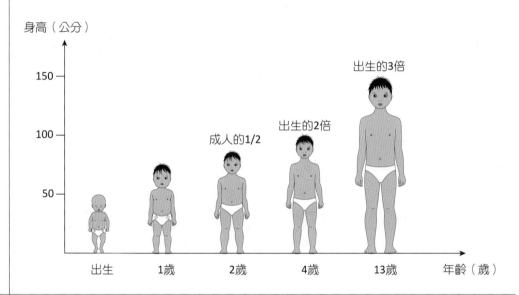
體重	• 出生時：約 2,500~4,000 公克 • 生理性體重減輕：新生兒在出生後 3~4 天，會因生理性脫水及解出胎便，約減輕出生時體重的 5~10%，約於出生後 7~10 天開始恢復 • **6 個月：為出生時的 2 倍** • **1 歲：為出生時的 3 倍** • 2 歲後：體重的增加保持穩定，每年體重約增加 2~3 公斤，直至青春期 • **5 歲：為出生時的 6 倍**

(三) 頭圍

出生時約為33.5~35.5公分，1歲之內生長快速，5歲時可達成人的90%。

⊃ 囟門(fontanelle)

囟門與大腦發育密切相關。可分為前囟門與後囟門（圖2-2）：

1. 前囟門：位於冠狀縫與矢狀縫之間，**呈現菱形**，約於出生後12~18個月時關閉。

2. 後囟門：**呈現三角形**，位於頂骨與枕骨交接處，**約於出生後6~8週關閉**。

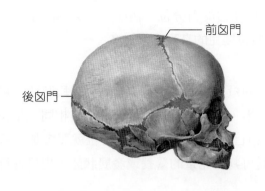
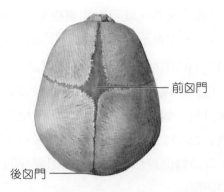

前囟門

後囟門

前囟門

後囟門

▶圖2-2 囟門

　　嬰兒的前囟門為觀察其生理狀況的重要指標，**若將嬰兒抱起直立，發現其前囟門平或微凹陷，表示正常的生理徵象**。一般可藉由囟門的膨出或凹陷，可觀察出新生兒腦壓的變化：

1. 囟門膨出：當新生兒有哭鬧、咳嗽、發燒、心跳加快、腦炎等情況時，會出現此情形。

2. 囟門凹陷：當新生兒有腹瀉、休克或脫水時。若長期呈現凹陷情形，可能是腦脊髓液、腦血液循環出現問題。

(四) 胸圍

　　出生時約為31~33公分。新生兒時胸圍＜頭圍2公分，約在1~2歲胸圍等於頭圍，**1歲以後胸圍＞頭圍**。若是出現下列異常現象需特別注意：

1. 頭圍＜胸圍2公分：可能為小腦症或囟門提早關閉。

2. 頭圍＞胸圍4公分：可能為水腦症。

(五) 判讀生長曲線

　　男孩和女孩各有其身高、體重與頭圍的生長指標百分位圖，每張圖上有五條曲線，由上而下分別代表同年齡層之第97、85、50、15、3百分位（兒童生長曲線圖請參考附錄一）。2歲以下的幼兒是測量其躺下時的身高；2歲以上（含2歲）則是測量幼兒站立時的身高。

　　測量步驟如下（以身高為例）：

1. 先找到橫座標所標示的年齡（足月／年）。例如：6個月大的嬰兒就選擇橫向座標寫著「6」的位置。

2. 找到縱座標所標示的身長／身高（公分）數值。例如：身高66公分，就去找位於65~70之間的範圍，找到66的位置。

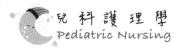

3. 根據交叉點，就可對比到嬰兒在同年齡層中所占的百分位。例如：交叉點落在第85百分位，這表示在100個6個月大的嬰兒中，該位嬰兒的身高為第15名。

4. 體重和頭圍也是用相同方式測量。

　　生長曲線是連續性的，不能只看某一個時間量出來的落點，需要觀察一段時間，可以三個月為一個階段。由於遺傳、環境等不同因素，每位兒童的生長曲線不盡相同，生長指標落在25~75百分位之間均屬可接受，若低於3百分位或超過第97百分位就要多加注意觀察，或請醫師評估檢查。藉由記錄成的曲線圖可判別兒童的營養或發展狀態，提早進行各項預防措施。

二、身體各系統的發展

(一) 腦及神經系統

　　出生時的腦重量約350公克；**1歲時約是成人的一半**。懷孕的15~20週及懷孕30週～出生後1歲，為腦神經細胞的快速生長期。

1. 出生後神經的生長包括：細胞質與量的增加、複雜性增加、末梢軸突增加，以配合生長的腳步，也才能夠發展出複雜的行為與動作。

    (1) 神經系統形成髓鞘(myelinization)在3歲左右完成。進行方向是由首至尾、由近至遠。

    (2) 4歲時聯結小腦與大腦皮質間的纖維髓鞘化(myelination)，可加速神經的傳導速率，手和手指可隨意移動來畫畫或繪出簡單的圖形。

    (3) 運動神經的髓鞘化對肌力的發展也很重要，尤其針對兒童對運動的平衡感、敏捷和協調性。

2. 學齡前期中樞神經系統的成熟是最重要的生理發展，也是智力發展的重要時期。

3. 0~4歲的智力發展程度與往後13年間所達的智力發展相等。一般人智力成熟的年齡約在16~21歲，25歲時達到高峰。

(二) 心血管系統

1. **心臟為胎兒第一個有功能的器官。**

2. **嬰兒的心跳可用聽診器聽心尖脈**。心尖位置如下：

    (1) 7歲以下：在左鎖骨中線與第3~4肋間交會處。

    (2) 7歲以上：於左鎖骨中線與第5肋間交會處。

3. 有超過30%的兒童在身體檢查時被發現有功能性心雜音(functional murmur)，尤其常見在3~7歲的兒童。功能性心雜音的心臟並沒有結構上的缺陷，因此不會對日常生活造成影響。

4. 兒童心跳速率隨年齡的增加而減慢，血壓值隨年齡而升高。

(三) 呼吸系統

1. **新生兒出生時**，胸腔形狀渾圓，氣管分叉位置位於第三胸椎，**採用腹式呼吸**。5~6歲以後，呼吸的速率會隨著年齡的增加而慢慢的遞減，逐漸改為胸式呼吸，也隨肺臟與呼吸肌逐漸發展，使得肺臟的耐受力與肺活量增多。

2. 兒童呼吸系統是漸進式的發育，在1歲前，呼吸次數約為每分鐘40~60次，**至2~3歲左右**，肺部發育狀況更加健全後，呼吸次數則會少一半，**約每分鐘25~30次**。

(四) 骨骼系統

1. 孩童出生後，每一塊長骨皆有一已骨化的骨幹(diaphyses)，以及兩端軟骨組成的骨骺(epiphyses)。

2. 出生至5歲時，骨骺端(epiphysis)出現次發性骨化中心(secondary ossification center)。

3. 6歲孩童的骨化進行部位集中在手肘、手、手腕和膝蓋。**6歲以前測量腕骨鈣化程度之手腕部X光片，可以提供最有效的骨骼年齡**。

4. 青春期以前，骨骺板(epiphyseal plate)一直保持活性，並逐漸增加骨幹的長度。

5. 約在女生18歲、男生20歲時骨骼發育已臻成熟。此時骨骺板的軟骨細胞停止生長，完全為硬骨所取代。

⊃ 脊椎彎曲的發展過程

1. 脊椎原發性彎曲(primary curvature)：是脊椎在母體內自然發生的彎曲，**新生兒的兩個原發彎曲部位是在胸椎與薦椎**。

2. 脊椎續發性彎曲(secondary curvature)：是嬰兒漸能控制自我身體活動而產生的脊椎形態變化。出生後2~3個月時，嬰兒漸能控制其頭部運動，**頸椎於是向後上方彎起，故可抬頭**；約7~9個月時，**腰椎會產生後彎，故可坐**。

3. 12~18個月大，**開始學站立、行走時，會代償性地產生脊柱前彎(lordosis)**，即腰椎前彎、薦椎後彎。

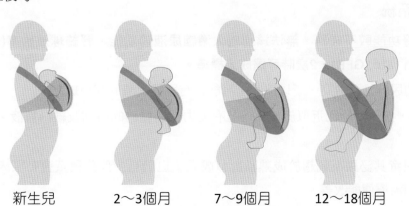

新生兒　　　2~3個月　　　7~9個月　　　12~18個月

▶圖2-3　脊椎彎曲的發展

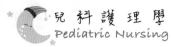

(五) 肌肉系統

1. 自出生至成年,兒童肌肉的質量呈現穩定增加的狀態。

2. 2~6歲:四肢的生長比軀幹快。

3. 5歲:肌肉的發展占兒童體重增加的75%,活動過度和運動過量會傷及細緻的組織。

(六) 消化系統

1. 胃容量:出生時10~20 mL,出生1個月90~150 mL,1歲後210~360 mL。

2. **胃排空時間:新生兒約2.5~3小時**,嬰兒約3~6小時,故每3~4小時需餵食一次。

3. **新生兒的賁門括約肌尚未成熟**且鬆弛,容易產生食道逆流的現象,可在進食後排氣及給予右側臥,預防吸入性肺炎。

4. **新生兒唾液的分泌量較少,於3個月大時才開始大量分泌唾液**,因為無法完全吞入胃中,會有流涎現象。

5. **出生3個月內,吞嚥是一種自動反射動作。**

6. 學齡期兒童胃容量可達500 mL以上,且胃排空時間可增加為3~6小時之久,可在兩餐中間給予點心,補充營養。

7. **一般出生後24小時內排出胎便。若出生後於24~48小時內未解胎便,須做進一步的身體診斷檢查。**

➲ 牙齒

1. 乳齒:**幼兒時期的牙齒稱為乳齒**,可以刺激頜部生長、協助發展發音能力。**乳牙長出順序為:先下而上、由前至後,共有20顆**,約6~9個月長出第一顆(下方中央門齒),2歲半前會全部長齊(圖2-4)。

2. 永久齒:又稱恆齒,共32顆,一般於6歲開始換牙。**最先長出的第一顆恆齒是第一臼齒。**

(七) 泌尿系統

1. **新生兒腎功能較不成熟,無法達到成人濃縮尿液的功能。腎絲球濾過率(glomerular filtration rate, GFR),2歲時可達成人標準。**

2. 新生兒的尿酸排泄量高,所以尿布上可能會有尿酸沉澱的紅色斑點。

3. 約5歲時,排尿功能已近似於成人,且有能力代謝體內的廢物及維持體液、電解質的平衡。

4. 學齡期兒童其泌尿系統趨於成熟且近似成人,但仍有少部分兒童會有尿床情形,通常不需特別治療便能改善。

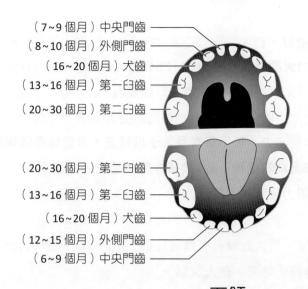

上頜

（7~9 個月）中央門齒
（8~10 個月）外側門齒
（16~20 個月）犬齒
（13~16 個月）第一臼齒
（20~30 個月）第二臼齒

（20~30 個月）第二臼齒
（13~16 個月）第一臼齒
（16~20 個月）犬齒
（12~15 個月）外側門齒
（6~9 個月）中央門齒

下頜

▶ 圖2-4　乳齒長出順序與時間

(八) 免疫淋巴系統

1. 新生兒於出生後2個月開始產生免疫球蛋白，在每個年齡層各有不同正常的血清濃度標準（表6-2），**其中IgG可通過胎盤且含量最多，母乳中則富含IgA免疫球蛋白**，可以幫助嬰兒對抗病毒及細菌的感染。

2. 兒童對疾病抵抗力弱，需靠胸腺來保護。**淋巴組織於青春期發展達到高峰**，然後逐漸退化。

(九) 內分泌生殖系統

1. 是所有系統中發育速度最慢的系統，從出生到青春期一直緩慢生長。

2. 學齡前期內分泌系統主要是促進將來第二性徵的發育做準備。

3. 男性：睪丸於妊娠第7~9個月至出生後2週時會下降至陰囊。

4. 女性：出生後陰道有黏性或帶血分泌物，可能是來自母親荷爾蒙中斷的緣故，稱為假性月經(pseudomenstruation)。

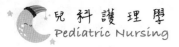

(十) 感覺系統

1. 視覺

    (1) **出生時即有視覺**，但主司眼球運動的眼肌尚未發展完全，無法集中視力看東西，**新生兒的視力大約只能看清楚20~25公分**（8~10英吋）**以內的影像。**

    (2) 出生時瞳孔對光有反應，刺激時有眨眼反射。

    (3) 出生至6個月，因兩眼協調注視物體的能力尚未發育完成，故可能有暫時性斜視。應於6個月大時消失，**若不正常且未予以矯正，可能會有弱視的情形發生。**

    (4) **兒童視力在5歲前為遠視，約5歲後才開始達成人之標準。**

    (5) 10歲以後，視力發育已定型。

2. 聽覺

    (1) 出生即有聽覺，對大的噪音有驚嚇反射，低頻率音調對其有安撫作用。

    (2) 出生2週後會停止啼哭，聽人說話。

    (3) 12~16週頭會轉向聲源。

    (4) 24~32週對自己的名字會有反應。

3. 嗅覺：出生12小時內就會分別不同氣味。

4. 觸覺

    (1) **在胎兒時期就已產生功能，為感覺器官中最早發育的。**

    (2) 早期觸覺反應由臉部嘴唇開始，再發展到四肢，最後為軀幹。

5. 味覺

    (1) 出生即具有。

    (2) 喜歡甜的液體。故餵食葡萄糖水會增加吸吮。

    (3) 2~3個月開始敏銳；4歲時即發展精練的味覺。

三、動作發展

　　動作發展是成長的重要基礎，是兒童藉由使用身體各部分的肌肉，有效地支配自己的行動，從簡單的肢體動作，逐漸整合且發展出更複雜的操作能力，主要分為粗動作（為全身大肌肉的動作）及精細動作（為手部小肌肉的動作）（表2-3）（請參考「附錄二兒童發展連續圖」）。此時，因為神經系統逐漸成熟，嬰兒較有能力控制身體活動所使用的肌肉，且能統合協調來自身體周邊各部位神經元傳遞的訊息，故對身體部位的控制能力漸增（李，2021）。

▶ 表2-3　粗細動作發展內容

	粗動作	精細動作
1~2 個月	• 俯臥時頭稍可抬起，逐漸地可抬起 45 度 • 雙手或雙腳會同時活動，並會交替著踢腳	• 會反射性抓住放入手中之物 • 眼睛隨物體可轉動 90 度以上
3~4 個月	• 俯臥時頭抬起 90 度 • **協助坐起時頭可固定**，且背部彎曲減少 • 能由俯臥翻成側躺	• 雙手可移在胸前接觸 • 可將手抓住的物品送入嘴巴
5~6 個月	• 拉嬰兒坐起時，會稍用力配合，頭部不會後仰 • 已會自行翻身 • 坐著用雙手可支撐 30 秒	• 兩手各可抓緊小物品 • 手會去玩弄繫在玩具上的線 • 會敲打玩具
7~8 個月	• 肚子貼地式爬行 • 抱起會在大人腿上亂跳 • **坐得很好** • **雙膝爬行**	• 坐著時手會各拿一塊積木 • 會將積木由一手移到另一手 • 手像耙子一樣抓東西
9~10 個月	• 扶東西可維持站的姿勢 • 可前進後退爬行 • 扶東西邊緣會移步 • 站著時會想辦法坐下	• **以拇指合併四指鉗物** • 以食指碰觸或推東西 • 拍手 • 雙手各拿一塊積木相互敲打
11~12 個月	• 獨立站 10 秒 • 拉著一手可以走 • **單獨走幾步** • 蹲著可以站起來	• 會把小東西放入杯子或容器中 • 以拇指和食指尖拿東西 • **在協助下能握住杯子喝水**

資料來源：台中榮總兒童發展評估中心。

四、語言發展

　　語言是兒童最早展現自我的方法，也是思考與行動的工具。影響語言發展的因素包括：

1. 生理：神經系統、發音器官、聽覺器官功能必須成熟，才得以開始出現語言。

2. 性別：通常女童開始說話的時間較早，且較男童易瞭解詞彙的運用技巧和語言的意義。

3. 環境：足夠的環境刺激和學習機會，較容易促進孩童語言發展。

4. 其他：兒童個別的先天特質和學習動機亦有影響。

　　一般而言，語言發展的每個階段都有不同的特徵，請參考表2-4。

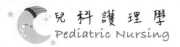

▶ 表 2-4　語言發展的分期

分期	特徵
1. 準備期（1歲內），又稱發音時期或先聲時期	• 出生～2個月：哭聲期，會利用不同的哭聲來表示不同意義 • 2~4個月：發音遊戲期，開始發出無意義的音，如咕咕聲或咯咯聲 • 5~7個月：聽了又說期，會發出更多的聲音，已會用聲音表示需要 • 8~12個月：回聲期，嘗試模仿聽到的聲音，對名字或小名有反應
2. **單字期（1~1.5歲）**	• 真正語言開始的時期，瞭解所發出聲音的意義，並有意的表達自己意見 • 發出的聲音為重疊單音，如狗狗、糖糖 • 會說約20~25個字彙
3. **雙字期（1.5~2歲），又稱電報語言期**	• **會把字彙組合成電報句 (telegraphic speech)**，以兩個字代表整句的意思，如「媽咪－糖糖」代表「媽媽，我要吃糖」 • **依問話正確指出自己的五官** • **會說約100~200個字彙**
4. 造句期（2~2.5歲），又稱文法期	• 鸚鵡式說話，藉由重覆及模仿別人的話 • **能說出身體6個部位** • 會開始使用完整的句子
5. 雙句期（2.5~3歲），又稱好問期	• **喜歡問為什麼** • 對話能力多已完成，能聽得懂較複雜的句子和指令 • 能表達約900個字彙
6. 完成期（4~6歲），語言巔峰期	• 能完整表達語意 • 6歲構音發展已完成，發音清晰

| 1歲內
準備期
（練習發音） | 1~1.5歲
單字期
（真正語言開始） | 1.5~2歲內
雙字期
（電報語音） | 2~2.5歲內
造句期
（鸚鵡式說話） | 2.5~3歲內
雙句期
（好問期） | 4~6歲內
完成期
（語言巔峰期） |

五、智力發展

　　智力是一個人用來理解世界，理性思考，和面對挑戰時能有效利用資源、解決問題的能力。當精子與卵子結合後，智力即開始發展。兒童的智力發展速度快，可以瞭解和運用許多複雜的技巧，尤其是學齡前期和學齡期的兒童，但其思考模式仍然不夠成熟。

(一) 影響智力發展的因素

1. 先天遺傳。

2. 後天環境

 (1) 經濟狀況及文化刺激：適當、多元的環境刺激，能開發孩童的智力潛能。

 (2) 健康狀況及營養狀況：充足、均衡的的營養，有利腦細胞的發展。

 (3) 出生環境及出生順序：家中的第一個孩童會比較受到重視，接收到的環境刺激也相對的多。

 (4) 兒童的情緒狀況及父母管教的態度：針對兒童的好問，父母盡量耐心的解答其問題亦會影響兒童的智力發展。

 (5) 補償教育介入的時間：越早發現孩童智力上的缺陷，並立即給予補償教育，則孩童獲得智力開發的機會越高。

(二) 智商定義

　　智商(intelligence quotient, IQ)，又稱智力商數，是經由測驗所測量到的能力，較為客觀。人類的智力呈常態分布，極優與極劣智能者僅占少數。智能測驗的得分並不等同於一個人的全盤性智力，因為生理、心理、情境因素或測驗的器材和方法都會影響智力測驗的結果。

(三) 智商的計算公式

$$IQ＝（智力年齡／實際年齡）×100$$

 兒童發展理論

一、認知發展理論－皮亞傑(Piaget)

　　皮亞傑強調內在的認知過程，並將整個認知發展過程劃分為四個階段，各階段的發展是連續不斷且有一定順序的，詳細說明於下。

(一) 感覺運動期（sensorimotor stage，出生 ~2 歲）

1. 主要藉由身體的動作及**身體感官（視覺、聽覺、觸覺、嗅覺、味覺）去認識周圍的環境**，進行簡單的學習，並從早期的反射性活動、反覆性行為進階到模仿性行為。

2. 嘴巴的吸吮和手的抓握是此期兒童探索世界的主要動作。

3. 發展特徵

 (1) 約在4個月時間開始發展「物體恆存概念」。喜歡玩躲貓貓遊戲，即在幼兒面前將東西藏起來，幼兒知道此物依然存在。

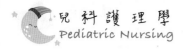

(2) **開始學習事件(events)與象徵(symbols)之間的關係**，例如：在醫院看到白色制服的人就以為要打針而開始哭泣。

(二) 運思前期（preoperational thought stage，2~7 歲）

1. **2~4歲的兒童屬於前概念階段，4~7歲的兒童屬於直覺思考階段。**
2. **此時期兒童已經能使用語言及符號表示外在的事物。**
3. **主要的特徵為自我中心，無法用他人的角度看待事情。**
4. 此時期兒童是根據所看到的具體表象來看待事物，不能見及事物的全面性。
5. **依直覺或是過去經驗推理事物，因此容易歪曲事實。**
6. 缺乏邏輯思考的能力。

(三) 具體運思期（concrete operational stage，7~11 歲）

1. 此時兒童已能根據具體的經驗或事物，作邏輯與關聯性的思考。並根據自己的認知，考慮不同的屬性，使用具體且有系統的方式來解決問題。
2. 較不以自我為中心，偶爾也能從他人的觀點來看問題，變得較社會化。
3. 發展特徵
   (1) 具有對稱與不對稱的概念。
   (2) 具可逆性的思考能力：如：教導兒童A＞B＞C，兒童即能推理出C＜A。
   (3) **具有保留概念**：兒童在面對物體的轉換過程時，如物體形狀、位置、方向的改變，能瞭解到該物體的特性，**如大小、長度、數量等，仍維持不變的能力。**
   (4) 兒童保留概念的發展順序為：數量保留→質量保留→長度保留→重量保留→序列保留概念。

(四) 形式運思期（formal operational stage，11~15 歲）

此期的兒童已能運用符號進行抽象思考，從中推理出具有邏輯性的結論。

二、心理社會發展理論－艾瑞克森(Erikson)

此理論乃以佛洛依德的理論為基礎，認為每個發展階段均會導致一種正向的人格與負向的人格，個人危機處理得好壞與否將影響未來心理社會發展的結果。

(一) 嬰兒期（出生 ~1 歲）：信任感 / 不信任感 (trust / mistrust)

1. 等於性心理發展理論的「口腔期」；認知發展理論的「感覺運動期」。
2. 嬰兒透過各樣感官刺激來認識周遭的人、事、物，**於6個月開始會發展出「陌生人焦慮」。** 此時期母親的照護與關愛對嬰兒信任感的建立是很重要的。當嬰兒的需求不能被滿足，如經常處於飢餓狀態、疼痛的刺激時，就會產生不信任。

(二) 幼兒期（1~3 歲）：自主 / 羞愧與懷疑 (autonomy / shame & doubt)

1. 等於性心理發展理論的「肛門期」；認知發展理論的「感覺運動期」與「運思前期」。

2. 兒童藉由能夠控制自己的身體、**所處的環境來發展自主性**，如大小便的自我控制、**堅持自己吃飯**或穿衣服。

3. **為人生的第一個反抗期**，此時期的兒童喜歡說「不」來滿足其自主性的需要，缺乏社會規範的概念，容易有反抗行為和儀式化行為，而心愛的毛毯或玩具常是安全感的來源。

4. 在發展過程中，若因兒童的所作所為造成災禍或得到懲罰，就會使兒童的心理產生負向感：羞愧和懷疑。

(三) 學齡前期（3~6 歲）：主動進取 / 罪惡感 (initiative / guilt)

1. 等於性心理發展理論的「性蕾期」；認知發展理論的「運思前期」。

2. 此期兒童喜歡幻想、想像力豐富、喜歡模仿成人的角色（如扮家家酒）、精力旺盛，會由成人的態度及模範，發展自身的超我與良心。若兒童感受到自己的行為是不好的時候，例如受到大人的責備或體罰，罪惡感油然而生；反之，則保有主動進取的心理與行為。

(四) 學齡期（6~12 歲）：勤勉 / 自卑 (industry / inferiority)

1. 等於性心理發展理論的「潛伏期」；認知發展理論的「具體運思期」。

2. **此期兒童集中精力在知識與技能的追求**，同時也在學校、生活中，學會社交的技巧。若其成就受到大家的鼓勵與肯定，產生自我認同，勤勉感於焉發展；反之，則無能與自卑感便會產生。

(五) 青春期（12~18 歲）：認同感 / 認同混淆 (identity / role confustion)

1. 等於性心理發展理論的「生殖期」；認知發展理論的「形式運思期」。

2. **為人生的第二個反抗期**，由於第二性徵的發育所呈現的身體外觀變化，此期的兒童在乎自己的外觀，喜歡與異性交往，參加社交活動，追求同儕的認同。當無法解決主要的衝突時，易造成角色混淆。

三、性心理發展理論－佛洛依德(Freud)

佛洛依德的理論主要著重在「性」的發展，茲將性心理發展分期詳細說明於下。

(一) 口腔期（oral stage，出生～1 歲）

1. 是人格發展的基礎。

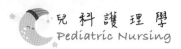

2. **此時期主要的快樂來源為口腔的活動**，藉由口腔的滿足，得到心理的滿足，如吸吮母親乳頭或安撫奶嘴、咬玩具等。但**此期容易發生異物哽塞或鉛中毒，需特別留意**。

3. 若長期無法滿足，易產生依賴、較被動，有些人則會出現咬指甲、吸菸、酗酒等行為。

(二) 肛門期（anal stage，1~3 歲）

1. 此時期為大小便訓練的黃金時期（**訓練時機為1.5~2歲**），**主要的快樂來源集中於肛門區域及其相關的排泄行為**。會依其意願，自主地控制大小便的排出或存留，且把排泄物當成自身的寶物。

2. 大小便的的訓練過程容易造成此時期兒童與父母的衝突。若衝突無法解決，則會停滯於此期，出現頑固、強迫性行為、占有慾強，或過分害羞、無主見的人格。

(三) 性蕾期（phallic stage，3~6 歲）

1. **兒童開始對生殖器官產生好奇與疑問**，會出現探查及玩弄生殖器官的情形。

2. 開始辨認與接受自己的性別，並試圖瞭解性別之間的差異。

3. 男孩容易有戀母情結(oedipus complex)：對母親會過度依賴，但擔心父親會閹割他，因此有閹割焦慮(castration anxiety)。

4. 女孩容易有戀父情結(electra complex)：對父親會過度崇拜，希望自己像父親一樣，因此有陰莖仰慕(penis envy)。

5. 此時期的衝突若無法適當解決，長大後容易有自大、自戀或同性戀等問題。

(四) 潛伏期（latency stage，6~12 歲）

1. **興趣轉而注意周圍環境中的事物**，如注意力轉移至學校的學習，並開始參與各項社會化活動。

2. 會產生同性父母認同，並開始找尋同性同儕的支持。

(五) 生殖期（genital stage，12~18 歲）

1. 隨著性荷爾蒙的分泌及第二性徵的成熟，快樂的來源來自生殖器官的刺激。

2. 此時期的兒童也積極地與同儕建立關係，尋求同儕間的友誼與認同。

四、道德發展理論－科爾柏格(Kohlberg)

　　道德是指由良心的行為法則來導引行動的方式。兒童的道德標準發展會受到父母、教師、手足及其他關鍵人物的行為價值觀、認知發展和社會既定紀律的影響。科爾柏格的道德發展理論以皮亞傑的道德理論為基礎。道德分期如下所述。

(一) 道德成規前期 (pre-conventional level)

發生於7歲以下兒童。此時期的道德是自私的，兒童對於好或壞、對或錯，是順從大人的反應或事件的後果來決定，能得到個人的獎賞或避免受到處罰就是對的。

- **第一階段**

懲罰與服從導向(punishment and obedience orientation)。沒有是非、善惡的觀念，**盲目服從成人，避免懲罰**，只從表面看行為後果的好壞。

- **第二階段**

相對功利導向(instrumental relativist orientation)。是利益交換的心態。兒童依據行為的後果是否能帶來需求的滿足來判斷該行為是好或壞，為求得到獎勵而遵守規範，不含忠誠、感激或正義。

(二) 道德循規期 (conventional level)

7~12歲時發展。此時期的兒童開始注意社會規範，會盡力去服從社會規則和秩序，以贏得他人的讚賞和避免受到責備。

- **第三階段**

尋求認可導向(good-boy-nice-girl orientation)，又稱人際和諧導向。凡是能取悅別人、協助別人或別人讚賞的行為，就認為是對的。依據社會的期許而表現。

- **第四階段**

法律與秩序導向(law and order orientation)。尊重法律權威，依循社會團體秩序，初具法制觀念，認為規範中所訂定的事項是不能改變的。

(三) 道德自律期 (或道德原則期，post-conventional level)

13~18歲以上成人具備。此時期不再以社會規範、法律權威為標準，而是以廣泛的正義原則來定義對錯，認為被社會同意的行為才是正確行為。

- **第五階段**

社會法治導向(social contract legalistic orientation)。認為法律極具價值，是為維持社會秩序所制訂的規範，每一個人有義務要遵守，但可在大眾同意下，修改或增訂合於時宜的法規。

- **第六階段**

普遍倫理導向(universal ethical principle orientation)。以個人的倫理觀念為基礎，個人依據自身的人生觀與價值感，以個人的良心原則來定義對錯。

茲將各種兒童發展理論，整理於表2-5。

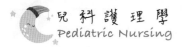
▶ 表2-5　兒童發展理論的比較

理論\n分期	主要人際關係	認知發展（皮亞傑）	心理社會發展（艾瑞克森）	性心理發展（佛洛依德）
嬰兒期（0~1歲）	主要照顧者或母親	感覺運動期（出生~2歲）	信任感／不信任感	口腔期
幼兒期（1~3歲）	父母親	運思前期－前概念階段（2~4歲）	自主／羞恥與懷疑	肛門期
學齡前期（3~6歲）	家人	運思前期－直覺思考階段（4~7歲）	主動進取／罪惡感	性蕾期
學齡期（6~12歲）	學校、鄰居	具體運思期（7~11歲）	勤勉／自卑	潛伏期
青春期（12~18歲）	同儕和崇拜者（楷模）	形式運思期（11~15歲）	認同感／角色混淆	生殖期

兒童氣質

　　氣質(temperament)是指一個人與生俱來、對內在或外在刺激的反應方式，受先天遺傳和後天環境的交互影響，沒有好或壞的分別。氣質是決定父母與孩童親子關係建立的重要因素，亦能影響孩童日後的智能發展、學習過程、行為問題、人際關係、人格發展、及社會適應等。

一、評估項目

　　心理學家Thmoas和Chess (1984)研究歸納評估兒童氣質的項目有下列九項：

1. **活動量(activity level)**：在一整天的活動中（包括睡眠），孩童動作的快慢以及活動頻率的多寡，可分為高、中、低等三種程度。

2. **趨避性(approach/withdrawal)**：指孩童對於第一次接觸的人、事、物，所表現的態度是接受或拒絕／退縮，分為趨性或避性。**趨避性高的孩童，初次接受或拒絕人事物的態度明顯。**

3. **適應度(adaptability)**：指孩童對適應新的人、事、物的難易度及所需的時間長短，分為良好、普通、不良。

4. **情緒本質(quality of mood)**：指孩童在一天中，所表現的正向情緒與負向情緒的比例，分為正向、普通、負向。

5. **注意力分散度(distractibility)**：指孩童是否容易被外界刺激所干擾，而改變其正在進行的活動，分為容易、普通、不容易。

6. **堅持度(persistence)**：指孩童正在從事某項活動時，如果遭遇困難、挫折，仍繼續維持原活動的傾向，分為高、普通、低。**堅持度高的孩童不易受到外界干擾而影響**，遇到困難或阻礙不易放棄。

7. 規律性(rhythmicity)：指孩童的反覆性生理機能。例如睡眠和清醒的時間，飢餓、食量和排泄等是否規律，可分為規律、不規律及不一定。

8. 反應閾(threshold of responsiveness)：**即要引起孩童產生反應所需的最小刺激量**，包含聽覺、視覺、味覺、嗅覺、觸覺和社會覺（即察言觀色的能力）等六種，分為高、普通、低三種。**反應閾高的孩童**對環境不敏感，**如尿布不乾淨較不會哭鬧不安。**

9. 反應強度(intensity of reaction)：指孩童對內在和外在刺激的反應程度，分為激烈、普通、微弱。

二、氣質型態

(一) 分類

1. 易養育型(the easy child)

   約占60~65%。此類型孩童的特性是情緒積極，能很快的適應新的人、事、物，在睡眠及飲食作息的建立上迅速且規律，參加活動之意願高。

2. 難養育型（或磨娘精型；the difficult child）

   約占15~20%，此類型孩童的特性是情緒消極，對於新的人、事、物適應慢且不願面對新刺激，睡眠與飲食時間不規律，對挫折的忍受度低，反應強烈，很容易躁動不安。

3. 慢吞吞型(the slow-to-warm-up child)

   約占15~20%。此類型孩童的特性是活動量少，情緒較負向，對新刺激或不熟悉的物體會畏縮不前，且適應也較緩慢。凡事需給他較長的時間，以調整自己，使自己慢慢適應。

▶ 表2-6　兒童氣質之評估

評估項目 ＼ 分類	易養育型	難養育型（磨娘精型）	慢吞吞型
活動量	活動頻率中等	**高等**	低等
趨避性	趨性	**避性**	避性
適應度	良好	適應不良	普通，需時間
情緒本質	正向	負向	輕微負向
注意力分散度	不容易	容易	普通→容易
堅持度	普通	強	偏弱
規律性	規律	不規律的	不一定
反應閾	普通	低	高
反應強度	微弱→普通	**激烈**	微弱

(二) 氣質型態及兒童教養的相關性

Thomas & Chess (1977)認為氣質和父母教養方式有密切的關係。雖然氣質無好壞之分，但不同氣質的兒童在成長過程中，與不同氣質的父母彼此互動下，常會產生不同的親

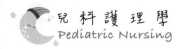
子關係。例如：堅持度低的孩童，雖然在遇到挫折時容易放棄，但可能比較不固執己見，較易溝通；反應強度激烈的孩童，雖然情緒表達顯明，但可能比較不容易藏心事。若父母懂得因材施教，瞭解並包容孩子的氣質特徵，就可協助發展出最適合孩子的氣質特點的社會適應模式，使他們能有機會充分的發揮本身的潛能。

兒童0~6歲整體發展評估：丹佛發展測驗

丹佛發展測驗(Denver developmental screening test, DDST)，是美國科羅拉多州丹佛市的Dr. Willian Frankenburg及其同僚(1976)針對當時的教育環境所發展出的一系列兒童發展評估測驗，是全世界最早、公認最嚴密且最具實證的兒童發展評量工具。1989年，因應DDST使用上的問題，如：年代久遠、語言項目、分項能力的界定、不同族群的適用性等，DDST被重新修訂及再標準化後，重新命名為丹佛II (Denver II)，**為0~6歲兒童的發展奠定明確的標準**。測驗時孩童可能會因為疲倦、害怕、與父母分離、生病、住院，或沒有參與的意願等因素影響其測驗的結果。

一、Denver II評量目的

1. 篩檢出無徵兆但有問題的孩童，在於比較某一位孩童的發展表現與其他兒童相比較時，有無遲緩現象，藉以瞭解該位孩童發展能力之困難與需求。
2. 做為兒童發展的指標，使父母、老師依孩童的年齡給予孩童適當的刺激環境。
3. 給父母、老師清楚孩童發展的資料，及早找出問題。
4. 提供有效指引，設定未來訓練計畫。

二、Denver II評量表

Denver II分為四個領域，總共包含了125個項目，每一個檢驗項目都經過嚴密的臨床研究證實。

1. **語言**（language，39項）→聽覺、理解力和語言的使用。
2. **人際社會**（personal-social，25項）→與他人的相處及表達個人需要。
3. **粗動作**（gross motor，32項）→坐、走、跳和整體大肌肉的運動。
4. **精細動作**（fine motor，29項）→手眼協調，對小物體的操作和問題解決的能力。

(一) 施測注意事項

1. **若為早產兒，未滿2足歲前必須依據他的矯正年齡（現有的月數減去其提早出生的月數）測試。**
2. 檢測的項目應有彈性，可依兒童的反應／表現作調整。
3. 施測項目宜先靜後動。

4. 三項重要提醒

(1) **這是個發展評量。**

(2) **不是智商(IQ)測驗。**

(3) 不期待孩童通過每一個檢測項目。

(二) 評估方法

是由主試者依兒童發展年齡測試：

1. 在記錄表的上下端所表示的年齡中，找出符合該兒童年齡的兩點連接起來。

2. 執行與這條年齡線交叉的項目與比這些項目更簡單的項目進行測驗。

3. 判斷兒童發展情形。

(三) 評估結果

1. 正常(normal)

(1) 嬰幼兒可通過圖表上該年齡層的任一項目。

(2) 沒有「發展延遲」的現象（「發展延遲」係指與受試者同年齡的小孩有90%通過的項目，但受試者仍呈現不會的情形，或最多有一個警告項目）。

2. 懷疑(suspect)：兩個或兩個以上的警告項目／或有一個或一個以上的延遲項目。

3. 無法測試(untestable)：拒絕執行一項或一項以上完全坐落在年齡線左邊的項目，或拒絕執行一個以上年齡線通過75~90%的項目。

測驗的結果，如果發現孩童某方面有發展較遲的現象時，不可馬上就下結論，應該在短時間內再測驗一次（通常是1~2個星期內）。若重篩之後的結果仍是懷疑或是無法測試，則必須由督導的專業人員評估後轉介。

➕ 護理小幫手

兒童發展篩檢

「台北市學齡前兒童發展檢核表 (Taipei City Developmental Checklist for Preschoolers 2nd version，簡稱 Taipei II)」是由台灣學者經過嚴謹的研究，於1998年建構，以各年齡層中90%兒童已達成的能力進行編輯，2005年完成改版，更能符合台灣兒童的發展。建議0~3歲兒童每年至少做2次兒童發展篩檢，4~6歲兒童則每年做1次兒童發展篩檢。

台北市學齡前兒童發展檢核表
網址：ssur.cc/mKXgXWF

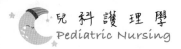
2-2 兒童發展常見的特殊問題

一、發展遲緩(development delay)及早期療育(early intervention)

(一) 定義

　　發展遲緩乃是兒童在生理發展、感官知覺、動作平衡、語言溝通能力、認知學習、心理社會適應、情緒等發展項目落後或異常於相同年齡層的其他兒童。大約有6~8%的兒童在成長過程中,會面臨這樣的問題。對這些發展遲緩兒童,早期的教育訓練與治療遠比情況惡化後再處理,更能給予有效的幫助。

(二) 發生原因

　　凡是在孩童生長發育期間影響到正常發展的原因,都有可能造成兒童發展遲緩。若牽涉到神經系統發育的因素,更容易有較大的影響。目前真正導致發展遲緩的因素仍有一大部分屬不明原因。

(三) 治療方式

　　「早期發現、早期治療」是目前協助發展遲緩兒的重要目標。依兒童及少年福利與權益保障法第8條規定:早期療育是一種人性化、主動而整體性的服務,透過不同專業之整合介入,包括醫療復健、特殊教育、家庭支持、社會福利等,協助解決發展遲緩兒童各方面之發展落後或異常問題,並依其獨特性及需要,試著開發孩童的潛能,以減低未來可能形成之障礙程度。

　　早期療育強調須在孩童發展的黃金時期在3歲之前進行療育工作,愈早開始進行,越能減輕發展遲緩的程度,協助其早日回歸正常發展生活。

(四) 護理措施

1. 早期確認、篩檢兒童的發展。
2. 提供父母心理支持。
3. 協助其孩童與家庭聯繫各個專業領域,以提供兒童健康或發展需要的相關資訊與措施,促進孩童和家屬的健康和發展狀態。

二、智能障礙(intellectual disability)

(一) 定義

　　根據美國智能及發展障礙協會(American Association on Intellectual and Developmental Disabilities, AAIDD)所修訂的智能障礙定義:「智能障礙是指個人在0歲~滿18歲的發展期

間，智力功能顯著低於常態，同時在社會適應行為如日常社交、生活自理等能力方面有顯著缺陷」(AAIDD, 2018)。

衛生福利部對於智能障礙的定義是：「成長過程中，心智的發展停滯或不完全發展導致認知、能力和社會適應有關之智能技巧的障礙稱為智能障礙」(衛生福利部，2016)。當一個人被診斷是智能障礙時，是經由測驗的智商和適應行為來判斷的，意指其在學習、日常生活以及環境的瞭解和適應能力方面，比同年紀的同伴顯著的緩慢。

(二) 發生原因

智能發展是腦功能的反應，所以任何造成腦功能受損的原因，都可能導致智能障礙。可能原因如下：

1. 遺傳因素：父母任一方智能不足、遺傳性疾病、染色體異常（如唐氏症）、Rh血液因子不合、新陳代謝、營養、內分泌及礦物質等機能的異常等。

2. 產前因素：孕婦營養不良、過量照射X光、吸毒、酗酒、感染德國麻疹或梅毒，或是高齡產婦等，亦會對智能發展有所影響。

3. 產時因素：因早產、晚產、難產或體重過輕等懷孕異常而導致腦損傷。

4. 產後因素：傳染病、外傷或嚴重營養不良等意外事件造成。

5. 環境因素：缺乏文化刺激、學習環境被剝奪、不正常親子關係等，或因空氣及水源的污染、鉛中毒等因素影響。

約有1/3的智能障礙者會合併癲癇，1/5會合併有腦性麻痺，同時容易有呼吸、消化系統疾病、聽力、視力等感官障礙。

(三) 分類

智能障礙嚴重程度的分類，以概念（學習）、社會及實用領域適應功能缺失程度來區分。

1. 概念（學習）領域(conceptual domain)：包括記憶、語言、閱讀、書寫、數學推理、實用知識獲得、問題解決及判斷力。

2. 社會領域(social domain)：包括理解他人想法、感覺、及經驗，同理心、人際溝通技巧、交友能力及社會判斷。

3. 實用領域(practical domain)：包括自我照顧、工作責任、金錢處理、休閒、行為自控，以及學校與工作任務的組織。

(四) 診斷標準

依據美國精神疾病診斷準則手冊第五版(DSM-5)診斷標準，主要是依據兒童的智力功能以及適應功能來判斷，並直接依據適應功能缺失程度來區分障礙的嚴重程度（台灣精神醫學會，2014）：

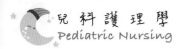

1. 由臨床評估以及標準智力測驗中，確認在智力功能上有缺損，例如在推理、問題解決、抽象思考、判斷、學業學習，以及從經驗中學習等。

2. 適應功能缺損，造成在個人獨立以及社會責任上，達不到發展以及社會文化的標準；如果沒有持續的支持，其適應功能缺損將導致在家庭、學校、職場以及社區等環境中，日常生活活動，例如溝通、社會參與，以及獨立生活的受限。

3. 智力及適應功能的缺損發生在發展階段中。

(五) 輔導措施

輔導智能障礙孩童的目的並非期望提高其智商，而是幫助他們獲得自我照顧的能力，減少對他人的依賴。只要給予適切的支持，就能增強智能障礙孩童在社會生活上的適應。

三、自閉症(autism)

(一) 定義

因腦部功能異常而引發的一種廣泛性的發展障礙，依據美國精神疾病診斷準則手冊第五版(DSM-5)，目前將自閉症(autism)或其他未分類的廣泛性發展障礙，統稱為自閉症類群障礙症(autism spectrum disorder, ASD)。

通常在幼兒3歲以前會有症狀出現，發生率是男＞女。自閉症的孩童從小開始便表現出和一般同年齡兒童不同的特徵，如語言理解、表達的困難、和他人極端隔離、及一成不變強烈地要求保持單調等。**嬰幼兒**常因對他人語言不感興趣，**在診斷上常易與聽覺障礙混淆**。發生自閉症的原因目前仍不明，其特徵會隨著年齡、智商及自閉的嚴重程度而有所不同。

自閉症兒童主要有三大特徵：

1. 社交互動的障礙：與外界互動少、**無法與他人建立人際關係**、與其父母較少依戀行為、沒有明顯分離焦慮、對擁抱沒有反應、受挫時也不會主動尋求慰藉、與人互動少有目光接觸等。

2. **語言和溝通的障礙：有語言發展遲緩**、語法錯誤、重複語言（鸚鵡性對話）、在語言理解與語言使用上有困難、無法與他人維持有意義的談話等。

3. 局限的行為、活動、興趣：**喜歡維持固定的生活型態**、對環境中細微的變化會出現極強烈的反應、對某些物品有特殊依戀的現象、出現重複性行為等。

(二) 診斷標準

ASD是根據臨床行為來診斷（吳，2018）：

1. 社交溝通與互動上有質的障礙
   (1) 社交－情緒相互性缺損：無法進行有來有往的對話、較少分享情緒或表情。

(2) 社交用的非口語溝通行為缺損：口語及非口語溝通（眼神接觸及肢體語言）的協調困難。

(3) 發展與維繫關係的能力缺損：有困難交朋友、對同儕缺乏興趣。

2. 侷限且重複的行為、興趣或活動

(1) 以刻板化的或重複的動作，來使用物品或語言：刻板動作、排列或輕彈物品、仿說等。

(2) 堅持慣例，儀式化的口語或非口語行為：困難接受改變、僵化思考模式、儀式性行為，固定路線或食物。

(3) 高度侷限、固定的興趣，且強度或焦點異於常態：強烈依戀不尋常的物品、侷限或持續重複的興趣。

(4) **對感覺刺激過高／低的反應**，有著不尋常的興趣：包括疼痛／溫度、聲音或材質、嗅／觸覺、光線或視覺等。

(三) 治療方式 (吳，2018)

1. 行為治療：是自閉症最重要的治療技巧，藉以培養孩童的社會適應及自我照顧的能力，通常以正向增強法來強化適當／正確的行為，以消極、不理會的態度來消弱其不當的行為。若孩童出現正確行為時可給予鼓勵（正增強），開始時可用物質獎勵，如：食物、貼紙等。

2. 語言治療：以提升溝通能力，在教導孩童口語表達時，可先猜測孩童的意圖，幫他講出他企圖溝通及表達的事、物、想法再讓他模仿，借助食物、遊戲及字卡等提升溝通表達的意圖，藉由仿說進一步到主動表達，由單音、字詞、進一步進入複雜句子的表達、事情的陳述與用語法的正確性。

3. 遊戲介入：藉著不同的遊戲方式讓孩童抒發其內在情緒。可依孩童的發展年齡及興趣，藉助遊戲與孩童產生互動，並從旁幫助孩童建立友善朋友關係，逐漸提升個人遊戲及人際互動能力。

4. 藥物治療

(1) 抗思覺障礙劑：降低神經傳導物質多巴胺的濃度，改善孩童的過動、躁動不安、退縮、抽搐和攻擊行為。

(2) 抗憂鬱劑：提升血清素濃度，可減少負面情緒、焦慮不安和反覆的行為。

(3) 中樞神經活化劑及非中樞神經活化劑：改善專注力及過動、衝動的症狀。

(4) 抗癲癇劑、抗焦慮藥物、鋰鹽：依孩童的其他症狀（如出現焦慮症、強迫性動作、攻擊行為、躁動不安等），再決定使用。

5. 特殊教育：針對自閉兒的個別性加以評估，發展出實用、生活化、反覆練習、多樣、多變化的課程。

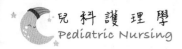

(四) 護理措施

1. 增強自我照顧之基本能力。

2. **盡可能減少身體碰觸**，以防孩童有暴怒行為。

3. **給予孩童明確且具體的指示，使孩童對周圍的人產生信任感。**

4. 「預告」的習慣：自閉兒對於非預期的突發狀況較難接受，**需避免經常改變生活環境**或常規。若有新事物的變動，要提前跟孩童說明，可避免孩童強烈的反應，建立其秩序感。

5. 若住院時，**採一對一的照護**；利用隱密或半隱密房間，**以免過度視聽騷擾；並鼓勵父母可攜帶孩童迷戀的物品到醫院。**

6. 當孩童尋求基本需求滿足時，父母應隨機與之互動，並給予滿足。

7. **有自傷行為的自閉兒，必要時可執行適當的約束。**

四、注意力不足／過動症(attention deficit hyperactivity disorder, ADHD)

(一) 定義

指孩童出現過度好動、情緒不穩定、**易分心無法集中精神**等症狀，**且症狀持續出現至少6個月**，導致直接在學業之影響且造成與其應有的發展程度不相符合。**是學齡兒童常見的發展性神經行為障礙之一**，發生率約3~7%。

造成注意力不足／過動症的原因很多，目前研究均指向過動症發生的原因主要是先天的大腦刺激不足或發育不夠成熟所致，後天的環境因素會影響這些症狀的發展（惡化或是改善）。

(二) 診斷標準

依據美國精神疾病診斷準則手冊第五版(DSM-5)，以下列出之症狀必須持續至少6個月，且其程度明顯高於多數同年齡層之同儕。除此之外，症狀必須在至少兩種不同的情境下（如社交、課業／工作、家庭）造成顯著的問題，且這些條件必須出現在大約12歲以前（台灣精神醫學會，2014）。

1. 以注意力不足（專注力失調）為主的注意力不足／過動症

擁有以下至少六項的症狀，且非由其他醫學疾病直接造成：(1)容易分心、粗心、忘記事情且經常從一件事情切換至另一件事情；(2)難以持續對於一件事情保持專注；(3)除非是從事自己有興趣的事情，否則很容易對於一件事情感到無聊；(4)難以對組織（規劃）事情、完成一個任務或學習新事物保持專注；(5)難以完成或（如期）繳交家庭作業，且經常

去失一些用以完成任務或活動的必備東西（如鉛筆、課本、考卷）；(6)當他人跟病童說話時，病童似乎沒在聽其說話；(7)白日夢、容易困惑、且移動遲緩；(8)難以和其他非注意力不足過動症病童一樣精確且快速的在腦海中處理接收到的資訊；(9)難以遵從指示；(10)難以認知細微的細節。

2. 以過動－衝動為主的注意力不足／過動症

　　擁有以下至少五項的症狀，且非由其他醫學疾病直接造成：(1)坐在椅子上動來動去；(2)不停地講話；(3)四處東奔西跑、碰觸或玩弄視野內的任一或每一個物體；(4)難以在上課時間、吃飯時間、做功課的時間或聽故事時間乖乖坐好；(5)一直在移動、做動作；(6)難以從事安靜的任務或活動；(7)非常不耐煩；(8)脫口說出不恰當的話語、毫無掩飾地在表情中流露出內心的想法，且不顧後果；(9)難以忍受延遲的滿足、難耐在遊戲中因輪流所產生的等待時間；(10)經常打斷他人的對話或活動。

(三) 治療方式

1. 藥物治療：給予中樞神經興奮劑，以增加注意力、減少活動量及衝動行為，如Methylphenida、Atomoxetine。

2. 個別心理治療：與過動症孩童及父母每週一次進行會談，以同理心瞭解孩童的經驗與感受。

3. 遊戲治療：協助孩童以社會較可接受的方式解決或適應生活上的困難，每週約30分鐘。

4. 行為治療：依孩童獨特的特質，與其訂定行為契約（如在上課時不離開座位），協助集中注意力，改善其不當之干擾行為。

(四) 護理措施

1. 感覺統合訓練：協助孩子訓練專注力及衝動控制，例如：攀爬、翻滾、跳繩、跳跳床、轉圈圈、溜滑梯等活動。

2. 重建孩子的自信心及自尊心。當孩童做到時，要立即給予稱讚。

3. 矯正偏差行為：對於孩童刻意引起注意力的行為，可用忽視的方式處理。而當孩子出現任何微小的適當／良好的行為後，立即給予注意力或口頭稱讚。

4. 規律的作息：給予孩童一個具有規則性的環境，將有助於孩童自我控制力的提升。**如盡量安排學童在固定地點完成家庭作業。**

5. 對於活動量大的孩童，可多給予活動的機會，以協助其發洩其過多的精力。

6. 對於需長時間完成的工作（如寫功課），可考慮分段進行。

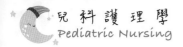

五、青少年憂鬱症(adolescence's depression)

世界衛生組織(WHO)在1999年宣布憂鬱症、愛滋病與癌症是21世紀威脅人類健康的三大疾病。研究顯示憂鬱症是一種病態的精神障礙，因為腦中化學物質的濃度發生改變，讓人陷入一種憂傷的情緒當中，因而影響個人的思考、感受、情緒與行為表現。青少年正處在一個尋找自我的人生時期，比較容易有情緒低迷的狀況，根據研究顯示，經常經驗到嚴重絕望感與疏離感的青少年，七成以上有憂鬱的現象 (董氏基金會，2018)。

(一) 發生原因

青少年認為容易產生負面情緒及造成壓力的事件包括：環境變化、生理變化、課業表現、金錢、同儕關係及外表。影響青少年憂鬱症的病因可能有：

1. 生理因素：腦中神經傳導物質如正腎上腺素影響情緒的調節分泌異常、內分泌失調伴隨的情緒障礙、生理狀況的改變等。

2. 遺傳因素：分子生物學和遺傳學上發現染色體的基因缺陷可能與憂鬱症有關，但目前未找到明確易感基因，可能是多個基因和後天環境共同作用所致。

3. 心理因素：個性多愁善感、內向人格、負面思考、不良之因應能力、低自我概念等。

4. 不利環境：家庭問題、健康問題、人際關係、學校問題等。

(二) 診斷標準

依據美國精神醫學會DSM-5診斷標準：(1)症狀明顯對個人生活社會、職業或其他重要功能產生干擾或傷害；(2)症狀不是因為藥物濫用或一般疾病引起；(3)持續出現兩週，幾乎每天都出現至少以下5個症狀，就有可能罹患憂鬱症 (台灣精神醫學會，2014)：

1. 情緒低落：心情不佳、難過、不快樂、空虛、過度擔心等。

2. 明顯對事情失去興趣：提不起勁、無助感、不能專心、負面想法等。

3. 胃口改變：體重大幅下降或上升、腸胃不適等。

4. 睡眠習慣改變：嗜睡或失眠。

5. 動作遲緩或因不安而運動量增加：活動力變低或躁動。

6. 疲倦或失去活力：說話和走路都是慢動作、常感疲倦等。

7. 自我價值感低、無價值感或過強的罪惡感等。

8. 無法有效思考、注意力不集中或猶豫不決：不易做決定、記憶力變差等。

9. 自殺的念頭：不斷有自殺想法、計畫或行為等。

(三) 治療方式

早期發現，早期治療。憂鬱症的黃金治療期是罹病的前半年，約有80%的患者初次治療後可以完全復原。由於青少年的生理發展階段、認知尚不成熟，加上青少年個案容易抗

拒治療，因此治療的第一步必須進行衛教，協助青少年和其家庭瞭解憂鬱症的相關資訊，輔以藥物治療、心理輔導與溝通支持管道，大多數的青少年在接受治療後，都可以回歸到一般的生活。

(四) 護理措施

1. 傾聽和同理、陪伴不批評：用支持、包容的態度幫助孩子，用討論的方式溝通。
2. 幫助孩子適當宣洩情緒。
3. 建立正向的興趣嗜好。
4. 提供減壓的方法：如運動、旅遊、靜坐、聽音樂，以及為自己安排娛樂、參加社團活動等。
5. 提供諮商服務資訊：如張老師、自殺防治中心24小時免付費安心專線0800-788995等。

2-3　兒童的營養需求

　　兒童身高的成長，體重的增加，身體各種器官組織的生長發育都需要充分的營養素參與，供應日常活動和成長需要。營養不均衡或缺乏必需營養素時，就會影響到生長發育，也可能影響學習能力或危及健康狀況。營養的攝取不在於多，而是要著重在營養需求的均衡與完整。雖然遺傳基因決定了大部分孩童身材的高矮胖瘦，但是適宜、均衡的營養，再加上適當的運動，可以使兒童的生長更加茁壯。

　　兒童均衡飲食的三大原則：多樣化、重質、適量。生長發育期間需要非常多種類的營養素，選擇「多樣化」的食物、注重食物的「品質」，然後「適量」的吃，才能得到全面且充足的養分。

一、各年齡層孩童營養狀態的評估及攝取

　　下列指標可用來評估兒童的營養狀態：

1. 體重以穩定的速率增加，並且符合該年齡層的生長曲線圖。
2. 皮膚光滑且有適當的皮下脂肪。
3. 排泄正常、睡眠良好、精力充沛。
4. 依年齡的不同，血比容及血紅素在其正常範圍內。

　　每個年齡階段各有不同的營養需求，且在不同的年齡層更需要攝取較多的特定營養素，達到增加熱量、加強免疫力等功效。以下依據各個年齡層的營養需求來做進一步的說明。

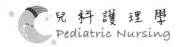

(一) 新生兒及嬰兒期（newborn / infancy，出生～1歲）

　　主要的營養來源為母乳及各式嬰兒配方奶，4個月之後開始添加副食品，補充足夠營養素，再逐漸轉換成固體食物。此期營養需求需注意：

1. 新生兒體內水分約占體重之70~80%，其每日每公斤應攝取120~150 c.c.的水分。
2. 1歲以內的嬰兒每日每公斤體重約需110~120大卡(Kcal)的熱量。年齡越小每日每公斤體重所需熱量越多。奶量計算如下：

$$奶量計算 = \frac{110\text{~}120(Kcal/kg) \times 嬰兒體重}{20(Kcal)} \times 30(c.c.)$$

3. 嬰兒出生後3~4個月時易發生生理性貧血，必須補充鐵質。

⊃ 母乳(breast milk)

　　母乳內含有新生兒／嬰兒需要的營養素，容易吸收與消化，是最適合所有新生兒（包括早產兒）及嬰兒的天然食物，藉由哺餵母乳的過程，可建立起親密的親子依附關係。

　　衛生福利部表示，台灣婦女的母乳哺餵率一直較歐美國家為低，可能的原因有環境的不友善、母親奶水分泌不足、職業因素等。為了提升台灣媽媽的母乳哺餵率，國民健康局自1992年起推動「母乳哺育推廣計畫」與「母嬰親善醫療院所」，到2020年產後一個月母乳哺餵率已提高到60.2%（衛生福利部社會及家庭署本部，2022）。

⊃ 配方奶(formula)

　　嬰兒配方奶是提煉乳牛或其他動物乳汁，並將牛乳中吸收率不佳的動物性脂肪用植物性脂肪取代，將蔗糖改為乳糖，且適當添加營養素，使其總合成分能供給嬰兒生長與發育所需要的人工食品。

　　配方奶奶量的計算方法：**坊間的奶粉大部分是已調成濃度約14%的配方奶**。亦即將14克的奶粉加入100 c.c.的水後，所調成的配方奶，**每30 c.c.約含有20大卡的熱量**。若嬰兒進食了150 c.c.的配方奶，表示攝取了100大卡的熱量。

⊃ 牛乳(milk)

　　牛乳水分及能量成分較接近母乳，但牛乳中的酪蛋白質含量較多，易在胃酸的作用下形成不易消化的凝乳塊，且因蛋白質與鹽分含量高，容易加重新生兒／嬰兒腎臟的負擔，故1歲以下的嬰兒不可直接哺餵牛乳。

▶ 表2-7　母乳、牛乳、配方奶營養成分之比較

營養素	母乳	牛乳	配方奶
蛋白質	• 乳清蛋白占大部分，容易消化，且不易引起過敏 • 含乳鐵蛋白，能促進腸道健康	• 大部分為酪蛋白，且所含的胺基酸組成不適合新生兒及嬰兒，不易消化	• **含較多的酪蛋白**，易形成凝乳塊，不易吸收，易引起過敏反應 • 含微量的乳鐵蛋白
脂肪	• **屬於不飽合脂肪酸**，較適合人體的吸收 • 含有足夠的亞麻油酸 (linoleic acid)、DHA 或 ARA，能幫助腦部、神經的發育 • 富含解脂酶及有益的膽固醇	屬於飽合脂肪酸，無充足的膽固醇供腦部生長	• 不含 DHA、有益的膽固醇、解脂酶等；可能添加某些不飽合脂肪酸 • 其中所含的飽和脂肪酸在腸道中容易與鈣結合，造成營養吸收不佳
不飽和脂肪酸與飽和脂肪酸比例	0.2：1	0.08：1	1.8：1
碳水化合物	• 主要為乳糖，容易消化吸收 • 可在腸道中變成乳酸，抑制腸道中大腸桿菌的生長，促進鈣的吸收	乳糖含量比母乳少	乳糖含量比母乳少
礦物質與維生素	• 母乳的維生素含量較多，如：維生素 A、C、D、E、β- 胡蘿蔔素、葉酸等，且容易被吸收 • 鈉含量低，不會增加腎臟負擔 • 鐵的含量較低，但最好吸收 • 鈣與磷的比例 2:1，最合適鈣質的吸收，且可幫助骨骼及牙齒的生長	• 維生素不足 • 所含的鐵不易吸收 • 鈉含量高，易造成腎臟負擔或新生兒抽搐 • 鈣與磷含量高，易造成新生兒手足抽搐及強直	• 所含礦物質比例不均，如：磷太高，鈣質卻不足，容易造成新生兒有抽筋的現象 • 奶粉中的礦物質如：鈣、鎂、磷、鐵等比母乳多，但吸收率不如母乳。過多的礦物質也會造成新生兒的腎臟負擔 • 有添加必要的維生素
抗體	含有豐富的白血球、免疫球蛋白、補體和保護因子，幫助嬰兒抵抗力的增加	不含任何免疫球蛋白	有添加，但免疫效果不佳

⇒ 斷奶

　　嬰兒漸漸成長，脫離單純以母乳或配方奶粉主食，逐漸增加其他流質、半固體、固體的食物攝取，及改用其他方式進食的一種過程。斷奶的時機大約是出生後4~6個月，此時大多數嬰兒的神經發育大致成熟，再加上咀嚼的功能漸漸出現，可以適當地添加副食品，1歲時宜完成。

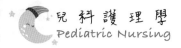

➲ 斷奶方法

1. 宜採取漸進方式，先減少一餐，再逐漸增加。

2. 以母乳為主食的嬰兒，可縮短每餐哺餵母乳的時間，或延後餵母乳時間以分散注意力。

3. 不要讓嬰兒抱著奶瓶邊喝邊睡，避免奶瓶性齲齒(bottle caries syndrome)。在嬰幼兒時期，最常發生的口腔問題，就是奶瓶齲齒症候群，這是因為長時間、頻繁的餵食或含著奶瓶睡覺等，讓牙齒浸潤在酸性的環境中，又沒有適當地清潔所引起的，會造成牙齒上下方前排有嚴重齲齒，好發於18個月～3歲大的兒童，預防方法為改掉入睡前以奶瓶餵食的習慣。

➲ 副食品的添加

1. 目的

    (1) 提供適合嬰兒生長所需的營養，補充母乳或配方奶不足的營養。

    (2) 協助嬰兒從以奶類為主食，逐漸適應一般的飲食，並建立良好的飲食習慣。

    (3) 進食副食品時，可以藉由口腔的咀嚼訓練其吞嚥及咀嚼能力，同時也有助於發音及語言發展。

2. 時機：嬰兒4~6個月大時，胃腸系統開始漸趨成熟可幫助嬰兒消化及吸收，並具有咀嚼能力，體重也達到約出生時體重的兩倍，而且每天的總奶量攝取大約為1,000 c.c.時，就可以開始添加副食品。

3. 注意事項

    (1) **從少量逐漸增加**。穀類食品為第一優先，先以米粉／米糊餵食，待嬰兒適應後，再餵食麥粉／麥糊及其他五穀根莖類。

    (2) **一次給予一種新食物**，兩種食物最好間隔5~7天。**須確定嬰兒對所添加的副食品適應後，方可添加另一種新食物**。

    (3) **以湯匙餵食，不可將副食品加在奶瓶或牛奶中餵食**。最好讓寶寶採取坐姿，並讓他習慣坐在某一特定位置，久而久之，當寶寶坐在此位置時，就知道要吃副食品了。

    (4) **注意觀察大便性質和皮膚情況**，是否有發疹、腹瀉等不適應副食品的情形。

    (5) 1歲以前避免添加蜂蜜，以防肉毒桿菌中毒；3歲以前不可整顆餵食堅果、花生等硬食物。

    (6) 當副食品量增加時，則奶量減少，以防嬰兒攝取食物過量。

    (7) 允許嬰兒碰觸食物，如：抓、摸、捏等，使嬰兒對副食品產生興趣。

    (8) 隨時給予鼓勵、稱讚，增加嬰兒接受新食物的意願。若嬰兒堅持不肯吃某些食物時，父母也不要強迫，以免造成反效果。

(二) 幼兒期（toddlerhood, 1~3 歲）

因生長速率變慢，每公斤體重所需熱量減少（約100 Kcal/kg），故食慾下降，稱為生理性厭食，為正常現象，勿強迫幼兒吃東西。

注意事項包括：

1. 消化系統尚未發育完全，胃容量較小，正餐餵食量可減少，並視情況給予點心。
2. 幼兒喜歡食物有不同的變化，可變換食物的顏色或形狀，以促進食慾。
3. 因活動量大，餵食時要有耐心。
4. 食物選擇上應避免不易咀嚼或刺激性的食物。
5. 對鈣、磷、鐵質的需要高，以提供造血及牙齒、骨骼發育。

(三) 兒童早期（early childhood, 3~6 歲）

熱量需求為85~90 Kcal/kg，對於食物有濃厚的好奇心。此時期的兒童身高發育較快，因此，鐵、鈣、磷的需求量仍高，宜均衡飲食。4歲的兒童對不喜歡的食物會抵抗。5歲的兒童可接受社會化進食方式，是養成良好的餐桌禮儀好時機。

(四) 學齡期（middle childhood, 6~12 歲）

學齡期兒童活動量大，消化系統尚未完全成熟，且普遍有營養不均衡、鈣質攝取不足、食慾不佳、拒食等營養的問題，父母或主要照護者必須提供營養均衡的三餐，必要時供給1~2次的點心來幫助他們維持足夠的熱量以促進生長，同時並須注意垃圾食物(junk food)易造成肥胖，應予限制。

(五) 青春期（adolescence, 12~18 歲）

是第二個生長快速期，身高、體重、肌肉骨骼及第二性徵均快速生長，**食物及熱量之需求量大**，所需熱量約為2,500~3,500大卡／日。建議採少量多餐，適量而平衡的飲食**並增加礦物質（如鈣、鐵、鋅）的攝取**；若女生初經已來則需補充鐵質。

二、常見營養相關健康問題

(一) 肥胖 (obesity)

肥胖是一種慢性疾病(WHO, 1996)，遺傳、飲食和環境等皆是重要的影響因素。由於經濟及社會的發達，高脂肪、高糖、精緻化的食物越來越多，加上運動量的不足，依2017年教育部學生健康資訊系統資料顯示，國小學童過重及肥胖率為27.6%，而國中學童過重及肥胖率為29.5%（教育部，2018）。肥胖不僅會影響孩童的生長與社會心理發展，亦會增加成年後相關慢性疾病的罹病率和死亡率。

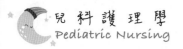

根據國民健康署針對0~18歲兒童肥胖定義，是以該年齡層身體質量指數(body mass index, BMI)的百分位定義其為過重或肥胖（有關兒童與青少年生長身體質量指數建議值，請至國民健康署「肥胖治療網」https://obesity.hpa.gov.tw查詢）。

1. 身體質量指數計算方式：

$$身體質量指數＝體重（公斤）／身高^2（公尺^2）$$

2. 過重：身體質量指數超過該年齡層的85%。

3. 肥胖：身體質量指數超過該年齡層的95%。

　　由於孩童仍在成長發育，過重或肥胖的孩童如果無相關併發症時，建議維持體重，但若肥胖且已有併發症發生時，則必須減重，相關措施包括：

1. 飲食方面：孩童因還在生長發育，不宜嚴格限制飲食。但必須限制高熱量、高脂肪及高鹽分的飲食。

2. 均衡飲食：高蛋白質、高維生素、高纖維素及高礦物質、低糖的飲食。

3. 養成適量運動的好習慣。

4. 建立正確的飲食觀念：如三餐定時定量、減少外食次數、改掉吃零食的習慣、學習控制自己的飲食。

5. 減重飲食計畫表考量要點：**能讓體重穩定而漸進性的減輕、能維持正常的活動、能滿足生長所需**。

(二) 飲食障礙症 (eating disorders)

　　飲食障礙症的發展常是由瘦身節食開始的，一段時間後，隨著挨餓、體重減輕、營養失調及心理狀態的改變，會形成一種生理與心理狀態的惡性循環，變成一種固著成癮的行為模式。

⊃ 厭食症(anorexia nervosa)

　　乃指患者非常在意自己的身材、體重，**對身體形象有知覺錯誤**，一直認為自己過胖而僅進食非常少量食物，並因此造成體重過輕。

　　厭食症好發於青少年時期，國內平均發病年齡為17歲，患者多為敏感固執、強迫性格、完美主義傾向的青少女，且因長期營養不良，因而合併其他生理症狀，如：停經、骨質疏鬆、低血壓等，嚴重時可能致命。

⊃ 暴食症(bulimia nervosa)

　　乃指患者經過一段時間的節食，身體承受不了而開始反撲大量進食，又擔心發胖而採取激烈補償行為，即成暴食症。

暴食症患者有重複出現的暴食現象，會有不能節制的飲食過量，出現腹脹、噁心、嘔吐情形；暴食後，患者會想辦法節食、過度運動、催吐或使用瀉劑。

暴食症的好發於成年前期女性，患者們外觀上看來身材與一般人無異，表面上也可能成功、活潑、外向，但內在多是缺乏安全感、對人際關係敏感、自我概念薄弱、情緒不穩定、習慣壓抑、矜持完美的性格。

由於飲食障礙症的成因錯綜複雜，治療也不易，臨床多採營養復健、認知行為治療、深度心理治療等方式進行，亦有從團體治療中去培養患者人際表達、舞蹈治療協助患者重建身體形象、家族治療來發現問題核心者。

2-4 兒童安全維護及事故傷害的預防

兒童因精力充沛、活動量大、各方面發展尚未成熟，對危險的認知、警覺與反應能力都比較差。根據衛生福利部的統計，2022年1~14歲兒童的主要死因中事故傷害占25%，為第一位（衛生福利部統計處，2023），突顯出兒童安全的重要性與危機。

事故傷害的種類與發生率會因為兒童的年齡、性別、發展程度及氣質特性有所不同。統計資料顯示，男童發生事故傷害死亡率高於女童；嬰幼兒發生事故的場所多半在家中；年紀較大的兒童因較常至戶外活動，車禍的發生率較嬰幼兒為高（國民健康署，2016）。

下面茲將介紹兒童常見傷害種類及其處置與預防。

一、兒童虐待(child abuse; child maltreatment)

虐待是指父母或看護人有意且重複、持續的對18歲以下兒童的身體、情緒的虐待、或性虐待或持續疏於照顧，以致於造成兒童健康和福利受損或影響其正常發展。

2022年台灣地區受虐兒童及少年人數已達11,950人，受虐兒童年齡層以12~15歲兒童占最多（衛生福利部保護服務司，2023）。**施虐者多是兒童及少年熟識的身邊人，如父母**（養父母）、親戚及照顧者；而虐待方式以身體虐待占最多，其次是不當疏於照顧（**以疏忽兒童清潔及飲食需要最常見**）、性虐待、精神虐待等。

(一) 發生原因

1. 父母因素：父母親**缺乏支持系統**，同時又面臨育兒或生活環境的**壓力**所導致，或有不良嗜好（如吸毒、酗酒），或**夫妻間的性生活失調和關係失和**等。
2. 兒童因素：如非婚生子女、生長遲緩、有偏差行為、不易照顧者等。

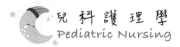

(二) 兒童受虐待的徵象

1. 兒童精神狀況差、極度缺乏自信、**畏縮**，**無法相信他人**，不容易適應新環境。

2. 表現出被動或對環境漠不關心。

3. 兒童警覺性高、易怒，有攻擊行為，對權威會試圖抵抗。

4. 常感到焦慮不安、沮喪、憂鬱，或有自殺的企圖。

5. 兒童有異常的營養不良狀況。

6. 身體經常有不明原因的外傷，且受傷部位發生在非意外事件之受傷區域。

7. 常有頭痛和胃痛、尿床的經驗，**並可能有發展遲緩的表現**。

8. 低自尊表現、撒謊、品行不良、和在學校的學習成績不良。

9. 父母或其照顧者對兒童受傷病史的說詞互相矛盾，或對就醫過程有不適當的反應。

10. 若兒童出現：**(1)外陰部、肛門、嘴部或喉嚨處有撕裂傷或瘀傷、腫脹；(2)反覆的尿道感染及解尿困難；(3)害怕獨處、討厭他人碰觸身體、同儕關係薄弱；(4)出現複雜或不合宜的性知識概念等徵象，皆需懷疑是否有性虐待。**

(三) 兒童虐待的處置

　　兒童虐待的問題必須仰賴政府、民間團體、兒童身邊的成人及兒童本身通力合作，才能有效的遏止。若發現有兒童虐待之情況時，需採取下列措施：

1. **撥打110或24小時婦幼保護專線113。**

2. **1歲以下嬰兒身上有任何的骨折，皆須通報。依兒童及少年福利與權益保障法第53條規定，若發現兒童虐待應在24小時內向當地主管機關報備。**

3. 盡早確認出兒童受虐的情形，使兒童能盡快遠離受虐情況和避免更多傷害。

4. 當與受虐兒童談話時宜注意
   (1) **告訴他們將會依法呈報受虐。**
   (2) **不斷向他們保證不會和不相關的人討論此事。**
   (3) **提供談話的隱密性。**
   (4) **避免對著兒童責怪施虐者。**

5. 教導兒童自我保護方式
   (1) 嘗試大聲呼救，使鄰居或親友能及時趕到救援，避免被繼續施虐。
   (2) 想辦法離開虐待的現場，逃到其他安全的地方。
   (3) 盡可能使用物品保護自己的身體以減低傷害，尤其是頭、臉、頸、胸、腹等重要部位。
   (4) 不要用言語或行為刺激施虐者，避免引發更多的虐待行為。

二、新生兒搖晃症候群(shaken baby syndrome)

(一) 定義

　　嬰幼兒頭部因外力劇烈的來回晃動，形成不可逆的傷害，導致腦部的損傷，甚至造成死亡。大部分發生在3歲以前，尤其是2~4個月大的嬰兒最常見。

(二) 發生原因

　　嬰幼兒的頭部約占全身重量的25%，且其腦部的水分含量較高，未完全髓鞘化，加上嬰幼兒的頸部肌肉較柔弱無力，當被劇烈搖晃時，腦部容易被扭曲和壓迫，造成程度不等的傷害，例如學習障礙、發展遲滯、腦性麻痺、視力受損甚至失明、癲癇等後遺症。引發事件發生的危險因素有：

1. 虐待：因為父母或照顧者無法安撫嬰兒的哭鬧不安，因而無法控制情緒，失手造成悲劇。
2. 不當使用嬰兒用搖籃：劇烈上下搖盪而造成硬腦膜下腔出血，較少見。
3. 其他：包括反覆的將嬰幼兒架在肩膀或背上搖動、拋向空中、或將孩童抱著快速旋轉等。

(三) 臨床表徵

1. 可能症狀包括睡眠習慣明顯改變或無法被喚醒、**嗜睡**、超乎尋常的嘔吐、抽搐、沒有理由的**煩躁不安**、無法控制的哭泣、無法被安撫、拒絕進食、沒有反應、失去意識。
2. 常見異常包括視網膜出血（為分辨兒童虐待的重要根據）、顱內出血、嚴重腦水腫，可能有貧血與凝血功能異常（腦部外傷可導致凝血功能異常，甚至散發性血管內凝血）。

(四) 預防措施

1. 教導父母／主要照顧者搖晃嬰幼兒的危險性，**勿反覆拋接或過度搖晃2歲以下的孩童**。
2. **在抱起嬰幼兒時，應該給予頭頸部適當的支撐。**
3. 教導父母／主要照顧者學習安撫嬰兒情緒的技巧，並學會控制成人自身的情緒；**當照顧者陷入憤怒中可暫請他人幫忙照顧。**
4. 若為兒虐事件，需向相關主管機關報備，做妥善的處理。

三、中毒(poisoning)

　　中毒是台灣地區兒童意外事故死亡原因的第五位（衛生福利部統計處，2022），兒童中毒的意外傷害隨時隨地都可能發生，最常發生的地點是家裡；主要是因為環境中充滿了毒物，**尤其6歲以下的兒童**，因意外誤食家庭清潔用品或藥物是最常發生的中毒案例。中毒雖然很少引起死亡，**但可能會影響兒童生長，造成永久性傷害**。

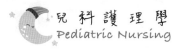

▶ 表2-8　兒童常見攝入的毒物

種類		說明
腐蝕物		強酸及強鹼為家庭中常用的消毒清潔劑，易導致黏膜化學性灼傷
碳氫化合物		如石油、煤油等，一般食入不會中毒，但一旦吸入會造成吸入性肺炎或化學性**肺炎**
鉛		主要來源於環境，**如鮮豔的糖果紙、廣告紙、顏料、會掉漆的玩具**等，中毒症狀為嘔吐、貧血、生長發育遲緩、抽搐、昏迷等，如沒有妥善治療，**會影響兒童學習能力**，更嚴重者**會引起神經性損傷**
鐵		常因誤食過量含有鐵劑的綜合維生素造成急性中毒。鐵會刺激胃腸黏膜，導致出血性胃腸炎，**嚴重可導致肝臟損害**
藥物中毒	乙醯氨基酚 (Acetaminophen)	為家庭中常備的解熱鎮痛藥，除了錠劑，還有用於兒童的液劑，由於甜甜的，兒童可能以為糖水而服用過量。**嚴重會會造成肝、腎損害**
	水楊酸 (Salicylate)	含有阿斯匹靈(Aspirin)，常見於外用製劑及感冒藥。中毒症狀為呼吸困難及其他中樞神經中毒等症狀

(一) 發生原因

1. 1歲以下：大部分是因為成人給予的藥物劑量過高而導致。

2. 1~6歲：因為好奇心強，喜歡把東西放入口中，或模仿成人的行為而誤食有害物質。如啃食床架、玩具等含鉛的漆層而致中毒。

3. 青少年：容易使用影響精神狀態的藥物，如吸毒或酒精濫用。

(二) 臨床表徵

中毒的症狀會因毒物的不同而有所差異，一般整理如下：

1. 皮膚症狀：皮膚乾熱、容易出汗、起水泡、紅斑。

2. 呼吸症狀：呼吸抑制／過速、有特殊呼吸氣味、肺水腫。

3. 心臟血管症狀：血壓改變、心搏過速／徐緩、心律不整。

4. 腸胃症狀：噁心、嘔吐、吞嚥困難、腹部絞痛、腹瀉。

5. 神經系統症狀：體溫過高／過低、瞳孔大小改變、運動失調、行為改變、痙攣、昏迷。

(三) 醫療處置

1. 穩定病況：保持呼吸道通暢，供給氧氣呼吸，維持心臟循環功能。

2. 身體評估：身體檢查、觀察病情及中毒量多寡、何時中毒等，提供醫師作處置之依據。

3. 吸入及靜脈或肌肉注射而侵入體內的毒物不易清除；眼部汙染及皮膚曝露者可用大量清水沖洗，眼睛宜用溫水由眼內往眼外沖洗15~20分鐘。

4. **誤食有腐蝕性的物質時（如漂白劑、強酸、強鹼、氨水、鹼水等），不可催吐，以防食道二次傷害，如意識清醒，發生2小時內可給予牛奶中和，並立即送醫治療。**

5. **誤食非腐蝕性的物質時（如鐵劑），可催吐**，或以吐根糖漿引發嘔吐。洗胃及全腸性沖洗法可用來稀釋及排除腸胃道毒物。**鐵劑中毒**依醫囑給予靜脈緩慢滴注**排鐵劑(Deferoxamine)**，若輸注速度過快，可能引起低血壓，導致休克、心跳過速及胃腸不適等副作用。

6. 吸入性中毒則立即鬆開頸部衣物，維持呼吸道通暢，必要時可給氧氣。

7. 服食有毒物質中毒時，也不可作口對口人工呼吸，以免將毒物吸食進入施救者體內造成中毒。

8. 攜帶裝有毒物的容器，盡早送醫求診，如需要則安排內視鏡檢查食道情形。

四、溺水(near-drowning; submersion)

溺水指身體沉入液態物體，造成喉頭痙攣，使呼吸道阻塞而產生的一種窒息現象。溺水的主要傷害是因為肺泡微血管及表面張力素受到破壞，導致嚴重的肺功能異常。

(一) 臨床表徵

1. 主要是因為缺氧(hypoxia)導致
   (1) 當落入水裡時，反射自然產生，使得喉嚨緊縮不會大量吸入水分。但因為喉嚨緊縮後，無法吸入足夠的氧氣導致窒息。
   (2) 溺水後約1~2分鐘，咽喉痙攣停止、反射性的吸入空氣，可能因而吸入大量的液體，造成肺部氣體灌流不足，出現呼吸困難、低血氧、高碳酸血症與肺水腫等症狀。之後會引起動脈缺氧、心搏過速、組織缺氧、酸血症、氣管痙攣，而後呼吸停止。
   (3) 溺水時間越久，兒童體內重要器官受損越嚴重，通常在淹沒3分鐘後，**核心體溫低於34°C時，病童會失去意識，低於22°C時則心跳停止。**

2. 體溫過低(hypothermia)：是兒童溺水另一個常見的問題。會引發溺水兒童的「潛水反射」，是一種迷走神經反射的保護機轉，引發心跳減慢、血壓升高，血液由周邊分流至大腦以及心臟等重要器官，可降低其新陳代謝及耗氧量，延長其缺氧耐受時間。特別是幼兒，雖然溺水超過40分鐘，但因潛水反射，仍有可能完全恢復腦神經功能。

(二) 醫療處置

1. 當兒童被救起後，須立即清除口鼻異物，保持呼吸道通暢；若失去意識、無呼吸，須立即施行心肺復甦術並盡速送醫。

2. 初步進行心肺復甦術，恢復呼吸、心跳後，**最可能出現的問題，包括：低心輸出量、肺水腫、酸血症等**，故需隨時評估呼吸情形，不斷的監測生命徵象、胸部X光、動脈血液氣體分析值、心電圖、血液生化值及尿液等。

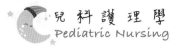
3. 升高體溫(rewarming)的處置

(1) 輕度低體溫(34~36℃)：被動保溫，使用體外加溫法，如毛毯、電毯、熱水袋等。

(2) 中度低體溫(30~34℃)：被動保溫，並對身體軀幹中心（如包括頸部、腋窩、腹股溝）進行體外加溫。

(3) 體溫低於30℃：需要積極的回溫措施，**如使用40~45℃加熱潮溼的氧氣、由靜脈提供40~42℃的溫熱液體、給予40~45℃的電解液行胃**、結腸、膀胱**灌洗**或腹膜透析，**或者給予加溫電熱毯，維持每小時體溫緩慢上升0.5℃的速率回溫。**但須注意下列事項：

   A. 每小時體溫回升＞2℃，可能會引起心室纖維顫動。

   B. **心血管系統不穩定時，避免用電熱毯，因周邊血管快速加熱會使四肢冰冷的血液回流，而易造成心律不整。**

五、鼻出血(bleeding nose)

鼻黏膜富含血管叢，是最容易受到刺激或外傷引發血管破裂出血的地方。**4~10歲的兒童容易發生流鼻血**，但大多都是因為損傷而非病理性出血，且出血點多位於鼻中隔前下方。這是因為該區域黏膜較薄，且有一個由動脈和靜脈血管構成的血管網，容易被衝擊而致出血。

(一) 發生原因

造成兒童流鼻血的原因有：

1. 過敏性鼻炎。

2. 搔癢摳弄脆弱的鼻黏膜，如挖鼻孔、臉受毆打或創傷。

3. 打噴嚏的局部壓力過大、擤鼻涕太用力，導致鼻腔內微血管破裂。

4. 在鼻子內塞入異物，如BB彈或鈕扣，造成黏膜受傷。

5. 其他因素：如空氣過於乾燥、吃太多燥熱性的食物，如炸雞、薯條、荔枝等。

(二) 醫療處置

1. 維持呼吸道通暢

   (1) **採前傾坐姿，在鼻翼兩側位置給予加壓止血，一般只要在鼻中隔上加壓約10分鐘即可止血。**

   (2) 指壓期間可給予冷敷，促使血管收縮，幫助止血。

   (3) 如果加壓無效，便需由耳鼻喉科醫師鑑定出血部位，**再使用局部止血的藥物（如Gelfoam）**，使用後約1小時，觀察病童以確定不再出血，同時需監測生命徵象。

   (4) 教導病童盡量將流入口中的血液吐出，避免吞下血液後刺激胃腸道引起噁心、嘔吐；或吸入呼吸道而引發窒息。

2. 控制病童的劇烈活動，避免鼻外傷，**且不要挖鼻孔或把體積細小的物件塞進鼻孔內**，以減少機械性的傷害。

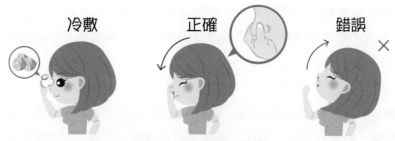

冷敷　　　　正確　　　　錯誤

▶圖2-5　鼻出血處理方式

六、創傷(trauma)

指身體系統的損傷，除造成骨折、頭、頸部損傷外，常合併有胸腹部創傷。兒童因生理發育尚未成熟，一旦發生嚴重外傷，經常會造成死亡，大部分的致死原因都是因為頭部外傷。常見於跌落、車禍或兒童虐待事件。研究顯示，送達醫院前的外傷處理是決定外傷預後的重要關鍵，因此，兒童若發生危及生命之外傷時，必須同時進行評估與處理。

由於兒童的生理成熟度與成人不同，因此處理創傷時，須考量以下生理特點：

1. 嬰幼兒頭部約占身體比例的1/2~1/3，加上頸部肌肉尚未發育成熟，容易因為外力的撞擊，導致頭部受傷。
2. 單位體表面積大，熱量容易喪失，造成體溫下降。
3. 舌頭較大、短、呼吸道狹窄，意識喪失時容易造成呼吸道阻塞。
4. 胸廓薄、保護力弱，肺部易因外力受損。
5. 長骨骨髓豐富，骨折時容易出血。

兒科急症嚴重度的評估三角（圖2-6）：臨床上用來評估兒童在遭受創傷時的嚴重度，及是否需轉送創傷中心及預後的重要依據。主要評估兒童的外觀(appearance)、呼吸作工(work of breathing)、血液循環(circulation)等三方面。每一方面評估結果各自分為正常(normal)、窘迫(distress)、衰竭(failure)等三級。評估後若無立即生命危險，需再評估生命徵象、重要器官功能、實驗室檢查（全血球計數、凝血時間、電解質、肝功能、尿液分析、動脈血液氣體分析等），並配合詳細身體檢查，如X光、超音波、電腦斷層等，來協助判別創傷的部位及嚴重度。

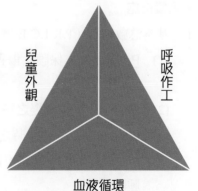

兒童外觀　　　呼吸作工

血液循環

▶圖2-6　兒童評估三角

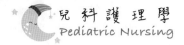

● 兒童常見之創傷

(一) 頭部外傷

　　兒童因為頭部與身體的比例較大，容易因為外力撞擊，導致頭部受傷。台灣地區0~14歲兒童頭部外傷的主要導因是跌落、車禍或受虐等，年齡層越小，跌落機會越高，年齡層越大，車禍比例就越高（蔡等，2019）。

• 處置措施

1. 頭部外傷的症狀會因為受傷的範圍，嚴重程度也不盡相同；大部分兒童的頭部外傷是屬於輕微鈍傷，如頭皮瘀腫、疼痛、擦傷，給予冰敷、消毒、止血後應可自然痊癒。

2. 單純的頭部外傷可以藉著詳細的身體檢查、神經學檢查、電腦斷層攝影檢查等來確定有無顱內出血，並評估其嚴重度。

3. 當頭部受力嚴重時，會造成撕裂傷及顱內出血的危險，也可能造成病童意識改變。大部分病童經過積極的初步治療，都可以逐漸復原，預後良好，只有少部分嚴重的病童需進行顱部手術。

4. 有些病童也許是在受傷一段時間後才出現顱內出血的症狀，引起其認知與行為上的異常。需告知家長持續觀察病童出院後的狀況，若有異狀時，應立即就醫治療。

(二) 跌落傷

　　主要是由於重力原理，當人體突然跌倒或墜落時，撞擊在同一或較低水平面所造成的傷害。是兒童意外傷害的第3名，亦是0~14歲兒童致殘或致死的主要原因。高度是決定跌落傷的嚴重程度，隨著兒童年齡的增長，跌落傷的發生率逐漸下降，但死亡率卻逐漸升高，最主要是因為大多數蹣跚學步的幼兒因走路不穩而跌傷，但不至造成嚴重傷害；隨著年齡增加，孩童的活動範圍擴大，一旦發生跌落傷，危害也隨之變大。

• 處置措施

1. 基本急救處置（P.R.I.C.E.處理原則）

    (1) Protection－保護：傷害發生時，馬上保護受傷組織，使用安全的護具，避免受到二次傷害。

    (2) Rest－休息：受傷之後，務必讓患部休息。

    (3) Icing－冷敷：48小時之內，可為患部冰敷。

    (4) Compression－壓迫：在受傷後18~24小時內壓迫患部並以繃帶包紮壓迫患部避免腫脹。

    (5) Elevation－抬高：將患部抬得比心臟高。

2. 如果傷口有髒汙情形，可以生理食鹽水／無菌溶液清潔、沖洗，再用乾淨的手帕／紗布覆蓋。

3. 如患部外表變形，伴有強烈疼痛、紅腫，可能是骨折、脫臼安韌帶受傷等，應盡早送醫。

七、交通意外

　　交通事故長久以來都位居台灣兒童及青少年十大死因的第一位（衛生福利部統計處，2023）。兒童交通事故類型中，大多是兒童搭車（包括汽車、機車、自行車、校車等）或走在路上發生交通事故導致其受到傷害，因為兒童的判斷與應變能力較弱，對於交通常識瞭解比較不足，目前政府已立法規定年齡在4歲以下，且體重在18公斤以下之兒童乘車應安置於安全座椅，並公布「小型車附載幼童安全乘坐實施及宣導辦法」（全國法規資料庫，2020），藉以喚起家長、學校、與社會需多加重視兒童行的安全，避免更多的交通意外產生。

➲ 預防措施

1. 不可讓幼童單獨在馬路上行走。
2. 9歲以下兒童不可單獨在馬路上騎自行車。
3. 12歲或以下學齡期的兒童，因感覺與認知不足以安全獨自過馬路，應有成人輔導。
4. 讓兒童在安全的地方玩耍，馬路、人行道、車輛行駛或停放的地方不應准許兒童玩耍。
5. 上下車時，應讓兒童最先上車和最後下車。
6. 和兒童在一起時，要以身作則，遵守「道路交通規則」，讓他們學到安全使用道路的正確方法。
7. 10~14歲學童是自行車交通事故的高危險群，其自行車應受到妥善維修。
8. 教導全民正確交通規則與常識：
   (1) 配戴安全帽確實可降低自行車事故發生時的頭部傷害嚴重度。
   (2) 配戴安全帶。
   (3) 正確使用兒童安全座椅（全國法規資料庫，2020）
      A. 2歲以下孩童，建議應安置於車輛後座之攜帶式嬰兒床或後向幼童專用座椅，並予以束縛或定位。
      B. 2~4歲以下且體重在18公斤以下孩童，建議應坐於車輛後座之後向幼童專用座椅，並予以束縛或定位。
      C. 4~12歲以下或體重18~36公斤以下之孩童，建議應坐於車輛後座並依汽車駕駛人及乘客繫安全帶實施及宣導辦法規定使用安全帶。

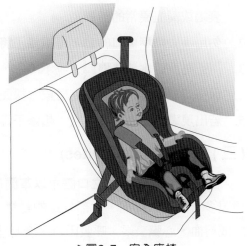

▶圖2-7　安全座椅

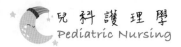
八、咬傷

(一) 動物咬傷 (animal bites)

動物咬傷常造成局部組織撕裂或碎裂，甚至傷害到肌腱、骨頭和神經，若未經適當處理可能會造成局部肢體永久損傷，併發傷口感染，引起狂犬病，甚至死亡。家中的寵物，尤其狗（約占85~90%）是最常造成兒童被咬傷的動物，通常兒童是和狗玩耍時被咬傷臉部或上肢，只有約25%的兒童動物咬傷是由流浪動物所造成；因此，教育兒童與動物的相處方法是非常重要的。

➲ 醫療處置

1. 若有大量出血，以直接加壓法止血。
2. 監測兒童的生命徵象及傷口的變化。**若傷口較小，建議先沖洗傷口，並依醫囑予抗生素藥膏局部塗抹。返家後應注意體溫變化及是否出現局部淋巴腫脹，傷口若發生紅腫須盡快就醫。**
3. 依受傷的時間及傷口的部位來決定進行初級縫合或次級縫合；如果咬傷有造成毀容的可能，必須照會整形外科醫師。
4. 若動物有狂犬病或懷疑有狂犬病時，兒童需依醫囑注射人類抗狂犬病疫苗(HDCV)或人類狂犬病免疫球蛋白(HRIG)。

(二) 昆蟲螫咬 (insect stings)

台灣地區山林多，外出踏青時容易有昆蟲螫咬的危機。昆蟲螫咬對兒童的危險在於咬傷後因其釋放的毒素所產生的過敏反應，如發燒、噁心、嘔吐、抽搐等，嚴重時會引發休克而致命，需適當加以處理。

➲ 醫療處置

1. 維持呼吸道的通暢及生命徵象的穩定，並採取保暖措施，維持體溫；密切監測有無腎衰竭或凝血異常的情形。
2. 勿用手去擠壓傷口的刺，可用鑷子將螫入物取出。
3. 用肥皂及清水清洗傷口，並予冷敷，以減輕腫脹及搔癢感覺。
4. 保持病童溫暖，如有休克現象，採頭低腳高姿勢並送醫。
5. 若出現過敏反應時（休克、起疹子等）應盡速就醫。

(三) 蛇咬傷 (snake bites)

台灣地區蛇多，**蛇之口腔中以革蘭氏陰性桿菌居多**，大部分被蛇咬傷的部位在四肢，患肢多會腫脹、疼痛。大部分蛇的毒性會直接作用在血液和心臟血管、神經及呼吸系統，造成溶血、心臟衰竭、呼吸困難、全身痙攣，甚至呼吸肌麻痺而死亡。

⊃ 醫療處置

在無法或尚未鑑定為有毒或無毒狀況下，一律以有毒蛇咬傷的情況進行急救處理（疾病管制署，2016）。

1. 減少病童焦慮與活動，**並將以夾板固定患肢且保持低於心臟位置。**

2. 阻止毒液吸收：**在傷口的近心臟處用彈性繃帶**或絲襪**綁住血管，以減少靜脈及淋巴液回流**（不要超過30分鐘，每隔15~20分鐘需鬆綁一次），盡速送醫治療。

3. **避免切開傷口，因無法將毒液清出，且易造成感染。**

九、兒童急救

當有任何意外傷害或突發疾病發生時，在醫療團隊未到達或未送醫前，施救者按急救的原則，利用現場適用物資臨時及適當地處理病童，然後盡速送院。當病童發生傷害時，最初幾分鐘需要立即而正確的急救處置，以挽回生命及減少可能發生的後遺症。

(一) 呼吸道阻塞

因異物吸入而導致的呼吸道阻塞和窒息，**最常發生在5歲以下、好奇心強的兒童。**其吸入的種類繁多，如食物碎片、糖果、花生、錢幣、玩具零件或鈕扣等。因兒童呼吸道狹窄，這些異物可能造成輕度阻塞或重度阻塞。**異物吸入部位以環狀軟骨處（最狹窄）最多，而右側支氣管較短且直，故較其他處易發生。**

⊃ 臨床表徵

嬰幼兒會突然間的呼吸急促、咳嗽、喘鳴、作嘔，是最常見的臨床表徵，年紀較大的兒童則會出現「梗塞徵象」（以拇指及食指呈V字握住自己的脖子）。

⊃ 處理原則

1. 先確認是否有呼吸道阻塞的現象，以耳朵靠近兒童的口鼻，觀察呼吸及換氣狀態。

2. 若兒童可自行咳嗽，切忌拍背，只需在旁觀察陪伴，並教導其有效咳嗽。

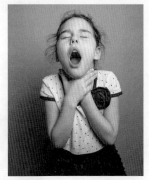

▶圖2-8　梗塞徵象

3. 若異物造成呼吸道部分阻塞，但兒童仍能呼吸，除非由口腔可見到異物而將其移除，否則勿盲目挖口腔，嘗試移除。

4. 只有呼吸道完全阻塞，或呼吸道部分阻塞給予純氧後仍持續發紺之兒童，才需立即以哈姆立克法急救。

5. 1歲以下嬰兒若異物阻塞，應採用背部叩擊或胸部推擠法。

6. 完全梗塞，呼吸停止、意識喪失時，持續CPCR，待其恢復自動呼吸後盡速送至醫院。

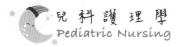
❑ 兒童呼吸道阻塞急救法

1. **1歲以下的嬰兒：採用背部叩擊及胸部推擠**（避免腹內臟器受傷），方式如下（圖 2-9）：

   (1) **嬰兒俯臥跨於施救者前臂上，以一手將嬰兒軀幹整個托起。**

   (2) **嬰兒頭低於軀幹，**呈頭下腳上姿勢。

   (3) **施救者的手掌在嬰兒後背肩胛骨間用力叩擊5下。**

   (4) 將嬰兒翻轉呈面向上之臥姿，**在兩乳頭連線中央下方部位施行5次胸部按壓。**

   (5) 待異物噴出後，打開氣道並移除之。

2. **1歲以上的兒童：採哈姆立克法(Heimlich maneuver)**，急救的原理主要是藉由擠壓腹部，使橫膈膜突然上升，增加胸內壓力，排出異物。方式為：施救者繞到兒童身後，將一手握拳另一手放於其上，並置放在兒童劍突下方部位，快速的向上、向內連續重壓。若兒童因呼吸道阻塞更嚴重，則應立即進行心肺腦復甦術（圖2-10）。

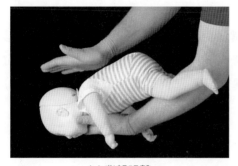
(a) 背部叩擊

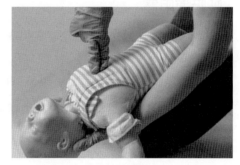
(b) 胸部推擠

▶圖2-9　嬰兒呼吸道阻塞急救法

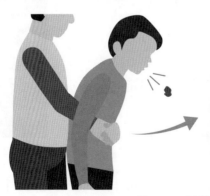
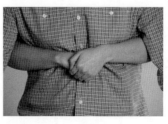

▶圖2-10　哈姆立克法

(二) 心肺腦復甦術 (cardiopulmonary cerebral resuscitation, CPCR)

　　當兒童心跳突然停止，若能及時進行有效的CPCR，將能提升其存活機率，每延遲1分鐘的CPCR，則存活率下降約7~10%；若未給予任何處置，4~6分鐘後腦部已開始受損。兒

童與成人的生理和心理有顯著的差異，但是急救的基本原則是相同的。CPCR的目的是在提醒施救者重視兒童腦部對氧氣需求，提供及早胸部按壓的必要性。

American Heart Association (AHA)及世界急救協會在CPCR訓練中推廣「生命之鏈」概念，並強調「生命之鏈」是給予急救必備的前置動作，每個鏈節環環相扣，缺乏其中一項對於急救與存活率影響極大。

兒童生命之鏈（圖2-11）在於當兒童心臟突然停止，或有心臟病史、溺水、外傷、藥物中毒等危及生命的緊急況發生時，維持兒童生命之鏈有六個重要程序：預防傷害發生、緊急應變系統啟動、高品質CPR、高級心肺復甦、心臟停止後照護、復原。能提供完整的照護，可以讓兒童搶救回來的機會大幅提高。

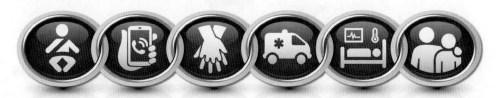

預防傷害 → 緊急應變 → 高品質 → 高級心肺 → 心臟停止 → 復原
發生　　　系統啟動　　CPR　　　復甦　　　後照護

圖片來源：American Heart Association

▶ 圖2-11　兒童生命之鏈(pediatric chain of survival)

● 兒童CPCR步驟（圖2-12）

1. 呼叫兒童，測試兒童的意識、疼痛反應、生命徵象、皮膚顏色等。**嬰兒可用刺激腳跟的方法來測試意識狀態。**

2. 確定兒童沒有反應，立即撥打119，請求援助，並設法取得自動心臟電擊去顫器(automated external defibrillators, AED)。

3. **10秒內檢查循環反應：嬰兒檢查肱動脈，兒童可檢查頸動脈。**

    (1) 嬰兒：將拇指放在嬰兒肩膀與手肘中點的手臂外緣處，以食指與中指檢查手臂內緣肱動脈的搏動，輕輕向下壓。若無脈搏或每分鐘少於60次，就必須執行胸部按壓。

    (2) 兒童：保持兒童頭部向後仰，將食指與中指置於頸側大肌肉前側的凹處，輕輕的向下壓，檢查頸動脈搏動。若無脈搏就必須實施胸部按壓。

4. 若兒童沒有反應、呼吸或僅有喘息，**立即給予胸部按壓30下**。確認其按壓位置的正確，緊貼兒童胸骨之手掌根不可移開。

    (1) 用力壓：按壓深度為至少胸部厚度之1/3，**<1歲嬰兒按壓深度1.5吋（約4公分），1~8歲兒童2吋（約5公分）。**

    (2) 快快壓：**速率每分鐘100~120下。**

        A.胸回彈：放鬆時使胸部恢復原來位置。

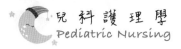

1. 環境評估 確定兒童及施救者均 安全無顧慮	→	2. 自我保護 施救者配戴可能有的 防護措施，如手套等	→	3. 叫-叫-C-A-B

叫：呼叫兒童，評估有無意識與呼吸

· 若兒童有反應，則檢查身體，採復甦（側臥）姿勢，盡速安排送醫
· 若兒童沒有反應，進行第二個「叫」

叫：求救，撥打119

C：Circulation，重建循環

· 10秒內檢查循環，若沒有摸到明顯脈搏，就必須施行胸部按壓
· 實施胸部按壓(compression) 30次

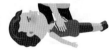

A：Airway，壓額抬下巴，暢通呼吸道

B：Breathing，施行人工呼吸2次，一次一秒

▶ 圖2-12　兒童CPCR處理原則

B. 莫中斷：胸部按壓盡量不要中斷超過10秒。

C. 避免壓在：

　　a. 劍突：以免肝臟破裂。

　　b. 胃部：以免造成嘔吐。

　　c. 肋骨：以免造成肋骨骨折。

(3)　按壓位置：**＜1歲嬰兒胸部兩乳頭連線中央之下方**，1~8歲兒童為胸部兩乳頭連線中央。

5. 壓額抬下巴(head tilt-chin lift)，清除明顯可見之異物，暢通呼吸道。

(1)　若懷疑兒童有頸椎受傷時，則採取下顎前推法(jaw thrust)：以雙手置於兒童的兩側下頜，自兩旁握住下顎關節向上向前提，另一方面手心用力，使額頭向後傾，並支持穩固兒童頭部（圖2-13）。

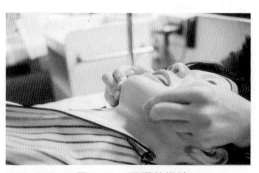

▶ 圖2-13　下顎前推法

(2) 送醫過程中，固定頸椎，並隨時觀察呼吸狀況。

(3) 檢查呼吸：以10秒內用看、聽、感覺等三個方式檢查「有無呼吸」。若無呼吸需給予人工呼吸。

6. 進行人工呼吸

(1) 吹兩口氣，每次吹氣時間為1秒鐘。若第一口氣無法使胸部起伏，應重新暢通呼吸道，再試吹第二次，第二次吹氣仍受阻時，應直接進行異物梗塞處理。

(2) 對嬰兒進行人工呼吸時，施救者嘴巴要完全蓋住嬰兒之口鼻；對較大的兒童進行人工呼吸時要捏住鼻子。

(3) 在2次吹氣之間，將捏鼻孔的手放開、嘴移開、臉側向兒童胸部，看胸部是否有起伏。

7. **CPCR應依兒童年齡以心臟按壓比率／適當的呼吸(30:2)持續進行**，直到兒童出現恢復生命徵象。

8. 評估成效：每5個CPCR循環後，檢查脈搏。若無脈搏則持續進行心肺復甦術。如兒童已恢復意識，或會移動或呼吸，仍需維持呼吸道的通暢，並採取復甦姿勢，盡速送醫。

◌ 施行CPCR的注意事項

1. 預防休克：注意保暖，防體溫散失。

2. 補充體液，給予生理食鹽水。若兒童意識不清、失去知覺、痙攣，或頭、胸、腹部嚴重創傷等，嚴禁給予任何食物或飲料。

3. **若進行CPCR時，兒童胃脹氣厲害則可插胃管減壓。**

4. **嬰兒在急救時，插氣管內管時間勿超過30秒。**

5. 給予兒童／家屬心理支持，消除其焦慮不安。

6. 遣散圍觀人群，保持兒童周圍環境的安靜及空氣的流通。

7. 盡速送醫或尋求支援，並應說明：清楚的地址、明顯的目標、兒童的狀況、已做的處理。

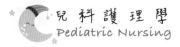
▶ 表2-9 成人、兒童及嬰兒心肺復甦術摘要

步驟／動作 （叫、叫、C、A、B、D）		成人 （≧8歲）	兒童 （1~8歲）	嬰兒 （＜1歲）
（叫）確認意識、呼吸及心跳		無意識／沒有呼吸或幾乎沒有呼吸或心跳		
		(a) 檢查兒童心跳：**以頸動脈為主**		(b) 檢查嬰兒心跳：**以肱動脈為主**
（叫）求救（如果有 AED，設法取得 AED 進行去顫）		先打 119 求援（手機打 112），立即 CPCR	先 CPCR 2 分鐘，再打 119 求救（手機打 112）	
CPCR 步驟		C-A-B		
(C) 胸部按壓 (chest compression)	按壓位置	兩乳頭連線中央		**兩乳頭連線中央之下方**
	按壓姿勢	兩手壓：一手掌根壓胸，另一手環扣在上面	兩手壓：一手掌根壓胸，另一手環扣在上面；或一手掌根壓胸壓（體型較小者）	**兩指按壓**
	用力壓	至少 5 公分，但不超過 6 公分	**約 5 公分（胸部前後徑之 1/3）**	**約 4 公分（胸部前後徑之 1/3）**
	快快壓	100~120 次／分鐘		
	胸回彈	確保每次按壓後完全回彈		
	莫中斷	盡量避免中斷，中斷時間不超過 10 秒		

▶ 表2-9　成人、兒童及嬰兒心肺復甦術摘要（續）

步驟／動作 （叫、叫、C、A、B、D）	成人 （≧8歲）	兒童 （1~8歲）	嬰兒 （＜1歲）
若施救者不操作人工呼吸，則持續做胸部按壓			
(A) 暢通呼吸道 (airway)	壓額提下巴		
(B) 呼吸 (breathing)	吹兩口氣，每口氣一秒鐘，可見胸部起伏 (a) 兒童：手捏鼻子，**口罩住口部吹氣**　　(b) 嬰兒：口罩住口鼻部吹氣		
按壓與吹氣比率	**一位施救為 30：2**（**兩位醫護人員施救則為 15：2**）		
	每 5 個循環（約 2 分鐘）檢查脈搏		
(D) 去顫 (defibrillation)	盡快取得自動心臟電擊去顫器 (AED)		

※參考美國心臟醫學會(AHA)2015年10月公告CPR 2015 new guideline訂定

情境

模擬案例分析 CASE STUDY

⭐ 基本資料

姓名：<u>王小弟</u>　性別：<u>男</u>　年齡：<u>14 歲</u>

疾病診斷：<u>亞斯伯格症(Asperger's Syndrome)</u>

⭐ 病程簡介

　　王小弟，就讀國中，無過敏、手術等病史，無家族精神障礙史。個案為家中獨子，自小個性內向，就讀幼兒園時被發現常獨自玩耍，少與同學有互動，短暫接受過感覺統合治療，後因可自然與同學玩耍，而停止治療。國小課業成績中等，人際關係尚可，未有異常之行為舉止。近月以來在學校出現無預警性攻擊同學、隨意拿取他人物品，在校成績明顯下滑；在家中也常因不滿父母親管教而有暴怒、攻擊或摔壞家中物品行為。抱怨同學、老師排擠他、家人對不起他，時常四處遊蕩，直到深夜警察局通知才被家人領回，於個性或行為上有很大轉變，學校及家人均感困擾，故至本院求助，診斷為亞斯伯格症。

⭐ 護理過程

健康問題（一）：潛在性危險性對他人的暴力行為，與缺乏自我控制力、個人缺乏因應能力有關。

護理評估	護理目標	護理措施	護理評值
主觀資料 1. 個案主訴：「我就是要打他！怎樣！你也打不過我的！」 2. 個案主訴：「看甚麼看？欠揍是嗎？」 3. 個案主訴：「我超厲害的！沒人可以打的贏我！」 4. 個案主訴：「來啊！來單挑！」	1. 個案能使用正向技巧表達需求，暴力行為能降至 2 次/週 2. 個案能有效控制情緒，出院前未再出現暴力行為	1. 建立信任、治療性的人際關係，三班盡量安排固定人員照護，提供支持及一致之照護環境，明確告知病房規則及作息表，降低其對環境之敏感度以減輕焦慮不安 2. 定時陪伴、會談，主動關心日常所需，對其不合宜之情緒／行為，採同理、不批判之態度回應 3. 鼓勵個案面對焦慮與衝突時，能用口語學習表達，示範並引導個案具體表達感受	1. 衝動控制力仍欠佳，但有意願配合執行行為修正約定內容，由約定初期一天至少一次執行扣分項目，減少為三天一次

護理評估	護理目標	護理措施	護理評值
客觀資料 1. 個案情緒起伏波動大，易怒、焦躁不安、易受環境干擾 2. 個案常大聲喊叫，多挑釁行為、敵視態度，無法顧及他人感受 3. 當個案需求未獲滿足時，出現折斷原子筆、筷子、撕書等破壞行為 4. 當制止個案不當行為時，個案會出現謾罵、吐口水、踢床、威脅等暴力行為 5. 運用次數法記錄，以「目標行為頻率記錄表」收集不當行為次數，建立行為處理基準線，暴力行為出現平均3次／天		4. 教導情緒辨識及處理技巧，如，引導個案反思瀕臨暴力時之徵兆、共同檢視暴力行為的原因、瞭解暴力之不當行為所造成的嚴重後果、寫下適合個案情緒控制的方法等等，強化正向情緒之重要性，進而建立正向行為 5. 當個案出現暴力行為時先瞭解原因，給予充足時間，耐心引導個案以口語表達產生暴力的原因、看法 6. 與個案、家屬共同討論行為修正方案，擬訂「自我管理記錄卡」，依個案功能以正增強（增強物：零食、外出、手機遊戲）、負增強（扣分項目：情緒激動、言語挑釁、肢體攻擊他人）及績點制度（每日三班為一小單位，每日累計得分，得以用分數換取零食、外出活動及手機遊戲）等策略進行行為修正。並共同簽署負責，藉此自我監測及修正不當行為，減少暴力行為 7. 三班詳細觀察記錄個案問題行為種類及出現頻次，採循序漸進，每週與家屬、個案共同討論，評估個案執行困難度適時調整與修正 8. 行為修正過程中不斷給予個案正向鼓勵、讚美和肯定，以加強個案良好的行為表現	2. 情緒偶顯煩躁，但能使用正向技巧表達需求，如主動向醫護人員要求至安靜的環靜放鬆情緒；想撕報紙發洩心情等等，暴力行為能降至1次／週 3. 個案出院前未再出現暴力行為

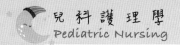

健康問題（二）：社交互動障礙，與缺乏社交技巧、缺乏促進互相關係的知識、溝通障礙有關。

護理評估	護理目標	護理措施	護理評值
主觀資料 1. 個案主訴：「我只是我想和他做朋友啊！不過是拍拍他而已，又沒有打他，為什麼要道歉？！」 2. 個案主訴：「他說我一直靠近他？！我怕他聽不清楚啊，我只是想和他說話啊！」 3. 個案主訴：「我想看綜藝節目，可是其他人不想，所以我只好直接轉電視了」 4. 個案主訴：「我不想要參加活動啦，因為他們都不喜歡跟我講話，還嫌我吵，叫我走開」 5. 個案主訴：「他吃東西會掉的一桌都是，很髒，我不想跟他坐同一桌」 **客觀資料** 1. 個案會與人互動，但其肢體表達欠佳，易讓他人誤會 2. 個案常堅持己見，導致參與活動時多受他人排擠 3. 個案無法遵守團體規範，未經大家同意將電視轉台、不排隊、他人講話時會插嘴 4. 個案平日會發出怪聲及怪異的肢體動作、干擾病童，引起其他病童／家長的抱怨 5. 個案與他人交談時只講自己有興趣的話題，不願聽其他病童說話	1. 能瞭解並配合病房團體規範 2. 個案於住院期間可主動以正向社交互動技巧與人互動	1. 建立信任、治療性的人際關係，協助參與活動，以簡單、清楚方式引導參與活動，強化個案參與活動之動機 2. 教導與其他病童、醫護人員互動時可保持社交距離，如一個手臂的長度，並做示範 3. 說明建立良好人際關係的重要性，如可以得到支持、協助，並從他人身上獲得經驗和知識，藉此強化個案之社交認知 4. 運用社交技巧訓練，每星期1~2次，每次30分鐘，利用直接教導、示範和角色扮演等方式，學習基本的人際互動技巧、團體生活規範，如：輪流發言、不插隊、別人講話時不可插嘴、不任意轉動電視或轉台前先徵詢在場者意見（少數服從多數）等等 5. 教導主動打招呼，讓個案學習自我介紹的技巧 6. 教導適時傾聽他人說話，勿中斷他人話語，並可多讚美別人，並欣然接受他人的讚美 7. 鼓勵勇於以口語承認其不適當行為，並適時向他人道歉 8. 當個案能主動表現正向社交技巧時，立即給予正向回饋	1. 個案再轉電視頻道前，會先詢問在場其他病童的意見後才轉台 2. 個案於引導下可向二位病童自我介紹、保持合宜的社交距離、並有簡單互動

課後複習 *EXERCISE*

解答
QR code
網址：ssur.cc/iwwStMh

一、選擇題

1. 有關自閉症兒童的敘述，下列何者護理照護較為正確？(A)低功能自閉症兒童語言表達與理解能力通常正常 (B)有自傷行為的自閉兒，必要時可執行適當的約束 (C)增加身體的碰觸可刺激自閉症兒童的感覺統合 (D)經常改變生活環境可增加自閉症兒童的學習刺激。

2. 針對嬰幼兒生長發展情況之敘述，下列何者錯誤？(A) 2歲時身高約達成人的一半 (B)前囟門約1歲半時關閉 (C) 1歲時腎絲球過濾率達成人標準 (D)觸覺是感覺器官中最早發育的。

3. 有關兒童氣質評估之敘述，下列何者正確？(A)反應閾高的嬰兒，尿布不乾淨就會哭鬧不安 (B)堅持度高的嬰兒，容易受到外界干擾而影響 (C)趨避性高的嬰兒，初次接受或拒絕人事物的態度明顯 (D)反應強度是指引起孩子反應所需最小刺激量。

4. 兒童誤食下列哪種毒物時，可採用催吐處理？(A)清潔劑 (B)鐵劑 (C)漂白劑 (D)洗碗劑。

5. 依據皮亞傑認知發展理論，下列何者並非「運思前期」的特色？(A)兒童年齡介於2~7歲 (B)無法做逆向思考 (C)有體積守恆概念 (D)以自我為中心觀來推測周遭事物。

6. 依據艾瑞克森(Erikson)理論，4歲孩童的發展處於何種階段？(A)自主性對羞恥與懷疑(autonomy versus shame and doubt) (B)認同感對角色混淆(indentity versus role confusion) (C)進取性對罪惡感(initiative versus guilt) (D)勤奮對自卑(industry versus inferiority)。

7. 12~15個月兒童的動作發展，最主要的特徵為何？(A)走路很穩 (B)走上樓梯 (C)會使用湯匙 (D)會疊四塊方形積木。

8. 下列何者為新生兒的腦和神經系統發育所最需要的營養素？(A)蛋白質 (B)鐵 (C)脂肪 (D)胺基酸。

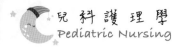

二、名詞解釋

1. 智商(intelligence quotient, IQ)

2. 智能障礙(intellectual disability)

3. 自閉症(autism)

4. 注意力不足／過動症(attention deficit hyperactivity disorder, ADHD)

5. 新生兒搖晃症候群(shaken baby syndrome)

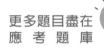更多題目盡在
應考題庫

網址：ssur.cc/TWodr2d

參考文獻 ▷ REFERENCES

台灣精神醫學會(2014)．*DSM-5精神疾病診斷準則手冊*．合記。

全國法規資料庫(2021)．*兒童及少年福利與權益保障法*．http://www.sfaa.gov.tw/SFAA/Pages/Detail.aspx?nodeid=454&pid=2956

全國法規資料庫(2022)．*身心障礙者鑑定作業辦法*．http://law.moj.gov.tw/Law/LawSearchResult.aspx?p=A

全國法規資料庫(2020)．*小型車附載幼童安全乘坐實施及宣導辦法*．https://law.moj.gov.tw/LawClass/LawAll.aspx?pcode=K0040038

吳佑佑(2018)．*自閉症類群障礙 (Autistic Spectrum Disorder，ASD)*．http://www.tscap.org.tw/TW/NewsColumn/ugC_News_Detail.asp?hidNewsCatID=7&hidNewsID=129

李淑杏、莊美華、莊小玲、莊安慧、梁香、黃良圭、…黃琴雅(2021)．*人類發展學（八版）*．新文京。

疾病管制署(2016)．*掃墓、登山做好防護措施避免遭蛇吻，如不慎被毒蛇咬傷請盡速就醫*．https://www.cdc.gov.tw/professional/info.aspx?treeid=cf7f90dcbcd5718d&nowtreeid=f94e6af8daa9fc01&tid=F1779B666DB6A2A1

國民健康署(2022)．*2022國民健康署年報*．https://www.hpa.gov.tw/Pages/List.aspx?nodeid=1249

陳月枝、黃靜微、林元淑、張綠怡、蔡綠蓉、林美華…魏琦芳等(2021)．*實用兒科護理（九版）*．華杏。

教育部(2018)．*性別統計指標彙總性資料－學生*．http://www.depart.moe.edu.tw/ED4500/cp.aspx?n=DCD2BE18CFAF30D0

董氏基金會(2018)．*憂鬱症簡介*．董氏基金會。

蔡欣玲、毛家舲、蔡娟秀、廖天麟、曾櫻花、曾莉淑、…雷若莉(2019)．*當代人類發展學（五版）*．華杏。

蔣立琦、吳佩玲、蔡綠蓉、黃靜微、邱淑如、毛新春…吳美玲等(2022)．*兒科護理學（六版）*．永大。

衛生福利部(2017)．*飲食與精神健康*．https://health99.hpa.gov.tw/educZone/edu_detail.aspx?CatId=21908&Type=002

衛生福利部(2015)．*公告修正「急診五級檢傷分類基準」，並自105年1月1日起施行*．http://www.mohw.gov.tw/CHT/Ministry/DM2_P.aspx?f_list_no=9&fod_list_no=5349&doc_no=52649

衛生福利部(2015)．*肥胖防治要從小紮根*．https://www.hpa.gov.tw/Pages/Detail.aspx?nodeid=1127&pid=1794

衛生福利部(2016)・衛生福利部105年身心障礙者生活狀況及需求調查。https://dep.mohw.gov.tw/DOS/lp-1770-113.html

衛生福利部兒童及家庭署(2014)・兒童及少年安全實施方案。http://www.sfaa.gov.tw/SFAA/Pages/Detail.aspx?nodeid=152&pid=676

衛生福利部統計處(2015)・身心障礙者人數統計。http://www.mohw.gov.tw/cht/DOS/Statistic.aspx?f_list_no=312&fod_list_no=4198

衛生福利部統計處(2015)・兒童少年服務。http://www.mohw.gov.tw/cht/DOS/Statistic.aspx?f_list_no=312&fod_list_no=4179

衛生福利部統計處(2023)・111年死因統計結果分析。https://dep.mohw.gov.tw/DOS/lp-5069-113.html

衛生福利部社會及家庭署本部(2022)・各階段（1、2、4、6個月以下）純母乳率。https://crc.sfaa.gov.tw/Statistics/Detail/136?AspxAutoDetectCookieSupport=1

衛生福利部保護服務司(2023)・兒童少年保護－受虐人數。https://dep.mohw.gov.tw/DOPS/lp-1303-105-xCat-cat04.html

羅高文(2023)・全方位護理應考 e 寶典—兒科護理學・新文京。

American Heart Association (2020)・2020 年 American Heart Association CPR 與 ECC 準則重點提要。https://cpr.heart.org/-/media/cpr-files/cpr-guidelines-files/highlights/hghlghts_2020eccguidelines_chinese-traditional.pdf

American Association on Intellectual and Developmental Disabilities (AAIDD) (2018). *Intellectual disability*. http://aaidd.org/intellectual-disability/definition

American Heart Association (2015). *CPR & ECC guidelines*. https://eccguidelines.heart.org/index.php/circulation/cpr-ecc-guidelines-2/

American Psychiatric Association (n. d.). *Diagnostic and statistical manual of mental disorders* (5th ed.). Author.

Hockenberry, M. J., Rodgers, C. C., & Wilson, D. (2022). *Wong's essentials of pediatric nursing* (11th ed.). Mosby.

Kyle, T., & Carman, S. (2020). *Essentials of pediatric nursing* (4th ed.). Lippincott Williams & Wilkins.

Marcdante, K., Kliegman, R. M., & Schuh, A. (2022). *Nelson essentials of pediatrics* (9 th ed.). Elsevier.

World Health Organization (2014). *World health statistics 2014*. http://apps.who.int/iris/bitstream/10665/112738/ 1/9789240692671_eng.pdf

World Health Organization (n. d.). *Global burden of disease*. http://www.who.int/topics/global_burden_of_disease/en/

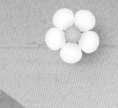

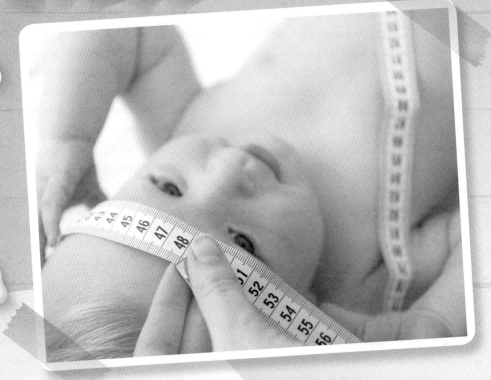

PEDIATRIC NURSING

學習目標

讀完本章後,您應能夠:

1. 描述新生兒各系統子宮外生理性適應的過程。

2. 說明新生兒行為上的適應反應。

3. 解釋妊娠週數評估的目的及內容。

4. 能歸納出完整的新生兒評估之要素。

5. 說明維護新生兒調節功能穩定性的護理措施。

6. 能描述新生兒身體各系統評估要項。

7. 瞭解新生兒先天代謝異常疾病篩檢的重點。

8. 能說明新生兒常見的疾病及護理措施。

新生兒的護理

03
CHAPTER

孫瑞瓊

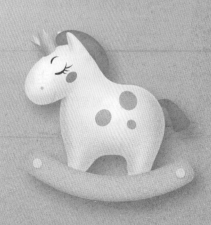

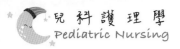

所謂的新生兒 (neonate) 是指出生至出生後 28 天內之嬰兒；以妊娠週數判定新生兒的成熟度則可分為：早產兒 (premature infant)、足月兒 (full-term infant)、過熟兒 (post-term infant)（詳細說明請參考第 4 章）。以下加以介紹新生兒從出生後對子宮外環境的適應、臨床護理評估、先天代謝異常疾病篩檢、常見疾病的護理等相關內容。

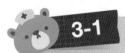 3-1 新生兒對子宮外環境的適應

從出生的那一刻起，新生兒在身體功能上會有許多的改變來適應子宮外的環境，這對新生兒來說是一個充滿危機的轉變期，而新生兒是否能成功的適應，除了與本身的生理、行為的適應有關外，更重要的是護理人員應該做立即性完整的評估，並提供支持性、保護性的護理措施，以協助新生兒適應子宮外的生活環境。

生理的適應

一、呼吸系統

對新生兒而言，要能適應子宮外環境首先需建立呼吸的功能，其先決條件包括：

1. 在出生前其肺部需達到相當的成熟度，即肺泡表面需有磷脂類表面張力素 (surfactant) 的存在，以降低肺泡的表面張力，避免肺泡的萎縮。
2. 肺血管需發育完成且深入肺泡組織，使得氣體能交換及輸送。
3. 擁有健全的神經組織，以引發及協調有效的呼吸。
4. 能開始子宮外呼吸動作。

在生產過程中有許多刺激會引發新生兒的首次呼吸，包括化學刺激、感覺刺激、溫度刺激、機械性刺激（圖 3-1），尤其以化學及溫度刺激最為重要。

二、心臟血管系統

當新生兒的臍帶被夾住且開始第一次呼吸的同時，會使肺泡擴張，**肺血管阻力降低**，因而導致**肺動脈壓、右心房和右心室的壓力下降**；且因不再有大量血液流經胎盤，全身血管的阻力倍增，**造成主動脈壓力增加，也使得左心室和左心房的壓力增加**。當這些起使變化發生後，導致卵圓孔 (foramen ovale)、動脈導管 (ductus arteriosus) 及靜脈導管 (ductus venosus) 均關閉（圖 3-1）。

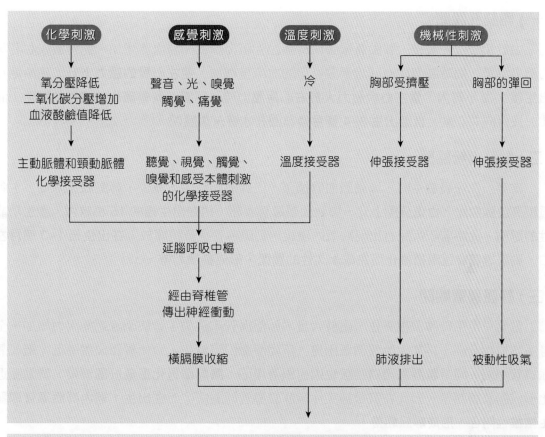

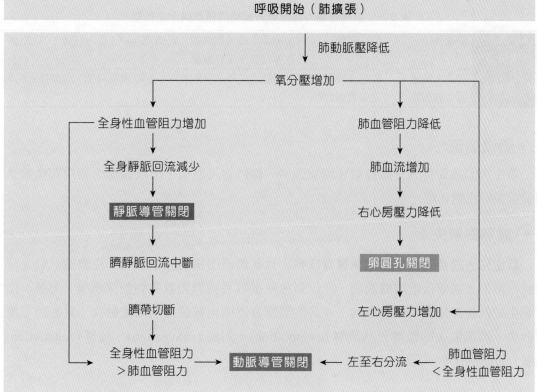

▶ 圖 3-1　新生兒首次呼吸使胎兒循環轉變成新生兒循環之機轉

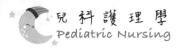

(一) 卵圓孔關閉

由於第一次呼吸後，肺動脈擴張使得肺血管阻力降低、肺血流增加，此會造成右心房的壓力降低，同時肺靜脈血回流至左心房的血流量增加，**使左心房的壓力上升**。逐漸地在**出生後 1~2 小時內，當左心房壓力大於右心房壓力時，卵圓孔就會產生功能性的關閉**，而使血液流向右心室，**直至出生 3~4 個月後卵圓孔才會永久關閉**。

(二) 動脈導管關閉

當第一次呼吸發生時，肺動脈血管擴張，使肺的動脈阻力減少，肺動脈壓降低，主動脈壓高於肺動脈，**血氧分壓上升**，導致動脈導管收縮，**約在出生後的 15 小時內，產生功能性的關閉**。此時若新生兒有出現缺氧的現象，動脈導管會維持開放。**在出生後 1~3 個月左右，動脈導管會逐漸纖維化而完成永久性的關閉，形成動脈韌帶**。

(三) 靜脈導管關閉

當胎兒出生後臍帶被夾住，由於大量的胎盤血管床消失，會使全身系統阻力增加，全身系統血壓升高，再加上胎盤循環困難、下腔靜脈回流減少，致使靜脈血壓降低，造成靜脈導管塌陷，同時臍靜脈與臍動脈也因而跟著塌陷，**臍靜脈退化形成肝圓韌帶**、臍動脈退化形成膀胱臍韌帶。因此在臍帶被夾住後靜脈導管即關閉，而**在出生 1 週內靜脈導管即發生纖維性閉合，形成靜脈韌帶**。

▶ 表 3-1　胎兒時期心臟血管系統結構特徵與出生後變化

胎兒時期結構特徵	卵圓孔	動脈導管	由胎盤形成的臍靜脈，經臍帶入胎兒體內肝臟，並發出靜脈導管連接下腔靜脈
出生後變化	卵圓孔關閉，形成卵圓窩	動脈導管關閉，形成動脈韌帶	臍靜脈退化形成肝圓韌帶；靜脈導管關閉，形成靜脈韌帶

三、體溫調節

新生兒因為獨特的生理特徵和環境因素，體熱容易散失，所以體溫的維持和產熱是一個很重要的代謝功能。

(一) 體熱的散失

新生兒因體溫調節中樞尚未發育成熟，且其體表面積的比率較大，皮膚薄且缺乏皮下脂肪，再加上血管接近皮膚表面，所以新生兒很容易將體熱散失到周圍環境。另外，出生時新生兒的身體是溫暖而潮濕的，產房的溫度及濕度均較低且空氣流動快，更加速了體溫的散失。體熱散失的機轉包括蒸發 (evaporation)、對流 (convection)、傳導 (conduction)、輻射 (radiation) 等。

➕ 護理小幫手

體熱散失的機轉

1. 蒸發：藉由體表水分轉換成水蒸氣，而將體熱帶走。
2. 對流：藉由冷空氣經過皮膚表面，而將體熱帶走。
3. 傳導：藉由直接接觸皮膚，使體熱流至較冷的表面，而將體熱帶走。
4. 輻射：不經由接觸，使體熱由較高的體表轉至較冷的表面。

(二) 體熱的產生

當皮膚的溫度開始下降時，皮膚末梢的感覺接受器會將訊息傳到中樞神經系統，刺激交感神經分泌正腎上腺素 (norepinephrine)，使血管收縮，以減少體溫的散失。通常當體溫降低時，一般成人多用顫抖的方式來產熱，而新生兒對冷的壓力則有多種反應方式，包括以胎脂 (vernix caseosa)（圖 3-2）隔絕空氣維持體溫，以增加代謝速率和肌肉活動來產熱，以非顫抖性產熱 (non-shivering thermogenesis) 方式來產熱，正常足月兒亦可經由增加呼吸速率和肝醣分解來滿足產熱的需求。

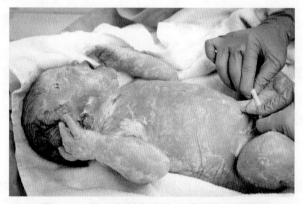

▶ 圖 3-2　剛出生新生兒的皮膚覆蓋一層胎脂

➕ 護理小幫手

非顫抖性產熱

係指胎兒於 26 週後，會於肩胛部、頸部四周、喉部、腎臟、腎上腺周圍分布一種特殊的脂肪，稱為棕色脂肪 (brown fat)，可持續至足月產後 2~5 週。其內有豐富的血流和大量的脂肪細胞可以加速熱的產生和傳送，是新生兒的主要熱源。雖然此種方式可以增加代謝速率和產熱，但也會增加氧氣和葡萄糖的消耗。

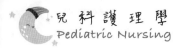

四、消化系統

(一) 腸胃道

　　通常在出生後 24 小時內，新生兒就會解出第一次大便，稱為胎便 (meconium)，是一種無味、濃稠、墨綠色的糞便，內含膽汁、胎兒腸骨上皮細胞、毛髮及羊水。**一般胎便應於出生後 24 小時內排出，持續 1~3 天**。3~4 天後轉變為棕綠色的疏鬆便，稱為過渡便 (transitional stool)；其後奶便因餵母奶和牛奶的不同，糞便的顏色和氣味也會不同（圖3-3）。排便次數則因人而異，可以自 2~3 天一次到每天十次不等。

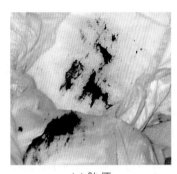 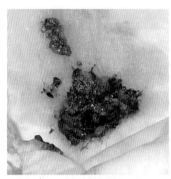 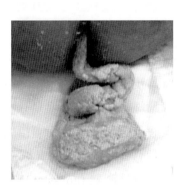

(a) 胎便　　　　　　　　　　(b) 過渡便　　　　　　　　　　(c) 奶便

▶ 圖 3-3　新生兒大便的變化

　　新生兒在出生後 3~4 天，體重會下降 5~10%，稱為生理性體重減輕，在適當的餵食後會逐漸成長。

　　由於新生兒胃的賁門括約肌和神經控制均尚未成熟，在餵食後容易出現反流的現象，所以在新生兒出生後的頭 1~2 天，避免餵食過飽，且在餵飽期間及餵食後為新生兒拍背，使氣體排出，可預防反流現象。

(二) 肝臟

　　足月新生兒在出生時即有發育正常的肝臟組織和膽管，雖然**肝臟功能還沒有完全成熟**，但仍可以執行一些重要的功能，例如碳水化合物 (carbohydrate) 及膽紅素 (bilirubin) 的代謝、製造凝血因子 (clotting factor) 等。

1. 碳水化合物的代謝

　　新生兒體內的葡萄糖是以肝醣的型式儲存在肝臟中，在出生後的第 1 個小時到餵食前，其熱量的主要來源是葡萄糖。正常新生兒血糖濃度約在 60 mg/dL，當面臨壓力，如生產時窒息、體溫過低時，血糖會迅速的被消耗，若血糖濃度低於 40 mg/dL 則會出現低血糖。

2. 製造凝血因子

　　由於新生兒在出生時腸道呈無菌狀態，缺乏可合成維生素 K_1 的正常菌叢，再加上肝臟功能尚未完全成熟，使肝臟無法製造凝血酶原，造成凝血因子的濃度很低。因此在新生兒出生後 6 小時內會於大腿股外側肌**給予肌肉注射維生素 K_1**，促進凝血因子的活化，以預防可能發生的出血問題。

3. 膽紅素的代謝

　　因新生兒肝臟內的葡萄糖醛酸轉移酶 (glucuronyl transferase) 活性較弱，易出現黃疸的症狀，詳細內容請參考第 4 章＜高危險性新生兒的護理＞。

五、泌尿系統

　　正常新生兒在出生後 24 小時內排出第一次的尿液約為 15 c.c.，比重則為 1.006~1.012。

　　新生兒在出生時腎臟的發育尚未成熟，腎絲球過濾速率較成人低，無法迅速排出水分，加上腎小管短且窄，未能有效的濃縮尿液，再吸收能力有限，容易導致體液電解質的不平衡。正常在出生後 3 個月，濃縮尿液的能力才會發育完全。

六、神經系統

　　新生兒的神經系統出生時並未完全成熟，腦部大小只有成人的 25%，且神經纖維髓鞘化尚未發展完全，對外界刺激的反應主要是中腦及脊髓之反射動作，部分反射當神經系統成熟後就會逐漸消失。

七、免疫系統

　　胎兒在 20 週時可自行合成少量特定的免疫球蛋白 (IgM、IgG、IgE)，並於第三孕期開始，**可由母體獲得唯一可通過胎盤的 IgG，而獲得持續 6 個月的被動免疫力**，可對抗嬰兒期傳染疾病。

　　胎兒無法在子宮內自行製造 **IgA**，但因母親的初乳中含有此成分，**因此哺餵母乳可使新生兒獲得被動免疫力，以抵抗腸胃道、呼吸道等感染**。

　　IgM 是一種大分子的免疫球蛋白，無法通過胎盤。當胎兒第一次遇到感染原時，其體內會自行製造 IgM。因此新生兒出生後其體內的 IgM 值若升高時，則表示曾有子宮內感染的情形。

八、造血系統

　　新生兒在出生後的 6 個月內，骨髓是其主要的造血器官。在出生後的前 6 個月，新生兒的紅血球及白血球會有些許的變化。

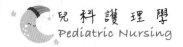

(一) 紅血球的減少

新生兒在剛出生時，肺臟開始供給組織氧氣，使血中氧氣飽和度增加，而抑制了紅血球製造的功能，加上儲存的鐵質減少、新生兒紅血球的壽命較短，使得新生兒在出生的前幾週**血紅素值會有下降**至 10~11 gm/dL 的情形，**稱謂生理性貧血**。直至出生後 8~10 週，腎臟再次分泌紅血球生成素 (erythropoietin)，紅血球數目才會再度增加。

(二) 白血球的增加

由於受到生產時創傷的影響，使新生兒在出生 1 週內有嗜中性**白血球增加**的情形。出生 2 週後，淋巴球會逐漸上升，抑制了嗜中性球的量，使淋巴球占了白血球的大部分。

九、生殖系統

出生後的幾天內，新生兒的生殖系統會有一些變化。在女性新生兒受到母體雌性素的影響，陰道會出現少量乳白色略帶有血絲的黏性分泌物，稱為**假性月經** (pseudo-menstruation)。約 90% 的足月男性新生兒其睪丸已經下降到陰囊內。不論是男性或女性新生兒的乳房**因受到雌性素的影響會稍微變大，甚至可能會有少許的液體分泌**，稱為魔乳 (witch's milk)。

行為的適應

新生兒行為的適應主要是以**睡眠狀態**（包括規律睡眠期、不規律睡眠期）和**清醒狀態**（包括嗜睡期、警覺不活動、清醒活動、啼哭）來表現（表 3-2）。

▶ 表 3-2　新生兒的行為適應狀態

行為適應狀態	說明	圖片
睡眠狀態		
規律睡眠期 (regular sleep)	此期呼吸平穩均勻，動作少，臉部與雙眼靜止，無眼球快速活動，對外界刺激反應遲鈍，呈現出充分休息的樣子	
不規律睡眠期 (irregular sleep)	此期呼吸不均勻，有少許微笑或蹙眉的面部表情，且會斷斷續續出現吸吮的動作，對外界刺激會出現驚嚇反射的動作，眼球有快速活動，又稱快速動眼期	

▶ 表 3-2 新生兒的行為適應狀態（續）

行為適應狀態	說　明	圖　片
清醒狀態		
嗜睡期 (drowsiness)	此期呼吸不規則、眼睛為半閉合，有少許的身體活動及面部表情，對刺激的反應較慢，若有強烈的外在刺激則可能喚醒新生兒	
警覺不活動 (alert inactivity)	此期對外在刺激有反應、可與人互動，眼睛張開、眼神明亮，清醒時間隨成長而延長，可以集中注意力於視覺的刺激，對外在刺激可做出適當的回應	
清醒活動 (waking activity)	此期雙眼張開、四肢活動度大、對內在或外在刺激會有強烈反應或出現驚嚇反射，此時新生兒的需求若沒有被滿足則可能進入哭泣狀態	
啼　哭 (crying state)	此期呼吸不規則，臉部表情變化大，且有強烈而生氣的哭泣行為，四肢擺動不協調	

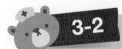

3-2　新生兒的整體性評估

　　於出生後的最初 24 小時，是新生兒由子宮至子宮外生活重要的過渡期，為確保新生兒的安全，醫護人員需要執行完整的系統評估。

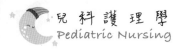

 ## 立即性的評估

是生產後於產房中立即完成，在此次護理評估中最主要的是生理方面的評估，以瞭解新生兒對子宮外環境的適應情況。

一、維持呼吸道通暢

護理人員立即協助醫師將新生兒由產檯移至新生兒處理檯，此時最優先處理的是清除口鼻分泌物（若沒有抽吸的必要，只需將口鼻擦拭乾淨即可，若需抽吸則**先吸口腔再吸鼻道，擺垂頭仰臥姿勢以利吸管插入，必要時亦可將胃中黏液吸出**），其次是保暖。

二、測量阿帕嘉計分 (Apgar score)

阿帕嘉計分用於評估新生兒健康及存活情形，**需評估二次**，時機分別為新生兒出生後**第 1 分鐘及第 5 分鐘**，評估項目包括：心跳速率、呼吸速率、反射能力、肌肉張力、皮膚顏色（表 3-3）。

▶ 表 3-3　阿帕嘉計分 (Apgar score)

項目 ＼ 分數	0	1	2
心跳速率	無	低於 100 次／分	高於 100 次／分
呼吸速率	無	不規則或哭聲微弱	哭聲大
肌肉張力	四肢癱軟不動	四肢微彎曲	四肢彎曲、有自發性活動（主動性）
反射能力	無反應	皺眉苦臉	咳嗽或打噴嚏
皮膚顏色	全身蒼白、藍色	身體粉紅色、四肢呈藍色	全身皆為粉紅色

⊃ 評估結果

每一項目分成 0~2 分，滿分 10 分：

1. **7~10 分**：表示新生兒能適應子宮外生活，不需要施行復甦術。
2. **4~6 分**：表示有中度窘迫的現象，需立即援助以建立有效的呼吸。
3. **0~3 分**：表示有嚴重的窘迫現象，需立即給予復甦術。

✚ 護理小幫手

王小妹出生時，哭聲宏亮大聲，心跳速率：160次／分，軀幹呈粉紅手腳微發紫，四肢屈曲彈性好，吸取鼻腔黏液時臉部扭曲，其Apgar score評估數值為何？

Apgar score的評估數值：哭聲大聲（2分），心跳速率160次／分（2分），軀幹呈粉紅手腳微發紫（1分），四肢屈曲彈性好（2分），吸取鼻腔黏液臉部扭曲（1分），故共8分。

過渡期的評估

當新生兒由子宮內環境轉換至子宮外生存時，會經歷 6~8 小時不穩定的階段，稱為過渡期 (transition period)。此時的行為是有規則性且可預期的，一般可將其歸類為下列三期。

一、第一反應期 (first period of reactivity)

此時期，約在出生後的 15~30 分鐘，新生兒相當警覺，呈清醒狀態，四肢有力的活動，哭聲強而有力，對環境相當好奇，呼吸、心跳不規則。由於此時新生兒的眼睛是張開的，並常常出現強而有力的吸吮反射，因此，是護理人員協助親子關係建立的最佳時機，也是開始哺餵母乳的理想時間。

二、不反應期 (period of inactivity)

在出生後的半小時之後，新生兒逐漸變得安靜而進入睡眠狀態，此期約可持續 2~4 小時，此時呼吸、心跳速率減緩、體溫下降，對外界刺激反應減少且難以喚醒，若要吵醒新生兒或開始哺餵母乳均較為困難。

三、第二反應期 (second period of reactivity)

在出生後 4~6 小時，新生兒會漸漸醒來，回復警覺及有反應的行為，在此階段中，新生兒會試著維持生理上的穩定，因此在生理及行為上會有許多的變化，如心跳及呼吸速率會加快，胃及呼吸道分泌物增加而有作嘔反射，腸蠕動增加，胎便的排出，且新生兒再度對餵食有興趣。在此時期結束後，大多數健康足月的新生兒其生命徵象開始穩定，新生兒會於清醒中伴隨點綴的哭泣，安定地進入睡眠的常規中。

妊娠週數的評估

評估的方法是以新貝拉德量表 (New Ballard score) 做為評估工具，包含六項**身體外觀成熟度 (physical maturity)** 與六項**神經肌肉成熟度 (neuromuscular maturity)** 的評估，每一項結果以 1~4 分計分，以總分來估算妊娠的週數 (Ballard, et. al., 1991)（表 3-4）。新生兒妊娠週數的評估，除了可以確定新生兒是早產、足月或過熟外，也可瞭解新生兒的狀況並預測可能有的生理問題，提供新生兒更適切的護埋；另外亦可協助產前妊娠週數不明及預產期計算錯誤者。

一、身體外觀成熟度

1. 視診皮膚之厚度、完整性、顏色及是否出現可見的血管。
2. 評估是否有胎毛及胎毛量的情形。
3. 評估足底皺摺的情形。
4. 評估乳房組織的量。
5. 評估上下眼瞼是否分開、耳朵的形狀和軟骨分布的程度。

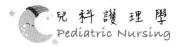
▶ 表 3-4　新生兒妊娠週數評估表－以成熟度的等級估算妊娠週數

出生時妊娠 ＿＿＿＿＿＿ 週

出生日期：＿＿＿＿月 ＿＿＿＿日 ＿＿＿＿ 上午 ＿＿＿＿ 時 ＿＿＿＿ 分
　　　　　　　　　　　　　　下午

阿帕嘉計分：1 分鐘 ＿＿＿＿＿分，5 分鐘 ＿＿＿＿＿分

身體外觀成熟度

	-1	0	1	2	3	4	5
皮膚	黏性、透明、易捏破	膠狀、半透明、紅色	光滑的、粉紅色、看得到血管	表皮脫皮或有紅疹，可看見少許血管	皮膚乾裂、蒼白、微可看見血管	皮膚乾裂、嚴重脫皮、看不見血管	嚴重乾裂、起皺摺
胎毛	無	稀疏的	豐富的	稀薄的	有光禿的區域	大部分沒胎毛、光禿	
足底皺摺	足跟至腳趾長度：40~50mm:-1, < 40mm:-2	長度 > 50mm，沒有皺摺	模糊的紅色皺摺	足底前側僅有些橫狀皺摺	足底前 2/3 有皺摺	整個足底有皺摺	
乳房	無法知覺其存在	勉強看得出來	乳暈平坦無突起	乳暈有彩斑、突起約 1~2mm	乳暈突起約 3~4mm	乳暈充盈突起約 5~10mm	
眼／耳	眼瞼未分開鬆鬆地：-1 緊閉地：-2	眼瞼分開、耳翼扁平易摺疊	耳翼有些弧度、柔軟可慢慢彈起	耳翼弧度好，柔軟但可反彈	軟骨形成變硬，耳朵可立即反彈	軟骨厚，耳朵變硬	
生殖器（男）	陰囊扁平、光滑無皺摺	陰囊幾乎無皺摺、睪丸未下降	睪丸在腹股溝中、陰囊皺摺很少	睪丸下降中，陰囊有少許皺摺	睪丸已降、陰囊皺摺多	睪丸下垂、皺摺多	
生殖器（女）	陰蒂突出，陰唇平坦	陰蒂突出、小陰唇突出	陰蒂突出、小陰唇突起	大、小陰唇角狀突起	大陰唇變大、小陰唇變小	陰蒂及小陰唇完全被覆蓋在大陰唇內	

神經肌肉成熟度

	-1	0	1	2	3	4	5
姿勢							
方形窗（手腕）	>90°	90°	60°	45°	30°	0°	
手臂反彈		180°	140°~180°	110°~140°	90°~110°	<90°	
膝膕間角度	180°	160°	140°	120°	100°	90°	<90°
圍巾徵象							
腳跟至耳朵							

成熟度分級

週數	20	22	24	26	28	30	32	34	36	38	40	42	44
分數	-10	-5	0	5	10	15	20	25	30	35	40	45	50

6. 生殖器

(1) 男性生殖器：應評估陰囊的大小、皺摺的程度及睪丸是否下降。而陰囊的皺摺隨著妊娠週數增加而增加。

(2) 女性生殖器：應評估大陰唇之皮下脂肪的量和小陰唇與陰蒂突出的情形。

二、神經肌肉成熟度

完成外在身體成熟度的評估及計分後，進行六項神經肌肉成熟度的評估。

1. 姿勢 (posture)：主要是評估新生兒休息時的姿勢，以瞭解肌肉張力和屈曲的程度及強度（圖 3-4）。

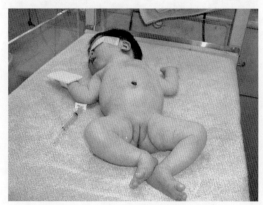 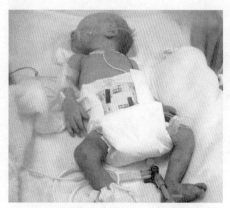

(a) 足月兒－四肢呈現完全屈曲的姿勢　　　　　(b) 早產兒－四肢呈完全伸展狀態

▶圖 3-4　評估新生兒休息時的姿勢

2. 方形窗（手腕彎曲度，square window）：主要是評估手腕彎曲的程度。評估方法為護理人員將新生兒的手腕朝前臂內側往下彎曲，以測量手掌與前臂的角度（圖 3-5）。

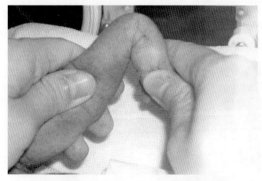 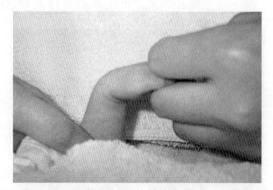

(a) 足月兒－手掌可以向前臂完全彎曲　　　(b)早產兒－手掌無法向前臂完全彎曲，手腕彎曲
　　　　　　　　　　　　　　　　　　　　　　　能呈現大於 90°

▶圖 3-5　方形窗。評估手腕彎曲的程度

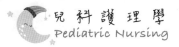
3. 手臂反彈 (arm recoil)：評估肘部彎曲的程度。評估方法為將新生兒置於仰臥的姿勢，護理人員將雙肘完全彎曲，保持此姿勢約 5 秒鐘，之後將手臂完全伸展，然後放開。足月兒可迅速的反彈回縮至屈曲，而反彈回縮至肘部所形成的角度應小於 90 度。而早產兒則反彈回縮緩慢且彎曲的角度大於 90 度。

4. 膝膕間角度 (popliteal angle)：評估膝部彎曲的程度。評估方法為將新生兒置於仰臥的姿勢，護理人員將其大腿彎曲貼近腹部。當以一手握住大腿時，護理人員將另一手之手指置於新生兒足踝後面並使小腿伸直，直到感覺有阻力為止（圖 3-6）。

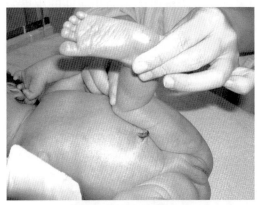
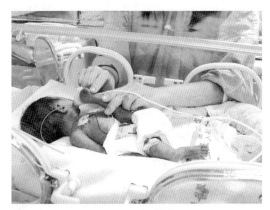

(a) 足月兒－膝膕間角度 < 90 度　　　(b) 早產兒－膝膕間角度 > 90 度

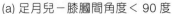
▶ 圖 3-6　膝膕間角度

5. 圍巾徵象 (scarf sign)：評估肩部屈曲的程度。評估方法為將新生兒置於仰臥的姿勢，將其手臂拉出盡可能的跨越胸部直至感覺產生阻力為止（圖 3-7）。

6. 腳跟至耳朵的伸展 (heel to ear)：評估膝部伸展的程度及腳拉向頭部的能力。評估方法為將新生兒置於仰臥的姿勢，先將臀部固定於床墊上，護理人員再將其腳拉向同側的耳朵，注意腳和頭部之間的距離及膝部伸展的程度（圖 3-8）。

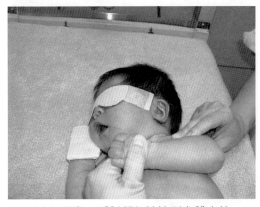
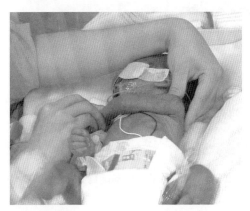

(a) 足月兒－手肘部無法達到身體中線　　　(b) 早產兒－手肘部可被拉超過身體中線

▶ 圖 3-7　圍巾徵象

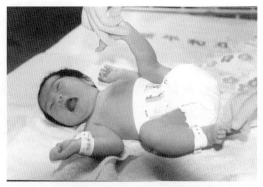
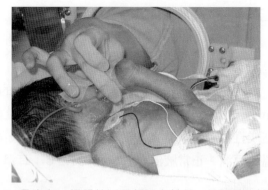

(a) 足月兒－腳跟拉近頭部時有明顯的阻力，且腳　　(b) 早產兒－腳跟拉近頭部阻力較低，且腳跟可被
　　跟無法拉近頭部　　　　　　　　　　　　　　　　拉接近耳朵

▶ 圖 3-8　腳跟至耳朵的伸展

各系統的評估及護理

　　身體評估先由一般外觀的視診開始，包括新生兒的姿勢、皮膚外觀及呼吸效能，而後再測量生命徵象及測得相關的資料，接著再從頭至腳進行系統性的整體評估。

一、一般外觀

　　新生兒外觀為身體較長而四肢較短，胸部呈圓形，腹部凸起，身體的中心點為肚臍，身體的比例為頭占身體的 1/4，軀幹比四肢長，手比腳長，且身體的每一部分均對稱。

　　新生兒的皮膚是柔軟光滑，皮膚上覆蓋著灰白、乳酪狀物質稱為胎脂（圖 3-2）。前額、頰、肩及背部有纖細、柔軟的毛髮稱為胎毛 (lanugo)。因皮脂線的阻塞，在頰部、下巴及鼻部會出現白色的**粟粒疹** (milia)，通常在出生後 2~4 星期內自然消失。部分在臀部、腰背部、大腿處的皮膚上會出現界線不明顯、形狀不規則、沒有突起的藍色色素沉澱區域，稱為**蒙古斑** (mongolian spots or blue birthspots)，通常在 1~5 歲時會消失；出生後 2~3 天臉上及身上也可能出現紅斑 (erythema)、斑點 (macules) 及丘疹 (papule)，稱為新生兒毒性紅斑 (erythema toxicum neonatorum)，發生原因不明，不需治療，約 5 天至數星期後會消失（圖 3-9）。

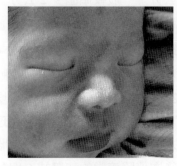
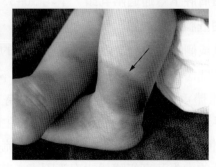
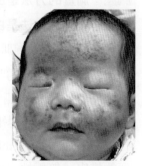

(a) 粟粒疹　　　　　　　　　(b) 蒙古斑　　　　　　　　　(c) 毒性紅斑

▶ 圖 3-9　新生兒的皮膚

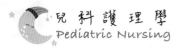
二、生命徵象

生命徵象包括體溫、脈搏、呼吸及血壓的測量。

1. 體溫

　　過去出生時體溫的測量大都採肛溫的方式，來監測體溫並評估是否有肛門閉鎖 (imperforate anus) 的情形。但因肛溫的測量會造成新生兒的不適，並有報告指出測量肛溫造成直腸感染、發炎、穿孔或是傳染沙門氏菌 (Ei-Radhi & Barry, 2006)，故目前臨床改為測量腋溫或耳溫。正常腋溫介於 36.4~37.2℃；耳溫介於 36.5~37.5℃。

2. 脈搏

　　脈搏包括心尖脈與周邊動脈的測量，心尖脈的測量位置為左胸前鎖骨中線與第三或第四肋間交會處，並以聽診器測量 1 分鐘的心音。在聽診心尖脈時有時可聽到心雜音，此通常與卵圓孔未關閉有關，90% 的心雜音是暫時性且正常的。

　　周邊動脈包括肱動脈、橈動脈、股動脈、膕動脈及足背動脈等，主要是評估脈搏的對稱性、振幅和節律。**在正常足月兒心跳速率為 120~160 次／分。**

3. 呼吸

　　正常新生兒的呼吸型態為腹式呼吸，胸部的前後徑與橫徑相等，幾乎呈圓形，胸骨下端可見劍突的凸起，而呼吸時無鼻翼顫動及胸壁回縮的情形。**正常的呼吸速率為 40~60 次／分。**

4. 血壓

　　出生時平均血壓為 80~60/45~40 mmHg，在出生 1~3 天血壓平均為 60~65/45~40 mmHg。

三、生長測量

　　測量項目包括頭圍、胸圍、腹圍、身長、體重（圖 3-10）。

1. **頭圍**：測量的方法是由眉毛通過耳朵頂端的上方到枕骨粗隆環繞一圈，平均為 33~35 公分。

2. **胸圍**：測量的方法是由肩胛下緣通過兩乳頭，平均 30~33 公分，一般較頭圍少 2 公分。

3. **腹圍**：測量的方法是由肚臍處量一圈，平均 30~33 公分，約與胸圍大小相當。

4. **身長**：測量時可採仰臥或側臥的姿勢，由頂骨量至腳跟的長度，**平均約為 45~55 公分。**

5. **體重**：每天於相同的時間（最好於餵食前），且應完全不穿著衣服及尿布，並予以仰臥的姿勢置於磅秤上測量體重。**一般新生兒的體重平均為 2,500~4,000 公克**，女嬰平均為 3,400 公克，男嬰平均為 3,500 公克。而於新生兒出生的最初 3~4 天可能會出現**生理性體重喪失** 5~10% 的情形，其原因可能為細胞外液的流失，暫時性的禁餵，尿液、胎便的排出，無感性水分的喪失及高新陳代謝率等因素。其後在伴隨適當的液體補充與熱量的攝取，約在出生後第 5 天體重開始回復。

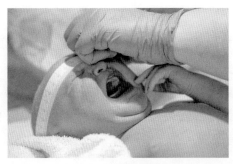

(a) 測量頭圍

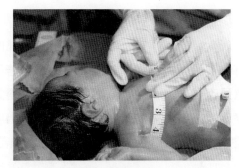

(b) 測量胸圍

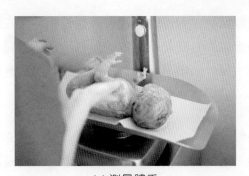

(c) 測量體重

▶ 圖 3-10　新生兒生長測量

四、整體評估

(一) 頭部

　　新生兒的頭約占身體大小的 1/4。頭產式的新生兒因為生產時頭骨受到過度的擠壓，會出現胎頭變形 (molding) 的現象。

　　在新生兒的頭部可觸摸到平坦、柔軟、無膨脹或凹陷的兩個囟門。**前囟門 (anterior fontanella) 呈菱形**，位於額骨及頂骨接合處，**於 12~18 個月時會自行閉合。後囟門 (posterior fontanelle) 呈三角形**，位於頂骨及枕骨接合處，**約在 6~8 週大時自行閉合。**正常時**當咳嗽或用力哭泣時會引起囟門暫時性的膨脹和緊繃感。**

(二) 臉部

　　新生兒由於眼球運動協調尚未發展完全，使得雙側無法同時對焦，而有出現斜視的情形。在出生 10 天內也會出現洋娃娃眼 (doll's eye) 現象，因頭眼協調發展未完全，導致當新生兒的頭由一側轉向一側時，其眼球會朝反方向移動。但新生兒的眼睛對光會凝視，可隨物體移至中線，且瞳孔對光有反應，會出現瞳孔反射及眨眼反射。

　　耳朵上緣至雙眼內、外眥連線應呈平行或在同一水平位置上，耳翼弧度良好，耳廓成形。

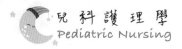

(三) 頸部

新生兒的頸部可自由轉動,由於頸部肌肉張力尚未發育完全,因此無法完全承受頭部所有的重量,會有明顯向後垂的情形。若發現新生兒頸部活動有僵硬或單側轉動不易,須考慮是否為生產時胸鎖乳突肌受傷導致斜頸的現象。評估方法為將新生兒採仰臥姿勢,用一隻手放在新生兒的後頸背部,完全露出脖子,讓頭部向後慢慢伸展,觀察脖子中線有無囊腫等異常,再用另一隻手輕輕的觸診頸部是否有硬塊。

(四) 胸部

新生兒出生時胸部呈圓桶狀,胸部的前後徑與橫徑相等。在鎖骨的評估,正常的鎖骨為直的、兩側對稱,若觸診鎖骨有突起或出現捻髮音,且新生兒於擁抱反射時,雙臂中只見健側有完整的手臂反應,另一側則呈現不對稱的反應,此時應考慮是否有鎖骨骨折或神經受損等情形。

(五) 腹部

正常的腹部呈圓柱形,兩側呈對稱,臍帶位於正中,呈白凝膠狀,**有兩條臍動脈與一條臍靜脈**,一般臍帶於出生 24 小時後變乾燥、呈黃褐色,之後呈棕色,約於出生後 7~14 天脫落。

觸診新生兒的腹部時應為柔軟、無腹脹、腫塊的情形,將手放在右下腹部,慢慢往上移動,在右肋骨下緣 2~3 公分處可摸到肝臟;膀胱則在恥骨聯合上 1~4 公分處。正常新生兒在出生後 24 小時內,最晚 48 小時內應有尿液的排出。

(六) 生殖器官

新生女嬰應視診外生殖器有無大陰唇、小陰唇、陰蒂、陰道開口及尿道開口。在足月女嬰大陰唇會覆蓋小陰唇,小陰唇和陰蒂會有輕微的水腫,陰道外會有一處女膜懸垂物,約在出生後數週消失。

在新生男嬰應視診外生殖器的陰莖、是否有陰囊水腫、尿道口是否在陰莖的頂端及觸診睪丸是否下降。有時陰囊會有水腫的情形,看起來腫脹透光,可運用光線照射分辨為陰囊水腫或疝氣,陰囊水腫會在出生幾個月後自動消失。而男嬰的睪丸正常 90% 於妊娠 36 週已下降,因此若觸診睪丸未下降,則應考慮是否為隱睪症 (cryptorchidism)。

(七) 背部及肛門

背部的評估方法可將新生兒採俯臥的姿勢，觀察背部的外觀並觸診脊柱的基部瞭解有無脊柱裂 (spina bifida) 的情形。正常新生兒的背部應呈圓形，脊柱曲線呈 C 形，沒有明顯彎曲、毛髮的情形，觸診脊柱也無腫塊、淺凹、開口等可能為脊柱裂的徵象（圖 3-11）。

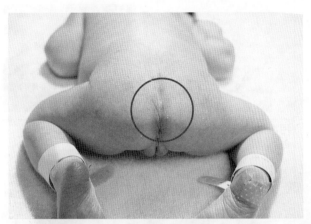

▶圖 3-11　隱性脊柱裂。檢查脊柱或薦骨區域的皮膚表面，有毛髮或凹窩

肛門的評估，主要是檢視肛門有無通暢，可用手輕輕撥開肛門診視，若無法確定可請醫師指診來確認。一般胎便應於出生後 24 小時內排出，若超過時間未排出應考慮是否有腸道閉鎖 (biliary atresia) 或腸阻塞 (intestinal obstruction) 的情形。

(八) 四 肢

四肢應視診其姿勢、對稱性、肌肉張力、活動度、手指及腳趾的數目。正常新生兒四肢外觀較短，肌肉張力強而有力，呈屈曲姿勢，可對稱性活動，手指與腳趾的數目無多指、併指或蹼狀指的情形。仰臥時腿部髖關節、膝關節會呈輕微的彎曲，且外展約 175 度。大腿與臀部的股縫及膝膕摺痕對稱。

一般常見先天性髖關節脫臼或異位，其檢查方法可參考＜第 14 章肌肉及骨骼統疾病患童的護理＞。

(九) 神經系統

新生兒的神經系統出生時並未完全成熟，因此會出現許多原始的神經反射，可作為神經系統是否正常的指標。表 3-5 說明新生兒常見的反射。

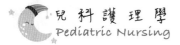
▶ 表 3-5 新生兒常見的反射

反射名稱	檢查方法	消失時間
眼部		
眨眼反射或稱角膜反射 (blinking reflex or corneal reflex)	當新生兒眼睛張開時，以棉絮輕觸睫毛時，會有眨眼的反應。主要評估第五對及第七對腦神經	終其一生
瞳孔反射 (pupillary reflex)	用燈光照射新生兒的眼睛時，新生兒的**瞳孔會縮小**	終其一生
口部		
尋乳反射 (rooting reflex)	以手指或奶嘴輕觸新生兒的臉頰或嘴唇，新生兒頭會轉向被刺激處，同時出現張口，並企圖吸吮手指或奶嘴	約 3~4 個月，但可能持續至 1 歲
吸吮反射 (sucking reflex)	將手指或奶嘴放入新生兒的口中，新生兒會出現規律的吸吮手指或奶嘴的動作	約 4 個月

▶ 表 3-5　新生兒常見的反射（續）

反射名稱	檢查方法	消失時間
四肢軀幹		
不對稱張力頸部反射 (asymmetrical tonic neck reflex)	將新生兒仰臥平躺後，快速把頭轉向一側，可見同側手腳伸直，另一側手腳屈曲，類似拉弓箭的姿勢	約 3~4 個月
莫洛反射或稱擁抱反射 (Moro reflex)	使新生兒仰臥，頭稍微抬起突然放掉，新生兒手臂會向外伸展，頭後仰，**大拇指及食指張開呈「C」狀，其餘指頭張開成扇形。可評估臂神經叢是否損傷**	約 3~4 個月
驚嚇反射 (startle reflex)	在新生兒身旁製造大的聲音，**新生兒會手臂屈曲、拳頭緊握不張開**	約 4 個月
手掌抓握反射 (palmar grasp reflex)	將手掌放於新生兒手掌處，新生兒的 5 個手指會**緊抓住測試者的手指**	約 3 個月

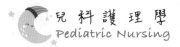

▶ 表 3-5　新生兒常見的反射（續）

反射名稱	檢查方法	消失時間
足底抓握反射 (plantar grasp reflex)	將手掌加壓於新生兒的腳掌球區處，新生兒的腳趾會成蹠向屈曲，即扣向測試者的手指	**約 10 個月**
踏步反射 (stepping reflex)	將新生兒抱起直立，使其雙腳輕接觸平面，新生兒的雙腳會交替出現有規律的屈曲與伸展的動作，如踏步的樣子	約 3~4 個月
巴賓斯基氏反射 (Babinski's reflex)	沿新生兒足跟由外側往上向內畫，新生兒正常反應會**足趾伸展張開**。主要可評估新生兒神經系統病變	**約 1 歲**
爬行反射 (crawling reflex)	將新生兒俯臥，使其腹部接觸一平面，新生兒的四肢會彎曲、用力，出現爬行的動作	約 6 星期
彎曲回抽反射 (flexor withdrawal reflex)	平躺，頭身保持正中，腿伸直，**刺激腳底，被刺激的腿不由自主的往回抽、彎曲起來**	約 0~2 個月

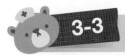

3-3 新生兒先天代謝異常疾病篩選

我國於 1985 年開始執行全國性的「新生兒先天代謝異常疾病篩檢」服務。其目的是在**早期發現患有某些先天代謝異常疾病的新生兒，立即給予治療**，使患兒能正常發育，不致造成終生不治的身、心障礙。

✚ 護理小幫手

聽力篩檢

聽力有障礙的新生兒，會影響其未來的智力及語言發展，根據研究顯示，每 1,000 位新生兒中，患有先天性雙側重度聽力損失者約有 1~2 位。因此，若能透過新生兒聽力篩檢及早發現先天性聽力障礙，及早接受妥善的療育，能使其在各方面，發展到最好的程度。因此，我國自 2012 年 3 月 15 日以後出生，未滿 3 個月之新生兒，均可獲得新生兒聽力篩檢之補助。新生兒聽力篩檢係在出生後 24~60 小時做聽力初篩；若初篩未通過，應在出院前（36~60 小時）進行複篩或是滿月前做複篩。確認為先天性聽力障礙後，依據嚴重程度，建議配戴助聽器、人工電子耳等輔具，以及進行聽語療育，若能在 3 個月確診 6 個月大以前開始療育，可讓寶寶能聽又能說（衛生福利部國民健康署，2018）。

先天性心臟病篩檢

新生兒先天心臟缺陷是臨床常見的先天性器官異常疾病之一，國內每 1,000 位新生兒中約有 13 名患有先天性心臟病，其中約有 1~2 名罹患危急型先天性心臟病。在新生兒出生後 24~36 小時使用脈衝血氧儀 (pulse oximetry) 約 10~15 分鐘即可快速篩檢新生兒是否為危急型先天心臟病高危險群（台北市政府衛生局，2018）。

國內新生兒篩檢工作從 2006 年 7 月由原來 5 項增加為 11 項，包括：**葡萄糖 -6- 磷酸去氫酶 (G-6-PD) 缺乏症、先天性甲狀腺功能低下症、苯酮尿症、高胱胺酸尿症、半乳糖血症、先天性腎上腺增生症、楓漿尿症、中鏈醯基輔酶 A 去氫酶缺乏症、戊二酸血症第一型、異戊酸血症、甲基丙二酸血症。發生率最高者為 G-6-PD 缺乏症。**

為提升新生兒的照護品質，除上述 11 項新生兒篩檢項目，於 2019 年 10 月 1 日起再增加 10 項。新增補助之新生兒篩檢檢查項目，包括瓜胺酸血症第 I 型、瓜胺酸血症第 II 型、三羥基三甲基戊二酸尿症、全羧化酶合成酶缺乏、極長鏈醯輔酶 A 去氫酶缺乏症、原發性肉鹼缺乏症、肉鹼棕櫚醯基轉移酶缺乏症第 I 型、肉鹼棕櫚醯基轉移酶缺乏症第 II 型、戊二酸血症第 II 型、丙酸血症。目前國內新生兒篩檢，總共 21 項。

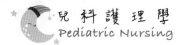

檢體採集及追蹤複檢系統

1. 國內目前新生兒先天代謝異常篩檢作業流程如圖3-12（衛生福利部國民健康署，2018）。

2. 各接生醫療機構的醫護人員，**對出生滿 48 小時，或進食滿 24 小時**，或未滿 48 小時即出院之健康情形良好的新生兒**以毛細管採足跟血**（表 3-6），送達篩檢合約實驗室檢驗，結果於 2 週後會送回採集機構。

3. **初步報告疑陽性者，由負責採集機構通知家長帶新生兒進行複檢。**

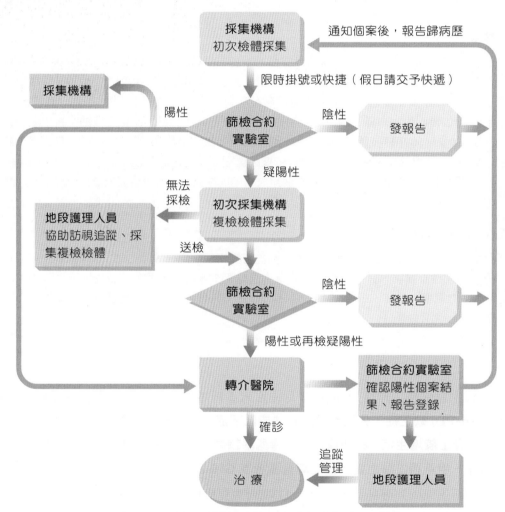

▶圖 3-12　國內目前新生兒先天代謝異常篩檢作業流程

▶ 表 3-6　新生兒篩檢的檢體採集方法

	流程說明	圖示
Step.1	採集新生兒足跟血，最好時機是在嬰兒剛洗過澡後採血，若不在洗澡後採血，可用熱毛巾 (39~44℃) **熱敷腳跟 3~10 分鐘**，使微血管擴張	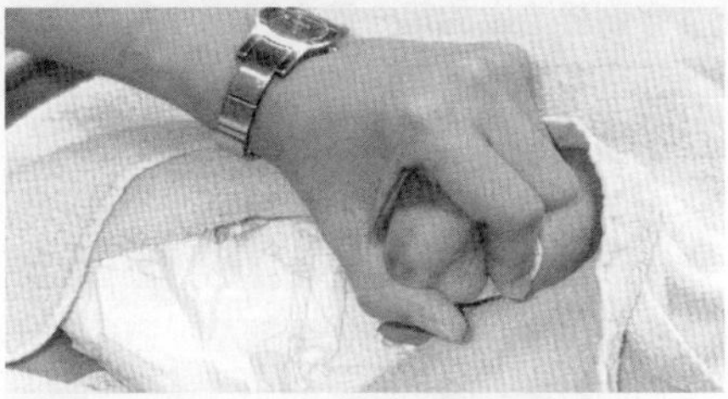
Step.2	必須特別注意採血者應先洗手，**並用 75% 酒精棉球在待穿刺部位擦拭完全，等待乾後再採血**，以避免發生溶血情形	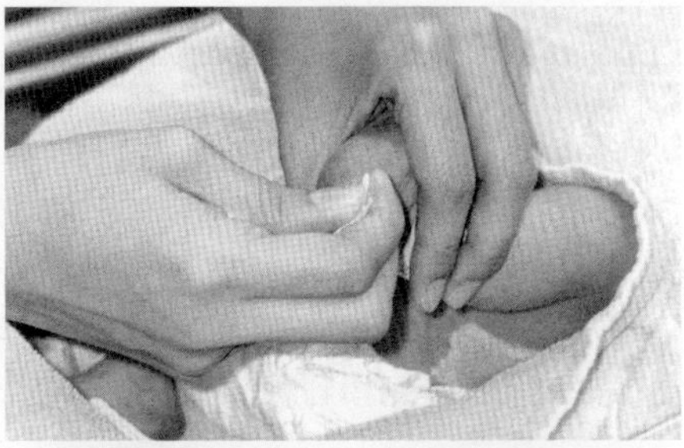
Step.3	選擇穿刺針 (lancet) 時須注意，過長或過寬的穿刺針都會造成過大的傷口，一般的尖針長以不超過 2.4mm，寬以 1.5~2.3mm 為宜	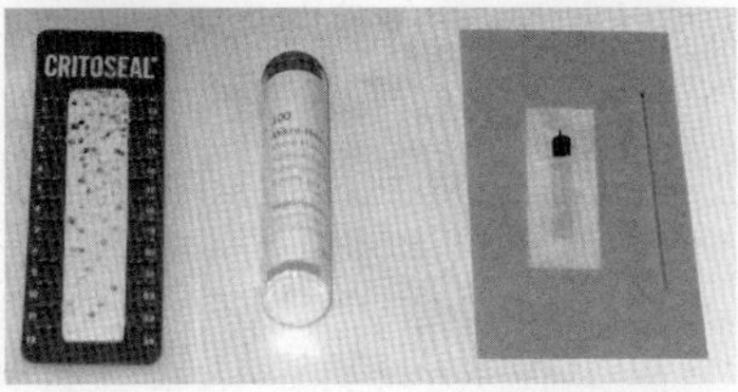
Step.4	**穿刺部位應選擇腳跟兩側部位**，絕對避免穿刺腳跟曲部，以免扎到蹠神經及跟骨引發骨髓炎 (osteomyelitis) 等症狀	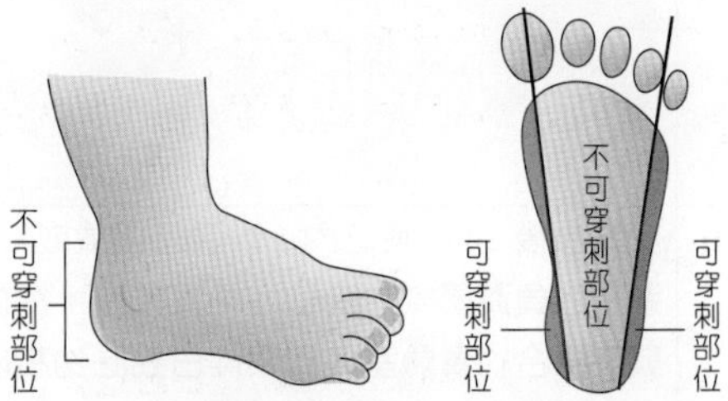
Step.5	穿刺時，先以中指扣壓腳背，食指夾住腳掌，拇指扣住欲穿刺位置的下方腳踝處；穿刺針以垂直方向穿刺（深度約 2mm，早產兒深度可小於 2mm）	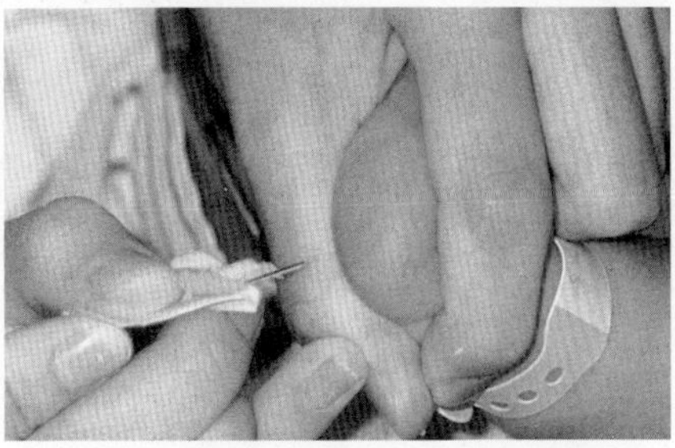

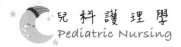

▶ 表3-6　新生兒篩檢的檢體採集方法（續）

		流程說明	圖　示
Step.6		**穿刺後流出的第一滴血**可能含有體液或皮膚碎片，**應用消毒過的乾棉球拭除**。之後給予適度的施壓並間歇鬆放以保持血液的流出，**以毛細管**或其他微量容器（抗凝劑為Haparin）**接收**，毛細管務必從「紅色標記」的管口接血。不可過度擠壓，避免血比容不均而影響判讀	
Step.7		取樣完成後，由毛細管以垂直濾紙檢體的方向從濾紙正面輕塗在檢體的圓圈上。塗了兩支半毛細管的血，應將濾紙翻面，檢視濾紙背面的血點是否有不飽和現象（至少4個圓圈）；若有應從濾紙正面補足血點，切勿從背面塗血（不可摸到濾紙圓圈部分）	
Step.8		將檢體平置在陰涼處（＜25℃）約3~4小時乾燥，檢體呈深褐色；若不能立即寄出檢體，應將檢體封入夾鍊袋中，保存於4℃的冰箱	
Step.9		於採血後24小時之內，以限時掛號或快捷，逐寄各負責區域之篩檢合約實驗室。採血日與篩檢合約實驗室收到案件日務必勿相差超過2日	

新生兒先天代謝異常疾病介紹

一、葡萄糖-6-磷酸去氫酶缺乏症 (glucose-6-phosphate dehydrogenase deficiency, G-6-PD deficiency)

葡萄糖-6-磷酸去氫酶缺乏症是**一種 X 染色體性聯 (x-link) 遺傳的先天代謝異常疾病**，俗稱「蠶豆症」。台灣的發生率約為 3%，**男性多於女性**，是國內引起新生兒嚴重黃疸最重要原因之一（李，2021）。

(一) 病因

當紅血球中麩胱苷酶 (glutathione, G-SH) 被外來氧化物氧化後，**由於 G-6-PD 的缺乏而不能重新被還原成 G-SH 來保護血球細胞膜而產生溶血現象**。

(二) 醫療處置

G-6-PD 缺乏症是預防勝於治療，病童應避免接觸及食用可能引起溶血的藥物（如解熱鎮痛劑 Aspirin、抗瘧疾藥、**磺胺劑類**、**紫藥水**等）、食物（**如蠶豆**）及樟腦丸、奈丸。如發生溶血，應詳細觀察是否發生黃疸，並即時給予治療，以防止核黃疸之產生。若有細菌、病毒感染、糖尿病酮酸中毒和肝炎時，應該注意即時治療。

二、先天性甲狀腺功能低下症 (congenital hypothyroidism, CHT)

甲狀腺素(thyroxine, T_4)是促進腦部和身體生長發育與新陳代謝所不可或缺的一種荷爾蒙，發育中的嬰兒若缺少T_4，會產生嚴重的代謝緩慢與生長遲緩現象，尤其是腦部發育受損而產生嚴重的智能障礙。**女嬰較多**，約為男嬰的兩倍。

(一) 病因

造成原因可分為下列幾類：

1. 甲狀腺生長發育不良：如無甲狀腺、甲狀腺發育不良、異位性甲狀腺等。
2. 甲狀腺素合成異常：這是一種**體染色體隱性遺傳疾病**。
3. 下視丘－腦下垂體甲狀腺低能症：先天性下視丘或腦下垂體發生障礙，以致於不能控制甲狀腺合成與分泌甲狀腺素。
4. 暫時性甲狀腺低能症：如母親懷孕時碘缺乏、母親服用抗甲狀腺藥物、母親有自體免疫性甲狀腺炎，或是其他不明原因。

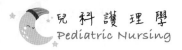
(二) 臨床表徵

持續性**黃疸、活動量減少、生長緩慢**、表情痴呆、哭聲沙啞、小鼻、低鼻樑、**皮膚及毛髮乾燥**、臍疝氣、腹脹、**便秘**、呼吸及**餵食困難**等。若未能及時治療，**日後將有身材矮小及心智遲緩等症狀**，故過去稱為**呆小症 (cretinism)**。

(三) 診斷檢查

新生兒期不易發現，往往要到 2~3 個月後症狀才會慢慢明顯，主要的診斷方法為：

1. 新生兒篩檢：**新生兒出生後 2~5 天採足跟血檢驗 TSH**，進行初步篩檢。

2. 臨床評估和病理學檢查，瞭解是否有合併其他先天性的異常。

3. 詳細的家族史、母親的懷孕史和疾病史。

4. 實驗室檢查：一旦新生兒篩檢有問題，需再測定血清中的甲狀腺素及甲狀腺刺激素 (thyroid stimulating hormone, TSH) 濃度來確診，正常新生兒應低於 10 mU/L。**嬰兒需暫停母乳哺餵，以正確測得甲狀腺素濃度。**

5. 甲狀腺超音波檢查。

(四) 醫療處置

治療方式應盡快補充**甲狀腺素 (L-thyroxine)**，維持 T_4 **濃度於 10~16 µg/dL**，使病童達到甲狀腺機能正常狀態。病童在 1 歲以內，應每 3 個月作一次臨床評估及血液甲狀腺素及甲促素的監測，以調整藥量。1 歲以後改為每 6 個月作一次臨床評估及血液監測。

1. **避免使用優碘 (beta iodine) 為新生兒進行臍部護理**，因可能會影響篩檢的結果判讀。

2. 觀察黃疸症狀及餵食情況。

3. 預防便秘及體溫過低：**可提供高纖維食物預防便秘，並給予四肢適當保暖，以防體溫過低。**

4. **增加鐵質的提供，以預防貧血，並鼓勵增加日曬時間，促進骨骼發展。**

5. 需教導家屬觀察甲狀腺毒性反應，例如：**脈搏快、過度興奮、煩躁不安、盜汗、呼吸困難、發燒、嘔吐、腹瀉、體重減輕、痙攣**等。

6. 確立診斷後，**於出生後 3 個月內應治療，80% 可以有正常的生長發育**，若 6 個月後治療或未給予治療，可能產生**智能障礙**後遺症及身高問題。

7. 強調**長期、定時服藥**、定期回診追蹤血中甲狀腺濃度之重要性。若為無甲狀腺或甲狀腺異位型，則必須永久服藥。

8. 病童發生聽力問題的機率較高，且常因忘記服藥使甲狀腺素濃度不足而影響生長發育，**故需定期聽力檢查及發展檢查。**

三、苯酮尿症 (phenylketonuria, PKU)

苯酮尿症是一種體染色體隱性遺傳疾病，主要是由於因身體肝臟內缺乏苯丙胺酸氫化酶(phenylalanine hydroxylase, PAH)，而無法將苯丙胺酸(phenylalanine, Phe)轉變成酪胺酸(tyrosine, Tyr)所引起的先天代謝異常疾病。只要父母均為帶原者，則下一胎為苯酮尿症病童的機率高達1/4（罕見疾病基金會，2015）。

(一) 病因及病理變化

苯丙胺酸(Phe)為人體中的必需胺基酸，而苯丙胺酸代謝為酪胺酸(Tyr)之路徑中最主要的兩項因子，分別為只存在於肝臟中之苯丙胺酸羥化酶(phenylalanine hydroxylase, PAH)及其輔酶四氫生喋呤(tetrahydrodiopterin, BH_4)，若PAH基因突變造成酵素功能完全或部分缺失，或是BH_4的合成或還原路徑產生缺陷，均會造成苯丙胺酸於體內大量累積，並改經其他路徑代謝成許多有害的產物，例如：phenylpyruate、phenylacetate、phenylketone、phenylamines等，進而造成苯酮尿症的各項病徵與危害，若不早期治療並嚴格控制血中苯丙胺酸濃度於治療範圍內，將會影響病童的腦部與智力發育。

(二) 臨床分類

苯酮尿症可依成因之不同而分成兩大類：

1. 苯丙胺酸羥化酶缺乏（PAH型）：又稱飲食型苯酮尿症，約占國內70~80%。因PAH基因突變造成酵素功能缺失，使得體內苯丙胺酸(Phe)慢慢累積，若血中苯丙胺酸濃度大於2 mg/dL，即可稱為高苯丙胺酸血症(hyperphenylalaninemia, HPA)。

2. 四氫生喋呤缺乏（BH_4型）：當體內缺乏BH_4時，也會造成高苯丙胺酸血症。BH_4除了是PAH之輔酶外，同時是酪胺酸代謝為多巴胺(dopamine)及色胺酸(tryptophan)代謝為血清素(serotonin)路徑上的重要輔酶。因後兩者之代謝路徑是在中樞神經裡，而BH_4穿過血腦障壁(blood brain barrier, BBB)之功能不佳，故BH_4缺乏之病童除了要補充BH_4外，仍要添加L-Dopa及5-HTP等神經傳導物質。

(三) 臨床表徵

1. 初生嬰兒多無症狀，約在3~4個月左右症狀才會慢慢出現。

2. 苯丙胺酸(Phe)在腦中濃度升高可能影響神經細胞，而升高的非酪胺酸代謝物，例如phenylacetate和phenylpyruvate，以及因苯丙胺酸將胺基酸進入腦部的傳輸受器全部占滿後，其他胺基酸進入腦部的途徑受阻，這都可能抑制病童腦部的正常發育，造成嘔吐、顫抖、嬰兒性痙攣（約占1/3）、步態姿勢異常、**智能遲滯**(mental retardation) (Inwood, et al., 2017)。增加的苯丙胺酸代謝物phenylacetic acid則是**尿液和體汗有霉臭味**的來源。而酪胺酸原本的代謝物會形成甲狀腺素(thyroxine)或黑色素(melanine)，因酪胺酸濃度下降，導致皮膚毛髮顏色變淡，而皮膚也易有濕疹的病灶。

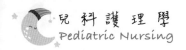

3. 若是BH₄缺乏型之PKU，常見症狀有軀幹低張力、長不大、抽筋。因為BH₄尚可將 tyrosine轉變成L-dopa再變成多巴胺(dopamine)，也可以將tryptophan轉變成serotonin，因此BH₄型PKU病童更容易有中樞神經受損之症狀出現，例如：運動機能減退、流涎、吞嚥困難、舞蹈症、肌張力異常等症狀。

(四) 診斷檢查

1. 運用分子生物學（基因突變的分析方法），對於上一胎為苯酮尿症的父母及病童，進行其缺陷基因的檢測，找出並確認基因突變點後，再於母親產前（懷孕16週後）進行羊膜穿刺抽取胎兒羊水細胞，進行DNA的偵測分析，將有效進行產前診斷，得知胎兒是否為患者。

2. 建立正確的早期診斷——新生兒篩檢：在臨床上，由於出生嬰兒多無症狀，約在出生3、4個月後，堆積過高的血中苯丙胺酸代謝有毒產物才慢慢出現症狀，卻已往往造成不可逆的傷害。為了在發病前獲得正確的診斷與及時適當的治療，新生兒篩檢是早期發現的最好方法。

　　新生兒出生48小時或餵奶滿24小時後進行檢驗，從腳跟採取少量的血液，測定濾紙血片檢體中苯丙胺酸之含量，當濃度高於2 mg/dL，應進一步複查；而當苯丙胺酸濃度若有持續上升的現象，高於4 mg/dL，則應進行確認診斷。

(五) 醫療處置

1. 飲食治療

   (1) 苯丙胺酸為人體之必需胺基酸，對典型苯酮尿症病人而言，其攝取不可太多，亦不能不足。

   (2) 苯酮尿症病人需終生飲食治療，最好在出生2週內開始，最遲不超過2個月大，以免對智力造成嚴重傷害。

   (3) 最好在營養師參與下限制苯丙胺酸的攝食，食物中含苯丙胺酸過多的食物，例如蛋、肉、魚、豆，甚至米、麵之攝取量皆需嚴格限制(National PKU Alliance, 2017；Inwood, et al., 2017)。

2. 藥物治療（罕見疾病基金會，2015；Inwood, et al., 2017）

   　　BH₄型的苯酮尿症病童，除飲食治療外，尚需服用BH₄治療以預防中樞神經症狀。但因BH₄不易通過大腦屏障，因此尚需補充L-多巴(L-dopa)、5-HTP (5-hydroxytryptophan)等。

   (1) BH₄ (10mg、25mg、50mg)：以1~5 mg/kg/day之劑量治療，可每天一次或分成兩次使用，飯前30分鐘空腹服用，因BH₄對溫度敏感，勿用熱水沖泡。

   (2) Oxitriptan：飯後口服5-OHTP以4~10 mg/kg/day之劑量治療，過量時可能會有一時的血壓不穩定、胃腸不適，如噁心、嘔吐或腹瀉等副作用產生。有上述症狀產生時需減量或停用，並應盡快與專科醫師聯絡。

(3) Sinemet (250 mg Levodoopa、50 mg Carbidopa)：飯後口服L-dopa 5~15 mg/kg/day，以小劑量慢慢往上加量。此藥作用的時間快，所以劑量調整期間應注意觀察病童的療效及副作用反應。

(六) 定期監測

　　苯丙胺酸需長期密切的追蹤，建議1歲以前每一週測一次，1~3歲每二週測一次，3歲以上穩定控制者可每一個月測一次，並於每三個月監測其營養狀況及生長發育狀況。6個月大即可施測發展評估測驗，針對若有發展遲緩之方面進行早期療育與復健。嚴格的飲食控制至少到6歲前，然後視情況放鬆控制。建議血中苯丙胺酸含量應隨時保持在10 mg/dL以下，否則易影響中樞神經系統(National PKU Alliance, 2017)。

(七) 預後

　　未治療的苯酮尿症均會有非常嚴重的智力障礙，98%以上的病童智商(IQ)會低於60。接受治療的典型PKU據國外統計，其平均智商會比其兄弟姐妹少了4~8分，行為異常的發生率亦較常人高(Inwood, et al., 2017)。

四、高胱胺酸尿症 (homocystinuria, HCU)

　　高胱胺酸尿症是一種**體染色體隱性遺傳**的胺基酸代謝異常疾病。**主要是由於胱硫醚 -β-合成酶 (cystathionine-β-synthase) 功能缺乏**，使高胱胺酸無法代謝為胱胺酸及半胱胺甲硫酸 (homocysteine)，造成高胱胺酸堆積在血液並出現在尿液中，另一方面會促使高胱胺酸再轉變為甲硫胺酸，導致血中甲硫胺酸的濃度增加。

(一) 診斷檢查

　　當血中甲硫胺酸濃度高於 1 mg/dL 時應進一步複查，若濃度持續上升，即應進行確認診斷，包括小兒專科醫師的臨床評估，實驗室血液及尿液中相關胺基酸含量分析，或直接測定表皮細胞中胱硫醚 -β- 合成酶的活性。

(二) 醫療處置

　　如未及早治療，會造成嚴重智能障礙、骨質疏鬆、血栓及眼球**水晶體移位**等臨床症狀。

1. 飲食治療：**禁食母奶，採用豆類配方之特殊奶粉（如3200-K）**。若能在早期發現（於出生後3 個月內）**給予維生素B$_6$**，並合併維生素B$_{12}$、葉酸及甜菜鹼之補充，**對於維生素B$_6$反應不佳的病童，需限制甲硫胺酸的攝取，增加胱胺酸，可避免智能障礙發生。**
2. **建議按時接受體格與智力發育評估。**

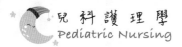

五、半乳糖血症 (galactosemia, GAL)

半乳糖血症是一種**體染色體隱性遺傳**的醣類代謝異常疾病。由於半乳糖轉變成葡萄糖的代謝途徑發生障礙，導致體內半乳糖堆積。目前已知有三種酶缺乏會造成此障礙：半乳糖激素、半乳糖 -1- 磷酸尿苷醯轉移酶（最為常見）及尿苷二磷酸半乳糖 -4- 表異構酶。

(一) 臨床表徵

病童於出生時多半無異狀，餵乳數天後發生嚴重吐奶、昏睡、體重不增加，之後會有肝脾腫大、黃疸等，嚴重者會因血液感染而死亡。症狀較輕者會有生長遲緩及**智能障礙、白內障**及肝硬化等症狀。

(二) 診斷檢查

如半乳糖及半乳糖 -1- 磷酸的總含量濃度高於 8 mg/dL 時，應分別定量兩者在血中的濃度。若已有臨床症狀，應先採集複檢血片檢體後立刻治療，再進行血液中半乳糖及半乳糖 -1- 磷酸的濃度檢測及定量半乳糖激素或半乳糖 -1- 磷酸尿苷醯轉移酶的活性。

(三) 醫療處置

一般以飲食控制治療，**應禁食含半乳糖食物**如：母乳、牛乳、乳製食品、動物內臟等。**新生兒可使用「去乳醣配方奶」或以豆奶替代牛、母乳餵食**。如在新生兒期及早發現，治療效果相當良好。

六、先天性腎上腺增生症 (congenital adrenal hyperplasia, CAH)

先天性腎上腺增生症是一種**體染色體隱性遺傳**疾病。主要原因為 **21- 羥化酶缺乏**，而使腎上腺皮質素 (ACTH) 升高，**促使腎上腺增生肥大並分泌過多的雄性素 (androgen)**，為新生兒期最常見的腎上腺疾患，可分為失鈉型、單純男性化型、晚發型。

(一) 臨床表徵

造成男嬰陰莖肥大、**女嬰男性化**。失鈉型病童大部分在新生兒時期因鹽分大量流失而造成緊急危險狀況，嚴重者甚至死亡。單純男性化型女嬰會有異常性徵，成長後無月經、過度男性化、不孕及發育異常；**男嬰會有無精子形成**及有發育上的問題。晚發型在嬰兒期以後才出現症狀。

(二) 診斷檢查

除了晚發型外，其餘皆可**經由檢查 24 小時尿液中的 17- 酮類固醇 (17-ketosteroids)以確立診斷**。

(三) 醫療處置

1. 症狀嚴重的病童需終身服用皮質酮 (Cortisone) 和留鹽激素。在早上補充皮質酮，以維持正常分泌，需注意皮質酮治療期間容易出現感染之副作用。

2. 女性外生殖器官嚴重男性化者，可經由手術整型矯正；月經不規則或不排卵者，可使用低劑量皮質素治療。

3. 早期診斷、治療，可防止女嬰男性化。

七、楓漿尿病 (maple syrup urine disease, MSUD)

楓漿尿病是一種體染色體隱性遺傳的胺基酸代謝異常疾病。主要由於支鏈胺基酸（如亮胺酸、異亮胺酸、纈胺酸）在分解代謝途徑中缺乏氧化脫羧酶或該酶有缺陷，使酮酸在體內累積，故尿液中有一種特殊的楓糖漿氣味而稱之。

(一) 臨床表徵

病童在開始餵食後數天，會逐漸出現嘔吐、嗜睡、食慾減低、體重增加緩慢、呼吸急促、黃疸、抽搐等現象，嚴重者會意識不清、昏迷甚至死亡。

(二) 醫療處置

嬰幼兒時給予低支鏈胺基酸的特殊奶粉，但因支鏈胺基酸是必需胺基酸，故需視身體所需調配使用比例，較大幼兒則給予特殊低蛋白飲食。**此病需終生嚴格控制飲食**，以免造成腦部損傷。

八、中鏈醯基輔酶A去氫酶缺乏症 (medium-chain acyl-CoA dehydrogenase deficiency, MCAD deficiency)

通常會在出生後的前 2 年出現臨床症狀。病童會因缺少中鏈醯基輔酶A去氫酶，而使不完全分解的脂肪堆積在體內產生毒性，造成腦部和神經系統損害。有 25% 的病童在第一次發作時死亡，故常被誤診為嬰兒猝死症。

(一) 臨床表徵

引發嘔吐、肝臟腫大、低血酮性低血糖、意識模糊、昏迷及抽搐等現象。

(二) 醫療處置

急性期需快速治療低血糖症狀，長期治療則是在就寢前提供碳水化合物點心，及積極治療感染或胃腸炎等突發狀況。如能早期篩檢並妥善預防發生傷害，其預後是相當好的。

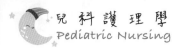

九、戊二酸血症第一型 (glutaric acidemia type I, GAI)

戊二酸血症第一型是一種體染色體隱性遺傳的胺基酸代謝異常疾病。因為缺乏戊二基輔 A 去氫酶無法正常分解離胺酸與色胺酸，而使有毒產物（如戊二酸等）過量堆積於血液與組織中，造成漸進式的神經症狀及急性的代謝異常。

(一) 臨床表徵

通常在出生幾個月內可能沒有異常或僅有無症狀的巨腦症，但在嬰兒期的晚期逐漸呈現出運動困難、漸進式的舞蹈徐動症、肌肉低張到僵硬、麻痺、角弓反張等症狀，急性發作時可能會有癲癇或昏迷的情形。

(二) 醫療處置

1. 早期診斷、治療可預防神經系統損害。
2. 嬰幼兒時給予專用特殊奶粉，適當攝取蛋白質及熱量，並補充核黃素 (Riboflavin) 及肉鹼，可預防神經系統損害，讓病童有正常的生長及智能發展。

十、異戊酸血症 (isovaleric acidemia, IVA)

異戊酸血症是一種體染色體隱性遺傳的有機酸代謝異常疾病。因為缺乏異戊醯輔 A 去氫酶，無法正常分解白胺酸，而使大量有毒的異戊酸堆積在體內，造成病童神經與造血系統損害。

(一) 臨床表徵

在出生後可能與一般嬰兒無異，但逐漸會出現倦怠、胃口不佳、噁心、嘔吐、嗜睡、活動力變差、甚至會有抽筋等症狀，**大量的異戊酸堆積在病童體內，使其身體和尿液有明顯類似臭腳汗的氣味**。若未能即時診斷治療，病患將會面臨智能障礙、昏迷、甚至死亡的危險。非典型病患發病時間較晚且症狀輕微不明顯，往往在出生後 1 年才被診斷出來。

(二) 醫療處置

嬰幼兒時給予專用特殊奶粉，較大幼兒則採低蛋白飲食，並補充甘胺酸 (glycine) 及肉鹼，有良好的治療成效。

十一、甲基丙二酸血症 (methylmalonic acidemia, MMA)

甲基丙二酸血症是一種體染色體隱性遺傳的有機酸代謝異常疾病。因為甲基丙二酸輔酶 A 變位酶功能異常或鈷胺素代謝異常，導致體內甲基丙二酸、丙酸等有機酸蓄積，在新生兒、嬰幼兒期死亡率很高。

(一) 臨床表徵

會造成神經系統損害，**嚴重時會引起酮酸中毒**、低血糖、高血氨、**高甘胺酸血症**，甚至昏迷、死亡。

(二) 醫療處置

1. 早期篩檢發現可預防急性發病。**適時補充葡萄糖靜脈輸液及碳酸氫鈉，以避免酸中毒症狀。**

2. **對於維生素B$_{12}$有效型的病童，須給予維生素B$_{12}$治療；對於維生素B$_{12}$無效型的病童，給予特殊配方奶粉、高熱量飲食與普通嬰兒奶粉**，可使血液、尿液中的甲基丙二酸濃度維持在理想範圍。

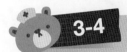

3-4　新生兒常見的健康問題及護理

生產損傷

生產損傷 (birth injuries) 是指新生兒於生產過程中所造成的損傷。原因包括臀位生產、頭或體型過大的新生兒、生產時藉助外力分娩者（如產鉗、真空抽吸）及生產時予以產婦子宮底不當的施壓等。一般而言，生產的損傷大多不需治療數天即可復原，但有些仍需做適當的處理才能協助改善症狀。

一、軟組織損傷

通常發生於胎兒先露部與母親骨盆不成比例，而使新生兒生產時受到擠壓，造成軟組織局部受到損傷。這類損傷通常不需任何治療，會在幾天內自然消失。

1. 紅斑或擦傷 (erythema or abrasions)：通常可見新生兒受到產鉗拉扯後，臉兩側留下產鉗的痕跡，臉部擦傷部位呈鮮紅色。

2. 瘀點 (petechiae)：因新生兒的臉部通過產道時受擠壓而形成皮膚下的點狀出血。

3. 瘀斑 (ecchymosis)：因急產或臀位生產時壓力、速度過快，而引起皮膚下面積較大的出血，可能是潛在出血性疾病的表徵，應做好評估。

4. 結膜下出血 (subconjunctival hemorrhages)：由於生產時胎頭受到壓迫，而引起眼眶周圍微血管出血，於下眼瞼可明顯看出鮮紅色的血絲。

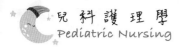

二、頭部損傷

頭部損傷最易發生在新生兒頭部的最大徑大於母親骨盆外出口時，有時也會發生在臀產式、急產或產程遲滯的個案中。常見的頭部損傷有胎頭腫塊（又稱產瘤，caput succedaneum）及頭血腫 (cephalohematoma)（圖 3-13）。

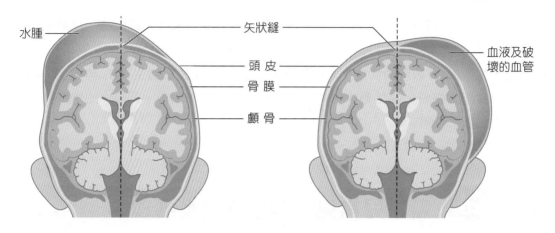

水腫	矢狀縫	血液及破壞的血管
	頭皮	
	骨膜	
	顱骨	

胎頭腫塊
- 因為頭皮長久受壓使得局部血管靜脈回流緩慢，形成水腫
- 胎兒頭皮上軟組織水腫
- 會超過顱骨縫合線
- 多見於難產或採真空吸引生產者
- 在出生後的12小時到數小時內會消失

頭血腫
- 於頭骨表面與骨膜間血管破裂，導致血液聚積而形成的血腫塊
- 可能是單側或雙側
- 一側的血腫不會超過骨縫合線
- 常見於頂骨，其次為枕骨部
- 出生6週後自然吸收，不需治療

▶ 圖 3-13　胎頭腫塊與頭血腫的比較

三、骨 折

產傷造成的骨折常見於鎖骨骨折、肱骨或股骨骨折。原因為分娩期間使用產鉗牽引、操作或壓迫胎兒身體而造成，在體型過大的新生兒於出生時肩難產所導致，胎產式異常或早產兒等都較易增加骨骼損傷的危險性。

1. 鎖骨骨折 (clavicle fracture)

鎖骨骨折是最常見的產傷，臨床表徵為受傷部位瘀血或血腫而降低患側手臂的活動力，造成活動受限、**手臂不等長或肩部不等高、擁抱反射不對稱**，**觸診時可感覺到骨頭碎片摩擦的輾軋聲 (crepitus)**，有些新生兒可能毫無症狀，但在 X 光片中可發現骨頭重疊或斷片的情形。

抱病童時可**支持後背及臀部抱起**，**避免自手臂處抱起**，並用別針將患側手臂與袖子和衣服別住，或使用 8 字繃帶或三角吊帶等，固定患側不動，以減輕疼痛。

2. 長骨骨折 (long bones fracture)

長骨骨折如肱骨或股骨骨折 (humerol or femerol fracture)，常發生在協助臀產式分娩。臨床表徵為受傷部位出現水腫、瘀血、血腫甚至出血，患側活動會受到明顯的限制。可採搖籃式抱法，但患側在外，健側靠著抱著的身體。

四、神經損傷

神經傷害主要是因胎頭或頸部過度的壓力或牽引而導致，或因骨折而造成。

⊃ 臂神經叢損傷 (brachial plexus injury)

臂神經叢源於脊柱 (C_5~T_1) 的一個神經網，其位於鎖骨上方，頸部的底部，此神經叢內的神經支配上肢的肌肉與皮膚，以及背部和胸部移動肢體的肌肉。生產時若過度的伸展、牽引胎兒頸部或四肢時，會造成臂神經叢的損傷；另外骨折也可能造成神經的損傷。損傷後對活動的影響可能是暫時的現象或是永久的殘障。

(一) 臨床表徵

因受傷部位不同可出現兩種不同的表徵。有時鎖骨骨折或膈神經麻痺也會合併以下兩種麻痺的任一種。

1. 歐勃氏麻痺 (Erb-Duchenne palsy)

為臂神經叢上部脊髓神經根 (C_5、C_6) 受傷，而導致上臂運動功能喪失，但感覺功能不喪失。發生於頭產式或臀產式，因肩部受到過度牽拉而造成，約占 80%。

臨床表徵為患側肢體肌肉麻痺，肩膀向內旋轉形成內收，手臂沿著身側垂下且內轉，手肘無法正常的屈曲呈伸直的狀態，手腕旋前，有抓握反射，但因深部肌腱（二頭肌）反射喪失，當執行**擁抱反射**時，**患側肢體活動與屈曲的範圍減少**（圖 3-14）。

2. 克隆普氏麻痺 (Klummpke's palsy)

為臂神經叢下部脊髓神經根 (C_7、T_1) 受傷，而導致前臂肌肉受到影響，造成手部肌肉運動功能喪失，較少見，但較嚴重。是因軀幹相對的不動，而上肢受到過度的牽拉而造成。

臨床表徵為患側的手、前臂、手腕的肌肉受到影響，深部肌腱反射完整，**但無抓握反射**，感覺功能改變，**會有發紺、水腫**，若第一對胸神經根受影響，會導致頸部交感神經傷害。

(二) 醫療處置

主要在維持患肢適當的姿勢，並執行被動運動，預防患肢肌肉攣縮。目前已不建議將患肢固定一矯正的姿勢，因如此可能會造成患肢的攣縮。現在是以袖子固定在衣服上或以包布將

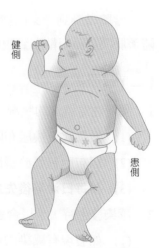

健側

患側

▶圖 3-14　歐勃氏麻痺

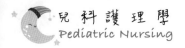

手臂固定為自然的姿勢,約 7~10 天後可開始執行關節的被動運動。於出院前指導照顧者有關手臂適當姿勢的維持和被動運動的執行,以避免患肢肌肉攣縮。

➲ 膈神經損傷 (phrenic nerve injury)

膈神經為頸神經叢的一分枝,源自於脊髓,是唯一分布於橫膈的神經。常發生於分娩時頸部過度向側面伸展而造成臂神經叢損傷有關,當膈神經受到損傷時會發生橫膈麻痺。

(一) 臨床表徵

膈神經損傷會合併臂神經麻痺,因膈神經是分布於橫膈的神經,若膈神經損傷會發生患側的橫膈上升、固定,肺部組織會向上移動,無法完全擴張,而使患側呼吸動作減弱,呼吸音降低,造成呼吸急促且出現呼吸窘迫的徵象,而因肺部組織無法完全擴張也常會合併肺炎的併發症。

(二) 醫療處置

首先為緩解呼吸窘迫的狀況,依其需要給予氧氣,並協助躺向患側,以利健側的肺部完全擴張。在進食上,起初會以管灌食減少能量的消耗並避免吸入的危險,之後視新生兒的狀況再改為母乳哺餵或奶瓶餵食。

新生兒感染

一、臍帶感染 (umbilical infection)

一般在新生兒出生後 7~14 天臍帶會乾燥後脫落,若是執行臍帶護理不當或尿布包法不當均有可能造成臍帶的感染,其致病菌大多為葡萄球菌、大腸桿菌或其他化膿性細菌。

(一) 臨床表徵

當臍帶受到感染時臍部會有發紅、分泌物,並產生臭味等情形。嚴重時感染的病菌會隨著肝門靜脈而散布到腹腔甚至全身而引起敗血症。

(二) 醫療處置

1. 隨時注意臍部的狀況,確實執行臍帶護理
   (1) 於每次更換尿布時應觀察臍部有無感染的徵象,並保持清潔乾燥。
   (2) 尿布應包裹於臍部以下,以免尿液回滲造成感染。
   (3) **於每日沐浴後先用 75% 的酒精消毒,再用 95% 酒精促進臍帶乾燥。**
2. 感染發生時,予以合適的處理,並依醫囑定時給藥
   (1) 如發現有感染的情形,則須將嬰兒隔離。
   (2) 依醫囑給予抗生素,並監測生命徵象。

二、鵝口瘡 (thrush)

鵝口瘡主要是因**白色念珠菌 (*Candida albicans*) 感染**，又稱為念珠菌病 (candidiasis)。**感染來源可能是生產時胎兒經過陰道**，受到母親陰道內念珠菌的感染，或經由不潔的雙手、消毒不完全的奶瓶、奶嘴而傳染給新生兒。在臨床上的高危險群包括免疫能力缺乏、營養不良、兔唇腭裂之嬰兒、糖尿病母親所生的新生兒及長期服用抗生素治療而影響到口腔正常菌叢等。

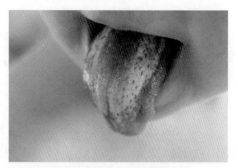

▶圖3-15　鵝口瘡

(一) 臨床表徵

在口腔黏膜、舌頭表面或咽喉處形成白色斑塊，外觀類似牛乳凝塊，用沾開水的紗布或棉棒無法輕易的擦拭去除，若過度的擦拭會使黏膜表面的芽孢連同上皮細胞被剝離而出血，或因口腔疼痛不適，而影響食慾。

(二) 護理措施

1. 正確執行口腔給藥
   (1) 給藥時間：為避免因藥水的過度刺激引起嘔吐，可選擇兩餐之間依醫囑給予耐絲菌素 (Nystatin) 塗抹（非發紺心臟病兒童可塗抹龍膽紫），以免造成嘔吐。
   (2) 給藥方式：可將嬰兒採臥姿，沾適量的藥水塗抹在患處，塗抹時動作宜輕柔，以免患部疼痛而影響食慾。
   (3) 持續的給藥：一般在口腔白色斑塊消失後仍應繼續給藥一週以根除芽孢。
2. 協助攝取適當的營養
   (1) 採取少量多餐的餵食。
   (2) 注意食物的溫度，避免溫度過高造成患部疼痛而影響進食。
3. 衛教指導預防鵝口瘡的再發生
   (1) 進入嬰兒口腔的任何物品皆需注意清潔，如餵奶用物、手帕、玩具等。
   (2) 注意奶瓶、奶嘴之消毒，並做到確實洗手的原則。
   (3) 每次餵奶後需加餵開水，以減少菌種的滋長。
   (4) 若嬰兒營養不良或患有慢性疾病，最好要確實的治療，才能預防此症的發生。
   (5) 母親若有感染，如陰道、口腔感染，應確實治療，以防再次傳給嬰兒。

三、尿布疹 (diaper rash)

尿布疹是指尿布所覆蓋的皮膚，因受到尿液、糞便、化學物或機械性等刺激，而形成接觸性皮膚炎症反應，又稱為尿布皮膚炎 (diaper dermatitis)。

(一) 臨床表徵

嬰兒皮膚表面泛紅或有小丘疹（圖 3-16），可出現水泡或甚至潰瘍。嚴重時觸摸患部或尿布濕時嬰兒會因刺痛而哭泣。

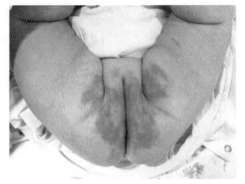

▶ 圖 3-16　尿布疹

(二) 護理措施

1. 減輕刺激物對皮膚的刺激
   (1) 勤於檢查嬰兒的尿布，**如已潮濕或有糞便汙染時應立即更換。**
   (2) 每次換尿布，特別是嬰兒排便後應以溫水清洗臀部，以減少殘留物對臀部之刺激。
   (3) 每次清洗臀部後可將臀部暴露於空氣中 5~10 分鐘，以保持臀部乾燥，並給予保護性的藥膏（如維生素 A、**氧化鋅 (ZnO)** 或凡士林）。
   (4) 視嚴重情況**給予烤燈使用**，注意使用時需距離臀部 40~50 公分。
   (5) 目前並無任何證據顯示痱子粉可預防尿布疹的功能，若要使用，則使用時需留意臀部是否已乾燥，否則痱子粉易形成團狀的不透氣區域。
   (6) 選用材質柔軟、吸水的尿布。
2. 衛教指導預防尿布疹的再發生
   (1) 先評估照顧者對嬰兒尿布的更換時間、方法、對尿布疹的處理方式。
   (2) 指導照顧者如何減少尿布疹的機率及如何使用肥皂、清潔劑或痱子粉的注意事項。
   (3) 可訓練嬰兒誘導排便，並穿開檔褲以減輕或預防尿布疹。

四、B 型鏈球菌感染

B 型鏈球菌存在於我們周遭的生活環境中，常出現於女性腸道、泌尿及生殖系統內，根據國內研究約18~20%的孕婦產道帶有此細菌，新生兒可能會在生產過程中經由產道遭受感染。大部分孕婦不會感到不適，但新生兒若受到感染，可能導致肺炎、腦膜炎、敗血症等併發症，對新生兒健康是相當大的威脅。B 型鏈球菌感染可分為早發性與晚發性兩種型態：早發性B型鏈球菌感染，大約占80%；晚發性B型鏈球菌感染，大約占20%。

(一) 臨床表徵

1. 早發性感染

    (1) 發病時間：一般發生於出生 7 天內，90% 新生兒在出生 24 小時內即出現症狀，早產兒甚至在出生 6 小時內即可出現症狀。

    (2) 感染途徑：垂直感染，大多是帶菌孕婦傳予新生兒，經產道上行感染或陰道分娩經產道時感染。

    (3) 症狀表現：肺炎、敗血症、腦膜炎，有時會突然惡化而致新生兒猝死。

2. 晚發性感染

    (1) 發病時間：多發生於出生後 7 天後至 3 個月後發生。

    (2) 感染途徑：平行感染，大多是母親或照顧者接觸傳染。

    (3) 症狀表現：主要表現為腦膜炎，感染此型存活下來的新生兒約有 30~50% 有嚴重的神經系統後遺症。

(二) 醫療處置

1. 預防早發型新生兒 B 型鏈球菌感染，主要採行之策略，以「孕婦全面進行 B 型鏈球菌篩檢」針對所有孕婦在懷孕第 35~37 週期間，進行全面性 B 型鏈球菌篩檢及「產程中使用抗生素治療」等策略為主。當孕婦為 B 型鏈球菌帶菌，而接受待產時預防性抗生素治療小於 4 小時、懷疑有絨毛膜炎或新生兒敗血症的徵象出現時，則建議給予新生兒預防性抗生素治療。

2. 任何疑似新生兒敗血症的病童，在住院後應盡快做完該做的檢查，而後立刻給予抗生素治療。治療後，觀察新生兒的病況變化，同時根據細菌培養的結果，決定最正確的用藥與治療時間。若是有敗血症的情形，則需要抗生素治療 10~14 天。如有細菌性腦膜炎，則需要治療 2~3 個星期。

3. 支持性治療：維持適當的環境溫度、保持血液酸鹼度、血糖及電解質平衡；另外也要給予足夠的輸液，並維持正常的血壓。

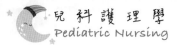

✚ 護理小幫手

新生兒出院護理計畫

目的：使新生兒家屬及工作人員都能熟悉瞭解新生兒的需求，並於住院中藉由自我學習，出院前自我評值，而增加出院照顧新生兒的能力，使家屬做好迎接新生兒回家的準備。

項目：1. 新生兒沐浴。

　　　2. 臍帶護理。

　　　3. 預防注射。

　　　4. 新生兒黃疸。

　　　5. 母乳哺餵。

　　　6. 餵奶的方法（或餵食技巧）。

　　　7. 新生兒先天代謝異常的觀察及注意事項。

　　　8. 常見疾病的照護。

情境

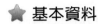
⭐ 基本資料

姓名：陳小惠之女　　性別：女　年齡：出生第 4 天

疾病診斷：尿布疹 (Diaper Rash)

⭐ 病程簡介

足月陰道分娩之女嬰，出生體重 3,200 公克，出生第 3 天體重 3,000 公克，出生第 4 天體重 2,950 公克。出生後以純母乳哺餵，10~12 次／天，哺餵時間 15~30 分／次，新生兒自出生第 3 天開始，每日排便次數 7~8 次，量少，排出黃綠色稀狀之過渡便，於尿布覆蓋部位的皮膚有發紅現象。

⭐ 護理過程

健康問題：皮膚完整性受損，與皮膚潮濕、排泄物刺激有關。

護理評估	護理目標	護理措施	護理評值
主觀資料 母親表示，出生第3天開始，特別在換尿布時，常有哭鬧不安的情形 **客觀資料** 1. 出生後以純母乳哺餵，10~12 次／天，哺餵時間 15~30 分／次 2. 出生第 3 天開始，每日排便次數 7~8 次，量少，排出黃綠色稀狀之過渡便 3. 於尿布覆蓋的部位－肛門周圍、臀部及會陰皮膚表面出現水腫性紅斑，界線清楚、邊緣整齊 4. 尿布潮濕或少量排便，非每次更換，每日更換尿布 4~5 次／天 5. 排便時照顧者多以紙巾擦拭方式保持清潔	1. 照顧者能正確執行維持新生兒受損皮膚之乾燥與清潔措施三項 2. 新生兒於出院前能維持皮膚的完整性	1. 經常檢查尿布，有潮濕或排便，宜立即更換尿布 2. 新生兒睡覺前都更換新尿布 3. 排便後以溫水清洗及乾柔軟巾拭乾，但不可過度清洗和擦拭 4. 避免使用肥皂及清潔劑清洗肛門周圍、臀部及會陰皮膚，以減少對皮膚的刺激 5. 避免使用爽身粉，以免爽身粉遇水結塊，不利患處乾燥，反而刺激皮膚 6. 使用紙尿褲時，勿黏貼過緊，鬆緊合宜腰部約可放一指的鬆緊，防漏側邊拉好 7. 依醫囑給予局部藥膏使用，如氧化鋅	1. 照顧者能正確執行預防尿布疹的措施三項，如保持尿布覆蓋部位的皮膚乾燥、清潔及避免使用刺激皮膚的製劑 2. 尿布覆蓋部位的皮膚略乾燥、微脫皮，已無明顯發紅現象

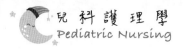

課後複習 ▶ EXERCISE

一、選擇題

1. 對於高胱胺酸尿症 (homocystinuria; HCU) 兒童的長期照護，下列何者錯誤？ (A) 禁食母奶，採用豆類配方之特殊奶粉（如 3200-K） (B) 對於維生素 B_6 反應不佳的兒童，需限制含甲硫胺酸食物 (C) 建議按時接受體格與智力發育評估 (D) 早期發現早期治療可以避免近視、水晶體脫垂等眼睛病變。

2. 有關新生兒篩檢的敘述，下列何者錯誤？ (A) 新生兒出生後須滿 48 小時才能採檢 (B) 採檢前須熱敷足部 3~10 分鐘 (C) 以 75% 酒精棉球消毒穿刺部位 (D) 手執濾紙接取穿刺後流出的第一滴血。

3. 有關胎兒出生後的心臟血管變化，下列敘述何者錯誤？ (A) 左心房壓力大於右心房，導致卵圓孔瓣膜關閉 (B) 臍動脈閉合，形成肝圓韌帶 (C) 左心房與左心室的壓力增加 (D) 動脈導管於出生後 1~3 個月閉塞，形成動脈韌帶。

4. 餵食母乳之新生兒，可由母乳得到何種抗體，協助其對抗水痘、單純性疱疹與流行性感冒？ (A) IgA (B) IgD (C) IgE (D) IgG。

5. 阿強，9 歲，罹患 G-6-PD 缺乏症，因全身黃疸住院治療，有關此疾病之誘發因子，下列敘述何者錯誤？ (A) 最近是否吃蠶豆 (B) 最近是否服用 Aspirin (C) 最近是否有使用樟腦丸 (D) 最近是否服用止咳藥。

6. 小花，3 個月大，診斷為先天性甲狀腺功能低下，有關其疾病之臨床表徵，下列敘述何者正確？ (A) 肌肉張力強 (B) 前囟門未閉合 (C) 常有腹瀉情形 (D) 皮膚乾粗。

7. 小虎，2 個月大，診斷為先天性甲狀腺功能低下，有關護理指導之敘述，下列何者正確？ (A) 指導服用特殊配方奶粉 (B) 家中避免放置樟腦丸及奈丸 (C) 提供高纖維食物，以預防便秘 (D) 教導補充維生素 B_{12} 及葉酸。

8. 足月男嬰泌尿生殖系統之評估，下列何者為異常？ (A) 兩側睪丸已下降 (B) 陰囊表面光滑少皺褶 (C) 陰莖長度約 2~3 公分 (D) 出生後 24 小時內已解尿。

9. 下列新生兒視覺評估結果，何者為不正常現象？ (A) 出現斜視現象 (B) 對光不會反應 (C) 哭泣時沒有眼淚 (D) 會產生眨眼反射。

10. 下列哪一種新生兒反射檢查，可評估是否有臂神經叢受損情形？ (A) 手掌抓握反射 (Palmar grasp reflex) (B) 擁抱反射 (Moro reflex) (C) 頸部強直反射 (Tonic neck reflex) (D) 踏步反射 (Stepping reflex)。

二、名詞解釋

1. 新生兒(neonate)

2. 表面張力素(surfactant)

3. 棕色脂肪(brown fat)

4. 非顫抖性產熱(non-shivering thermogenesis)

5. 黃疸(jaundice)

6. 胎頭腫塊(caput succedaneum)（產瘤）

7. 頭血腫(cephalohematoma)

更多題目盡在
應考題庫

網址：ssur.cc/TWodr2d

參考文獻 REFERENCES

台北市政府衛生局(2018)·新生兒危急型先天心臟病篩檢。https://health.gov.taipei/Default.aspx?tabid=930

余玉眉、周雨樺、蕭仔伶、何美華、孫瑞瓊、林淑玲…徐莞雲等(2022)·產科護理學（十一版）·新文京。

李從業等(2021)·實用產科護理（九版）·華杏。

李妮鍾(2013)·認識蠶豆症。https://epaper.ntuh.gov.tw/health/201304/child_1.html

罕見疾病基金會(2015)·苯酮尿症－四氫基喋呤缺乏症。http://www.tfrd.org.tw/tfrd/rare_b/view/id/8

周汎澔等(2019)·產科護理學（四版）·永大。

陳月枝、黃靜微、林元淑、張綠怡、蔡綠蓉、林美華…魏琦芳等(2021)·實用兒科護理（九版）·華杏。

蔣立琦、吳佩玲、蔡綠蓉、黃靜微、邱淑如、毛新春…吳美玲等(2022)·兒科護理學（六版）·永大。

衛生福利部國民健康署（2018，1月22日）·新生兒先天性代謝異常疾病篩檢項目公告。https://www.hpa.gov.tw/Pages/Detail.aspx?nodeid=499&pid=397

衛生福利部國民健康署（2018，1月3日）·如何發現嬰幼兒聽力損傷~嬰幼兒聽力篩檢。https://www.hpa.gov.tw/Pages/Detail.aspx?nodeid=147&pid=522

衛生福利部國民健康署（2018，1月3日）·新生兒先天性代謝異常疾病篩檢作業手冊。https://www.hpa.gov.tw/Pages/Detail.aspx?nodeid=312&pid=405

衛生福利部國民健康署遺傳疾病諮詢服務窗口。https://gene.hpa.gov.tw/index.php?mob=1&mo=DiseasePaper&action=paper1_show&cate=Set1&csn=74&sn=579

羅高文(2023)·全方位護理應考e寶典—兒科護理學·新文京。

ACOG (2012). *Committee opinion*. http://www.acog.org/Resources-And-Publications/Committee-Opinions/Committee-on-Obstetric-Practice/Timing-of-Umbilical-Cord-Clamping-After-Birth

Hockenberry, M. J., Rodgers, C. C., & Wilson, D. (2022). *Wong's essentials of pediatric nursing* (11th ed.). Mosby.

Inwood, A. C., Lewis, K., Balasubramaniam, S., Wiley, V., Kreis, C., Harrigan, K.,&…Fletcher, J. (2017). *Australasian consensus guidelines for the management of phenylketonuria (PKU) throughout the lifespan*. https://www.dig-pku.de/filebase/index.php?download/121/

Kyle, T., & Carman, S. (2020). *Essentials of pediatric nursing* (4th ed.). Lippincott Williams & Wilkins.

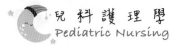

兒科護理學
Pediatric Nursing

Marcdante, K., Kliegman, R. M., & Schuh, A. (2022). *Nelson essentials of pediatrics* (9 th ed.). Elsevier.

National Centre for Inherited Metabolic Disorders (2017). *Nursing guidelines for the management of children with maple syrup urine disease*. http://metabolic.ie/wp-content/uploads/2015/04/Nursing-Guidelines-management-of-children-with-MSUD-2017.pdf

National PKU Alliance (2017). *Medical and dietary guidelines for the treatment of PKU*. https://npkua.org/Portals/0/Summary%20of%20Guideline%20Recommendations.pdf

Puopolo, K. M., & Nadiff, K. C., (2023). *Group B streptocolccal infection in pregnant individuals*. https://www.uptodate.com/contents/group-b-streptococcal-infection-in-pregnant-individuals

The Hospital for Sick Children ('SickKids') (2015). *Hyperbilirubinemia clinical practice guideline*. https://www.sickkids.ca/clinical-practice-guidelines/clinical-practice-guidelines/export/CLINS363/Main%20Document.pdf

The National Institute for Health and Care Excellence (NICE) (2016). *Neonatal jaundice clinical guideline*. https://www.nice.org.uk/guidance/cg98/evidence/full-guideline-245411821

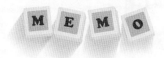

MEMO

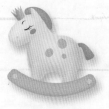

PEDIATRIC NURSING

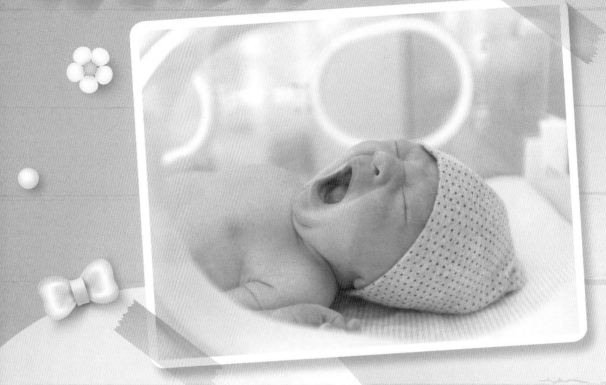

學習目標

讀完本章後,您應能夠:

1. 瞭解高危險性新生兒常見的檢查與評估。

2. 瞭解早產兒常見的生理特徵與合併症。

3. 說明高危險性新生兒常見疾病特性、臨床表徵、主要的診斷檢查與治療處置。

4. 能依高危險性新生兒狀況確認健康問題,擬定照護計畫並提供適當正確的護理措施。

高危險性新生兒的護理

04
CHAPTER

朱世明・吳怡萱・賴美吟・林淑芳

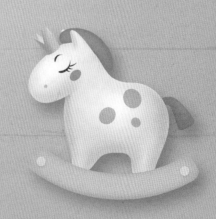

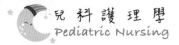

初 生嬰兒由於周產期的某些問題，或是出生前後環境與過程因素，導致所謂高危險性新生兒出生後需要密切觀察，甚至需要加護病房的積極治療。本章先從認識高危險性新生兒開始，再介紹整體性評估、常見的檢查方式與醫療護理措施，使一個新生命能以最佳的狀況存活下來。

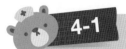 **4-1　高危險性新生兒的定義**

　　高危險新生兒意指：無論出生週數或出生體重，有著比平均值更高的死亡率或併發症機率的新生兒。這些新生兒可能在產前、產中、產後發生了比一般新生兒更難適應產程及出生後由胎兒變成新生兒之生理轉換的事件。他們比起一般的新生兒，更需要有經驗的醫護團隊從出生當下開始悉心照護。

(一) 危險因素

　　造成高危險新生兒的產前因素包含懷孕週數小於37週、懷孕週數大於42週、多胞胎、羊水過多、羊水過少、胎兒水腫、胎兒過大、子宮內生長遲滯、胎兒畸形，以及母親有高血壓、子癇前症或子癇症、糖尿病、有藥物或毒物濫用、有其他慢性疾病，或母親未按時接受產檢等。而造成高危險新生兒的生產因素則包含母親絨毛膜羊膜炎、母親使用麻醉或鎮靜藥物、母親使用硫酸鎂(magnesium sulfate)、生產時大出血、胎盤早期剝離、緊急剖腹產、使用器械生產、臀位或其他不正常胎位、肩難產、胎心音變化、臍帶脫垂、羊水胎便染色等。

(二) 新生兒的分類

　　依據下列情形將新生兒區分為：
1.　依出生的妊娠週數來分類
　　(1)　早產兒(pre-term)：係指妊娠週數37週之前出生的新生兒。
　　(2)　足月兒(full-term)：指妊娠週數介於37~41週出生的新生兒。
　　(3)　過期兒(post-term)：指妊娠週數42週以後出生的新生兒。
　　較新的詞彙——晚期早產兒(late-preterm infant)：指的是34週以上但未滿37週的早產兒。
2.　依出生的體重來分類
　　(1)　低出生體重兒(low birth weight, LBW)：指出生體重小於2,500公克者。

(2) 極低出生體重兒(very low birth weight, VLBW)：指出生體重小於1,500公克者。

(3) 超低出生體重兒(extremely low birth weight, ELBW)：指出生體重小於1,000公克者。

3. 依出生體重對應出生時的妊娠週數來分類

(1) 大於妊娠週數應有體重(large for gestational age, LGA)：出生體重高於子宮內生長曲線第90百分位或是超過平均值兩個標準差以上。

(2) **符合妊娠週數應有體重(appropriate for gestational age, AGA)**：出生體重介於子宮內生長曲線第10到90百分位者。

(3) **小於妊娠週數應有體重(small for gestational age, SGA)：出生體重低於子宮內生長曲線第10百分位**或是低於平均值兩個標準差以上。

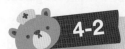

4-2 高危險性新生兒的整體性評估

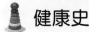

健康史

在執行醫療處置高危險性新生兒之前，應該要先向新生兒的父母確認病史。

1. 家族史

應該詢問家族中是否有遺傳性的疾病，例如代謝性疾病、血液疾病、染色體疾病等。

2. 母親本人的病史

(1) 年紀、生產史、是否有不孕症經過治療，若非頭次生產則需確認其他孩子出生的狀況，是否有早產、晚產、流產、胎死腹中或其他先天異常。

(2) 母親本人是否有慢性疾病，包含糖尿病、高血壓、自體免疫疾病如甲狀腺異常或紅斑性狼瘡等。

(3) 產檢時是否有做過感染方面的檢查，包含梅毒、愛滋病、B型鏈球菌等；產檢的超音波是否正常，有無羊水過多、羊水過少或胎兒畸形，是否做過羊膜穿刺。

(4) 在懷孕時是否有服用藥物，或是吸菸、喝酒、濫用其他非法藥物。

(5) 最後確認母親是否有早期破水、出血、發燒或其他感染徵兆，進入產程後胎兒的胎心音監測結果如何。

全身性評估

胎兒出生後除了確認週數、體重、身高、頭圍各項指標之外，應評估阿帕嘉計分(Apgar score)。阿帕嘉計分評估項目包括心跳速率、呼吸速率、反射能力（對刺激的反應）、肌肉張力、皮膚顏色，每個項目有0到2分，詳細請參考第3章介紹。

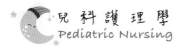

新生兒初始情況穩定後，應開始進行全身性評估：

1. 皮膚方面

健康有活力的新生兒膚色應呈現全身粉紅，若為黃色應懷疑黃疸，若皮膚蒼白應懷疑是否有失血、休克或低體溫，若為紅色應懷疑紅血球過多症(polycythemia)，若為綠色應懷疑胎便沾染，若為青色或藍色應懷疑瘀血或產傷，若為黑色或發紺，須盡速評估是否有呼吸或心血管問題。

接著評估新生兒全身皮膚，可能會見到正常的胎脂(vernix)、粟粒疹(milia)、毒性紅斑(erythema toxicum)等，也可能見到蒙古斑(Mongolian spot)、血管瘤(hemangioma)等胎記（見第3章圖3-9）。

2. 頭部方面

應檢查新生兒前囟門(anterior fontanelle)及後囟門(posterior fontanelle)的大小，檢查頭皮是否有產瘤(caput succedaneum)、頭血腫(cephalohematoma)、腱膜下出血(subgaleal hemorrhage)等產傷。檢查眼底是否有正常的紅反射(red reflex)、雙側鼻道是否通暢、耳朵是否有外觀異常或低位耳(low set ear)，嘴巴需張開檢查是否有唇顎裂(cleft lip and palate)。

3. 胸腹部方面

胸部方面須觀察新生兒的呼吸，是否有鼻翼搧動、胸凹等呼吸費力的表現。使用聽診器確認是否有囉音、喘鳴音或心臟雜音。腹部需確認沒有異常鼓脹、疝氣，檢查臍帶是否為2條臍動脈、1條臍靜脈。會陰部須檢查生殖器是否有外觀異常，確認肛門開口的位置，若有解便是否為正常胎便。

4. 神經學檢查

神經學檢查須確認新生兒的初始反射，包含驚嚇反射(startle reflex)、擁抱反射(Moro reflex)、抓握反射(grasp reflex)、尋乳反射(rooting reflex)、吸吮反射(sucking reflex)、不對稱張力頸部反射(asymmetrical tonic neck reflex)是否存在。

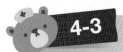 **4-3 常見高危險性新生兒的疾病及護理**

一、早產兒(pre-term / premature infants)

早產兒係指出生妊娠週數未滿37週的新生兒。每年台灣出生的早產兒人數約佔所有新生兒的8~10%，然而卻佔了所有新生兒死亡個案的八成（台灣早產兒基金會，2018；國民健康署，2022）。除了死亡的威脅之外，伴隨早產而來的急、慢性健康問題也常是早產兒家庭的沉重負擔。針對這一群高風險的新生兒，更需要接受特殊的醫療照護。

　　隨著新生兒的出生妊娠週數越小，出生體重越輕，其生理的成熟度越不成熟，而更容易發生早產兒合併症與伴隨較高的死亡率。

(一) 病因

　　早產發生的確切原因尚待釐清，目前僅有50%可以探知其相關因素，其大致可分成四個面向來分析：

1. 胎兒因素：例如先天畸形或染色體異常、羊水過多或過少、子宮內生長遲緩、雙胞胎或多胞胎、胎兒過大等。

2. 母體因素：例如子癇前症或妊娠高血壓（常合併胎盤早期剝離或子宮內生長遲緩）、妊娠糖尿病（常見胎兒過大）、早期破水、孕期感染（易造成絨毛膜羊膜炎）、孕期腹部急症（腹膜炎易誘發宮縮導致早期破水）、懷孕年齡（小於18歲或大於40歲早產比例較高）、生活習慣不良（吸菸、喝酒及藥物濫用）、孕期體重（超過80公斤或小於40公斤）。

3. 胎盤：胎盤功能不佳、前置胎盤或胎盤早期剝離等。

4. 子宮：例如子宮畸形（例如：雙角子宮）、子宮肌瘤、接受過子宮手術（例如：人工流產）、子宮頸閉鎖不全或胎盤內絨毛膜及羊膜發炎等。

(二) 臨床表徵

　　早產兒的外觀成熟度可作為評估懷孕週數的參考之一，例如：新貝拉德量表(New Ballard score)就是利用早產兒的身體外觀成熟度與神經肌肉成熟度來評估懷孕的妊娠週數(Ballard, et. al., 1991)，分數愈低表示妊娠週數越小、越不成熟（詳細內容請參考第3章）。

• 身體外觀成熟度

1. 皮膚：早產兒因為**皮下脂肪較少、薄**且皮膚角質化未完全，所以外觀上呈現薄且透明的皮膚，容易見到血管。隨著妊娠週數的增加，胎兒皮膚隨之逐漸增厚與角質化，皮膚的保護屏障也漸趨完整。

2. 胎毛：早產兒出生時身上常覆蓋細而柔軟的胎毛，胎兒自妊娠週數19~20週左右開始出現胎毛，約在27~28週左右胎毛量最多，幾乎覆蓋全身，爾後隨著妊娠週數的增加而逐漸脫落。

3. 腳掌紋（足底皺摺）：新生兒出生6小時內腳掌紋是用來評估其出生妊娠週數的指標之一。腳掌紋是由腳趾底部開始出現往腳跟延伸，因此越早產的孩子**腳底越平滑，腳跟通常呈現光滑無皺紋**（圖4-1）。

4. 乳房：早產兒因皮下脂肪缺乏，**乳房組織因此較小且未隆起**。而乳暈的顏色則會隨著妊娠週數的增加而變深。

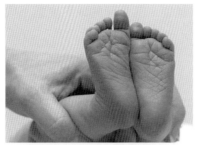
(a)足月兒足底皺摺明顯

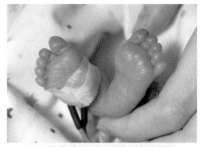
(b)早產兒足底光滑較無皺摺

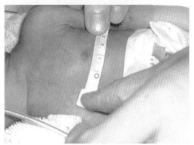
(c)足月兒乳房組織較大有隆起

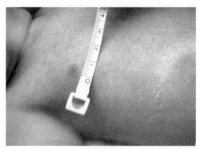
(d)早產兒乳房組織較小未隆起

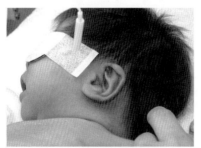
(e)足月兒耳朵較硬有彈性

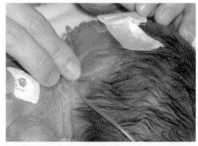
(f)早產兒耳朵較扁平、柔軟且缺乏彈性

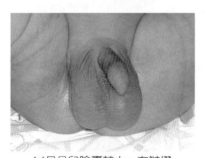
(g)足月兒陰囊較大、有皺摺

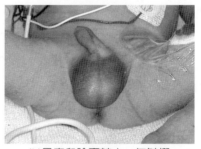
(h)早產兒陰囊較小、無皺摺

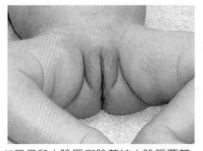
(i)足月兒小陰唇與陰蒂被大陰唇覆蓋

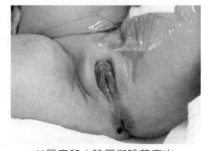
(j)早產兒小陰唇與陰蒂突出

▶ 圖4-1　足月兒與早產兒身體外觀成熟度之比較

5. 眼與耳朵：早產兒耳翼邊緣的軟骨尚未完全骨化，**所以較扁平、柔軟易受外力而變形且缺乏彈性**。極低出生體重早產兒的上下眼瞼融合未分開，隨著妊娠週數增加，上下眼瞼會慢慢分離而可睜眼。

6. 外生殖器：新生兒的生殖器特徵會隨著妊娠週數增加而變化。

   (1) 男性生殖器的評估：應評估陰囊的大小、皺摺的程度及睪丸是否下降。**早產兒睪丸未下降，陰囊小且無皺摺**。

   (2) 女性生殖器的評估：應評估大陰唇之皮下脂肪的量和小陰唇與陰蒂突出的情形。**早產兒小陰唇與陰蒂會突出**。

• **神經肌肉成熟度**

依據六個項目進行神經肌肉成熟度的綜合評估：

1. 姿勢(posture)：**早產兒四肢呈現無力伸展狀態**。

2. 手腕彎曲度(square window)：**早產兒手腕彎曲動作較受限，可能呈現大於90度的夾角**。

3. 手臂反彈(arm recoil)：**早產兒手臂反彈回縮緩慢且彎曲角度常大於90度**。

4. 膝膕間角度(popliteal angle)：**早產兒膝膕間角度常大於90度**。

5. 圍巾徵象(scarf sign)：**早產兒手肘容易越過對側的鎖骨中線**。

6. 腳跟至耳朵的伸展(heel to ear)：**早產兒腳跟容易拉至接近耳朵**。

(三) 合併症

1. 中樞神經系統：**早產兒腦室周圍原生質(germinal matrix)部位的血流豐富但血管較脆弱易破裂，易導致腦室內出血**(intraventricular hemorrhage, IVH)，造成神經學上的後遺症。而晚期的新生兒中樞神經合併症可能出現腦室旁白質軟化(periventricular leukomalacia, PVL)，此類早產兒有相當高的比例會發生神經發展遲緩的情況，而需要早期療育與復健的介入。

   此外，早產兒的諸多反射發展尚未健全，**缺乏尋乳反射、吸吮反射及踏步反射**，其吞嚥和咳嗽反應也都較微弱。

2. 眼睛：**極低出生體重**（出生體重小於1,500公克）**早產兒在長期呼吸器使用與高濃度氧氣的暴露下，容易出現早產兒視網膜病變(retinopathy of prematurity, ROP)**，嚴重者甚至可能造成視網膜剝離而失明。早產兒視網膜病變會依照眼底視網膜檢查的結果，根據三個面向來共同評估視網膜病變的嚴重程度並決定是否需要接受治療，這三個面向包含：

   (1) 正常血管生長範圍(zone)：以視神經為中心，由內而外分成zone 1~3，影響到zone 1的病變是較嚴重的。

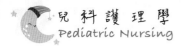
(2) 病變的期數(stage)：分成五期：

- **第一、二期通常為輕度病變，大多會自行好轉，一般不需治療，少有視力障礙**。但如果是影響到zone 1的病變，即使是第一、二期也需要密切追蹤並評估治療需求。

- 第三期為異常的血管往玻璃體增生，可考慮冷凍、雷射或是抗新生血管(anti-VEGF)藥物的治療，降低失明機會。

- 第四期為部分視網膜剝離，第五期為完全視網膜剝離，第五期通常需要進行鞏膜扣壓術或玻璃體切除術，**但視力預後較差，無法完全治癒**。

(3) 血管異常的程度(plus disease)：意指視網膜的血管靜脈擴張和小動脈扭曲，分成正常、pre-plus和plus disease。

3. 呼吸系統：因肺部發育尚未成熟，表面張力素缺乏，**出現呼吸窘迫症候群**(respiratory distress syndrome, RDS)。此外，早產兒因呼吸中樞尚未成熟且肌肉張力較低，**也較容易出現呼吸暫停或不呼吸(apnea of prematurity)的現象**。針對需要長期使用呼吸器的早產兒（特別是極低出生體重兒），後續可能會衍生出支氣管肺發育不良(bronchopulmonary dysplasia, BPD)的慢性肺病。

4. 心血管系統：早產兒較常出現持續未關閉的開放性動脈導管(patent ductus arteriosus, PDA)，過大的PDA會加重心肺負擔，造成呼吸窘迫與心衰竭現象。此外，剛出生的早產兒也較容易出現低血壓的狀況。

5. 消化系統：由於腸胃道的生理結構和消化功能尚未發育成熟，因而容易出現胃食道逆流、溢吐奶、消化不良等狀況。此外，隨著妊娠週數越小，在餵食的過程中更要注意新生兒壞死性腸炎(necrotizing enterocolitis, NEC)的發生。

6. 血液系統：早產兒因為肝臟功能不成熟，**凝血因子製造不足再加上體內維生素K低下，而容易出現凝血功能不良**。早產兒也容易出現貧血的現象(anemia of prematurity)。

7. 免疫系統：**由於缺乏來自母體經由胎盤得到的免疫球蛋白被動免疫，以及早產兒自身免疫系統的不成熟，例如免疫細胞功能尚未成熟、白血球噬菌能力較差、本身抗體製造較少等因素，使得早產兒較容易出現感染的問題**。此外，因為長期插管使用呼吸器以及其他侵入性管路的留置，也都會增加早產兒發生醫療照護相關感染的風險。

8. 全身性生理調節與代謝功能未成熟：早產兒容易出現電解質不平衡（常見低血鈣）、高膽紅素血症、**低血糖**、體溫不穩定（易低體溫）。

護理小幫手

早產兒容易低體溫的原因

1. 相對體表面積比例較大。
2. 早產兒皮下脂肪少，棕色脂肪較缺乏，儲熱能力低。
3. 肌肉顫抖反應不足，較無法藉由顫抖產生熱量。

(四) 醫療處置

1. 全面性的支持性照護，以維持生命徵象穩定。通常使用保溫箱以維持體溫的恆定。

2. 根據出生週數，提供例行性的腦部超音波追蹤與視網膜檢查。

3. 監測各項早產兒可能出現的合併症，提供相對應的檢查與處置。包括：

    (1) 針對呼吸窘迫症候群(RDS)的早產兒提供呼吸器與氧氣的支持治療，並考慮**經氣管內管注入表面張力素**，如Beractant (Survanta®)。妊娠週數較小的早產兒若住院期間曾接受長時間氧氣治療，出院後仍建議持續**定期檢查眼底，觀察是否有晶體後纖維增生症的情況**。

    (2) 開放性動脈導管(PDA)依臨床症狀嚴重程度，除持續觀察監測之外，可考慮使用藥物、手術或是心導管介入性治療。

    (3) 發生壞死性腸炎(NEC)的早產兒需禁食與抗生素治療，並提供妥善的靜脈營養支持，而併發腹膜炎或腸穿孔者則需要外科介入。

4. 給予適當的輸液以維持電解質恆定。早期建立腸道營養，搭配靜脈營養的使用以提供成長所需的充足熱量。需注意的是，**妊娠週數大於34~35週的早產兒因吸吮與吞嚥動作的協調漸趨成熟，可以視情況採奶瓶餵食。然而妊娠週數小於32~33週的早產兒初期幾乎都需要依賴口／鼻胃管餵食**，妊娠週數達32週以上且臨床狀況穩定的早產兒，可以開始嘗試少量經口餵食的訓練。

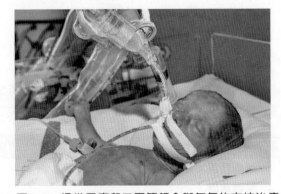

▶圖4-2　提供早產兒口胃管餵食與氧氣的支持治療

(五) 護理處置

○ 健康問題（一）：體溫調節失常，與體溫調節能力尚未成熟有關。

✦ 護理目標： 維持體溫於正常範圍內(36.4~37.2℃)。

✦ 護理措施

1. 每小時監測體溫的變化。
2. 身體適當保暖，**毛毯包裹及頭上戴帽子**，四肢穿戴手腳套，以預防體熱散失。
3. 正確使用輻射型加溫床 (warmer) 及保溫箱 (incubator)（圖 4-3）；以減少早產兒體表面積的暴露。保溫箱的使用注意事項：
   (1) 溫度設定為32~34℃，氧氣濃度維持在40%，**濕度維持在55~65%**，以提供高溫、高濕度環境。
   (2) **使用呼吸器加熱潮濕器，以維持氧氣的溫度。**
   (3) **採取集中式護理，執行醫療處置時避免離開保溫箱**，以減少環境溫度的改變。
4. **可執行袋鼠式護理**，穩定早產兒的體溫。
5. 接觸早產兒的床單、聽診器應先溫熱後再使用，而預使用的尿布亦可先放置於輻射型加溫床或保溫箱內溫熱。
6. 危急之早產兒出生後應立即放置在預熱的輻射型加溫床上面，且將溫度設定為自動調節，並於床上放置自動調節加溫毯以維持體溫穩定；也可考慮於床上放置加熱潮濕罩以維持濕度，及**床上方覆蓋透明膠膜以減少無感性水分散失與體熱散失**，並維持體溫穩定。

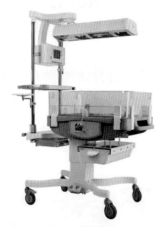
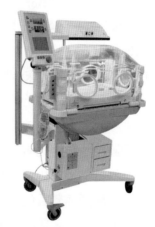

(a) 輻射型加溫床　　　　　　　(b) 保溫箱

▶ 圖4-3　維持恆定溫度的設備

○ 健康問題（二）：潛在危險性損傷，與腦室內出血有關。

✦ 護理目標： 預防顱內壓升高，避免腦室內出血。

✦ 護理措施

1. 每日測量生命徵象及頭圍的變化。
2. **採取集中照護，減少不必要的打擾。**
3. **抬高床頭 30 度**，並維持頭頸於正中位置，以促進腦部靜脈回流。
4. 提供燈光暗且安靜的環境，**避免聲光刺激。**
5. **避免提供高張藥物及溶液，以減低大腦血流量。**
6. 以寧握、撫觸、給予安撫奶嘴等方式安撫情緒，減緩不適。

⊃ **健康問題（三）：氣體交換障礙，與表面張力素不足、呼吸中樞系統及肌肉發育尚未成熟有關。**

✦ **護理目標：** 維持有效呼吸型態，且動脈血液氣體分析結果於正常範圍內。

✦ **護理措施**

1. 依醫囑或視需要 24 小時持續使用心電圖生理監測器，隨時有效監測呼吸型態，並觀察其嘴唇與四肢是否發紺，以及是否出現胸肋凹陷、呼吸喘鳴聲、鼻翼搧動等呼吸困難的情形。

2. 每小時監測及維持呼吸器正常功能，**並補充潮濕瓶的蒸餾水量，避免呼吸道黏膜乾燥。**

3. 定期追蹤動脈血液氣體分析 (arterial blood gas, ABG) 數值，**通常動脈血氧分壓 (PaO$_2$) 會維持在 50~80 mmHg、動脈血二氧化碳分壓 (PaCO$_2$) 則維持在 35~45 mmHg。**

4. 依醫囑給予定期胸部叩擊或支氣管擴張劑藥物使用。視需要以無菌技術抽痰，抽痰時間不超過 8~10 秒，**壓力維持 60~80 mmHg**，動作需輕柔，並密切注意早產兒的唇色、膚色及血氧濃度。

5. **若呼吸停止 20 秒，或呼吸停止不到 20 秒但伴有心跳減慢和膚色發黑現象，則可能出現呼吸暫停**，護理措施包括（林，2013）：

   (1) 維持呼吸道通暢：**頸部微仰，勿過度屈曲及伸展。**

   (2) 觸覺刺激：輕拍腳底，**以手掌輕揉背部。**

   (3) 餵奶當中若呼吸暫停，應立即停止餵奶，將其臉側向一邊，避免吐奶或嗆奶，再輕拍背部，等呼吸恢復、臉色紅潤後，再繼續餵奶。

   (4) 觀察呼吸暫停時間、頻率及伴隨症狀並記錄。

   (5) 依醫囑給予Methylxanthines類藥物，如Aminophylline、Theophylline和Caffeine，**使用Theophylline時，須觀察有無心搏過速、嘔吐及躁動不安等中毒的徵象。**

6. 採集中式護理，可於保溫箱前掛上「請勿打擾」的告示牌，避免頻繁接觸，增加耗氧量。

⊃ **健康問題（四）：營養不均衡：少於身體需要，與消化功能未發育成熟有關。**

✦ **護理目標：** 能攝取足夠的營養素，使生長曲線穩定。

✦ **護理措施**

1. 每日測量體重、每週測量頭圍及身長，並與妊娠週數及生長曲線做比較，以評估生長情形。

2. 計算早產兒每日的攝取熱量，**提供足夠之卡路里 100~120 Kcal/kg 及 2 g/kg 蛋白質**，並選擇適當營養方式。**若無吸吮及吞嚥反射的早產兒，以腸道外營養法提供熱量**，可考慮使用全靜脈營養 (total parenteral nutrition, TPN) 以增加熱量攝取。

3. 使用呼吸器的早產兒，可依醫囑由口胃管早期少量餵食，以刺激腸蠕動。

4. 經由口腔餵食的照護原則

   (1) 餵食過程中須觀察呼吸、膚色、是否有餵食困難情形，若出現呼吸暫停、嘴唇發紺、呼吸喘快等情形，應立即停止餵食並刺激呼吸。

   (2) 出現安靜清醒期，並有飢餓暗示行為，例如尋乳行為、吸吮動作即可開始準備餵食。

   (3) 出現壓力暗示行為，例如疲倦、嗆奶、呼吸暫停、發紺，需減緩或停止餵食。

5. 經由口胃管灌食的照護原則

   (1) 插口胃管時先以無菌蒸餾水潤滑。

   (2) 每次餵食前反抽口胃管，檢查胃內殘餘量，藉此做為觀察消化之方法。

   (3) 灌食時，早產兒頭部抬高15度。

   (4) 灌食後，採右側臥並頭部抬高約20~30度，以幫助消化並減少奶水反流而引起吸入性肺炎。

6. 若發現早產兒腹脹明顯，且於餵食後易有溢吐奶之情形，餵食加量之速度則須放慢。

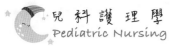
⊃ **健康問題（五）：潛在危險性感染，與免疫系統尚未成熟、侵入性治療措施有關。**

✦ **護理目標：**無感染情形發生。

✦ **護理措施**

1. 每 4 小時或必要時監測生命徵象，並依醫囑定期監測全血球計數以及觀察有無出現感染徵兆。
2. 教導家屬會客前後洗手、戴口罩，且依早產兒情況限制訪客。
3. 執行侵入性處置時，須保持無菌技術。
4. 依醫囑盡早拔除不必要的管路，如：氣管內管、口胃管、導尿管等。

⊃ **健康問題（六）：混亂性嬰兒行為，與環境刺激過度及生理不成熟有關。**

✦ **護理目標：**早產兒可出現統整化行為，如生命徵象穩定、四肢無亂揮動、無躁動等行為。

✦ **護理措施**

1. **減少不當的刺激**
   (1) 接觸前，護理人員確認自己的手及用具是溫暖的，再以輕柔動作接觸。接觸時，避免突然的改變動作，以減少驚嚇（戴、王、邱，2013）。
   (2) 光線的控制：**採溫和燈光，並注意日夜光線變化**，燈光能隨著日夜變化來調整（圖4-4），避免光線直接照射在早產兒眼睛。
   (3) 減少噪音刺激：醫療人員間以輕柔聲音交談，監視器音量調至最低，減少周邊不必要的吵雜聲。
   (4) **盡可能採取集中式護理**，以免多次打擾。
2. 提供舒適及正確的擺位（何、盧、張，2012）
   (1) **休息時，可肩膀朝前，雙手屈曲朝向身體中線並靠近嘴巴；屈曲髖部及膝蓋，預留四肢活動的空間。**
   (2) 可在保溫箱內使用包巾築巢，並將早產兒的四肢屈曲於內，讓四肢及背後給予軟毛巾支托，以提供類似子宮般的安全感（圖4-5）。
3. 寧握護理：使早產兒身體屈曲向身體中心靠攏，使其形成像子宮內屈曲的姿勢，藉此改善肌肉張力，也能增加早產兒的安全感與生理穩定性。
4. 袋鼠護理：以類似袋鼠照顧幼兒的方式，採皮膚接觸皮膚的方式來照護早產兒。
5. 清醒時可於保溫箱內播放輕柔音樂，一天 2 次，每次時間 10 分鐘（戴、王、邱，2013）。

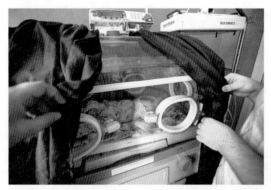

▶ 圖4-4　維持日夜光線變化，可於保溫箱上覆蓋布單

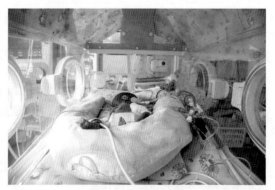

▶ 圖4-5　保溫箱內使用包巾築巢，提供類似子宮般的安全感

⊃ 健康問題（七）：潛在危險性嬰兒－父母親依附關係障礙，與住院必須和父母長期分離有關。

✦ **護理目標**

1. 父母能分享親職角色改變的感受。

2. 父母能呈現與早產兒的依附行為，如輕柔的撫摸、擁抱及眼對眼的接觸。

3. 早產兒在出院前，父母能獨立完成照顧活動，並執行正確的照顧技巧。

✦ **護理措施**

1. 主動傾聽父母表達對早產兒擔心的事項並予正向支持，建立其信心。提供有關早產兒照護的刊物（如早產兒基金會的手冊），加強衛教並獲得有效的支持系統（戴、王、邱，2013）。

2. 鼓勵父母撫摸以及安撫早產兒，協助父母做袋鼠式護理，增加親子間的接觸機會（圖4-6）。

3. 安排父母學習早產兒的照顧技巧，有計畫的提供育嬰知識及照顧技巧，包括餵奶、沐浴、換尿布、家中環境的準備及觀察技巧等。

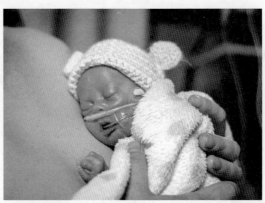

▶圖4-6　袋鼠護理（父母親採皮膚接觸皮膚方式照護早產兒）

二、過熟兒(postterm / postmature infants)

　　過熟兒的定義為妊娠週數超過42週（294天）才出生的新生兒。過熟兒的發生率會隨著當地產科技術的影響而有很大的差別。造成過熟兒的危險因子包括：初產婦、曾經生過過熟兒的孕婦、母親肥胖、男胎、無腦兒、小頭畸形、三染色體16與18。過熟兒和母親的年紀與種族並沒有相關性。

(一) 病因

　　一部分的過熟兒其實是錯估了預產期，而真正造成過期生產的原因目前仍不明確。

(二) 臨床表徵

　　過熟的嬰兒生下來時常有體重下降的表現，但頭圍及身長是正常的。皮膚呈現乾裂、鬆垮、有皺紋（**整個腳底有皺摺**）、脫皮且缺少皮下組織，**大部分沒有胎毛**；指甲較長，眼睛常常是睜開且警醒的；羊水常有胎便染色，嬰兒的皮膚、指甲、臍帶也常有胎便沾染的痕跡。

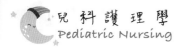

(三) 診斷檢查

1. 產前檢查：首先應該先確定母親正確的孕齡，如果已超過預產期，產檢醫師應該小心評估母親子宮頸的狀態，以及胎兒的各項指標，如果胎兒有不穩定的情況（如胎心音下降），應安排生產。
2. 產程中：應密切監測胎心音，並做好所有胎兒窘迫及胎兒吸入胎便的應變準備。
3. 嬰兒出生後：應仔細檢查是否有任何先天異常、觀察是否有周產期窘迫的症狀、觀察呼吸狀況（尤其是胎便吸入症候群及持續性肺高壓的症狀）。必要時安排實驗室檢查，低血糖、低血鈣或紅血球過多症都經常發生。

✚ 護理小幫手

周產期窘迫(perinatal distress)

　　周產期窘迫是指產婦產程不順利、胎兒受到影響，表現可能為呼吸情況不穩、心跳下降、低肌張力且對刺激反應不佳、休克、酸血症等等。

(四) 醫療處置

　　若過熟兒有呼吸問題，應找尋病因並給予適當的氧氣或呼吸器支持。有周產期窘迫的病嬰，需觀察可能的神經學症狀、校正酸血症與體液補充。

　　胎兒過大時常見的產傷包括頭部產瘤、鎖骨骨折、臂神經叢損傷等，應予以評估，必要時會診骨科或整形外科進行進一步處置。若沒有其他問題，則應給予過熟兒適當的營養支持。

(五) 護理處置

➲ 健康問題：氣體交換障礙，與缺氧、吸入胎便有關。

✦ **護理目標**
1. 沒有氣體交換障礙問題出現。
2. 能維持適當換氣，無合併症出現。

✦ **護理措施：** 請參考本節後續介紹的「胎便吸入症候群」。

三、高膽紅素血症(hyperbilirubinemia)

　　新生兒高膽紅素血症或俗稱新生兒黃疸，是因體內過多的膽紅素堆積到皮膚而使得膚色變黃。一般而言，當血中總膽紅素值大於5~7 mg/dL就會使得鞏膜或皮膚呈現黃疸現象(jaundice)。新生兒黃疸的發生率會受到不同種族、餵食模式與遺傳因子等的影響而不同。

　　約有2/3的足月新生兒會在出生一週內出現黃疸的現象，正常的新生兒會在出生後第2~3天膚色開始變黃，平均在第4~5天達到高峰，而後在1~2週內黃疸逐漸消退，這就是所

謂生理性黃疸(physiological jaundice)出現的過程。超出生理性黃疸範疇的情況即稱為病理性黃疸(pathological jaundice)，過高的膽紅素會傷害腦細胞，造成核黃疸而留下神經學的後遺症。因此，當新生兒出現黃疸時需持續觀察，仔細評估原因並做出適當的處置，以避免造成不可逆的傷害。

(一) 病因及病理變化

發生新生兒高膽紅素血症的高危險群包含：早產兒（發生率可高達80%）、新生兒溶血性疾病、手足（兄姐）曾因黃疸接受照光治療、全母乳親餵者、餵食不足合併體重下降、新生兒感染、紅血球過多症(polycythemia)、肝臟功能異常、先天性甲狀腺機能低下等。

- **膽紅素代謝機轉**

近八成的膽紅素是源自於紅血球血紅素破壞後的產物（血基質；heme），少部分則是來自於其他含血基質的複合物（如：肝游離血紅素或骨髓造血失敗），有關膽紅素代謝機轉請參考圖4-7。

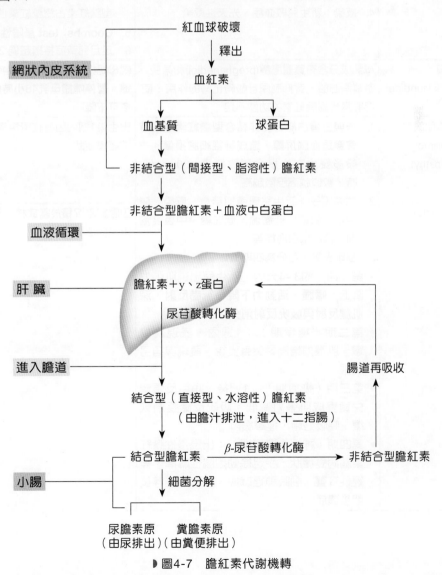

▶ 圖4-7　膽紅素代謝機轉

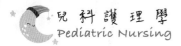

(二) 臨床分類及表徵（表4-1）

▶ 表4-1　高膽紅素血症的臨床分類及表徵

臨床分類	病因及病理變化	臨床特徵
生理性黃疸 (physiological jaundice)，屬於非結合型（間接型）高膽紅素血症	1. 新生兒紅血球數量較多且壽命較短，造成膽紅素來源增加 2. 經腸肝循環再吸收的非結合型膽紅素較多 3. 新生兒肝臟發育未成熟，尿苷酸轉化酶功能低下而無法有效的將非結合型膽紅素轉換為結合型膽紅素	1. **出生後第 2~3 天膚色開始出現明顯黃疸**，在第 5 天左右達到高峰，之後 1~2 週黃疸逐漸消退（足月兒黃疸持續時間小於 1 週，早產兒小於 2 週） 2. **血中總膽紅素值通常 <15 mg/dL**
病理性黃疸 (pathological jaundice)，屬於結合型（直接型）高膽紅素血症	1. 膽紅素製造過多：如溶血性疾病（Rh 因子不合、ABO 血型不合）、出血、紅血球過多症 2. 肝臟膽紅素結合酵素功能不足 3. 膽紅素排出障礙，膽汁鬱積：如新生兒肝炎、**膽道閉鎖** 4. 感染：新生兒敗血症、先天性感染	1. **出生 24 小時之內出現** 2. **血中總膽紅素值 >15 mg/dL** 3. 血中總膽紅素值上升速度 > 每小時 0.5 mg/dL 或是**每天增加 > 5 mg/dL** 4. **結合型膽紅素 > 2 mg/dL**，結合型膽紅素占總膽紅素值超過 20% 5. **Coombs' test 呈陽性反應** 6. 足月兒黃疸持續超過 2 週
母乳性黃疸 (breast milk jaundice)	母乳成分含有黃體脂醇(pregnanediol)和某些游離脂肪酸，會抑制尿苷酸轉化酶的作用，使得肝臟代謝膽紅素的功能不足	喝母奶持續2~4週後，黃疸仍未消退。暫停哺餵母乳48小時內膽紅素值多可下降
急性膽紅素腦病變(acute bilirubin encephalopathy)	1. 未與白蛋白結合的**非結合型膽紅素過高時會穿透血腦屏障，造成神經細胞損傷**。一般多發生在未接合型膽紅素 >20 mg/dL 時，數值越高風險越高 2. 危險因子：新生兒周產期窒息、感染、酸中毒、缺氧、低體溫、低血糖、中重度溶血、低白蛋白血症等 3. 臨床表徵，可分為四期： ● 第一期：約3~4天內，新生兒出現肌張力降低、**嗜睡、活動力下降、驚嚇反射、深肌腱反射與吸吮反射消失** ● 第二期（痙攣期）：1週內，表現為痙攣、肌張力增高、哭聲尖銳、發燒與角弓反張 ● 第三期（恢復期）：1週後，角弓反張消失轉變成肌張力減低。吸吮反應逐漸恢復，呼吸好轉，痙攣緩解 ● 第四期（神經後遺症期）：出現慢性膽紅素腦病變症狀，手足徐動型腦性麻痺、神經性耳聾、動眼神經麻痺、心智障礙等長期後遺症	出生後1週內因膽紅素毒素所造成的神經學症狀
核黃疸(kernicterus)		**因膽紅素沉積於基底核**、橋腦、小腦所引發之腦病變

(三) 診斷檢查

1. 相關病史詢問：黃疸出現時間、黃疸家族史、家族遺傳性疾病、父母血型、餵食方法、大便顏色、有無合併發燒、精神活動力，以及可能會加重黃疸的危險因子，如早產兒、低出生體重、缺氧缺血事件和生產方式等。

2. 理學檢查：觀察病嬰膚色與身體外觀，有無貧血或紅血球過多表現，是否出現頭血腫、腱膜下出血、紫斑或肝脾腫大等跡象。

3. 實驗室檢驗

    (1) 基本檢查包含全血球計數(CBC & DC)、網狀紅血球(reticulocyte count)，以及血中膽紅素數值，包括總膽紅素(total bilirubin)、直接膽紅素(direct bilirubin)。

    (2) 若懷疑溶血性疾病，可檢驗ABO/Rh血型、葡萄糖－六－磷酸脫氫酶檢查(G-6-PD quantitative)、庫氏試驗(Coombs' test)和血液抹片檢查。

    (3) 如有肝脾腫大，可檢驗肝功能以及排除先天性感染。

    (4) 若懷疑顱內出血、腹部內出血或膽道相關疾病，可以安排腦部與腹部超音波來進一步確認。

(四) 醫療處置

1. 飲食治療

    鼓勵早期餵食，可使膽紅素正常排泄，甚至補充輸液以改善脫水現象。

2. 照光治療

    以特定光譜範圍的藍光照射皮膚（波長425~475 nm最有效），可以改變脂溶性非結合型膽紅素的分子結構，使之轉變為對腦部沒有傷害的水溶性結構，而由腎臟經尿液排出體外(The National Institute for Health and Care Excellence, 2016)。

    根據美國兒科醫學會提出的建議，根據出生妊娠週數與危險因子不同，照光治療的標準將有所不同（圖4-8）(American Academy of Pediatrics, 2004)。照光治療的副作用少見，但仍可能出現腹瀉、皮疹、皮膚曬黑、燙傷、水分散失增加、體溫不穩定、傷害視網膜（故需戴眼罩），或是**青銅嬰兒症候群(bronze baby syndrome)**，即皮膚、尿液、糞便出現深色或灰褐色的變色現象。

3. 藥物治療

    (1) 白蛋白(albumin)：因高膽紅素血症需換血治療前的1~4小時，**若使用白蛋白輸注對於膽紅素的移除**以及減少換血治療的次數可能有幫助。

    (2) 靜脈注射免疫球蛋白(intravenous immunoglobulin, IVIG)：靜脈注射免疫球蛋白可以作為因免疫相關溶血性疾病所造成的黃疸之輔助治療，例如用在ABO血型不合或是Rh血型不合所致之黃疸。

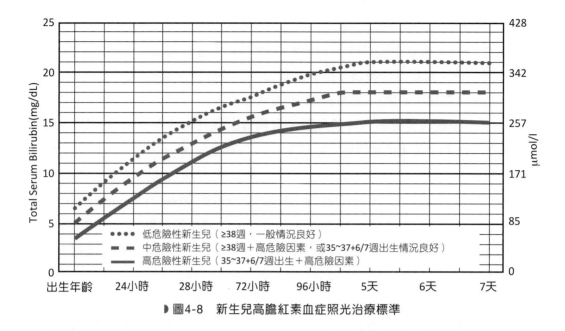

▶ 圖4-8　新生兒高膽紅素血症照光治療標準

(3) Clofibrate（屬降血脂藥物）、**Phenobarbital（巴比妥類藥物）可刺激肝臟產生尿苷酸轉化酶，促進膽紅素結合與排出。**

4. 換血治療

　　當血中的總膽紅素數值太高或是出現急性膽紅素腦病變的初期表現（如嗜睡、肌肉張力下降、餵食不良等）時，若照光治療後無顯著改善，則應進行換血治療。在執行換血治療的過程中應注意其相關的併發症，包含低血糖、電解質不平衡、輸血過敏反應、感染風險、血小板低下、心律不整甚至是心臟衰竭等。

(五) 護理處置

⊃ 健康問題：潛在危險性損傷，與體內過多的膽紅素有關。

✦ 護理目標：膽紅素值維持於正常範圍，無出現神經學的合併症出現。

✦ 護理措施
1. 依醫囑定期每日監測膽紅素值，若出現黃疸情形，則須開始照光治療。
2. 照光前護理
   (1) 將病嬰置於黃疸光療床，或於輻射型加溫床、保溫箱內使用黃疸治療燈。
   (2) 以生理食鹽水棉枝清潔病嬰眼睛後，**戴上不透光眼罩**（圖4-9），避免強光造成視網膜受損；眼罩應大小適中，不得覆蓋至鼻孔，以免阻塞呼吸道通暢。
   (3) 脫除所有衣服，**保留尿布，遮蔽生殖器。**
   (4) **照光前全身可以塗抹乳液，以減少皮膚乾燥、脫皮。**
3. 照光護理（雷，2016）
   (1) 照光時須確認**病嬰與黃疸燈的距離為50~75公分。**
   (2) **每2小時或視需要時更換姿勢**，使身體表面都可以暴露在光源下。
   (3) 照光治療後第1個小時，應測量體溫，維持病嬰體溫於適當的溫度，並依體溫變化調整輻射型加溫床或保溫箱溫度，直到正常後，每隔4小時需測量體溫一次。

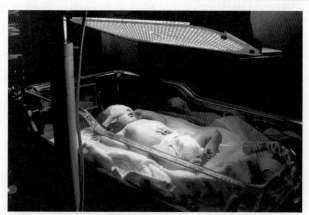

▶ 圖4-9　照光治療（戴不透光眼罩、脫除衣服但保留尿布）

(4) **易導致水分散失，常給予水分補充，約比平常多25%。**

(5) 皮膚維持清潔、觀察膚色變化：不可塗上油類護膚品，以免降低照光療法效果，同時油類會增加光熱的吸收，易使皮膚產生紅灼。

(6) 觀察大便排泄情形：因照光治療會破壞乳糖吸收導致解出綠色稀便，須注意臀部清潔護理，保持乾燥舒爽。

(7) 鼓勵黃疸期間仍需維持母奶哺餵，若膽紅素值高於**18 mg/dL**，則需請醫師評估是否暫停哺餵，待膽紅素值正常後再繼續哺餵。

(8) 觀察有無出現合併症，如：**體溫不穩定或脫水**、皮膚出現灰褐色、**解綠色稀便**，或是因膽紅素進入**腸道後刺激腸液分泌，促使排便次數增加。**

4. 停止照光治療後，應注意體溫變化，隨體溫變化調整輻射型加溫床或保溫箱溫度。

四、溶血性疾病(hemolytic disease)

　　新生兒溶血性疾病主要是因母體的IgG抗體通過胎盤進入胎兒體內，與胎兒的紅血球抗原相結合，誘發後續免疫反應而造成胎兒紅血球被破壞，產生溶血反應。臨床上，溶血性疾病可能會使新生兒出現貧血與黃疸的現象。以下將針對造成新生兒溶血性的主要疾病，包含ABO血型不合以及Rh因子不合來做介紹。

● Rh因子不合(Rh incompatibility)

(一) 病理變化

　　Rh因子屬於隱性遺傳的方式，紅血球細胞中的Rh抗原是由三對的對偶基因(C、D、E)所組成，其中針對D-抗原所產生的激敏反應(sensitization)是造成Rh因子不合溶血症的主因。

　　Rh因子不合所致的溶血性疾病是發生在當母親為Rh陰性，而胎兒卻是Rh陽性的狀況下。Rh陰性的母親其紅血球表面不含D-抗原，也沒有對抗D-抗原的抗體，然而在懷孕的過程中，若有少量Rh陽性的胎兒血進入母體中就可能會誘發激敏反應，產生抗D-抗原的抗體。

在正常懷孕的過程中，母親和胎兒的血液並未相通而不會發生激敏反應，然而在懷孕晚期到生產時，胎兒血液有機會進入母體產生激敏反應而開始產生抗體。當第二次懷孕時，母體因激敏反應所生成的抗體就可能在懷孕的過程中通過胎盤產生抗原抗體作用，造成胎兒或新生兒溶血的問題，而之後的每一次懷孕都可能會面臨相同的威脅（圖4-10）。

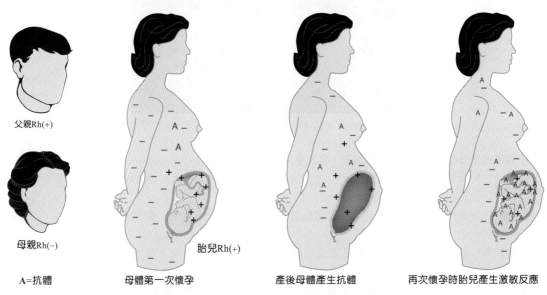

父親Rh(+)

母親Rh(−)

A=抗體

母體第一次懷孕　胎兒Rh(+)

產後母體產生抗體

再次懷孕時胎兒產生激敏反應

▶ 圖4-10　胎兒Rh因子不合產生激敏反應過程

(二) 臨床表徵

因引發溶血而導致胎兒貧血及膽紅素過高。胎兒溶血的嚴重性可輕可重，嚴重時甚至會造成胎兒水腫(hydrops fetalis)，當胎兒出現嚴重溶血合併貧血現象時稱為胎兒紅血球母細胞增多症(erythroblastosis fetalis)。而當發生胎兒水腫時，臨床的表現可能出現嚴重貧血、心臟衰竭、肝脾腫大，甚至產生肋膜積液、腹水與全身性水腫。這些問題都伴隨著相當高的胎兒或新生兒死亡率。

◖ ABO血型不合(ABO incompatibility)

ABO血型不合較Rh因子不合常見，然而臨床症狀卻不如Rh因子不合嚴重，對於胎兒及母親多半不會造成太大的影響，主要影響在於造成新生兒的溶血性疾病。

(一) 病理變化

ABO血型不合大多發生在當O型血液的母親，生下A型或B型的新生兒，最常見的情況是O型的母親和A型新生兒，其次為O型母親和B型新生兒，極少數的情形是發生在A型的母親所生下的B型新生兒或是B型的母親所生下的A型新生兒。

　　然而，因為O型的紅血球上並沒有A或B抗體，因此當胎兒為O型時，無論母親的血型為何，均不會發生ABO血型不合的現象。此外，與Rh因子不合較不同的特點在於**ABO血型不合一般影響到第一胎的寶寶，然而Rh因子不合通常發生在第二胎以後的新生兒**。

(二) 臨床表徵

　　ABO血型不合的胎兒併發症較Rh因子不合少見。然而，新生兒發生此溶血症可能表現出貧血、黃疸合併高膽紅素血症、血小板低下、凝血功能異常等現象。就長期預後而言，這些孩子將來也會有較高的機會發生**聽力損傷、發展遲緩**甚至是腦性麻痺等神經學上的後遺症。

⊃ 溶血性疾病的診斷檢查

1. 針對母體的檢驗：著重於母親血型（ABO血型和Rh血型）以及紅血球自體抗體（特別是D-抗原）的檢測。藉此評估發生胎兒或新生兒溶血性疾病的風險。

2. 針對胎兒的檢查：透過羊膜穿刺採樣可知胎兒的Rh血型，以評估發生Rh因子不合的可能性。此外，藉由產前超音波偵測胎兒中大腦動脈的血流變化，也可以用來評估胎兒發生溶血後的貧血嚴重度。

3. 針對新生兒的檢查：新生兒發生溶血性疾病的急性表現主要為貧血與早發性黃疸，針對出現早發性黃疸（出生24小時內出現）的新生兒，應做母子血型的檢測以評估血型不合所致溶血的可能性，而直接性庫氏試驗(direct Coombs' test)則可以偵測新生兒體內紅血球表面是否有抗體附著。此外，透過全血球計數(complete blood cell count, CBC)以及網狀紅血球計數(reticulocyte count)，可用以評估貧血的嚴重度與偵測溶血反應的發生。

⊃ 溶血性疾病的醫療處置

　　針對發生Rh因子不合的部分，若母親尚未發生Rh因子激敏反應，則母親可於產後48~72小時內注射Rh_0免疫球蛋白(Rh_0IgG, Rh_0GAM)，以防止母體產生激敏反應而誘發D抗體的產生，預防下次懷孕時胎兒出現溶血反應（圖4-11）。若是針對母親已產生D抗體的高風險胎兒可應於產前給予免疫球蛋白。另外，如胎兒已出現相當嚴重的溶血現象，甚至需要進行子宮內輸血以挽救胎兒的生命。

　　ABO血型不合所誘發的溶血反應主要是影響新生兒出現貧血與高膽紅素血症，**透過紅血球的輸注大多可改善貧血現象**，而少部分的新生兒，特別是受Rh因子不合影響的新生兒，可能需要促紅血球生成素(erythropoietin)來改善長期的貧血現象。針對高膽紅素血症的處置，照光治療仍是第一線的做法，對於照光療法反應不佳者可以考慮加上免疫球蛋白的使用，若是膽紅素數值過高合併危險因子的新生兒，則應審慎評估採取換血治療適應症與副作用。

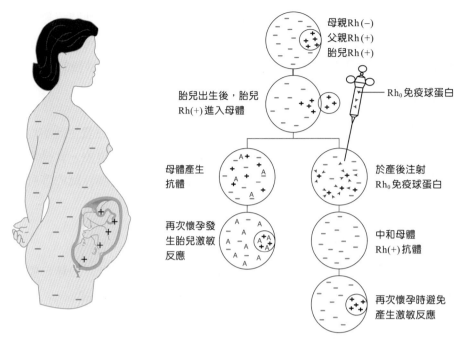

母親Rh(−)
父親Rh(+)
胎兒Rh(+)

胎兒出生後，胎兒
Rh(+)進入母體

Rh₀免疫球蛋白

母體產生
抗體

於產後注射
Rh₀免疫球蛋白

再次懷孕發
生胎兒激敏
反應

中和母體
Rh(+)抗體

再次懷孕時避免
產生激敏反應

▶ 圖4-11　Rh因子不合的治療

◯ 溶血性疾病的護理處置

◯ 健康問題：潛在危險性損傷，與溶血造成紅血球破裂有關。

✦ **護理目標**
1. 沒有病理性黃疸症狀出現。
2. 沒有換血治療的合併症出現。

✦ **護理措施**
1. 定期監測膽紅素值。
2. 隨時監測有無出現病理性黃疸症狀。
3. 換血前護理
   (1) 至少禁食4小時。
   (2) 依醫囑備血：
   A. 備血量為病嬰全身血量的2倍（正常足月新生兒全身血量：70~90 mL/kg，早產兒全身血量：85~110 mL/kg）(The National Institute for Health and Care Excellence, 2016)。
   B. 血品以血庫內製造日期三天內為限，以免血液庫存越久，血漿中鉀離子含量越高。
   C. 換血之血品血型依照下列原則：
   (a) 若Rh因子不合者，使用Rh陰性ABO血型與病嬰同型的血液。
   (b) 若ABO血型不合者，使用O型且Rh與病嬰同型的血液。
4. 換血時護理
   (1) 必須協助醫師於病嬰臍部放置臍動脈及臍靜脈導管，或是於股靜脈放置雙頭中心靜脈導管，以方便換血時的血液進出。
   (2) 換血每一次輸入時間約3分鐘，輸出約2分鐘，太快易導致心輸出量突減，造成休克，而太慢則靜脈導管容易血液凝固而阻塞。**換血時間依所換次數而定，至少需1.5小時。**
   (3) 每循環三次，就要輕輕混合血袋中的血，以防血球沉澱且避免靠近熱源，破壞血球造成溶血。

(4) 每換100 mL的血液，則須注射1 mL的10%葡萄糖鈣(Calcium Gluconate)，以預防血袋內的抗凝劑（枸櫞酸）與新生兒的血鈣結合，造成低血鈣症(The National Institute for Health and Care Excellence, 2016)。

(5) 將每次輸出入時間與量、心跳次數、呼吸狀況、血壓變化、加入之藥物及量、統計總輸出入量及換血過程之病嬰反應，記錄於護理記錄。

5. 換血後護理

(1) 應注意導管是否有滲漏、滑脫、臍部周圍之變化、下肢血循，如有異常應隨時報告醫師處理。

(2) 剛換完血後，沉積在組織的膽紅素迅速滲移到血中，使得血清膽紅素反彈上升，**故換血後仍須持續加強照光**，並提供足夠水分攝取量。

(3) 仍須定期檢測膽紅素值，再決定是否仍有再次換血之必要性。

(4) 於膽紅素值持續下降且趨於穩定時，才能考慮是否開始餵食。

五、呼吸窘迫症候群(respiratory distress syndrome, RDS)

呼吸窘迫症候群一詞特指因缺乏表面張力素(surfactant)造成的呼吸窘迫。呼吸窘迫症候群的發生率在孕齡小於28週的早產兒約為60~80%，在孕齡32~36週的早產兒則為15~30%。

(一) 病因及病理變化

表面張力素是於妊娠22~24週經由肺部的第二型肺泡細胞(type II alveolar cell)製造，作用為降低肺泡表面的壓力、預防肺泡塌陷、減少呼吸做功。**早產是造成呼吸窘迫症候群最主要的原因**，因早產兒肺部的第二型肺泡細胞不成熟，**分泌表面張力素不足**，而使得肺泡擴張不全，導致呼吸困難，是造成早產兒主要死亡的原因。

其他造成表面張力素缺乏的原因包含：母親的妊娠糖尿病、胸腔結構異常（如先天性橫膈疝氣導致肺發育不全）、基因缺陷等。另外，周產期窒息及未進入產程的剖腹產，因缺乏產程中腎上腺素及類固醇的刺激，也會導致表面張力素的合成與釋放受到影響。

(二) 臨床表徵

呼吸窘迫症候群的臨床症狀通常在出生後很快發生，具體表現為呼吸加速、**胸凹、鼻翼搧動、吐氣咕嚕或呻吟聲**(grunting)以及發紺。這些臨床表現主要因肺泡塌陷、水腫所造成。

(三) 診斷檢查

1. **典型的胸部X光表現為肺擴張不全、毛玻璃樣的變化**、氣體支氣管影像甚至因肺泡塌陷、水腫整個肺部變白，心臟與肺部的邊界不清楚。

2. 動脈血液氣體分析可發現**pH<7.35、PaO$_2$<50 mmHg**，出現**低氧血症**(hypoxemia)、**高二氧化碳血症**(hypercapnia)、**呼吸性酸中毒**(respiratory acidosis)。

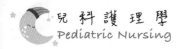

(四) 醫療處置

呼吸窘迫症候群的治療重點為盡量減少缺氧及酸血症的發生,適切的體液補充(一方面需避免低血容性休克產生,另一方面要避免過多的水分造成肺水腫),維持組織的基本代謝,避免肺泡持續塌陷,及盡量減少呼吸器及氧化物造成的肺部傷害。

1. 呼吸治療

在氧氣的給予方面,目前對於理想的血氧飽和度還沒有很明確的共識,一般普遍將目標血氧飽和度設在88~95%之間,過高的氧氣濃度可能會造成肺部傷害,以及引起早產兒視網膜病變。

在呼吸器的支持方面,最重要的是在出生後盡快給予**持續性呼吸道正壓輔助(continuous positive airway pressure, CPAP)**,早期的呼吸道正壓給予,**可以減少肺泡的塌陷、加速建立功能性肺餘容積**,增加之後表面張力素作用的效果,減少肺部傷害,並且能有效降低所需要的氧氣濃度。**使用CPAP後仍有呼吸窘迫的早產兒,需插入氣管內管使用呼吸器。**

2. 藥物治療

表面張力素的給予是最直接治療呼吸窘迫症候群的方法,給予表面張力素之後,病嬰的氧合情況會改善,且需要的呼吸輔助也會降低。**表面張力素(如Survanta®)一般經由氣管內管給予**,給藥時需短暫中斷呼吸器的使用,給藥過程中需特別注意病嬰是否有缺氧、心搏過緩、呼吸暫停等情況。給藥後病嬰的肺部順應性通常會很快改善,因此需特別注意呼吸器的調整,避免因肺部過度充氣造成低血壓或氣胸。

產前類固醇的使用是預防呼吸窘迫症候群發生最好的方法,所有24~34週孕齡的孕婦,如果有極高可能在接下來7天內早產,且沒有嚴重感染(如絨毛膜羊膜炎),都應該接受產前類固醇的注射。產前類固醇的使用能引發表面張力素的合成,並且加速新生兒肺部成熟,甚至對其他胎兒組織的成熟也有幫助。

(五) 護理處置

⊃ **健康問題:**氣體交換障礙,與缺乏表面張力素導致肺泡擴張不全有關。

✦ **護理目標:**氣體交換功能正常,並無呼吸治療的合併症出現。

✦ **護理措施**
1. 觀察呼吸狀態,有無出現胸肋凹、喘鳴聲,是否有呼吸窘迫徵象;並密切監測氧濃度變化:
   (1) 氧氣罩內之氧流量必須大於5 L/min,以免二氧化碳滯留。
   (2) 氧氣濃度維持<40%,以避免視網膜病變。
   (3) 可自行呼吸之呼吸窘迫症候群早產兒,給予持續性呼吸道正壓輔助(CPAP),維持4~7 cmH$_2$O水柱壓。

2. 監測動脈血液氣體分析：觀察換氣及灌流情形。最重要的指標是維持動脈血液中的 PaO$_2$ 在 50~80 mmHg，PaCO$_2$ 在 35~45 mmHg。

3. 評估呼吸型態及體溫，減少不必要的刺激，以降低氧的消耗。

4. 依醫囑給予表面張力素 Survanta® 後 1 小時須抽血監測動脈血液氣體分析；2 小時內避免抽痰，以免將 Survanta® 抽出。須平躺 4~6 小時，讓 Survanta® 能被肺葉均勻吸收。

六、胎便吸入症候群(meconium aspiration syndrome, MAS)

　　正常的新生兒通常在出生之後的24小時內解出胎便(meconium)，但是有些胎兒因為在子宮內受到壓力，例如急慢性的缺氧、酸血症、感染等，或是母親的子宮胎盤血流不好，例如母親有妊娠高血壓、慢性呼吸或心血管疾病、吸菸等，因而刺激胎兒迷走神經，導致腸胃道蠕動及肛門括約肌放鬆，提早在子宮內時先解出胎便，致胎兒吸入胎便或含胎便的羊水。因為較成熟的腸胃道才能蠕動提早解胎便，**胎便吸入症候群一般發生在接近足月或是過熟的嬰兒，早產兒比較少見**。

(一) 病因及病理變化

　　新生兒吸入胎便後會引起以下反應：

1. **黏稠的胎便本身可能阻塞呼吸道**，造成肺泡塌陷，或者部分阻塞的呼吸道，因為吐氣時阻力增加，造成氣體只進不出，**引起肺泡過度擴張**，甚至破裂造成氣胸或縱隔腔積氣。

2. 胎便會影響表面張力素的活性，也會抑制表面張力素的合成，**因此出生後會出現跟呼吸窘迫症候群**一樣因為表面張力素缺乏而引起的症狀。

3. 胎便裡的酵素、脂肪酸、膽鹽會刺激呼吸道和肺間質，導致細胞激素(cytokine)的釋放，引起發炎反應，也就是化學性肺炎(chemical pneumonitis)。

4. 吸入的胎便會引起肺血管收縮，並且使肺血管的管壁肥大變厚，引起肺高壓(pulmonary hypertension)。

　　以上四點都會造成新生兒的換氣／灌流不協調(ventilation-perfusion mismatch, V/Q mismatch)以及**缺氧**。

(二) 臨床表徵

1. **胎便吸入症候群的新生兒在外觀上常在指甲、臍帶或皮膚有胎便沾染的痕跡。羊水會染成淡黃色或褐色。**

2. **呼吸窘迫的症狀通常在出生之後很快就出現，除了表現呼吸加速、胸凹、吐氣呻吟聲以及發紺以外，也可能發生氣胸**，出現胸腔前後徑變寬的表現。

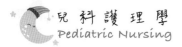

(三) 診斷檢查

1. 典型的胸部X光片會呈現不對稱的區塊性的浸潤，並且出現肺泡塌陷與過度充氣交雜的情形，嚴重時出現皮下氣腫、氣胸、縱隔腔積氣。

2. 動脈血液氣體分析則以低血氧為主要表現，**並呈現呼吸性酸中毒情形。**

(四) 醫療處置

1. 呼吸治療

如果新生兒出生之後哭聲宏亮且活動力良好，即使羊水中有胎便染色，也不需要常規執行口鼻的抽吸。但如果有心跳下降、呼吸窘迫、活力差、肌張力不足的情況，應執行口鼻的抽吸，並盡早給予正壓呼吸。如若呼吸狀況仍沒有改善，應考慮插管，**並執行氣管內胎便抽吸。**

初步穩定的新生兒應接受密切的觀察。在呼吸系統方面，應監測血氧飽和度，並密切追蹤動脈血液氣體分析，避免缺氧、高二氧化碳血症及酸血症的發生，因為缺氧、酸血症都可能進一步引起肺血管收縮導致肺高壓。如果無法維持良好的血氧飽和度，應提供持續性呼吸道正壓，或是考慮插管使用呼吸器輔助呼吸。

2. 藥物治療

(1) 除了呼吸治療之外，新生兒可能同時面臨低血壓及低心輸出的問題，應給予適當的強心升壓藥物。

(2) 因胎便會影響表面張力素的活性，因此由氣管內管給予表面張力素也是治療的選項之一。

(3) 胎便吸入的胸部X光片變化和細菌性肺炎難以區別，在確定診斷之前，**應考慮加上廣效性抗生素的使用。**

(五) 護理處置

> ➔ 健康問題：氣體交換障礙，與吸入胎便導致換氣／灌流不協調及缺氧有關。
>
> ✦ **護理目標**：病嬰能維持適當換氣，無缺氧情形出現。
>
> ✦ **護理措施**
>
> 1. 隨時監測病嬰的生命徵象變化。
> 2. 密切觀察病嬰呼吸狀態，有無出現胸肋凹、喘鳴聲，是否有呼吸窘迫徵象，必要時須監測動脈血液氣體分析。
> 3. 依醫囑矯正酸中毒，補充體液，需要時給予氧氣使用。
> 4. 侵入性處置應盡量減少並集中，病嬰應盡量鎮靜，因為躁動及缺氧都會導致肺高壓惡化，必要時應依醫囑給予鎮靜藥物的輸注。為了減少刺激，口鼻及氣管內抽吸也應在有需要時才進行，而胸腔物理治療（拍痰）應該避免。
> 5. 定期追蹤胸部 X 光片，以瞭解肺部情形。

七、壞死性腸炎(necrotizing enterocolitis, NEC)

新生兒壞死性腸炎是常見且嚴重的早產兒併發症之一，在新生兒加護病房中的發生率約為1~5%。此疾病的病理變化為腸黏膜的壞死，甚至續發全身性的發炎反應抑或是敗血症，甚至是死亡，是早產兒相當大的健康威脅。隨著早產兒出生的妊娠週數越小、出生體重越輕，臨床的預後越差、死亡率越高。

(一) 病理變化

壞死性腸炎係指腸道的缺血壞死變化，受影響的部位可能出現腸壁積氣，進而發生腸穿孔與腹膜炎，甚至引發全身性的敗血症。**此病症最常侵犯的部位在迴腸末端與升結腸近端交界區域。**

大多數的新生兒壞死性腸炎是發生在開始腸道餵食之後，諸多研究亦顯示，此疾病的發生可能也和不適切的腸道營養有關。**將近九成的壞死性腸炎是發生在早產兒**，主因為早產兒腸道的不成熟，然而少部分足月的新生兒亦可能發生壞死性腸炎的現象，特別是發生在周產期窒息、先天性心臟病、唐氏症與先天性巨結腸症的高危險群。

(二) 臨床分類及表徵

新生兒壞死性腸炎多發生在出生後的第2~3週，而隨著妊娠週數越小其發病的時間點可能越晚出現。當新生兒發生壞死性腸炎時的初期臨床表現可能出現**活動力下降、體溫不穩定、呼吸窘迫、消化吸收差（胃餘量增加）、血便或糞便中有潛血反應、腹脹**等。

臨床上使用貝氏分級(Bell Staging Criteria)將新生兒壞死性腸炎分成三級（表4-2）。

▶ 表4-2　依貝氏分級(Bell Staging Criteria)來區分新生兒壞死性腸炎

分級	臨床表徵
第一級：疑似壞死性腸炎 (stage I: suspected NEC)	可能出現不典型的全身性症狀或是輕微的腹脹、血便
第二級：確診為壞死性腸炎 (stage II: proven NEC)	腸音消失、明顯腹脹壓痛、腹水、肚皮發紅，而X光片檢查出現腸壁積氣(pneumatosis intestinalis)或肝門靜脈積氣(portal vein gas)
第三級：嚴重壞死性腸炎 (stage III: advanced NEC)	可能出現腹膜炎、腸穿孔與全身性的休克現象

(三) 診斷檢查

1. 新生兒壞死性腸炎的早期診斷依靠的是臨床上的高度警覺性，由於壞死性腸炎的早期症狀可能是非特異性的全身症狀，因而時常會被誤診為新生兒敗血症或感染症等。

2. **透過X光片的檢查可以用來輔助診斷壞死性腸炎**，典型的表現為腸脹(ileus)合併**腸壁積氣**(pneumatosis intestinalis)，嚴重時可能出現腸穿孔導致腹腔積氣(pneumoperitoneum)。

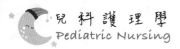
3. 血液檢查可能出現血球低下（特別是血小板低下）、凝血功能異常、代謝性酸中毒等表現。

4. 糞便檢查可用來偵測血便與可能的細菌感染。

(四) 醫療處置

壞死性腸炎的治療仰賴早期的診斷以預防疾病的進展與惡化。**對於已發生的腸道壞死，禁食**、胃管減壓、依症狀給予支持性治療以及提供適當的靜脈營養是很重要的。此外，依照貝氏分級(Bell Staging Criteria)給予不等程度與時間的抗生素治療，甚至針對第三級發生嚴重腹膜炎與腸穿孔的病嬰，需要考慮外科手術治療。

(五) 護理處置

⇨ 健康問題：潛在危險性損傷，與腸道的缺血壞死有關。

✦ **護理目標：**腸道恢復正常功能，且無合併症發生。

✦ **護理措施**
1. 持續測量生命徵象，**為防止腸道受損應避免量肛溫**。
2. 隨時監測有無壞死性腸炎之徵狀出現，餵食前須監測胃殘餘量，並持續觀察有無腹脹情形，定期監測腹圍之變化。
3. **鼓勵哺餵母乳，母乳中含抗體 IgA 可以保護新生兒腸壁，避免壞死性腸炎。**
4. 若懷疑出現壞死性腸炎徵兆時，則須依醫囑先禁食，並給予全腸道外營養。
5. 可予定期追蹤抽血檢驗，觀察有無出現相關合併症，如：敗血症。

八、新生兒敗血症(neonatal sepsis)

新生兒敗血症是指出生一個月以內的新生兒，臨床上出現生命徵象不穩定，且血液中培養出細菌。整體而言，新生兒敗血症的發生率在**早產兒比足月兒更加常見**，也對早產兒的健康構成更大的威脅。

(一) 病因及病理變化

依照感染出現的時間點可將之區分成早發型與晚發型敗血症，兩者在於疾病的傳染來源與常見菌種的種類上皆不盡相同。

1. 早發型敗血症

發生在出生72小時以內，其發生率約為1/1,000，致病菌種以B型鏈球菌(Group B *streptococcus*)最常見，其次為大腸桿菌(*Escherichia coli*)。早發型敗血症的發生與母體周產期的感染較為相關，包含懷孕過程曾發生侵襲性的B型鏈球菌感染症(invasive streptococcal infection)、絨毛膜羊膜炎等。

2. 晚發型敗血症

發生在出生72小時以後但於28天內，感染與後天外在的環境與暴露較相關，包含住院中的感染，其致病菌種較多元，包含革蘭氏陽性菌種（如金黃色葡萄球菌、B型鏈球

菌），以及革蘭氏陰性菌（如**大腸桿菌**、克雷白氏菌及其他腸道菌種），甚至是黴菌感染均有可能發生。

(二) 臨床表徵

新生兒敗血症的表現常是非特異性的症狀，例如：**嗜睡**、活動力下降、異常的哭泣或躁動、**體溫不穩定（過高或過低）**、痙攣、嘔吐、餵食不良等；此外，亦可能出現**呼吸窘迫或暫停**、發紺、心跳過快或過緩，甚至是併發敗血性休克。

(三) 診斷檢查

1. 血液檢驗：白血球數目增加、**不成熟白血球與嗜中性球比例≧0.2** (immature/total polymorphonuclear leukocytes)，可能合併血小板低下。
2. 實驗室檢驗：前降鈣素(procalcitonin)或**C-反應蛋白(C-reactive protein, CRP)指數上升**。
3. 影像學檢查：胸部X光偵測是否有肺炎跡象。
4. 細菌培養檢查：包含血液、尿液、腦脊髓液、痰液等鏡檢與細菌培養，以確認菌種而作為使用抗生素的依據。

(四) 醫療處置

1. 支持性療法：症狀治療，並維持體液電解質平衡與生命徵象穩定。
2. 起初可先給予經驗性抗生素治療，而後依細菌培養報告與藥敏試驗來調整抗生素的使用。

(五) 護理處置

⊃ **健康問題（一）**：潛在危險性體溫不平衡，與感染細菌、體溫調節能力尚未成熟有關。

✦ **護理目標**：維持體溫於正常範圍內(36.4~37.2℃)。

✦ **護理措施**
1. 提供維持恆定溫度的環境
   (1) 每小時或必要時監測體溫及呼吸、脈搏，並觀察無體溫過高合併症，如：脫水、囟門凹陷。
   (2) 維持室溫在26~28℃，濕度60%。
   (3) 正確使用輻射型加溫床(warmer)及保溫箱(incubator)，以維持體溫穩定。
   (4) 依醫囑調整水分體液攝取計畫，維持水液製劑的給予。
2. 正確評估病嬰敗血症的早期徵象
   (1) 密切監測生命徵象變化。
   (2) 是否出現嗜睡、活動力下降、異常的哭泣或躁動、發紺、心跳過快或過緩等症狀。
3. 照護不同病嬰時，前後應加強消毒性洗手，避免交互感染。
4. 病嬰皮膚及臍帶護理很重要，避免在皮膚上留下傷口。

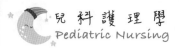
> ○ 健康問題（二）：營養不均衡：少於身體需要，感染期間嘔吐、餵食不良有關。
>
> ✦ **護理目標：** 能攝取足夠的營養素，使生長曲線穩定。
>
> ✦ **護理措施：** 請參考「早產兒」之護理措施。

九、嬰兒猝死症候群(sudden infant death syndrome, SIDS)

嬰兒猝死症候群通常發生在1個月到1歲的嬰兒。指的是經過完整的病理解剖，仍然找不到原因的嬰兒死亡。根據衛生福利部死因統計，嬰兒發生猝死症候群始終列為嬰兒死因前十大之列，**且發生高峰在1~2個月大時**（國民健康署，2020）。

(一) 病因

猝死症候群的發生，**以冬天較為常見**。目前原因仍不明，可能是嬰兒在睡夢中神經反應不佳所致。

(二) 預防措施

嬰兒猝死症候群是可以預防的，首先應該營造嬰兒良好的睡眠姿勢與環境。趴睡會增加嬰兒猝死症候群的風險，**因此所有嬰兒都應該仰睡**，側睡容易變成趴睡，因此也不建議。

嬰兒在1歲前應該和父母同房，**但要睡在自己的嬰兒床上**，不應該與父母或其他兄弟姊妹同床，床面應該稍微堅硬，除了大小適當的床單之外**不應該**有其他寢具或**柔軟的物體**，枕頭、棉被、安撫巾、絨毛玩具都會增加猝死的風險。睡覺時可使用沒有掛鏈的安撫奶嘴，**注意奶嘴不可懸掛在嬰兒頸部或衣物上**。

另外，應該避免嬰兒過熱，過熱也會增加猝死的風險，室溫過高、穿戴過多衣物及用衣物包覆頭部都應該避免，嬰兒至多只應該比成人多一層衣物。

懷孕時母親吸菸會增加嬰兒猝死症候群的風險，而出生後暴露於有菸的環境也會增加猝死風險。另外，哺餵母乳可以降低嬰兒猝死的風險。

(三) 護理處置

> ○ 健康問題：哀傷，與父母親喪子之痛有關。
>
> ✦ **護理目標：** 支持父母親度過哀傷期，鼓勵表達哀傷的情緒。
>
> ✦ **護理措施**
>
> 1. 護理人員應說明疾病相關訊息，引導並提供父母親表達的機會，解答疑惑，減少其自責感。
> 2. 提供陪伴，支持父母親渡過喪子的療癒歷程；並正視悲傷父母照護需求，嘗試運用悲傷輔導技巧協助家屬，提供更完善的照顧（張、詹，2012）。
> 3. 協助父母親參與支持性團體，相互扶持並分享經歷。

情境

模擬案例分析 CASE STUDY

⭐ 基本資料

姓名：<u>陳小妹</u>　性別：<u>女</u>　年齡：<u>出生第二天</u>

疾病診斷：<u>早產兒、呼吸窘迫症候群(Premature Infants with the Respiratory Distress</u>
<u>Syndrome)</u>

⭐ 病程簡介

陳小妹的母親懷孕次數3次，產次3次，此胎懷孕過程規則產檢，但於妊娠24週時因早期破水而入院安胎，因出現胎兒心跳過緩至80~100次／分之情形，故予緊急剖腹產娩出，出生週數為26週，出生體重830公克，阿帕嘉(Apgar score)分數為4分(1 mins)→5分(5 mins)，出生後因活力差且出現呼吸不規則、鼻翼搧動及發紺之情形，故於產房放置2.5#氣管內管後轉送至加護病房接受進一步的處置。

胸部X-ray顯示為呼吸窘迫症候群第三級，使用過一次Survanta®，目前使用呼吸器模式為間歇性強制換氣(intermittent mandatory ventilation, IMV)，次數(rate)為40下／分，吸入氧比例(fraction of inspiratory oxygen, FiO_2)為50%，予抽取血液動脈氣體分析則發現酸鹼值7.20，二氧化碳值50，氧氣分壓值45，碳酸氫根值18，鹼基超過量值-10。

⭐ 護理處置

健康問題（一）：體溫調節失常，與體溫調節能力尚未成熟有關。

護理評估	護理目標	護理措施	護理評值
1. 測量早產兒體溫高於37.5℃或低於36.5℃ 2. 容易造成氧氣消耗量及新陳代謝率增加 3. 易導致體內二氧化碳增加，血液中酸鹼不平衡	維持體溫於正常範圍內(36.4~37.2℃)	1. 每小時監測體溫的變化 2. 身體適當保暖，毛毯包裹及頭上戴帽子，四肢穿戴手腳套，以預防體熱散失 3. 正確使用輻射型加溫床及保溫箱；以減少早產兒體表面積的暴露。保溫箱的使用注意事項： 　(1) 溫度設定為32~34℃，氧氣濃度維持在40%，濕度維持在55~65%，以提供高溫、高濕度環境 　(2) 使用呼吸器加熱潮濕器，以維持氧氣的溫度 　(3) 採取集中式護理，執行醫療處置時避免離開保溫箱，以減少環境溫度的改變 4. 接觸的床單、聽診器應先溫熱後再使用，而預使用的尿布亦可先放置於輻射型加溫床或保溫箱內溫熱	定時測量早產兒體溫皆能維持於正常範圍內

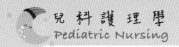

健康問題（二）：氣體交換障礙，與缺乏表面張力素導致肺泡擴張不全有關。

護理評估	護理目標	護理措施	護理評值
1. 觀察呼吸次數過快>60次／分，並且合併出現鼻翼搧動 2. X光診斷：有網狀顆粒型態，散開均勻，明顯可見空氣在支氣管，且擴散至肺周邊	沒有出現氣體交換障礙問題	1. 依醫囑給予24小時持續使用心電圖生理監測器，隨時有效監測生命徵象變化 2. 密切監測呼吸狀態及血氧濃度變化，觀察有無出現胸肋凹、喘鳴聲，觀察是否有呼吸窘迫徵象 3. 必要時須抽取動脈血液氣體，觀察換氣及灌流情形 4. 提供機械呼吸法，維持呼吸器功能正常，固定氣管內管以防移位，並隨時評估胸廓起伏是否良好及雙側呼吸音是否對稱 5. 持續監測呼吸速率、節律、深度及呼吸輔助肌使用情形，以調整呼吸器 6. 出生24小時內，依醫囑給予Survanta®，於氣管內管緩慢注入並配合甦醒球輔助呼吸，協助姿勢擺位	觀察呼吸型態平穩，抽取動脈血液氣體結果皆正常，並無出現氣體交換障礙問題

新生兒黃疸照護之實證應用

李慈音

🏥 臨床案例描述 (Clinical Scenario)

黃小弟是足月兒，3天前採自然產方式經真空吸引協助下出生，頭部有明顯的血腫，黃小弟的母親採母嬰同室並學習哺餵母乳，今日黃小弟與母親出院一起返家。護理師執行出院前衛教時，母親對黃小弟外觀有出現黃疸感到擔憂，詢問護理師：「純哺餵母乳會不會造成黃小弟黃疸更嚴重？要怎麼預防黃疸及提供照護呢？」

🏥 臨床問題 (Question)

足月兒通常出生數日後由於體內膽紅素值增加，膚色開始泛黃稱為生理性黃疸，通常1週內達到高峰再逐漸下降，恢復正常。而新生兒的膽紅素值也會因為接受純母乳哺餵升高，早期是由於新生兒攝取量不足、體重下降太多，後期母乳量充足後，母乳中的物質延緩代謝造成未結合膽紅素值升高，但會緩慢下降，如果未下降，就需確認是否有其他的病理問題(Kemper et al., 2022)。

由於膽紅素值若持續上升，過高會有產生神經毒性（核黃疸）的風險。因此協助所有新生兒獲得理想的照護，預防核黃疸的發生非常重要。而針對足月新生兒生理性黃疸及母乳性黃疸的預防及處置的最佳證據是什麼。

🏥 最佳臨床照護建議 (Best Practice Recommendations)

1. 根據美國兒科醫學會2022年(Kemper et al., 2022)針對妊娠週數35週以上，新生兒高膽紅素血症的臨床指引建議：(Grade A)

   (1) 臨床人員應支持所有母親進行母乳哺餵，並在出生後第1個小時內進行母乳哺餵，並按新生兒的需求哺餵（24小時內至少8次）。哺乳充足的跡象包括適當的排泄量、體重增減正常，以及親餵時隨著母乳產量增加可聽到吞嚥聲等。攝取充足母乳的嬰兒不應常規補充嬰兒配方奶粉。

   (2) 對新生兒於出生後至少每12小時進行一次黃疸目視評估，直至出院；在出院前應測量膽紅素。

   (3) 不應提供水分或葡萄糖水用來預防高膽紅素血症或用來降低膽紅素；如果決定暫時以捐贈母乳或嬰兒配方奶粉補充，需先與新生兒的父母討論利弊。

   (4) 若哺餵母乳的嬰兒於出生3~4週或吃配方奶嬰兒出生2週時仍有黃疸，應測量總膽紅素和直接膽紅素濃度，以確定是否有病理性膽汁鬱積。

(5) 若是新生兒非病理性的膽紅素偏高，須接受照光治療使膽紅素易於排出體外。照光治療的效果取決於照光的強度和嬰兒暴露於照光治療的體表面積。

(6) 臨床醫療人員會根據新生兒妊娠週數及出生天數、膽紅素檢驗值、及神經毒性的存在風險來調整照光治療的強度。

(7) 隨著照光治療閾值的提高，適當遵循現行指引，包括出生住院期間的膽紅素篩檢和及時的出院後追蹤非常重要。

(8) 不建議居家直接日曬，因為有曬傷的風險及環境安全之顧慮。

2. 臨床上光纖機(fiberoptic phototherapy)可用於有生理性黃疸的足月兒的照光治療(Sivapuram, 2022)。(Grade A)

依照實證建議的護理措施 (Nursing Interventions)

1. 執行新生兒身體評估，如評估皮膚黏膜及頭部血腫的變化，提供哺餵母乳的支持，並監測膽紅素值。

2. 向父母解釋黃疸的原因，告知頭血腫、生理性及母乳性黃疸通常會自行消失。

3. 必要時依醫囑執行照光治療及護理，鼓勵母親持續哺餵或集乳，維持足量的餵食可增加膽紅素體外排出。

4. 若於住院期間進行照光治療，需依不同照光設備廠牌指引正確使用，以提供足夠的照光劑量及保護措施。

5. 出院前教導家屬返家後持續觀察頭血腫、皮膚黏膜及大便顏色（配合兒童健康手冊），評估是否有脫水、活力差或煩躁不安及攝食不佳的徵象，及須回診的時機。

相關文獻 (References)

Kemper A. R., Newman T. B., & Slaughter J. L., et al. (2022). Clinical practice guideline revision: Management of hyperbilirubinemia in the newborn infant 35 or more weeks of gestation. *Pediatrics, 150*(3), e2022058859. https://doi.org/10.1503/cmaj.150391

Sivapuram, M. S. (2022). Evidence summary. Neonatal jaundice: Phototherapy. *The JBI EBP Database*. JBI115565-2022.

課後複習 **EXERCISE**

解答
QR code
網址：ssur.cc/iwwStMh

一、選擇題

1. 有關早產兒安全的擺位，下列敘述何者不適當？(A)口胃管灌食後，維持頭部抬高45度約10分鐘　(B)休息時，可肩膀朝前，雙手屈曲朝向身體中線並靠近嘴巴　(C)平時，屈曲髖部及膝蓋，預留四肢活動的空間　(D)若出現呼吸暫停，可頸部微仰，勿過度屈曲與伸展。

2. 有關早產兒經口餵食的發展照護原則，下列敘述何者錯誤？(A)早產兒出現安靜清醒期，並出現飢餓暗示行為，例如尋乳行為、吸吮動作即可開始準備　(B)早產兒出現壓力暗示行為，例如疲倦、嗆奶、呼吸暫停、發紺，需減緩或停止餵食　(C)對於妊娠週數低及低體重的早產兒，餵食時間應延長至60分鐘以減少壓力　(D)觀察呼吸及膚色，調整奶瓶位置及流速，視情況暫停餵食並刺激呼吸。

3. 有關早產兒視網膜病變的高危險群與症狀，下列敘述何者不適當？(A)通常出現在出生體重在1,500公克以下　(B)長期使用呼吸器與高濃度氧氣暴露為危險因子　(C)第一、二期為輕度病變，會自行好轉，一般不需治療，少有視力障礙　(D)視網膜完全剝離，可經由鞏膜扣壓術、玻璃體內切除術獲得治癒。

4. 吳小弟血型為B型，因血型與O型的母親不合而造成溶血，下列敘述何者正確？(A)「ABO血型不合」的黃疸會比「Rh因子不合」者嚴重　(B)「ABO血型不合」通常發生在第二胎以後的新生兒　(C)有較高機會發生聽力損傷、發展遲緩等後遺症　(D)吳小弟需要換血，使用血品為B血型。

5. 有關早產兒腦室內出血，下列護理處置之敘述，何者最適當？(A)抬高床頭45度以減少顱內壓　(B)採取集中照護，減少不必要的打擾　(C)提供具聲光刺激的環境，以增加大腦血流　(D)提供高張藥物及溶液，以減低大腦血流量。

6. 小萱，出生兩天的早產兒，曾有幾次呼吸暫停的現象，現在小萱的呼吸暫停警鈴響了，下列護理措施何者正確？(A)以手掌輕揉背部　(B)抽吸小萱的口鼻　(C)提供高濃度氧氣　(D)直接讓小萱俯臥。

7. 鐘小弟，妊娠週數31週又5天出生，體重1,560公克，現出生後第三天開始由口餵食，下列何者不是他在進食過程中的壓力性行為線索(feeding stress cues)？(A)吸不到5分鐘就不吸奶，睡著了　(B)呼吸喘，且鼻翼煽動，心跳變慢　(C)嗆奶，咳嗽，膚色改變　(D)會因為呼吸而中止吞嚥。

8. 王小弟，妊娠週數28週又3天，出生體重1,090公克，有關王小弟的臨床表徵之敘述，下列何者錯誤？(A)反射較弱，缺乏尋乳反射、吸吮反射及踏步反射　(B)棕色脂肪較少，肝醣儲存較少，故體溫易隨環境改變　(C)吸吮和吞嚥功能已能協調，可以給予由口進食　(D)血管脆弱，腦部血流不穩及凝血功能不良，故易有腦室出血。

9. 有關早產兒的臨床表徵，下列何者正確？(A)陰囊皺摺多　(B)腳跟無法觸及耳朵　(C)手腕彎曲度（方形窗）呈90度　(D)手肘無法越過對側的鎖骨中線。

10. 早產兒出生後通常會接受呼吸治療，有關動脈血液氣體數值分析，下列何者屬於正常範圍？(A)PaO₂：70 mmHg，PaCO₂：70 mmHg　(B)PaO₂：70 mmHg，PaCO₂：40 mmHg　(C)PaO₂：40 mmHg，PaCO₂：70 mmHg　(D)PaO₂：40 mmHg，PaCO₂：40 mmHg。

二、名詞解釋

1. 高膽紅素血症(hyperbilirubinemia)

2. 核黃疸(kernicterus)

3. 溶血性疾病(hemolytic disease)

4. 呼吸窘迫症候群(respiratory distress syndrome, RDS)

5. 胎便吸入症候群(meconium aspiration syndrome, MAS)

6. 壞死性腸炎(necrotizing enterocolitis, NEC)

7. 新生兒敗血症(neonatal sepsis)

8. 嬰兒猝死症候群(sudden infant death syndrome, SIDS)

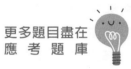
更多題目盡在
應考題庫

網址：ssur.cc/TWodr2d

參考文獻　REFERENCES

台灣早產兒基金會(2018)．早產兒醫療資訊。http://www.pbf.org.tw/html/c01.asp

何昭霆、盧瑛琪、張華蘋(2012)．提昇新生兒加護病房早產兒築巢擺位正確率之專案．志為護理，11(6)，87-96。

林明霞(2013)．早產兒異常徵象之評估與處理。http://www.pbf.org.tw/html/content.asp?NSID=3&MGVOL=85&ID=1289

國民健康署（2020，12月14日）．政府與產業合作一同守護寶貝安全。https://www.hpa.gov.tw/Pages/Detail.aspx?nodeid=4141&pid=13459

國民健康署（2022，10月18日）．110年出生通報統計年報。https://www.hpa.gov.tw/Pages/Detail.aspx?nodeid=649&pid=16186

張文珠、詹碧端(2012)．協助一位喪子父親渡過悲傷期之護理經驗．領導護理，13(3)，40-48。

陳月枝、黃靜微、林元淑、張綠怡、蔡綠蓉、林美華…魏琦芳等(2021)．實用兒科護理（九版）．華杏。

雷慈暉（2016，11月17日）．談新生兒黃疸。http://w3.tyh.com.tw/Clinical_ser/article/13/20161117_13_001.html

蔣立琦、吳佩玲、蔡綠蓉、黃靜微、邱淑如、毛新春…吳美玲等(2022)．兒科護理學（六版）．永大。

戴麗琴、王麗淑、邱寶琴(2013)．運用發展支持照護於一位呼吸窘迫症候群早產兒之護理經驗。http://ir.hwai.edu.tw:8080/handle/310996100Q/1528

羅高文(2023)．全方位護理應考e寶典—兒科護理學．新文京。

American Academy of Pediatrics (2022).*Clinical practice guideline revision: Management of hyperbilirubinemia in the newborn infant 35 or more weeks of gestation.* doi: 10.1542/peds.2022-058859

American Academy of Pediatrics (2004, July). *Management of hyperbilirubinemia in the newborn infant 35 or more weeks of gestation* (Vol.114, No.1). http://pediatrics.aappublications.org/content/114/1/297

Ballard, J. L., et al. (1991). New Ballard score, expanded to include extremely premature infants. *Journal Pediatr, 119*, 417.

Cloherty, J. P. (2011). *Manual of neonatal care.* Lippincott Williams and Wilkins.

Hockenberry, M. J., Rodgers, C. C., & Wilson, D. (2022). *Wong's essentials of pediatric nursing* (11th ed.). Mosby.

Gleason, M. D., Christine, A., Juul, M. D., & Sandra, E. (2011). *Avery's diseases of the newborn: expert consult* (9th ed.). Saunders.

Kim, J. H. (2018). *Neonatal necrotizing enterocolitis: Clinical features and diagnosis.* https://www.uptodate.com/contents/neonatal-necrotizing-enterocolitis-clinical-features-and-diagnosis

Kyle, T., & Carman, S. (2020). *Essentials of pediatric nursing* (4th ed.). Lippincott Williams & Wilkins.

Marilyn, J. H., & Wilson, D. (2014). *Wong's nursing care of infants and children* (10th ed.). Mosby.

Marcdante, K., Kliegman, R. M., & Schuh, A. (2022). *Nelson essentials of pediatrics* (9 th ed.). Elsevier.

National Health Service (2021). *Reduce the risk of sudden infant death syndrome (SIDS).* https://www.nhs.uk/conditions/baby/caring-for-a-newborn/reduce-the-risk-of-sudden-infant-death-syndrome/

Peate, I.& Evans, S. (2020). *Fundamentals of anatomy and physiology: For nursing and healthcare students* (3rd ed.). Wiley-Blackwell.

The Hospital for Sick Children (SickKids) (2017). *Hyperbilirubinemia clinical practice guideline.* https://www.sickkids.ca/clinical-practice-guidelines/clinical-practice-guidelines/export/CLINS363/Main%20Document.pdf

The National Institute for Health and Care Excellence (NICE) (2016). *Neonatal jaundice clinical guideline.* https://www.nice.org.uk/guidance/cg98/evidence/full-guideline-245411821

World Health Organization (2020). *Newborns: Improving survival and well-being.* https://www.who.int/news-room/fact-sheets/detail/newborns-reducing-mortality

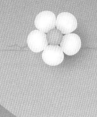

PEDIATRIC NURSING

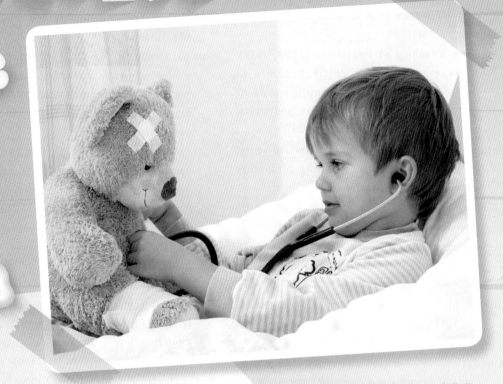

學習
目標

讀完本章後，您應能夠：

1. 瞭解每個發展年齡兒童所面臨的住院壓力。

2. 認識評估與處理兒童的疼痛問題。

3. 瞭解預防或減少兒童住院所帶來的分離焦慮之護理措施。

4. 瞭解父母與手足支持住院兒童的方式。

5. 學習將遊戲運用於兒童執行醫療與護理處置。

6. 學習針對兒童口服、注射、眼耳鼻滴入劑、塞劑的正確給予方式及注意事項。

7. 瞭解兒童住院之出入院與手術前後之護理重點。

住院兒童的護理

05
CHAPTER

羅高文・陳寶如

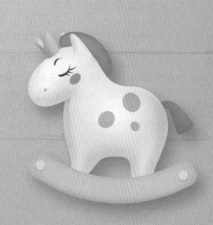

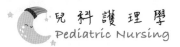

對生病的兒童或其家庭而言，「住院」都是一件極具壓力的經驗感受，不僅意味著兒童需要離開熟悉的人去適應陌生環境，也會影響其家屬情緒及照護兒童的能力，甚至影響護病關係。期望藉由本章內容的介紹，能夠提供護理人員安撫兒童於住院中所帶來的情緒並接受治療，亦能協助家屬獲得合適之照顧技巧，增進照護兒童的能力，並建立良好護病關係，進而提升兒科護理照護品質。

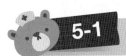 **5-1 住院及疾病對兒童的影響及護理**

一、兒童對疾病的概念

對兒童來說，生病與住院是生命中很重要的危機，因為代表著往常的健康狀況與生活型態有所變化，且兒童對解決壓力事件的處理能力有限，孩子對這些的危機反應會受到：年齡、疾病的嚴重度、過去生病的經驗、可利用的資源等因素的影響。

兒童對於疾病的定義，和成人的觀念有所差距，由於認知發展階段的不同，不同年齡的兒童對疾病的概念也有所不同，由具體、知覺性、生理的概念，到抽象、非知覺性、心理的概念，會呈現階段性的差異（表5-1），例如：當問到什麼叫做生病？年紀大的兒童會詳細說明疾病和症狀，年紀小的兒童只會提到模糊、不完整的感覺。

▶ 表5-1 兒童對疾病的概念

分期	疾病概念
嬰兒期 （0~1歲）	• 對疾病的影響較無知覺
幼兒期 （1~3歲）	• 開始瞭解疾病，但不包含導因 • **會認定與生病時間相近但與疾病不相關的外在現象，為其生病的原因**
學齡前期 （3~6歲）	• 認為疾病是因為自己不好的行為而受到處罰 • 對身體功能及器官的概念是模糊的 • 學齡前期開始瞭解細菌，但不知道如何傳播
學齡期 （6~12歲）	• 對疾病的導因有較真實的瞭解，知道生病會影響身體器官 • **認為不接觸生病的人就可以預防疾病** • 瞭解細菌是如何傳播
青春期 （12~18歲）	• **認為生病是因為器官功能不良或不具功能** • **瞭解心理反應和態度會影響健康與疾病** • 在意疾病對身體心像的影響

二、各年齡層兒童住院的反應及護理

　　住院對大多數的兒童而言是一種不愉快的經驗，隨著認知與心理社會階段的發展，每個年齡層的兒童會出現程度不等的分離焦慮、失去控制感、身體受到傷害與疼痛之住院壓力，特別是對幼兒期的兒童來說，由於受限於認知發展，住院當下只能用少數的詞彙來溝通，但溝通上的障礙往往造成幼兒壓力，以致於在住院期間出現許多不同於平常的行為反應，如出現打人、罵人等攻擊行為，或是暫時失去已學會的技巧，要求吃奶嘴、尿床或咬指甲等退化性行為(Hockenberry, Rodgers, & Wilson, 2022)。

　　護理人員在照顧住院兒童時，應依據兒童的身心發展特質提供有效的因應策略，著重於降低其焦慮、害怕，並盡量減少對生活常規的改變，將有助於紓解住院所面臨的各種壓力及讓兒童接受治療與護理。表5-2列舉出各年齡層兒童的住院壓力源、行為反應，以及該階段合宜的護理措施，做為護理人員臨床照護的參考（羅，2023）。

▶ 表5-2　住院兒童的壓力源、行為反應及護理措施

住院壓力源	行為反應	護理措施
一、嬰兒期（1歲以前），發展表現：信任對不信任		
1. **分離焦慮：最主要的壓力源是與父母分離** ● 原因：嬰兒大約6個月，開始呈現出強烈的依附關係，6個月至4歲大的兒童無法瞭解暫時性分離的意義	出現異常的哭泣、不明原因感到害怕、表情呆滯、害怕陌生人	1. 鼓勵父母陪伴並協助照顧 2. 給予一致性個別的持續性護理 3. 藉由身體觸摸，滿足其身體上的需要，建立信任感 4. 提供熟悉的物品，盡量按照家中生活常規進行活動 5. 予安靜的環境，以降低過度刺激
2. 失去控制感	**出現退化性行為**：如更黏父母、吸手指、過度躁動	接受退化性行為，提供遊戲來宣洩情緒
3. 身體受到傷害與疼痛	1. 出現**全身的反應** 2. 可見局部性的反應，不合作，表現出身體上的反抗、大哭、皺眉等 3. 至**3個月大後**，嬰兒開始將疼痛局部化，漸漸會把疼痛刺激源推開	1. 正確迅速的治療後安撫兒童 2. **運用玩具轉移注意力**
二、幼兒期（1~3歲），發展表現：自主對羞恥及懷疑		
1. **分離焦慮：此期最明顯**	1. **抗議期：持續性哭叫、說出來要找父母、罵人、身體攻擊行為；**黏著父母，試圖迫使父母留下 2. **失望期**：被動、小聲哭泣、對環境無興趣、沉默、退化性行為出現 3. **去依戀期**：忍受順從、表淺性的「適應」環境，不再哭鬧	1. 協助調適幼兒的分離焦慮：如將家中喜歡的玩具帶來、常陪伴、接受不開心行為 2. **不批評地接受其退化行為，並向父母解釋兒童的行為** 3. **鼓勵父母同住或留下安慰性的物件，如毛毯或玩具等** 4. 盡可能將重要的日常作息事件併入護理之中，如上床時間及沐浴的儀式

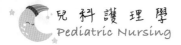
▶ 表5-2　住院兒童的壓力源、行為反應及護理措施（續）

住院壓力源	行為反應	護理措施
2. 失去控制感：包括身體活動受限制，日常作息、儀式及依賴的失去	1. **藉由退化性行為**，如吸手指、尿床等 2. 出現語言反抗及身體攻擊	1. **盡可能允許兒童有最大範圍的活動，並依其能力給予獨立及做選擇** 2. 盡量於護理上安排類似在家的常規，如入睡時間、沐浴習慣 3. 提供夜燈或手電筒
3. **身體受到傷害與疼痛**	1. **出現扭動身體及手腳、反抗、攻擊行為、發脾氣等** 2. 疼痛時會想要保護疼痛部位	1. **進行身體檢查時，應以身體接觸最少之檢查項目開始進行** 2. 當可能時，提供其選擇機會 3. 減輕疼痛：分散注意力，如吹泡泡；**運用想像力，如灑魔粉讓疼痛不見了**

三、學齡前期（3~6歲），發展表現：進取對罪惡感

1. **分離焦慮：能忍受暫時性的分離**	1. **抗議期較少攻擊，但會幻想是自己做錯事** 2. 失望期與去依戀期，與幼兒期相同	1. **提供遊戲與活動來鼓勵表達害怕的感覺** 2. 建立治療性的人際關係，先讓兒童認識給予治療的醫護人員
2. 失去控制感	1. 因不瞭解生病住院，而有錯誤的想法，如害怕穿白衣服的人、怕黑等 2. 出現退化、退縮、攻擊性行為，較依賴父母	1. 提供兒童情緒宣洩性的治療性遊戲，以鼓勵孩子說出害怕、澄清錯誤 2. 減少活動限制，讓兒童參與治療措施，提供其選擇機會，並請父母帶兒童喜愛的玩具，亦可表示父母親的愛心 3. 提供夜燈或手電筒
3. 身體受到傷害與疼痛：**身體完整性受損是最主要的壓力源**，如疼痛、截肢、閹割(castration)、害怕侵入性的治療措施、擔心身體裡的東西會流出來	1. **表現出身體和語言上的攻擊性、退化性行為、明顯的憤怒及挫折感，或採取逃避性行為** 2. **出現不敢動、身體很僵硬或哭叫情形，對平常的遊戲活動沒興趣** 3. 害怕在治療時控制不了情緒，會因哭泣而感到難為情 4. 能預期疼痛即將發生 5. 將疼痛視為一種錯誤行為的懲罰	1. 以治療性遊戲向兒童解說侵入性治療步驟，若解說手術過程避免使用「切除」、「切開」等字眼，並應給予發問的機會 2. **允許兒童表示出反抗與憤怒，並接受其退化行為，協助其轉移至適於他年齡的行為** 3. 拔除靜脈輸液導管時，應注意於**拔出的針孔上貼上膠布**，以減輕兒童身體完整性受損之恐懼

四、學齡期（6~12歲），發展表現：勤勉對自卑

1. **分離焦慮：壓力源是與父母及同伴的分離**	1. **通常看不到抗議、絕望或分離的行為階段** 2. 出現分離焦慮的表現，如**感到孤單、退縮、抑鬱、挫折、過度的睡眠或看電視** 3. 擔心功課跟不上，與同學疏離	1. **接受兒童的恐懼與憂慮，鼓勵討論其恐懼與憂慮** 2. **鼓勵父母、兄弟姐妹、同儕間的接觸探視與互動** 3. 長期住院應**繼續其學業**

▶ 表5-2　住院兒童的壓力源、行為反應及護理措施（續）

住院壓力源	行為反應	護理措施
2. 失去控制感：最主要的壓力源 ● 原因：學齡期兒童常會要求自己表現獨立自主的處事能力，因此住院時特別無法忍受各種使自己失去主控權的事件，如必須經歷檢查及治療帶來的疼痛	1. 對環境的敏感度增加 2. **試著表現勇敢不屈服**	1. 解釋所有的治療及過程，並提供再保證 2. **治療過程可讓兒童參與護理活動，給予選擇的機會**
3. **身體受到傷害與疼痛**	1. **嘗試著拖延或發牢騷** 2. **對疼痛通常會被動的接受**，當無法接受時，才會出現些許的反抗行為	1. **注重隱私權**，避免於同伴面前執行治療 2. **運用解剖圖片、玩偶或書解釋疾病或治療措施** 3. **運用疼痛評估工具，表達身體不適**
五、青春期（12~18歲），發展表現：自我認同對角色混淆		
1. **分離焦慮**	與同儕分離，表現出抑鬱、孤獨、沮喪	1. **以成人方式對待，尊重其看法** 2. **鼓勵繼續與同儕保持聯絡**
2. **失去控制感**	**因生病而需依賴他人**，不願承認自己需要協助，**會出現有排斥、不合作或退縮等反應**	1. 共同擬定護理計畫，減少依賴 2. 治療時注重隱私權
3. **身體受到傷害與疼痛：最主要壓力源為身體心像改變**	1. 可以克制疼痛、少有肢體動作 2. 害怕外貌與身體心像改變，感到極度不安，可能表現出退縮、拒絕、懷疑措施是否恰當，或過度自信、自誇，甚至自己凡事都懂且無所不能的態度，而無法配合治療	1. **協助面對身體心像不完整的威脅，及鼓勵說出感受** 2. 鼓勵繼續與同儕互動討論

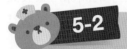

5-2 住院及疾病對家庭成員的衝擊及護理

　　兒童生病住院對大多數的家庭成員而言是一種強大的壓力事件，因為家庭是一個彼此相互依賴的系統，家中任何一位成員發生改變，皆會造成其他成員相應的改變。

一、兒童住院對父母的影響

　　對於兒童生病住院，一開始多數父母親常出現否認與不相信的情緒反應，甚至在診斷出疾病也可能會懷疑是否是醫生誤診。在瞭解疾病後，則內心開始感到憤怒、罪惡感或兩者皆有的心情，直接對孩子表示生氣，為什麼生病不及早告訴爸媽呢？同時也會自責自己沒有好好照顧孩子，當孩子必須住院，父母親覺得無法幫助孩子在生理與心理上承受的痛苦，導致罪惡感更為加重。

因兒童住院造成父母壓力源包括：(1)父母親角色的轉換，如一人必須和兒童留在醫院，另一人則必須留在家中照顧其他小孩或處理家務；(2)不瞭解兒童疾病；(3)接受治療時兒童哭鬧的行為反應；(4)對病房的環境不熟悉及週遭儀器的聲音；(5)醫療處置與醫病間溝通；(6)額外費用的支出等。另外研究亦指出當父母承受的壓力越大時，尤其是母親，容易發生頭痛、緊張、易怒與焦慮等壓力症候群，可能因此造成家庭失能(family dysfunction)，甚而導致兒童預後狀況不佳(Hockenberry, Rodgers, & Wilson, 2022)。

對父母親而言，在兒童住院的護理過程中需要面對兒童健康狀況的威脅，除擔憂疾病症狀與預後，對於不能使用之前的方式來照顧兒童，需轉而仰賴醫護人員，常因此感到害怕與無助感，尤其當兒童在住院後表現異於平常的行為反應所帶來的衝擊，這層層的負向觀感皆會使父母顯得非常焦慮（王，2017）。

二、兒童住院對手足的影響

當家中有住院兒童，其健康手足面臨生活改變的衝擊不亞於生病兒童及父母。父母親常因要照顧兒童而忽略其他子女，且在沒有告知與解釋兒童的疾病造成訊息不足的情況下，健康手足常因無法理解父母的行為，因而出現生氣的情緒或忌妒兒童獲得父母親較多的關愛，但也可能因過去曾與兒童有不愉快的事件發生（如打架），而感到罪惡感。

在兒童住院期間，隨著父母親行為或生活常規持續的改變，如常與父母親分離、因父母親無暇照顧而被要求更獨立，造成健康手足很大的壓力，因此產生焦慮與不安而出現一些行為上的問題，如在學校的表現變差，難以專心造成課業成績不好，或是出現身心上的反應，如腹痛、腹瀉、無食慾、神經緊張等情形。

三、對家庭成員的護理措施

近年來人性化的照顧逐漸受到重視，臨床上醫院除了照顧兒童的身、心、靈外，也重視兒童家庭成員全家的照顧。「以家庭為中心的照護」秉承了整體護理的概念，強調的是「尊重」、「支持」，醫護專業人員與兒童家庭成員互為「合作的夥伴」的關係，讓其能與護理人員一同全程參與兒童的照護工作，一方面協助兒童恢復健康，另一方面也協助其家庭渡過此歷程。

以下分別列出住院兒童家庭成員的護理措施：

1. 減輕焦慮，提供支持性需要

   (1) 建立和諧的正向互動，並運用關懷的態度**與家屬會談**，傾聽他們的擔心，**瞭解關注的事情，並鼓勵父母開放地表達其情緒反應，給予心理上的支持。**

   (2) **鼓勵父母或手足一起參與照護兒童及擬定照顧的計畫**，如記錄輸出入量、量體重、餵食等，漸進式地學習到照顧的基本技巧，讓家屬能感受擔負參與責任，亦可使兒童在出院後得到最妥善的照顧。

(3) 介紹其他具有相同疾病兒童的家屬，讓彼此互相認識，分享心情。必要時，評估家庭的需求，以轉介家庭服務機構或其他社區組織。

2. 當父母與護理人員在給予兒童的教導方式不一致時，**尊重父母處理的方式，採誠實及尊重的態度與父母溝通**。

3. **提供家屬有關兒童的疾病、住院反應及完整的治療程序等相關訊息**，並以家屬能聽懂的語言來說明。

4. 如果父母親與兒童一同留院，可協助兒童的手足建立生活常規，如鼓勵父母於固定時間打電話給在家的孩子，讓他們有機會分享每一天，並藉此接收兒童的最新訊息，提供一個感情的連結，協助降低忌妒與怨恨的情緒。

5. 如果合宜，**應盡量鼓勵兒童之手足來探病**，若兒童的行動或外觀不同於以往，護理人員可在手足探訪前先提供解釋，**可使用玩偶、繪畫**等方式**來幫助手足瞭解**。

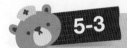
5-3　促進兒童及家庭成員對住院的因應技巧

　　護理人員應瞭解許多兒童仍尚年幼，還未學會說話或表達能力有限，而家屬會因著急孩子病況，對病情變化和治療過程頻頻關切，容易出現焦躁煩憂等情緒反應，此時如何與兒童和其家屬相處應對，溝通技巧自然就成為兒童醫療工作時必修的課題。

一、臨床常見的溝通技巧及應用

(一) 與兒童溝通的技巧

　　溝通的途徑一般可分為：(1)語言溝通：包括所說出的話及所寫出的字；(2)非語言溝通：指在未使用文字的情況下進行訊息的交換，包括手勢、身體的姿勢、臉部表情、眼睛接觸及距離等。在與兒童互動時，應注意兒童的語言及非語言溝通是否協調，仔細觀察兒童從非語言溝通中所欲表達的感受。

分期	溝通概念與技巧
嬰兒期	• 嬰兒可經由非語言的行為表達其需求與感覺，如滿足時會笑且發出咕咕的聲音 • 嬰兒對於非語言的溝通會回應
幼兒期	• 為完全自我中心的思考方式，不會顧慮別人或周圍的狀態 • 溝通時避免抽象，需具體、簡單講解，並重複解說
學齡期	• 已具思考能力，知道物體存在的理由、為何要使用它、如何運作、操作的目的與動機 • 溝通時簡單解說
青春期	• 當兒童發展至青春期時，會在兒童與成人的思考與行為之間搖擺不定。壓力增加時，會尋求兒童時期熟悉的方式以求安全感 • 注意傾聽並提供支持，勿中斷其談話，亦避免評論或不同意及驚訝的表情

與兒童的溝通互動技巧包含下列幾個原則（張，2017）：

1. 可以先與兒童建立關係，如使用兒童喜歡的玩具來吸引注意力，消除兒童的陌生感並獲得信任後，再進行溝通互動。

2. 與兒童溝通時，應先評估其年齡及對語言的理解能力，選擇兒童能懂的語言、用詞盡量生活化與具體化，並使用安慰解釋及鼓勵表揚性的語言，時時刻刻使兒童感到溫暖體貼，有人在關心他。

3. 與兒童互動或是說話時，應該注意自身的高度，盡量與兒童平行，可避免兒童產生壓迫感，也可觀察其表情反應。

4. 使用適當的方式來表達需求：部分兒童會以哭鬧方式來表達需求，此時可給予正確表達方式的示範和指導，如教導兒童利用點頭、搖頭或是口語表達「我要⋯⋯」。

5. 與兒童進行溝痛互動時，應給予充足的反應時間，再視其反應給予回饋。

6. 為避免讓兒童產生失望、不信任感，勿採用欺騙的方式，且**不可答應無法兌現的事**。

(二) 與父母溝通的技巧

護理人員與住院兒童父母建立良好的溝通模式，是照顧病童、提供以家庭為中心的照護之首要條件，茲將與父母的溝通技巧列舉如下：

1. 尊重：護理人員與雙親互動的過程中，態度上表現出禮貌，並支持與傾聽雙親說出其想法、經驗、意見。

2. 提供訊息：護理人員須告知並提供足夠的醫療相關訊息，並讓雙親參與醫療決策過程，一起融入在照護病童的團隊中，提供最好的照護。

3. 同理心與心理支持：護理人員可運用同理心，察覺雙親的需求，透過言語與非言語的方式提供心理與情緒支持，幫助雙親因應疾病所帶來的衝擊。

4. 認同父母的角色：護理人員需認同且尊重父母對病童的養育與照護的角色，以及對病童在生理與情感上的幫助，認同父母才是真正了解病童的人。

二、治療性遊戲的功能及應用

臨床上，醫護人員常著重於生理與疾病的治療，忽略兒童心理的感受，強迫治療容易導致其更加抗拒治療、產生危險與造成心理陰霾，因此必須以可理解的語言與住院兒童溝通，說明治療的重要性及目的，適時的給予鼓勵及獎勵，此時可運用治療性遊戲減輕其焦慮及增進治療配合度（邱、郭，2017）。

治療性遊戲(therapeutic play)是藉由遊戲的過程，**讓兒童宣洩情緒**，協助減輕害怕與不安，降低住院中產生的壓力，**並提供治療相關訊息**，以順利執行各項治療或護理活動（方、陳，2007）。同時透過遊戲的觀察，護理人員亦能**瞭解兒童的感受**，並藉此評估兒童對疾病的認知。

⊃ 治療性遊戲的種類

治療性遊戲依執行目的，可分為以下三種：

1. **情緒宣洩性遊戲**(emotional outlet play)：指可使兒童情緒發洩、抒解的遊戲，如：丟沙袋、蠟筆或水彩畫、說故事、堆積木，以及角色扮演(role play)，兒童藉由扮醫師、護士的遊戲，**說出、表達自己的感受**。

2. **指導性遊戲**(instructional play)：**指可使兒童學習到相關醫療知識及治療的遊戲**，包括：看有關醫療的**圖片或圖畫書**、予以使用醫院中安全的醫療器材、器官娃娃衛教等方式，可促使其接受治療，**矯正原有的錯誤觀念**。

3. **生理健康促進性遊戲**(physiological enhancing play)：指可使兒童本身參與健康促進計畫中的遊戲，**使治療活潑生動化，並藉以分散注意力**，包括：吹泡泡或氣球，利於肺部擴張，協助兒童接受胸腔物理治療。

⊃ 治療性遊戲應注意之原則與技巧

1. **建立信任關係**：為避免引起兒童的焦慮，在執行治療性遊戲前首先需建立信任的關係，使其能自在地表達內心的想法。

2. **配合兒童的發展階段，設計合適的遊戲**：在遊戲的選擇與計畫上，必須考量到兒童的發展階段、活動力、年齡與個人喜好，並將家屬納入遊戲計畫，必要時鼓勵出院後繼續協助執行。有關各年齡層治療性遊戲的技巧包括：

   (1) **幼兒期**：可以採取緩慢漸進性接觸的方式，家屬的陪伴將有助於降低對陌生人的焦慮，醫院中安全的醫療器材，如：繃帶、沒有針頭的注射筒、聽診器等也可以提供觸摸，皆可幫助於克服治療時的焦慮。

   (2) **學齡前期**：可以在身體描繪或使用器官娃娃，來協助兒童減少因身體受傷所帶來的恐懼，或是**使用布偶做媒介**，為布偶做治療，

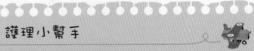

護理小幫手

兒童的遊戲階段發展

護理人員首先應瞭解兒童的遊戲階段發展，才可以設計出適合兒童的遊戲類型，各階段兒童遊戲的特點說明於下：

1. **嬰兒期——單獨性遊戲**：在遊戲活動中以自我為基礎，兒童會獨自玩玩具，而他們所玩的玩具與周邊其他兒童不同，無意與其他幼兒玩耍，也不想接納其他玩伴，**如玩填充玩偶、敲打音樂鋼琴**。

2. **幼兒期——平行性遊戲**：兒童與其他兒童一起玩，但卻是獨自玩耍，彼此間少有溝通，**如和玩伴互換玩具，但各玩各的，無合作行為**。

3. **學齡前期——聯合性遊戲**：會與周遭的玩伴談話及共同遊戲，但不具團體目標，彼此會相互借用遊戲物品，**如玩家家酒**，他切蛋糕給你吃，你倒茶給他喝之類的簡單互動遊戲。

4. **學齡期——合作性遊戲或競爭性遊戲**：有組織，以團體的方式與其他兒童一起玩，**如下棋、玩樸克牌**、騎馬打仗、捉迷藏等，具有遊戲規則的遊戲。

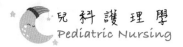

採取角色扮演及說故事等方式協助抒發兒童的感受與對治療的懼怕（圖5-1a），並**配合具體的說明、鼓勵兒童發問的方式**，進而促使其逐步接受治療（李、張、胡、石、陳、施，2018）。

(3) 學齡期：可以利用身體描繪、布偶與人形圖（圖5-1b），向兒童解釋疾病的導因與治療方式，然而身體器官的名詞應用，則適合較年長的兒童。

(4) 青少年：可以利用西洋棋遊戲、電視遊樂器等具計畫性的娛樂遊戲，來幫助其在住院期間滿足發展的需求，另外同儕的電話聯繫及探訪，或是與其他住院的青少年互動，將有助於維持正常感受與期望。

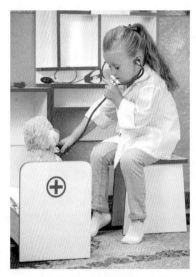
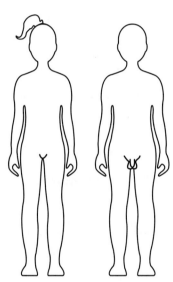

(a) 利用為布偶做治療，來抒解病童
　　對治療的恐懼及焦慮

(b) 利用具有性別的人形圖，鼓勵
　　病童畫出所想到的醫療問題

▶圖5-1　治療性遊戲

三、繪畫的功能及應用

　　兒童的言語、思維能力非常有限，很難經由語言將自己的內在想法準確地表達出來，而繪畫是兒童與生俱來的交流方式，他們可以透過繪畫來更清楚、開放地表達。護理人員可藉由自發性及引導性繪畫，瞭解兒童的內心感受及其情緒上的需要，藉此給予住院兒童人性化的照護，幫助其適應住院的過程。

　　以下將簡介各個發展階段的繪畫表現，讓臨床護理人員運用繪畫與兒童進行評估或治療時，能對其身心狀態與認知發展有更進一步的瞭解（穆、伊、張，2014）。

● 兒童繪畫發展

1. 塗鴉期：2~4歲，是視覺經驗和身體、手指肌肉動作協調的一種本能的表現，多為一些無意義的線條筆畫。

2. 前圖式期：4~7歲，這時期於表達能力和對事物的認知都進步很多，可用符號做圖式性的描繪，並說明所畫的意義。**因此4歲以上的兒童透可過繪畫的方式，瞭解或表達其對醫療措施的認識。**

3. 圖示期或定型期：7~9歲，是兒童繪畫的黃金期，能充分表現創造性，對事物的思考方式較有邏輯，具有平面及空間概念，喜歡作故事性圖畫。繪圖中會表現出在意的人、事、物及關係經驗，並可在色彩的填充過程，得以將情緒抒發。

4. 寫實期：9~11歲，在認知發展上已擺脫自我中心，而開始發展黨群關係。繪畫時，對事物的寫實表現上，注意到物體間的比例問題，也會將其意識到的環境現況客觀的描繪出來。

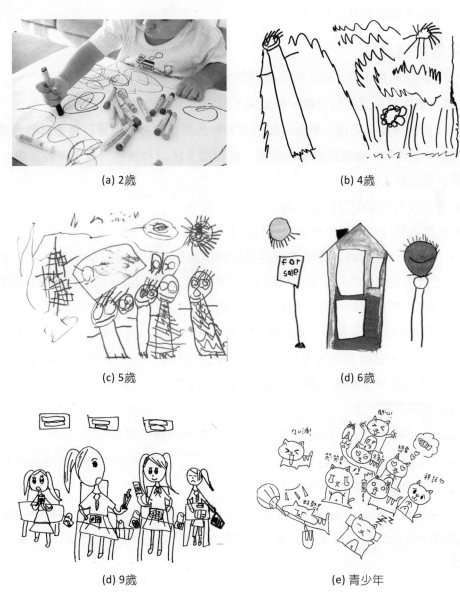

(a) 2歲

(b) 4歲

(c) 5歲

(d) 6歲

(d) 9歲

(e) 青少年

▶ 圖5-2　兒童繪畫發展

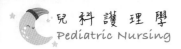

5. 擬寫實期：11~15歲，能運用較多的智慧來思考與處理問題，會以審慎的態度來觀察環境，以忠實於自然、再現自然為繪畫表現的原則。

6. 決定時期：15歲以後，開始注意審美，也開始會通過繪畫作品表達自己的想法。

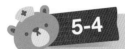 **5-4 兒童的疼痛評估及處置**

疼痛的評估及處理在兒科護理領域中是一門重要的課題。在兒童尤其是3歲以下或語言表達能力有限且出現哭鬧不安的幼兒，辨別有無疼痛及疼痛的嚴重程度必須仰賴於正確的疼痛評估，進而才能緩解其疼痛（鄭，2014）。

一、兒童的疼痛評估

兒童因年齡與認知功能不同，表達疼痛的方式不盡相同，例如：

1. **小於6個月新生兒能感受到疼痛，會大哭，並出現疼痛的臉部表情特徵。**

2. **6個月～2歲對疼痛有記憶，看到疼痛刺激源除大哭憤怒外，還會將疼痛刺激源推開。**

3. **2~7歲將疼痛視為一種錯誤行為的懲罰，會用語言抗議和肢體活動來表達疼痛，如手腳猛烈晃動無法靜下來。**

4. 7~11歲會出現討價還價等拖延行為。

5. **青少年因能自我控制，較少有言語或肢體上的抗議。**

護理人員在評估疼痛時，除了進行完整的病史詢問外，還需觀察兒童生理徵象或行為上的改變，並依據各類疼痛評估量表來瞭解兒童疼痛的嚴重程度，依此作為處置的依據。

由於疼痛是一種複雜的現象，因此兒童疼痛的評估必須包含多方面的評估，護理人員可依據QUESTT各項原則來執行，並記錄於記錄表中(Downing, 2017；Kyle & Carman, 2020)：

- **Q** (question the child)：使用兒童瞭解的語言來詢問兒童，詢問內容包括疼痛的位置、範圍、特性、持續時間、強度、頻率、誘發因子、緩解因子、對日常生活的影響，以及是否出現其他相關症狀。

- **U** (use a pain rating scale)：採用疼痛評估量表來評估疼痛的程度。

- **E** (evaluate the behaviour and physiological changes)：依兒童年齡來觀察於行為上的變化，以及是否出現因疼痛產生的生理反應。

- **S** (secure parents involvement)：尋求家屬的參與。瞭解父母對於止痛藥物的經驗和想法，可使用開放式的問題與父母討論止痛藥物的使用；並且討論對於目前藥物的使用是否有疑慮。

- **T** (take cause of pain into account)：考量疼痛的原因，瞭解是否有潛在的病因引起疼痛。評估疼痛的類型有助於確定其疼痛的原因和後續疼痛處置措施。

- **T** (take action and evaluate results)：採取解除或控制疼痛的措施並評值效果如何。

(一) 病史詢問

兒童及其家屬是詢問目前疼痛情形與過去疼痛病史資料的最佳來源，雖然兒童口語表達一般而言不及成人，但仍可依據問題來描述疼痛，或是可請他們指出或畫出疼痛的部位；另外亦可詢問家屬，因家屬瞭解自己的孩子，也對孩子的行為改變敏感，通常家屬較能判斷兒童行為上的改變是否是基於對疼痛反應訊號的指標。

(二) 觀察疼痛的臨床表現

最有效評估疼痛的方式就是觀察，以系統性的觀察方式護理人員可以察覺到兒童於生理上的反應及行為的改變，來評估疼痛情況：

1. 生理反應：**疼痛會造成脈搏、呼吸、血壓、瞳孔等生理徵象的改變**（曹，2018）。

    (1) 輕度、中度、急性的疼痛：常出現交感神經興奮的反應，脈搏及呼吸速率會增加、血壓會上升、流汗增加（盜汗）、臉色會蒼白、骨骼肌肉緊張度增加、瞳孔會放大。

    (2) 重度或慢性疼痛：有時會出現副交感神經反應，脈搏及呼吸速率會變慢（或正常）、血壓下降（或正常）。

護理小幫手

急性與慢性疼痛

疼痛以時間區分，可分為急性疼痛(acute pain)和慢性疼痛(chronic pain)。急性疼痛是突然且短暫的疼痛，通常因組織創傷所引發，在創傷癒合後急性疼痛也隨之消失。慢性疼痛通常持續6個月以上，與長期的慢性疾病過程有關，如癌症或帶狀疱疹所引起的神經痛。

---

2. 行為改變

行為改變是評估兒童疼痛的最常見及最佳指標，尤其是還不會說話的幼童，行為變化包括出現焦慮不安、疲累、易生氣躁動、沒有食慾、異常安靜、睡得不安穩等，新生兒則可見眼睛緊閉等臉部表情特徵（圖5-3），**臉部表情是種非語言表達的評估依據**，可從新生兒臉部不適表情中發現其疼痛狀況(Hall & Anand, 2014)。

此外還有一些特殊的反應顯示出兒童身體上某一部位不舒服，如身體側臥並雙腿彎曲可能是腹痛、頭轉向一側並猛拉耳朵可能是耳痛。對藥物的反應則是另一有價值的指標，如注射止痛藥前後有明顯的變化，像幼兒一直哭鬧不安，給予止痛劑後即中止哭泣，這就表示幼兒的疼痛獲得改善。

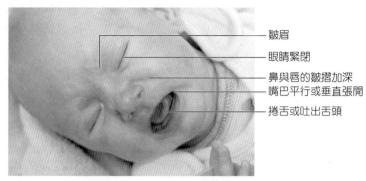

皺眉
眼睛緊閉
鼻與唇的皺摺加深
嘴巴平行或垂直張開
捲舌或吐出舌頭

▶ 圖5-3　新生兒童疼痛的臉部表情特徵

(三) 疼痛評估量表

可依兒童的認知發展能力，使用合適的疼痛評估量表，讓他們自己表達其主觀的疼痛感受。一般常用的疼痛評估量表包括：

1. 嬰幼兒疼痛量表(neonatal infant pain scale, NIPS)：適用於足月兒與早產兒接受治療的疼痛評估，共有六個項目，分別為臉部表情、哭泣型態、呼吸型態、手部及腿部的動作、清醒狀態（表5-3），總分為0~7分，分數越高表示疼痛的程度越強(Norina, Seth, Christopher & Hans, 2016)。

2. **FLACC行為疼痛評估量表**：適用於溝通不易、**尚未能用口語表達疼痛的嬰兒或兒童**；可從臉部表情(**f**ace)、腿部姿態(**l**eg)、身體活動(**a**ctivity)、哭泣程度(**c**ry)以及是否易安撫(**c**onsolability)五項來評估，**每項評估分數為0~2分制，分數越高表示越疼痛**。0分表示無疼痛、1~3分表示輕度疼痛、4~6分表示中度疼痛、7~10分表示嚴重疼痛（表5-4）(Redmann, Wang, Furstein, Myer, & de Alarcón, 2017)。

3. Oucher量表(Oucher scale)：是由垂直的0~10的數字量表和面部表情圖片量表相結合的一種評分方法：(1)數字量表適用於年齡較大的兒童，因有數字概念；(2)面部表情圖片量表適用於年齡小的兒童，可讓其選擇一個合乎其疼痛程度的臉，表達疼痛程度。

▶ 表5-3　嬰幼兒疼痛量表

項目 ＼ 評分	0	1	2
臉部表情	肌肉放鬆	肌肉扭曲、表情怪異	－
哭泣型態	沒有哭泣	嗚咽、啜泣	大哭
呼吸型態	放鬆，自然呼吸	呼吸過程不連續	－
手部動作	放鬆	手屈曲收縮或僵硬伸直	－
腿部動作	放鬆	腿屈曲收縮或僵硬伸直	－
清醒狀態	熟睡／清醒	不安、吵鬧	－

▶ 表5-4　FLACC行為疼痛評估量表

評分 項目	0	1	2
臉部表情 (face)	無特別表情或微笑	偶爾有痛苦、皺眉、沉默、對事物不感興趣	經常或持續皺眉、咬緊牙關、下顎咬緊
腿部姿態 (leg)	姿勢正常或放鬆	不安穩、無法放鬆、緊繃的	**踢腳**或抬腿
身體活動 (activity)	平靜臥床、正常姿勢、能輕易移動	身體扭動、輾轉反側、緊繃	身體拱起、僵硬或痙攣
哭泣程度 (cry)	清醒時或睡覺時沒有哭泣	呻吟、啜泣聲、偶爾抱怨	持續哭泣、尖叫或啜泣、頻繁抱怨
情緒安撫 (consolability)	滿足、放鬆的	可藉由偶爾的觸摸、擁抱或談話分散注意力	難以撫慰或被安撫

4. **臉譜量表(faces pain scale)：適用於3歲（含）以上；**在一張紙上畫了6個卡通臉譜，向兒童解釋每一張臉譜所代表疼痛的意義，**讓兒童選出最能代表自己疼痛程度的臉譜。**

5. **撲克牌工具(poker chip tool)：**由兒童選出紙牌或籌碼之數目以表示疼痛。適用於有數字概念及會簡單計算的兒童。

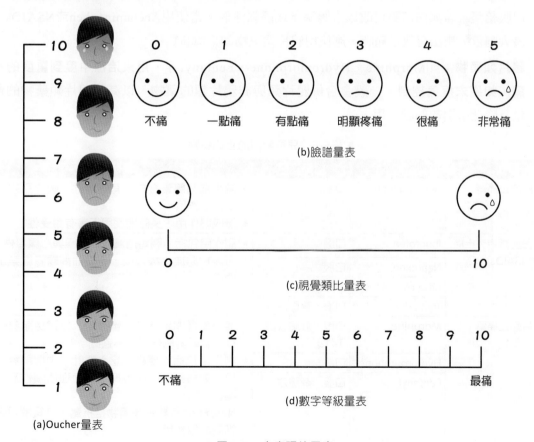

(a)Oucher量表

(b)臉譜量表

(c)視覺類比量表

(d)數字等級量表

▶ 圖5-4　疼痛評估量表

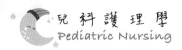

6. Eland顏色量表(Eland color scale)：由兒童先選擇能代表最嚴重疼痛的顏色，然後再選擇下一個代表次疼痛的顏色，直到選滿四種顏色，再將這些顏色塗到人體正面及背面圖上，以表示疼痛部位及疼痛的程度。

7. 視覺類比量表(visual analogue scale, VAS)：**適用於學齡期以上**；為一條10 cm的水平或垂直直線，最左邊標出0，畫上笑臉，最右邊標出10，畫上哭臉，由左往右移表示越來越痛，讓兒童在直線上畫出，代表他疼痛的位置。

8. **數字等級量表**(numerical rating scale, NRS)：於一直線上標明1~10數字（代表不痛至最痛），讓兒童在直線上標示出疼痛的程度。

二、兒童的疼痛處置及護理

(一) 藥物止痛法

藥物治療是目前最優先、也最普遍使用於控制疼痛的措施，護理人員依據醫囑給予止痛劑時，應該瞭解藥物的劑量與兒童的體重是否恰當，以及藥物可能出現副作用等。一般兒童常用的止痛藥物包括（表5-5）：

1. 非鴉片類藥物：**如Acetaminophen**及非固醇類消炎止痛劑(non-steroid anti-inflammatory drugs, NSAIDs)等，**通常用於輕度**到中度的**疼痛**。Acetaminophen與NSAIDs一般建議以口服給藥，若無法口服可改以直腸塞劑或靜脈注射。當使用Acetaminophen或NSAIDs至最大劑量仍無法有效止痛時，應使用鴉片類藥物（邱，2016）。

2. **鴉片類藥物**：如Morphine、Hydromorphone、Fentanyl等，**用來治療中度到重度的疼痛，如癌末疼痛控制**。一般會合併鴉片類與非鴉片類的藥物，以減低鴉片類藥物的劑量及降低所引起的副作用。

▶ 表5-5　兒童常用的止痛藥物

種類		給藥途徑	說明
非麻醉止痛劑	Acetaminophen	口服	• **減少前列腺素合成**，有肝毒性，較少引起全身性副作用 • 無成癮作用，長時間使用**不會有耐受性**
非固醇類消炎止痛劑(NSAIDs)	Ibuprofen	口服	• 副作用包括：腸胃道潰瘍、腎臟與心臟毒性 • 可能抑制血小板功能，有凝血問題者應禁止使用
	Naproxen	口服	
	Ketorolac	靜脈注射	
	Tramadol	口服、靜脈注射	
鴉片類止痛藥	**Morphine**	口服、靜脈或皮下注射	• 從小劑量開始逐漸加量使用，以避免耐藥性以及減緩對副作用的不適感 • 副作用包括：**便秘**、噁心嘔吐、中樞神經作用（如昏睡）、呼吸抑制、生理依賴性及耐藥性 • **Naloxone為鴉片類藥物拮抗劑，可緩解呼吸抑制的副作用**
	Hydromorphone	口服	
	Fentanyl	口服、靜脈注射、貼片	

另外，可使用局部麻醉劑，如Eutectic Mixture of Local Anaesthetic **(EMLA)軟膏，為塗抹的局部麻醉劑，常用於執行治療性處置時所產生的疼痛。通常於執行醫療處置前1小時塗抹**，深部疼痛則需2小時以前使用；1歲以下嬰兒及先天性、自發性血紅素血症兒童，則不鼓勵使用。

而自控式止痛(patient controled analgesia, PCA)是將止痛藥物注入藥袋，再裝入儀器內，設定基礎止痛藥物劑量需求，達到止痛效果。病童可於疼痛時自行按下按鈕，提供疼痛控制自主權，減輕疼痛，降低焦慮與不安。使用PCA方式止痛的兒童，必須能夠自行按壓給藥按鈕，且能認知按下按鈕後，會有藥物輸入體內而減緩疼痛。病童一旦開始口服止痛藥治療後，PCA給藥便可停止。

兒童接受止痛藥後若睡著，有可能是疼痛被緩解，但也有可能是因為被疼痛弄得心力交瘁而睡著，所以需再繼續密切觀察。另外，處置前後有效地使用疼痛評估量表，可協助適時的調整止痛藥劑量。

(二) 非藥物止痛法

1. 分散注意力：讓兒童專注在其他活動，協助他不去注意疼痛，如聽音樂、唱歌、數數、專心於規則的呼吸等。

2. 使用放鬆技巧：可要求兒童做深呼吸再慢慢吐氣、做打哈欠的動作，或是協助維持舒適的姿勢，如於膝下放置枕頭。若能於進行中鼓勵兒童專注一些過去愉快的事物，則可幫助放鬆效果。

3. 皮膚刺激：可於皮膚做簡單規則的按摩、抱著兒童或輕輕搖晃等感官刺激，以轉移對疼痛的感覺。

4. 行為認知療法：給兒童一個洋娃娃來玩角色扮演的遊戲，讓他為洋娃娃做同樣的醫療處置（如吃藥或打針），並可以經由對娃娃說「吃藥（或打針）後好多了」。

5. 給予蔗糖水（或葡萄糖水）：用沾滿濃縮的蔗糖水（或葡萄糖水）奶嘴予新生兒吸吮，來緩解疼痛(Kyle & Carman, 2020)。

➕ 護理小幫手

選擇適齡的非藥物止痛法

1. 新生兒：包括**吸吮奶嘴**（可沾蔗糖或葡萄糖）、**撫觸擁抱**、寧握或袋鼠護理（用布包裹或用手環抱）、聽音樂等。

2. 幼兒：給予按摩或皮膚觸摸、說故事、吹泡泡、聽音樂等。

3. 學齡前兒童：數數、說故事、聽音樂放鬆、看電視、角色扮演遊戲（如想像是一位超級英雄）等。

4. 學齡兒童：教導規律的呼吸、聽音樂放鬆、看電視、**讀故事書**、打電動遊戲或玩益智遊戲等。

5. 青少年：教導規律的呼吸、聽音樂放鬆、打電動遊戲或玩益智遊戲等。

5-5 臨床常用的兒科護理技術

生命徵象的監測

正常呼吸、脈搏次數與體溫會隨著年齡增長而下降。測量兒童生命徵象時（特別是嬰幼兒），應先進行不具侵入性的措施，**測量生命徵象順序為：呼吸(R)→脈搏(P)→體溫(T)或血壓(BP)。**

一、呼吸(respiration, R)

兒童大多採腹式呼吸，呼吸動作主要靠橫膈膜及腹部肌肉的運動（尤其是嬰幼兒），所以可由觀察腹部起伏來瞭解呼吸的情形。監測呼吸時，**應測量完整1分鐘，並注意其呼吸深度及規律性。6個月大的嬰兒呼吸速率約30次／分，呼吸型態呈不規則。**若是採聽診兒童呼吸的聲音時，接觸皮膚前，需將聽診器先溫熱。

二、脈搏(pulse, P)

脈搏是反映兒童生理功能的一個重要生命徵象，通過測量脈搏，可及早發現兒童身體異常情形。通常在兒童的腋下、手臂內側，可以觸摸到脈搏，如**肱動脈與橈動脈**（圖5-5）。

測量每分鐘脈搏跳動的次數時，需同時注意脈搏跳動的強弱及規律性。為了正確的測量，**3歲以下的嬰幼兒**，可使用聽診器**測量心尖脈（嬰幼兒在左鎖骨中線與第3~4肋間交會點；7歲以上兒童在左鎖骨中線與第5肋間交會點），且應測量完整1分鐘**（圖5-6）。

三、體溫(body temperature, T)

用於測量兒童體溫的部位包括肛門、口腔、腋下、耳內及背部，傳統上對於可以合作的較大兒童測量口溫，而嬰幼兒則以**肛溫**為主，但基於安全考量，這些測量部位**已較少採用。**目前臨床常使用腋溫或耳溫來測量兒童體溫，這些測量部位不僅可快速正確的獲得體溫數值，且兒童的接受度亦較肛溫及口溫高。測量體溫需注意的事項包括：

1. 避免不同的測量方法造成差異過大，同一位兒童應採取相同的測量方法。

2. 新生兒體溫容易受外在溫度影響，發現體溫不正常時應先注意穿著和室溫是否適當。

3. **耳溫為最常使用的測量方法，**因耳道發展因素，**3歲以下兒童量體溫時，宜由向下向後拉；3歲以上兒童由向上向後拉**（圖5-7）。**以耳溫槍測得之體溫會高於腋溫**（表5-6）。

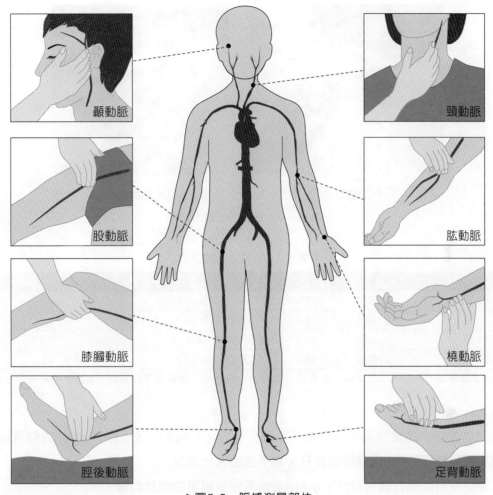

顳動脈

頸動脈

股動脈

肱動脈

膝膕動脈

橈動脈

脛後動脈

足背動脈

▶圖5-5　脈搏測量部位

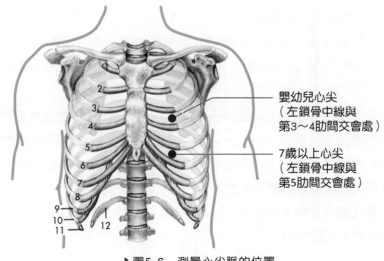

嬰幼兒心尖
（左鎖骨中線與
第3～4肋間交會處）

7歲以上心尖
（左鎖骨中線與
第5肋間交會處）

▶圖5-6　測量心尖脈的位置

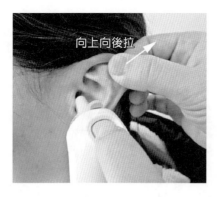 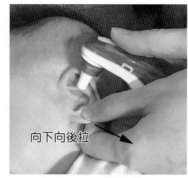

(a) 3歲以上   (b) 3歲以下

▶ 圖5-7　耳溫的測量方法

▶ 表5-6　兒童正常體溫值

方　法	測量工具	正常值
肛　溫	肛溫計	37.0 ~ 37.8℃ (98.6~100.0℉)
口　溫	口溫計	36.4 ~ 37.4℃ (97.6~99.3℉)
腋　溫	腋溫計	35.8 ~ 36.6℃ (96.6~98.0℉)
耳　溫	耳溫槍	36.4 ~ 37.4℃ (97.6~99.3℉)

資料來源：陳翠芳、林靜幸、周碧玲、藍菊梅、徐惠禎、陳瑞娥…王采芷等(2023)．*身體檢查與評估指引（五版）*．新文京。

4. 測量肛溫時，體溫計插入深度視幼兒體型而定，一般約3~5公分，然而因**3個月以下嬰兒直腸彎曲與肛門口距離約3公分**，故不宜超過此深度。

5. 早產兒及新生兒宜測量背溫，**小於6歲以下兒童則不宜測量口溫**。

6. **測量時，可讓主要照顧者陪伴在旁。**

四、血壓(blood pressure, BP)

　　兒童的正常血壓值與成人不同，且隨著年齡增長血壓正常值才會慢慢趨近成人數值。測量前應安靜休息10~20分鐘，運動、興奮、哭鬧、掙扎都會讓血壓較基礎值高40~50 mmHg。

　　測量血壓部位包括肱動脈、橈動脈及足背動脈，**右上臂為最常測量部位**，1歲以上兒童，下肢的收縮壓會比上肢高20 mmHg。不適當的壓脈帶會造成錯誤的血壓值，太小的壓脈帶易量出較高的血壓值，而太大的壓脈帶易量出偏低的血壓，故選擇適當的壓脈帶很重要。**壓脈帶寬度要能蓋過測量肢體長度的2/3**，且長度需環繞整個肢體。各年齡層應選用之壓脈帶寬度為：**新生兒：2.5~4.0公分（1~1.5吋）；嬰兒：5~8公分（2~3吋）；兒童：9~10公分（3.5~4吋）**（圖5-8）。

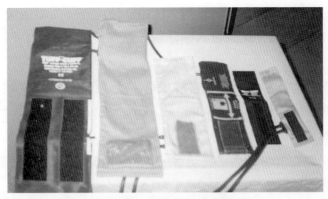

▶ 圖5-8　各種尺寸壓脈帶

▶ 表5-7　各年齡層呼吸、脈搏、血壓正常參考數值

年齡層	呼吸（次／分鐘）	脈搏次數（次／分鐘）	血壓(mmHg)
新生兒（出生至1個月）	30~35	120~180	60~90/20~60
1~6月			87~105/53~66
6~12月			
1~4歲	20~30	120~160	95~105/53~66
4~6歲	20~25	100~140	97~112/57~71
6~12歲	16~20	90~140	112~128/66~80
>12歲	12~16		

資料來源：陳翠芳、林靜幸、周碧玲、藍菊梅、徐惠禎、陳瑞娥…王采芷等(2023)·身體檢查與評估指引（五版）·新文京。

 ## 檢體收集

　　住院兒童常會收集檢體用於診斷疾病，對於較大的兒童只要好好的說明，運用適當的溝通技巧，他們都會很合作，其收集法亦和成人檢體收集的方法相同，而較小的幼兒則須採取特殊方式才能順利收集檢體。

一、尿液收集

　　年齡較大且願意合作的兒童，可同成人一樣在尿道周圍作徹底的消毒後，**再留取中段尿的尿液標本**，以減少尿道或皮膚上的細菌；未完成大小便訓練或**無法合作的幼兒**，則以開口有黏膠的集尿袋收集尿液（圖5-9），收集方法為：

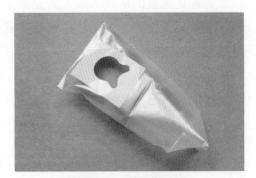

▶ 圖5-9　兒童集尿袋

1. 女童：須先以肥皂及清水由上往下將會陰部清洗乾淨，並**先由會陰部往恥骨聯合處貼牢集尿袋**。

2. 男童：**需將陰莖放入集尿袋中**，並黏貼牢固，以免漏出。

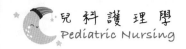
嬰兒使用集尿袋收集尿液標本時，應20~30分鐘檢查一次集尿袋，以免蓄集尿液太多、太重而使集尿袋脫落；且集尿袋的黏貼處，應保持乾燥，並黏貼牢固，以免尿液漏出。

若是需要立即尿液標本、兒童無法自解或是要求避免被細菌汙染的標本時，可採用導尿或恥骨上膀胱抽吸法(suprapubic puncture of urinary bladder)，恥骨上膀胱抽吸須由醫師執行，較常用於懷疑嬰兒有尿路感染。

一旦解出尿液，**需在30分鐘內送實驗室**，若無法及時做檢查，則須放在冰箱內，不可將尿液放於室溫，以避免增生細菌。

二、糞便收集

收集糞便方式與成人相同（嬰兒可於尿布上以壓舌板挖取糞便），為避免檢驗結果受到干擾，在糞便採集時需特別注意，檢體不能受到尿液的汙染，並盡快送檢，若無法立刻送檢可以放置在冰箱中。

三、血液收集

護理人員須瞭解，即使是大一點的兒童，也會害怕失去血液，尤其是經常抽血的兒童，應對他們解釋身體會不斷的製造出血液，且給兒童機會表示所關切的，並在抽血後使用膠帶貼住穿刺處，保證血液不會再流出。

兒童血液標本抽取部位因年齡而異：

1. **嬰兒血液標本以足跟穿刺法採取，正確穿刺部位為足跟兩外側**（請參考第3章表3-6）。**採血最好時機是在剛洗過澡後，或是用熱毛巾敷於足部3~10分鐘，使微血管擴張。**
2. **大於2歲的兒童**，常以頭皮針穿刺於**上臂肘前凹窩**採靜脈血。
3. 若找不到適合採血的肘靜脈時，則選擇手背處明顯且具彈性的靜脈採血。

四、痰液收集

若經過適當的解說，較大的兒童可依指示咳嗽獲得痰液，嬰兒與幼童因無法依指示咳嗽，會把痰液吞入，有時可用抽吸裝置來獲得標本，如用抽吸管輕放至適當深度以刺激咳嗽反射而抽取痰液。

 給藥方式

一、給藥原則

因兒童的生理方面尚未發展成熟，所以在藥物的吸收、分布、代謝、排泄與成人有著很大的差異性；更由於幼兒所能忍受的藥物劑量誤差較小，且體內緩衝機制較成人來的有限，若發生藥物錯誤，將導致嚴重的傷害。雖然開立藥物處方是醫師的責任，但護理人員

仍必須瞭解所給藥物之安全劑量，以及藥效、可能的副作用與產生的毒性；且給任何藥物前，需依兒童的發展程度給予適當的解釋，以減少恐懼，並在**服用藥物後多予以讚美**。

⊃ 劑量換算

目前臨床上兒科藥物劑量計算是以兒童的年齡及體重為主要依據，以下為兒童劑量換算常見的使用方式：

1. **體表面積換算：是目前最準確的方式**。先取得兒童體重及身高的正確數值，再藉由體表面積的圖解表（圖5-10）來找出其體表面積。**也可從成人用藥劑量而間接獲得兒童安全劑量**，如下所示：

$$兒童安全劑量 = \frac{兒童體表面積}{成人體表面積} \times 成人劑量$$

※成人體表面積約1.73 m^2

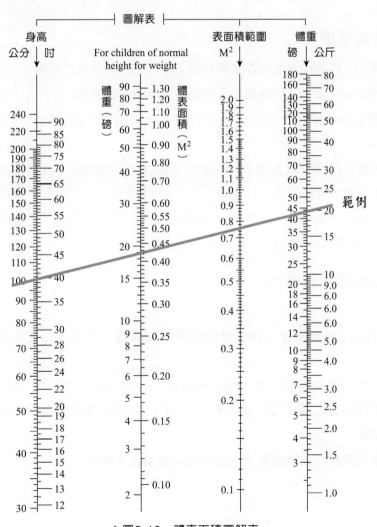

▶圖5-10　體表面積圖解表

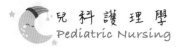
2. 克拉克法則(Clark's rule)：適用1歲以下嬰兒。

$$兒童安全劑量 = \frac{兒童體重（磅）}{150（成人平均體重）} \times 成人劑量$$

3. 楊格法則(Young's rule)：適用1歲以上兒童。

$$兒童安全劑量 = \frac{兒童年齡（足歲）}{兒童年齡 + 12} \times 成人劑量$$

4. 費氏法則(Fried's rule)：適用1歲以下嬰兒。

$$嬰兒安全劑量 = \frac{出生後月數}{150} \times 成人劑量$$

二、給藥的途徑

(一) 口服藥

↻ 口服藥給藥原則

1. 拒絕服藥時，不可強行灌藥，以免藥物嗆入呼吸道或日後抗拒吃藥。

2. 藥物味道不佳或拒服時，**勿將藥加入牛奶及食物中一起餵食**。

3. 除非須餐後服用的藥物，最好在吃奶或餵食之前服藥，因在飢餓狀態下，較容易餵藥。

4. 服用藥物的效用以30分鐘為準，如果在30分鐘以內大量嘔吐，就要再補服一劑；若在2小時後嘔吐，則不需補服。

5. 餵服懸浮液時，不要加水，應等服下藥物後，再給予喝下與藥物等量的水，如服用10 mL懸浮液，就喝10 mL的水。

↻ 各年齡層給藥注意事項

1. 嬰兒

    (1) 餵藥工具（**如餵藥器、移去針頭的空針或滴管**）勿伸入口腔太深，以免誘發嘔吐。

    (2) 餵藥時應**將嬰兒抱起**，並抬高嬰兒頭部，用拇指壓下頦以使口張開，**用餵藥工具輕置舌頭兩旁給藥**，並緩慢將藥滴入口內（每次建議口服量不超過1 mL），以防引起窒息。

    (3) **若是服用藥粉，先將藥粉溶入水中再以餵藥工具給藥。**

2. 幼兒

(1) 可直接用藥杯或湯匙餵藥，並讓幼兒有時間吞嚥。

(2) 若可能讓幼兒自己握住藥杯，自行服藥。不可以和食物混合吃；若非禁忌可在服藥後給予他喜愛的飲料。

(3) 幼兒最易反抗藥物，可協助其控制自己的行為，將他抱起來並加以鼓勵，允許他稍後再吃，使他學會合作，重獲自主感而提高自尊心。

(4) 若服用錠劑，需將藥磨成粉末再給予。

3. 學齡前與學齡兒童

(1) 約4~6歲兒童可以以藥丸（或膠囊）服藥時，可教他**將藥丸放於舌根以利吞嚥**，之後立即吞下液體（如水或果汁），若強調吞液體，則孩子不會想到吞的是藥丸。

(2) 讓其選擇服藥的方式，並鼓勵說出對藥物的感受，較易合作。

(3) 對持久奮力拒藥的兒童不可捏住鼻子灌藥，易造成吸入氣管的危險；且不可以用打針來威脅。

(二) 注射給藥

注射給藥是兒童常用的一種給藥方法，適用於藥物不宜口服、兒童無法口服藥物，或是根據病情需要快速達到藥物效果時。注射方式一般與成人大致相同，需注意的給藥事項說明於表5-8。

▶ 表5-8　各年齡層注射給藥應注意事項

年齡層	注射給藥應注意事項
嬰兒	父母可協助安撫，轉移注意力。注射後抱抱兒童，並輕柔細語的撫慰
幼兒	• 可先透過看圖說故事及模型娃娃進行治療性遊戲，協助幼兒發洩對陌生人、事、物的害怕情緒 • 提供氣球、幼兒喜愛的影片及貼紙，以轉移注意力 • 建議採取坐姿來注射，讓幼兒有較好的自主權與控制感
學齡前兒童	• 注射前先予以解釋，說明注射藥物是為了治病，可使他早日回家，並可請兒童選擇注射部位 • 可在注射時，讓兒童抱喜愛的玩具 • 注射後，貼膠布於注射部位避免血液外流，並可減輕兒童身體完整性受損的恐懼
學齡兒童	• 注射前先予以適當的解釋，說明注射藥物對他的幫助，並鼓勵說出心理的感覺 • 可教導在注射時讀秒，並讚美及鼓勵兒童的動作，如俯臥的姿勢很好、表現的很勇敢等
青春期少年	• 此時期大多數很明理，能瞭解注射對健康的重要性，給予適當的解釋後，通常會接受 • 護理人員應瞭解一般青春期少年會考慮到注射部位是否正確？注射的人是否值得信賴？是男是女？等等，並同時能接受他們的意見

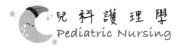

➲ 肌肉注射

兒童肌肉注射部位包括（圖5-11）：

1. **股外側肌：為出生至2歲的兒童第一優先注射的部位。**

2. **腹臀肌：為2~12歲兒童第一優先注射的部位；**或為出生至2歲兒童第二優先考慮的注射部位。

3. **背臀肌：適合2歲以上兒童之注射部位。**

4. 上臂三角肌：適合小劑量(0.5~1 mL)之藥物注射部位，**因吸收迅速，適合國小學童預防注射。**

注射時避免採站姿，以免不易找到正確注射位置或是不易約束兒童。對於嬰幼兒，注射動作要迅速，即進針、注射藥劑、拔針均要快速；較大孩童則進針快、拔針快、注射藥劑慢。

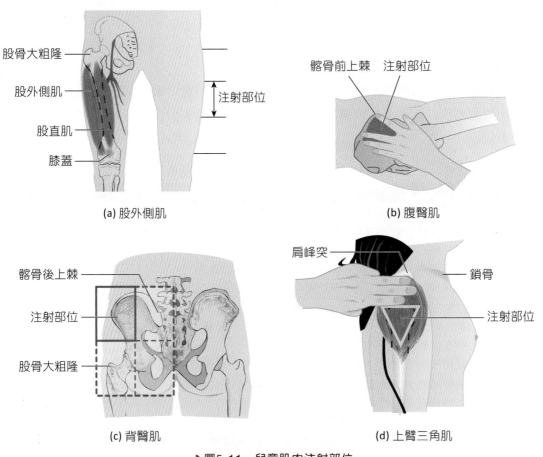

(a) 股外側肌

(b) 腹臀肌

(c) 背臀肌

(d) 上臂三角肌

▶ 圖5-11　兒童肌肉注射部位

⊃ 皮內注射

注射部位為前臂中段內側，因此部位毛髮少、膚色淺、皮層淺薄，方便觀察。注意注射量不可超過0.1 mL，且不可用力按壓注射部位。若是執行盤尼西林皮膚測試(penicillin skin test, PCT)，需於注射15分鐘後，觀察注射部位，如有紅暈、腫脹及硬塊（中間蒼白、周圍紅暈）直徑大於1.5公分，則為陽性反應(positive)。

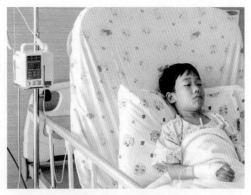

▶ 圖5-12　靜脈輸液

⊃ 靜脈注射

採用靜脈注射藥物於兒科病房是常見的醫療措施。兒童接受靜脈輸液注射靜脈留置針時，**先以酒精性優碘消毒注射部位之皮膚，至少等待2分鐘**；注射後注射部位（含固定板）勿過度活動或扭轉、拉扯、拍打，避免造成留置針管移位或接頭鬆脫。

兒科靜脈注射是以微滴（1 mL＝60滴(gtt.)）計算：

$$每分鐘滴數(gtt./min) = \frac{給液總量(c.c.) \times 60(gtt./mL)}{給液總時數（時）\times 60（分／時）}$$

✚ 護理小幫手

1. 醫囑靜脈注射480 mL，於8小時滴完，請問每分鐘滴數為何(gtt./min)？

   [480×60]÷[8×60]＝60 (gtt./min)

   故每分鐘滴數為60滴

2. 醫囑須注射Gentamicin 32 mg，而Gentamicin為水性注射劑，1 vial (2 mL＝80 mg)需抽取多少mL的藥物？

   設需抽取劑量X mL

   $$\frac{2mL}{80mg} = \frac{XmL}{32mg} \rightarrow XmL = 0.8mL$$

   故需抽取0.8mL

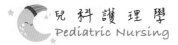

(三) 鼻、耳及眼藥水

給予兒童鼻、耳及眼藥水的方式大致與成人相同,主要困難處在於獲得他們的合作。若藥水是從冰箱拿出來,需先放置在室溫待**與體溫相同時再滴入**,如冷的耳藥會刺激耳膜造成疼痛或暈眩。

⊃ 鼻滴藥

給藥注意事項包括:

1. 給藥時採半坐臥式,讓鼻孔朝上。
2. 每一瓶藥只能給一位兒童使用,以免細菌感染。
3. 滴藥後維持同樣姿勢1~5分鐘,以防藥液向鼻孔外流失。

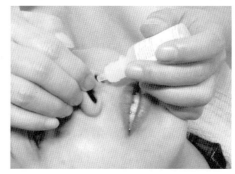

▶圖5-13　給予鼻滴藥方式

⊃ 耳滴藥

給藥注意事項包括:

1. **協助兒童側臥或向健側半側臥,使患耳向上。**
2. 因耳道發展因素,**3歲以下兒童在滴耳藥時,應將耳朵向下向後拉;3歲以上兒童向上向後拉。**耳劑滴在外耳道,讓其慢慢流入。
3. **沿耳壁滴注藥物(避免滴於鼓膜上),以手指輕微按摩耳部。**
4. 給耳藥後,**躺向健側保持姿勢約10~15分鐘。不可以棉棒或棉球塞住耳道,因會造成耳膜**內壓力增加。

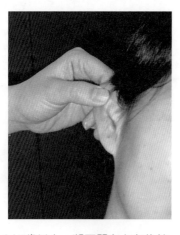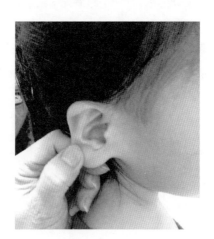

(a) 3歲以上:將耳翼向上向後拉　　(b) 3歲以下:將耳垂向下向後拉

▶圖5-14　給予耳滴藥方式

⭕ 眼滴藥

給藥注意事項包括：

1. 讓兒童採仰臥或坐著頭部後仰，再將兒童下眼瞼向下向外拉出成杯狀。

2. 先滴藥水再塗藥膏，取需間隔10分鐘。**將眼藥輕輕滴於近鼻眼瞼處**，藥膏則從眼內側往眼外角塗抹，並請兒童轉動眼球或輕眨眼睛。

3. 點眼藥水後可在**眼瞼內側**淚點處加壓1分鐘，以減少藥物流向鼻咽，而有不舒服的藥味。

(四) 直腸藥劑

⭕ 塞（栓）劑

肛門塞劑要放在冰箱冷藏保存，若有變質時不可使用；使用肛門塞劑時，可先用凡士林或嬰兒油潤滑。戴手套將塞劑迅速塞入直腸約2吋（5公分），然後將肛門口用手指捏緊約5~10分鐘，以免藥物被排出體外。兒童腹瀉時，避免使用肛門塞劑，因效果較差。

⭕ 液體藥物

將藥物稀釋在小量的溶液中，再依保留灌腸方式，以小號肛管（嬰幼兒10~12Fr.，孩童14~18Fr.）沾凡士林插入肛門約2~4吋（5~10公分）。

🔶 安全維護

住院兒童常見的意外事件中，以「床上跌落」最常發生，當住院兒童因為異常事件導致身體傷害，其影響層面不僅造成身體活動力降低，亦會增加醫療費用與延長住院天數，並擴及家庭之運作。以下是有關住院兒童有關安全維護的注意事項：

1. 執行住院兒童的評估，包括：年齡、性別、疾病診斷、是否有靜脈輸液、意識與警覺度等，將有助於減少住院兒童意外事件的發生。

2. 使用高度適當的床欄，床欄高度最好高於兒童胸部以上，並需隨時拉起雙側床欄。避免讓孩子在床上站立、走動、跳躍，或跨越床欄杆的動作（尤其不可將兒童單獨留在床上）。

3. 病床應隨時保持固定狀態，並確認卡榫已卡緊。

4. 選擇符合兒童使用的輪椅，並檢視輪椅功能是否正常。

5. 病室或浴室地面，應隨時保持清潔乾燥。

6. 兒童應穿著大小合宜之衣褲及鞋子，再下床活動，以預防絆倒。

7. 推活動點滴架時，勿讓兒童站立於點滴架上、注意輸液管路是否有捲入輪子，並確認兒童有照顧者陪伴。

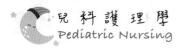

8. 執行護理照護前，應採取具體方式確認兒童身分：如兒童能表達，應讓兒童說出自己的姓名；讓兒童佩帶識別帶、手環或腳環，以利識別。

9. 適當使用約束帶，防止潛在性不安全的移動。

⊃ 兒科常用的約束法

1. 手肘帶約束法(elbow restraint)：約束兒童手肘，以防止接受唇裂修補術或是頭皮靜脈注射後，兒童想要抓臉部或頭部。注意約束帶之繩子需以平結綁好，並穿長袖上衣來保護手肘。

2. 手臂約束法(arm restraint)：用約束帶約束兒童手腕，需**避免將約束帶綁在床欄杆上**，以免放下床欄時拉扯到手臂。

3. 結繩約束法(clove hitch restraint)：又稱雙套結約束法，約束兒童肢體，約束前**先用棉墊先保護兒童的肢體**，再用紗布條打成雙套結**固定於床架上**。注意勿太緊以免損及循環，並定時鬆一下約束部位讓肢體活動。

4. **木乃伊約束法**(mummy restraint)：以毛毯固定雙手雙腳，**適用於新生兒**做檢查或治療時，如做靜脈穿刺、喉頭檢查或胃灌食等短時間約束其活動。注意需維持頭頸部的自由活動。

5. 夾克式約束法(jacket restraint)：夾克穿上後，將夾克背後的繩子綁於床架上或椅子上，可防止兒童從床上或椅子爬出。

執行約束照護需注意的事項：

1. **約束前須有醫囑**，並向兒童及家屬說明約束的原因及必要性，取得同意且**簽妥同意書後，才可執行。**

2. **約束需確保肢端的皮膚完整性。**

3. 勿將約束作為處罰或代替觀察用，當需要約束時，需對兒童及其父母解釋約束的目的，安撫兒童，減少兒童的恐懼不安。

4. **需每隔30分鐘觀察約束肢體的循環狀態。**避免皮膚損傷，必要時局部按摩。

5. 局部約束時仍需滿足其他部位肢體的活動。

6. 只宜短期使用，並經常更換臥位，使肢體處於功能位置，並注意兒童的臥位舒適度。

7. 需記錄使用約束帶的原因、時間、觀察結果、護理措施和解除約束的時間。

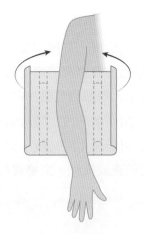

(a) 手肘帶約束法

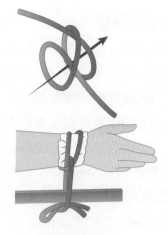

(b) 結繩約束法

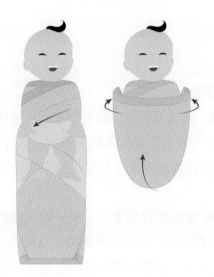

(c) 木乃伊約束法

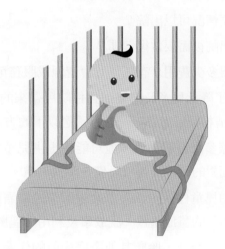

(d) 夾克式約束法

▶圖5-15　約束法

5-6　住院兒童的整體性護理

　　針對住院兒童的整體性護理，護理人員不僅需提供舒適安全的醫療環境、順利的住院流程，並能適時地評估兒童需求提供專業的護理照護，以及以親切及關懷的態度照顧住院中的兒童及其家屬，讓兒童於住院期間獲得持續性的照顧，達到身、心、靈健康狀態。以下將介紹兒童入出院及手術的前後護理處置及應注意的各種事項。

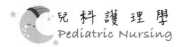

入院前的準備

兒童常是經由急診或門診，因需要住院接受進一步的治療，直接安排入院。當住院是計畫中的時候，兒童及家屬有較多的時間來準備；若是由於健康突然遭受嚴重傷害或疾病惡化等因素迫使兒童非預期的住院，常會讓兒童與家庭陷入情緒的危機當中。

最初無論是急診或是有計畫的安排，住院通常只是第一個階段，隨後還會有一連串的轉變，或在不同的醫療院所之間轉院。如果能事先瞭解可能發生的情況，兒童和其家屬就能做好心理準備，較不容易慌張。對於兒童即將面臨的檢查或療程，家屬常會詢問：

1. 需要住院多久？
2. 可能會出現哪些問題或副作用？
3. 家屬需要在醫院長時間陪伴或留院嗎？
4. 將需要甚麼特殊的儀器或照護？
5. 甚麼情況可以出院？
6. 在出院後需要做復健嗎？
7. 需要多少費用？有任何社會資源或服務可運用嗎？

為了降低兒童及家屬面對住院所帶來的衝擊，護理人員除了提供詳細的檢查或療程訊息來澄清相關疑慮外，一般可透過以下的方式進一步提供完整的入院資訊：

1. 實際參觀醫療環境，並可能的提供兒童觸摸想接觸的物品，以協助兒童及家屬熟悉即將面對的環境及醫療設備，降低焦慮。
2. 藉由兒童住院須知等書面說明或是觀看照片、播放影片等方式，來瞭解住院流程及未來執行的醫療處置。說故事及利用布偶劇等遊戲是另一種為兒童解釋的有效方式。
3. 參加座談會，聆聽其他家庭先前的住院經驗，並鼓勵提出疑問共同討論，有助於協助與指引父母進行兒童住院的準備。

入院護理

在兒童入院後，便會進行一連串的入院護理活動，以確立病童與入院相關的健康問題，並依據評估之結果擬定適切的入院照護計畫。在病童入院過程中，護理人員應以友善關懷的態度，提供完整、有系統且具個別性的護理活動，協助病童及其家屬適應陌生的醫療環境，並增進對醫護照顧的信任感與合作度。一般入院護理程序包括：

1. 首先由護理人員引導兒童進入預定之病室，提供病人服，並協助更衣，過程中應使用床簾或屏風以維護隱私權。
2. 測量生命徵象、身高、體重，較小兒童需再測量頭圍、生長曲線，並記錄。
3. 給予兒童識別手圈。

4. 完成入院護理評估（如基本資料、健康史、目前健康狀況、日常生活習慣、出院準備計畫評估等）及所有相關之評估（如疼痛評估等），並詢問入院史。在收集資料時，**可運用家系圖(genogram)來評估家庭成員之關係、家庭成員健康狀況、家庭成員之性別。**

5. 病房、病室環境及醫院常規介紹，較小兒童需給予預防跌倒之護理指導。

6. 依醫囑規定的治療性飲食或兒童特殊的飲食要求，通知營養部供餐。

7. 協助醫師執行身體檢查。

8. 檢體採集檢查。

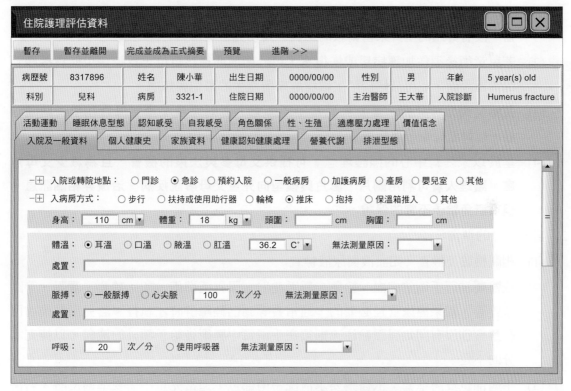

▶圖5-16　電子化入院護理評估表模擬畫面

在執行入院護理過程中，護理人員除了依據兒童年齡進行各項功能性身體評估、介紹環境與醫療處置外，也需同時運用溝通技巧來瞭解兒童對住院的想法與感受，並評估其父母與手足對於兒童住院的反應及因應方式。

 手術的護理

「住院」對生病兒童而言已是相當具有極大的壓力，若再加上面臨手術治療，生活模式與日常完全不同，害怕及不安全感會急速遽增；此外當子女面臨手術時，其父母會出現疑慮，此疑慮與子女疾病之嚴重性及治療程序、缺乏相關資訊有關，甚至會有分離焦慮、

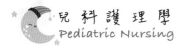
挫折感等情形出現。因此護理人員可運用適當的關懷照護行為，並解釋各項醫療技術、相關醫療設備及護理措施，提供以家庭為中心之照顧，有助於增加兒童與其父母的調適能力（劉、李，2011）。

一、手術前照護

除了簽署手術同意書外，手術前照護應包括為手術進行的心理與身體方面的準備。

1. 心理方面的準備

    (1) 手術前衛教可降低有關對手術的害怕與焦慮，衛教時須注意要能符合兒童的發展階段，用兒童能瞭解的字眼來說明是很重要的。**可使用布偶或身體圖形娃娃、繃帶、紗布、安全剪刀、膠帶等來具體解釋手術進行部位及過程**，亦可利用聽診器、沒有針頭的空針來當衛教的工具，幫助兒童覺得更有控制感。

    (2) 若兒童術後須住加護病房或恢復室，可於術前前往該單位，以瞭解可能會接觸到的儀器設備，並可減輕於陌生環境醒來所產生的害怕與焦慮。

    (3) 鼓勵父母陪伴兒童，並直到兒童手術醒來，並向兒童保證父母會在手術期間等候，以降低兒童分離焦慮。

    (4) 基於以家庭為中心的照護理念，**可提供父母參與決策的機會，且為減少父母焦慮**，護理人員可利用圖片、影片與模型向兒童父母解說疾病、治療等相關訊息，**但須避免給予不當的保證。**

2. 身體方面的準備

    (1) 相關檢驗及檢查，如血液與尿液檢查。

    (2) 依醫囑進行手術前備血、給藥、靜脈注射、腸胃道準備，如：禁食、灌腸、管路留置等，如果導尿管是必要的，通常會等到已經麻醉時才執行。若兒童在術前已經禁食卻沒有開始靜脈輸注，則須在手術當中與術後給予額外的液體，以補充水分的不足。

    (3) 手術部位皮膚準備：依醫囑要求清洗手術部位，通常兒童不需要準備皮膚，若需要可在手術室進行。

    (4) 精確測量生命徵象及身高、體重，並監測尿液輸出。

    (5) 換上手術衣及配戴識別手圈，並移除項鍊、戒指、隱形眼鏡等。

二、手術後照護

1. 執行生命徵象、液體的輸入及輸出量的監測，以及與意識程度的評估，並觀察傷口出血情形。

2. 維持有效的呼吸道清除，並監測是否出現呼吸窘迫的情形。

3. 視情況使用約束帶，以保護傷口、靜脈輸液管路或引流管，注意需間歇地鬆開約束帶及做關節運動。

4. 依醫囑開始進食，先給予少量的清澈液體，並監控是否出現噁心、嘔吐的情形。

5. 術後盡快允許父母探望病童。

出院計畫及居家照護

　　最理想的出院計畫應該從入院即開始進行，即時的為兒童及家屬提供個別且合適的出院照顧計畫，一個照護團隊成員包括：主要照護提供者、護理人員、社工師等。各專業人員針對病童及家屬的照顧需求，給予合適的照顧計畫，團隊人員亦可以透過資訊系統平台，進行照護計畫的溝通。

　　家屬可能需要為後續兒童的照護學習生理或復健處置做準備，這包括生命徵象的測量、血糖的監測等；對於長期照護，家屬可能還需學習給藥、給氧等方式。

　　護理人員應該考量兒童的需要與家庭經濟狀況，提供以下照顧資源轉介服務：

1. 居家式服務：專業人員訪視、居家照顧及喘息服務等。

2. 社區式服務：如社區復健、機構喘息服務（暫托照護）、日間照顧。

3. 輔具轉介服務：各縣市政府設有「輔具資源中心」，提供輔具（如輪椅、病人床、助行器等）租借或贈送服務。

4. 社會福利諮詢及提供支持團體。

情境

 模擬案例分析 CASE STUDY

⭐ 基本資料

姓名： 林小弟　性別： 男　年齡： 3歲
疾病診斷：A型流行性感冒(Type A Influenza)

⭐ 病程簡介

　　林小弟現3歲，為獨生子，有按時接種疫苗、無藥物及過敏史，母親為主要照顧者。據母親代訴，林小弟1週前因咳嗽、發燒，至診所就診未改善，之後仍發燒至39℃、咳嗽、精神活力差及食慾差，於是送至急診求治。

　　檢驗流行性感冒病毒抗原：A型呈陽性，經由急診醫師的評估下，建議入院治療。林小弟入院後仍有間歇性發燒，體溫維持在38.8℃、呼吸淺快、微胸肋凹、咳嗽厲害、精神活力差，經胸部X光發現兩側下葉輕微浸潤，目前藥物、胸腔治療和個別性護理照護中。

⭐ 護理處置

健康問題： 焦慮，與兒童不熟悉環境與醫療處置有關。

護理評估	護理目標	護理措施	護理評值
主觀資料 1. 病童常哭著向護理人員或家屬表示害怕 2. 家屬表示病童看到護理人員來發藥，就會哭鬧，怎麼哄騙都不吃 **客觀資料** 1. 病童蜷縮在病房 2. 看到護理人員就哭喊「我不要，我不要」，會一直躲在家屬背後 3. 夜間睡眠不佳	兒童可配合治療或護理活動	1. 使用病童可理解的語言及方式，向病童講解接受治療的原因，讓兒童瞭解 2. 接觸病童前採緩慢漸進性的探視，並於治療前、後給予可愛貼紙 3. 對於病童的合作，給予口頭讚許或獎勵 4. 執行治療時，建議家屬於旁陪伴，以增加安全感及治療的配合度 5. 執行侵入性治療時，如注射，於注射部位貼上紙膠，以減輕病童的恐懼感	1. 執行護理活動時會哭鬧，但不會出現要家屬抱的行為 2. 晚上睡眠時間增長

局部外用麻醉劑作為疼痛預防方式之實證應用

李慈音

臨床案例描述 (Clinical Scenario)

5歲的小明因發燒，上吐下瀉住院，須由靜脈輸注補充液體及給予抗生素治療。護理師在跟小明和父母解釋放置靜脈導管的目的及必要性時，小明在旁邊哭了起來說：「不要，會很痛！」。護理師告訴小明在打針前，會先給小明抹局部外用麻醉劑來減少小明對於打針的害怕和疼痛的不適。小明的父母非常擔心的詢問護理師：「抹局部外用麻醉劑真的可以減輕小明打針的疼痛嗎？」

臨床問題 (Question)

打針是一種侵入性的處置會造成疼痛，兒童時期的打針經驗的記憶，如疫苗的注射等也會使兒童對之後接受疼痛處置產生害怕等長期的心理影響(Noel, Chambers, McGrath, et al., 2012)。而住院兒童常需要接受侵入性的措施，因此不論是抽血檢查、裝置靜脈導管提供輸液或藥物治療，疼痛成為他們要面對的壓力源。靜脈穿刺亦為一種侵入性的措施，對兒童會造成疼痛，對於過去打針的疼痛經驗及害怕也會讓兒童拒絕配合。目前在執行兒童的處置前給予局部外用麻醉劑(topical anesthetics)，是預防疼痛的方式之一(Schug, Palmer, Scott, Halliwell, Trinca, 2015)。此類麻醉劑是藉由藥物擴散，作用在皮膚的神經纖維通道，暫時阻止疼痛信號的傳輸(Hsu, Stack, & Wiley, 2022)。目前關於使用局部外用麻醉劑減輕兒童疼痛的最佳證據是什麼？

臨床重要結論 (Clinical Bottom Line)

1. 一份臨床指引(Schug, Palmer, Scott, Halliwell, Trinca, 2015)建議在進行靜脈穿刺使用局部止痛乳膏、凝膠或貼片。(Grade A)

2. 另一份加拿大的臨床指引(Taddio et al., 2015)也強烈建議小於12歲的兒童在接受疫苗接種時，給予局部外用麻醉劑。(Grade A)

3. 在一項系統回顧，比較數種不同的藥物在兒童接受疫苗接種或肌肉注射方式時降低疼痛的成效。結果局部外用麻醉劑EMLA（為eutectic mixture of local anesthetics的縮寫，含Lidocaine-prilocaine）比起使用安慰劑，更可減輕肌肉注射（尤其是疫苗接種）後的疼痛(Sridharan & Sivaramakrishnan, 2018)。(Level 1)

✚ 依照實證建議的護理措施 (Nursing Interventions)

1. 小明接受靜脈導管裝置前，評估並提供局部外用麻醉劑來降低疼痛。針對藥物成分瞭解小明是否有過敏史。

2. 跟小明及家屬解釋接受靜脈導管裝置前，會先給予局部外用麻醉劑的作用。可以跟小明說：「這個藥可以讓皮膚睡著，讓打針的地方不會痛痛喔！」。

3. 確認小明的局部外用麻醉劑之醫囑；執行正確的給藥程序。

4. 評估靜脈導管裝置部位，並依建議時間及方式給予藥物，例如：塗抹EMLA後蓋上敷料（如Tegaderm或Opsite）45~60分鐘。

✚ 相關文獻 (References)

Hsu, D. C., Stack, A. M., & Wiley, J. F. (2022). Clinical use of topical anesthetics in children. *UpToDate*. https://www.uptodate.com/contents/clinical-use-of-topical-anesthetics-in-children

Noel, M., Chambers, C. T., McGrath, P. J., Klein, R. M., & Stewart, S. H. (2012). The influence of children's pain memories on subsequent pain experience. *Pain, 153*, 1563-1572. https://doi.org/10.1016/j.pain.2012.02.020

Schug, S. A., Palmer, G. M., Scott D. A., Alcock, M., Halliwell, R., & Mott, J. F. (2020). *Acute pain management: Scientific evidence* (5th ed.). ANZCA & FPM.

Sridharan, K., & Sivaramakrishnan, G. (2018). Pharmacological interventions for reducing pain related to immunization or intramuscular injection in children: A mixed treatment comparison network meta-analysis of randomized controlled clinical trials. *Journal of Child Health Care., 22*(3), 393-405. https://doi.org/10.1177/1367493518760735

Taddio, A., McMurtry, C. M., Shah, V., Riddell, R. P., Chambers, C. T., Noel, M., MacDonald, N. E., Rogers, J., Bucci, L. M., Mousmanis, P., Lang, E., Halperin, S. A., Bowles, S., Halpert, C., Ipp, M., Asmundson, G. J. G., Rieder, M. J., Robson, K., Uleryk, E., Antony, M. M., ... HELPin Kids & Adults (2015). Reducing pain during vaccine injections: Clinical practice guideline. *CMAJ : Canadian Medical Association journal, 187*(13), 975-982. https://doi.org/10.1503/cmaj.150391

Whitehorn, A., & Aginga, C. (2022). Evidence summary. Pain (pediatric): Topical anesthetics. *The JBI EBP Database*. JBI116799-2022.

課後複習 ▶ EXERCISE

一、選擇題

1. 以「家庭為中心的照護」應用於加護病房的照顧，下列敘述何者正確？(A)鼓勵並支持病童父母或手足有機會時參與共同照顧　(B)加強管理，嚴格規定父母會客時間，以預防感染　(C)為減少交互感染之風險，應盡量避免家人探視　(D)兒童、青少年住院，醫師應以父母作為病情溝通與解釋對象。

2. 有關兒童遊戲發展的敘述，下列何者錯誤？(A)嬰兒期正發展單獨遊戲，如玩填充玩偶　(B)幼兒期主要發展平行遊戲，如和鄰居一起玩耍，但各玩各的　(C)合作性遊戲是學齡期的特色，如下棋、玩樸克牌　(D)聯合遊戲是青春期的特色，如玩家家酒。

3. 小玲，8歲，住院期間常抱怨因右手打點滴無法自己吃飯及畫畫、不願意打針及吃藥，護理師協助小玲增進其「自我控制感」的護理措施，下列敘述何者最適當？(A)讓小玲表達及討論可以參與治療的方式　(B)在小玲的同意下讓小玲的同學來院陪伴　(C)跟小玲聊聊她喜歡的卡通以轉移注意力　(D)請小玲的主要照顧者留在病房內陪伴。

4. 有關兒童疼痛的處理，下列何者最不適當？(A)使用鴉片類藥物，會合併給予緩瀉藥物以預防合併症發生　(B)讀故事書是一種分散注意力法，可運用於6歲以上的小孩　(C) EMLA是一種局部麻醉劑，需於侵入性治療前1小時使用　(D) Acetaminophen是一種非類固醇抗發炎藥物，適合輕度疼痛。

5. 生理徵象的改變為評估疼痛的重要指標之一，下列何種徵象與疼痛較無直接關係？(A)尿量　(B)心跳　(C)呼吸　(D)瞳孔。

6. 嬰幼兒疼痛評估，不包括下列哪一項？(A)臉部表情　(B)呼吸型態　(C)肢體動作　(D)意識程度。

7. 許小妹，6個月，媽媽帶她到健兒門診，護理師先幫許小妹測量生命徵象，有關呼吸評估之敘述，下列何者錯誤？(A)測量順序為先測量心尖脈，後測量呼吸　(B)大多採腹式呼吸，可觀察腹部起伏　(C)呼吸型態呈不規則　(D)呼吸速率30次／分。

8. 小銘，14歲，因下腹部及大腿燙傷住院已2週，下列護理措施何者錯誤？(A)鼓勵常打電話給好朋友　(B)告知燙傷部位的治療措施　(C)鼓勵好朋友在旁陪伴他換藥　(D)鼓勵表達對燙傷部位的感受。

9. 兒童心尖搏動位置之敘述，下列何者正確？(A)嬰兒：位於第5肋間左鎖骨中線上　(B)幼兒：位於第4肋間左胸骨邊緣上　(C)7歲以上的兒童：位於第5肋間左鎖骨中線上　(D)12歲以上的兒童：位於第6肋間左胸骨邊緣上。

10. 下列何項不是治療性遊戲(therapeutic play)的目的？(A)宣洩情緒　(B)提供治療相關訊息　(C)瞭解兒童的感受　(D)分析早期經驗對兒童的影響。

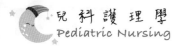

二、名詞解釋

1. 分離焦慮(separation of anxiety)
2. 治療性遊戲(therapeutic play)
3. 家系圖(genogram)
4. 心尖脈(apical pulse)

更多題目盡在
應考題庫

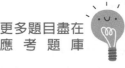

網址：ssur.cc/TWodr2d

參考文獻 ▶ REFERENCES

李睿軒、張怡貞、胡芳綺、石惠美、陳麗貞、施美娟(2018)・降低學齡前期兒童於急診接受靜脈注射疼痛指數・*健康科技期刊*，*4*(2)，20-34。

吳頌誼、蘇思憶(2020)・一位學齡前期兒童初次住院之護理經驗・*高雄護理雜誌*，*37*(2)，57-70。doi: 10.6692/KJN.202008_37(2).0006

邱千慈(2016)・止痛藥物簡介・https://epaper.ntuh.gov.tw/health/201612/project_3.html

邱怡菁、郭嘉琪(2017)・運用治療性遊戲於一位學齡期兒童撕裂傷縫合之急診護理經驗・*志為護理*，*16*(5)，94-103。

高嘉霙、胡月華、李秋桂(2016)・運用兒童友善醫療降低學齡前期病童靜脈注射之抗拒行為・*志為護理*，*15*(2)，78-88。

陳翠芳、林靜幸、周碧玲、藍菊梅、徐惠禎、陳瑞娥⋯王采芷等(2023)・*身體檢查與評估指引*（五版）・新文京。

陳郁琪、范筱玲、楊蕙甄、洪巧儒、黃慎苓、蔡季穎、李翠萍(2021)・運用治療性遊戲專案提升病童執行噴霧治療完整率・*長庚護理*，*32*(1)，77-92。doi: 10.6386/CGN.202103_32(1).0007

張奕瑜(2017)・與小寶貝溝通技巧・http://www.landseedhospital.com.tw/lishin/files/epaper/86col8.pdf

曹麗英、余怡珍、王玉女、徐秀珬、蔡麗紅、鄭幸宜⋯劉碧霞等(2021)・*新編基本護理學－學理與技術（上）*（三版）・新文京。

黃薰瑩、吳建誼、黃洽鑽(2014)・兒童安寧療護－疼痛控制・*家庭醫學與基層醫療*，*29*(4)，60-67。

劉妍彣、李長菁(2011)・運用「治療性遊戲」於手術後學齡前期病童的護理經驗・*源遠護理*，*5*(1)，85-82。

鄭夙芬(2014)・兒童疼痛評估與處置之現況・*護理雜誌*，*51*(6)，20-26。

穆佩芬、尹亭雲、張家慧(2014)・兒童繪畫發展與臨床應用・*榮總護理*，*31*(4)，414-425。

羅高文(2023)・*全方位護理應考e寶典—兒科護理學*・新文京。

Downing, J. (2017, Aug). *Pain assessment*. http://www.icpcn.org/wp-content/uploads/2017/08/Pain-Assessment-in-PPC.pdf

Hall, R. W., & Anand, K. J. S. (2014). *Pain management in newborns*. https://www.ncbi.nlm.nih.gov/pmc/articles/PMC4254489/

Hauer, J., & Jones, M. L. (2018). *Evaluation and management of pain in children*. https://www.uptodate.com/contents/evaluation-and-management-of-pain-in-children#H12

Hockenberry, M. J., Rodgers, C. C., & Wilson, D. (2022). *Wong's Essentials of Pediatric Nursing* (11th ed.). Mosby.

Kyle, T., & Carman, S. (2020). *Essentials of pediatric nursing* (4th ed.). Lippincott Williams & Wilkins.

Marcdante, K., Kliegman, R. M., & Schuh, A. (2022). *Nelson essentials of pediatrics* (9 th ed.). Elsevier.

Norina, W., Seth, C., Christopher, E., & Hans, B. (2016). *A guide to pain assessment and management in the neonate*. https://www.ncbi.nlm.nih.gov/pmc/articles/PMC4819510/

Peate, I.& Evans, S. (2020). *Fundamentals of anatomy and physiology: For nursing and healthcare students* (3rd ed.). Wiley-Blackwell.

Redmann, A. J., Wang, Y., Furstein, J., Myer, C. M.,& de Alarcón, A. (2017). *The Use of the FLACC pain scale in pediatric patients undergoing adenotonsillectomy*. https://www.ncbi.nlm.nih.gov/pubmed/28012511

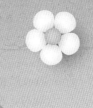

PEDIATRIC NURSING

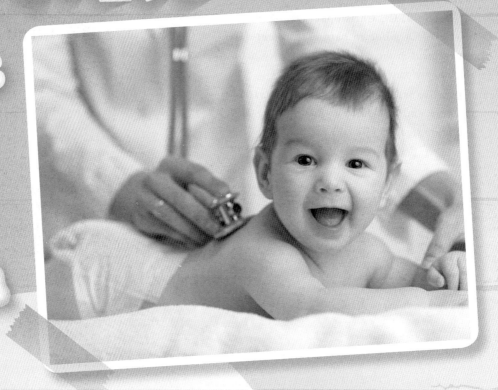

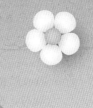
學習
目標

讀完本章後，您應能夠：

1. 瞭解免疫系統之構造及功能。
2. 認識免疫系統功能障礙兒童之身體評估及相關檢查。
3. 學習常見的過敏反應疾病及護理處置。
4. 學習常見的免疫不全疾病及護理處置。
5. 學習常見的自體免疫疾病及護理處置。

免疫系統異常患童的護理

06
CHAPTER

孫海倫・詹靜惠

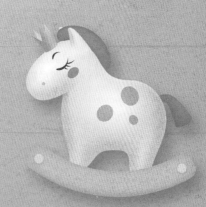

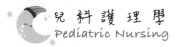

免疫系統(immune system)是個體用來對抗外來物的入侵，因此免疫功能的強弱決定是否容易得病。如果病童免疫系統先天不良或因其他因素影響造成功能缺失不足時，則病童可因無法對抗微生物感染而罹患重症死亡。少數病童內的免疫系統發生異常反應，則造成極為嚴重的自體免疫疾病，進而影響其生長發育。

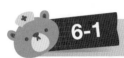 免疫系統的解剖生理特徵

免疫系統的發展

免疫系統早在胚胎時期就開始發育，從2.5~3週大時的卵黃囊就開始有造血的功能；在5週大時，造血幹細胞則由胚胎的肝臟負責，大約在6週大時開始有造血的功能，這些造血幹細胞第8週時會轉移到骨髓、胸腺、脾臟。骨髓內的幹細胞會製造未成熟的淋巴球，其中一部分移動到胸腺內，於8~12週成熟為T淋巴母細胞(T-lymphoblast)，負責體內的細胞性免疫反應；另一部分淋巴球則在骨髓內或次級淋巴組織內成熟為B淋巴母細胞(B-lymphoblast)，負責體液性免疫反應。而T細胞與B細胞之比較見表6-1。

▶ 表6-1　T細胞與B細胞在特性及功能上比較

項目	B細胞	T細胞
分化與成熟處	骨髓或次級淋巴組織	胸腺
末梢血液含量	20~30%	70~80%
平均壽命	短（數天～數週）	長（數月～數年）
種類	• 成熟性B細胞、漿細胞 • 記憶細胞	輔助性T細胞、抑制性T細胞、毒殺性T細胞
抗原辨識	可辨識位於抗原表面之抗原決定位，並與其結合	需依賴抗原呈獻細胞協助，才能進行辨識
分泌抗體	＋＋＋	－
功能	負責體液性免疫反應(humoral immunity) • 製造抗體，中和毒素和病毒 • 具調理作用，加強吞噬功能 • 自體免疫反應	負責細胞性免疫反應(cellular immunity) • 增強巨噬細胞作用，抑制細胞內細菌及病毒感染 • 毒殺病毒感染的細胞及癌細胞，與移植排斥反應 • 具免疫調解能力

　　參與免疫反應的器官包括初級淋巴器官(primary lymphoid organ)及次級淋巴器官(secondary lymphoid organ)（圖6-1）：

1. 初級淋巴器官：是提供淋巴細胞發育與成熟的環境，如骨髓(bone marrow)、胸腺(thymus)。

2. 次級淋巴器官：是捕捉抗原並產生免疫反應的地方，如脾臟、淋巴結及黏膜相關淋巴組織，如扁桃腺、腸道的培氏班(Payer's patches)及闌尾等。

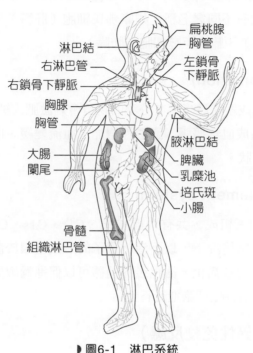

▶ 圖6-1　淋巴系統

免疫系統的功能

　　完整的皮膚黏膜、上皮細胞的纖毛運動、胃酸的分泌、口腔中穩定的酸鹼值等，是人體抵禦外來物質侵入的第一道天然防線，一旦異物或微生物通過此屏障，內在防禦就會啟動第二道防線－免疫系統。免疫系統又分為先天（自然、非特異性）的免疫(innate or nature or non-specific immunity)及後天（適應、特異性）的免疫(acquired or adaptive or specific immunity)，分別說明於下。

1. 先天的免疫：與生俱來，是不須經外物刺激就存在的免疫能力，它以相同的方式（吞噬作用、發炎反應、補體系統）對抗任何入侵人體的異物及微生物，不具有特異性(non-specificity)。

2. 後天的免疫：必須經外來異物或微生物刺激後才產生效果之免疫力，只對特定之抗原發生反應（包括：細胞性免疫反應、體液性免疫反應），具特異性(specificity)。

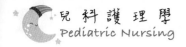

一、先天的免疫（非特異性免疫反應）

(一) 吞噬作用 (phagocytosis)

當異物或微生物突破皮膚與黏膜的物理或化學屏障入侵組織後，便遭遇含於其中的吞噬細胞，透過驅化(chemotaxis)、吸附(attachment)、吞入(ingestion)與胞內弒殺(intracellular killing)等方式吞噬病原。吞噬細胞(phagoctes)包括：巨噬細胞(macrophages)、嗜中性球(neutrophils)、單核球(moncytes)。單核球為巨噬細胞的前身，當它進入不同組織器官及有不同之名稱，如庫佛氏細胞（肝臟）、神經膠原細胞（神經系統）、樹突細胞（淋巴結）、肺泡巨噬細胞（肺臟）。

(二) 發炎反應 (inflammation)

當微生物入侵人體造成組織發炎，其分泌的物質會刺激肥大細胞(mast cell)釋出組織胺及其他血管活化物質，造成血管擴張、通透性增加、血流變緩、血液滲出積液，產生紅、腫、熱、痛的典型發炎症狀。

(三) 補體系統 (complement system)

補體為一群血清蛋白所組成，共有11種(C1q、C1r、C1s、C2、C3、C4、C5、C6、C7、C8、C9)成分，在正常情況下，以不活化分子的形式循環於體內，必須在抗原抗體複合物或其他物質存在下才會被活化。活化後的補體可以促進過敏與發炎反應之形成、加強吞噬與免疫吸附作用、吸引吞噬細胞進行吞食。

二、後天的免疫（特異性免疫反應）

(一)細胞性免疫反應 (cellular immunity)

細胞性免疫反應主要是對抗病毒、黴菌、寄生蟲及外來物質，並能殺死被病毒感染的細胞及癌細胞，由T細胞負責，T細胞可分為：

1. 輔助性T細胞(helper T cells; T_h cells)：可釋出細胞激素協助B細胞產生抗體，且可活化巨噬細胞分泌淋巴激素(lymphokines)，增強其吞噬及溶解作用，並吸引更多的免疫細胞參與反應。

2. 毒殺性T細胞(cytotoxic T cells, T_c cells)：直接溶解破壞外來組織器官（移植排斥作用），毒殺被病毒感染的細胞或癌細胞。

3. 抑制性T細胞(suppressor T cells; T_S cells)：具免疫調解功能，可控制B細胞及T細胞，若失去對B細胞的抑制時，會出現自體免疫反應，而若抑制性T細胞過度作用，則會造成免疫缺損狀態。

(二) 體液性免疫反應 (humoral immunity)

體液性免疫反應主要是破壞細菌抗原，由B細胞負責。B細胞可以製造各種專一性的抗體（稱為免疫球蛋白，共有五種形式，見表6-2）。當抗原首次與B細胞上之抗體結合，可刺激B細胞轉形為漿細胞與記憶細胞，誘發初級免疫反應(primary immune respones)，抗體以IgM為主，整個過程大約需三天的時間；當同一抗原第二次進入個體時即與記憶細胞上之抗體結合，記憶細胞於是轉形為漿細胞及記憶細胞，產生次級免疫反應(secondary immune respones)，此時漿細胞可在極短時間內製造大量IgG。

▶ 表6-2　免疫球蛋白的性質與功能

項目	IgG	IgA	IgM	IgE	IgD
血清含量(%)	75~80	15~20	5~10	<0.01	<1
分布位置	血清中	血清、分泌液中	血清中	肥大細胞、嗜鹼性球	B細胞表面
胎盤通過性	+	－	－		未知
成熟時間	得自母體的IgG大約於出生後6~8個月消失，嬰兒本身的IgG開始增加，7~8歲達成人量	出生二週開始製造，6~7歲達成人量	出生一週開始明顯增加，一歲達成人量	出生二週開始製造，6~7歲達成人量	－
免疫性出現時間	最遲	中間	最早	－	
與補體結合	+	－	+	－	－
引起過敏性休克	－	－	－	＋＋＋	－
特徵及功能	• 次級免疫反應中最主要的抗體 • 唯一可通過胎盤進入胎兒體內，提供保護功能 • 調理吞噬作用 • 在抗原刺激後能持續存在，為記憶性抗體	• 血清型IgA不需與抗原結合，便可直接經由旁道途徑活化補體 • 分泌型IgA存於初乳、汗液、唾液、淚液、腸道合生殖道的分泌物中，可抑制病毒吸附於黏膜上	• 初級免疫反應中最主要的抗體，臨床上可作為感染之指標 • 5個月以上胎兒在感染後，唯一可自行合成的抗體	• 發炎與過敏反應的發生 • 對抗原蟲或寄生蟲感染	• 可能與B細胞的成熟有關

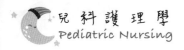

6-2 免疫系統的整體性評估

健康史

1. 身體健康狀況

   (1) 瞭解兒童出生時有無早產、發育及生長是否遲緩，尤其是否有特別瘦小，新生兒期臍帶是否有超過20天以上才脫落，是否有按時接受預防注射、對卡介苗注射有無特殊反應，或注射活性疫苗（如水痘、麻疹疫苗等）有無肌肉無力或中樞神經症狀。

   (2) 是否有不明原因發燒、脾腫大或淋巴結腫大等，過去曾發生過的感染種類及次數，是否有反覆性的感染，如中耳炎、鼻竇炎、肺炎、口角炎，若是因上述原因而住院，要特別詢問是否有合併敗血症、腦膜炎、菌血症等，或是一些少見細菌（如綠膿桿菌）感染，或是使用一般抗生素治療效果不佳，至少要用到第三線以上的藥物才能控制。

   (3) 一般嬰幼兒本來就較成年人容易感染，一年12~15次的感染（或一般的感冒）仍屬正常。

2. 家族史

   (1) 除已知的遺傳性疾病外，要溯及三代及五等親內是否有嬰幼兒出生不久就不明原因夭折，且性別要特別詢問，因部分免疫疾病的發生率會受性別的影響。

   (2) 家族中是否也有反覆感染或瀕死的嚴重感染情形，是否有過敏體質，且對何種物質過敏。

3. 服藥情形

   瞭解兒童目前是否正有服用藥物、種類及藥物過敏史，因某些藥物會影響免疫系統或引發免疫系統疾病。

4. 環境評估

   評估兒童居家環境，是否有潛在的過敏原存在，如居住環境的灰塵量、空調設備、地毯、窗簾、家具、寢具的材質、是否有飼養寵物等，因兒童過敏性疾病與環境中致敏原相關。

5. 壓力事件

   瞭解兒童是否長期處於壓力下，因身體在壓力情境下會分泌腎上腺糖皮質素，抑制免疫功能。

全身性評估

1. 身高、體重、發育情形

應測量身高、體重、頭圍並對照量表，評估其生長是否有落在一般正常的百分比，氣喘或過敏兒長期接受類固醇治療會抑制生長，而免疫功能缺失亦會因反覆感染而影響生長發育。

2. 皮膚及黏膜外觀

評估皮膚的完整性、有無小結節、蕁麻疹、濕疹、紅斑、陽光曝曬是否有疹子、是否有感染病灶或不易癒合的傷口等，可能是因過敏或免疫疾病引起。鼻黏膜偏白或粉紅色則可能有過敏性鼻炎。

3. 頭頸部

評估面部外觀有否異常、有否低位耳、眼距過寬或過窄、人中過短、張口吐舌呼吸、反覆鵝口瘡、口腔潰瘍；耳膜充血或是破損、分泌物，鼻腔有否黃綠的分泌物甚至有異味；頭部有否因感染而反覆淋巴腺腫大、壓痛。

4. 胸部

評估心跳是否規律、心尖位置是否正常、有否心雜音等。胸部外觀前後徑是否有過寬、呼吸速率、呼吸聲是否異常、呼吸是否費力或使用呼吸輔助肌（如肋間肌）等情形。

5. 腹部

評估腸音蠕動是否正常、腹部是否平坦、肝脾是否有異常腫大及壓痛點。若肝臟超過右肋緣3公分或觸診可摸到整個脾臟，表示肝脾腫大，則可能有免疫系統的疾病。

6. 肌肉骨骼

評估關節（包括大關節如：髖關節、膝關節，及小關節如：手指、腳趾）是否有紅、腫、熱、痛，活動有否受限制、無法伸展、變形；有否晨起僵硬、夜間疼痛，活動後才舒緩，則需考慮類風濕性關節炎、全身性紅斑性狼瘡、皮肌炎的可能性。

7. 淋巴結

評估頸部、腋下、腹股溝等處的淋巴結大小、質地（硬或軟）、移動性及觸痛感。12歲以下兒童，正常情況下可摸到頸部及腹股溝淋巴結（大小約3 mm~1 cm）。若淋巴結異常腫大可能有感染、炎症或癌瘤的反應。

診斷檢查

一、實驗室檢查

1. 全血球計數(CBC)、白血球分類與分類的比例、C-反應蛋白(CRP)、紅血球沉降速率是基本而重要的檢查（表6-3），其他如：抗核抗體(ANA)、類風濕因子(RF)、補體(C3、C4)。

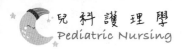
2. 免疫球蛋白IgA、IgM、IgE等的量，會隨年齡而異（表6-4）。

3. 評估B細胞、T細胞、自然殺手細胞，可檢測CD4、CD8、CD56的量。

4. 依疾病的需求有各種的抗體檢測，如Anti-Ro、Anti-La、dsDNA。

5. 一些疾病也可進一步用基因檢測來確認，如狄喬治症候群(Digeorge syndrome)是染色體22q的異常。

二、醫學影像檢查

胸部、腹部X光可以檢查是否有胸腺發育不良，或排除其他嚴重感染或併發症。局部關節X光、MRI、超音波，可以幫助早期評估是否有骨頭、關節軟骨受損、關節液不足等。

▶ 表6-3　實驗室檢查之正常值

種類		年齡層	正常值
紅血球總數(RBC count)×10^4/mm^3		3~6個月	0.1~4.53
		1~2歲	3.7~5.33
		2~6歲	3.9~5.33
		6~12歲	4.0~5.24
		12~18歲	男4.5~5.34 女4.1~5.1
白血球總數(WBC count)×1,000/mm^3		1個月	5.0~19.5
		1~3歲	6.0~17.5
		4~7歲	5.5~15.5
		8~13歲	4.5~13.5
嗜中性球 (neutrophil) %	分核(bands)	─	3~5
	帶狀(segs)	─	54~62
淋巴球(lymphocytes) %		─	25~33
單核球(monocytes) %		─	3~7
嗜酸性球(eosinophils) %		─	1~3
嗜鹼性球(basophils)%		─	0~0.75
血小板總數(platelet count)×10^3/mm^3		新生兒	84~478
		成人	150~400
C-反應蛋白(c-reactive protein) mg/dL		<1歲	0.08~1.58
		1~3歲	0.08~1.12
		4~10歲	0.06~0.79
		11~14歲	0.08~0.76
		15~18歲	0.04~0.79
紅血球沉降速率(ESR) mm/hr		─	9~20

▶ 6-4　各年齡層免疫球蛋白之正常血清濃度

年齡層	IgG (mg/dL)	IgA (mg/dL)	IgM (mg/dL)	IgE (IU/mL)	IgD (mg/dL)
臍帶血	636~1,606	1.4~3.6	6.3~25	0.5~1	測不到
新生兒期	251~906	1.3~53	17~105	0~50	測不到
6個月	176~601	4.4~84	33~126	0~50	0~8
1歲	172~1,069	11~106	41~173	0~50	0~8
2~5歲	345~1,236	14~159	43~207	0~100	0~8
6~10歲	608~1,572	33~236	52~242	0~190	0~8
成人	639~1,349	70~312	56~352	0~190	0~8

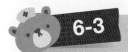

6-3　兒童常見免疫系統的疾病及護理

過敏反應

　　人體免疫反應主要是辨識入侵的外來物並驅逐之，以保護自己。當若對一些無害的物質產生過度或不當的免疫反應，造成本身組織或器官的傷害，即稱為過敏反應(hypersensitivity)。蓋爾(Gell)與昆母斯(Coombs)依過敏發生之原因，將其分為四型（表6-5）(Brockow, Przybilla, Aberer, et. al., 2015)。

　　氣喘(asthma)是一種由發炎細胞引起的慢性呼吸道炎症反應，此炎症反應使病童的呼吸道產生不同程度氣流阻滯，以及對各種刺激物過度敏感現象(hyperresponsiveness)。氣喘是病童急診、住院及缺課最主要的原因，其結果加重了家庭、社會及國家的負擔，由於會危及生命，在所有的過敏性疾病中是最早且最被重視。有關氣喘的詳細介紹，請參考「第8章呼吸系統疾病患童的護理」。

▶ 表6-5　Gell & Coombs過敏反應之類型

項目	第I型 即發型過敏反應	第II型 細胞毒殺型過敏反應	第III型 免疫複合物過敏反應	第IV型 遲發型過敏反應
反應發生時間	立即反應<30分	不一定	不一定	24~72小時至數週
抗原	經由皮膚、呼吸道進入人體	細胞表面	抗原抗體複合物	與巨噬細胞或標的細胞上之MHC抗原有關
參與免疫因子	抗體IgE	抗體IgG或IgM、IgA	抗體IgG或IgA	淋巴球
作用細胞	● 肥大細胞 ● 嗜鹼性球	● 嗜中性球 ● 巨噬細胞	● 嗜中性球	● 巨噬細胞

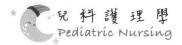
▶ 表6-5　Gell & Coombs過敏反應之類型（續）

項目	第I型 即發型過敏反應	第II型 細胞毒殺型過敏反應	第III型 免疫複合物過敏反應	第IV型 遲發型過敏反應
作用物質	• 組織胺 • 前列腺素 • 血清素 • 嗜酸性球驅化性因子	• 補體活化 • 吞噬作用	• 補體活化 • 驅化作用	• 淋巴激素 (lymphokine)
臨床症狀	• 全身性過敏反應：呼吸困難、氣管痙攣、喉部水腫、血壓下降 • 局部過敏反應：過敏性鼻炎、外因性氣喘、藥物、食物過敏、蕁麻疹、枯草熱	• 血型不合輸血反應、新生兒溶血 • 藥物引發之紫斑症、溶血性貧血、顆粒性白血球缺乏症 • 自體免疫疾病：古德帕斯症候群、重症肌無力（**複視、吸吮及吞嚥困難、顏面神經麻痺**）、慢性甲狀腺炎	• 血清病、農夫肺飼鴿症、乳酪工人症 • 自體免疫症疾病：全身性紅斑性狼瘡、幼年型類風濕性關節炎（現改稱為幼年型特異性關節炎）、皮肌炎、多肌炎、類過敏性紫斑、急性鏈球菌感染後之腎絲球腎炎	• 接觸性皮膚炎 • 肉芽腫反應 • 結核菌試驗 • 移植排斥

一、過敏性鼻炎(allergic rhinitis)

(一) 病因及病理變化

　　過敏性鼻炎主要是因重複暴露於過敏原後，過敏原和體內已致敏的IgE抗體結合，導致其釋放組織胺(histamine)和白三烯酸(leukotriene)等引發過敏反應的相關介質，造成一連串的鼻部過敏反應。

　　致病因除了遺傳基因與過敏原（台灣常見過敏原為塵蟎與家塵，其次是家中寵物如貓或狗的皮屑及其分泌物、蟑螂、黴菌、舊棉絮、草蓆、花粉等）外，其他因素，如：生活習慣改變（工業化、都市化、運動減少等）、飲食習慣改變（西方化飲食、油炸高熱量、蔬果減少）、空氣汙染、吸菸、二手菸、壓力及感染病減低等，皆被證實直接或間接與過敏性鼻炎有關。

(二) 臨床分類

　　以往根據接觸過敏原的時間，將過敏性鼻炎區分為季節性、經年性和職業性，目前ARIA (Allergic Rhinitis and its Impact on Asthma)指引結合過敏性鼻炎的症狀及對生活品質的影響，根據病程，分為「間歇型」和「持續型」兩類，另外根據病情嚴重度，即症狀及對生活品質的影響，進一步分為「輕度」和「中／重度」（表6-6）。

▶ 表6-6　過敏性鼻炎的分類

間歇型		持續型	
症狀＜4天／週或病程＜4週		症狀＞4天／週或病程＞4週	
輕度	中／重度 （有下列一項或多項）	輕度	中／重度 （有下列一項或多項）
● 睡眠正常 ● 日常活動，運動和休閒娛樂正常 ● 工作和學習正常 ● 無令人困擾的症狀	● 不能正常睡眠 ● 日常活動，運動和休閒娛樂受影響 ● 不能正常工作或學習 ● 有令人困擾的症狀	● 睡眠正常 ● 日常活動，運動和休閒娛樂正常 ● 工作和學習正常 ● 無令人困擾的症狀	● 不能正常睡眠 ● 日常活動，運動和休閒娛樂受影響 ● 不能正常工作或學習 ● 有令人困擾的症狀

(三) 臨床表徵

　　過敏性鼻炎的症狀是以流鼻水（打噴嚏）及鼻塞為主。鼻水的症狀多半是清清的水樣分泌物，會合併鼻子癢、眼睛癢，清晨時最嚴重，夜間反而不會，鼻塞不一定會有。而鼻塞為主者通常鼻塞會很嚴重，且一整天症狀都差不多，但夜間會更厲害，比較不會鼻子癢，流鼻水也較少，若有也是較濃稠的鼻水。

　　另外，也要注意有否其他合併的症狀，如：嗅覺減退（聞不出味道）、睡眠品質問題（睡覺打呼），慢性長期咳嗽、清喉嚨、鼻涕倒流（尤其在合併有鼻竇炎時），是否有因長期鼻塞而導致頭痛、耳朵痛、嗜睡等，並評估過敏性鼻炎的嚴重度，是否因此而影響病童的日常生活、工作學業上的表現，是否因睡眠不足影響到休閒活動。

(四) 診斷檢查

1. 詳細病史評估：過敏性鼻炎診斷評估以病史為主（有反覆發作的早晨異常鼻子發癢、打噴嚏、流清鼻水、鼻塞情形，就要高度懷疑），其他如病童居家環境、病童本身是否有氣喘或異位性皮膚炎等其他過敏性疾病；家族中是否也有過敏疾病也須詳細詢問。

2. 理學檢查：

   (1) 下眼瞼處往往可見到呈暗色（一般稱為黑眼圈），且具有橫紋(Dennie-Morgan's lines)；朝天鼻；以手掌往上搓鼻子時，鼻樑上會有橫摺；習慣以嘴巴呼吸。

   (2) 鼻鏡觀察有否鼻黏膜腫脹、黏膜的顏色是否正常。

   (3) 鼻黏膜抹片(nasal smear)檢查，局部的發炎細胞是否以嗜酸性球為主（增加10%以上）。

3. 實驗室檢查：抽血測過敏指數（**血清中的IgE抗體會增加**）及皮膚測試或特殊過敏原等來得知個人的過敏原。

4. 鼻腔的X光片或電腦斷層檢查：是用來排除是否合併有其他疾病，例如：慢性鼻竇炎、對治療反應效果不佳，或是症狀只有在一側的鼻子的特別病童。

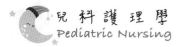
(五) 醫療處置

　　過敏性鼻炎治療大約可分幾個方向，包括：避免過敏原、藥物、減敏治療及外科手術。

1. 避免過敏原

　　找出病童過敏的過敏原，並加以適當地避免，以防止發炎反應繼續累積，乃是目前所知最有效的抗過敏發炎治療。

2. 藥物治療

(1) 抗組織胺：短效抗組織胺副作用明顯，如嗜睡、口乾，因此除了在急性期使用外，一般建議使用長效的抗組織胺來長期保養，如：Cetirizine (Zyrtec®)、Levocetirizine (Xyzal®)、Fexofenadine (Allegra®)等。一天服用1~2次，可有效控制打噴嚏、流鼻水症狀，對眼睛癢也有效果，長期服用並無明顯副作用。

(2) 類固醇製劑：噴霧式鼻內類固醇製劑，為中／重度持續型過敏性鼻炎病童治療的首選藥物（過敏性鼻炎ARIA治療準則），尤其是新一代的類固醇製劑，包括Fluticasone Propionate (Flixotide®)、Mometasone Furoate (Nasonex®)、Fluticasone Furoate (Avamys®)等，能有效控制發炎反應，病童一天一次就可以控制的很好（但作用較慢，要數天到數週才會達到最大的治療效果）。此製劑副作用低，少部分病童可能因施力不當或是方向不對，而導致鼻腔可能會輕微流鼻水、結痂、乾燥，這類的副作用是暫時的，只要稍微注意力道及方向即可恢復。

(3) 咽達永樂(Cromolyn Sodium, Intal®)：為肥大細胞的穩定劑，須在受過敏原刺激之前投與，才能對外來過敏原及刺激物質所引起的症狀有預防效果，並可防止呼吸道敏感度的升高，但對於急性發作並沒有治療效果，且抗發炎的效果不如局部噴劑的類固醇。一天須使用3~4次，若頻率太高，病童的遵醫囑性不佳。

(4) 血管收縮鼻噴劑：可使鼻黏膜血管收縮，減輕鼻黏膜因發炎而腫脹的現象，因而達到減輕鼻塞現象的效果。但不可長期使用（連續使用超過10天以上），會造成症狀反彈(rebound phenomenon)的現象，即會產生更嚴重的鼻塞，甚至導致鼻黏膜萎縮。

(5) 其他：過敏性鼻炎合併鼻竇炎時，須配合適當的抗生素治療來控制病情，但一般是不需要的。

3. 減敏治療

　　對於嚴重病童，接受適當藥物治療及環境控制後，仍然無法改善症狀，可考慮減敏治療，即是將過敏原由最低濃度，經由皮下注射或及舌下給予，每週1~2次，當身體有耐受力後，逐漸增加過敏原濃度至維持劑量，到達維持劑量所需時間約6~10個月，再以每個月一次維持劑量持續治療3~5年，因療程較久且有其危險性，施行前醫師與家屬及病患應取得良好的溝通。

4. 外科手術

　　針對肥厚或過度充血的下鼻甲，利用外科手術切除或電燒或雷射將下鼻甲重塑，使其症狀改善。

(六) 護理處置

➲ 健康問題：呼吸道清除功能失效，與鼻腔充血、分泌物增加有關。

✦ **護理目標：**

1. 病童能維持鼻腔通暢。
2. 瞭解如何避免過敏原及藥物使用注意事項。

✦ **護理措施**

1. 評估病童的過敏史及家中環境。
2. 教導兒童及父母關於環境過敏原的控制，例如：
   (1) 枕套、被套及床單每週以55℃熱水清洗或使用防塵寢具，減少地毯及厚窗簾的使用，及避免使用草蓆、榻榻米、羽毛、棉絮等易過敏材料製品。
   (2) 定期打掃居家環境，使用除濕機、空氣清新機（須定期更換濾網），控制溼度於50~65%，溫度於24~28℃，可以有效減少塵蟎及黴菌生長。
   (3) 室內不要養貓、狗、鳥類寵物，也不要種植開花植物於室內。
   (4) 盡量避免玩絨毛玩具。
3. 教導兒童及父母有關藥物注意事項，例如：
   (1) 鼻噴劑使用方法（圖6-2）：
       A. 噴藥前可用棉花棒將鼻孔清乾淨。
       B. 鼻噴藥瓶口向上直立拿。
       C. 將鼻腔噴管插入鼻孔內0.5公分，請病童先閉氣，立刻將藥瓶噴頭向下壓，即完成一回的用藥，噴藥後即可正常呼吸（第一次使用時先對空噴壓噴霧劑數次至藥液噴出，以確保藥物量均一）。
       D. 藥水如果有流下來請用衛生紙擦拭即可。
       E. 藥瓶放室溫保存，正放勿倒置。
   (2) 鼻血管收縮噴劑勿長期使用，避免停藥時產生反彈現象。

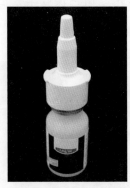 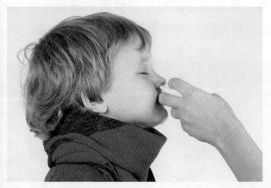

▶ 圖6-2　鼻噴劑使用方法

4. 教導鼻部清潔注意事項，如：可選用較柔軟之衛生紙輕拭鼻部，避免過度摩擦或刺激；可使用軟膏保護局部皮膚。
5. 氣候溫度急遽變化時注意保暖，使用口罩，避免冷空氣刺激。
6. 協助病童清除鼻分泌物，以維持鼻孔通暢。

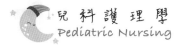
二、異位性皮膚炎(atopic dermatitis)

異位性皮膚炎又稱濕疹(eczema)，**是一種慢性、反覆性搔癢的皮膚發炎疾病**，台灣盛行率大約是6.7%(Chu et al., 2015)，任何年齡層皆可能發生，但50%在1歲之前就出現症狀，其餘30%在1~5歲間被診斷，而且80%的病童會合併氣喘或過敏，是所有過敏性疾病最早產生的疾病。

(一) 病因及病理變化

遺傳與環境為主要引起異位性皮膚炎的原因。細胞的老化與蛋白酶(protease)量的多寡有關，此種蛋白酶分泌過多，會使皮膚角質層提早老化，而新生細胞又沒有加速補充，而使得皮膚的屏障變薄，加速水分流失。

異位性皮膚炎病童先天上基因就傾向分泌蛋白酶，使保護屏障變薄，再加上後天環境過敏原的曝露，或金黃色葡萄球菌的感染，外來的蛋白酶也使得保護屏障加速破壞變薄，一旦發炎反應開始進行，發炎細胞再帶來相類似的酵素，使保護屏障更是雪上加霜，則會使異位性皮膚炎進入惡性循環。在冬季因乾燥寒冷，皮膚的保濕性降低會加劇，在夏天則因為天熱流汗，汗液也是一種刺激，都會使異位性皮膚炎加速惡化。

(二) 臨床表徵

嬰兒期起即從臉頰兩側開始，慢慢擴展至頸部、手肘內側、膝膕窩處、手肘外側、軀幹。發病部位皮膚出現發紅、脫屑、水泡或顆粒、抓痕累累有滲液、結痂，長期下來皮膚變的乾燥增厚而粗糙。異位性皮膚炎可分三個時期：

1. 嬰兒期：兩個月到2歲，頭部、臉或頸部呈泛紅，濕疹樣變化，有時搔抓太過分而有小水泡或浸透液，慢慢變成痂皮。
2. 幼兒期：2歲到12歲，皮疹分布較廣，遍及身體，**好發在頸部、前臂、腋窩、腕、下肢的彎曲處，呈現成群的紅疹或鱗屑的斑塊**，水泡較少，以丘疹為主，但由於長期搔抓，會逐漸出現苔癬化，如果嚴重時會感染細菌、真菌或病毒。

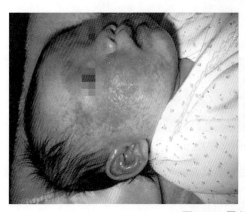
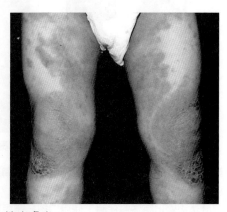

▶圖6-3　異位性皮膚炎

3. 青少年：12歲到成人，**病童的面部**、頸部有些許濕疹，但四肢屈側或手足關節等皮膚表面變得厚，粗糙或變硬。其他皮膚表徵：毛囊角化、白色糠疹、眼瞼色澤加深、掌紋變複雜。

(三) 診斷檢查

1. 診斷標準：下面所列的主要與次要的臨床表徵，須符合三項以上：

   (1) 主要的臨床表徵：皮膚搔癢；典型的皮疹型態與分布（嬰幼兒期在臉上及伸側出現濕疹、孩童時期後則轉變位置到屈側形成苔蘚化濕疹）；慢性反覆性的皮膚炎；有異位體質的個人或家族史。

   (2) 次要的臨床表徵：皮膚乾燥；牛皮癬／手掌紋路過密／皮膚角質化突起；立即性皮膚測試陽性反應；血清中IgE升高；發作年齡較早；容易有皮膚感染；容易有手部及足部非特異性皮膚炎；乳頭濕疹；唇炎；反覆性結膜炎；眼瞼下皺摺；錐狀角膜；前側囊鞘下白內障；黑眼圈；臉部膚色白／臉部紅疹；白色糠疹；前頸部皺摺；流汗時癢感；對羊毛及脂性溶劑不耐；毛孔周圍明顯；食物不耐；病程會受環境及情緒因素影響；白色皮膚劃紋症／延遲性皮膚蒼白現象。

2. 詳細病史評估：包括父母與兄弟姐妹的相關過敏病史。對於病童則應該從嬰幼兒期問起，尤其有典型如前述的位置分布，合併癢及搔抓與否皆是重要的資訊。對於1歲以前即發病的病童，須注意其添加副食品的期間，是否有哪些食物（一般是海鮮、牛奶、蛋白）會加重症狀。

3. 實驗室檢查：檢測血中嗜酸性球或是IgE抗體。至於過敏原的檢測就不一定需要，一般是特別嚴重或是不易控制的情況下，才會在1歲以下檢查，而檢測的重點也是以食物過敏原為主，空氣過敏原為輔。至於更侵入性的皮膚病理切片，除非有其他疾病懷疑，一般是不需要的。

(四) 醫療處置

異位性皮膚炎是一種慢性、反覆性皮膚疾病，除了藥物控制外，平時的皮膚清潔與保濕、生活習慣，甚至飲食、環境都要加以配合。

1. 口服抗組織胺：可有效控制搔癢。

2. 抗生素：在有合併細菌感染時，必須同時使用抗生素。

3. 口服類固醇：只用於嚴重的急性惡化，會有顯著的改善，一般建議短期服用，若是使用超過一星期至10天以上，則要慢慢減輕劑量，不宜忽然停藥，以免又讓疾病的治療效果反彈。

4. **類固醇藥膏**：無法治癒異位性皮膚炎，但可舒緩搔癢、紅腫等症狀，但避免長期使用，長期大面積使用仍會造成局部的皮膚變薄、表面顏色較蒼白等副作用，至於引起全身性反應則較少見。

5. 非類固醇藥膏（免疫抑制劑）：目前市面上有二類藥膏，普特皮(Tacrolimus- Protopic®)及醫立妥(Pimecrolimus-Elidel®)，作用機轉是類似的，都是藉由鈣調神經磷酸酶抑制劑(calcineurin inhibitors)抑制皮膚進行發炎反應。適用於中、重度異位性皮膚炎，可長期使用（一天塗抹1~2次於患部，甚至疹子已經消失但摸起來有粗糙感的地方也可以塗抹，可持續至少2~3個月），無類固醇藥膏的副作用。

6. 免疫抑制劑：環孢靈(Cyclosporine)直接作用在T細胞上，抑制相關的細胞激素釋出，使得發炎的訊息被中斷，而達到抑制發炎激素的效果。針對使用傳統的治療仍效果不佳的病童，可以考慮使用此藥物治療，長期使用則要追蹤腎功能及預防高血壓的副作用。

7. 光照療法(phototherapy)：是在所有的療法都效果不好，最後才使用，要維持效果也須長期治療（須注意皮膚惡性病變的可能）。

(五) 預後

　　大部分病童在青春期後緩解，少部分會持續到成人。

(六) 護理處置

⟲ **健康問題（一）**：潛在危險性皮膚完整性受損，與皮膚乾燥、發紅、搔癢有關。

✦ **護理目標：** 維持病童皮膚的完整性。

✦ **護理措施**

1. **教導用中性不含香料及刺激性的潔膚劑沐浴**，或清水沖洗，避免過度沐浴、使用肥皂或泡熱水澡，**沐浴後立刻適量使用不含藥性、香精、羊毛脂之保濕劑**，提高皮膚的含水量 (Kyle & Carman, 2020)。若是要配合局部塗抹的藥物，則是在清潔後先塗抹醫師指定處方的藥膏，不要擦太厚，過了 20~30 分鐘待吸收後接著再塗抹的保濕劑。

2. 教導保持環境涼爽，若病童大量流汗後，趕快用清水沖洗，或以濕毛巾擦拭汗液，再換上乾爽的衣物，**並盡量穿著柔軟、舒適、寬鬆、吸汗的棉質衣服**，避免毛料、耐龍類材質。衣服清洗液應沖乾淨，勿殘留衣物上。

3. 教導避免致敏食物，如：牛奶、蛋、硬殼海鮮（如蝦、龍蝦、蟹、牡蠣、貝類）、堅果類（如核桃、腰果、杏仁、胡桃、栗子、開心果、花生）、麥麩。寶寶出生後盡量餵食母奶 6 個月以上，有困難可改餵水解蛋白嬰兒奶粉，副食品 6 個月後才添加，蛋白及全蛋製品則 2 歲以上再添加。

4. 避免病童接觸環境過敏原，如：枕套、被套及床單，每週以 55℃ 熱水清洗或使用防塵寢具；室內不要養貓、狗、鳥類寵物；盡量避免玩絨毛玩具等。

5. 病童指甲剪短並保持乾淨，避免抓癢而引起皮膚破損及感染。

6. 依醫囑給予口服抗組織胺藥物或藥膏使用，並教導其藥膏塗抹方式及注意事項。

7. 情緒的起伏會讓異位性皮膚炎的病童不自覺地搔抓，壓力也會導致病情惡化。夏季天氣炎熱，容易造成心情浮躁，產生皮膚癢疹，因此家長必須格外留意患童情緒，為病童抒發緊張、激動的情緒。

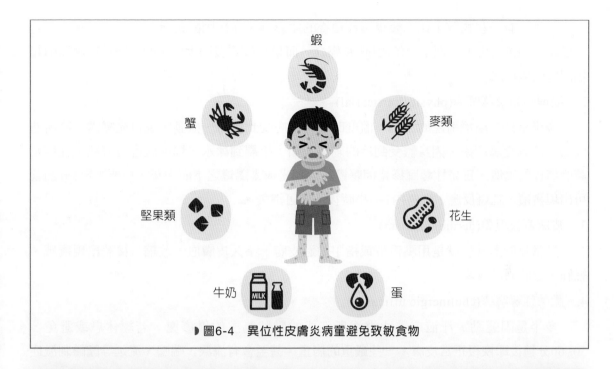

▶圖6-4　異位性皮膚炎病童避免致敏食物

◐ 健康問題（二）：潛在危險性感染，與皮膚受損及使用類固醇有關。

✦ **護理目標：** 病童沒有感染徵象。

✦ **護理措施**

1. 監測生命徵象，注意有無發燒情形。
2. 評估病童皮膚受損情形及有無感染徵象，如：紅、腫、熱、痛。
3. 病童指甲剪短並保持乾淨，避免抓癢造成皮膚破損而導致續發性感染。
4. 教導搔癢時，可用輕拍或冰敷方式減輕其搔癢感。

三、蕁麻疹(urticaria)

(一) 病因及病理變化

　　蕁麻疹為常見的皮膚過敏性疾病，大約20%的人曾經有過蕁麻疹的經驗，皮膚症狀在6週內完全緩解屬於急性的，若是6週以上仍反覆或持續發作則為慢性蕁麻疹。引起蕁麻疹原因很多，其機轉亦不相同。

1. 急性蕁麻疹

　　大多是因IgE為主的過敏反應，因為過敏原（如：食物、抗生素類藥物、昆蟲蜇刺）的刺激活化局部皮膚的肥大細胞(mast cell)，使肥大細胞去顆粒而釋放出發炎物質，如：組織胺、白三烯素，及一些酵素，如：胰蛋白酶(tryptase)和凝酪酶(chymase)，這些物質進一步造成局部組織發炎、血管通透性增加、水腫及疹塊的形成。

另外，有一些物質，如：醫學影像檢查的顯影劑、非類固醇抗發炎藥、病毒感染（尤其是B肝、EB病毒），則不須借由IgE為媒介，而是直接誘發肥大細胞的去顆粒反應而引起相同的臨床症狀。

2. 物理性刺激蕁麻疹(physical urticarial)

多半是外在環境引起的，如：溫度改變、皮膚受到壓力、振動、或日光曝露、冷所造成的。冷誘發蕁麻疹，因身體受到冷的刺激，如：接觸到冰水，局部就會有癢感、紅疹及蕁麻疹樣的風塊。日光性蕁麻疹是因曝露在太陽光或太陽燈之下而引起，只要短短3分鐘就可出現發癢、紅斑反應，到室內1~3小時後，即可消失。

3. 皮膚劃紋現象(dermographism)

是常見的形式，就是用壓舌板或指甲劃過皮膚，不久皮膚血管收縮，接著出現癢感、紅腫、線狀的風疹塊。

4. 膽鹼性蕁麻疹(cholinergic urticarial)

多半是因運動、汗液或熱水淋浴所造成的點狀為主的風疹塊，若經休息或避免，30~60分鐘後即恢復正常皮膚。一些嚴重的病童，甚至會有流淚、喘鳴、流涎等膽鹼刺激症狀。

5. 慢性特發性蕁麻疹

致病原因不明，病程至少持續3個月以上。

(二) 臨床表徵

皮膚出現很多形狀不同、大小不一紅色隆起中間呈白色的疹塊，俗稱風塊疹(hives)，有些疹塊單獨出現，有些則好幾塊連在一起，奇癢無比，通常出現24小時內可消散，有時新舊疹塊會相互融合。另外，有些病童會合併軟組織及黏膜腫脹，稱之為血管性水腫(angioedema)，特別是在唇及眼周圍區域。

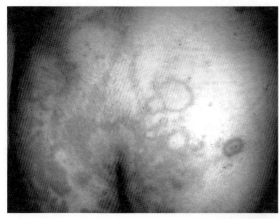
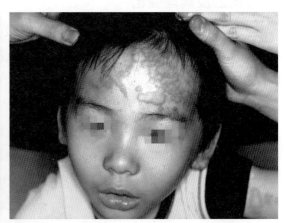

▶圖6-5　蕁麻疹

(三) 診斷檢查

1. 病史評估：病童是否曾經感染或接觸到致敏原。

2. 實驗室檢查：全血球計數及分類、紅血球沉降速率(ESR)、尿液分析、甲狀腺相關抗體、肝功能等排除其他疾病的可能。

3. 皮膚切片：確立蕁麻疹樣血管炎（皮膚症狀在同一部位持續24小時以上，且有色素沉著、癢及疼痛感、ESR升高、有時合併發燒及關節痛）才需要。

(四) 醫療處置

1. 首要避免接觸誘發因子。

2. 藥物治療

    (1) 急性蕁麻疹通常會自癒，可給予H_1抗組織胺類藥物止癢，如：第二代Cetirizine、Fexofenadine、Loratadine都是較佳的選擇，副作用較少。

    (2) 嚴重血管水腫可用Epinephrine或是類固醇，但不可長期使用。

    (3) 慢性蕁麻疹，若單獨使用抗組織無法有效控制，可合併H_2阻斷劑或白三烯素拮抗劑。

3. 合併有自體免疫疾病的慢性蕁麻疹，則依自體免疫疾病的治療原則。

(五) 護理處置

> ⊃ 健康問題：潛在危險性皮膚完整性受損，與皮膚發紅、搔癢有關。

✦ 護理目標：維持病童皮膚的完整性。

✦ 護理措施

1. 協助病童及家長確認誘發因素，並避免引發過敏的食物或添加劑。
2. 避免過度沐浴、使用肥皂或泡熱水澡，沐浴後立刻適量使用保濕劑，避免皮膚水分喪失。
3. 盡量穿著柔軟、舒適、不緊密的棉質衣服，以免磨擦皮膚。
4. 維持環境涼爽，避免過熱的環境或日曬。
5. 病童指甲剪短並保持乾淨，避免抓癢而引起皮膚破損及感染。
6. 教導病童搔癢時，可用輕拍或冰敷方式減輕其搔癢感。
7. 依醫囑給予口服抗組織胺藥物止癢。

四、食物過敏(food allergy)

　　食物所引發的不良反應可以分為兩大類，一類是食物不耐受性(intolerance)，例如腸胃道中的乳糖不耐症或是食物本身就含有一些會引起人體反應的成分（如：咖啡中的咖啡因），或是食品本身遭受汙染（如：受重金屬汙染的稻米、施打抗生素的肉品），以上這些因素所引起的症狀都是這類。另一大類是我們的主題「食物過敏反應」，這類反應多是因IgE為主的過敏反應，也有些是發炎細胞為媒介的反應。

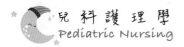

(一) 病因及病理變化

人體的腸胃道有所謂的腸道相關淋巴組織(gut association lymphoid tissue, GALT)可以分辨腸道有害及無害的過敏原，一般食物進入腸胃道會經由口服耐受性(oral tolerance)的機轉，使T細胞不反應(anergy)，或是藉由T調控細胞(Treg cell)使體內忽視每餐經由腸道進入全身的過敏原（大約2%）。

在3歲以前的孩童，因為保護屏障不夠（如：胃酸、消化酶）及免疫系統不成熟，使得腸道相關淋巴組織無法發揮最大的作用，而引起過敏反應，與發炎細胞上的受體相結合，產生一些臨床上的症狀，一般是立即性的過敏反應。容易引起過敏的食物，包括：蛋、牛奶、小麥、穀類、花生、堅果、大豆、海鮮、魚。

(二) 臨床表徵

臨床上的表現可以分為三大類，腸胃道、皮膚、呼吸道症狀：

1. 腸胃道症狀：在嬰幼兒以腸胃症狀為主，如腹痛、哭鬧不安、嘔吐、慢性腹瀉、腹脹甚至血便，長期下來會引起生長遲緩。

2. 皮膚症狀：如異位性皮膚炎、急性蕁麻疹、血管水腫，這是食物過敏最常見的症狀。慢性蕁麻疹反而較少是因為食物過敏所引起。

3. 呼吸道症狀：食物過敏比較不會只單純引起呼吸道症狀，多半是在皮膚症狀之外合併有鼻子癢、眼睛紅腫、鼻塞、流鼻水，大約有25%會因IgE為媒介的病童引起喘鳴聲，而一些立即嚴重的過敏性休克在台灣比較少見。

(三) 診斷檢查

在診斷之前，要先確認引起過敏的食物的特性，與症狀產生的相隔時間，產生的是哪一類症狀，再吃同一種食物是否會引發另一次過敏反應；對一些因IgE為媒介所引起的食物過敏，可藉由皮膚試驗或是血中的特殊過敏原試驗來幫忙診斷。另外，直接以食物激發試驗或排除試驗是最直接的診斷方法。

(四) 醫療處置

以找出食物過敏原再加以避免是最有效的方法。**若對牛奶過敏的嬰幼兒，可哺餵母奶或水解蛋白的配方奶粉**。至於有一些常見的食物，如：蛋、牛奶、麥類會以各種形式添加在不同的食物中，有時確實很難完全避免，但有些食物過敏原是暫時性，過幾年因內、外在的改變可能會改善，因此應在過敏科醫生定期追蹤。至於免疫療法或抗IgE的治療效果，仍要進一步研究。

(五) 護理處置

1. 避免接觸引起過敏的食物，以減少過敏疾病發作的機會及嚴重度。

2. 蛋、牛奶、麥類常以各種形式添加在餅乾、蛋糕等不同食物中，在選購加工食品時，要詳細閱讀食品成分標示，以避免吃到這些隱藏性的食物過敏原，而引起過敏反應。

五、過敏性休克(anaphylactic shock)

　　過敏性休克是一種臨床症狀，由於肥大細胞大量釋放出作用在局部的物質，而引起皮膚（蕁麻疹、潮紅、血管水腫）、呼吸道（氣管收縮痙攣、呼吸道腫脹）（圖6-6）、心臟循環系統（低血壓、心律不規則、心肌缺血）及腸胃道（噁心、嘔吐、腸絞痛）的綜合症狀。

　　過敏性休克原因依地點不同而有差異，在醫院院所，常因手套的乳膠(latex)、抗生素（尤其是靜脈注射的形式）、免疫球蛋白、顯影劑所引起；在院外，歐美國家最常見的就是花生(peanut)引起的食物過敏休克反應；其他如：大黃蜂及火蟻叮咬、口服抗生素也有可能。

(一) 病因及病理變化

　　病童在初次接觸後引起致敏化，當再次接觸相同的過敏原，就藉由肥大細胞、嗜鹼性球、吞噬細胞以IgE為主的過敏反應，大量釋放出組織胺、胰蛋白酶(tryptase)等作用在各個器官，造成肺泡出血、呼吸道水腫、氣管痙攣、臟器充血、四肢血管擴張而造成低血壓等致命的危險。

　　但也有所謂類過敏休克反應(anaphylactoid reaction)則是指過敏原的刺激（如嗎啡類、阿斯匹靈、非類固醇類抗發炎藥、顯影劑），不經由IgE為媒介，直接作用於肥大細胞上，而引起相同反應。

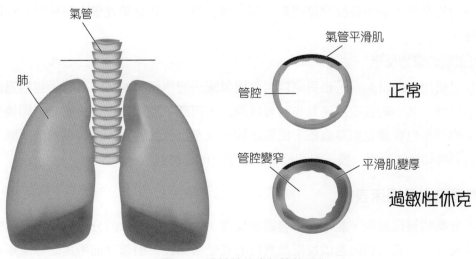

氣管

氣管平滑肌

管腔

正常

肺

管腔變窄

平滑肌變厚

過敏性休克

▶ 圖6-6　過敏性休克氣管的變化

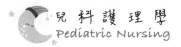

(二)臨床表徵

一開始會先覺得臉及口腔周圍有癢感、四肢無力，接著潮紅、蕁麻疹、喉嚨緊緊的、聲音沙啞、呼吸困難、用力咳嗽、喘鳴聲、阻塞性咽喉水腫，嚴重者失去意識而昏倒。整個病程是急性而且快速變化的，一般食物引起的反應會比注射型的反應稍微慢一點，腸胃症狀會較明顯。

(三)診斷檢查

實驗室檢查，組織胺會瞬間升高，但臨床上無法測得。

(四)醫療處置

發生時要立刻積極治療，可先注射Epinephrine，保持呼吸道通暢，大量靜脈輸液、類固醇靜脈輸注及吸入型支氣管擴張劑使用。需注意有些嚴重的病童，90%在4小時內會再復發，因此至少需要留院6~12小時。

(五)護理處置

避免接觸曾經引發「過敏性休克」的過敏原，若為食物過敏所引起，需注意其食物成分且要熟悉初期的症狀（如癢及潮紅）；若是藥物引起，就醫時要先告知醫師，避免使用。

六、藥物過敏(drug allergy)

藥物過敏是藥物不良反應(adverse drug reactions)其中的一種。一般來說，藥物不良反應可分成預期及不可預期兩大類：

1. 可預期的藥物反應

包括藥物的毒性、藥物間的交互作用及副作用，通常會與藥物的使用劑量有關，也就是使用藥物的量越大則不良反應越明顯，越容易發生，而且有藥理學上可確定的物理或化學的反應。

2. 不可預期的藥物反應

通常與使用的劑量無關，也與藥理的作用無關，而與個人的基因有關，包括過敏反應與偽過敏反應。其中的過敏反應為先前曾接觸後，而產生致敏化，再接觸時，即便是低於正常劑量的藥量也會產生如蕁麻疹、血管水腫、甚至過敏性休克；至於偽過敏反應，是指臨床上的表現如過敏反應一般，但卻沒有免疫學上的機轉發現。

(一)病理變化及臨床表徵

大部分藥物經代謝後，並不會引發過敏反應，除非形成夠大的分子，才會被辨認，而啟動免疫反應。一般藥物的過敏反應最常見的就是服藥後，引起之前所述的蕁麻疹或血管

水腫，會在全身起風疹塊，一會兒出現，一會兒消失，位置會跑來跑去，而且伴隨著癢，此種癢很嚴重且會影響睡眠及日常作息。

至於血管性水腫則會在眼睛及上下嘴唇周圍，瞬間腫起來，從外觀看有如熊貓眼皮及香腸嘴，外貌會明顯改變（圖6-7）；過敏性休克反應則較嚴重且立即性，尤其在注射針劑，引起全身血管擴張，造成低血壓性的休克反應，若沒有緊急且適當的處理，會有生命危險。

臨床上較常引起不可預期藥物反應的藥物，包括：盤尼西林類（引起過敏性休克反應而致死）、頭孢子菌類、磺胺類、阿斯匹靈及非類固醇的抗發炎止痛藥物、手術麻醉使用的前導藥物或肌肉鬆弛劑、局部麻醉劑、放射科於電腦斷層、核子共振檢查等所用的顯影劑等。

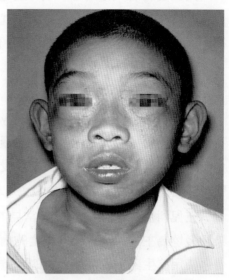

▶圖6-7　臉部出現血管性水腫

(二) 醫療處置

醫師在診斷藥物過敏時，會藉由詢問過去的健康狀況、最近所服用的藥物、服用這類藥物的相關症狀表現來判斷，或安排皮膚測試等。因此，若是懷疑有藥物過敏史，應該告知醫師，以其他的藥物替代，將風險降到最低。

七、昆蟲螫刺(insect allergies)

昆蟲螫刺的過敏現象常是膜翅類昆蟲造成的，包括蜜蜂、大黃蜂、火蟻、樹蟻等。大部分昆蟲螫刺多是引起局部的皮膚反應，較少有全身性的免疫過敏反應(Tan & Campbell, 2013)。根據國外的統計，在美國兒童，每年大約有0.4~0.8%的病例會引起全身性的反應，成人則有3%。

(一) 病理變化及臨床表徵

昆蟲螫刺的局部反應，多半是因為局部的血管擴張，或是分泌物的局部刺激。而會引起全身性反應是由於昆蟲螫刺的唾液腺分泌的蛋白質，這些外來的蛋白質形成過敏原，才引發全身性的過敏反應，可以從局部的紅、腫、痛（一般不到一天就會緩解）或是較大範圍的反應（會達到10公分大小的病灶），持續幾天，最嚴重的就是在幾分鐘內就產生的氣管痙攣，影響呼吸的過敏性休克。

若是懷疑因昆蟲螫刺所致的反應，可藉由詢問病史是否有到戶外活動，或是觀察皮膚有否叮咬的痕跡。

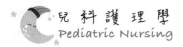
(二) 醫療處置

昆蟲螫刺若只是局部，可以冰敷，擦一些止癢的藥膏；若是有立即的休克反應，就依急救原則緊急處理。預防方法，就是在戶外活動時，不要吃東西或喝東西、穿長褲、長袖、深色衣服、不要用香水或髮膠，保護措施足夠避免蚊蟲叮咬是最高原則。

🔶 免疫不全疾病

免疫不全疾病(immunodeficiency disorders)分為原發性及續發性免疫不全。原發性免疫不全是由於胎兒發育過程中基因缺損或遺傳所造成；續發性免疫不全可能因感染（如後天免疫缺乏症候群）、營養不良、接受類固醇、輻射線、抗癌藥物治療等，引起的永久性或暫時性傷害。

在兒科反覆感染或發燒是常見的症狀，而免疫不全的病童的主要表現也是以反覆感染及發燒為主，故多數免疫不全的病症目前仍無法在新生兒或兒童大量篩檢，再加上臨床普遍使用抗生素，也增加診斷的困難性。一般在臨床上病童若是有反覆、慢性特別的感染時，仍是要考慮先天性免疫不全的相關疾病，尤其是有：

1. 每年8次以上的中耳炎。
2. 每年有2次以上的嚴重鼻竇炎。
3. 對抗生素的治療效果差，至少都要治療2個月以上。
4. 生長遲滯無論有否合併慢性腹瀉。
5. 須靜脈注射抗生素才可控制感染。
6. 曾經有一次或一次以上的全身性細菌感染（如敗血症）。
7. 一年曾經有過兩次或兩次以上的嚴重呼吸道感染或細菌性感染（如肺炎、蜂窩性組織、淋巴腺炎）。
8. 嚴重的感染在少見的部位（如腦膿瘍、肝膿瘍）。
9. 感染到少見的菌種（如*Aspergillus, Serratia, Marcescens*等）。
10. 一般常見的致病菌卻引起十分嚴重的病程。另外，有一些先天免疫不全疾病合併有一些其他特徵，如：特殊的外觀，或是合併有心臟、腎臟的發育不全。

以下內容茲將介紹原發性免疫不全疾病(primary immunodeficiency disorders, PIDD)，而續發性免疫不全疾病，如後天免疫缺乏症候群(acquired immunodeficiency syndrome, AIDS)則請見「第7章傳染性疾病患童的護理」。

一、X-性聯遺傳無免疫球蛋白症(X-linked agammaglobulinemia, XLA)

(一) 病因及病理變化

X-性聯遺傳無免疫球蛋白症(XLA)又叫做布魯頓無免疫球蛋白症(Bruton agammaglobu-linemia)，為一種性聯遺傳的先天性疾病，主要侵犯男性，是因病童染色體Xq21.3-q22上之

XLA基因有缺損，造成布魯頓－酚基乙胺酸激酶(Bruton tyrosine kinase, BTK)無法產生，以致前驅B細胞無法繼續分化成正常B細胞(Nation Institutes of Health, 2015)，因此易發生反覆性化膿性感染。

(二) 臨床表徵

病童於出生後6~8個月，因經由母體獲得的抗體(IgG)逐漸消失，易造成反覆細菌性中耳炎、氣管炎、肺炎、腦膜炎、鼻竇炎、皮膚炎，偶爾會有關節炎及營養吸收不良。致病菌以肺炎鏈球菌及嗜血桿菌為主。

(三) 診斷檢查

1. 理學檢查：可發現淋巴組織減少(hypoplasia)，如：扁桃腺很小或甚至沒有，淋巴結也摸不到。
2. 血清檢查及免疫電泳分析：IgG值＜200 mg/dL，且IgA、IgM、IgE都在同年齡的5%以下。
3. 周邊血液中缺乏B細胞，而T細胞則是正常。
4. 基因分析診斷：確認BTK突變。

(四) 醫療處置

1. 控制感染：必要時投與預防性抗生素；感染時，迅速給予適當抗生素。
2. 補充免疫球蛋白：每3~4週給予靜脈注射免疫球蛋白(intravenous immune globulin, IVIG) 200~800 mg/kg輸注3~4小時，以維持血中最低IgG濃度於 350~500 mg/kg以上。
3. 如有梨形鞭毛蟲(*Giardia*)之感染，可給予Metronidazole 35~50 mg/kg/24hr，治療10天。

(五) 護理處置

⊃ 健康問題（一）：潛在危險性感染，與免疫功能缺失有關。

✦ **護理目標：**病童住院期間沒有出現感染症狀。

✦ **護理措施**

1. 監測病童生命徵象，注意有無感染的症狀與徵象，如：紅、腫、熱、痛、發燒等情形。
2. 限制訪客，家屬接觸病童前先洗手；避免出入人潮擁擠的公共場所，若需外出則戴口罩，以避免呼吸道感染。
3. 注意食物清潔，盡量避免病童外食或生食。
4. 保持乾淨的環境，確保空氣流通。
5. 必要時，依醫囑給予靜脈注射免疫球蛋白 (IVIG)。
6. 避免接種活性減毒疫苗，如：卡介苗、麻疹腮腺炎德國麻疹混合疫苗 (measles, mumps and rubella, MMR)、口服小兒麻痺疫苗等。

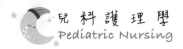
◐ 健康問題（二）：呼吸道清除功能失效，與呼吸道感染造成分泌物增多有關。

✦ **護理目標：** 維持病童呼吸道通暢。

✦ **護理措施**

1. 評估呼吸狀況，記錄呼吸型態和次數、呼吸音、咳嗽和分泌物的量、顏色、濃稠度。
2. 教導病童有效率深呼吸、咳嗽，以利痰液排除。
3. 依醫囑執行胸部物理治療（如噴霧治療、叩擊、姿位引流）及抽痰。
4. 依醫囑給予濕潤的氧氣（如氧氣帳）來稀釋分泌物。
5. 依醫囑給予祛痰劑等藥物。

◐ 健康問題（三）：照顧者角色緊張，與病童疾病嚴重及需要長期照顧有關。

✦ **護理目標：** 照顧者能執行照護活動並協助病童參與治療。

✦ **護理措施**

1. 增加與照顧者之互動及溝通，建立良好的醫病關係。
2. 評估照顧者照顧經驗與能力，及目前家庭支持系統，引導照顧者說出內心感受並以同理心傾聽之，若需要則協助安排合適之轉介。
3. 提供照顧者有關病童疾病相關資訊及照護注意事項，以減輕照顧者焦慮。
4. 長期接受 IVIG 治療可能會造成家庭經濟負擔，必要時可會診社會服務部門或基金會尋求經濟支援。

二、選擇性免疫球蛋白A缺乏症(selective IgA deficiency)

(一) 病因及病理變化

選擇性免疫球蛋白A缺乏症是最常見的先天性免疫不全的疾病，男女罹患機會相等，是因B細胞不能成熟製造IgA，或調節性T細胞缺陷造成IgA無法合成或釋放出來，導致病童缺乏IgA，易產生反覆性感染及增加自體免疫疾病的發生率，且有15%的病童也會合併發生IgG缺乏症(Yazdani, Azizi, Abolhassani, & Aghamohammadi, 2017)。

(二) 臨床表徵

症狀因人而異，有些病童症狀輕微似乎沒有臨床上的特徵，有些人則有明顯病症，如：反覆性感染（中耳炎、鼻竇炎、肺炎、腸胃道感染，尤其以呼吸道、腸胃道為主）及自體免疫反應（全身性紅斑性狼瘡、類風性關節炎、皮肌炎等）。另外，這類病童體內有抗IgA抗體，在接受輸血治療時，外來血液中若含有IgA，會在第二次輸血時產生過敏反應。

(三) 診斷檢查

血清IgA含量＜5 mg/dL即確立為選擇性免疫球蛋白A缺乏症，其他免疫球蛋白正常或增加(Dolina, 2018)，且T細胞正常。

(四) 醫療處置

1. 控制感染：以廣效性抗生素治療鼻竇炎、肺部感染，以避免不可逆的肺部合併症。

2. 病童若需輸血，應採用洗滌過的濃縮紅血球，除去血漿部分，避免過敏反應。

3. 有30~40%病童血清中可能有抗IgA抗體，應禁止使用丙種免疫球蛋白(γ-globulin)，以避免過敏休克。

(五) 護理處置

> ➲ 健康問題：潛在危險性感染，與免疫功能缺失有關。

> ✦ 護理目標與措施
> 請參閱本節「X-性聯遺傳無免疫球蛋白症」之護理目標與措施。

三、狄喬治症候群(DiGeorge syndrome)

(一) 病因及病理變化

　　狄喬治症候群是一種先天性疾病，男女罹患機會相等，是因胚胎期第三及第四個咽囊(pharyngeal pouch)發育過程中受到干擾，95%以上病童可發現染色體22q11基因有缺損，使得胸腺及副甲狀腺發育不完全，導致無法產生成熟的T細胞，造成細胞性免疫缺乏。

(二) 臨床表徵

　　「CATCH 22 syndrome」為此病的臨床特徵，包含有：

1. 心臟缺損(**c**ardiac defects)，如：大血管轉位、心中隔缺損、動脈弓異常等。

2. 不尋常的臉部特徵(**a**bnormal facial)，包括：低位耳、魚型嘴、兩眼眼距過寬、人中短、下顎發育不良、耳朵有缺角。

3. 胸腺發育不良(**t**hymic hypoplasia)。

4. 腭裂(**c**left palate)。

5. 低血鈣(**h**ypocalcemia)：新生兒期因副甲狀腺發育不全造成低血鈣而引起無法控制的抽搐。

6. 染色體22q11的缺損(deleted chromosome **22**)。

　　另外，細胞性免疫缺乏會增加反覆慢性病毒、細菌性、黴菌的感染，以及反覆慢性腹瀉及生長發育遲滯。

(三) 診斷檢查

1. 血液檢查：血中副甲狀腺激素過低，使血鈣過低、血磷高。血清中T細胞數目減少，免疫球蛋白數目正常。

2. 胸部X光：看不到胸腺陰影，或是不明顯。

3. 心臟超音波：心臟結構異常。

4. 染色體檢查：染色體22q有缺損。

(四) 醫療處置

1. 胸腺移植或是相合的骨髓移植，是唯一根本治療方法。

2. 矯正低血鈣：給予靜脈注射葡萄糖鈣、維生素D及副甲狀腺素。

3. 心臟方面的異常則以手術或藥物控制。

4. 修補唇腭裂及協助語言治療。

5. 若是要用到血液製劑，要先經放射線處理才不會引起宿主排斥反應。

6. 可給予抗生素，預防卡氏肺囊蟲肺炎(*Pneumocystic carinii* pneumonia)感染。

7. 活性減毒疫苗應避免使用在這類病童身上。

(五) 護理處置

➲ 健康問題（一）：潛在危險性感染，與免疫功能缺失有關。

✦ 護理目標：病童住院期間沒有出現感染症狀。

✦ 護理措施

1. 監測病童生命徵象，注意有無感染的症狀與徵象。

2. 醫護人員及家屬接觸病童前，要嚴格執行洗手技術及戴口罩。

3. 足夠的營養攝取，以增加抵抗力。

4. 注意病童口腔清潔，進食後應給予口腔護理，避免食物殘渣引起口內細菌或黴菌的生長，及評估有無鵝口瘡發生。

5. 注意病童會陰部清潔乾燥，時常更換尿布，避免尿布疹。

➲ 健康問題（二）：潛在危險性損傷，與低血鈣引起之抽搐有關。

✦ 護理目標：病童住院期間避免因抽搐而產生損傷。

✦ 護理措施

1. 評估病童低血鈣情形，依醫囑給予葡萄糖鈣注射時速度宜慢，並注意心跳速率的變化。

2. 病童有抽搐發生時，應觀察發作及持續時間、型態，並注意身體安全及維持呼吸道通暢，可將頭側一邊或採側臥的姿勢，以防異物吸入或舌頭往後垂而阻礙呼吸。

3. 若口鼻分泌物過多，給予抽吸，並給予氧氣使用。

四、嚴重複合型免疫不全症(severe combined immunodeficiency, SCID)

(一) 病因及病理變化

　　嚴重複合型免疫不全症(SCID)是一種先天性異常，主要是基因突變而導致免疫功能缺乏，遺傳方式分為X性聯遺傳（在美國較常見約占45%），通常T細胞、自然殺手細胞幾乎缺乏，而B細胞的量稍為高一些；另一種為體染色體隱性遺傳（歐洲國家較常見），亦可能有偶發病童或家族性者。

SCID病童一出生胸腺幾乎不發育（重量小於1公克），其他次級淋巴系統如：淋巴結、扁桃腺、腸胃道的淋巴系統也都缺乏。

(二) 臨床表徵

出生後幾個月內就會反覆腹瀉、持續性鵝口瘡、肺炎、中耳炎、皮膚感染及敗血症。剛出生時身高、體重發育與正常人相同，但隨著反覆的感染如：白色念珠菌、肺囊蟲、水痘、麻疹、EB病毒、腺病毒，導致反覆腹瀉、感染而生長遲滯，甚至死亡。

(三) 診斷檢查

1. 完整病史及家族史評估，若有免疫缺陷的家族史，可進行染色體分析。
2. 血液檢查：血液中淋巴球數目＜2,000/mm^3；血清中免疫球蛋白如：IgM、IgA、IgG都測不到或很低；T細胞數量很低。

(四) 醫療處置

骨髓移植是目前唯一且有效的治療方法；給予廣效型抗生素預防卡氏肺囊蟲肺炎感染；活性減毒疫苗應避免使用在這類病童身上。

(五) 預後

嚴重複合型免疫不全症為兒科急症，除非有機會作骨髓移植，大部分的病童在1歲前就因感染而死亡，很少活過2歲。

(六) 護理處置

● 健康問題（一）：潛在危險性感染，與免疫功能缺失有關。

✦ 護理目標：病童住院期間沒有出現感染症狀。
✦ 護理措施
1. 監測病童生命徵象，注意有無感染的症狀與徵象。
2. 醫護人員執行治療時應嚴格遵守無菌技術，避免感染。
3. 病童應住於單人房，需限制訪客，尤其避免有感冒、腹瀉等症狀之訪客。
4. 教導家屬接觸病童前要嚴格執行洗手技術及戴口罩，病童進食前及大小便後確實執行洗手。
5. 避免病童外食或生食，足夠的營養攝取，以增加抵抗力。
6. 料理食物時注意清潔，如：生食及熟食砧板應分開、食物開封後應避免久置、食用容器加蓋等。
7. 保持乾淨的環境，確保空氣流通。
8. 注意病童口腔及會陰部清潔，病童進食後應給予口腔護理，避免食物殘渣引起口內細菌或黴菌的生長，及注意有無鵝口瘡發生。
9. 避免接種活性減毒疫苗，如：卡介苗、MMR、口服小兒麻痺疫苗等。

● 健康問題（二）：照顧者角色緊張，與病童疾病嚴重及需要長期照顧有關。

✦ 護理目標與措施
請參閱本節「X-性聯遺傳無免疫球蛋白症」之護理目標與措施。

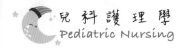
自體免疫疾病

自體免疫疾病(autoimmune disease)主要是由於免疫調節功能異常而導致受侵犯的器官不正常的發炎反應，而隨受侵犯器官的不同，臨床上會有不同的症狀出現。在正常情況下本身的免疫系統是用來對抗外來病毒、細菌或其他非自己本身的外來物，而自體免疫疾病分辨不出外來與自身的物質，把自己的物質當成外來物而加以攻擊，可能的原因有二：

1. 自己的物質與外來的抗原相類似，所以免疫系統分辨不出來，特別是T細胞。
2. 因為病毒或其他的感染會加重或延長免疫反應；此外，遺傳因素也扮演很重要的角色。

自體免疫疾病在體內是有很多的細胞參與，起初由於T細胞的辨認出問題，開始活化其他的發炎細胞，如：巨噬細胞(macrophages)釋放出一些發炎的細胞激素(cytokine)，最常見的是IL-1、IL-6、TNF-α，這些細胞激素造成組織的傷害，同時也吸引B細胞製造更多的抗體，大量製造的抗體與本身抗原相結合產生更大的傷害。其他如補體系統、自然殺手T細胞等也會參與。

要評估這類的病童，病史十分基本而重要，對一些不想上學而以身體不舒服的情形在免疫風濕的病童反而少見，常常是忍著不適而上學。常見的相關症狀，有發燒（但要排除感染或惡性腫瘤所引起的）、關節痛單一或多發性的（要排除外傷或腫瘤）、全身倦怠、無力、疹子、胸痛、背痛等，多半是一些非特異的症狀。

要在早期症狀一出現就立刻而正確診斷這類自體免疫疾病並不容易，因為這類疾病病程發展通常很慢，從一開始輕微症狀到完全符合診斷的標準有時要數個月甚至到幾年的時間。

一、全身性紅斑性狼瘡(system lupus erythematosus, SLE)

全身性紅斑性狼瘡(SLE)簡稱紅斑狼瘡，是一種慢性、多發性各器官組織影響的慢性發炎性疾病。好發於女性，多集中於生育年齡層（即初經後到停經之間），青春期前男女比為1:4，青春期後男女比為1:8。

(一) 病因及病理變化

紅斑性狼瘡確切病因並不清楚，目前認為可能和遺傳、女性荷爾蒙及外在環境（如：病毒感染、藥物、光敏感、壓力、懷孕等）因素有關。主要是因免疫機轉異常，造成喪失辨認自我抗原的能力，以致產生各種自我抗體，血液中抗原抗體複合物在身體組織中堆積，造成廣泛性發炎及組織受損。

(二) 臨床表徵

臨床表徵依受影響的器官及組織損傷的程度而定，早期症狀包括：發燒、全身倦怠、皮疹、體重減輕及全身關節疼痛，隨後侵犯到身體各器官，以下分述之（圖6-8）：

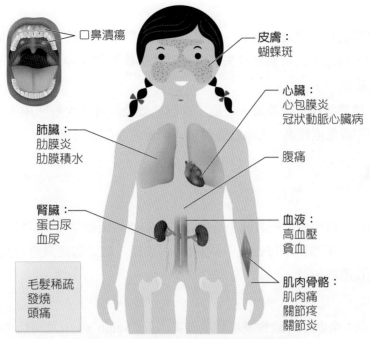

口鼻潰瘍

皮膚：
蝴蝶斑

心臟：
心包膜炎
冠狀動脈心臟病

肺臟：
肋膜炎
肋膜積水

腹痛

腎臟：
蛋白尿
血尿

血液：
高血壓
貧血

毛髮稀疏
發燒
頭痛

肌肉骨骼：
肌肉痛
關節疼
關節炎

▶ 圖6-8　全身性紅斑性狼瘡之臨床表徵

1. 皮膚特徵

　　兩側臉頰出現對稱性紅斑，橫跨鼻樑，呈現粉紅色或紅色的扁平或凸起性紅斑，**外觀狀似蝴蝶又稱為「蝴蝶斑」**，是病童最具代表性的皮膚病灶。紫外線是誘發蝴蝶斑之主因，又稱之為「光敏感皮膚炎」(photosensitive)，有時不只在臉部，會擴及太陽光曝曬部位的皮膚，如：肩膀、四肢、背部。皮膚部分會出現圓盤狀丘疹，而中間有毛囊阻塞、發炎、結痂，但此部分在兒童較少見。

2. 肌肉骨骼病變

　　肌肉痛、關節炎、全身關節痛是主要症狀。關節炎、關節痛呈對稱性發作，較常侵犯周邊關節，出現僵硬、腫脹、壓痛、移動時疼痛等症狀，嚴重病變時會導致肢體畸形。

3. 胃腸道症狀

　　常見肝脾腫大、淋巴腺腫大。胃腸道症狀多是因血管病變造成的不適，如：腹痛、腹瀉、解黑便、潰瘍出血、發炎性腸炎、腹水。

4. 心肺病變

　　心臟病變則以心包膜炎、心肋膜積水、心肌炎、冠狀動脈心臟病及心肌梗塞血栓；肺部病變則以肋膜炎、肋膜積水為最常見。

5. 腎臟病變

　　主要是由免疫複合體沉積在腎絲球而造成的發炎現象，**造成蛋白尿**、血尿、腎性**高血壓、水腫**、腎炎、電解質不平衡，甚至腎衰竭。

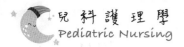

6. 神經學特徵

最初可能出現疲倦、健忘、頭痛、注意力不集中等症狀，接著會造成腦組織傷害，而導致癲癇、認知、情緒、人格異常及失智等器質性腦症候群。神經侵犯雖不常見，卻是本疾病嚴重的併發症之一。

全身性紅斑性狼瘡病童異於成人之處：淋巴病變及肝脾腫大較明顯、疾病發生較急、腎臟疾病發生率和嚴重度較高，75%紅斑性狼瘡病童會發生狼瘡腎炎。

(三) 診斷檢查

1. 診斷標準

依據美國風濕病醫學會所頒訂的全身性紅斑性狼瘡診斷標準（表6-7）(American College of Rheumatology, 2017)，11項準則中符合其中4項就可以診斷，但是若是只符合其中3項而仍疑似者仍應列入治療及追蹤。

2. 理學檢查

(1) 血液檢查：全血球計數會發現輕度貧血，但Coomb's test呈陽性；白血球＜4,000/mm^3；淋巴球＜1,500/mm^3；血小板少於10萬／mm^3。發炎反應指數，C-反應蛋白(CPR)、紅血球沉降速率(ESR)升高。

(2) 尿液檢查：蛋白尿、血尿或出現圓柱體(casts)。

(3) 免疫學檢查：急性期的病童可能會出現紅斑性狼瘡細胞(LE cell)。

▶ 表6-7　全身性紅斑性狼瘡診斷標準

準則	定義
蝴蝶狀紅斑	紅斑（扁平或凸起）分布在臉頰兩側，有時跨過鼻樑，鼻唇溝則無
圓盤狀丘疹	皮膚圓盤型隆起，而中間有毛囊阻塞、發炎、結痂，慢性的病灶會有皮膚萎縮
皮膚光敏感	對紫外線敏感，暴露在陽光下時，皮膚會有異常的紅疹反應
口腔潰瘍	無痛性口、鼻黏膜潰瘍
關節炎	通常侵犯2個以上末梢關節，有發炎、紅腫熱痛或關節腔積液
漿膜炎	即肋膜炎或心包膜炎（覆蓋肺臟及心臟外的包膜組織發炎）。以胸部X-ray、心臟超音波確診
腎臟病變	持續的蛋白尿，>0.5 g/day或定性檢查在3＋以上；或是尿液檢查可見紅血球、血紅素、管狀、顆粒狀或混合的細胞碎片
神經系統病變	抽搐或精神異常。但須排除藥物、代謝性疾病（如電解質不平衡、酮酸中毒）、腦部腫瘤所引起
血液病變	溶血性貧血，合併網狀球血症；至少有2次以上白血球總數小於4,000/mm^{3}或淋巴球總數小於1,500/mm^{3}或血小板少於10萬/mm^3
免疫學病變	• 紅斑性狼瘡細胞(LE cell)、抗磷脂質抗體、抗雙股DNA抗體(anti-ds DNA)或抗Sm抗體任何一項或多項異常抗體存在 • 其他例如：梅毒血清檢查(VDRL)偽陽性反應達6個月以上
抗核抗體	血清中抗核抗體(ANA)檢查是陽性反應且與藥物無關

(4) 補體分析：在疾病活動期間，C3、C4及總補體(CH50)會降低，經治療有效後，補體會逐漸恢復至正常範圍。

(5) 其他檢查：抗核抗體(ANA)95%以上的病童會出現陽性反應，但ANA不具專一性，其他自體免疫疾病亦會出現；抗雙股DNA抗體(anti-double-stranded DNA, anti-ds DNA)特異性高且與疾病的嚴重程度有關，尤其是腎病變與腦病變；抗Sm抗體有助於瞭解全身性紅斑性狼瘡之預後；抗磷脂質(anti-phospholipid)抗體，表示病童處於高凝血危險狀態，容易出現血小板減少症。

(四) 醫療處置

治療方式依疾病嚴重度及侵犯的範圍而有所不同，分為日常保養及藥物治療，其目標為減緩症狀及預防合併症，促進病童舒適。

1. 日常保養

攝取適當營養、充分休息、避免壓力、感染、吸菸、咖啡等促使疾病發作的因子，尤其注意避免日曬，因為紫外線是皮膚斑疹重要的惡化因子，所以應盡量避免日照及避免日正當中時間外出。

2. 藥物治療

(1) 非類固醇抗炎藥：主要用於改善關節症狀，服用時需仔細評估是否產生副作用（如胃腸黏膜傷害及肝、腎功能受損）。

(2) 類固醇製劑：

A. 外用類固醇藥膏可控制局部皮膚病變。

B. 口服類固醇用於病童有免疫性溶血性貧血、血小板減少、肺實質侵犯、狼瘡腎炎和器質性中樞神精病變時，治療劑量從1~2 mg/kg/day分3~4次口服或一天一次大劑量口服，當症狀減緩時可將藥物減量。**長期服用類固醇要注意其副作用，如：高血糖、高血壓**、低血鉀、骨質疏鬆、水腫、月亮臉、憂鬱及抑制免疫力而增加感染等。另外若長期服用高劑量之類固醇會抑制腎上腺功能，若忽然自行停藥，反而會引起腎上腺機能不全。

C. 若病童出現高活動性腎臟病變及器官衰竭現象，**則以「脈衝療法」來控制病情**（即大量靜脈注射類固醇，以30 mg/kg/dose，不超過1 g/day，靜脈注射60分鐘，連續3天）。

(3) 免疫抑制藥物：對較頑固的病情及當類固醇療效欠佳時，免疫抑制藥物亦可有相當的療效。此類藥物可減少類固醇之用量。

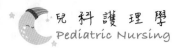

(4) 抗瘧疾藥物：具有免疫調節之功能，因此被用於治療全身性紅斑性狼瘡合併之皮膚炎及關節炎。此藥的藥性溫和，但作用緩慢，連續使用3個月以上才能見效。如果服藥3個月仍無效，則應停藥。

3. 嚴重狼瘡性腎炎的病童，則需進行透析治療或腎臟移植。

(五) 預後

早期診斷早期治療，定期追蹤，5年存活率有90%以上。若有瀰漫性增生性腎炎或持續性中樞神經系統疾病的病童，預後最差。

(六) 護理處置

➲ **健康問題（一）：皮膚完整性受損，與紅疹、對光敏感及循環改變有關。**

✦ **護理目標：** 維持病童皮膚的完整性。

✦ **護理措施**

1. 每日檢查病童皮膚，評估是否有任何紅疹、皮膚破損、傷口發炎情形。
2. 避免過度沐浴、泡熱水澡及刺激性清潔用品，可用中性肥皂或低過敏成分製品。
3. 避免日正當中時間（早上 11 點至下午 3 點）外出，外出時應提供皮膚保護措施，如：使用抗紫外線的遮陽用具、穿長袖衣物、撐陽傘、戴帽子、使用防曬係數 SPF 15 以上的產品防曬（使用防曬係數較高產品時，應注意是否有皮膚過敏），**避免陽光直接照射皮膚。**
4. 教導病童及家屬皮膚病灶處，不可隨意用藥塗抹，可依醫囑使用類固醇藥膏。

➲ **健康問題（二）：急性疼痛，與關節發炎有關。**

✦ **護理目標：** 病童主訴關節疼痛情形減輕。

✦ **護理措施**

1. 評估病童疼痛程度。
2. 鼓勵病童充分休息，避免從事過度激烈運動，可使用各種附件保護關節；並協助執行適度的活動，以維持關節活動度，避免攣縮及變形 (Kyle & Carman, 2020)。
3. **關節疼痛時，可使用熱敷、溫水浴或按摩浴減輕疼痛及增進舒適。**
4. 嚴重疼痛時，可依醫囑給予非類固醇抗發炎藥物並評估其效果及副作用。

➲ **健康問題（三）：潛在危險性腎臟灌流失效，與腎絲球及間質組織受損有關。**

✦ **護理目標：** 病童住院期間能維持正常腎臟組織灌流。

✦ **護理措施**

1. 監測病童生命徵象、意識、輸出入量、尿量及尿比重，並追蹤腎臟的廓清率、肌酸酐及電解質變化，以評估腎臟功能。
2. 教導病童及家屬注意每日排尿量及體重變化，若尿量減少或體重急速增加，應立刻通知醫師。
3. 教導病童及家屬使用試紙來偵測尿液中的蛋白質、紅血球。
4. **若病童腎功能受影響時，應減少活動量，出現蛋白尿期間建議臥床休息；飲食建議採低蛋白、限制鈉及**水分攝取。

⊃ 健康問題（四）：潛在危險性感染，與使用類固醇及免疫抑制劑有關。

✦ **護理目標：**病童住院期間沒有出現感染情形。

✦ **護理措施**

1. 監測病童生命徵象，注意有無感染的症狀與徵象，如：發燒。
2. 醫護人員及家屬接觸病童前先洗手；避免與有感染人員接觸及出入人潮擁擠的公共場所，若需外出則戴口罩，以避免呼吸道感染。
3. 維持病童適當的營養攝取並注意飲食清潔，以增加身體抵抗力。
4. 教導病童維持良好的衛生習慣，如：進食前及如廁後確實執行洗手，且進食後刷牙，防止食物殘渣引起口腔內細菌或黴菌的生長。
5. 保持乾淨的環境，確保良好的換氣和表面清潔。

⊃ 健康問題（五）：身體心像紊亂，與疾病症狀及使用類固醇治療有關。

✦ **護理目標：**病童能說出他的感受，並接受外觀的改變。

✦ **護理措施**

1. 利用遊戲增加與病童之互動及溝通，建立良好的醫病關係。
2. 鼓勵病童利用言語或藉由遊戲表達其感受，並以接納態度面對其情緒反應。
3. 向病童詳細解說疾病過程、規則服藥的重要性，及藥物所造成的副作用，並告知停止服用藥物後副作用會逐漸消失，以減少害怕身體外觀的改變。
4. 介紹其他相同疾病之病童或病友俱樂部，如「蝴蝶俱樂部」，使病童及其家庭彼此交換訊息及相互支持鼓勵。

二、幼年型特異性關節炎(juvenile idiopathic arthritis, JIA)

(一) 病因及病理變化

　　幼年型特異性關節炎(JIA)是兒童最常見的慢性關節炎疾病，這個名詞是國際風濕病協會對幼年型關節炎一個新的分類，現已取代舊分類的幼年型類風濕性關節炎(juvenile rheumatoid arthritis, JRA)。

　　JIA常在16歲以前發病（發病尖峰年齡1~3歲及8~12歲兒童），致病原因不明，但一般認為基因（HLA-DR4與多關節有關，HLA-DR8與少關節有關）與環境（德國麻疹、EB病毒、B19病毒可能會誘發免疫系統）的相互作用所致，此症主要是滑囊炎，表面的絨毛會過度增生，血管內層增加，發炎細胞浸潤，周邊組織腫脹，反覆增生或控制不佳會使軟骨被破壞而造成永久的傷害。

(二) 臨床表徵

　　幼年型特異性關節炎剛開始發病時不一定有明顯症狀，有時以體重減輕、厭食來表現，接著可能出現跛行、**疼痛**、**早晨關節僵硬**、失去活動力，甚至嚴重關節病變會造成病童生長障礙、兩腳長度不同等。

目前幼年型特異性關節炎分七種類型，包括系統型關節炎(systemic arthritis)、少關節炎(oligo-arthritis)、類風濕因子陽性的多關節炎(rheumatoid factor-positive polyarthritis)、類風濕因子陰性的多關節炎(rheumatoid factor-negative polyarthritis)、筋膜發炎相關的關節炎(enthesitis-related arthritis)、牛皮癬性關節炎(psoriatic arthritis)、其他未分類型，請參考表6-8。

(三) 診斷檢查

1. 病史評估：病童關節慢性發炎超過6個月，且早晨起床會有關節僵硬的感覺，在活動一段時間後僵硬感覺會逐漸減緩。

2. 血液檢查：白血球及血小板數目偏高；紅血球沉降速率(ESR)升高；C-反應蛋白(CRP)增加。全身型關節炎病童會有小球性貧血情形。

3. 免疫學檢查：多關節炎病童，類風濕因子(RF)呈陽性；少關節炎病童，若抗核抗體(ANA)呈陽性，常與眼睛葡萄膜炎的發生有關。

4. X光檢查：呈現軟組織腫脹、關節周圍骨質疏鬆、關節腔受到侵蝕。

▶ 表6-8　幼年型特異性關節炎之各種類型

類型	臨床表徵	好發性別
系統型關節炎（好發16歲以下）	除了有典型的關節炎外，還合併反覆高燒(>39℃)至少2週以上及皮膚疹、肝脾腫大、淋巴腺腫大、肋膜積水、肌肉痠痛、腹痛，關節炎多半是左右對稱且是多發性的	男＝女
少關節炎（好發6歲前，多在2~4歲）	在疾病前6個月侵犯4個或4個以下關節，通常是不對稱的（上肢及髖部少見），在下肢尤其是膝關節最常見、踝關節次之。要注意是否有眼睛虹彩炎的併發症，若沒有早期發現，會有失明的危險	女＞男
類風濕因子陽性的多關節炎（好發8~10歲以後或青春期）	多關節炎指侵犯超過5個以上關節，且在間隔3個月以上的時間有兩次測得類風濕因子陽性。通常侵犯的關節為對稱性的手腳小關節，也可能合併膝、踝等大關節	女＞男
類風濕因子陰性的多關節炎（好發2~4歲或6~12歲）	除侵犯5個關節以上外，類風濕因子呈陰性反應。臨床上類似少關節炎，可能有較高機會抗核抗體(ANA)會呈陽性，唯一不同處即在關節數的多寡；而在學齡兒童，則與成人的表現相似，以對稱性的侵犯關節為主，紅血球沉降率會增加，抗核抗體(ANA)呈陰性	女＞男
筋膜發炎相關的關節炎（好發10~12歲及青春期）	除了關節炎會合併有筋膜發炎，大部分的病童HLA-B27陽性。筋膜發炎好發如：阿基里斯腱(Achilles tendon)、膝筋膜。關節炎則以下肢為主，髖關節較常被侵犯，一半以上的病童侵犯的關節數少於4個，有些會漸漸侵犯脊椎關節，以僵直性脊椎炎來表現	男＞女
牛皮癬性關節炎（好發2~4歲或9~11歲）	此型除了有關節炎的症狀外，合併有牛皮癬的典型皮膚病灶，或是一等親內有牛皮癬的相關病史，或是指甲炎	女＞男
其他	此型並不是一個真正的亞型，在疾病未完全符合前述的特徵時，可以暫時歸類於此	

(四) 醫療處置

目前無法治癒此病，**但藥物可以控制良好且不再惡化**，非類固醇的抗發炎藥（NSAIDs，如：Naproxen、Ibuprofen、Indomethycin)**用來改善關節炎症反應及減輕疼痛**；若病童對NSAIDs類藥物療效不佳或不易控制的病情，**可合併使用類固醇、免疫抑制劑**（如：Methotrexate）。

除了藥物，其他如：運動（以游泳、騎腳踏車等，不會增加下肢重量負擔為宜）、職能治療、物理治療、身心科評估、眼科追蹤都缺一不可。另外，在較嚴重的病童，可以內視鏡進行滑囊修補術，若是需要到進行關節置換術，則要到青春期過後，不再長高時再手術。

(五) 護理處置

> ● 健康問題（一）：急性疼痛，與關節腫脹、發炎有關。

✦ **護理目標：**病童主訴疼痛情形減輕。

✦ **護理措施**

1. 評估病童疼痛程度。
2. 關節疼痛時，利用冷敷減少急性期腫脹情形；**使用熱敷或溫水浴減輕疼痛**及增進舒適。
3. **避免增加下肢重量負擔的運動**，如：舉重、跳繩、跑步等；而游泳、騎腳踏車等運動較為適宜。
4. 協助病童使用支架、夾板固定，維持功能性姿勢，以保持肌力及關節活動度。
5. **教導家屬應控制病童體重**，避免因體重過重造成關節負荷過大。
6. **嚴重疼痛時，可依醫囑給予非類固醇抗發炎藥物**，並評估其效果及注意副作用，如過敏、出血、腸胃道潰瘍等。

> ● 健康問題（二）：身體活動功能障礙，與關節僵硬疼痛有關。

✦ **護理目標：**病童主訴關節疼痛及僵硬情形減輕，且參與日常活動程度增加。

✦ **護理措施**

1. 教導病童及家屬早上可洗溫水澡來改善早晨關節僵硬；晚上可使用熱墊或電毯，但須注意避免燙傷。
2. 避免過度激烈及增加下肢重量負擔的運動，以免發炎加劇。
3. 利用適合的活動，如：游泳、騎腳踏車、玩黏土、拋球等，訓練關節活動。**規律的全關節運動可預防關節變形。**
4. 避免長時間保持同一姿勢，病童在校期間，在不干擾其他同學作息，允許上課時變更姿勢或一段時間可起身走動。
5. 教導家屬勿讓病童接受不當的傳統治療，如：推拿，因其會加重病情使關節產生不可恢復的功能性傷害。

三、幼年皮肌炎(juvenile dermatomyositis, JDM)

(一) 病因及病理變化

幼年皮肌炎(JDM)是兒科常見的發炎性肌肉病變(inflammatory myopathy)，發生率百萬分之3.2（75%以上為白種人），男女比為1:2.3，平均發病年齡大約在5~10歲(Kyle & Carman,

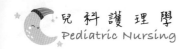

2020)，病因不明，可能和淋巴球及巨噬細胞浸潤所引起的肌肉細胞損傷有關，主要特徵是出疹及近端、對稱性的肌肉無力。

(二) 臨床表徵

1. 6歲以下的病童，在發病前3個月，容易有發燒及反覆上呼吸道感染，6歲以上的病童則容易有肌肉關節痠痛、頭痛、肌肉無力，且通常是漸進性的。

2. 皮膚症狀：疹子大都從陽光曝曬的部位先有，臉部會從嘴唇周圍延伸到鼻子，形成一個口罩形狀的覆蓋區域，眼框周圍會有深色色素沉澱。在關節附近可看到鮮紅的硬斑，尤其在四肢、膝踝關節處，延伸至伸肌處，此呈為Gottron徵象。

3. 肌肉無力：近端肌肉有對稱性無力現象，病童爬樓梯困難、無法梳頭髮、自床上起身、或是頭部無法抬起、無法自地上直接站起來、有時會有肌肉疼痛，此稱為Gower氏徵象。比較嚴重時會影響呼吸道及腸胃道肌肉，而有聲音沙啞無法吞嚥口水、吞嚥困難、腹痛、便秘等；甚至心臟也會受損，以心臟電位傳導異常為主。

(三) 診斷檢查

1. 血清肌肉酵素檢查：CPK、LDH、GOT、aldolase上升。

2. 免疫學檢查：80%病童抗核抗體(ANA)呈陽性；類風濕因子(RF)、SSA、SSB、Sm、RNP呈陰性，若有Sm/Scl抗體(polymyositis/sclerodema)通常是較嚴重亞型，多會侵犯心臟或是肺臟纖化。

3. 肌肉切片：評估疾病的活動性。

(四) 醫療處置

1. 藥物治療：若只有皮膚病變，其他血清檢查仍為正常，可用抗虐疾藥（奎寧類，最大劑量5 mg/kg/day）合併口服類固醇治療；嚴重的病童可用脈衝治療（Methyl-prednisolone，30 mg/kg/dose，連續3天靜脈注射），或合併免疫抑制劑（如Methotrexate）。若病童對類固醇、免疫抑制劑產生嚴重副作用時，可給予靜脈注射免疫球蛋白(IVIG，1~2 g/kg)，但療效並不顯著。

2. 若病童合併有吞嚥困難，則需鼻胃管灌食。

3. 物理治療及職能治療，以維持肌肉最大力量，避免肌肉萎縮和關節攣縮。

4. 外出時（即便是冬天或陰天）應提供皮膚保護措施，使用至少防曬係數SPF 30以上的產品防曬。另外，維生素D及鈣的補充也不可或缺。

(五) 預後

與臨床侵犯程度有關，現今積極介入治療，死亡率大約1%。

(六) 護理處置

⮕ 健康問題（一）：潛在危險性感染，與使用類固醇及免疫抑制劑有關。

✦ 護理目標與措施

請參閱本節「全身性紅斑性狼瘡」之護理目標與措施。

⮕ 健康問題（二）：潛在危險性肺吸入，與疾病造成吞嚥困難有關。

✦ 護理目標：病童無吸入食物、液體或分泌物。

✦ 護理措施

1. 評估病童吞嚥及咀嚼能力。
2. 進食時抬高床頭，給予容易吞嚥及咀嚼的食物，例如軟質食物或細緻食物；固體和液體食物分開給；給予單一質地的食物和黏稠的液體，可避免肺吸入。
3. 病童進食時，注意是否有肺吸入的症狀，抽吸用物應準備於床旁，以備肺吸入發生時可用。
4. 進食後執行口腔護理，避免殘留的食物造成無預期的肺吸入。
5. 若病童有吞嚥困難，必要時可採鼻胃管灌食。

⮕ 健康問題（三）：潛在危險性跌倒，與肌肉虛弱無力有關。

✦ 護理目標：病童住院期間無發生跌倒情形。

✦ 護理措施

1. 教導病童下床時注意安全，需有人陪伴。
2. 教導家屬病童臥床休息時，應將床欄拉起以避免跌倒發生。
3. 注意病童環境的安全，加裝輔具以避免跌倒。
4. 協助執行適度的活動，以維持肌肉最大力量，避免肌肉萎縮和關節攣縮。

⮕ 健康問題（四）：營養不均衡：少於身體所需，與吞嚥困難無法攝取食物有關。

✦ 護理目標：病童能維持足夠的食物攝取，以因應身體代謝需要。

✦ 護理措施

1. 評估病童進食與吞嚥能力，及生長、營養狀況。
2. 依病童喜好選擇適合且易於吞嚥之食物，或購買高蛋白、高熱量的營養補充品。
3. 必要時提供非腸道營養，補充代謝所需。

四、硬皮症(sclerderma)

(一) 病因及病理變化

　　硬皮症是結締組織的異常疾病，發生率4~12/100萬，男女比為1:3，發病年齡高峰25~50歲（兒童期發病罕見＜10%），病因不明，會侵犯皮膚、腸胃道、心肺及腎臟等器官，引起纖維化及微細血管傷害。若只是侵犯皮膚則屬局部的硬皮症(localized scleroderma)，兒童較常見；若不只是皮膚症狀同時有其他器官受影響則歸類為全身性硬化症。

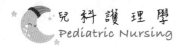

(二) 臨床表徵

首先是雷諾氏現象（Raynaud's phenomenon，由於末梢的小動脈收縮，當曝露在冰冷環境中，手指、腳趾、耳尖、鼻尖會變白或發紺，有時合併疼痛、麻木、失去感覺，時間從數分到幾小時，左右對稱性出現），在皮膚硬化之前數月甚至數年即有雷諾氏現象。全身性硬化症，初期手指、手背、有時臉部會腫脹，持續數月後，轉成慢性纖維化，後期皮膚變緊且會延伸至近端的四肢，手指活動受限，手指只能屈，不能伸直，也可能擴及肘、膝、髖關節。

由於皮下脂肪纖維化，甚至鈣化，使受壓的部位如手肘會因壓迫而造成潰瘍。另外，肺纖維化侵犯到小動脈及肺間質，有乾咳、呼吸困難、運動喘、甚至右心衰竭；腎動脈纖維化而導致慢性腎性高血壓；食道受影響而吞嚥困難；腸胃道則吸收不良、生長遲滯；心臟則會心律不整、心室肥大。

全身性硬化症，在兒童大多侷限在四肢、臉部、頸部，較少嚴重的侵犯其他重要器官，有所謂的CREST syndrom包括：鈣化石(calcinosis)、雷諾氏現象(Raynaud's phenomenon)、食道變形(esophagal defermity)、四肢硬化症(sclerodactyly)及末梢血管擴張(telangiectasias)。

(三) 診斷檢查

1. 血液檢查：可發現貧血情形、紅血球沉降速率(ESR)升高，有時嗜酸性球會增加、血清中IgG升高。
2. 免疫學檢查：抗核抗體(ANA)呈陽性、特異性的Scl-70抗體呈陽性。
3. 肺功能檢查：用於評估限制性肺部異常。

(四) 醫療處置

無特殊藥物治療，類固醇及免疫抑制劑在疾病早期可能有幫助，但在末期對發炎反應不一定有效，反而會加重高血壓。適度運動、物理及職能治療能防止肌肉無力及活動受限。

另外針對併發症治療，雷諾氏現象可以用鈣離子阻斷劑（如Nifedipine）、升壓素轉化酶抑制劑（如Captopril）可以防止指端壞死；逆流性食道炎要少量多餐、抬高床頭、給予制酸劑、促進胃排空；腎衰竭需透析或腎臟移植。

(五) 預後

依侵犯的部位及嚴重度而定，大多是因侵犯腎臟、肺臟、心臟的併發症導致死亡。

五、類過敏性紫斑(anaphylactoid purpura / Henoch-Schönlein purpura, HSP)

(一) 病因及病理變化

類過敏性紫斑是一種以侵犯微血管及後微血管小靜脈血管炎，並不是由第一型過敏反應IgE所產生，故稱為「類過敏」性紫斑，也屬於非血小板減少性紫斑症。孩童比成人多（常發生於2~8歲），男女比為2:1，較常在冬季發生。

確實致病機轉尚未明確，可能與自體免疫反應或免疫複合體沉積於組織及血管壁，引起之血管炎症反應有關。好發於上呼吸道感染後（鏈球菌感染），或是藥物接觸之病史。

(二) 臨床表徵

1. 可觸摸性紫斑為主的血管炎皮膚疹，開始是粉紅色的小丘疹，受壓會變白，漸漸形成瘀血點或可觸摸性的紫斑，顏色從紅、紫、鐵銹色，可持續3~10天，主要分布下肢、臀部。
2. 偶見蕁麻疹、血管神經水腫。
3. 輕微暫時性關節炎，多在膝、踝關節，關節積液是清徹，非出血性的，幾天後會自癒，不會有任何關節損傷或變形。
4. 間歇性的腹部絞痛、50%病童會有糞便潛血反應、腹瀉，嚴重時會出現腸套疊、腸阻塞、腸穿孔症狀。
5. 25~50%病童因腎臟受侵犯而出現血尿、蛋白尿、腎炎。
6. 此疾病有自癒性，通常病童3~4週內可緩解。

(三) 診斷檢查

1. 臨床診斷主要是依據症狀的評估（典型的皮疹、腸胃或關節症狀）及病史，尤其需收集病童最近是否曾受感染或服用抗生素。
2. 血液檢查：白血球數目及紅血球沉降速率(ESR)上升、血清中IgA值上升。
3. 大便檢查：糞便潛血可呈現陽性反應。
4. 尿液檢查：尿中會有紅血球及蛋白質出現。
5. 若腎臟疾病並沒伴隨HSP的恢復而改善，則建議做腎臟切片（腎臟切片病理檢查可見IgA沉積）。

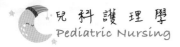

(四) 醫療處置

治療多採支持性療法，包括：

1. 給予充足水分補充、清淡飲食，關節疼痛可投予一般止痛藥。

2. 若合併有下肢水腫，則建議減輕活動量、抬高下肢；若合併嚴重的腸胃道症狀，可給予類固醇，症狀可以明顯改善；若有嚴重腎臟侵犯，可免疫抑制劑與類固醇合併使用。

(五) 預後

與腎臟侵犯有關，大部分病童可完全康復，＜1%的病童會持續性腎功能降低，甚至腎衰竭之產生。

(六) 護理處置

⊃ 健康問題（一）：潛在危險性皮膚完整性受損，與皮膚紅疹及血管炎症反應有關。

✦ **護理目標：** 維持病童皮膚的完整性。

✦ **護理措施**

1. 評估病童皮膚狀況。
2. 病童皮膚紫斑主要分布於下肢及臀部，勿壓迫下肢。
3. 病童因關節疼痛而需臥床休息，應定時協助翻身及維持適當的姿勢，避免臀部皮膚受壓迫。

⊃ 健康問題（二）：急性疼痛，與腹痛及關節疼痛有關。

✦ **護理目標：** 病童主訴疼痛已減輕。

✦ **護理措施**

1. 評估病童的疼痛程度。
2. 病童關節疼痛時，可使用熱敷減輕疼痛，及避免過度激烈活動。
3. 臥床休息時，可協助執行適度的關節運動。
4. 病童若有腹痛症狀，需注意大便的性狀、顏色及大便檢查是否有潛血反應。
5. 依醫囑給予止痛劑或類固醇以減緩關節疼痛及腹痛情形，並評估其效果及副作用。

⊃ 健康問題（三）：潛在危險性腎臟灌流失效，與腎功能減少有關。

✦ **護理目標：** 維持病童正常的腎臟功能。

✦ **護理措施**

1. 監測病童生命徵象、輸出入量、尿量、尿比重、蛋白尿、血尿情形，以評估腎臟功能。
2. 評估病童周邊水腫情形。
3. 教導病童及家屬注意每日排尿量及體重變化，若尿量減少、小便顏色改變、水腫或體重急速增加，應回門診檢查。
4. 教導病童及家屬規則服用藥物、定期回門診追蹤尿液分析及腎功能檢查之重要性。

情境

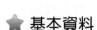

⭐ 基本資料

姓名：<u>林小妹</u>　性別：<u>女</u>　年齡：<u>14歲</u>　疾病診斷：<u>全身性紅斑性狼瘡(SLE)</u>

⭐ 病程簡介

　　林小妹為家中獨生女，目前就國中二年級，家庭經濟小康，家中主要經濟來源為父親，母親是家庭主婦亦為個案主要照顧者，無特殊家族病史。據母親代訴，林小妹最近半年來食慾差、容易疲倦，走路常有跌倒情形，之後陸續出現關節疼痛及背痛，而近2個月來臉上出現紅斑，在曬太陽後會變的更嚴重，故至醫院求診。經檢查發現白血球、淋巴球、血小板有減少情形，有輕微蛋白尿現象，目前使用類固醇治療中。

⭐ 護理處置

健康問題（一）：急性疼痛，與關節發炎有關。

護理評估	護理目標	護理措施	護理評值
主觀資料 病童主訴：「我全身關節疼痛及背痛」 病童母親訴：「最近半年來，走路常有跌倒情形」 **客觀資料** 病童活動時，動作明顯變慢，表情愁苦，眉頭深鎖	病童主訴關節疼痛情形減輕	1. 鼓勵病童充分休息，避免從事過度激烈運動 2. 教導臥床休息時，可協助執行適度的活動及適當的擺位，以維持關節活動度，避免攣縮及變形 3. 教導關節疼痛時，可熱敷減輕疼痛、採溫水浴或按摩浴增進舒適 4. 依醫囑給予非類固醇抗發炎藥使用，並評估疼痛緩解效果及副作用	病童表示關節疼痛情形改善

健康問題（二）：潛在危險性皮膚完整性受損，與紅疹、對光敏感及循環改變有關。

護理評估	護理目標	護理措施	護理評值
主觀資料 病童主訴：「我最近2個月來臉上出現紅斑，在曬太陽後會變的更嚴重」 **客觀資料** 病童臉頰兩側有紅斑，身上皮膚有紅疹	維持病童皮膚的完整性	1. 教導病童需維護皮膚的完整性，每日檢查皮膚否有任何紅疹、皮膚破損，及因末梢血液循環不良導致的傷口發炎 2. 教導洗澡時用溫水及使用中性肥皂或低過敏成分製品，避免過熱的水及刺激性清潔用品 3. 教導防曬觀念，避免陽光直接照射皮膚，避免日正當中時間（早上 11 點至下午 3 點）外出，外出時應撐陽傘、戴帽子或使用抗紫外線的遮陽用具，在易曝露於陽光的身體部位（如臉或手臂）可使用防曬係數 SPF 15 以上的防曬乳液塗抹 4. 教導病童及家屬皮膚病灶處，不可隨意用藥塗抹，可依醫囑使用類固醇藥膏	病童皮膚無破損情形

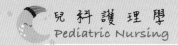

健康問題（三）：身體心像紊亂，與疾病症狀及使用類固醇治療有關。

護理評估	護理目標	護理措施	護理評值
主觀資料 病童主訴：「我的臉頰都紅紅的很醜，而且從我住院後就開始變胖、臉變圓，我要減肥」 **客觀資料** 1. 病童 14 歲，正值青春期，因服用類固醇之後體重增加 3 公斤，且出現圓月臉 2. 有時會鬧脾氣，不願服用藥物，不要同學來探望她，醫護人員查房時，病童立刻戴上口罩	病童能說出他的感受並接受外觀的改變	1. 定期探視病童，執行治療前微笑且主動打招呼與關懷，並給予詳細解釋以增加信任感，建立良好的醫病關係 2. 安排隱私的環境，利用主動傾聽、鼓勵技巧，引導病童表達對於身材、體重的看法與疾病帶來的衝擊感受。以接納及不批評態度面對病童情緒反應 3. 向病童及家屬詳細解說疾病過程、規則服藥的重要性、及藥物所造成的副作用，如月亮臉、水牛肩、體重增加，說明當病情穩定，藥物減量或停止後，症狀會逐漸消失，以減少害怕身體外觀的改變及增加服藥遵從性 4. 提供一份「食物熱量表」，衛教病童採低熱量飲食，並教導病童體重控制是長期的，恢復是漸進式 5. 教導病童需維護皮膚的完整性及防曬觀念，避免陽光直曬皮膚 6. 介紹同屬青春期紅斑性狼瘡病友，透過彼此分享疾病經驗，以增加正向的自我心像	1. 病童會主動微笑、打招呼 2. 會與鄰床病友聊天，分享經驗 3. 病童主動表示會按時吃藥、身體健康最重要

青少年罹患全身性紅斑性狼瘡對身體心像的衝擊

穆佩芬

臨床案例描述(Clinical Scenario)

小恩，15歲，罹患全身性紅斑性狼瘡(systemic lupus erythematosus, SLE)，因身體出現許多症狀，又因服用藥物產生的副作用，如肥胖、頭髮稀疏、體重增加、皮膚癢等，出現憂鬱並對自己沒有信心。小恩主動查詢相關文獻想要瞭解其他病童身體外觀改變的經驗？他們是如何面對的呢？

臨床問題(Question)

身體心像（或身體意象）是個人內在對自己外表、行為，及態度的觀點。態度層面包括自己的信念與價值。知覺層面包括對個人身體的體重、高矮、或體型的判斷。身體心像也會受到外表是否可以改變或控制，或受到他者的判斷所影響，也會受到自己對身體狀況期望的影響(Grogan, 2017)。身體心像是自我心像結構與功能的中心，影響個人自我概念(Rubin,1984)。身體心像是需存在於人與人互動的當下才能發生及被觀察與瞭解。SLE是多個器官受到侵犯且會造成身體外觀的改變，尤其是皮膚、腎臟、肺、心臟及中樞神經系統，常見的症狀有斑點、潮紅、皮膚癢、關節變化、掉髮及體重增加。因此，造成青少年的身體心像影響與衝擊(Rodrigues, Sim-Sim, Sousa, Faria-Schützer & Surita, 2021)。

罹患SLE青少年對其身體改變的知覺經驗為何？他們如何調適？現有最佳的證據為何？

臨床重要結論(Clinical Bottom Line)

一篇質性系統文獻回顧(Rodrigues, Sim-Sim, Sousa, Faria-Schützer & Surita, 2021)經由文獻查詢，查詢的資料庫有PubMed, CINAHL, Embase, SCOPUS, the Web of Science, Medline, Medline Complete, and Academic Search Premier，共有647篇研究文章符合納入條件，經篩選及評析後共22篇研究文獻納入分析，其中有10篇質性研究文獻納入質性系統文獻回顧分析。研究結果指出：

1. 罹患SLE青少年因外觀改變會影響其對身體心像的觀點，因此必須如同疼痛或身體功能受損一樣重要的提供護理照護。

2. 出現憂鬱及焦慮，與身體改變相關。多由於藥物的副作用造成的身體心像與自我概念的衝擊。

253

3. 身體形像因疾病有所改變，其「現實我」和腦海中的「理想我」出現很大的落差。

4. 給予護理介入，以面對疾病且接受自己、愛自己，建立正向的關係並對SLE有正向的觀點。

最佳臨床照護建議(Best Practice Recommendations)

1. 關注罹患SLE青少年出現憂鬱或焦慮的心理健康狀況。(Grade A)

2. 評估與瞭解青少年面對SLE的心理社會壓力，及因為身體心像或自我概念改變的調適過程。(Grade A)

3. 與罹患SLE青少年討論因藥物副作用影響生活品質的相關知識，並進行共享決策，提供其可選擇的醫療方案。(Grade A)

4. 給予護理介入以協助接受與調適新的身體心像。(Grade A)

相關文獻(References)

Grogan S. Body image: Understanding body dissatisfaction in men, women and children. In: Grogan S, ed. *Body image: Understanding body dissatisfaction in men, women and children* (3rd ed). Routledge; 2017: 250-xiv

Rubin, R. (1984). The self and the body image. In R. Rubin (Ed.). *Maternal identity and the maternal experience* (pp. 12-24). Springer.

Rodrigues, L., Sim Sim, M. M. F., Sousa, L., Faria Schützer, D. B., & Surita, F. G. (2021). *Self concept and body image of people living with lupus: A systematic review. International Journal of Rheumatic Diseases*. doi:10.1111/1756-185x.14187

課後複習 ▶ *EXERCISE*

解答 QR code

網址：ssur.cc/iwwStMh

一、選擇題

1. 王小妹為15歲的國中三年級學生，近2個月臉頰出現蝴蝶狀紅斑，且對光線敏感、常覺得全身關節疼痛，此次住院檢查確定罹患全身性紅斑性狼瘡(system lupus erythematosus; SLE)，下列護理措施何者正確？(A)教導防曬的觀念，避免陽光直接照射皮膚 (B)口服類固醇(Prednisolone)劑量為每日每公斤3毫克 (C)使用免疫抑制劑需注意毛髮增多的副作用 (D)協助利用冰敷以減少關節疼痛。

2. 下列有關幼年型類風濕性關節炎的護理措施之敘述，何者正確？(A)控制體重，降低下肢負荷 (B)採用柔軟床墊以增進舒適 (C)利用冰敷減輕疼痛 (D)交互蹲跳是有效的訓練活動。

3. 小廷，7個月大，經常出現蕁麻疹、鼻塞、腹瀉的情況，醫師懷疑其有過敏反應。其目前食用一般嬰兒配方奶粉，可建議考慮選購下列何種配方奶粉？(A)水解蛋白嬰兒奶粉 (B)中鏈脂肪酸嬰兒奶粉 (C)多醣類嬰兒奶粉 (D)活菌酵母嬰兒奶粉。

4. 三歲的丁丁最近因皮膚開始長紅疹且搔癢而就醫，經診斷為異位性皮膚炎，下列描述何者正確？(A)主要是接觸過敏原後導致體內的IgG增高 (B)在頸部、前臂及下肢常有成群的紅疹或鱗屑的斑塊 (C)在肘窩、膝窩常見成群的紅斑、結痂及鱗屑 (D)通常為急性期的反應，只要塗抹類固醇(hydrocortisone)藥膏即可治癒。

5. 唯一可由母親製造，經由胎盤傳送給胎兒的抗體為：(A) IgA (B) IgE (C) IgG (D) IgM。

6. 下列何者不是服用Prednisolone的副作用？(A)增加感染機會 (B)食慾減退 (C)生長抑制 (D)月亮臉。

7. 4歲的皮皮因為異位性皮膚炎而來到兒科門診，護理人員指導媽媽有關日常照護原則，不包括下列哪一項？(A)盡量穿棉質衣服 (B)沐浴時少用肥皂 (C)沐浴時用含殺菌性的清潔劑，以防續發性感染 (D)以低敏感性的乳液塗抹全身。

二、名詞解釋

1. 細胞性免疫反應(cellular immunity)

2. 體液性免疫反應(humoral immunity)

3. 過敏反應(hypersensitivity)

4. 免疫不全疾病(immunodeficiency disorders)

5. 自體免疫疾病(autoimmune disease)

6. 減敏療法(desensitization therapy)

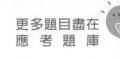
更多題目盡在
應考題庫

網址：ssur.cc/TWodr2d

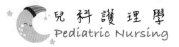

參考文獻 REFERENCES

汪蕙蘭(2020)・醫用微生物及免疫學（三版）・新文京。

陳月枝、黃靜微、林元淑、張綠怡、蔡綠蓉、林美華…魏琦芳等(2021)・實用兒科護理（九版）・華杏。

曾歧元(2019)・最新病理學（八版）・匯華。

曾淑莉(2022)・兒童皮膚系統疾病與護理・於蔣立琦等編著，兒科護理學（六版，13~28-13~32頁）・永大。

蔡麗娟(2022)・兒童呼吸系統疾病與護理・於蔣立琦等編著，兒科護理學（六版，7~52-7~75頁）・永大。

蔣立琦、吳佩玲、蔡綠蓉、黃靜微、邱淑如、毛新春…吳美玲等(2022)・兒科護理學（六版）・永大。

羅高文(2023)・全方位護理應考e寶典—兒科護理學・新文京。

Allergic Rhinitis and its impact on Asthma (2018). *ARIA guidelines*. http://www.euforea.eu/about-us/aria.html

American College of Rheumatology (2017). *Lupus*. https://www.rheumatology.org/I-Am-A/Patient-Caregiver/Diseases-Conditions/Lupus

Brockow, K., Przybilla, B., Aberer, W. et al. (2015). Guideline for the diagnosis of drug hypersensitivity reactions. *Allergo Journal International, 24*(3), 94-105.

Chu, C. Y. et al. (2015). *Taiwanese dermatological association consensus for the management of atopic dermatitis*. https://www.derm-sinica.com/article/S1027-8117(15)00074-9/pdf

Dolina, M. Y. (2018). *Immunoglobulin a deficiency*. https://emedicine.medscape.com/article/136580-overview

Genuneit, J. & Standl, M. (2021). *Epidemiology of allergy: Natural course and risk factors of allergic diseases*. https://link.springer.com/chapter/10.1007/164_2021_507

Hockenberry, M. J., Rodgers, C. C., & Wilson, D. (2022). *Wong's Essentials of Pediatric Nursing* (11th ed.). Mosby.

Kyle, T., & Carman, S. (2020). *Essentials of pediatric nursing* (4th ed.). Lippincott Williams & Wilkins.

Marcdante, K., Kliegman, R. M., & Schuh, A. (2022). *Nelson essentials of pediatrics* (9 th ed.). Elsevier.

National Institutes of Health (2015). *X-linked agammaglobulinemia*. https://ghr.nlm.nih.gov/condition/x-linked-agammaglobulinemia#diagnosis

Pachman, L. M., Nolan, B. E., DeRanieri, D., RhMSUS & Khojah, A. M. (2021). Juvenile Dermatomyositis: New clues to diagnosis and therapy. *Current Treatment Options in Rheumatology, 7*, 39-62.

Peate, I.& Evans, S. (2020). *Fundamentals of anatomy and physiology: For nursing and healthcare students* (3rd ed.). Wiley-Blackwell.

Roache-Robinson, P. & Hotwagner, D. T. (2022). *Henoch-Schonlein purpura*. https://www.ncbi.nlm.nih.gov/books/NBK537252/

Tan, J. W., & Campbell, D. E. (2013). Insect allergy in children. *J Paediatr Child Health, 49*(9), 381-387. doi: 10.1111/jpc.12178. Epub 2013 Apr 16.

Wise, S. K., Damask, C., Roland, L. T., et al (2022). International consensus statement on allergy and rhinology: Allergic rhinitis. *Int Forum Allergy Rhinol, 13*, 293-859.

Yazdani, R., Azizi, G., Abolhassani, H., & Aghamohammadi, A. (2017). Selective IgA deficiency: Epidemiology, pathogenesis, clinical phenotype, diagnosis, prognosis and management. *Immunology, 85*(1), 3-12.

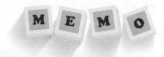

PEDIATRIC NURSING

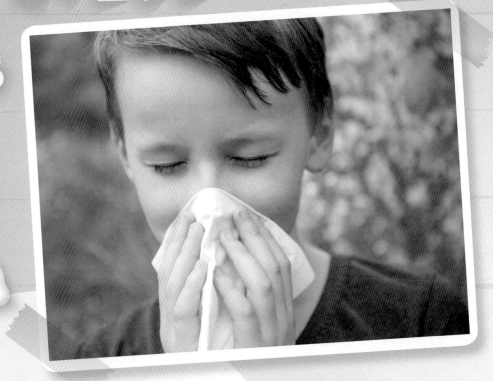

讀完本章後,您應能夠:

1. 認識兒童常見的傳染病之發生型態與特性。
2. 瞭解影響兒童傳染病傳播之因素。
3. 瞭解兒童期傳染性疾病及隔離防治之措施。
4. 瞭解兒童期常見傳染疾病的健康評估。
5. 瞭解兒童期常見傳染病及護理。

傳染性疾病患童的護理

07 CHAPTER

林芳怡・謝玉惠

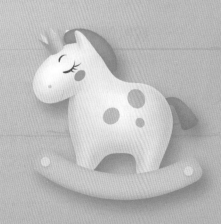

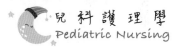

 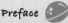

傳染病是指可藉由病原體傳播而使人受感染的疾病。近年來由於疫苗接種普及、環境衛生改善，多種傳染病已在生活中消失，因此大眾誤以為傳染病的威脅已經減少。但各年齡層兒童都有他們與成人疾病不同的表現，例如：新生兒的感染表徵較不典型也不明顯；嬰兒的新陳代謝率較高、體表面積較大、呼吸次數較快，故一旦遭到感染會造成體溫不穩，無感性水分喪失多且快，容易導致脫水。兒童期有一些因素會影響傳染疾病的易感性，例如：年齡較小的嬰幼兒無法明確表達不適，且因他們的免疫機轉尚未成熟，無法產生足夠的抗體，因而使得感染較難局限化。因醫療環境存有各式各樣的病菌，因此健康專業人員應確實遵守感染管制原則，以防止醫療照護相關感染(healthcare-associated infection, HAI)的發生。

　　傳染病的病程會給病童帶來不等程度的不適，例如：發燒、發疹、倦怠等症狀，大多是居家照顧就可以自癒的病毒傳染病，但傳染病也有可能會發生嚴重的合併症，醫療專業人員除了實施完善的隔離措施外，也應透過教育宣導來促進民眾自我防護、提高疫苗的接種比率、改善環境衛生等，以預防傳染疾病在社區中散播。

7-1　傳染性疾病的概念

　　傳染性疾病是指一種經由已被感染的宿主（人或動物），將病原體散播給另外一個人的疾病；傳染病的傳播需同時存在有病原體、宿主及傳染途徑等三個因素，三者交互作用方能傳播疾病。分述如下：

1. 病原體：指能造成感染的有機物質，包括病毒、細菌、黴菌、寄生蟲、病原毒素等。
2. 宿主：指病原體透過某些管道（如呼吸道、腸胃道、血液、皮膚黏膜等），使其他人得到相同的疾病，此得病者稱之為宿主。
3. 傳染途徑：指病原體傳染疾病給宿主的方式，包括直接傳染及間接傳染。

病原、宿主及傳染途徑間的互動過程

一、病原傳染途徑

　　可以分成直接傳染及間接傳染兩種（表7-1）：

1. 直接傳染：是指病原體直接從被感染的宿主傳染到另外一個宿主身上，包括人與人之間的直接接觸傳染、垂直傳染及透過飛沫傳染。
2. 間接傳染：是指病原體藉由空氣、被感染宿主曾使用過的物品或蚊蟲等媒介物傳染到另外一個宿主身上，此部分包括了空氣傳染、媒介物傳染及病媒傳染。

▶ 表7-1　傳染病的傳播途徑

傳染方式		說明	傳染病種類
直接傳染	直接接觸傳染	直接接觸到宿主的感染源，如傷口、呼吸道分泌物、血液、體液等	AIDS、梅毒、淋病
	飛沫傳染	病原體經由說話、咳嗽、吐痰或打噴嚏的機會，進入另一個宿主的口鼻腔黏膜或眼結膜而感染易感宿主	流行性感冒、德國麻疹、水痘、肺結核、SARS、COVID-19
	垂直傳染	母親在懷孕過程中，透過胎盤的血液傳染給胎兒，或是生產過程中胎兒通過產道而感染	梅毒、AIDS、B型肝炎
間接傳染	空氣傳染	病原體隨著飛沫噴出，藉由附著在空氣中的微小粒子，通常會散播在人的皮膚、口鼻腔黏膜或傷口上，而感染易感宿主	麻疹、肺結核、流行性感冒
	媒介物傳染	病原體附著在被感染宿主曾使用過的物品而感染易感宿主	霍亂、痢疾、傷寒、A型肝炎、蟯蟲病
	病媒傳染	經由昆蟲、鼠類等動物而感染易感宿主	日本腦炎、瘧疾、登革熱、鼠疫、狂犬病

二、宿主的防線

　　宿主本身的特質：種族、性別、年齡、社經狀況、生活習慣、健康狀況等，都會影響到宿主本身是否容易遭受感染；而宿主本身的免疫力更是重要的影響因素。嬰幼兒時期，因來自母體的抗體會逐漸減少，免疫系統的發育尚未完全，故比成人更容易感染傳染病，需藉由外來的保護（如預防注射）來增加抵抗力，以減少感染的機會。

三、環境因素

　　環境因素對於透過病媒傳染的疾病特別重要，包括暴露的機會、氣候（例如：冬天容易感染呼吸道疾病，夏天則容易感染腸胃道疾病）及地理環境（例如：溫度、濕度對蟲媒病毒影響很大）、社經因素（例如：醫療的可近性會影響到疫苗接種容易與否）、物理狀況（例如：醫院、安養院、托兒所等場所比較容易傳播致病性微生物）。

醫院感染管制

　　病原體由已感染宿主離開，再透過某些傳染途徑進入到另一個易感宿主的過程，稱之為傳染鏈，主要是由六個環節組合而成，包括：(1)致病原；(2)傳染窩；(3)傳染窩出口；(4)傳染途徑；(5)宿主入口；(6)易感宿主（圖7-1）（曹等，2020）。傳染病的感染需包含以上六個環節，缺一不可，若將上述過程打斷即可減少疾病的傳播，相關的感染管制防護措施如下：

1. 管理傳染原：早期發現病童，迅速確認傳染病原，定期進行醫院環境的清潔消毒；各項醫療器材及設備使用前後徹底清潔及消毒。另外，管制抗生素使用，以減少病菌之抗藥性。

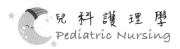

2. 防止病原體排出：病童咳嗽或打噴嚏時，可以手或物品遮住口鼻；工作人員在處理病童排泄物或分泌物時，應穿戴口罩及手套。

3. 阻斷傳染途徑：工作人員與病童的接觸，為造成院內感染的主要途徑，故確實洗手可有效阻斷疾病的傳播。另外應注意室內空氣的流通，避免到人多擁擠的公共場所，妥善處理病童的排泄物及醫療廢棄物，避免飲水及食物遭受感染；隔離措施亦可用來阻斷傳染的途徑（表7-2）。

4. 提升易感宿主的免疫力：透過衛生教育及預防接種來增加易感宿主的免疫能力，病童免疫能力越好就越不容易受到感染。

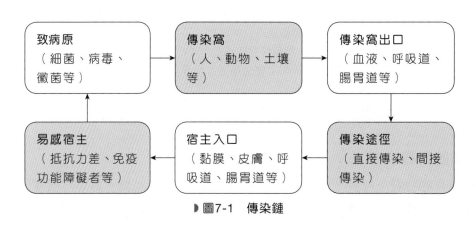

▶ 圖7-1 傳染鏈

▶ 表7-2 常見傳染性疾病的隔離措施

隔離措施分類	疾病	單獨隔離室	隔離衣	洗手	口罩	手套	物品
絕對隔離	水痘	必要	必要	必要	必要	必要	用過物品應丟棄，或包裹起來消毒滅菌後再清潔
呼吸道隔離	腮腺炎、德國麻疹、麻疹、百日咳、猩紅熱	必要	非必要	必要	必要	非必要	若被分泌物汙染，需以塑膠袋送供應中心消毒滅菌後再清潔
腸胃道隔離	脊髓灰白質炎	非必要	非必要	必要	非必要	必要	若被單、衣物被糞便汙染，應戴手套將被單衣物放入紅色塑膠袋，送供應中心消毒滅菌後再清潔
血液及體液隔離	AIDS、登革熱	非必要	非必要	必要	非必要	非必要	避免工作中被針扎到，沾到血液之被單衣物需用塑膠袋裝並標示清楚，進行消毒滅菌後再清潔

7-2 預防接種

新生兒及嬰幼兒因免疫系統尚在發育，對於傳染病的抵抗力較弱，一旦感染，很容易導致嚴重疾病，甚或危及生命。藉由預防接種可誘發體內免疫系統主動產生有保護作用之抗體，避免感染疾病或減輕疾病的嚴重度。而人體免疫力的產生，主要方式可分為：

1. 主動性免疫(active immunization)：將抗原接種至人體內，刺激人體免疫系統對抗抗原產生特定抗體，以獲得免疫力。免疫效果較慢，但持續時間較長。

2. 被動性免疫(passive immunization)：指個體經由外來的抗體而達到免疫效果。免疫效果較快，但持續時間較短。**如初生嬰兒通過胎盤血流從母體獲得抗體（如IgG），經由注射各種抗血清或免疫球蛋白（如B型肝炎免疫球蛋白，HBIG）獲得免疫力。**

一、疫苗的種類

疫苗其實是整個病原體或者是病原體的一部分，透過不活化或者是減輕毒性的過程，加入安定劑、佐劑製造而成。一般疫苗常見的種類包括（疾病管制署，2018）：

1. 活性減毒疫苗：使病原體失去致病性，卻仍保留抗原特徵的活病原體製成，免疫力較持久，但因病原體仍具有活性，較不穩定。**如活性細菌疫苗有卡介苗(BCG)；活性病毒疫苗有水痘、麻疹、德國麻疹、腮腺炎等。**

2. 不活化疫苗疫苗：是將細菌或病毒經加熱殺死而製成。**如死菌疫苗有百日咳；死病毒疫苗有流行性感冒疫苗等。**

3. 類毒素：是將病原體所產生的毒素經加熱或以化學物質處理，使其毒性減低，保留其抗原的特徵。如白喉類毒素、**破傷風類毒素**等。

4. 病原體抽取物（又稱次單位疫苗）：利用基因重組的轉殖細菌，來生產病原體抗原性的蛋白質部分成分。

5. 基因工程疫苗：利用遺傳工程方法製成疫苗，目前用於預防B型肝炎的疫苗。

二、疫苗接種部位及途徑（疾病管制署，2023）

1. 預防接種為盡量避開有神經及血管的部位，一般選擇於大腿前外側或上臂三角肌接種，針對2歲以下嬰幼兒，建議接種部位為大腿中段前外側（股外側肌）。

2. 活性減毒的水痘、日本腦炎及麻疹、腮腺炎、德國麻疹混合疫苗採皮下注射，其餘不活化疫苗則採肌肉注射。

3. 卡介苗應接種在左上臂的三角肌中央，採皮內注射。

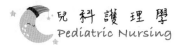
三、預防接種的注意事項及照護

➲ 預防接種前

於兒童預防接種前，應考慮的個體因素及注意事項包括：

1. **嚴重發燒性疾病**、嚴重感染者暫時不宜接種。

2. 患有先天性免疫缺陷、後天性免疫缺乏（如HIV陽性），及正在接受化療、放射治療或免疫抑制治療的兒童，不可接種活性疫苗。

3. **使用靜脈注射免疫球蛋白(intravenous immunoglobulin, IVIG)的兒童，需隔3個月後才能接種疫苗**，以預防IVIG抑制疫苗活性。

4. 患有進行性中樞神經系統疾病兒童，需減少注射劑量或延遲注射時間。

5. 對疫苗的過敏反應，常與疫苗中的添加物質有關，禁止接種的疫苗會依過敏物質的種類而異，如對蛋類曾有過敏性休克反應者，不可接種麻疹、腮腺炎及流行性感冒疫苗。

➲ 預防接種後

兒童接受預防接種後，可能會發生的副作用與其醫療處置，請參考表7-3。

▶ 表7-3　兒童預防接種常見的副作用與醫療處置

副作用	醫療處置
注射部位出現腫脹、發紅與疼痛	• 約2~3天內會消失，建議可冰敷降低不適，但勿揉、抓注射部位 • 兒童常因接種後疼痛致使不敢移動肢體，有些父母會因而懷疑是否傷害到神經。故若接種途徑採肌肉注射，需注射於大腿中段前外側或上臂三角肌，以避免傷害神經
發燒	輕微發燒，只需多休息；若體溫超過38.5~39℃或有嚴重不適症狀，可服用退燒藥，但避免使用阿斯匹靈與類似的水楊酸製劑(Salicylate)，以防引起雷氏症候群
過敏反應	若出現輕微的過敏反應（如日本腦炎疫苗常引起皮膚出疹反應），可給予抗過敏藥物，但須注意是否出現可能危及生命的立即型嚴重過敏反應(anaphylaxis)。通常發生在注射疫苗後的幾分鐘內，症狀包括呼吸困難、喘鳴、發紺、休克。在接種後宜留下觀察30分鐘，以防發生時可以緊急處理

資料來源：國民健康署(2018)・*提醒家長預防接種注意事項*。https://www.hpa.gov.tw/Pages/ashx/File.ashx?FilePath=~/File/Attach/6584/File_6204.pdf

四、國內常規接種疫苗介紹

國內常規接種疫苗已涵蓋相當完整（表7-4），而政府目前尚未列入全面常規的接種項目有輪狀病毒疫苗、子宮頸癌疫苗等。茲將國內常見接種的疫苗說明於下（疾病管制署，2018）。

▶ 表7-4　我國現行兒童預防接種時程

適合接種年齡	疫苗種類	
出生後盡速接種 （不超過24小時）	B型肝炎免疫球蛋白	一劑（母親為高傳染 性B型肝炎帶原者）
	B型肝炎疫苗(HepB)	第一劑
出生滿1個月	B型肝炎疫苗(HepB)	第二劑
出生滿2個月	白喉破傷風非細胞性百日咳、b型嗜血桿菌及不活化小兒麻痺 五合一疫苗(DTaP-Hib-IPV)	第一劑
	結合型肺炎鏈球菌疫苗(PCV 13)	
出生滿4個月	**白喉破傷風非細胞性百日咳、b型嗜血桿菌及不活化小兒麻痺 五合一疫苗(DTaP-Hib-IPV)**	**第二劑**
	結合型肺炎鏈球菌疫苗(PCV 13)	
出生滿5個月	卡介苗(BCG)[1]	一劑
出生滿6個月	白喉破傷風非細胞性百日咳、b型嗜血桿菌及不活化小兒麻痺 五合一疫苗(DTaP-Hib-IPV)	第三劑
	B型肝炎疫苗(HepB)	第三劑
	流感疫苗(Influenza)[3]	共二劑
出生滿12個月	水痘疫苗(Varicella)	一劑
	麻疹腮腺炎德國麻疹混合疫苗(MMR)	第一劑
出生滿12~15個月	A型肝炎疫苗(HepA)[4]	第一劑
	結合型肺炎鏈球菌疫苗(PCV 13)	第三劑
出生滿15個月	**日本腦炎疫苗(JE)**	第一劑
出生滿18個月	白喉破傷風非細胞性百日咳、b型嗜血桿菌及不活化小兒麻痺 五合一疫苗(DTaP-Hib-IPV)	第四劑
出生滿18~21個月	A型肝炎疫苗(HepA)	第二劑
出生滿27個月	**日本腦炎疫苗(JE)**	第二劑
滿5歲至入國小前	白喉破傷風非細胞性百日咳及不活化小兒麻痺混合疫苗(DTaP- IPV)	一劑
	麻疹腮腺炎德國麻疹混合疫苗(MMR)	第二劑
	活性減毒嵌合型日本腦炎疫苗[2]	一劑*
國小一年級	**卡介苗疤痕普查 （無疤且測驗陰性者補種）**	

註：1. 105年起，卡介苗接種時程由出生滿24小時後，調整為出生滿5個月（建議接種時間為出生滿5~8個月）。

2. 106年5月22日起，改採用細胞培養之日本腦炎活性減毒疫苗，接種時程為出生滿15個月接種第1劑，間隔12個月接種第2劑。

　*針對完成3劑不活化疫苗之幼童，於滿5歲至入國小前再接種1劑，與前一劑疫苗間隔至少12個月。

3. 8歲（含）以下兒童，初次接種流感疫苗應接種2劑，2劑間隔4週。9歲（含）以上兒童初次接種只需要一劑。

4. A型肝炎疫苗107年1月起之實施對象為民國106年1月1日（含）以後出生，年滿12個月以上之幼兒。

資料來源：疾病管制署（2018，8月20日）．現行兒童預防接種時程表。https://www.cdc.gov.tw/professional/page.aspx?treeid=5b0231beb94edffc&nowtreeid=D3FBD1BC87C7D720

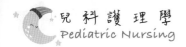
(一)B 型肝炎免疫球蛋白 (hepatitis B immune globulin, HBIG)

母嬰間的垂直感染，是台灣地區B型肝炎盛行的重要原因，40~50%的帶原者是經由此途徑傳染。為截斷母嬰間的垂直傳染，若母親為B型肝炎表面抗原（s抗原）陽性（不論e抗原是陽性或陰性）之新生兒，於出生24小時內盡速接種1劑HBIG及第1劑B型肝炎疫苗。

(二)B 型肝炎疫苗 (hepatitis B vaccine, HBV)

台灣的肝炎盛行率高且帶原者比例也高，因此B型肝炎疫苗早期便是常規預防接種的項目之一。B型肝炎疫苗需接種三劑，但膽紅素若大於15 mg/dL、呼吸困難、心臟機能不全或衰竭、抽筋、發燒等嚴重病情者，都暫時不宜注射B型肝炎疫苗。

嬰幼兒**採肌肉注射，注射部位於大腿中段前外側（股外側肌）**，大於18個月的幼兒則注射於三角肌，除需與日本腦炎疫苗間隔一個月注射外，可與其他疫苗同時接種，但接種部位需分開。注射後可能反應為輕微的局部紅腫、硬結、壓痛，微發燒。

(三) 白喉破傷風非細胞性百日咳、 b 型嗜血桿菌及不活化小兒麻痺五合一疫苗 (DTaP-Hib -IPV)

五合一疫苗是注射式的不活化疫苗，可以同時預防白喉、破傷風、百日咳(D Tap)，以及b型嗜血桿菌(Hib)、小兒麻痺(IPV)等五種傳染病。接種五合一疫苗**採肌肉注射**於大腿中段的前外側，注射後為即時處理接種後發生率極低的立即型嚴重過敏反應(anaphylaxis)，注射後應於疫苗注射單位觀察至少半小時，確認無不適症狀之後才可離開。

接種五合一疫苗的禁忌症：已知對Neomycin、Polymyxin、Streptomycin或疫苗中任何成分過敏者；過去接種五合一疫苗後，曾發生嚴重過敏者、痙攣或不良反應者；**患有進行性痙攣、發燒高過40.5℃、腦功能受傷者。**

(四) 肺炎鏈球菌疫苗 (pneumococcal conjugate vaccine, PCV)

肺炎鏈球菌感染是引起六個月到五歲以下嬰幼兒肺炎、中耳炎及腦膜炎的主因，因免疫系統尚未成熟，易導致嚴重的菌血症造成致死率高，且常因交互傳染使得病菌產生抗藥性。

目前國內使用的肺炎鏈球菌疫苗為13價肺炎鏈球菌結合型疫苗(prevenar13, PCV13），可涵蓋13種血清型的肺炎鏈球菌。肺炎鏈球菌疫苗採深部肌肉注射，接種後的反應有局部紅腫、疼痛等，極少會出現全身性過敏反應。

接種肺炎鏈球菌疫苗的禁忌症：已知對疫苗成分過敏者、出生六週以下者、過去注射同種疫苗後曾發生嚴重不良反應者等。

(五) 卡介苗 (Bacillus Calmette-Guérin, BCG)

卡介苗是一種牛的分枝桿菌所製成的活性疫苗，經減毒後注入人體，可產生對結核病的抵抗力，主要可避免造成結核性腦膜炎等嚴重併發症。卡介苗最晚建議1歲以內接種，如果超過1歲才打卡介苗，需確認出生之後未被傳染結核菌，要先皮內注射進行結核菌素皮膚試驗(tuberculin skin test, TST)，經結核菌素測驗反應陰性者，才可接種卡介苗；反應陽性者須追蹤傳染源（疾病管制署，2023）。

接種卡介苗採皮內注射，注射部位於左上臂的三角肌中央，接種後1~2週在接種部位有紅色小結節，微有痛癢、淋巴結微腫等。通常2~3個月後可自然癒合。

接種卡介苗的禁忌症：早產兒或體重低於2,500公克以下新生兒；嚴重濕疹與其他有明顯皮膚缺損的皮膚病患者，以及免疫功能不全、HIV感染者等。**發燒**或正患有急性中重度疾病者，宜待病情穩定後再接種。

(六) 水痘疫苗 (varicella vaccine)

水痘疫苗是一種活性減毒疫苗，可有效避免嚴重之水痘症狀，接種水痘疫苗後若仍感染水痘，其症狀亦較輕微，可能會產生較少的水痘，且較不會發燒，復原較快。

水痘疫苗採皮下注射於上臂外側，少數人會發生局部腫痛，接種後5~26天於注射部位或身上可能出現類似水痘的水泡，應避免接觸嚴重免疫不全者。

接種水痘疫苗的禁忌症：曾對疫苗發生過敏反應或對Neomycin過敏者、罹患白血病或淋巴瘤、免疫缺失者、未經治療之活動性肺結核、正在接受免疫抑制劑治療者。發燒或正患有急性中重度疾病者，宜待病情穩定後再接種。

(七) 麻疹、腮腺炎、德國麻疹混合疫苗 (measles, mumps and rubella vaccine, MMR)

麻疹、腮腺炎、德國麻疹混合疫苗(MMR)為一活性減毒疫苗，接種第一劑後約2週後產生抵抗力，接種第二劑後預防效果可達95%以上，並可獲長期免疫。

MMR需採皮下注射於上臂外側，注射後少見局部反應，麻疹疫苗在接種後5~12天後，偶有疹子、咳嗽、鼻炎或發燒；腮腺炎疫苗則曾偶引起輕微中樞神經反應之情形，但機率極小；德國麻疹疫苗在接種後偶有發燒、暫時性關節痛及神經炎等副作用。

接種MMR的禁忌症：**急性發燒、免疫不全、懷孕**、正在使用免疫抑制劑、對蛋有嚴重過敏性反應，以及正在化療或使用腎上腺皮質素者。

(八) 日本腦炎疫苗 (Japanese encephalitis vaccine, JE)

台灣傳播日本腦炎的病媒蚊以三斑家蚊為主，流行季節主要在每年的5~10月。日本腦炎疫苗自2017年改採用細胞培養之日本腦炎活性減毒疫苗（疾病管制署，2023）。

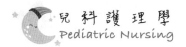

採皮下注射接種於上臂外側後，可能產生之副作用包括注射部位疼痛、紅、腫；少數於接種後3~7天可能出現輕微或中度全身無力、肌痛、易怒、食慾不振、發燒、頭痛等症狀，會在數天內恢復。

接種日本腦炎疫苗的禁忌症：接種前一年內曾發生痙攣者、發燒或營養失調者、罹患活動性心血管疾病、腎臟病、肝臟疾病者等。

(九)A 型肝炎疫苗 (hepatitis A vaccine)

接種A型肝炎疫苗為預防A型肝炎病毒感染相當有效的方法之一。A型肝炎疫苗為不活化疫苗，完成兩劑接種後，可提供20年以上的保護力。A型肝炎疫苗採肌肉注射，注射後的反應有局部紅腫痛、發燒、倦怠、食慾變差。

接種A型肝炎疫苗的禁忌症：對本疫苗任何成分曾發生嚴重過敏反應者、發燒或患有中重度疾病於急性期者，宜於病情恢復期再予接種。

(十) 流行性感冒疫苗 (influenza vaccine)

由於流行性感冒病毒的突變性強，每年流行的病毒株都有差異，疫苗會依世界衛生組織(WHO)的建議更新，所以高危險群每年都需接種疫苗。流行性感冒於每年11月至隔年3月為流行期，為減少流感的發生率及重症引發的死亡率，衛生福利部於每年10月開始，針對滿六個月至小學六年級兒童等易感染群，提供公費季節流感疫苗接種（疾病管制署，2023）。

流感疫苗採皮下或肌肉注射，注射疫苗後需3~4週才會產生抗體，原則上流感疫苗的保護效力可高達90%。接種後可能的反應有注射部位紅腫、疼痛，少數人有全身性的輕微反應，如：發燒、頭痛、肌肉痠痛、噁心或蕁麻疹等，症狀通常在接種後1~2天內消失。

接種流感疫苗的禁忌症：已知對疫苗的成分有過敏者、過去注射曾經發生嚴重不良反應者、已知對蛋之蛋白質有嚴重過敏者等。

(十一) 六合一疫苗 (DTap-IPV-Hib-Hep B)

六合一疫苗為五合一疫苗再加上B型肝炎疫苗混合而成。除出生時之第一劑B型肝炎疫苗仍需接種外，其他則在1.5、3、6個月時各接種一劑，18個月時追加一劑。

目前政府尚未將六合一疫苗列入常規的預防接種時程內，需自費接種。接種六合一疫苗的禁忌症：請參考五合一疫苗、B型肝炎疫苗。

(十二) 輪狀病毒疫苗 (rotavirus vaccine)

5歲以下幼兒嚴重腹瀉主因多為感染輪狀病毒，主要傳染途徑是糞口途徑的接觸傳染。目前核准上市之口服輪狀病毒疫苗，包括二劑(Rotarix®)與三劑(RotaTeq®)，第一劑口服時間為幼兒滿6週時，口服第二劑須間隔4週，若有第三劑須再隔4週，口服疫苗依時程應在幼兒8個月前完成。

　　建議可在餵食後再給予口服疫苗，可增加疫苗的吸收度，少數嬰兒在接受口服輪狀病毒疫苗後有發燒、疲倦及食慾不佳等副作用。

　　接種輪狀病毒疫苗的禁忌症：對疫苗或其任何成分過敏者、發燒、腸套疊、免疫力功能不全（如HIV陽性）、惡性腫瘤或正在接受免疫抑制治療者等。

(十三) 人類乳突病毒疫苗 (human papillomavirus vaccine)

　　人類乳突病毒(human papillomavirus, HPV)是造成子宮頸癌的主要致病因子。HPV疫苗的價數越高表示可涵蓋的病毒型越多，接種四價的HPV，可預防由第6、11、16、18型人類乳突病毒所引起的病變；接種九價的HPV，則可預防第6、11、16、18、31、33、45、52、58型人類乳突病毒所引起的病變。

　　建議沒有性經驗且未曾感染人類乳突病毒的青少女，在半年內接種2劑HPV疫苗即可。接種後可能發生短暫的局部疼痛、腫脹或發癢、持續輕微發燒、頭痛、頭暈、嚴重過敏反應如氣喘、呼吸困難等副作用。

　　接種HPV疫苗的禁忌症：血友病或血小板減少症、懷孕、發燒或急性疾病、免疫功能異常。HPV疫苗只能預防60~70%的子宮頸癌，九價的HPV疫苗上市後雖可提至90%，但接種疫苗之後仍需注意安全性行為，30歲之後須定期接受子宮頸抹片檢查（張、劉，2017）。

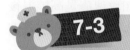

7-3 兒童常見的傳染性疾病及護理

傳染性疾病常見的問題

　　兒童感染傳染性疾病可能會出現非特定的症狀，包括疲倦無力、注意力集中變差、食慾不振、嘔吐、腹瀉、皮膚搔癢等，而發燒及皮膚發疹則是兒童最常見的徵象，分別將其造成原因及護理處置說明於下。

一、發燒

　　發燒的定義為體內的核心體溫≧38℃。發燒本身不是疾病，是種保護性的反應，亦是健康出現問題的訊息，大多為感染所導致，適度的發燒可提升免疫系統的效能，而過度積極退燒則可能會抑制身體的免疫反應。

　　發燒會造成新陳代謝增加，因而出現呼吸與心跳加快的情形，亦可能因血管收縮而皮膚蒼白冰冷、寒顫、全身倦怠、軟弱無力、食慾不振，高燒時甚至會造成神智不清、譫妄。

➲ 發燒的護理處置

1. 定時量體溫並密切觀察體溫的變化。

2. 評估皮膚溫度與彈性、四肢循環及是否出現脫水症狀。鼓勵多攝取水分，避免產生脫水情況。

3. 鼓勵病童多休息，同時保持室內通風，調整室溫維持至24~26℃；並除去緊身與厚重衣物。

4. 依醫囑給予冰枕，並減少蓋被。

5. 若體溫上升至38~39℃以上，可依醫囑給予靜脈點滴輸液及使用藥物退燒（如Acetaminophen），但避免使用Aspirin退燒，因為容易造成雷氏症候群(Reye's syndrome)。

6. 若出現抽搐、呼吸困難、無法進食、劇烈嘔吐、頭痛、皮膚出現紫斑或出血點，則需立即通知醫師。

二、皮膚發疹

皮膚發疹是因病原體侵入人體，經由血行散播或直接由感染皮膚黏膜而來。許多傳染病發疹的過程及型態具有特異性，而許多感染會造成不只一種的皮膚表徵，故配合發疹特性及臨床病程的綜合表現，有利疾病的診斷。

每種傳染病的發疹時間不同，有些會在感染期間發燒合併出疹，如玫瑰疹是高燒退後才出現皮疹；另外出疹順序及部位也依疾病而異，如水痘是從臉部到身體四肢，腸病毒則是在咽喉黏膜、手腳掌等處出疹。

➲ 皮膚發疹的護理處置

1. 注意發疹之前的暴露與接觸情形（如用藥史、旅行史、寵物接觸史等）、觀察發疹時間及發疹後進展情形、是否會癢、疹子在身體的分布情形及生命徵象等。

2. 給予清水及不刺激的溶液清洗皮膚。

3. 可用乳液或依醫囑給予止癢藥膏適量塗抹患處，舒緩不適。避免使用肥皂，以防皮膚乾燥與刺激。

4. 可用冷毛巾輕拍癢處，盡量避免病童搔抓，並剪短指甲，以維護皮膚的完整性，防續發性感染。

5. 病童著棉質寬鬆、透氣、柔軟的衣著。

6. 依不同年齡層特質安排靜態遊戲，以轉移病童對皮膚癢的注意力。

病毒性感染

病毒是最常見引起傳染病的原因，其會侵入宿主細胞進行繁殖（複製），並在細胞中釋放自身的DNA或RNA。被感染的細胞常因病毒阻止了其正常的生理功能而出現病變。有些病毒會將其遺傳物質留在宿主細胞內，如疱疹病毒感染，這些遺傳物質可保持很長的潛伏時間（稱作潛伏性感染）。當細胞受到激發後，病毒可重新開始複製並導致疾病。由病毒引起的傳染性疾病，其傳染概述請參考表7-5。

▶ 表7-5　病毒性傳染病概述

傳染病	致病原	傳播途徑	易感年齡	備註
嬰兒玫瑰疹	**多為第6型人類疱疹病毒(HHV)**	飛沫傳染	6~15個月	• **可終身免疫力**，少數再受感染而出現兩次玫瑰疹
單純疱疹病毒感染－疱疹性齒齦炎	第1型單純疱疹病毒(HSV-1)	接觸傳染	1~5歲	• 感染初期傳染性最強
水痘（第四類法定傳染病）	**水痘帶狀疱疹病毒(VZV)**	飛沫、空氣及直接接觸	2~6歲	• **潛伏期：10~21天** • **傳染期：發疹前1天，至水痘結痂** • 終身免疫，但病毒可能潛伏多年後復發造成「帶狀疱疹」
巨細胞病毒感染	巨細胞病毒(CMV)	體液傳染、垂直傳染	－	－
腸病毒群感染（腸病毒感染併發重症為第三類法定傳染病）	腸病毒A、B、C、D	糞口、飛沫及接觸傳染	10歲以下	• **傳染期：發病後1週內是傳染力最高** • **流行季節：夏末初秋**
麻疹（第二類法定傳染病）	麻疹病毒	直接接觸或飛沫、空氣傳染	3歲以下	• 潛伏期：7~18天 • **傳染期：紅疹出現前4天至紅疹出現後5天** • 終身免疫
德國麻疹（先天性德國麻疹症候群為第三類法定傳染病）	德國麻疹病毒	直接接觸或飛沫傳染	6~8歲及青少年	• 潛伏期：14~17天 • **傳染期：疹子出現前後1週** • 終身免疫
腮腺炎	**副黏液病毒屬**之腮腺炎病毒	直接接觸或飛沫傳染	15歲以下	• **傳染期：症狀出現前7天至腮腺腫大後9天** • 可終生免疫 • 流行季節：全年皆可能發生

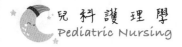

▶ 表7-5　病毒性傳染病概述（續）

傳染病	致病原	傳播途徑	易感年齡	備註
登革熱 （第二類法定傳染病）	登革病毒	埃及斑蚊及白線斑蚊叮咬	所有年齡群均可能發生	● **常發生在亞洲熱帶地區**
日本腦炎 （第三類法定傳染病）	日本腦炎病毒	三斑家蚊、環狀家蚊叮咬	兒童	● 傳染期：感染後7～12天
脊髓灰白質炎 （小兒麻痺症，第二類法定傳染病）	**腸病毒**之小兒麻痺病毒	**糞口、飛沫及接觸傳染**，接觸病童鼻咽分泌物或糞便	年齡愈小感染率愈高	● 發病前19天至感染發病後3個月都可在糞便中發現病毒 ● 可終生免疫
感染性紅斑	人類微小病毒B-19 (HPV B-19)	飛沫傳染、血液或垂直傳染	5~15歲	● 可終生免疫
後天免疫缺乏症候群 （第三類法定傳染病）	人類免疫缺乏病毒 (HIV)	兒童多由垂直傳染、輸注被感染之血液製劑、母乳傳染	所有年齡群均可能發生	● 潛伏期：垂直感染約5個月，初次感染為2~4週

一、嬰兒玫瑰疹(roseola infantum / sixth disease)

嬰兒玫瑰疹是好發於嬰幼兒的發燒出疹性疾病，多為第6型人類疱疹病毒(human herpes virus, HHV)感染所引起，屬於非高度傳染性疾病，傳染方式主要是藉由飛沫傳染，此類病毒在感染過後可能終身潛伏在體內。整年都可以發生，但以春、秋為多。**在感染之後會有終身免疫力，極少數可能會再受感染而出現兩次玫瑰疹。**

(一) 臨床表徵及合併症

1. 前驅期：**突發性高燒(39.4~41.2℃)，持續3~5天**，且會伴隨食慾不振、嘔吐、昏睡等，**偶會出現枕下、耳後及頸部淋巴結腫大。**

2. 出疹期：**在退燒時出現皮疹，疹子不會癢，為散發性玫瑰紅斑點，剛開始時出現在胸部及軀幹，然後擴散到臉部及四肢，約3天左右消退。**

3. 合併症：不常見，可能因高燒引起**熱性痙攣**。

(二) 醫療處置

採症狀支持療法，尤其要注意體溫的變化，高燒時適當給予藥物退燒。

兒童常見的病毒疹

病毒疹與一般皮膚炎出現的疹子相較下，病毒疹出疹的範圍較大，但突起狀況較不明顯。此外，病毒疹較不容易造成搔癢。大多數病毒疹會自行痊癒，只需要症狀治療即可。

病毒疹	易感年齡	皮疹特點與表現
嬰兒玫瑰疹	6~15個月	高燒消退後出現玫瑰紅斑點，會擴散到臉及四肢。疹子不會癢
水痘	2~6歲	疹子極癢，先出現在軀幹，最後擴散到四肢。身上可看到丘疹、水泡、膿泡、痂塊同時存在
腸病毒群感染	10歲以下	於口腔、手腳等部位出現紅疹及水泡。常因口腔潰瘍而無法進食

(三) 護理處置

● 健康問題（一）：潛在危險性損傷，與年幼及高燒可能引發熱性痙攣、發作時意識不清有關。

✦ **護理目標：** 避免病童創傷發生。

✦ **護理措施**

1. 保持病童於視線範圍，並將床欄隨時拉起。
2. 病童如有熱性痙攣的家族史或病史，應給予父母相關的護理指導：
    (1) 須保持冷靜，先將病童平躺於安全不會滑下的床上或地面。
    (2) 若是有嘔吐要將頭轉向側面並將嘔吐物排乾淨、保持氣道暢通，觀察有無咬緊牙關現象，防止舌頭受傷。
    (3) 注意呼吸及心跳是否正常，如抽搐在數分鐘後仍持續，必須立即送醫。

● 健康問題（二）：體溫過高，與第 6 型人類疱疹病毒感染有關。

✦ **護理目標：** 維持體溫於正常範圍內(36.4~37.2℃)。

✦ **護理措施**

請參考前述「發燒的護理處置」。

(四) 隔離保護措施

不需隔離，必要時戴口罩即可。

二、單純疱疹病毒感染(herpes simplex virus infection)

單純疱疹病毒(herpes simplex virus, HSV)分為2型，**第1型單純疱疹病毒(HSV-1)好發於口腔**，第2型單純疱疹病毒(HSV-2)則好發於生殖器官，傳染方式都是直接接觸到發病處的黏膜皮膚。

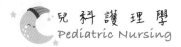
　　如果孩童初次受到第1型單純疱疹病毒感染時，**最常會出現疱疹性齒齦炎**(herpetic gingivostomatitis)，好發1~5歲孩童。通常病毒會潛藏於神經節之中，待宿主抵抗力下降時，即伺機再度發作，其症狀較原發性輕微，但是具有傳染力，會傳染給沒有感染過的幼兒，是重要的感染源（蕭，2017）。

(一) 臨床表徵

　　疱疹性齒齦炎症狀包括：發高燒、口腔劇痛、流口水、口咽舌處潰瘍、無法進食、脫水、口腔惡臭及頭頸部淋巴腺腫大。疱疹性齒齦炎容易和腸病毒混淆，區分方法為**疱疹性齒齦炎的口腔潰瘍常見於舌與頰內黏膜**，也就是口腔前半部，而腸病毒則出現在咽喉與咽喉上方，即口腔後半部。此外，病童的牙齦會出現紅腫、潰瘍現象，影響區域比起腸病毒感染造成的口腔潰瘍多。潰瘍在10日左右會癒合，並不會留下疤痕。

(二) 醫療處置

　　在發病72小時內局部塗抹或**口服抗疱疹病毒藥(Acyclovir、**Valacyclovir)，**可減輕疼痛及加快癒合速度**；視情況使用抗生素以防續發性感染。其他則是依照病情予症狀治療，包括口腔潰瘍疼痛控制、給予退燒藥及靜脈點滴注射等（蕭，2017）。**目前尚無疫苗可預防。**

(三) 護理處置

> ⊃ 健康問題（一）：急性疼痛，與口腔潰瘍疼痛影響進食有關。
>
> ✦ **護理目標：**病童疼痛緩解，適當的進食與營養攝取。
>
> ✦ **護理措施**
> 1. 以疼痛量表評估病童疼痛程度。安排遊戲或病童有興趣的活動，轉移對疼痛的注意力。
> 2. 每天評估口腔黏膜顏色、濕潤度及潰瘍的範圍，檢查潰瘍有無擴大。
> 3. 保持口腔潰瘍傷口乾淨，每次進食後、睡前以軟毛牙刷，或棉棒沾生理食鹽水或是煮沸後的水執行口腔清潔，降低感染發生。
> 4. 若嘴唇乾燥可給予護唇膏擦拭，保持濕潤。
> 5. 避免刺激性食物，如：酸、甜、苦、辣、熱，易造成不適，**可提供冰涼軟質或流質食物**，如：冰淇淋、涼牛奶、布丁或果凍等，對黏膜會有局部麻痺作用，以利吞食；且採少量多餐，勿強迫進食。
> 6. 必要時依醫囑給予局部用藥，如抗炎止痛劑（如 Comfflam®）。

> ⊃ 健康問題（二）：體溫過高，與單純性疱疹病毒感染有關。
>
> ✦ **護理目標：**維持體溫於正常範圍內(36.4~37.2℃)。
>
> ✦ **護理措施：**請參考前述「發燒的護理處置」。

三、水痘(chickenpox / varicella)

　　水痘具有高度傳染力，致病原為水痘帶狀疱疹病毒(varicella-zoster virus, VZV)。近年來水痘發生的年齡層有延後的趨勢，一般年齡越大，症狀越嚴重（疾病管制署，2023）。另外，**懷孕20週前感染水痘之母親**，可能導致胎兒子宮內感染，而造成先天性缺陷。

(一) 臨床表徵

1. 前驅期：輕微發燒(37.5~39℃)、食慾不振、頭痛及肌肉或關節痠痛等的現象。

2. 出疹期

    (1) 約5~20天，疹子極癢，分布多集中於軀幹（呈典型向心性分布），隨後病變蔓延至面部、肩部，最後是四肢。

    (2) **發疹順序依次為紅斑→隆起狀的紅丘疹→邊緣有紅暈的水泡→膿泡而後結痂之變化，同一時間內可在同一部位看到各階段變化的疹子，且大小不一**（圖7-2）。

    (3) 末期則皮疹全部變成痂（通常約於2~4週痊癒）。**皮疹結痂乾燥後即無傳染性。**

(二) 合併症

包含繼發性細菌感染（例如蜂窩組織炎、壞死性筋膜炎、敗血症、中毒性休克症候群）、肺炎、腦炎、小腦性共濟失調、雷氏症候群(Reye's syndrome)等。致死原因在孩童以敗血症和腦炎最常見。對於某些特殊的病童，如白血病病童和新生兒，則致死率高達5~10％（疾病管制署，2023）。

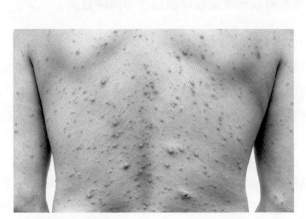

(a) 發疹多集中於軀幹

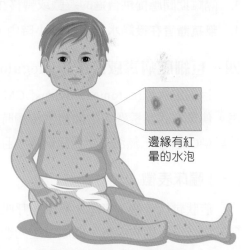

邊緣有紅暈的水泡

(b) 丘疹會發展成邊緣有紅暈的水泡

▶ 圖7-2　水痘

(三) 醫療處置

初期發疹可使用抗病毒藥（如Acycrovir），但若無續發性感染，則不需使用抗生素治療；並給予症狀支持療法藥物，如Acetaminophen退燒、抗組織胺藥物止癢，以減輕不適。

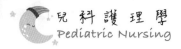
(四) 護理處置

> ● 健康問題（一）：潛在危險性皮膚完整性受損，與水痘被抓破有關。

+ **護理目標：** 維持皮膚完整，避免搔抓引起水痘破裂。
+ **護理措施：** 請參考前述「皮膚發疹的護理處置」。

> ● 健康問題（二）：體溫過高，與水痘帶狀疱疹病毒感染有關。

+ **護理目標：** 維持體溫於正常範圍內(36.4~37.2℃)。
+ **護理措施：** 請參考前述「發燒的護理處置」。

(五) 隔離保護措施

1. 教導照顧者勤洗手。**所住的隔離病房（呼吸道隔離是最佳的隔離措施），採取空氣傳染防護的措施換氣率應達6~12次／小時**，病房內氣體應經由高效率濾網(HEPA)過濾，**人員進入病房時要戴N95標準以上之口罩、手套，隔離至水痘結痂脫落為止**。

2. 限制病童離房，若需要轉送或做檢查，病童需全程戴口罩。

3. 隔離期間應提供合適的遊戲或轉移注意力的活動，使其配合隔離。

4. **無抗體者在接觸水痘病童72小時內，施打帶狀疱疹免疫球蛋白，可預防發病。**

四、巨細胞病毒感染(cytomegalovirus infection)

巨細胞病毒(cytomegalovirus, CMV)屬人類疱疹病毒第五型，為嬰兒期常見的感染病毒，傳染方式為透過人之間親密接觸時的體液傳染。雖然可以透過藥物預防及治療，但一旦感染CMV後，無法完全清除病毒，且終身停留在體內。

(一) 臨床表徵

症狀包括黃疸、嗜睡、痙攣、呼吸道疾病、紫斑、肝脾腫大、小腦症及腦鈣化等。嬰兒若遭感染巨細胞病毒，九成以上的嬰兒於出生時無症狀；青春期因性活動而感染巨細胞病毒感染，通常無症狀，但也可能出現發燒、肝脾腫大、輕微肝炎、單核球增多等表現。

(二) 醫療處置

1. 可使用抗病毒藥物，如Valganciclovir、Ganciclovir治療。

2. 靜脈注射巨細胞病毒免疫球蛋白，來預防巨細胞病毒感染。

3. 孕婦及孩童應避免接觸病童。

(三) 護理處置

1. 巨細胞病毒的傳染力很強，多數的人可能已經感染而不自覺或無症狀，未感染的人可以透過自我管理如經常洗手、性行為使用保險套來預防。

2. 採取隔離保護措施，並對病童的排泄物進行消毒。

3. 若出現發燒情形，請參考前述「發燒的護理處置」。

五、腸病毒群感染(enteroviruses infection)

腸病毒(enteroviruses)是一群病毒的總稱，屬於小RNA病毒科(picornaviridae)。在過去的分型大致分為：小兒麻痺病毒(poliovirus)、克沙奇病毒(coxsackievirus) A型及B型、伊科病毒(echovirus)及腸病毒(enterovirus)等60餘型。後來「國際病毒分類委員會」依據病毒學基因序列分析結果，重新將腸病毒分為腸病毒A、B、C、D(enterovirus A、B、C、D)型。腸病毒疫情每年5月底至6月中達到高峰後，即緩慢降低，而後於9月份開學後再度出現一波流行。依據傳染病防治法，腸病毒感染併發重症屬於第三類法定傳染病（疾病管制署，2023）。

人類是腸病毒唯一的傳染來源，主要經由腸胃道（糞口、水或食物汙染）或呼吸道（飛沫、咳嗽或打噴嚏）傳染，亦可經由接觸病童皮膚水泡的液體而受到感染。在發病前數天，喉嚨部位與糞便就可發現病毒，此時即有傳染力，通常以發病後1週內傳染力最強；**而病童可持續經由腸道釋出病毒，時間長達8~12週之久**（疾病管制署，2023）。

(一) 臨床表徵及合併症

感染病毒後一般3~5天會出現症狀，大多數感染的病童，臨床症狀極為輕微。較具特徵的腸病毒感染表現為手足口病及疱疹性咽峽炎，有時候亦會引起一些特殊的臨床表現，分別說明於下（疾病管制署，2023）：

1. 手足口病(hand-foot-mouth disease)：**由A族、B5型克沙奇病毒及腸病毒71型引起，在舌頭及口腔黏膜最常出現小水泡及潰瘍，手掌、腳掌、手指及腳趾間的皮膚亦會出現紅疹及水泡**（圖7-3）。**可能合併出現高燒、意識不清、抽搐、冒冷汗。**

2. 疱疹性咽峽炎(herpangina)：**由A族克沙奇病毒引起**，特徵為突發性發燒、嘔吐及咽峽部出現小水泡或潰瘍。病童多數輕微無併發症。

3. 急性心肌炎：由B族克沙奇病毒引起，特徵為突發性呼吸困難、嘔吐、明顯心跳過快，快速演變為心衰竭、甚至休克。

4. 流行性肌肋痛：由B族克沙奇病毒引起，特徵為突然陣發性胸痛，合併發燒、短暫噁心、腹瀉。

5. 急性淋巴結性咽炎：由A族克沙奇病毒引起，特徵為發燒、頭痛、喉嚨痛、懸雍垂和後咽壁有明顯白色病灶。

6. 發燒合併皮疹：與各類型克沙奇及伊科病毒都有關，皮疹通常為斑丘疹狀，有些會出現小水泡。

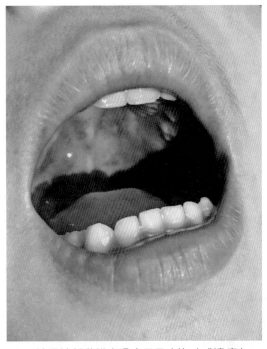

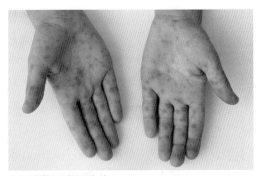

(b) 手掌紅疹及水泡

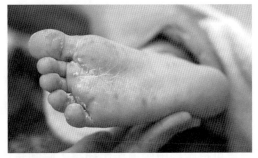

(a) 口腔咽峽部黏膜出現疹子及水泡（或潰瘍）　(c) 腳掌紅疹及水泡

▶ 圖7-3　手足口病

在所有腸病毒中，除小兒麻痺病毒外，**以腸病毒71型(enterovirus type 71)最容易引起神經系統的併發症**，包括交感神經興奮症狀（如血壓上升、肢體顫抖等）、神經系統症狀（**如嗜睡、意識不清、活力不佳、手腳無力、非自主性眼球動作、持續嘔吐、肌躍型抽搐等**）、心肺系統症狀（**如呼吸急促、心跳過快**或過慢、皮膚發紺等）（疾病管制署，2023）。

(二) 醫療處置

目前尚無有效之藥物治療，臨床上**採支持性療法**，有合併症的病童給予症狀治療，例如**發燒時給予解熱劑**等。而免疫球蛋白的療效，目前仍無實證依據，因一般的免疫球蛋白無法確定是否含特定的腸病毒抗體，所以於重症或有生命危險的病童才考慮使用。

(三) 護理處置

⊃ 健康問題（一）：急性疼痛，與口腔潰瘍疼痛影響進食有關。

✦ **護理目標**：病童疼痛緩解，適當的進食與營養攝取。

✦ **護理措施**：請參考前述「單純疱疹病毒感染──疱疹性齒齦炎的護理處置」。

⊃ 健康問題（二）：體溫過高，與感染高傳染性腸病毒有關。

✦ **護理目標**：維持體溫於正常範圍內(36.4~37.2℃)。

✦ **護理措施**：請參考前述「發燒的護理處置」。

⊃ **健康問題（三）**：照顧者角色緊張，與對腸病毒照護及病情不熟悉有關。

✦ **護理目標：**照顧者能說出腸病毒的照護方式，並能表示對於病童的照護有信心，且不覺緊張。

✦ **護理措施**（官、李，2015）

1. 配合衛教單張，與照顧者解釋腸病毒的疾病過程、照護重點，讓照顧者對疾病能有正確的認知。

2. 運用觀察、溝通瞭解照顧者緊張的原因，且鼓勵表達，並以支持及同理的態度傾聽，接納其情緒宣洩。

3. 鼓勵並引導案照顧者與醫療團隊討論，一起參與醫療決策及照護過程。

4. 告知照顧者在照護及疾病認知上若有任何問題，可立即尋找護理師協助。

(四) 隔離保護措施

1. **實施嚴格呼吸道隔離**，照護者在接觸病童前後**應確實洗手及戴口罩**。隔離期間可利用靜態活動進行治療性遊戲，轉移注意力及使其配合隔離。

2. **病童分泌物及糞便汙染物應即時消毒**，出院後環境應施行終期消毒。

3. 腸病毒A71型疫苗，可預防感染腸病毒A71型引發重症之風險，已於2023年上市，建議滿2個月至未滿6歲幼兒，如有接種需求，可經醫師評估後自費接種（疾病管制署，2023）。

(五) 居家照護指引

1. **病童罹病時避免上學，及避免與新生兒、孕婦與幼兒接觸，以免傳染。**

2. **小心處理病童的口鼻分泌物及排泄物，事後務必使用肥皂加強洗手。**

3. **避免病童與家人共用餐具，以免交互傳染。**

4. 預防措施

    (1) **流行期時避免出入公共場所。**

    (2) **加強個人衛生及環境衛生**，外出返家勤用更衣及肥皂洗手（因含酒精之乾洗手液，無法抑制腸病毒的活性），並保持屋內通風。

    (3) **新生兒建議餵母奶，以增強免疫力。**

5. 腸病毒消毒方法（疾病管制署，2023）

    (1) 腸病毒對酸及許多化學藥物具抵抗性，如抗微生物製劑、清潔消毒劑及酒精，均無法殺死腸病毒。

    (2) **病童的分泌物或排泄物汙染的物品，建議使用1,000ppm的含氯漂白水消毒。**

    (3) 腸病毒在50℃以上的環境，很快就會失去活性，所以食物經過加熱處理，或將內衣褲浸泡熱水，都可減少腸病毒傳播。乾燥亦可降低腸病毒在室溫下存活的時間。

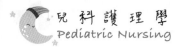
六、麻疹(measles / rubeola / red measles)

麻疹又稱紅疹、七日疹，為傳染力很強的病毒性疾病，可經由飛沫、空氣傳播或接觸病人鼻咽分泌物而感染，在疫苗尚未使用前，超過99%的人都會被感染，幾乎每個人的一生中都難逃麻疹侵襲。流行季節為冬末及春天，以3~5月最多。

(一) 臨床表徵及合併症

1. **前驅期（卡他期）**：一開始出現的症狀類似感冒，**如發高燒(39.5℃)、流鼻涕及出現3C症狀：咳嗽(cough)、卡他性鼻炎(coryza)、結膜炎(conjunctivitis)**。此期結束前1~2天，**第一臼齒旁的口腔黏膜上會出現有中心白色，而周圍不規則之小白點（旁圍以紅色小暈）稱為柯氏斑點(Koplik's spots)**，其於發疹期後1~2天消失。

2. **出疹期**：**通常是出現紅斑丘疹，由上而下蔓延到前額、臉部、頸、上肢和軀幹**（圖7-4）。

3. **恢復期**：疹子按先後出現次序消退，**皮膚可能出現棕色色素沉著及脫皮現象**，此時最易併發合併症。

4. **合併症**：病童因細菌或病毒重複感染而產生合併症，包括**中耳炎、肺炎、支氣管炎、腦炎**等。

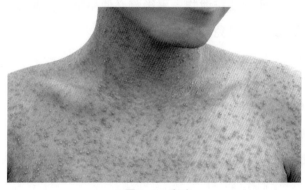

▶圖7-4　麻疹

(二) 醫療處置

1. 麻疹的治療為支持療法，並無抗病毒藥物可用。補充維生素A可降低合併症發生率，於發病初期使用兩天，一天一次即可(WHO, 2018)。

2. 可使用抗生素來對抗續發性的感染。

3. **若眼睛有分泌物，可用生理食鹽水清洗乾淨**，並避免病童揉眼睛，以預防角膜潰瘍；**若有畏光情形，提供舒適的室內環境及柔和燈光。**

4. **病童於前驅期時應維持臥床休息。**

(三) 護理處置

請參考前述「發燒」、「皮膚發疹」的護理處置。

(四) 隔離保護措施

1. 麻疹病童通常不需要住院，若需住院則需住隔離房，並實施負壓空氣傳染防護，**病童於前驅時應隔離至出疹後5~7天**，若有合併症則加強隔離至出疹後10天。

2. 預防接種

    (1) 注射含麻疹活性減毒的疫苗後，可以使95%以上的人產生主動免疫。

    (2) 預防接種：出生滿12個月及滿5歲至入國小前各接種一劑麻疹、腮腺炎、德國麻疹混合疫苗(MMR)。

七、德國麻疹(rubella / German measles / 3 day measles)

德國麻疹又稱風疹、三日疹，可經由飛沫傳染或接觸病童呼吸道分泌物傳染會伴隨全身性丘疹（與麻疹發疹相似），但**如果孕婦感染德國麻疹**，該病毒可以透過胎盤垂直傳染給胎兒，**可能會造成胎兒**主要器官受損，如青光眼、白內障、耳聾、小腦症、智能障礙及**先天性心臟病**等缺陷，統稱為先天性德國麻疹症候群(congenital rubella syndrome, CRS)（疾病管制署，2023）。傳染期為疹子出現前後1週，流行季節為冬末及春初。

(一) 臨床表徵及合併症

1. 前驅期：感染德國麻疹後，第2週會輕微發燒、全身倦怠、食慾不振、鼻炎、喉嚨痛等前驅症狀，**並出現耳後、頸後及枕骨下淋巴結腫大。體溫及症狀變化於年紀越小兒童越不明顯。**

2. 出疹期：**在臉部會先出現粉紅色斑丘疹，再蔓延至頸部、手臂、軀幹及下肢。**

3. 恢復期：疹子大約維持3天即消失，所以又稱為三日疹，**通常無色素沉著與脫皮現象。**

4. 合併症：**很少出現合併症**，於較大病童可能發生關節痛或關節炎。

(二) 醫療處置

症狀支持性療法，例如關節炎可給予抗發炎藥及止痛藥以減輕不適。

(三) 護理處置

請參考前述「發燒」、「皮膚發疹」的護理處置。

(四) 隔離保護措施

1. **嚴格執行呼吸道隔離**，如打噴嚏或咳嗽時要掩口鼻，並妥當清理口鼻排出的分泌物。

2. **病童在出疹後1週內需隔離不宜上學，並避免與第一孕期孕婦接觸**，應告知病童家屬病毒對懷孕婦女的胎兒具有潛在危險性。

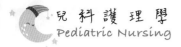

3. 預防接種

(1) 育齡婦女須注射免疫球蛋白。

(2) 預防接種：出生滿12個月及滿5歲至入國小前各接種一劑麻疹、腮腺炎、德國麻疹混合疫苗(MMR)。

▶ 表7-6 麻疹與德國麻疹之比較

項目	麻疹（七日疹）	德國麻疹（三日疹）
臨床表徵	發高燒、流鼻水、口腔出現柯氏斑點(Koplik's spots)及3C症狀（咳嗽、卡他性鼻炎、結膜炎）	輕微發燒、全身倦怠、頭痛、鼻炎、耳及頸後淋巴結腫大
出疹	● 耳後先出現，再由上而下蔓延 ● 發燒第4天出現丘疹，持續約4~5天，消退後留下棕色色素沉著及脫皮	● 臉先出現，之後伴隨全身不規則丘疹 ● 丘疹出現在淋巴結腫大後，持續約3天，無色素沉著及脫皮情形
合併症	中耳炎、肺炎、支氣管炎、腦炎	孕婦感染可能造成胎兒青光眼、白內障、耳聾、小腦症、智能障礙及先天性心臟病

八、腮腺炎(mumps / parotits / epidemic parotitis)

腮腺炎是急性病毒性疾病，好發於腮腺。通常發病前48小時之傳染力最強，於冬末及春天是流行季節，但全年皆可能發生。

(一) 臨床表徵及合併症

1. **典型症狀是高燒、食慾不振**、頭痛、全身肌肉疼痛、進食疼痛、**耳朵痛**、臉頰疼痛、腮腺（耳下腺）腫痛（俗稱豬頭皮）。

2. 合併症：20~30%成年男性會出現**睪丸炎**。腮腺炎在早期或晚期常侵犯中樞神經系統而造成無菌性腦膜炎(aseptic meningitis)，**另外可能併發胰臟炎**。

(二) 醫療處置

採取緩解症狀的支持療法，包括給予緩解症狀藥物，如退燒藥及鎮痛劑。

(三) 護理處置

⊃ 健康問題：急性疼痛，與腮腺腫痛有關。

✦ **護理目標：**病童疼痛緩解，適當的進食與營養攝取。

✦ **護理措施**

1. **病童腫脹壓痛部位可用冷敷或溫敷增進舒適。**

2. 鼓勵病童多攝取水分，若腮腺腫大較明顯，**可予溫涼軟流質飲食及無刺激性食物，如布丁、茶凍、粥、魚湯等**，以減少咀嚼時的疼痛。

3. 避免進食會增加唾液分泌的食物（如柑橘類），以避免引起疼痛。

4. 進食後給予口腔護理以保持清潔。

5. 飯前可依醫囑給予止痛劑。

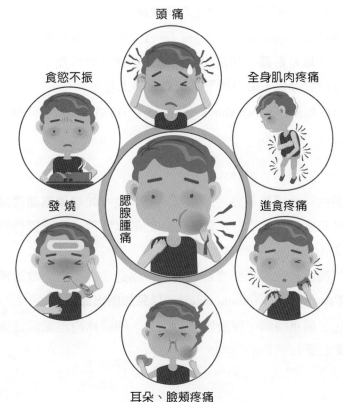

頭痛

食慾不振

全身肌肉疼痛

發燒

腮腺腫痛

進食疼痛

耳朵、臉頰疼痛

▶圖7-5 腮腺炎之臨床表徵

(四) 隔離保護措施

1. 傳染期內應採呼吸道隔離至腮腺腫大後約9天，照顧病童時需戴口罩。

2. 預防接種：滿1歲時注射MMR，滿5歲至入國小前再追加一劑。

九、登革熱(dengue fever)

　　登革熱是一種由登革病毒(dengue virus)所引起的急性傳染病，這種病毒會經由埃及斑蚊(*Aedes aegypti*)及白線斑蚊(*Aedes albopictus*)叮咬傳播給人類，**通常發生於亞洲熱帶地區**。登革病毒共有四種不同的血清型，每一型都具有感染致病的能力。病童感染到某一型的登革病毒，就會對那　型的病毒具有終身免疫，但是若感染其他型別的登革病毒，還是有可能再感染。

(一) 臨床表徵

1. 感染登革熱時，可引起宿主不同程度的反應，從輕微或不明顯的症狀到發燒、出疹的典型登革熱(classic dengue)。而典型登革熱的症狀則是**突發性的高燒及寒顫**，全身疲倦、盜汗、厲害頭痛、眼眶後疼痛、懼光、**肌痛或關節痛難以忍受，即所謂碎骨熱。發燒2~6天後，出現腸胃道症狀及淋巴結腫大**。發燒漸退，但全身仍然倦怠。

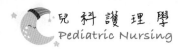

2. 嚴重時的病症：下列二種情形較常發生在孩童身上，死亡率高。

    (1) 出血性登革熱(dengue hemorrhagic fever, DHF)：**會發生腹水、肋膜積水、低血壓、肝腫大**，以及前額、四肢出現紫斑或瘀血及大片皮下出血。實驗室檢查值會發現血液蛋白質降低、**血小板下降、血比容上升**。

    (2) 登革熱休克症候群(dengue shock syndrome, DSS)：即血壓降低、脈搏增快、昏睡等症狀。

(二) 醫療處置

1. 目前沒有特效藥物可治療登革熱，以症狀治療為主，如**發燒期間需臥床休息，以利體力恢復**，或提供病童足夠的水分，矯正體內的缺水狀態。如處置得宜，沒有引發其他併發症，病童會自行恢復（疾病管制署，2015）。

2. 因體內抗原－抗體反應或病毒突變毒性增強，易造成大出血，**故治療上需避免使用水楊酸類藥物（如Aspirin）**或Indomethacin，**以免加劇出血情形**。

3. 一旦有持續嘔吐、嚴重腹痛、呼吸困難、出血、四肢冰冷濕黏或意識狀態改變等，須立即回醫院接受治療（疾病管制署，2015）。

(三) 護理處置

    請參考前述「發燒」的護理處置。

(四) 隔離保護措施

1. 在病童發生症狀後5日內透過掛蚊帳等方式，避免受到病媒蚊叮咬而使病媒蚊獲得傳染能力。

2. 目前尚未有有效的疫苗，建議應加強自身的防蚊措施，並積極**清除病媒生長的環境，以撲滅病媒蚊為主**。

十、日本腦炎(Japanese encephalitis, JE)

    日本腦炎係感染日本腦炎病毒(Japanese encephalitis virus)所引起的急性腦膜炎，傳播須經由具有感染力的病媒蚊叮咬，台灣以三斑家蚊、環蚊家蚊及白頭家蚊為主要的傳播媒介，病例高峰通常出現在6~7月。

(一) 臨床表徵

    感染日本腦炎病毒大部分無明顯症狀。有症狀者通常一開始出現非特異性症狀，如發燒、腹瀉、頭痛或嘔吐等，症狀輕微者的臨床表現為無菌性腦膜炎或不明原因發燒，嚴重者，則出現意識狀態改變、全身無力、高燒、局部神經障礙、運動障礙、帕金森氏症候群(Parkinsonism)、神智不清、對人時地不能辨別等。

(二) 合併症

1. 神經性：包括不正常肌張力、語言障礙、運動肌無力、腦神經及錐體外系統異常的神經功能缺損等。

2. 精神性：以脾氣暴躁、性格不正常為主，智力障礙則常發生在孩童。

(三) 醫療處置

治療以支持療法為主，主要為控制抽筋、注意水分調整、降低腦水腫與減少發燒等；另外視有無感染，可決定是否給予抗生素。

(四) 護理處置

➲ **健康問題（一）：潛在危險性損傷，與腦膜炎造成顱內壓升高及意識狀態改變有關。**

✦ **護理目標：**病童無顱內壓升高情形，並避免與跌倒等創傷發生的可能性。

✦ **護理措施**

1. 每 4 小時與必要時觀察意識狀態、生命徵象，及是否出現腦壓升高症狀等。
2. 病床上勿置放堅硬物品，床欄隨時拉起，以床欄護墊等保護。
3. 維持環境安靜、光線柔和、協助降低噪音及減少訪客。
4. 教導病童及照顧者避免造成顱內壓上升之因素，如避免用力咳嗽、情緒激動、便秘情形等。

➲ **健康問題（二）：體溫過高，與病媒蚊傳播之日本腦炎病毒感染有關。**

✦ **護理目標：**維持體溫於正常範圍內(36.4~37.2℃)。

✦ **護理措施：**請參考前述「發燒」的護理處置。

(五) 隔離保護措施

1. **病童之血液、腦脊髓液及分泌物，並不需要特別的隔離。**

2. 預防方法

   (1) **為減少住家附近汙水淤積，必要時使用殺蟲劑。**

   (2) **每年3~5月為預防接種期，年滿15個月的兒童即可開始接種日本腦炎活性減毒疫苗，於流行季節可以達成95%的預防效果。**

   (3) **1歲以下嬰兒雖有母親的抗體較不易得病，黃昏時仍宜避免外出。**

十一、脊髓灰白質炎（小兒麻痺症；poliomyelitis / infantile paralysis）

脊髓灰白質炎致病原為屬於腸病毒的小兒麻痺病毒(poliovirus)，因為此疾病會造成兒童肢體癱瘓，因此又稱為小兒麻痺症(infantile paralysis)。**人對人的傳染方式主要由為糞口途徑傳染**，在大流行期間由飛沫途徑傳染，但也有可能透過人與人之接觸傳染。**台灣於**2000年由世界衛生組織(WHO)公告**為小兒麻痺根除地區**（疾病管制署，2023）。

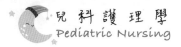

(一) 臨床表徵

大部分感染者臨床表徵不明顯，如輕微發燒、頭痛、腸胃障礙、頸僵硬等症狀；臨床上少數病童會出現麻痺症狀，**麻痺通常呈不對稱性**，有時會導致神經麻痺、癱瘓，嚴重時會引起呼吸停止。

(二) 醫療處置

採症狀支持療法。症狀較嚴重者需要住院治療，症狀輕微者則可在家接受治療。急性期及恢復初期，應盡量臥床休息，並避免劇烈運動。

(三) 護理處置

> **健康問題（一）：身體活動功能障礙，與隨意肌張力控制異常有關。**

✦ **護理目標：** 維持並促進病童最大的活動及自我照顧能力。

✦ **護理措施**

1. 肌肉疼痛消失，無力現象已不再進展時，可做協助主動與被動的運動。
2. 維持呼吸道的通暢，並觀察呼吸肌麻痺症狀，如呼吸淺快、無效性咳嗽、談話中止頻繁等。
3. 病童維持促進身體呈直線的姿位。
4. 提供病童及家屬情緒支持，並評估病童自我照顧的情況及能力，教導家屬肢體麻痺病童的照顧方法，如依病童的需求改變生活的常規、輔具諮詢及轉介等。

> **健康問題（二）：體溫過高，與小兒麻痺病毒感染有關。**

✦ **護理目標：** 維持體溫於正常範圍內(36.4~37.2℃)。

✦ **護理措施：** 請參考前述「發燒」的護理處置。

(四) 隔離保護措施

1. 接觸病人及其分泌物後，**確實洗手，並實施腸胃道分泌物隔離處置。**
2. 預防接種：出生滿2個月即可接種白喉、破傷風、非細胞性百日咳、b型嗜血桿菌及不活化小兒麻痺五合一混合疫苗(DTaP-Hib-IPV)，並提供滿5歲至國小入學前1劑白喉、破傷風、非細胞性百日咳及不活化小兒麻痺混合疫苗(DTaP-IPV/Tdap-IPV)。

十二、感染性紅斑(erythema infectiosum; fifth disease)

又稱為第五種疾病(fifth disease)，病源為人類微小病毒(human parvovirus B19, HPV B19)，其主要特徵是在顏面（尤其是臉頰）有紅色斑疹出現。傳染方式為飛沫傳染、血液及其製品或垂直傳染。傳染期為可能會在紅疹出現約7~10天前，即能將病毒傳染給他人。但是一旦紅疹出現後，病童則不再具有傳染性。

(一) 臨床表徵

臨床症狀表現輕微，約有四分之一的病童無症狀感染。感染性紅斑發病初期先在臉頰部有伴隨癢感的紅色斑疹出現，而後在數天內擴散至軀幹，四肢呈現網狀紅斑，而關節炎之發生頻率是僅次於發疹的主要症狀。此外，罹患溶血性貧血的病童，則可能會引起嚴重貧血。。

(二) 醫療處置

目前採症狀支持療法。若有高度貧血發生時，可對病童進行紅血球輸血治療。若有持續感染狀態發生時，可自靜脈注射免疫球蛋白。若是皮膚會搔癢可以使用局部止癢藥膏擦拭。

(三) 隔離保護措施

1. 執行居家呼吸道及接觸隔離至出疹為止（因發疹後就不具傳染力，可恢復日常作息）。
2. 病童避免與孕婦接觸。與病童親近互動或同住者若有懷孕，應預防子宮內感染，因為懷孕前半期如母體受感染，可能造成胎兒會受到病毒侵犯。

十三、後天免疫缺乏症候群(acquired immune deficiency syndrome, AIDS)

後天免疫缺乏症候群俗稱愛滋病，是由人類免疫缺乏病毒(human immunodeficiency virus, HIV)感染所引起的疾病，**HIV會侵犯輔助性T細胞**(T helper cell)，破壞人體的免疫系統，使身體抵抗力降低，當免疫系統遭到破壞後，會發生伺機性感染及癌症侵犯，嚴重時會導致死亡。

HIV的傳染方式是經由汙染的血液及血液製品、體液和器官傳染，且會於懷孕週數小**於33週、分娩過程接觸母親的血液和分泌物，經由母體垂直傳染給胎兒；病毒亦會通過乳汁傳染，故HIV陽性的母親，不宜哺餵母乳。在台灣的愛滋病病童多經由母親垂直感染或輸注被感染之血液製劑而感染**；青少年的感染則與使用汙染的針頭或性行為等有關。成人感染HIV的潛伏期可能達7~10年之久，**但兒童感染的潛伏期較短，且預後較成人差**（疾病管制署，2023）。

(一) 臨床表徵

主要表徵與免疫缺陷有關，進而導致伺機性感染。前驅症狀如發燒、疲倦、**腹瀉**、體重減輕、**口腔念珠菌病**、淋巴腺腫、肺部症狀等。病童的特殊表現**最常見為淋巴性間質性肺炎**(lymphocytic interstitial pneumonia)，以及肝脾腫大及成長不良等，而淋巴性間質

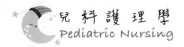

性肺炎多為突然發病，合併咳嗽、呼吸急促及肺部淋巴腺增生等。於兒童愛滋病中以卡式肺囊蟲肺炎(pneumocystis carinii pneumonia)為最常見的伺機性感染及死因(Clinicalinfo. HIV.gov, 2023)。

(二) 診斷檢查

目前最常用的檢驗HIV抗體是用酵素免疫分析法(enzyme-linked immunosorbent assay, ELISA)、顆粒凝集法(particle-agglutination method, PA)做初篩檢驗，其敏感度及特異性均高，兩次陽性反應後，再以西方墨點法(Western blot)做確認試驗，以減少偽陽性反應。

由於HIV的抗體會經由胎盤而傳遞給嬰兒，而且此由母親傳來的抗體可以持續至嬰兒18個月大才會消失，必須藉病毒學的檢查（如HIV DNA PCR）來確立診斷。若檢出一次病毒學測試陽性則應盡快再安排一次檢查，若有兩次病毒檢查均呈現陽性就可判定為HIV感染（疾病管制署，2023）。

(三) 醫療處置

感染HIV的嬰兒疾病進展的速度快，有些專家建議，不論嬰兒的臨床症狀如何、免疫狀態是否受到抑制，均建議12個月以下感染HIV的嬰兒都要接受高效能抗HIV治療(highly active antiretroviral therapy, HAART)，俗稱「雞尾酒療法」。

雞尾酒療法為合併至少三種抗HIV藥物的療法，一般以兩種核苷酸反轉錄酶抑制劑(nucleoside reverse-transcriptase inhibitors, NRTIs)為治療骨幹，再從非核苷酸反轉錄酶抑制劑(non-nucleoside reverse-transcriptase inhibitors, NNRTIs)、蛋白酶抑制劑(protease inhibitors, PI)或其他具有新抗病毒機轉的藥物，例如融合抑制劑(fusion inhibitor, FI)、嵌入酶抑制劑(integrase inhibitor)和CCR5拮抗劑(CCR5 antogonist)，挑選一種藥物搭配，以構成抗HIV藥物組合（疾病管制署，2023）。

(四) 護理處置

⊃ 健康問題（一）：潛在危險性感染，與 HIV 造成身體免疫受抑制有關。

✦ **護理目標：** 維持體溫於正常範圍內(36.4~37.2℃)。

✦ **護理措施**
1. 採取獨立空調的保護措施，減少出入病房人數，限制有傳染性的家屬接觸病童。
2. 避免侵入性治療。
3. 評估感染情形：每4小時測量生命徵象。寒顫時，協助喝溫開水及給予棉被保暖；排汗後，協助更換衣被。
4. 加強教導病童自我照顧的方法，以防遭受伺機性感染：說明因免疫力不穩定易受伺機性感染，注意不生食、生飲，不吃有發霉果皮的水果，並給予病童配戴口罩。
5. 給予示範洗手方式：實際示範使用酒精乾洗手方式，說明洗手時機如餐前、如廁接觸體液後。

> ⊃ 健康問題（二）：營養不均衡：少於身體需要，與免疫受到抑制、腹瀉有關。

✦ **護理目標：**維持病童正常的生長與發育。

✦ **護理措施**

1. 說明營養的重要性：均衡營養可提升免疫力、降低被感染的風險，以及避免體重減輕可以延緩病程進展。
2. 攝取高蛋白、高熱量飲食：可選擇容易消化富含蛋白質食物，如牛奶、蒸蛋、清蒸魚、豆腐。進食原則以採少量多餐為主，可在餐與餐之間補充點心如冰淇淋、雞蛋布丁等。
3. 密切觀察及測量病童體重的變化。
4. 說明維持良好口腔衛生，可促進食慾：可在餐前喝約 100 mL 開水；飯後用軟質毛刷刷牙；若發生嘔吐，給予漱口，減少口中異味。
5. 依醫囑刷牙後給予 Mycostatin 漱口藥水，以防念珠菌感染造成口腔黏膜發炎。

> ⊃ 健康問題（三）：社交隔離，與健康狀況變差及診斷愛滋病有關。

✦ **護理目標：**病童能主動打招呼，並與他人有良好的互動。

✦ **護理措施**

1. 與病童建立良好護病關係，先主動眼神接觸並向病童微笑打招呼。
2. 主動關心病童及陪伴，如在打針時可輕握手臂、協助坐起時輕拍其背，給予打氣加油。
3. 運用肢體語言，站在病童身旁，而非病床床尾對話。
4. 鼓勵病童體力改善後，主動打電話和親友聊天聯絡感情。

(五) 隔離保護措施

1. 為避免被潛在之帶原者傳染，**因此執行侵入性治療時，醫護人員必須採全面性防護的措施**，避免直接接觸到病童的血液或體液是最主要的處理原則。
2. 預防接種
   (1) **不可接種活性疫苗：如卡介苗(BCG)、小兒麻痺口服沙賓疫苗(OPV)、水痘疫苗，**同住的孩童也應避免施打活病毒疫苗。
   (2) **可按時接種B型肝炎、肺炎鏈球菌等疫苗；於2個月大時可接種流行性感冒嗜血桿菌疫苗。**

(六) 居家照護指引

1. **愛滋病不會透過唾液（如親吻臉頰）感染，也不會因碰觸帶原者所接觸的物體、與其握手或擁抱等動作而感染，故感染的病童仍可繼續上學。**
2. **家人協助處理病童的傷口時，應戴手套。**
3. **環境設施汙染時，以0.05％漂白水擦拭。**
4. **提醒帶原的青少年不要捐血，亦要採取保護性性行為，以避免傳染疾病。**

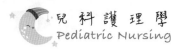
 ## 細菌性感染

細菌性感染是病原菌自傷口或體內感染病灶侵入血液，在人體內生長繁殖和產生毒素所引起的感染。由細菌引起的傳染性疾病，其傳染概述請參考表7-7。

▶ 表7-7　細菌性傳染病概述

傳染病	致病原	傳播途徑	易感年齡	備註
猩紅熱	A群β型溶血性鏈球菌	飛沫或直接接觸傳染	5~10歲	• 傳染期：自潛伏期到發病後10天
白喉 （第二類法定傳染病）	白喉桿菌	飛沫或直接接觸傳染	15歲以下	• 傳染期：約2週，白喉桿菌自分泌物中消失才終止
百日咳 （第三類法定傳染病）	百日咳桿菌	飛沫傳染或直接接觸	5歲以下	• 傳染期：黏膜期傳染力最強 • 終身免疫
破傷風 （第三類法定傳染病）	破傷風桿菌	直接或間接接觸不潔傷口	所有年齡群均可能發生	－

一、猩紅熱(scarlet fever)

猩紅熱是學齡兒童常見之細菌性呼吸道傳染病，是由A群β型溶血性鏈球菌(Group A β-hemolytic Streptococcus)感染引起。猩紅熱在人口聚集的地區具有高度散佈力，主要是接觸病人或帶菌者之噴嚏、咳嗽飛沫或接觸被汙染的用物而傳染。

(一) 臨床表徵

1. 前驅期：**會出現突發性的高燒(39.5℃)、出現白色舌苔**、喉嚨痛、吞嚥困難等現象約1週。

2. 發疹期：發病後12~48小時內，大量紅疹毒素進入血液中，在發病後**首先在軀幹或頸部出現針點狀紅疹**，接著蔓延至四肢，特別是腋窩、肘部及腹股溝，**皮疹的特點是受壓時變白且有粗糙感。扁桃腺會腫脹充血，且口腔內白色舌苔剝落，舌頭紅腫得像草莓表面突起**，稱謂**紅色草莓樣舌(strawberry tongue)**；在手肘皺摺處出現線狀紅疹，稱為帕氏線(Pastia line)。

3. 恢復期：皮疹3~5天後會慢慢消退，先出疹的地方，先退疹。約1週後**手、足部漸有脫皮現象，呈現粗糙砂紙樣質地**。

(二) 合併症

猩紅熱病童大部分會自然痊癒，少部分會發生合併症。早期的合併症有中耳炎、肺炎、頸部淋巴腺炎、鼻竇炎、敗血症等(Kyle & Carman, 2020)。不治療或治療不完全，可能引起急性風濕熱、急性腎絲球腎炎、風濕性心臟病等。

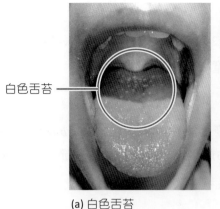

白色舌苔 ─

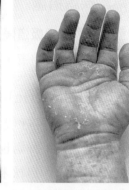

(a) 白色舌苔　　　　　　　(b) 紅色草莓樣舌　　　　　(c) 手脫皮粗糙如砂紙般

▶ 圖7-6　猩紅熱之臨床表徵

(三) 診斷檢查

1. 出現典型的臨床症狀：急性發燒、喉嚨或皮膚感染發炎，出現典型的皮疹及脫皮現象。

2. **實驗室檢查：喉頭**或皮膚分泌物**培養出A群β型溶血性鏈球菌。**

3. **狄克試驗(Dick's test)：呈陽性反應**，即於皮內注入少量鏈球菌紅疹毒素，體內若無抗體者會出現局部紅斑。

4. **血清中抗鏈球菌溶血素O (anti-streptolysin O, ASLO)：抗體效價升高**，大於166單位(Todd unit)。

(四) 醫療處置

　　連續10天以上給予Penicillin治療，過敏者可使用紅黴素(Erythromycin)或是合成頭孢子菌素類(Cephalosporin)治療，也可肌肉注射長效型Penicillin製劑（如Benzylpenicillin），以確實消滅細菌。

(五) 護理處置

⊃ **健康問題（一）：營養不均衡：少於身體需要，與喉嚨疼痛、吞嚥困難有關。**

✦ **護理目標：**維持病童正常的生長與發育。

✦ **護理措施**

1. 可給予濕冷的蒸氣，以減輕喉頭不適。

2. 攝取易消化、無刺激性的食物，**並可給予流質或軟質食物**，如牛奶、布丁、冰淇淋等，以補充營養及熱量。

3. 提供病童口腔護理，保持口腔清潔及舒適。

⊃ **健康問題（二）：體溫過高，與A群β型溶血性鏈球菌感染有關。**

✦ **護理目標：**維持體溫於正常範圍內(36.4~37.2℃)。

✦ **護理措施：**請參考前述「發燒」的護理處置。

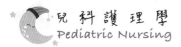
(六) 隔離保護措施

1. **病童需採嚴格呼吸道隔離**，直至服藥滿1天，退燒達24小時以上，才可出入公共場所。

2. 接觸病童前應戴口罩，並避免病童接觸家中其他幼童，以防交互感染。

二、白喉(diphtheria)

　　白喉是一種急性呼吸道傳染病，經由飛沫或直接接觸白喉桿菌(*Corynebacterium diphtheria*)而感染，鮮奶也是重要媒介。一般發生於15歲以下之兒童。流行季節一般為秋冬，台灣的流行季節自秋末開始，以10~12月為最高峰（疾病管制署，2023）。

(一) 臨床表徵

　　主要侵犯上呼吸道，會有發燒、喉嚨痛、咽部充血、扁桃腺及頸淋巴腺腫大、呼吸困難等現象，偶爾亦侵犯皮膚或其他黏膜（如結膜），被侵犯部位因**白喉桿菌分泌的外毒素(exotoxin)**作用導致組織壞死，病灶處形成灰白色偽膜(pseudomembrane)，造成局部疼痛、咳嗽，甚至呼吸困難。致死原因多因為偽膜阻塞呼吸道而致死。

　　外毒素因與身體的神經、心臟及腎臟等組織具有很強的親和力，易引起神經、肌肉的變化，如神經炎或心肌炎等嚴重病變。

(二) 診斷檢查

1. 如果灰白色偽膜出現（特別是軟腭及懸雍垂），並伴有扁桃腺炎、咽喉炎、頸部淋巴腺腫大或漿液血性鼻分泌物，即可懷疑為白喉。

2. 確定診斷：如**錫克氏試驗(Schick's test)呈陽性反應**，即人體對白喉毒素有局部反應，表示無免疫力，為易感染者；或由患部採取分泌物培養出白喉桿菌。

(三) 醫療處置

　　一旦懷疑可能是白喉，採檢後無須等待細菌學檢驗確定，即立刻給予白喉抗毒素(diphtheria antitoxin)。藥物方面以紅黴素(Erythromycin)及青黴素(Penicillin)最有效，取其一與白喉抗毒素混合使用（疾病管制署，2023）。

(四) 護理處置

> ⮕ 健康問題（一）：低效性呼吸型態，與咽喉部產生偽膜造成呼吸道狹窄有關。

✦ **護理目標：** 維持病童有效的呼吸型態。

✦ **護理措施**

1. 密切監測生命徵象，並注意是否有呼吸道窘迫徵象。

2. 加強口腔護理，必要時使用清洗器，避免使用漱口水，因會刺激喉嚨。

3. 積極的呼吸道照顧，保持呼吸道通暢，如濕化、監測聲音的性質及吞嚥反射的正常情形，必要時進行溫和口腔抽痰。

4. **備妥呼吸道急救設備，以備不時之需。呼吸困難時，提供高流量氧氣，並通知醫師處理。**

> ● 健康問題（二）：體溫過高，與白喉桿菌感染有關。
>
> ✦ **護理目標：**維持體溫於正常範圍內(36.4~37.2℃)。
>
> ✦ **護理措施：**請參考前述「發燒」的護理處置。

(五) 隔離保護措施

1. 上呼吸道白喉需進行呼吸道飛沫隔離；皮膚白喉則需進行接觸隔離。

2. 預防接種：接種白喉破傷風非細胞性百日咳、b型嗜血桿菌及不活化小兒麻痺五合一疫苗(DTaP-Hib-IPV)，其白喉免疫效力約為97％，約可維持10年。

三、百日咳(pertussis / whooping cough)

百日咳為百日咳桿菌(*Bordetella pertussis*)侵犯呼吸道引起的急性細菌性疾病，主要傳染途徑是飛沫傳染或接觸汙染物。百日咳沒有流行季節，一年四季都可能發生。

(一) 臨床表徵及合併症

1. 最明顯的特徵為咳嗽。主要的症狀包括（疾病管制署，2023）：

    (1) 黏膜期：傳染力強，開始為鼻炎及流鼻涕症狀，繼之**低度的發燒、結膜發紅、咽部充血、咳嗽多在夜間發生**。

    (2) 陣發期：症狀變成陣發性咳嗽，**吸氣時會聽到喘鳴聲**(whooping)。

    (3) 恢復期：持續數週至數月後自行痊癒。

2. 大部分病童較少引起合併症。若出現合併症，則以肺炎最為常見。

(二) 醫療處置

1. 發病早期（潛伏期或黏膜期）即給予抗生素，如紅黴素藥物(Azithromycin、Erythromycin)，可減輕症狀，但若已進入陣發期，則無法減輕症狀，但可有效縮短可傳染期。

2. 其他症狀採支持療法，若出現咳嗽可給予類固醇或支氣管擴張劑以減輕症狀。嬰兒、有脫水情形的病童或有合併症者需住院治療。

(三) 護理處置

> ● 健康問題（一）：低效性呼吸型態，因感染造成陣發性咳嗽及痰液分泌物增多有關。
>
> ✦ **護理目標：**維持病童有效的呼吸型態，促進分泌物的排出。
>
> ✦ **護理措施**
>
> 1. 環境中會引發咳嗽的刺激盡量減少，如安排安靜的環境，並**採集中護理，以利病童休息**。
>
> 2. 維持房間適度通風，供應氧氣及合宜濕度，以非侵入性血氧濃度監測器來監測病童的氧合狀態。
>
> 3. 病童常因咳嗽嚴重導致呼吸困難，平日可**採半坐臥式**，有助於減少呼吸困難。
>
> 4. **教導並協助家屬執行胸腔物理治療，以利分泌物排出**。必要時進行溫和抽痰。

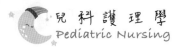
> **● 健康問題（二）：體溫過高，與百日咳桿菌感染有關。**
> **✦ 護理目標：** 維持體溫於正常範圍內(36.4~37.2℃)。
> **✦ 護理措施：** 請參考前述「發燒」的護理處置。

(四)隔離保護措施

1. 病童避免與其他兒童或嬰兒（特別是未完成百日咳相關疫苗接種者）接觸，直到服了至少5天的抗生素為止（疾病管制署，2023）。

2. 預防接種：接種五合一混合疫苗(DTaP-Hib-IPV)。

四、破傷風(tetanus)

　　破傷風係由厭氧性革蘭氏陽性破傷風桿菌(*Clostridium tetani*)所引起，於所有年齡群均可能發生，約八成是由不潔傷口初次處理不當而感染，**而新生兒也可能因使用不潔的斷臍工具引起**。潛伏期一天到數月，潛伏期愈長則症狀愈輕，若潛伏期在4天之內，則死亡率很高。

(一)臨床表徵及合併症

1. 破傷風桿菌分泌的外毒素(exotoxin)，會影響神經肌肉系統的功能，其特徵為痛性之**肌肉痙攣**（最初在咬肌及頸部肌肉，而後為軀幹肌肉）。一般意識程度不會改變。

2. 典型的破傷風痙攣現象為：

   (1) 當侵犯咬肌時形成**張嘴困難、下頜骨關閉**，並出現「**牙關緊閉**」情形；臉部肌肉痙攣，呈現**苦笑**或痙笑狀(risus sardonicus)。

   (2) 當背、腹肌同時收縮，因背部肌群較為有力，軀幹因而扭曲成弓，結合頸、四肢的屈膝、彎肘、半握拳等痙攣姿態，形成「角弓反張」(opisthotonus)。

3. 嚴重合併症通常發生在發病後1~2週內，因咽喉痙攣造成窒息以及吸入性肺炎，併發肺擴張不全為造成死亡的主因之一。

(二)醫療處置

1. **肌肉注射破傷風抗毒素或破傷風免疫球蛋白(tetanus immune globulin, TIG)。**

2. 口服（或靜脈注射）Metronidazole是首選抗生素治療；其次可選用靜脈注射Penicillin。抗生素需持續治療10～14天。

3. 盡可能以擴創術清理傷口，但對新生兒破傷風肚臍基部則不需要施行擴創術。

4. 支持性療法最重要，包括維持病童呼吸道之暢通，必要時可以肌肉鬆弛劑保持病童之鎮靜狀態。

(三) 護理處置

➲ 健康問題（一）：潛在危險性感染，與皮膚現存傷口有關。

✚ **護理目標：**皮膚癒合且無感染症狀發生。

✚ **護理措施**

1. 嚴格監測體溫變化，並評估病童精神狀況及活動力。
2. 觀察傷口範圍及性質，保持傷口清潔與乾燥。
3. 確實執行傷口護理，必要時協助更換敷料。

➲ 健康問題（二）：低效性呼吸型態，與呼吸肌群痙攣有關。

✚ **護理目標：**維持病童有效的呼吸型態。

✚ **護理措施**

1. 評估病童呼吸型態，並維持呼吸道通暢。
2. **避免聲光刺激而引發抽搐，故安排病童於較安靜且光線暗的病房（可利用蓋單覆蓋在保溫箱的上方或使用遮光罩）。**
3. 盡可能減少觸摸病童，以降低刺激，並給予集中護理。
4. **在病房單位準備緊急氣管切開術用具、抽痰與氧氣等設備，以備必要時緊急使用。**

(四) 隔離保護措施

1. 不需要做隔離及接觸者處理。
2. 預防接種：接種五合一混合疫苗(DTaP-Hib-IPV)。**完成破傷風基礎疫苗接種，免疫力約持續10年，以後需要追加破傷風類毒素疫苗，才能繼續保持免疫力。**無免疫力而有感染疑慮的孩童，在受傷後可注射破傷風抗毒素或破傷風免疫球蛋白(TIG)。

🗼 寄生蟲感染

腸道寄生蟲感染人體之方式依其病原種類大致可分為腸胃道（經口食入，如蛔蟲、阿米巴原蟲等）或經皮膚穿入（經由汙染泥土中的鉤蟲幼蟲穿入皮膚而感染）兩種途徑。多數的腸道寄生蟲是由口進入人體，不良的飲食或衛生習慣，包括生吃、生飲、飯前便後不洗手等，均可使蟲卵經口食入而遭感染。

(一) 臨床表徵及合併症

症狀依病原種類有所差異，感染一般的線蟲（如蛔蟲、鉤蟲等）可能出現嘔吐、腹部不適、腹瀉、營養不良及體重減輕等症狀。若體內有大量感染寄生蟲，更可能造成貧血、腸道阻塞、膽管發炎及阻塞等合併症。

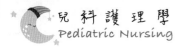
▶ 表7-8　兒童常見寄生蟲感染

寄生蟲感染	說明	診斷檢查
蛔蟲病 (ascariasis)	為人類最普遍的寄生蟲感染症，由蛔蟲(*Ascaris lumbricoides*)引起，經由食入含有蟲卵的食物而傳染。其蟲卵會在小腸孵化為幼蟲，幼蟲鑽過腸壁，隨血液循環到肺，可引起肺臟不適。幼蟲可再經由消化道回到小腸並成熟為成蟲。可引起腹痛及腸阻塞、營養不良	以糞便中的蟲卵作為依據
蟯蟲病 (enterobiasis)	由蟯蟲(*Enterobius vermicularis*)引起，其蟲卵經口進入人體後，於小腸孵化為幼蟲，成蟲則寄生於大腸，但也常進入闌尾。**其雌蟲夜間會移至肛門產卵，引起肛門及會陰部搔癢**；排出的卵便在肛門皺摺處發育為成熟卵，**若兒童因肛門搔癢而用手去抓癢，未清洗乾淨即拿食物來吃，就會造成自體感染**	**可於晨間黏取肛門附近的蟲卵，置於顯微鏡下觀察**
鉤蟲病 (hookworm disease)	由十二指腸鉤蟲(*Ancylostoma duodenale*)或美洲鉤蟲(*Necator americanus*)引起，一般存於土壤中，**因幼蟲鑽進赤腳的皮膚而感染**，引起皮膚病變。幼蟲經血液循環到肺時，可引起肺臟不適或肺炎。幼蟲於小腸成熟為成蟲，然後寄生在小腸。可引起腹痛及缺鐵性貧血	糞便中的蟲卵可作為診斷依據

資料來源：王志生、朱斾億、宋明澤、李正華、李進成、邢福柳…施科念等(2019)．*病理學（五版）*．新文京。

(二) 醫療及護理處置

1. 不生食（含蔬菜、肉類等），瓜果類需洗淨後再食用。

2. 飲用水需經煮沸之後再飲用才安全。

3. 飯前、便後勤洗手；注意個人衛生，勤修剪指甲。

4. 不隨地便溺，不用糞便施肥；糞便應經化糞池處理，避免汙染水源。

5. 幼兒園及國小學校應定期辦理寄生蟲檢查，早期發現病童，並予驅蟲藥治療。蟯蟲因**傳染率高，需全家人一起使用藥物治療**。

情境

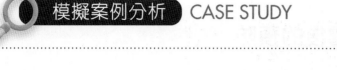

⭐ 基本資料

姓名：<u>王小弟</u>　性別：<u>男</u>　年齡：<u>11個月大</u>　疾病診斷：<u>麻疹(Measles)</u>

⭐ 病程簡介

　　王小弟由父母帶來小兒科門診就醫，主訴輕微發燒、咳嗽、鼻塞、眼睛發紅已經兩天，曾到診所就診，說是感冒拿藥回家照顧，4~5天後會由耳後開始出現紅色斑丘疹。十天前全家曾到日本旅遊，聽說當地有麻疹病例。

　　王小弟目前白天由保母照顧，晚上父母接回家中，家中有一個讀幼兒園的3歲姊姊，其父母非常擔心傳染的問題。王小弟住院期間採呼吸道空氣嚴格隔離措施，住負壓隔離病房。案母詢問：他這麼小，麻疹有沒有什麼特效藥可以治療？擔心家中的3歲姊姊是否會被感染？

⭐ 護理處置

健康問題：潛在危險性感染／與家中有易感族群幼兒有關。

護理評估	護理目標	護理措施	護理評值
1. 王小弟目前為麻疹之傳染期 2. 家中3歲姊姊目前並無發病徵兆，但每天姊弟兩人均一起玩耍，就診前也並未加以隔離	家屬能說出麻疹的適當隔離措施	1. 告知家屬水痘之傳染途徑、傳染方式及期間。住院期間勿隨意帶病童離開隔離病室 2. 向家屬說明與病童接觸者需居家健康自主管理2週，先不要去幼兒園上課，麻疹的潛伏期約14~18天，這期間若出現發燒、鼻炎、結膜炎、咳嗽、紅疹疑似症狀，不可自行就醫，應立即配戴口罩，主動打衛生局防疫專線0800-033355請求安排就醫，避免疫情擴大 3. 向家屬說明麻疹若發生併發症則死亡率會提高，目前沒有抗病毒的特效藥可以治療，通常採症狀療法，預防致命的併發症，世界衛生組織(WHO)建議可以在發病前兩天補充維生素A，以預防嚴重併發症，但要注意勿過量，以免維生素A中毒 4. 提供家屬麻疹相關衛教單張，並提供諮詢管道	家屬可說出麻疹的隔離措施3項

兒童麻疹暴露後的預防

穆佩芬

臨床案例描述 (Clinical Scenario)

小順，8個月大，小順母親帶小順至健康門診進行身體檢查與評估。返家後醫護人員來電通知小順母親，當日門診時，有一位病童小欣坐在小順隔壁，曾接觸1小時，因小欣前幾日出現咳嗽、流鼻水、畏光及眼睛發紅且有結膜炎現象，經診斷確認為麻疹。小順的母親聽到後非常擔心，不知該如何處理才可以預防小順被傳染麻疹？

臨床問題 (Question)

兒童暴露於麻疹後的預防措施之最佳證據為何？

臨床重要結論 (Clinical Bottom Line)

麻疹是由麻疹病毒所引起的高度傳染性疾病，其會併發嚴重合併症，包括亞急性硬化性全腦炎、繼發性細菌感染而引發肺炎。易感染者（指沒有麻疹免疫力或免疫功能低下群體）可採取的麻疹暴露後預防(post-exposure prophylaxis)措施，包括施打麻疹疫苗(MMR)或給予免疫球蛋白(IG)。

1. JBI彙整德國(Matysiak-Klose et al., 2018)、澳洲CDNA national guidelines (Communicable disease network, 2019)、英格蘭Pulbic health England (2019)及加拿大(Government of Canada, 2020)的麻疹暴露後臨床指引建議如下：

(1) 應對易感染接觸者（未具有足夠免疫力者），進行麻疹暴露後預防措施

    A. 若有施打兩劑的麻疹活性減毒疫苗注射者，或有疫苗實驗室（特定麻疹IgG抗體測試）的證據，則可以認定其具有充足的免疫力。

    B. 對於已經確定有施打過麻疹疫苗者，不需進行麻疹暴露後預防措施。

(2) 根據接觸麻疹個案的時間、年紀及免疫力來決定是否施打MMR或給予IG

    A. 經由血清檢測免疫力可能不可行，因可能會受到暴露後預防措施而影響免疫力。對於已經接種MMR或IG者，提供MMR或IG是被認為安全的(Matysiak-Klose et al., 2018; Communicable disease network, 2019)。然而對於6個月以下的嬰兒，母體的IgG可以由近期的產前檢查獲知(Communicable disease network, 2019)。

    B. IG的給予，建議保留給高風險群或罹患重症者，包括因嬰兒太小無法接種疫苗者，或年齡較大的嬰兒施打MMR已超過72小時。

    C. 建議IG於暴露後6天內立即注射。

(3) 每一個國家或地區的麻疹暴露預防的措施都不同，應參考該地區的臨床指引。

2. 我國麻疹個案處置感染管制作業規範（2018年4月30日）公布(https://www.cdc.gov.tw/File/Get/tRV-3u99_rjVq3LpY18gow)

(1) 若接觸麻疹個案後72小時內接種MMR疫苗，或6天內進行肌肉注射免疫球蛋白 (intramuscular immunoglobulin, IMIG)，尚有可能預防麻疹發生。

(2) 疑似麻疹個案接觸者，暴露後預防的建議措施：經衛生單位疫調列為麻疹個案接觸者，若不具麻疹免疫力（1.出生未滿6個月；2.年滿6個月以上未完成兩劑麻疹相關疫苗；3.無疫苗接種紀錄；4.曾經檢驗不具麻疹IgG抗體者），可經醫師評估後採行下列暴露後預防措施，以避免發病或降低疾病嚴重度。

據最近一次暴露時間	未滿6個月嬰兒	滿6個月至未滿1歲嬰兒	滿1歲幼兒至小學學童	中學生至成人	孕婦及嚴重免疫不全病人
不超過72小時	IMIG[1,2]	MMR疫苗[3,4,6]或IMIG[1,2,3]	MMR疫苗[3,4,5]或IMIG[1,2,3]	MMR疫苗[6]	IVIG[9,10,11]
超過72小時，不超過6天	IMIG[1,2]	IMIG[1,2,3,7]	—	—	

註： IMIG=intramuscular immunoglobulin；MMR疫苗=measles-mumps-rubella vaccine；IVIG=intravascular immunoglobulin

1. IMIG之注射劑量為0.5 ml/kg，最多不得超過15 ml，因此無法提供體重30公斤以上者足夠之保護力。單一注射部位之劑量，兒童不超過3 ml，成人不超過5 ml。

2. 注射IMIG後，須間隔6個月以上才可再接種MMR、水痘等活性減毒疫苗。

3. 距最近一次暴露72小時內，滿6個月至未滿1歲嬰兒可由醫師評估後選擇接種MMR疫苗或注射IMIG，年滿1歲以上之接觸者應以接種MMR疫苗為優先，除非有MMR疫苗接種禁忌，才注射IMIG。已於暴露後接種MMR疫苗者，不需要再注射免疫球蛋白。

4. 未滿1歲嬰兒提前接種MMR疫苗進行暴露後預防時，仍須於滿1歲後，按時程重新完成2劑公費常規疫苗接種。

5. 已完成幼兒常規第1劑MMR疫苗之1歲以上幼兒，建議提前接種第2劑MMR疫苗進行暴露後預防，如與前1劑MMR疫苗間隔28天以上，可視為完成幼兒常規第2劑。

6. 暴露後預防如採接種MMR疫苗，後續如接種MMR、水痘等活性減毒疫苗，應至少間隔28天。

7. 距最近一次暴露不超過6天，且體重低於30公斤之1歲以上幼童，考量其非嚴重併發症之高危險群，故不全面提供公費注射IMIG，僅提供予無疫苗接種紀錄且經認定為感染高風險（與麻疹個案有長時間或親密接觸，暴露於家庭、幼兒照顧機構、醫院或學校等高傳播風險場所）者。

8. 嚴重免疫不全患者包括：(1)嚴重先天性免疫不全患者；(2)接受骨髓或幹細胞移植者停用免疫抑制劑治療後12個月內（若因患有移植體對抗宿主疾病者，則考量至停用免疫抑制劑治療後12個月以上）；(3)急性淋巴性白血病病患於治療中或剛完成免疫抑制劑治療的6個月內；(4)人類免疫缺乏病毒(human immunodeficiency virus)感染者或愛滋病(acquired immunodeficiency syndrome, AIDS)患者，其CD4 T淋巴球比率小於15%（適用於所有年齡層），或CD4 T淋巴球少於200/mm³（大於5歲），或接受有效抗反轉錄病毒治療(antiretroviral therapy, ART)治療後尚未接種MMR疫苗者。

9. IVIG的注射劑量為400 mg/kg，若於最近3個星期內曾接受IVIG治療，且劑量高於400 mg/kg，或最近2個星期內曾接受IVIG治療，且劑量高於200 mg/kg，可視同已具有免疫力，不須再注射。

10. 懷孕期間，不建議施打活性減毒疫苗。分娩後若要接種MMR、水痘等活性減毒疫苗，至少需與IVIG注射時間間隔11個月以上。

11. 注射IVIG以後，除考慮不同活性減毒疫苗的接種間隔外，亦需參考免疫不全病人的活性減毒疫苗預防接種建議，並諮詢醫師。先前曾接種MMR疫苗之嚴重免疫不全患者，無法經由疫苗獲得足夠保護力，仍應注射IVIG來進行麻疹暴露後預防。

🛡 最佳臨床照護建議 (Best Practice Recommendations) (Overall, 2022)

1. 每日監控病童症狀，是否出現發燒、出疹、咳嗽、流鼻水及結膜炎等情形，直至最後暴露日起滿18天（麻疹最大潛伏期）為止。(Grade A)

2. 對易感染兒童進行麻疹暴露後預防(MMR or IG)。若其為無足夠的麻疹免疫力者，建議按當地的臨床指南進行注射或管理。(Grade A)

3. 如果需要給予IG的兒童，應在麻疹後6天內注射的推薦劑量。(Grade B)

4. 如果要施打MMR的兒童，應在麻疹暴露後72小時內施打。(Grade B)

5. 應告知就算接受過IG的兒童，仍可能罹患麻疹，儘管身體症狀與表徵隨疾病的持續時間可能有不同的表現。(Grade B)

6. 1歲以下兒童接受MMR疫苗的效果可能會受到母親抗體的影響，因此應減量注射且須施打兩次疫苗。(Grade B)

🛡 相關文獻 (References)

衛生福利部疾病管制署（2018，4月30日）· 麻疹個案處置感染管制作業規範。https://www.cdc.gov.tw/File/Get/tRV-3u99_rjVq3LpY18gow.

Communicable Diseases Network Australia. *CDNA National Guidelines for public health units 2015* (Updated 2019).

Di Pietrantonj C, Rivetti A, Marchione P, Debalini MG, Demicheli V. (2020). Vaccines for measles, mumps, rubella, and varicella in children. Cochrane Database Syst. *Rev, 4*(4), CD004407.

Government of Canada. *Measles vaccination: Canadian immunization guide 2015* (Updated 2020).

Matysiak-Klose, D., Santibanez, S., Schwerdtfeger, C., Koch, J., von Bernuth, H., Hengel, H., Littmann, M., Terhardt, M., Wicker, S., Mankertz, A., & Heininger, U (2018). Post-exposure prophylaxis for measles with immunoglobulins revised recommendations of the standing committee on vaccination in Germany. *Vaccine, 36*(52), 7916-7922. doi:10.1016/j.vaccine.2018.10.07

Overall, B. Evidence Summary (2022). Measles (Children): Post-Exposure Prophylaxis. *The JBI EBP Database*. JBI-ES-5078-1.

Public Health England. *Guidelines on post-exposure prophylaxis for measles 2019*.

課後複習 *EXERCISE*

解答
QR code
網址：ssur.cc/iwwStMh

一、選擇題

1. 有關兒童罹患後天免疫缺乏症候群(acquired immune deficiency syndrome)的敘述，下列何者不適當？(A)病毒會侵犯輔助T細胞，造成兒童後天的免疫缺乏　(B)間質性肺炎是愛滋病兒童最常見的臨床症狀　(C)兒童感染愛滋病毒的潛伏期較成人長　(D)愛滋病兒童大多是生產時經產道接觸到母親的血液和分泌物而致病。

2. 有關腸病毒的預防與環境消毒，下列何者正確？(A)利用75%的酒精消毒玩具可預防腸病毒感染　(B)接觸腸病毒幼童，可口服3天巨環黴素預防性投藥　(C)兒童的分泌物或排泄物汙染的物品建議使用1,000 ppm的含氯漂白水消毒　(D)冷凍可殺滅腸病毒。

3. 有關猩紅熱的臨床表徵，下列敘述何者正確？(A)突發性高燒，盤尼西林治療24小時內體溫降至正常　(B)舌頭最初為紅色乳突狀的紅色草莓樣舌，4~5天後轉為白色草莓樣舌　(C)皮疹最早出現在軀幹、四肢、前額、臉頰　(D)皮疹為針點狀紅疹，受壓迫時皮疹更明顯。

4. 有關疱疹病毒的感染，下列何者錯誤？(A)嘴唇或嘴部周圍聚集成叢的水泡，常見於第一型疱疹病毒感染　(B)疱疹性齦口炎是單純性疱疹初次侵犯兒童最常見的型態　(C)使用Acyclovir可治療疱疹病毒的感染　(D)疱疹性齦口炎的口腔潰瘍常見口腔的後半部，咽喉與咽喉上方。

5. 母親懷孕早期感染下列何種疾病，易導致新生兒罹患先天性心臟病？(A)德國麻疹　(B)鏈球菌感染　(C)風濕性關節炎　(D)急性支氣管炎。

6. 有關兒童感染人類免疫缺乏病毒(HIV)的症狀，下列何者錯誤？(A)淋巴間質性肺炎(lymphoid interstitial pneumonitis)　(B)肝脾腫大(hepatosplenomegaly)　(C)慢性便秘(chronic constipation)　(D)口腔念珠菌病(oral candidiasis)。

7. 小明為小一學生，日前罹患水痘，校護對於小明返校上課的建議，下列何者適當？(A)出疹後5~6天　(B)疹子化膿後5~6天　(C)疹子結疤乾燥後7~8天　(D)使用抗生素後7~8天。

8. 有關兒童感染人類免疫缺乏病毒(HIV)的途徑，下列何者錯誤？(A)由產道接觸到HIV帶原母親的血液及分泌物　(B)產後經由HIV帶原母親的哺乳　(C)經由HIV帶原者親吻兒童的臉頰(D)輸入被HIV感染的凝血因子。

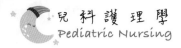

兒科護理學
Pediatric Nursing

二、名詞解釋

1. 主動性免疫(active immunization)
2. 被動性免疫(passive immunization)
3. 疱疹性齒齦炎(herpetic gingivostomatitis)
4. 手足口病(hand-foot-mouth disease)
5. 柯氏斑點(Koplik's spots)
6. 草莓樣舌(strawberry tongue)

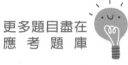

更多題目盡在
應考題庫

網址：ssur.cc/TWodr2d

參考文獻 ▶ REFERENCES

王志生、朱施億、宋明澤、李正華、李進成、邢福柳…施科念等(2019)‧*病理學*（五版）‧新文京。

官杏亭、李佳玲(2015)‧運用治療性遊戲於感染腸病毒幼童的護理經驗‧*志為護理，14*(6)，108-116。

國民健康署(2018)‧*提醒家長預防接種注意事項*‧https://www.hpa.gov.tw/Pages/ashx/File.ashx?FilePath=~/File/Attach/6584/File_6204.pdf

疾病管制署(2023)‧*腸病毒A71型疫苗 (Enterovirus A71 Vaccine)*‧https://www.cdc.gov.tw/Category/Page/u87VWWvbc8dH6BcgAguctw

疾病管制署（2018，8月20日）‧*現行兒童預防接種時程表*‧https://www.cdc.gov.tw/professional/page.aspx?treeid=5b0231beb94edffc&nowtreeid=D3FBD1BC87C7D720

疾病管制署(2023)‧*腸病毒感染併發重症*‧https://www.cdc.gov.tw/professional/knowdisease.aspx?treeid=17c966dde3c666a3

疾病管制署(2018)‧*疫苗簡介*‧https://www.cdc.gov.tw/professional/VaccinationTheme.aspx?treeid=5b0231beb94edffc

疾病管制署(2023)‧*後天免疫缺乏症候群*‧https://www.cdc.gov.tw/professional/info.aspx?treeid=4c19a0252bbef869&nowtreeid=4dc827595f55c334&tid=3B520D511EBCEC1A

疾病管制署(2023)‧*百日咳*‧https://www.cdc.gov.tw/professional/knowdisease.aspx?treeid=F60D469E29C652FB

疾病管制署(2023)‧*先天性德國麻疹症候群*‧https://www.cdc.gov.tw/professional/themanet.aspx?did=665&treeid=C4578CB749EB52DA&nowtreeid=C4578CB749EB52DA

疾病管制署(2023)‧*白喉*‧https://www.cdc.gov.tw/professional/info.aspx?treeid=4c19a0252bbef869&nowtreeid=4dc827595f55c334&tid=056193F8B224729A

疾病管制署(2023)‧*水痘併發症*‧https://www.cdc.gov.tw/professional/ThemaNet.aspx?treeid=916D2C7524972019

疾病管制署(2023)‧*小兒麻痺症/急性無力肢體麻痺*‧https://www.cdc.gov.tw/professional/ThemaNet.aspx?treeid=10BFC92D8C41E889

疾病管制署（2023，8月28日）‧*日本腦炎疫苗*‧https://www.cdc.gov.tw/info.aspx?treeid=d78de698c2e70a89

疾病管制署(2017)‧*破傷風：傳染病防治工作手冊*‧https://www.cdc.gov.tw/professional/info.aspx?treeid=4c19a0252bbef869

疾病管制署（2017）‧*白喉工作手冊*‧http://www.cdc.gov.tw/downloadfile.aspx?fid=A1ABDE71A1D8F9CE

疾病管制署（2022，2月）·*兒童健康手冊*。https://webcache.googleusercontent.com/search?q=cache:JzckuGmpjDgJ:https://www.hpa.gov.tw/Pages/EBook.aspx%3Fnodeid%3D1139+&cd=3&hl=zh-TW&ct=clnk&gl=tw

疾病管制署（2015，9月7日）·*登革熱病患聽從醫師建議治療，多補充水分，以降低重症及死亡風險*。https://www.cdc.gov.tw/info.aspx?treeid=45DA8E73A81D495D

疾病管制署(2018)·*愛滋病檢驗及治療指引*。http://www.cdc.gov.tw/infectionreportinfo.aspx?treeid=56ca56252a0fa705

疾病管制署(2012)·*治療照護簡介*。https://www.cdc.gov.tw/professional/page.aspx?treeid=7b56e6f932b49b90

張毓雯、劉士任（2017，12月）·*漫談人類乳突病毒疫苗的現況*·感染控制雜誌，*27*(6)，275-280。DOI: 10.6526/ICJ.2017.604

曹麗英、余怡珍、王玉女、徐秀琹、蔡麗紅、鄭幸宜…劉碧霞(2020)·*新編基本護理學－學理與技術*（三版）·新文京。

陳月枝、黃靜微、林元淑、張綠怡、蔡綠蓉、林美華…魏琦芳等(2021)·*實用兒科護理*（九版）·華杏。

陳靜敏、方郁文、陳怡樺、苗迺芳、張淑芳、何瓊芳…鄧玉貴等(2022)·*社區衛生護理學*（十二版）·新文京。

黃雅蘭、陳淑芬(2013)·照顧一位愛滋病合併隱球菌腦膜炎個案之護理經驗·*志為護理*，*12*(1)，99-107。

蔣立琦、吳佩玲、蔡綠蓉、黃靜微、邱淑如、毛新春…吳美玲等(2022)·*兒科護理學*（六版）·永大。

蕭淑綾(2017)·*皰疹性齒齦炎，孩童症狀通常較嚴重*。https://www.wen8health.com/article/356

羅高文(2023)·*全方位護理應考e寶典—兒科護理學*·新文京。

Clinicalinfo.HIV.gov (2023). *Guidelines for the prevention and treatment of opportunistic infections in children with and exposed to HIV*. https://clinicalinfo.hiv.gov/en/guidelines/hiv-clinical-guidelines-pediatric-opportunistic-infections/whats-new

Hockenberry, M. J., Rodgers, C. C., & Wilson, D. (2022). *Wong's essentials of pediatric nursing* (11th ed.). Mosby.

Kyle, T., & Carman, S. (2020). *Essentials of pediatric nursing* (4th ed.). Lippincott Williams & Wilkins.

Peate, I.& Evans, S. (2020). *Fundamentals of anatomy and physiology: For nursing and healthcare students* (3rd ed.). Wiley-Blackwell.

World Health Organization (WHO) (2023). *Measles*. http://www.who.int/en/news-room/fact-sheets/detail/measles

PEDIATRIC NURSING

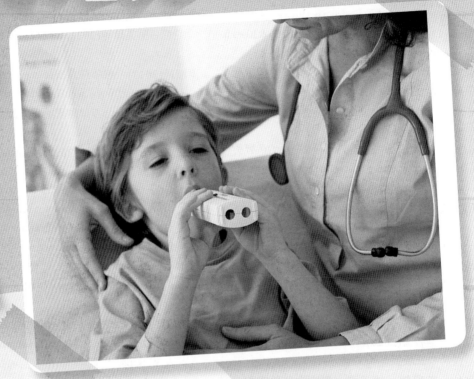

讀完本章後，您應能夠：

1. 瞭解兒童呼吸系統解剖生理特徵。
2. 瞭解兒童呼吸系統常見的檢查與判讀。
3. 瞭解兒童常見呼吸系統疾病的臨床表徵及醫療處置。
4. 正確執行兒童呼吸系統疾病的護理。
5. 瞭解並有能力提供病童及家屬關於呼吸系統疾病的居家指導及注意事項。

呼吸系統疾病患童的護理

08
CHAPTER

莊安慧

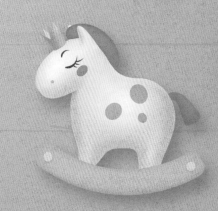

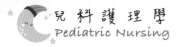

呼吸系統疾病一直是小兒科門診和病房中最常見的疾病之一。根據衛生福利部 2022 年的衛生統計資料顯示，肺炎分別是嬰兒及兒童（1~14 歲）主要死亡原因的第 10 位；慢性下呼吸道疾病則占兒童（1~14 歲）主要死亡原因的第 13 位（衛生福利部統計處，2023）。臨床上，許多病童會伴隨有發燒或持續性的咳嗽，這些症狀會帶給父母及病童相當多的困擾。

　　因此，護理人員必須充分瞭解各疾病的原因、症狀與病程進展，以提供病童適當的照顧，藉由個別性的護理計畫與措施，協助病童恢復健康並維持正常生長發展，提供父母適當的衛教及支持。

8-1　呼吸系統的解剖生理特徵

　　呼吸系統的構造包括上呼吸道（鼻、咽、喉、氣管）及下呼吸道（支氣管、細支氣管及肺泡）（圖8-1），主要功能為氣體交換，將身體代謝產生的廢物（主要為CO_2）排出體外，而將大氣中的氧氣(O_2)運送至身體各組織細胞利用，以提供能量。兒童的呼吸道除了在大小結構及功能方面與成人有許多不同處外，在呼吸動作上也與成人有所差異，會伴隨著年齡增長持續發展而終至成熟（表8-1）。

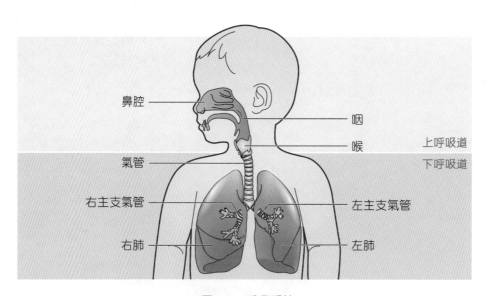

鼻腔

咽

喉　　　上呼吸道

氣管　　　下呼吸道

右主支氣管　　　左主支氣管

右肺　　　左肺

▶ 圖8-1　呼吸系統

一、鼻(nose)

鼻腔主要生理功能為過濾、溫暖、潤濕吸入的空氣，且是氣體流至咽部的通道。新生兒剛出生時是以鼻呼吸，直到4個月大時才會張口呼吸。由於嬰幼兒鼻腔小，鼻道窄，鼻黏膜柔軟且微血管多，一旦遭受感染或過敏反應時，鼻黏膜會充血腫脹，容易阻礙氣體的流通，而引起呼吸困難，造成幼兒張口呼吸，使得病原體在口腔咽喉這些部位停留的時間更久，容易引起扁桃腺發炎、喉炎、咽炎等。

二、咽(pharynx)

咽位於鼻腔、口腔及喉的後方，同時是空氣與食物的通道。**嬰幼兒的舌頭在口腔中所占的比例較成人大，易造成阻塞；耳咽管（歐氏管）較成人短、寬且直，呈水平位置。**當上呼吸道感染，加上鼻塞、流黏稠的鼻涕時，細菌會由鼻咽部經耳咽管到中耳，**易造成中耳炎。**

三、喉(larynx)

喉是連接咽與氣管的一條短小空氣通道，與聲音的產生有關。**嬰幼兒的喉頭位置較高（約在第2~3頸椎處），喉部較成人窄小**，並含有較多的血管和淋巴組織（3~5歲時最發達），**因而容易造成吸入性的傷害**，若因感染而腫脹，也易造成急性呼吸阻塞。

會厭軟骨的位置約在第4頸椎處，較成人（第6頸椎）高，呈「Ω」形，**且較柔軟無彈性，容易在吸氣時蓋住氣管**，而造成異常呼吸音（如：哮鳴聲(stridor)）；環狀軟骨的支持作用在學齡期以下的兒童作用較小，在學齡晚期才會慢慢增加。

嬰幼兒的聲門窄且短，聲帶薄且短，聲門肌肉較纖弱易疲勞，因而當喉部發炎時，容易造成充血、水腫、聲門狹窄並出現聲音沙啞等症狀。10歲以下的兒童，上呼吸道最狹窄處在聲帶下的位置，咽部呈現漏斗形；10歲以上的兒童最窄處在會厭部入口處，咽部呈現圓柱狀。

四、氣管(trachea)、支氣管(bronchi)

幼兒的呼吸道較成人短，各位置或構造之間的距離也較近，因而致病原在呼吸道內散播較快，會同時或循序的影響上、下呼吸道，因其氣管、支氣管管徑較小，管壁黏膜較鬆軟、纖毛運輸系統功能較差，且軟骨發育尚未成熟。

當感染時，黏膜腫脹也較嚴重，易導致呼吸道管腔更加狹小，分泌物不易被排除。在2歲以前，氣管與主支氣管分枝的角度較不明顯。

五、肺(lung)

因嬰幼兒的肺泡(alveoli)較成人小且數量較少、**肋骨較為水平、胸廓較小且穩定性也不如成人**、肺彈性纖維發育較不好、間質組織也較多，又其呼吸肌肉尚未成熟，因而只能做表淺呼吸，故其呼吸換氣量較少。

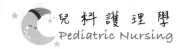

一般6~7歲前的幼兒採腹式呼吸，促使橫膈下降以增大胸腔容積，以利肺擴張。但因嬰幼兒發育較快，新陳代謝較為旺盛，需要氧氣量較多，故藉由加快呼吸速率來增大換氣量，彌補每次呼吸量的不足，以提供身體的生長發育。隨著年齡增長，呼吸次數會逐漸減少。

嬰幼兒的胸壁可擴張性或稱順應性(compliance)較成人高，當胸廓伸張時，所需用的力量也較小，但肺部疾病如肺纖維化、肺擴張不全或肺泡水腫時，會使肺臟順應性減少，增加肺臟作功。

六、神經(nerve)

嬰幼兒的神經系統發育較不成熟，對呼吸調節能力較差，因此呼吸節律較不規則，且其呼吸系統中化學性感受器對缺氧和血碳酸過多的反應較不敏感，故可能出現呼吸暫停(apnea)，尤其是早產兒。隨著年齡增加，呼吸節律也會趨於規則，呼吸暫停情形也會漸漸減少。

▶ 表 8-1　年齡與呼吸系統的發展

年齡	呼吸次數（次／分）	呼吸系統的發展
胎兒期（出生前）	－	• 懷孕 4 週左右，原始呼吸道自前腸 (foregut) 分出，而後逐漸分支，發展喉及氣管 • 5~16 週，發展支氣管樹 (bronchial tree) • 16~26 週，形成呼吸性細支氣管，且管腔逐漸增大 • 20~24 週，肺泡微血管逐漸形成 • 22~24 週，表皮細胞開始分化出第一型（又稱鱗狀肺泡上皮細胞）及第二型（又稱中隔細胞）肺泡細胞，開始生成表面張力素 (surfactant)，使肺泡擴張，不致塌陷 • 懷孕末期肺泡開始發育，延續至出生以後
嬰兒期（0~1 歲）	30~35	• 新生兒出生時肺泡約 2,500 萬個 • 呼吸道管腔狹小且較為纖弱，易因感染而影響肺泡表面氣體交換或造成呼吸道阻塞 • 胸部的輪廓是圓形的，左右徑對前後徑的比率，出生時為 1.1:1.25，**幾近於 1:1**（臨床上，視新生兒的胸廓為桶狀胸，亦即前後徑等於左右徑）
幼兒期、學齡前期（1~6 歲）	20~30	• 喉部軟骨（會厭及杓狀軟骨）於 3 歲左右達成人狀態 • 肺容積逐漸增加 • 6 歲時，左右徑對前後徑的比率為 1.35，多在此時定型
學齡期（6~12 歲）	16~20	呼吸系統漸至成熟
青少年期（12~18 歲）	12~16	男性肺活量 (vital capacity) 較女性大；18 歲時達成人標準（約 4,800 mL）

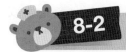

8-2 呼吸系統的整體性評估

　　臨床上，護理人員可運用護理過程來解決病童及其家屬所面臨的問題，其內容包括有系統且持續的進行評估、收集主客觀資料、確立病童及其家屬的問題、設立目標、訂定護理計畫、執行護理措施及治療，並評值病童問題改善或減輕的情形。

健康史

1. 病童現在病史：是否有呼吸短促？呼吸困難？胸痛？咳嗽？鼻塞？鼻充血？流鼻水？打噴嚏？吸吮困難？較大兒童是否主訴有胸痛？何時開始？持續時間多久？性質為何？有無伴隨身體的活動出現？部位為何？

2. 病童過去病史：足月產或早產？體重為何？出生時是否有胎便染色(meconium staining)或胎便吸入情形？是否曾罹患呼吸道疾病？最近是否曾感冒？近一年內感冒次數為何？是否有其他疾病（如心臟病、氣喘、囊性纖維變性等）？

3. 母親懷孕史：懷孕時是否有感染的情形？是否吸菸？是否服用藥物？

4. 家庭史：家人是否有人吸菸？過敏史？氣喘？肺氣腫？肺結核？囊性纖維變性？

全身性評估

1. 監測體溫是否變化？新生兒因體溫調節中樞尚未發育成熟等因素，體溫較不穩定。

2. 視診

    (1) 觀察病童的意識情形是否改變？是否出現躁動或坐立不安；活動力如何？是否變差或表現出疲倦；注意病童身體的姿態（如端坐呼吸，orthopnea），監測是否出現脫水徵象？

    (2) 觀察是否有咳嗽現象？咳嗽的性狀是乾咳或伴有痰液？咳出量、顏色為何？咳嗽時是否伴有聽似粗糙、潮濕或哮吼的聲音？咳嗽是連續性或是間歇性？常出現於白天、晚上或起床時？

    (3) 觀察呼吸型態：速率是否過快（呼吸過速，tachypnea）或過慢（呼吸過慢，bradypnea）？深度是否太淺（呼吸淺慢）或太深（呼吸過度）？呼吸是否費力（呼吸困難(dyspnea)）？是否有鼻翼搧動或伴隨身體的動作（如點頭）？吸氣時是否出現胸骨上凹陷、肋骨間凹陷或肋骨下凹陷？

✚ 護理小幫手

　　一般來說，呼吸道上部的阻塞，如哮吼(croup)，胸骨上凹陷比肋骨下凹陷明顯；呼吸道下部的阻塞，如：肺炎、細支氣管炎，則肋骨下凹陷比胸骨上凹陷明顯。

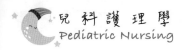
(4) 觀察是否出現發紺？出現的部位是在口唇周圍（中樞性發紺，central cyanosis）或是手腳指端末稍（周邊性發紺，peripheral cyanosis）？程度為何？持續時間為何？

(5) 觀察胸廓形狀？左右徑與前後徑之比例？兩側肩胛骨與呼吸運動的對稱性？

3. 觸診

(1) 胸廓膨脹：正常時兩側胸廓呈對稱性向外移動。若有單側肺炎或肺纖維化，則兩側胸廓呈不對稱性移動，病變側胸廓運動減少。

(2) 觸覺震顫：當嬰兒哭泣時，可以將整隻手、手掌、指尖置於前、側、後胸部，以測定聲音從肺臟實質經肋膜到胸壁傳導出來後的總變化。較大兒童可在與其交談中，將手置於其胸部，以感覺其觸覺震顫；或是取得病童的合作，要求病童說「啊！」若有肺纖維化或肺炎，則觸覺震顫會增強。

4. 叩診：可協助評估叩診部位下的組織是否充滿空氣、液體或是固體。正常嬰幼兒因胸壁較薄，叩診音均為過度反響音(hyperresonant)。若為濁音(dullness)則肺臟可能發生實質化(consolidation)、肺纖維化、肺炎、肺擴張不全或肋膜積水。

5. 聽診：可分析呼吸音(breath sounds)的性質與分泌物的情形。

(1) 聽診嬰兒呼吸音時，因聽診器較接近聲音的來源故較成人粗大。

(2) 正常呼吸音包括：氣管音(tracheal breath sound)、支氣管音(bronchial breath sound)、支氣管肺泡音(bronchovesicular breath sound)、肺泡音(vesicular breath sound)。

(3) 若發生吸氣期喘鳴音，顯示較高處（呼吸道上部）的氣管支氣管樹狹窄；而呼氣期喘鳴音，則顯示較低處狹窄。

(4) 常見異常呼吸音

A. 鼾音或稱乾囉音(rhonchi)：低音調不正常連續性呼吸音。表示有比較大的支氣管發生阻塞或有痰，聽起來類似打鼾的聲音。

B. 喘鳴音(wheezes)：高音調不正常連續性呼吸音，表示較小的支氣管發生阻塞或收縮，常見於細支氣管炎或支氣管性氣喘。

C. 濕囉音或稱爆裂音(rales; crackles)：空氣通過潮濕、含水分多的呼吸道所產生間斷性不正常的呼吸音。聲音較粗的濕囉音(coarse rales)常只是痰液；聲音較細的濕囉音(fine rales)表示肺泡可能有發炎、出血、水腫等情形。

診斷檢查

1. 胸部X光檢查(chest X-ray)

可以確認胸部內在的構造，及喉部肌肉骨骼結構，常用來評估肺部病灶處大小及發炎情形。

2. 動脈血液氣體分析(arterial blood gases analysis, ABG analysis)

　　為一侵入性的檢查，抽取病童動脈血液，並藉血液氣體的測量，提供肺功能及組織灌流資料，可監測是否有低血氧或二氧化碳滯留的情況，正常值詳見表8-2。

3. 脈衝式血氧分析法 (pulse oximetry)

　　為非侵入性的檢查，將紅外線掃描感應器放置於耳垂、手指或腳指末端等處（圖8-2），偵測動脈血流流動，進而得知動脈血氧飽和濃度 (SpO_2)。SpO_2 正常值為 90% 以上。

▶ 表 8-2　動脈血液氣體分析正常範圍

項目	酸鹼值 (pH)	動脈血氧分壓 (PaO_2)	動脈血二氧化碳分壓 ($PaCO_2$)	重碳酸鹽 (HCO_3^-)	鹼過多值 (base excess, BE)
臨床意義	反應血中酸鹼平衡狀態	反應動脈血中含氧濃度	反應病童換氣能力	反應血中重碳酸鹽濃度	反應酸鹼平衡狀態
新生兒	7.25~7.45	50~70 mmHg	27~40 mmHg	22~26 mEq/L	0±2 mEq/L
兒童	7.35~7.45	85~100 mmHg	35~45 mmHg	22~26 mEq/L	0±2 mEq/L

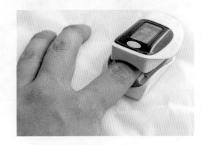
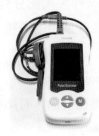
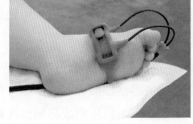

(a) 手夾式脈衝式血氧分析儀　　　　　　　　　　(b) 迷你式脈衝式血氧分析儀

▶ 圖 8-2　脈衝式血氧分析儀

✚ 護理小幫手

使用脈衝式血氧分析儀的注意事項

1. 儀器顯示的心跳次數，需與病童實際心跳相符合，SpO_2數值才準確。
2. 若有使用烤燈或照燈，須用錫箔紙蓋住紅外線掃描感應器，以免影響其判讀。
3. 須每日或視情形更換固定位置，以免造成病童皮膚的損傷。

4. 痰液、喉頭分泌物或鼻腔分泌物培養

以確定感染的菌種，有助於選用適當的抗生素治療。年齡較小的病童，可以抽吸方式取得檢體；較大且可合作的病童可教導咳嗽方法，收集痰液。

5. 支氣管鏡檢查(bronchography)

將支氣管鏡經口或鼻置入，直接檢視氣管及支氣管，檢查病灶的範圍及部位，或取得該部位的組織切片做診斷。臨床上，也常利用支氣管鏡來移除兒童呼吸道異物。

6. 肺功能測驗(pulmonary function test)

深深吸一口氣後對著肺功能機器吐出最大的氣流，藉此測得肺活量(forced vital capacity, FVC)、第一秒的最大吐氣量(forced expiratory volume, FEV_1)、尖峰呼氣流速值(peak expiratory flow rate, PEFR)等，借此評估病童肺功能（正常的肺臟在用力呼氣時FEV_1對FVC比值大於80％，若少於80%表示罹患阻塞性肺部疾病）、氣喘嚴重程度及對治療的反應。病童可在家自備尖峰呼氣流速計(peak flow meter)（圖8-3），每日早晚吹氣，記錄個人的最佳值（尖峰呼氣流速計之詳細說明，請參考後續「氣喘」介紹）。

此測驗需要兒童的瞭解和主動合作，大部分5歲以上的兒童可瞭解對他們的要求，可完成較簡單的測驗。年齡變化與肺功能正常值詳見表8-3。

7. 電腦斷層攝影(computerized tomography, CT)

可提供連續性橫切面的影像，準確度高，有助於疾病的早期診斷，如肺腫瘤或肺結核等。

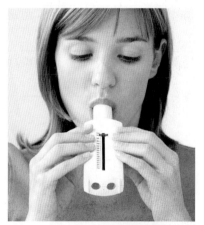

▶ 圖 8-3　尖峰呼氣流速計

▶ 表 8-3　年齡變化與肺功能的關係

項目	年齡	新生兒	3 歲	7 歲	成人
肺容積 (LV)	潮氣容積 (TV)：休息時一次呼吸吸氣或吐氣的氣體量	25	100	175	500
	吸氣儲備容積 (IRV)：正常吸氣後再用力吸飽氣可增加的氣體量	65	500	1,135	3,100
	呼氣儲備容積 (ERV)：正常吐氣後再用力吐光氣可增加的氣體量	30	120	290	1,200
	肺餘容積 (RV)：用力吐光氣後仍留在肺中的氣體量	80	290	460	1,200

▶ 表 8-3　年齡變化與肺功能的關係　（續）

項目 年齡		新生兒	3 歲	7 歲	成人
肺容量 (LC)	吸氣容量 (IC)：正常吐氣後所能吸入的最大量氣體，IC=TV+IRV	90	600	1,310	3,600
	肺活量 (VC)：深吸氣後所能吐出的最大氣體量，VC = IC + IRV + ERV	120	720	1,600	4,800
	功能肺餘容量 (FRC)：正常吐氣後仍留在肺中的氣體量，FRC=ERV + RV	110	410	750	2,400
	肺總量 (TLC)：深吸氣後肺部可容納的最大氣體量，TLC = TV + IRV + ERV + RV	200~300	980~1,010	1,900~2,060	6,000

註：以上單位均為 mL

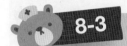

8-3　兒童常用呼吸系統疾病的相關技術

一、氧氣使用

當病童因呼吸功能障礙，導致換氣不足，血氧濃度下降而出現低血氧(hypoxemia)時，組織細胞便不能由血液中獲得代謝所需要的足夠氧氣。致使細胞無法施行正常的生理機轉，更可能造成永久性不可逆的傷害。此時，給予氧氣吸入（需有醫囑），即可改善缺氧症狀。

給氧的方式，會因給氧的濃度及病童接受度而有不同。兒科常用的給氧方式有：

1. 氧氣頭罩(O_2 hood)

為透明的壓克力材質，常用於嬰兒，且其透明，可以清楚觀察到病童的呼吸情形（圖8-4），**但須注意給氧流量必須維持 6L／分**，以避免發生二氧化碳滯留氧氣頭罩內。

氧氣治療中，必須注意濕度及溫度，避免過於乾冷氧氣刺激鼻黏膜引起不適或傷害，可使用潮濕加熱棒。

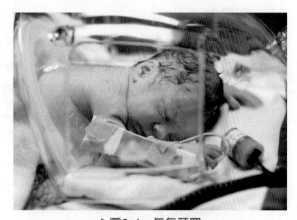

▶ 圖8-4　氧氣頭罩

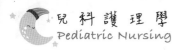

2. 氧氣帳(O₂ tent)

　　可提供高濃度、高濕度(40~60%)的氧氣以利分泌物咳出。帳內溫度保持約20~24℃，可協助發燒病童降低體溫。帳內空間充足，病童活動較不受限制，進食、說話較方便，但有隔離作用，可能會造成病童焦慮。使用氧氣帳注意事項包括：

(1) 鼓勵雙親和病童說話並在旁陪伴，以降低病童焦慮。

(2) 帳內不可使用毛毯，避免產生靜電。

(3) 可允許病童攜帶玩具入帳內，**但應避免會產生火花的電動玩具或毛製、棉製玩偶。**

(4) 病房內應備有滅火器，且病房門上應懸掛「嚴禁煙火」牌子。

(5) 護理活動應加以組織，**採集中護理**，避免氧氣流失。

(6) 病童衣物若潮濕，應立即更換，避免受寒。

(7) 盡可能量肛溫（除非有限制），因體表潮濕，溫度可能較真正為低。

(8) 應定時（2~4小時）監測帳內的氧濃度。執行監測時，**將氧氣分析儀的監測器放在病嬰的口鼻處。**

(9) **噴霧器內的溶液宜使用蒸餾水**，因為生理食鹽水會使機械生鏽，所以應避免。

3. 氧氣面罩(O₂ mask)、鼻套管(O₂ cannula)

　　氧氣面罩與鼻套管給氧，常用於較大病童，因須其合作。

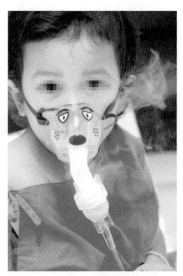

▶圖8-5　氧氣面罩

二、胸腔物理治療

　　胸腔物理治療(chest physiotherapy)指利用姿位引流、叩擊、震顫及**呼吸肌訓練、呼吸運動**等方式，有效排出呼吸道內痰液。若呼吸道深部的痰液不易排出，可先給予噴霧治療，將痰液稀釋後，利用重力原理，進行痰液蓄積部位的姿位引流，再配合叩擊及震動以鬆脫呼吸道管壁上的痰液，並鼓勵病童咳嗽，使痰液易排出（必要時可利用抽痰方式協助痰液清除）。一般執行治療之順序為：**噴霧治療→姿位引流→拍背叩擊或震顫→排痰。**

　　胸腔物理治療注意事項：

1. **每次執行時間約15~30分鐘**，治療時間以空腹為佳，**於飯前1小時或飯後2小時進行，**以免因咳嗽而引起嘔吐。

2. 應隨時觀察病童，若出現唇色及膚色蒼白或發紫、**呼吸窘迫**（如呼吸喘）、**躁動不安**等狀況，應停止治療。

(一) 噴霧治療 (aerosol therapy)

　　噴霧治療是將藥物或水，藉由儀器的協助，氣化成氣霧（較小微粒），自鼻直接吸入呼吸道內，使藥物微粒或水蒸氣能深入至細小支氣管，達成液化痰液與發揮藥物作用的治療方式（圖8-6）。治療時依醫囑每隔3~4小時給15~20分鐘，給予的藥物包括支氣管擴張劑、類固醇、化痰藥及氧氣。

　　驅動氣霧的方式有二種，一為超音波式，利用超音波振盪把液體分子變成微小顆粒；另一種是氣體噴射式，即需要經由氣體（每分鐘流速約為6~8公升）將欲給予的液體（藥物或水）氣化成氣霧，藉由氣流深入細小呼吸道，可促進咳嗽及纖毛運動，以利呼吸道分泌物的排除。

　　使用此種治療應教導病童張大嘴巴，慢慢深呼吸，吸氣後摒住呼吸約5~10秒，以使藥物或水氣能深入肺部，而後再呼氣。但對於無法控制呼吸速度及深度的嬰幼兒，執行上則較為困難，需更有耐心。

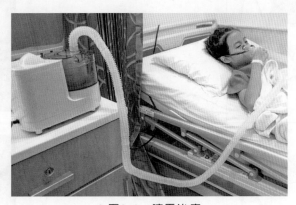

▶圖8-6　噴霧治療

(二) 姿位引流 (posture drainage)

　　姿位引流是利用重力原理將肺節內的分泌物引流至較大呼吸道，並藉姿勢的安排，引流不同部位的分泌物，經由咳嗽及纖毛運動，或給予抽吸，以排除分泌物。需注意事項包括：

1. 可以胸部X光或聽診器聽診評估，依嚴重度排出引流先後次序，逐次進行。

2. **姿位引流宜於飯前或飯後2小時執行**，以避免嘔吐發生。

3. **每個部位可引流3~5分鐘**，有多種姿勢可促進不同部位引流（表8-4），所採取姿勢的大原則為有痰的部位朝上（**如下肺葉採用頭低腳高的姿勢**），促使痰排出。每次不宜超過15分鐘，且必須視病童的情況及耐受力而定。

　　　每次引流無法同時完成上肺葉及下肺葉的引流，**應以上肺葉為優先**。所有臥姿中，**以仰臥最無法使肺部完全擴張及促進氣體交換**。

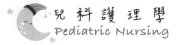
▶ 表 8-4　姿位引流及拍痰位置

引流部位	引流姿勢及拍痰位置	圖示
肺上葉－頂節 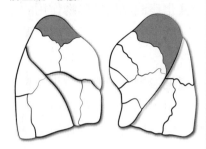	• 姿勢：**病童半坐臥，後傾呈 30度** • 拍痰位置：鎖骨上方、下方	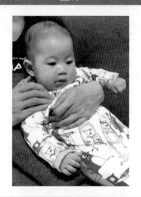
肺上葉－前節 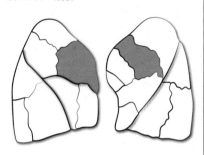	• 姿勢：**病童仰臥** • 拍痰位置：**乳頭與鎖骨間**	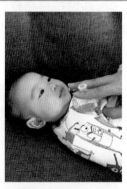
肺上葉－後節 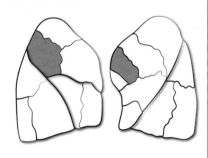	• 姿勢：病童坐著，向前傾30度 • 拍痰位置：後上背	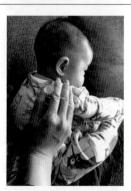
肺右中葉－側節、中節 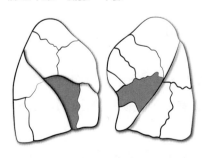	• 姿勢：病童左側臥，抬高臀部，頭低30度（引流左上葉，則轉向右側臥） • 拍痰位置：乳房部位	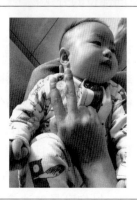

▶ 表 8-4　姿位引流及拍痰位置（續）

引流部位	引流姿勢及拍痰位置	圖示
肺下葉－上節 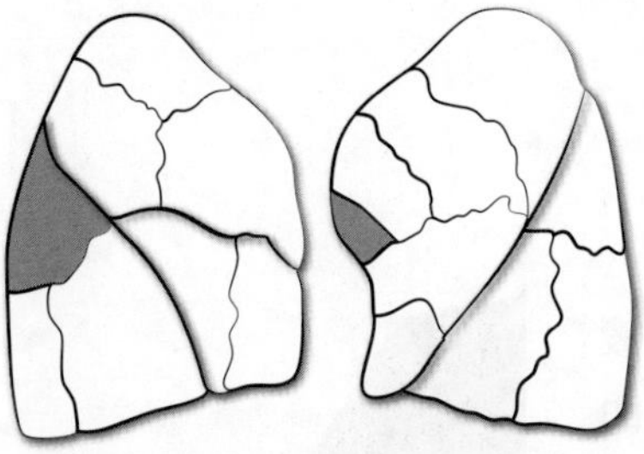	• 姿勢：**病童俯臥，頭放低約15度** • 拍痰位置：背部肩胛骨處	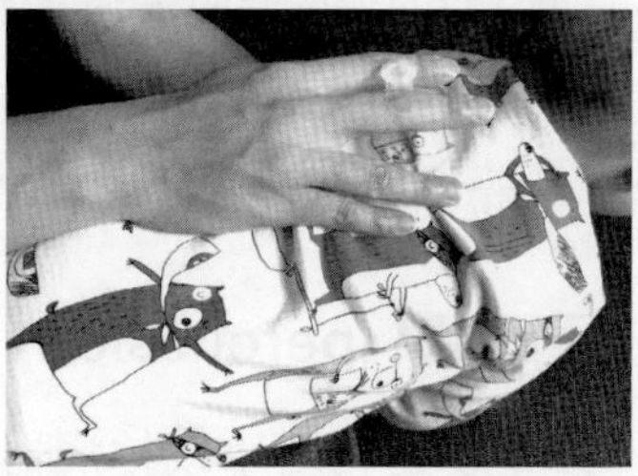
肺下葉－前底節 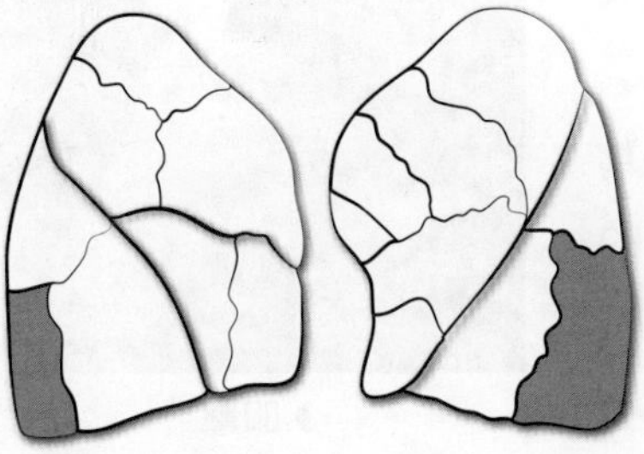	• 姿勢：病童側臥，頭向下30度 • 拍痰位置：腋下、肋骨下方	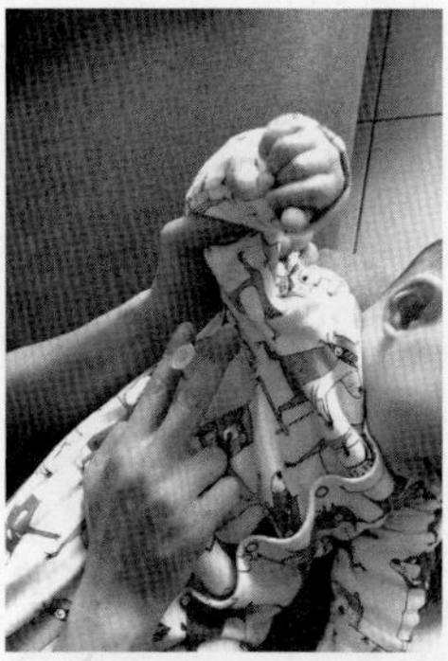
肺下葉－側底節 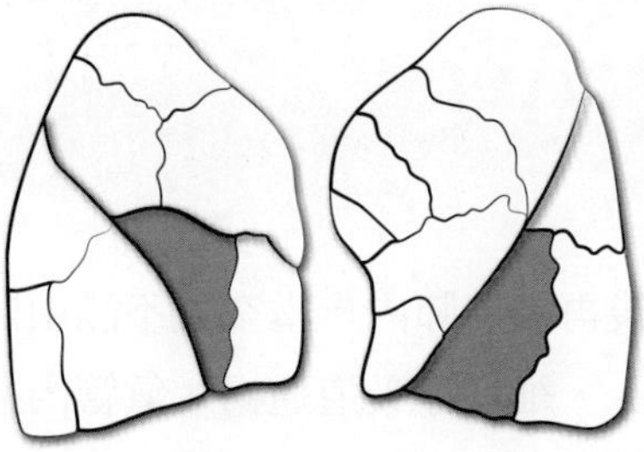	• 姿勢：病童俯臥，頭向下30度 • 拍痰位置：肋骨下方	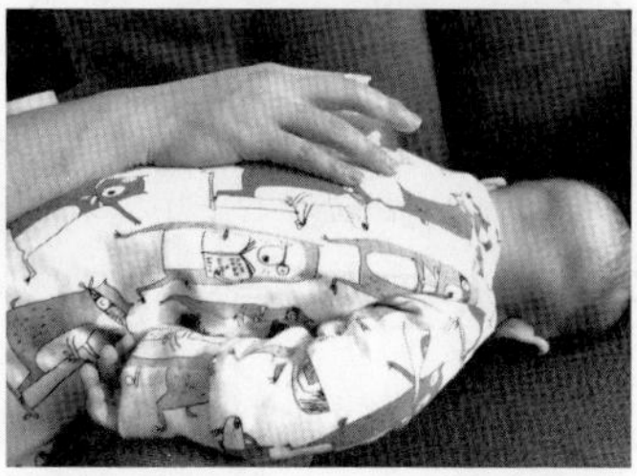
肺下葉－後底節 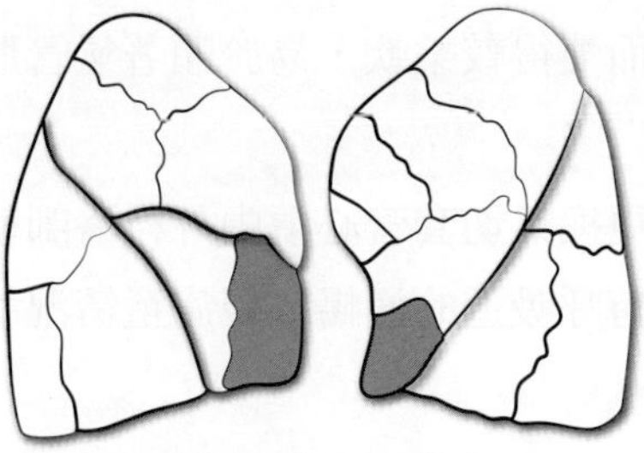	• 姿勢：病童俯臥，頭向下30度 • 拍痰位置：脊椎側、肋骨下方	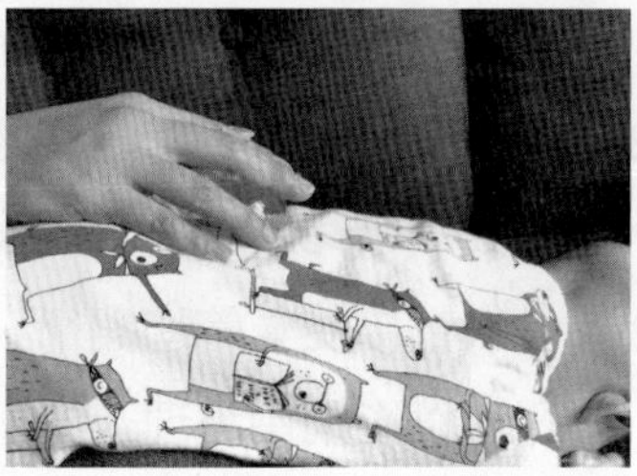

4. 引流過程中必須隨時觀察病童是否出現不適現象，如：出汗、躁動不安、低血氧、呼吸窘迫等。若有不適，則立刻停止姿位引流。

5. 病嬰可以安置於治療者腿上，利用治療者腿部姿勢的改變，進行肺部引流；較大病童可利用枕頭或床單，調整姿勢。

6. 姿位引流若配合吸入性治療（噴霧性藥物），效果更好。

(三) 叩擊 (percussion)

叩擊是利用手或拍痰器讓附著在支氣管及肺部內的痰液能較鬆動，使得咳嗽時較容易咳出，**於姿位引流後執行**。**叩擊時手應手指併攏、採杯狀，勿直接以掌面叩擊嬰幼兒的骨突處（胸壁及脊椎）及臟器（腹部、胃及腎臟），以免造成肌肉疼痛及內臟器官受損。每叩擊1~2分鐘後更換部位**。

嬰幼兒可以用專用的拍擊器或叩擊杯來代替，叩擊宜為中空的「砰砰」聲音，而非拍掌聲。**叩擊時病童穿著薄薄的衣服效果較佳**，若怕會冷，則在病童下方蓋上毛巾保暖。

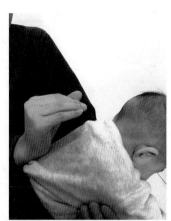

▶ 叩擊

(四) 震顫 (vibration)

震顫是將顫動經由皮膚傳動到肺，以鬆動痰液。可將雙手或震顫器放在引流的肺葉位置上予以震顫，請病童做深吸氣後，在吐氣時從背部處慢慢移動，由下往上，及由旁邊往中間的方向移動。

三、人工氣道治療

1. 正常呼吸時，空氣經由鼻、咽喉，經過濾、加溫及濕潤後再吸入肺內。當空氣不能由口鼻進入肺部時，可以人工氣道（氣管內插管或氣管切開），維持呼吸道通暢。氣管內插管多在病童離開加護單位後移除，若病童仍無法經口鼻使氣體進入肺部時，則建議執行氣管切開術，置入一氣切套管，以為長期照顧考量。

2. 兒科氣切套管通常為塑膠或矽化物製品，因其可因體溫而變得較柔軟，易於順著氣管形狀插入。此種氣切套管沒有內管。

3. 當病童接受氣管切開術，徑路成形後，通常術後第一次更換氣切套管必須由外科醫師執行，以後則由護理人員每週更換一次，照顧時須注意維持呼吸道的通暢，視病童情況執行抽痰。

4. 因經由氣切套管呼吸，氣體無法經由上呼吸道溫暖且濕潤，故應供應濕氣，避免氣管管壁過於乾燥而造成損傷。

5. 氣切造口周圍的皮膚，應保持乾燥，避免破皮感染。

6. 更換氣切套管後，繫帶應重新繫緊，一手指能置入為準，不宜過鬆，以免滑脫。也不宜過緊，以免對皮膚造成壓瘡、破皮。

7. 病童一旦經由評估，需攜帶氣切套管返家，即應告知雙親，並為返家做準備。最好有二位照顧者參與照顧，護理人員給予示範操作與指導，應讓家屬有充分時間熟練氣切套管照顧。必要時，可轉介居家護理部門，提供適時的協助。

✚ 護理小幫手

抽痰技術

1. 抽痰壓力：**早產兒約60~80 mmHg；嬰幼兒約80~100 mmHg；學齡期兒童約100~120 mmHg**。

2. 抽痰管管徑：**嬰兒約5~8 Fr.，兒童約8~10 Fr.，插入抽痰管時，不能蓋住控制口**，以免傷到周圍黏膜組織。

3. 抽吸時間：**每次應小於6~8秒，先抽氣管造口處，再吸鼻腔，最後口腔。每次抽吸後，應讓病童休息30~60秒，若仍未清除分泌物，再執行一次抽吸，但以三次為限。

4. 抽痰管插入深度：**抽口腔時，不可超過嘴角至下頷角的距離；抽鼻腔時，不可超過鼻孔至下頷骨的距離。**

5. 抽痰注意事項

   (1) **抽吸前後須給予100% 氧氣(4~5 L/min)約1~3分鐘**，使病童行過度換氣，以預防動脈血氧過少，而致低血氧。

   (2) **抽痰前不宜將生理食鹽水滴入氣管內管或氣切套管是為避免病童血氧飽和度降低及醫療照護相關感染。**

   (3) 抽痰管插入時，要放開抽吸壓力控制口，**讓抽痰管在無抽吸壓力狀態下，放置到抽吸部位。**

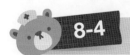

8-4 兒童常見呼吸系統的疾病及護理

 ## 上呼吸道疾病

一、中耳炎 (otitis media, OM)

中耳炎係指中耳腔的發炎現象。在 3 歲之前，約有將近 80% 的兒童曾有過 1 次中耳炎感染，約 50% 的兒童有過 3 次以上的感染。以 6 個月大至 2 歲的兒童發生率最高，**隨著年齡增加，耳咽管功能成熟，其發生率逐漸降低。**

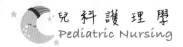

好發的季節，在台灣以秋末冬初及 1~3 月最多。男孩、托育中心的幼兒、暴露於二手菸的孩童、家長有明顯中耳炎病史者、腭裂者都有較高的發生率；而哺餵母奶的嬰幼兒較不易得中耳炎，可能與 IgA 及餵食姿勢（非躺著喝奶的姿勢）有關。

(一) 病因及病理變化

中耳炎主要由耳咽管功能異常引起。耳咽管連接鼻咽及中耳，正常情況下為關閉，可預防微生物由鼻咽部位進入中耳。**兒童的耳咽管較成人為短、寬、直且呈水平**，屬於開放性，致病菌或異物較易由此進入中耳造成感染，而使耳咽管發炎、腫脹、鼻咽腔的腺樣體（咽扁桃腺）增大，阻塞耳咽管的開口（圖 8-7）。

常見致病菌為肺炎鏈球菌 (*Streptococcus pneumonie*)、流行性感冒嗜血桿菌 (*Haemophilus influenzae*) 及莫拉氏雙球菌 (*Moraxella catarrhalis*) 等。這些造成耳咽管阻塞的原因都會導致中耳腔負壓，而產生中耳滲液。因負壓及耳咽管黏膜纖毛受損，使得中耳內的積液無法順利排出至鼻咽，且致病菌或異物易由鼻咽回流至中耳，而造成中耳炎。中耳炎依時間及性質不同而有所區分：

1. 急性中耳炎 (acute otitis media, AOM)：中耳發炎的徵象與症狀發生快速且短暫，持續約 3 週。

2. 滲透性中耳炎 (otitis media with effusion, OME)：中耳發炎且有滲液蓄積於中耳內，其性質為漿液性 (serous)、黏液性 (mucous) 或化膿性 (purulent)。

3. 慢性滲液性中耳炎 (chronic otitis media with effusion)：中耳內的積液持續 3 個月以上。

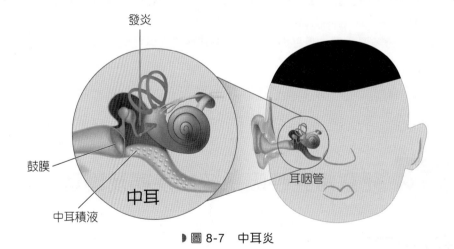

▶ 圖 8-7　中耳炎

(二) 臨床表徵

1. 急性中耳炎

臨床上較常見於呼吸道感染後1~7天發生。**病童通常會高燒、躁動不安、食慾減退、耳朵疼痛**、嘔吐、腹瀉、耳後及**頸部淋巴結可能腫大**，也可能出現咽部感染症狀（如流鼻水、鼻塞等）。病嬰常表現出全身的症狀，如哭鬧不安、**抓或拉扯耳朵、頭轉來轉去**等；病童通常會以言語表示「痛」，且吸吮及咀嚼會加重疼痛程度。

2. 中耳積液或滲液性中耳炎

臨床上病童較少出現發燒及耳朵疼痛症狀，外觀可能不像生病。病童可能會主訴耳朵內脹脹的，吞嚥時可能會聽到爆裂音。常導致傳導性聽力受損，必須特別小心。

一般中耳炎病童耳膜（也被稱為鼓膜）**穿孔後，會有分泌物流出**，其發燒、**耳痛、耳鳴等症狀會在耳膜破孔後得到緩解**，而破孔在膿液大量流出後約 1 星期會癒合。

(三) 診斷檢查

診斷通常會依據臨床表徵為基礎，選擇合適的檢查方式，再依結果選擇適當的治療方法，如給予抗生素、外科引流等。

1. 耳鏡檢查 (otoscopy)：看到鼓膜紅腫、混濁、膨出、變形、不透光、光反射變得不清楚或消失，無法區辨鼓膜上的特徵。

2. 氣式耳鏡法 (pneumatic otoscopy)：可看到鼓膜顏色、透光度、積液及鼓膜活動性。

3. 鼓膜空氣壓力測試法 (tympanometery)：由鼓膜的活動測試外耳道空氣壓力的變化。

4. 細菌培養 (bacterial culture)：若有化膿性分泌物，則必須取分泌物做培養。

(四) 醫療處置

• 內科治療

臨床上治療有症狀的中耳炎，一定要做正確診斷並選擇正確的**抗生素**。常用的藥物有 Amoxicillin、Ampicillin、Sulfonamides、Trimethoprim-Sulfamethoxazole、Augmentin、Erythromycin 等。一般首選藥物是 Amoxicillin，使用劑量 40~45 mg/kg/day，標準療程為 10~14 天，症狀通常會在治療 24~48 小時後逐漸消退。抗生素以外的治療，還包括給予解熱鎮痛劑（如 Acetaminophen）、全身性類固醇、抗組織胺等藥物。

• 外科治療

對於中耳內積液持續存在或有反覆性中耳炎的病童，為避免引發併發症或後遺症，醫師通常會建議執行鼓膜切開術 (myringotomy) 或置入中耳通氣管，以協助積液或膿液的引流，減輕暈眩、耳鳴，也可以預防膽脂瘤 (cholesteatoma) 產生，避免其對內耳結構破壞。

1. 鼓膜切開術：即在鼓膜上以小刀或針劃一個小口，將膿液引流出來（陳，2016）。

2. 中耳通氣管置入手術：若病童中耳積水超過3個月或是明顯影響聽力就會建議接受此術，即在耳膜上切開一個小洞，將中耳腔的液體抽掉後，在耳膜上裝入特製的微型引流管，使液體可自行引流。引流管之後會自動脫落，耳膜的洞大部分會自動癒合（簡，2017）。

　　未妥善治療的中耳炎常有合併症發生，最常見的是傳導性聽力損失 (conduction hearing loss)，其大多在中耳炎痊癒後可復原，但若產生中耳沾黏、鼓膜硬化則可能造成永久性聽力喪失，這會影響兒童的語言、認知及情緒的發展障礙。其他的合併症還包括：內耳迷路炎、腦膜炎、**乳突炎** (mastoiditis)、慢性化膿性內耳炎、膽脂瘤等。

(五) 護理處置

> ● 相關健康問題：
> 1. 急性疼痛，與中耳炎引起的中耳壓力不平衡有關。
> 2. 潛在危險性體液容積缺失，與中耳炎引起的發燒及液體攝取量減少有關。
> 3. 潛在危險性感染，與鼓膜切開術及不適當的治療有關。
> 4. 潛在危險性皮膚完整性受損，與中耳分泌物浸潤有關。
> 5. 知識缺失，與鼓膜切開術及缺乏居家照顧資訊有關。

✦ 護理目標

1. 緩解疼痛。
2. 促進分泌物引流。
3. 預防合併症或疾病再次復發。
4. 指導家屬能提供病童良好的照顧。
5. 給予家屬及病童情緒的支持。

✦ 護理措施

1. 依醫囑給予口服抗生素治療，並監測治療副作用，如 Amoxicillin 副作用為過敏反應，症狀如**出疹**、蕁麻疹、腸胃不適、呼吸或吞嚥困難等。
2. 緩解發燒，並監測體溫變化：依醫囑給予解熱鎮痛劑，如 Acetaminophen；適時移去病童過多的衣服，但需避免病童感到寒冷；提供足夠水分攝取，以防脫水情形。
3. 減輕疼痛：如依醫囑給予止痛劑，並評估病童疼痛緩解情形；提供柔軟、流質性不須太多咀嚼的食物；患耳可局部熱敷以減輕疼痛，或冷敷以降低水腫及壓力感。
4. 促進引流：維持適當的臥位，**保持患側耳在下，以利分泌物引流。**
5. 預防皮膚破損
   (1) 保持外耳的清潔與乾燥。當引流液滲出外耳道時，可利用無菌棉棒沾無菌生理食鹽水輕拭。
   (2) 若手術後有放置紗布條時，注意不要塞入太緊以免影響分泌物的流出。
   (3) **避免游泳及潛水等活動，洗頭或沐浴時，汙水不可流入耳朵**，並保持紗布條乾燥，適時予以更換。
   (4) 耳朵周圍皮膚可以乳液或凡士林塗抹，避免分泌物浸潤傷害皮膚。
6. 提供父母術後衛教：**應告知父母置入的引流管，6個月後可能會自然掉出，此為正常現象**，以提醒父母注意並減少驚慌。

(六) 居家照護

1. 解釋藥物的劑量、服用方法，及其可能的副作用。

2. **強調抗生素治療必須完成整個療程（10~14天），不可擅自停藥**。因家屬可能因為病童疼痛及發燒的症狀緩解，而擅自停藥。必須說明如果治療不當（未根治）可能會發生合併症。

3. 確認是否出現聽力喪失的徵象，如告知父母病童可能不知道父母正和他說話，或需很大聲病童才有反應，看電視時聲音可能會越來越大聲，並強調聽力檢查的重要性。若在急性期過後，仍持續有聽力障礙的情形時，則必須定期回診評估聽力。

4. 和父母討論預防復發的方法，**如餵食時嬰兒應採半坐臥**、擤鼻嚏時要輕柔、練習吹氣球或嚼無糖口香糖以使耳咽管保持通暢，同時建議去除過敏原或二手菸。

5. 強調必須在抗生素療程結束後，再追蹤感染是否已經痊癒，或是仍存在。

二、扁桃腺炎 (tonsillitis)

扁桃腺 (tonsils) 是位於口咽腔的淋巴組織群，其中分量最多的是張開嘴巴就看得見的腭扁桃腺 (palatine-tonsils)，扁桃腺切除術 (tonsillectomy) 移除的就是此處；另外還有位於腭扁桃腺上方，鼻咽後壁處的咽扁桃腺 (pharyngeal tonsils) 亦稱腺樣增殖體 (edenoids)，因其靠近鼻孔及耳咽管，當發炎腫大時，便會影響呼吸通道的通暢及耳咽管功能；位於舌底部的舌扁桃腺 (lingual tonsils)（圖 8-8）；以及耳咽管扁桃腺，再加上鼻咽部的腺樣體，共同組成所謂的沃底耶氏扁桃腺環 (Waldeyer tonsillar ring)，是人體抵擋外來侵犯的一個重要防線，對於抗體的形成也扮演重要角色。扁桃腺的體積及功能自出生後持續增大，至 4 歲時達到顛峰，之後隨時年齡增加而漸減。

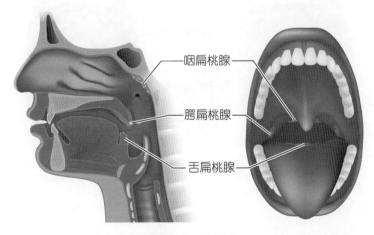

咽扁桃腺

腭扁桃腺

舌扁桃腺

▶圖 8-8　扁桃腺

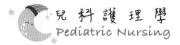

(一) 病因及病理變化

　　當咽部受到感染後會經由淋巴引流至扁桃腺，造成扁桃腺水腫、充血 (hyperemia)，有時會有濃稠的膿，而造成呼吸道阻塞。臨床上，扁桃腺炎常與咽炎 (pharyngitis) 同時發生。

　　2 歲以下幼兒大多是由於病毒感染造成，如腸病毒、鼻病毒、冠狀病毒、腺病毒 (adenovirus) 等；約 10~20% 是由 A 群 β 型溶血性鏈球菌引起。

(二) 臨床表徵

　　主要是因發炎所造成的，病童會出現吞嚥及呼吸困難（因腭扁桃腺腫大阻塞），由口呼吸（因咽扁桃腺腫大影響空氣由鼻入喉腔）而使口腔黏膜過於乾燥不適，可能有口臭並造成味覺及嗅覺功能減弱。說話時有濃厚的鼻音、咳嗽，甚至造成中耳炎。致病原不同其表現的症狀也不同。

1. 病毒感染：一般病程進展較為緩慢，持續時間約 1~5 天，會有輕微的發燒、倦怠、喉嚨痛、食慾下降等症狀。其中鼻病毒、冠狀病毒會引起輕微的感冒症狀，副流行性感冒病毒 (parainfluenza virus) 會引起較嚴重的感冒症狀，腺病毒會引起咽喉結膜熱，腸病毒會引起口腔潰瘍。

2. 細菌感染：常見為 A 群 β 型溶血性鏈球菌的感染，其病程進展快速，持續時間約 1~2 週，有 1/3 的病童有典型的咽喉紅腫、化膿性（出現白斑）扁桃腺腫大以及持續 1~4 天的高燒症狀（圖 8-9）。

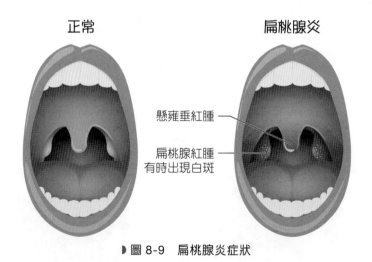

正常　　　　　　　　　　扁桃腺炎

懸雍垂紅腫

扁桃腺紅腫
有時出現白斑

▶ 圖 8-9　扁桃腺炎症狀

(三) 診斷檢查

診斷通常會依據臨床表徵為基礎，選擇合適的檢查方式，再依結果選擇適當的治療方法，如給予抗生素等。

1. 視診：以壓舌板按壓舌頭直接視診扁桃腺，可發現有發紅、充血、水腫、化膿等症狀。
2. 血液檢查：如白血球計數與分類、ESR、CRP、血清學檢查（如抗鏈球菌溶血素 O(anti-streptolysin O, ALSO)）等數值是否改變。
3. 喉部培養：是否有致病菌存在，如 A 群 β 型溶血性鏈球菌等。

(四) 醫療處置

• 內科治療

因扁桃腺炎屬於自限制疾病 (self-limiting)，故病毒性扁桃腺炎多採症狀療法，其餘則依喉部培養結果投藥。若結果呈現 A 群 β 型溶血性鏈球菌陽性反應則需馬上投予抗生素治療。最佳藥物為 Penicillin，必須口服 10 天，如病童無法配合可注射一次長效型製劑 (Benzathine Penicillin)。對於 Penicillin 過敏者可改用 Erythromycin。

• 外科治療

當發生反覆性鏈球菌扁桃腺炎或扁桃腺周圍發生膿瘍時，醫師診視後會建議執行扁桃腺切除術或腺樣增殖體切除術。

1. 扁桃腺切除術 (tonsillectomy)：即切除腭扁桃腺，適用於扁桃腺肥大導致呼吸或進食困難時。
2. 腺樣增殖體切除術 (adenoidectomy)：適用於腺樣增殖體（咽扁桃腺）肥大造成鼻呼吸阻塞時。

手術治療的禁忌症，包括：

1. 腭裂病童：因為扁桃腺可以使裂縫減小，預防說話時空氣流失。
2. 急性感染期：因會增加出血及感染的危險。
3. 無法控制的系統性疾病或惡血質。
4. **5 歲以下病童**：扁桃腺有助於兒童初期免疫功能的完成，且切除術亦可能造成幼兒血液喪失過多及淋巴組織再度生長或增生。耳咽管扁桃腺及舌扁桃腺通常會增大以代償切除的扁桃腺，而再次導致咽部及耳咽管的阻塞。

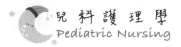

(五) 護理處置

> ◆ 相關健康問題：
> 1. 焦慮，與切除手術及呼吸道阻塞有關。
> 2. 急性疼痛，與發炎及切除手術有關。
> 3. 呼吸道清除功能失效，與發炎引起的疼痛及切除手術有關。
> 4. 潛在危險性體液容積缺失，與發炎造成食慾不佳及吞嚥困難有關。
> 5. 營養不均衡：少於身體需要，與發炎造成食慾不佳及吞嚥困難有關。
> 6. 潛在危險性感染，與切除手術傷口有關。
> 7. 口腔黏膜障礙，與切除手術傷口有關。
> 8. 知識缺失，與切除手術及居家照顧有關。

✦ 護理目標

1. 維持呼吸道通暢。
2. 減輕疼痛，促進舒適。
3. 提供足夠的水分及養分攝取。
4. 切除手術後傷口沒有感染與出血。
5. 提供完整的術前、術後護理及居家照顧衛教，減輕病童及家屬的焦慮。

✦ 護理措施

1. 一般護理：如無須進行手術治療則以減輕疼痛、緩解發燒、提供舒適的支持性護理為主。包括：
   (1) 評估病童的呼吸狀況，由口呼吸期間提供冷的噴霧，以避免黏膜過度乾燥，引起不適。
   (2) 可鼓勵以溫水漱口，以喉綻或解熱鎮痛劑（依醫囑）緩解病童的不適；並適時補充冰涼、軟質的食物及水。
   (3) 若為細菌性感染，依醫囑給予為期10天的抗生素，以避免發生合併症，如風濕熱等。
2. 提供術前護理照護
   (1) 評估病童及家族中是否有血液疾病相關病史。
   (2) 依病童認知發展階段說明疾病治療內容，為此次住院及手術做準備。
   (3) 解釋手術後照護方法，如提供適當的姿勢與飲食、減輕疼痛的方法、觀察出血與生命徵象等。
3. 提供術後護理照護
   (1) 密切監測生命徵象：術後第1個小時每15分鐘測量1次生命徵象，若病情穩定則依病房常規執行。
   (2) 密切監測出血情形：**術後24小時內為危險期，必須仔細觀察手術傷口有無不正常的出血狀況，並注意是否出現其他出血的症狀，如脈搏及呼吸加快、膚色蒼白、躁動不安、血壓下降、吞嚥次數增加、嘔吐物帶有血色等**，若發現異常，應立即通知外科醫師做緊急處理；並教導病童盡量**避免用力咳嗽、擤鼻涕**、清喉嚨或將異物放入口中，減少手術傷口出血及感染的機會。
   (3) 減輕疼痛：**可給予適當的局部冰敷**，減輕術後傷口的酸痛與腫脹；**或依醫囑給予止痛劑**（如 Acetaminaphen）。
   (4) 促進引流：**採俯臥或側臥，以促進分泌物引流。若要抽吸分泌物時，必須非常小心謹慎地執行，以免造成手術傷口的出血**。
   (5) 飲食方面
      A. **提供冰涼、軟質的食物**及適量的液體攝取，果凍、煮過的水果、馬鈴薯泥、冰水、牛奶、布丁、冰淇淋等。
      B. **避免酸性或刺激性食物**，如葡萄柚汁、檸檬汁、柳橙汁、調味料過多的食物等。
      C. **避免紅色的飲料**，如番茄汁、西瓜汁等，以便觀察傷口出血情形。
   (6) 盡量滿足病童的需要，安撫不安的情緒，如必要可依醫囑給予鎮靜劑，以避免手術傷口再次出血，並能獲得足夠的休息以利傷口復原。

(六) 居家照護

1. 解釋藥物的劑量，服用方法、及其可能的副作用，並強調抗生素治療必須完成整個療程，不可擅自停藥。

2. 出血觀察及飲食方面注意事項同上。

3. **應盡量避免用力咳嗽及清喉嚨的動作、**刷牙或將異物放入口中，減少手術傷口出血及感染的機會。

4. **盡可能不要從事激烈及與水有關的活動，**如打球、游泳等，以避免傷口出血或感染。

5. 避免和任何已知感染者接觸。

6. 若持續發現孩子有出血、發燒、耳朵疼痛、情緒不安等症狀，應立即就醫檢查治療。

三、哮吼 (croup)

　　哮吼是一群症狀的總稱，包括：**聲音沙啞** (hoarseness)、**如狗吠聲的咳嗽** (barking cough)、**不同程度的吸氣哮鳴音** (inspiratory stridor) 及不同程度的呼吸窘迫現象 (respiratory distress)，故又稱哮吼症候群 (croup syndrome)。其主要是因喉部急性感染導致呼吸道發炎、水腫而引起阻塞的情形。

(一) 病因及病理變化

　　喉部急性感染對於嬰兒及幼兒影響較大，這是因為他們的呼吸道管徑較小，一旦感染，造成阻塞的嚴重性也較兒童或青少年來得嚴重，**主要發生於 6 個月至 3 歲幼兒，**好發於晚秋至早冬，常在夜間發作。

　　哮吼症候群常因主要影響的解剖部位不同而有不同的描述，如會厭炎、喉炎、喉氣管支氣管炎及氣管炎。**最常見的致病原為病毒，其中 75% 為副流行性感冒病毒，**其他 25% 為呼吸道融合病毒 (respiratory syncytial virus, RSV)、流行性感冒病毒、腺病毒等。

(二) 臨床表徵

　　哮吼症候群相關的臨床表徵，請詳見表 8-5。

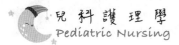
▶ 表 8-5　哮吼症候群的比較

	急性會厭炎 (acute epiglottitis)	急性喉氣管支氣管炎 (acute laryngotracheobronchitis, LTB)	急性痙攣型喉炎，又稱痙攣型哮吼 (acute spasmodic laryngitis; spasmodic group)	急性氣管炎 (acute tracheitis)
致病原	細菌（**絕大部分為 b 型流行性感冒嗜血桿菌**）	病毒（副流行性感冒病毒、腺病毒、呼吸道融合病毒、流行性感冒病毒）	病毒及過敏因子	細菌，通常是葡萄球菌屬
侵犯年齡層	1~8 歲（**好發於 2~5 歲**）	3 個月~8 歲（好發於 5 歲以下）	3 個月~3 歲	1 個月~6 歲
發病	進展快速	進展較慢	突然發生，在夜間	進展速度中等
主要症狀	• **4D 症狀：指流口水 (drooling)、吞嚥困難 (dysphagia)、發聲困難 (dysphonia)、呼吸窘迫 (distressed inspiratory effects) 的合稱**，為會厭炎臨床四項表徵 • 較少出現聲音沙啞與狗吠聲的咳嗽 • 喉嚨痛 • 吸氣喘鳴聲 • 脈搏及呼吸變快 • 高燒 • **呈三腳架坐姿 (tripod sitting)**，指坐著向前傾，兩手支撐在身體兩旁，嘴巴張開，舌頭吐出、下巴往上抬起的姿勢	• 上呼吸道感染 • 喘鳴聲 • 聲音沙啞 • 狗吠聲的咳嗽 • 呼吸困難 • 心神不定、躁動不安 • 低度發燒	• 上呼吸道感染 • 聲音沙啞 • **哮吼狀咳嗽** • 吸氣喘鳴聲 • 躁動不安 • 具有再發傾向 • 夜間常因症狀而醒來	• 上呼吸道感染 • 哮吼狀咳嗽 • 喘鳴聲 • 膿樣分泌物 • 高燒

▶ 表 8-5　哮吼症候群的比較（續）

	急性會厭炎 (acute epiglottitis)	急性喉氣管支氣管炎 (acute laryngotracheobronchitis, LTB)	急性痙攣型喉炎，又稱痙攣型哮吼 (acute spasmodic laryngitis; spasmodic group)	急性氣管炎 (acute tracheitis)
主要影響部位及描述	• 會厭或會厭上方及周圍組織急性、嚴重發炎，造成對生命立即的威脅 • 持續阻塞將導致組織缺氧、血碳酸過多症、酸中毒、肌肉張力下降、意識狀態改變，甚至會突然死亡	• 是台灣地區最常見哮吼的原因 • 初期幾天會有上呼吸道感染症狀，開始低度發燒，而後漸發展成喉炎，並向下感染至氣管或支氣管；數天後才有哮吼的典型表現	• 常於夜間發生陣發性喉阻塞，部分病童有過敏及心理因素 • 會突然醒來，出現呼吸困難症狀，每次發作數小時內就消退，而第二天則顯得很健康的樣子	• 在台灣是僅次於病毒性哮吼的第二常見原因 • 先有上呼吸道感染，一至數天後才有哮吼的典型表現 • 細菌在氣管內引發炎症反應，造成聲門下明顯腫大、氣管內有很多化膿性分泌物，形成一層膜狀物，因此，也被稱為假膜性哮吼
治療	• 確定診斷後，立即施行氣管插管或氣管切開術 • 抗生素治療 7~10 天 • 給予退燒藥 • 靜脈輸液補充 • 拔管前 24 小時，有時會給類固醇減輕黏膜水腫	• 依病童症狀給支持性療法 • 給予氧氣、高濕度的冷噴霧（當 $PaO_2 < 60$ mmHg 時） • 給予吸入性消旋性腎上腺素 (racemic epinephrine) 減輕黏膜水腫 • 若無法進食則採取靜脈注射給液治療	• 給予高濕度冷噴霧 • 若嚴重程度中度以上須住院，治療同喉氣管支氣管炎	• 抗生素治療 • 給予退燒藥 • 給氧治療

資料來源：Hockenberry, M. J. et al. (2014). *Wong's Nursing care of infants and children* (10th ed., p.1362). Mosby.

(三) 診斷檢查

主要是依臨床表徵及病史，做初步評估與判斷。

1. 聽診：吸氣時可在胸骨上緣聽到粗糙且高音調的哮鳴音。

2. X 光檢查：可先做頸部側面的 X 光檢查，以確定呼吸道狹窄情形及其部位，如病毒性哮吼 X 光片顯示有聲門下部位的狹窄，**呈現尖塔狀影像** (steeple sign)。

3. 內視鏡檢查

   (1) 會厭炎直接視診或以喉鏡視診時，可看見大而紅腫的會厭。**但應避免以壓舌板做咽喉視診以免引起喉攣縮**、急性呼吸道阻塞。檢查前**應先備好急救設備**，才可進行視診或收集喉分泌物做細菌培養。

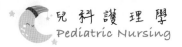
(2) 細菌性氣管炎做支氣管鏡檢查時，可見氣管內膜狀的分泌物，可同時收集分泌物做培養。

(四) 醫療處置

主要目標在維持呼吸道通暢。病毒感染多採症狀支持療法，細菌性感染則主要以抗生素治療（表 8-5）。可給予糖皮質類固醇（如 **Flixotide**）來減輕發炎情形。當 ABG 值 $PaO_2 < 60$ mmHg 時，則需給氧治療。

施打白喉破傷風非細胞性百日咳、**b 型嗜血桿菌**及不活化小兒麻痺五合一疫苗 (DTaP-Hib-IPV)，可保護幼兒免於會厭炎的發生。

(五) 護理處置

➲ 相關健康問題：
1. 呼吸道清除功能失效，與感染及呼吸道阻塞有關。
2. 低效性呼吸型態，與呼吸道阻塞有關。
3. 潛在危險性體液容積缺失，與呼吸急促及液體攝取不足有關。
4. 營養不均衡：少於身體需要，與呼吸急促導致食物攝取不足有關。
5. 焦慮，與疾病及住院有關。
6. 知識缺失，與不瞭解疾病過程、治療及居家照顧有關。

✚ **護理目標及措施**
1. 維持呼吸道通暢以促進舒適
   (1) 持續評估呼吸型態、膚色、呼吸時胸廓的對稱性、**有無呼吸窘迫現象（如心跳加快、鼻翼搧動、胸骨凹陷等）**，以及是否出現疲倦、生命徵象是否穩定。
   (2) 監測動脈血液氣體分析值（正常為 PaO_2 80~100mmHg）及血氧飽和濃度（正常為 $SaO_2 > 95\%$）。
   (3) **禁止抽痰**，避免再度刺激喉部。
   (4) **依醫囑給予氧氣並增加空氣濕度**。較大病童可使用氧氣帳(O_2 tent)，較小病嬰可給予氧氣頭罩(O_2 hood)，以減輕喉部痙攣及缺氧情形。若病童因在氧氣帳內而哭泣時，可由父母抱著，**給予消旋性腎上腺素噴霧治療10~15分鐘，以使黏膜血管收縮，減輕水腫**，但須注意使用前後心跳的變化，避免產生心跳過速的副作用。
   (5) **如醫師開立Flixotide蒸氣吸入後，應協助病童漱口以預防口腔受到念珠菌感染。**
   (6) 維持病童認為最舒適且安全的姿勢，可協助採頭部抬高、半坐臥姿，以達最大換氣量。
   (7) **床旁必須備置氣管內插管及氣切用物，以備急救之需。**
2. **提供足夠的液體及營養攝取**，維持輸出輸入量平衡
   (1) 監測並記錄病童輸入輸出量，**注意是否出現脫水現象。**
   (2) 病情較輕的哮吼病童，**可鼓勵他們多喝溫開水**，若病童無法由口攝取，則依醫囑給予靜脈輸液治療，以維持足夠水分及熱量。
3. 減輕焦慮及害怕
   (1) 呼吸困難及病程變化，常讓病童及家屬覺得害怕、焦慮，護理人員除了快速且鎮靜的處置外，必須給予家屬及病童支持，並告訴其可以減輕症狀的措施均已執行。
   (2) 解釋病程進展、治療情形及病房的儀器設備，並回答家屬所提出的問題。
   (3) 應給予父母親表達其感受的機會，以減少其自責與罪惡感，而能參與並提供較佳的照顧。
   (4) 氧氣帳中的病童可允許其攜帶心愛的玩具，以增加其安全感，但應避免會產生靜電或火花的玩具，且儘量採集中護理，以避免氧氣外流。

(六) 居家照護

1. 返家時，護理人員應教導父母有關呼吸窘迫的徵象，以確保需要時可以及早就醫。

2. 在家中，痙攣型哮吼的病童或病童出現狗吠聲的咳嗽時，可將其抱到密閉的浴室，讓熱水一直流，以使產生溫熱的霧氣讓病童吸入，均可緩解痙攣的症狀並稀釋痰液。

3. 告知避免讓病童接觸任何已知感染者，並維持良好衛生習慣，以防復發。

4. 返家後，若仍須持續性噴霧治療，則必須於出院前先租借（或購買）儀器，並瞭解藥物使用方法、作用及副作用，必要時可轉介居家護理師提供協助。

四、流行性感冒 (influenza, Flu)

流行性感冒又稱流感，流感的流行型態一般可以分為兩類，一類是季節流感，一類是新型流感。流感是由特定的流行性感冒病毒感染，其屬於正黏液病毒科 (orthomyxoviridae)，一般可分為三種抗原型，**感染力以A型最強**，B型次之（**主要感染人類**），C型較少發生。但因病毒遺傳物質會有不同程度的變異，產生新病毒，而易造成流行。

(一) 病因及病理變化

傳播方式是直接接觸感染者（飛沫傳染）或間接接觸到被其鼻咽分泌物汙染的物品。從有症狀前 24 小時到疾病痊癒期間都有傳染力，潛伏期約 1~3 天。季節性流感通常發生於冬季。

感染者並無特定的年齡層，但對於之前未曾接觸過這種病毒的較小兒童，其發生率很高。若發生於嬰兒及老年人通常都是最嚴重的。除感染人類外，也可感染動物，特別是鳥類、豬。此病毒對於呼吸道黏膜的上皮細胞有獨特的親近力，常附著其上並複製，導致細胞死亡脫落，而減少黏膜纖毛的清除能力。

(二) 臨床表徵

臨床上可能會出現**喉嚨痛及黏膜乾燥**、乾咳、聲音沙啞、突然**發燒**、臉部潮紅、頭痛、**肌肉痠痛、寒顫、眼睛畏光**、鼻塞，有時會顯得衰弱等程度不一的症狀，特別是嬰兒常見有「聲門下哮吼」。這些症狀可能會持續2~5天，當症狀漸漸消退時咳嗽及鼻塞變得更明顯。

流感的臨床表徵與一般感冒不太一樣，其差異性請參考表 8-6。

(三) 診斷檢查

可由鼻咽分泌物經組織培養分離或血清測試確認診斷。

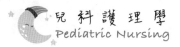

▶ 表 8-6　流行性感冒與感冒的差異性

項目 ＼ 疾病	流行性感冒	感　冒
致病原	流行性感冒病毒	鼻病毒（約占 30~50％），其次為冠狀病毒
傳染力	非常高	低至高
病程進展	快速，約 7~14 天可復原，但仍有乾咳現象	緩慢，約 5~7 天可復原
流行季節	冬季	春、秋季
症狀　發燒程度	高燒（可能持續 3 天），有時伴有寒顫	較少見，或有些微升高（體溫 <38℃）
喉嚨痛	有明顯喉嚨痛	較不嚴重，可能感覺喉嚨沙沙的
頭痛程度	常伴有嚴重頭痛	偶爾輕微頭痛
肌肉與關節疼痛及倦怠感	全身性肌肉痠痛及關節疼痛，會有持續且明顯的疲勞與虛弱	較少見
咳嗽、流鼻水	嚴重咳嗽、偶爾流鼻水	輕微至中度咳嗽、常常流鼻水
嘔吐、腹瀉	常見	偶爾
治療	克流感、瑞樂沙等抗病毒藥物	通常沒有抗病毒藥物，為症狀支持療法
預防方式	有疫苗可以施打	無疫苗
合併症	肺炎、支氣管炎、中耳炎、腦炎、熱性痙攣、雷氏症侯群、心肌炎	較少

(四) 醫療處置

　　無合併症的流感僅需症狀治療，包括發燒時給予 Acetaminophen、維持足夠的水分及熱量以利身體所需要，但仍可視症狀的嚴重度給予抗病毒藥物治療。

　　目前針對流感有兩大類抗病毒藥物可用：

1. M2 蛋白質抑制劑：如 Amantadine 及 Rimantadine 藥物，因抗藥性報告較多，且只能對抗 A 型流感病毒，故我國疾病管制署並未儲備。

2. 神經胺酸酶抑制劑 (neuraminidase inhibitors)：可抑制 A 型及 B 型流感病毒於宿主細胞中之擴散，包括：克流感 (Tamiflu®)、瑞樂沙 (Relenza™) 及 Rapiacta®，詳見表 8-7。其中瑞樂沙 (Relenza™) 為一吸入性藥物，使用上較需技巧，且不宜用於氣喘病童。

　　流感抗病毒藥劑平均可縮短病程 1~2 天，最佳使用時機為發病後 48 小時內，因此盡可能越早投藥療效越好，尤其是流感高危險群，應更及時用藥，以降低併發重症之風險。

　　預防流感最有效的方法是接種流感疫苗，除可減少兒童中耳炎的發生，也可降低因流感的相關併發症而造成的住院及死亡率。但因每年流行的病毒株可能不同，且疫苗所形成

的保護力僅可持續4~6個月，平均效果約達30~80%，故需每年施打。**其最佳接種時機是每年秋季**，在台灣每年9~11月中旬都可接種此疫苗，專家建議儘量於10月底前完成接種（表8-8）。

▶ 表 8-7　臨床常見流感抗病毒藥劑

藥劑總類	克流感		瑞樂沙	Rapiacta
	克流感膠囊	克流感粉劑		
服用方式	吞服；無法吞服者且於無法取得液劑時則打開膠囊泡水服用	調成液劑服用	經口吸入	點滴靜脈注射
適用年齡	1 歲以上	1 歲以上	5 歲以上	
療程	治療　預防	治療　預防	治療　預防	治療
	5 天或更長　10 天	5 天或更長　10 天	5 天或更長　10 天	可依症狀連續多日反覆投予
副作用	前 2 天服用時常見噁心、嘔吐，與食物並用可降低噁心感		因其呼吸系統投藥方式，故用於呼吸疾病病童時需特別注意，少數人會出現紅疹、水腫等過敏現象	腹瀉、噁心、嘔吐
神經精神事件	因果關係不明，大都發生在兒童及青少年，宜監測是否發生幻覺、自殘等不尋常反應			

資料來源：摘自疾病管制署（2018，2月13日）‧流感抗病毒藥劑使用指引。http://www.cdc.gov.tw/professional/info.aspx?treeid=BEAC9C103DF952C4

▶ 表8-8　流行性感冒疫苗接種

年齡	肌肉注射劑量	注射次數
6~35 個月	0.25 c.c.	2 次注射，需間隔至少一個月以上
3~8 歲（含）	0.5 c.c.	2 次注射，需間隔至少一個月以上
9 歲以上	0.5 c.c.	1 次

註：1. 建議施打對象：比平常人有較多機會感染流感及出現嚴重併發症的高危險群，如 6 個月大到 18 歲需接受長期阿斯匹靈治療者。

2. 接種禁忌：已知對蛋之蛋白質 (egg-protein) 或疫苗其他成分過敏者、年齡 6 個月以下者、其他經醫師評估不適合接種者、過去注射曾經發生不良反應者、發燒或急性疾病宜予延後接種。

(五) 護理處置

➲ 相關健康問題：
1. 呼吸道清除功能失效，與發炎、分泌物增加有關。
2. 潛在危險性感染，與致病原有關。

✚ **護理目標及措施**

1. 維持呼吸道通暢：維持適當的臥姿，以增加換氣；提供足夠的水分，稀釋痰液、避免脫水；必要時執行胸腔物理治療及抽痰（詳見本章「8-3 兒童常用呼吸系統疾病的相關技術」）。

2. 無續發性感染發生：被感染的病童常因免疫能力減弱而發生續發生感染，這也是病童最大的危機。持續性發燒或恢復早期出現發燒，是續發性細菌感染的徵象，應告知父母立刻回院診治。

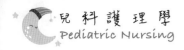

下呼吸道疾病

一、細支氣管炎 (bronchiolitis)

細支氣管炎是急性病毒性感染，對細支氣管影響很大。傳染途徑為飛沫及接觸傳染，**感染主要發生在冬季及初春，多發生在 2 歲以下的孩童，特別是 2~5 個月大的嬰兒**，雖然只有部分的病童需住院治療，但它卻是一個嚴重且臨床常見的疾病。**主要的致病原是呼吸道融合病毒 (RSV)**（流行期間約有 80% 導因於此），以及**腺病毒**與副流行性感冒病毒。

✚ 護理小幫手

呼吸道融合病毒

呼吸道融合病毒(respiratory syncytial virus, RSV)是2歲以下孩童**最常見的下呼吸道感染致病原**，傳播方式為直接接觸病童呼吸道分泌物（從手到眼、鼻子或其他黏膜處），此病毒可在皮膚上存活1.5小時，其他物體上（如衣服、衛生紙等）約數小時。病童會出現喘鳴音、呼吸急促、咳嗽及發燒等症狀，嚴重時**可引起呼吸窘迫和肺炎，因此需入院治療**。

(一) 病因及病理變化

感染造成支氣管黏膜水腫，管腔充滿黏液及分泌物。氣管及支氣管壁被發炎的細胞所浸潤，因而細支氣管周圍出現間質性肺炎。管腔的上皮細胞死亡、脫落而落入管腔，最後便會造成管腔的阻塞，特別是在呼氣時。

若為部分管腔阻塞，吸氣時細支氣管擴張，因而會有足夠的空氣進入末端肺泡，呼氣時因管腔變窄，致使氣體滯留於肺泡，造成過度膨脹 (hyperinflation)、阻塞性肺氣腫 (obstructive emphysema)（圖 8-10）。

(二) 臨床表徵

細支氣管炎的臨床表徵一開始是輕微的上呼吸道感染、咳嗽、流鼻水、打噴嚏、**輕微發燒**、可能有結膜炎。病程進展會逐漸出現咳嗽及**喘鳴音增加**、缺氧、呼吸過速、肋骨凹陷 (retration)、鼻翼搧動、呼吸困難、發紺、輕微倦怠、食慾不佳或躁動不安等症狀。

當較末端的細支氣管管腔變窄時，典型氣體交換障礙的徵象便出現，如喘鳴音、胸骨或肋骨下凹陷、**乾囉音 (rhonchi)**、呼吸困難、呼吸急促、局部呼吸音可能減弱或消失，**嚴重者可能會出現呼吸性酸中毒的現象**。

(三) 診斷檢查

診斷通常會依據臨床表徵、胸部聽診為基礎，但需與氣喘做鑑別診斷（通常氣喘會反覆發作、無呼吸道感染、對支氣管擴張劑反應較好）。

1. 胸部 X 光檢查：X 光片顯示過度膨脹的肺葉、肺的前後徑增加、肺蹋陷、肺實質變化等。

2. 分泌物培養：採取鼻咽分泌物做培養。

3. 血液檢查：利用血清酵素連結免疫吸附分析 (enzyme-linked immunosorbent assay, ELISA) 或免疫螢光分析 (immunofluorescent assay, IFA)，確認是否為呼吸道融合病毒感染。

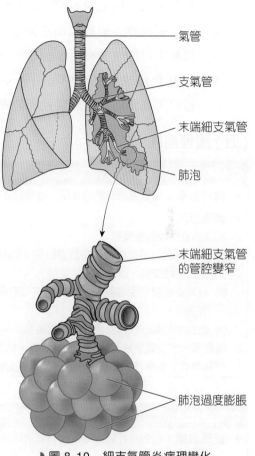

氣管

支氣管

末端細支氣管

肺泡

末端細支氣管的管腔變窄

肺泡過度膨脹

▶ 圖 8-10　細支氣管炎病理變化

(四) 醫療處置

1. 症狀支持療法

臨床上以症狀支持療法為主，包括給予**高溼度氧氣（氧濃度約 30~40%）、配合氧氣罩或氧氣帳使用**，緩解呼吸窘迫症狀；且易因呼吸過速而使水分喪失增多，加上呼吸喘、餵食不易，可給予靜脈輸液補充水分、電解質及營養。

若出現呼吸衰竭、反覆呼吸暫停、血氧飽和濃度下降時，可給予氣管內插管和呼吸器治療以矯正酸中毒。

2. 藥物治療

(1) 抗病毒藥物：**利巴韋林 (Ribavirin) 為噴霧製劑**，藉由微粒噴霧產生器 (small-particle aerosol generater, SPAG) 給藥，**可用於治療呼吸道融合病毒感染**，一天使用 12~20 小時，連續使用 3 天。但因此藥昂貴，且臨床效果並不明顯，僅用於嚴重或合併有其他疾病的呼吸道融合病毒感染的高危險嬰兒（如先天性心臟病、氣管及肺發育不全、早產兒等）。

(2) 氣管擴張劑：雖然效果爭議仍多，但一般認為口服或噴氣式乙類支氣管擴張（如 Salbutamol、Ventolin 等）、Ipratropium Bromide 對於急性期仍有其效果在。但須注意噴氣給藥時之噴氣溫度，以免反而造成支氣管更加窄縮。

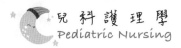
(3) 抗生素及類固醇：臨床上有合併或次發性細菌感染之顧慮，或同時有中耳炎時，可考慮使用抗生素。類固醇對於治療急性病毒性細支氣管炎，則幫助有限。

(4) 麻醉鎮靜劑：對於煩燥不安之病童，在使用輔助性呼吸器時可給予麻醉鎮靜劑，以減少可能之併發症，並達到最佳之呼吸治療目的。

(5) **RSV 免疫球蛋白** (RSV-IGIV or Respi Gam) 製劑：因可提供中和病毒的抗體，故被使用來**預防高危險嬰兒感染呼吸道融合病毒**。

(五) 護理措施

> ○ 健康問題（一）：低效性呼吸型態，與呼吸道感染腫脹造成呼吸道阻塞有關。

✦ **護理目標：** 增進適當的氧合作用，並維持正常呼吸型態。

✦ **護理措施**

1. 協助病童採取適當姿勢
   (1) 抬高床頭並協助病童維持舒適臥姿（如坐半臥、頭抬高30度、半俯臥或採端坐呼吸），促使肺部擴張及氣體交換，以達最大換氣量。
   (2) 經常查看嬰幼兒的臥姿，避免因下滑壓到其橫膈而阻礙呼吸，並可利用枕頭或毛巾捲軸，維持呼吸道通暢。
   (3) 避免穿過緊的衣物及過度伸張病童頸頭。
2. 依醫囑給予支氣管擴張劑、抗發炎藥物、黏液稀釋藥物及祛痰劑。
3. 依醫囑或需要給予病童氧氣，並可利用脈衝式血氧分析監測器持續監測病童血氧飽和濃度 (SaO_2)。

> ○ 健康問題（二）：呼吸道清除功能失效，與呼吸道感染造成分泌物增多且黏稠有關。

✦ **護理目標：** 能維持呼吸道通暢和有效清除分泌物。

✦ **護理措施**

1. 執行肺部物理治療
   (1) 包括姿位引流、叩擊、震顫，以使呼吸道管壁分泌物鬆脫，利於排出。
   (2) 需要時，給予抽吸呼吸道分泌物，但每次抽吸不宜超過5秒，並在兩次抽吸間，給予適當休息，以利氧氣供應。
   (3) 痰液過於黏稠時，可鼓勵病童攝取足夠的水分（溫開水）以稀釋痰液，或依醫囑給予適當的溶液（如0.9% $NaCl_{(aq)}$）及設備，提供噴霧治療；且濕度足夠的環境，亦可避免黏膜乾燥或分泌物結痂。
2. 定期 (q2h) 協助病童翻身，除可促進分泌物引流外，亦可協助肺部擴張，增加換氣量。
3. 向病童及家屬解釋咳嗽的重要性，協助病童有效的咳嗽，促進分泌物排出。若因疼痛而使病童不敢咳嗽，可協助固定或輕壓疼痛部位，以減輕不適的情形。
4. 護理活動採集中護理，讓病童擁有足夠的休息，並鼓勵病童在可忍受範圍內適度的活動。

> ○ 健康問題（三）：體液溶積缺失，與體液喪失增加、攝取量不足有關。

✦ **護理目標：** 能維持病童體液平衡，且生命徵象恢復至正常範圍。

✦ **護理措施**

1. 確實監測液體輸出與輸入量。
2. 觀察病童皮膚飽滿度、黏膜與皮膚溼度。
3. 鼓勵病童增加水分的攝取（可少量多次），必要時依醫囑給予靜脈輸液補充，並注意監測其流速。

> ⊃ 健康問題（四）：照顧者角色緊張，與對病童的照護及疾病之知識不足有關。

✦ **護理目標**：降低焦慮及害怕、協助家庭的成長。

✦ **護理措施**

1. 使用各項儀器設備或執行治療時，必須仔細地向病童及家屬說明其目的與過程。
2. 鼓勵病童及家屬自由討論他們的感受及關心，並能主動參與病童的照顧。
3. 主動傾聽病童及家屬的主訴，協助病童認清目前的處境，並針對其現有的能力，提供家屬及病童適當的衛教，特別是當有呼吸窘迫發生時，可以如何處理與應變，並應清楚記下每一步驟，以減輕其害怕與恐懼。
4. 呼吸道疾病或呼吸道受損的病童，可能因為曾有呼吸不順或呼吸困難的情況，而害怕日常的活動。必須告知病童及家屬，維持適度的運動及活動對病童的生長發展是需要的。可採漸進式，以病童可忍受的範圍為原則。必要時，可照會專業人員，設計並評估病童適宜的運動及活動。
5. 必要時，轉介家屬參加病童家庭支持團體及社區專業機構，提供專業協助與支持。

二、肺炎 (pneumonia)

肺炎是指肺實質組織的急性發炎，使得氣體交換功能受損。肺炎是兒童時期（特別是嬰幼兒）常見的疾病之一，有時會發生於其他疾病之後，如病毒感染呼吸道後續發生細菌性肺炎。

(一) 病因及病理變化

當致病原入侵病童肺部時，肺部會因發炎、腫脹而分泌出滲液或膿性黏液造成呼吸道阻塞，且肺部會因感染產生實質化改變而使肺順應性降低，這些改變皆會造成病童呼吸阻力增加，呼吸費力，甚至出現呼吸困難、缺氧等症狀。

(二) 臨床分類

肺炎常發生於晚冬或初春時，依發炎的位置、範圍或致病原不同，而有不同分類（見表 8-9 及表 8-10）。

(三) 臨床表徵

肺炎的臨床徵象會因致病原、兒童年齡、兒童對感染的反應及發炎的範圍、呼吸道阻塞的程度而有不同。一般而言，肺炎的臨床症狀包括：咳嗽、呼吸急促、呼吸窘迫、呼吸困難、胸痛、肋緣或肋間凹陷、疲倦、食慾不振、躁動不安等症狀。各類型肺炎臨床表徵，請參考表 8-10。

▶ 表 8-9　肺炎分類（依侵犯的解剖位置）

分類	部位
大葉性肺炎 (lobar pneumonia)	指一個或多個肺葉受感染
支氣管肺炎 (bronchopneumonia)	開始於支氣管末端並擴及鄰近的肺小葉
間質性肺炎 (interstitial pneumonia)	發炎限制於肺泡壁、細支氣管周圍及肺小葉間的組織

資料來源：Hockenberry, M. J. et al. (2014). *Wong's Nursing care of infants and children* (10th ed., p.1369). Mosby.

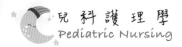

▶ 表 8-10 　肺炎分類（依致病原種類）及其比較

項目＼分類	病毒性肺炎 (viral pneumonia)	細菌性肺炎 (bacterial pneumonia)	黴漿菌性肺炎 (mycoplasma pneumonia)
病原體	嬰兒最常見是呼吸道融合病毒 (RSV)，其他還有副流行性感冒病毒、流行性感冒病毒、腺病毒（多在較大兒童）	• 小於 3 個月：肺炎鏈球菌、A 群鏈球菌、金黃色葡萄球菌、革蘭氏陰性菌、大腸桿菌、披衣菌 • 3 個月 ~5 歲：肺炎鏈球菌、b 型流行性感冒嗜血桿菌（因疫苗漸普及，發生率下降中）、金黃色葡萄球菌（少見，常伴隨結膜炎及皮膚感染）	黴漿菌
病程進展	漸進性	快速	漸進性或快速
傳染性	高	低	高
發炎部位	肺泡壁、細支氣管周圍及肺小葉間（間質性肺炎）	肺葉、肺小葉，被侵犯的肺葉有填塞現象	肺下葉（斑點狀浸潤）及支氣管周圍
發燒	輕微	高燒（出現寒顫，可能出現痙攣）	輕微或高燒
咳嗽	無痰性咳嗽或帶有白色痰液	明顯咳嗽、痰黏稠量多（帶有膿或血絲，呈鐵銹色）	初期無痰，之後可能有少量痰（帶有膿或血絲）
呼吸音	輕微喘鳴音及細爆裂音	局部有爆裂音、支氣管音或呼吸音減弱。有時會出現肋膜摩擦音 (pleural friction rub)。叩診時呈濁音	細爆裂音、支氣管音
治療	• 以支持性療法為主，包括：冷噴霧給氧、胸腔物理治療、發燒時給退燒藥、體液補充 • 除非合併細菌感染，通常不使用抗生素	• 根據血液培養結果、肺組織穿刺、肋膜積水抹片檢查或培養，選擇適當的抗生素。常用 Penicillin 或 Cefmetazole 治療 7~10 天 • 必要時，以肋膜穿刺法抽出膿液，並持續性密閉式胸腔引流 • 支持性療法同病毒性肺炎	• 抗生素治療以紅黴素 (Erythromycin)（為首選藥物）、四環黴素 (Tetracycline)（唯須注意牙齒染色的副作用）治療 10~14 天 • 新一代紅黴素藥物，如 Azithromycin，治療 3 天且副作用較少
其他	• 是最常見的肺炎種類 • 初期症狀如同一般上呼吸道感染 • 白血球數目通常不高（淋巴球為主） • 多發生於晚冬、初春	• 常呈現臉色潮紅、面容痛苦、不安等急性病容 • 較大兒童常會主訴腹痛、胸痛、頭痛 • 白血球數目增加（中性球居多） • 合併症包括：肋膜積液、膿胸、肺膿瘍、敗血症、張力性氣胸	• 為非典型肺炎 (atypical pneumonia) 中最主要類型 • 單核白血球數目增加 • 常發生於擁擠家庭中，傳染性高 • 合併症可能有肋膜積水、支氣管擴張 • 多發生於 5~12 歲，潛伏期 2~3 星期，好發於秋、冬

(四) 診斷檢查

診斷必須依據臨床症狀、病童年齡、健康史、身體檢查、胸部 X 光檢查及實驗室檢查而定。

1. 聽診：可能出現濕囉音、異常呼吸音；若肺組織發生實質性變化，呼吸音可能減弱，叩診時會出現濁音或實音。

2. 痰液檢查：包括抹片、培養、抗原檢查，可協助確認致病菌以選擇適當的抗生素治療。

3. 血液檢查

   (1) 血液常規檢查及血球分類、白血球數目與分類，可提供是否為細菌感染。

   (2) 血液培養、血清抗體或病毒抗體檢查，均可協助鑑別致病原。

   (3) 若有呼吸困難、發紺情形，可檢測動脈血液氣體分析 (ABGs)，以判斷是否有酸中毒及血中氧濃度過低現象。

4. 胸部 X 光檢查：可顯示肺部是否有瀰漫性或斑點狀浸潤，是否發生實質化變性，及是否有積液存在，以協助肺炎類型的判斷（圖 8-11）。

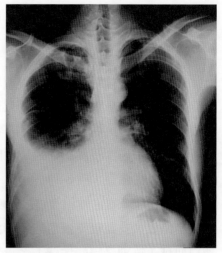

▶ 圖 8-11　肺炎（右肺感染）

(五) 醫療處置

病毒性肺炎一般以支持性療法為主；而細菌性肺炎則依據培養結果選擇適當的抗生素，在培養結果未確定之前，可先給予廣效性抗生素治療（請參考表 8-10）。

(六) 護理處置

> ➲ 相關健康問題：
> 1. 呼吸道清除功能失效，與分泌物增多、黏稠有關。
> 2. 低效性呼吸型態，與呼吸道阻塞有關。
> 3. 氣體交換障礙，與肺泡發炎致使換氣灌流不平衡有關。
> 4. 潛在危險性體液容積缺失，與呼吸急促及發燒有關。
> 5. 營養不均衡：少於身體需要，與食物攝取量減少、食慾不佳有關。
> 6. 急性疼痛，與肺部發炎有關。
> 7. 知識缺失，與不瞭解疾病病程、治療及照顧有關。

✦ **護理目標與措施**

1. **採集中護理**，鼓勵病童臥床休息。

2. **進行呼吸症狀評估**，維持組織氧合，給予氧氣、擺位、通氣及抽吸：如提供高濕度的空氣，採半坐臥式以維護呼吸道通暢，協助排除分泌物，減輕呼吸窘迫症狀。

3. 維持正常體溫，請參考「第 7 章發燒的護理處置」。

4. **增加液體的補充，監測及記錄尿量**，避免脫水及電解質不平衡，**並採高熱量飲食**，提供足夠營養，促進肺部修復。

5. 緩解疼痛，促進舒適：**單側性肺炎病童可臥向患側，以固定患側肺部**，減少胸膜摩擦所造成的不適情形。

6. 給予家屬及病童支持與衛教，**鼓勵家屬陪伴病童並協助參與照顧**。

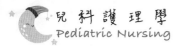

 其他呼吸道功能異常疾病

一、氣喘 (asthma)

氣喘是呼吸道對環境中的刺激原產生慢性、反覆性發炎反應，有約 80~90% 病童第一次發作經驗發生在 5 歲之前，是兒童期最常見的慢性疾病之一。在台灣，約有 10~15% 的兒童有因呼吸道過敏而引起氣喘的經驗，**最常見的過敏原為塵蟎**。病童也常因生病住院而缺課，除了影響其學習，也影響到情緒、行為、心理及社會適應。

(一) 病因及病理變化

氣喘發作是遺傳過敏體質與環境因子互動，引起發炎細胞、介質與呼吸道組織複雜的交互作用所導致。當一個具有過敏體質的病童，接觸到外在的過敏原，容易產生特異性的免疫球蛋白 IgE 抗體，此抗體會附著於肥大細胞 (mast cells) 或是嗜鹼性細胞表面的 IgE 抗體受體上。當再次接觸這類過敏原時，過敏原和已經致敏過的肥大細胞結合，使之釋放並製造各類炎症介質（圖 8-12）。

這些炎症介質的堆積會**造成呼吸道傷害性發炎反應，引起黏膜腫脹**、黏稠分泌物增加，**並促使氣管、支氣管平滑肌收縮等症狀**（立即性氣喘發作）。之後，因發炎反應又吸引更多白血球（特別是嗜酸性球）至氣管再一次釋放炎症物質，產生浸潤現象，並破壞氣管上皮細胞組織（遲發性氣喘發作）。

如此反覆發作，會造成病童呼吸道狹窄、阻力增加及呼吸道敏感性大增。當氣體進出呼吸道受到阻礙，便會出現呼吸道阻塞症狀，如喘鳴音、呼吸急促、咳嗽、呼吸困難、胸悶等。

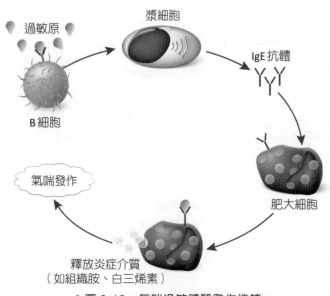

▶圖 8-12　氣喘過敏體質發作機轉

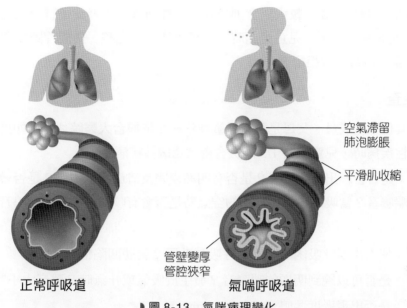

空氣滯留
肺泡膨脹

平滑肌收縮

管壁變厚
管腔狹窄

正常呼吸道　　　　　氣喘呼吸道

▶圖 8-13　氣喘病理變化

　　正常情況下，支氣管在吸氣時會擴張及變長，而於吐氣時會收縮且變短，所以呼吸困難情形在吐氣時更為明顯，常會出現「咻、咻、咻」的喘鳴音。這也使得吐氣時，肺部內的氣體無法順利排出，造成功能肺餘容量 (funcitional residual capacity, FRC) 增加，而使肺泡過度膨脹致使氣體交換無法順利進行。當換氣與血流灌注不吻合時，**血中氧含量會出現過少現象，二氧化碳會積存於體內，嚴重時會導致呼吸性酸中毒**，甚至呼吸衰竭。

(二) 臨床分類

　　依發病的原因可分為三類

1. 過敏性（或稱外因性）氣喘：由外來的過敏原刺激敏感的白血球細胞產生一系列免疫反應所造成。此類病童大多有過敏疾病家庭史，且發病年齡都比較小。常見的過敏原包括：塵蟎、花粉、黴菌、動物毛及皮屑、蟑螂、舊棉絮、藥物等，其中台灣兒童最常見的過敏原是塵蟎。

2. 非過敏性（或稱內因性）氣喘：由呼吸道感染、氣候變化、空氣汙染、香水、劇烈運動或強烈情緒反應等所引起，一般找不到外來的過敏原。

3. 混合型氣喘：發作和上述兩類因素都有關係，是最常見的類型。

(三) 臨床表徵

　　氣喘最明確的臨床表徵是呼吸道阻塞，出現胸悶、咳嗽、喘鳴音、**呼吸急促**、呼吸困難、臉色蒼白、躁動不安、胸肋骨下凹陷、**吐氣時間延長**、疲倦、表情焦慮、盜汗、皮膚有時會癢等症狀。

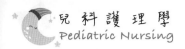

幼兒會採取三腳架坐姿，較大兒童則坐直肩膀往前移，手臂支撐置於床邊或椅子上，以使呼吸輔助肌容易使用。當兒童說話時，句子可能無法完整，僅能片斷或單字表達，且伴有喘鳴音；嚴重時甚至會拒絕躺下。

(四) 診斷檢查

1. 家族史：其他家庭成員、父母是否有過敏性疾病？依據台大醫院估計，如果父母其中一人有過敏性疾病時，兒童約有 1/3 的機會得到過敏性疾病。

2. 個人病史：是否曾經出現喘鳴音？是否有明顯夜間及清晨醒來咳嗽？是否曾在運動後出現咳嗽或喘鳴音？當吸入花粉或汙染的空氣時是否會有咳嗽、胸悶或喘鳴音等症狀？

3. 身體檢查
   (1) 視診：使否出現呼吸困難？使用呼吸輔助肌？胸肋凹陷情形？
   (2) 聽診：是否可以聽到明顯的喘鳴音？發生於吸氣或吐氣時？聲音大小為何？
   (3) 叩診：是否出現過度共鳴音 (hyperresonance)？

4. 過敏原試驗
   (1) 血液檢查：**嗜酸性球 (eosinophilia) 數值上升，表示有外因性誘發因素存在，IgE 總量上升表示有過敏性疾病**，特異性 IgE 抗體存在表示有特異性過敏原。
   (2) 皮膚試驗（俗稱蓋印章）：將過敏原打入皮下（或貼在皮膚），於 30 分鐘內可看到典型的水泡及潮紅反應，以找出過敏原。
   (3) 痰及鼻黏膜分泌物檢查：嗜酸性球數值增加，表示有外因性誘發因素存在。

5. 胸部 X 光檢查：可能有肺部過度膨脹、肋間距離加大等現象。此非診斷氣喘兒的工具，**無發作時胸部 X 光檢查結果是正常的**，但可排除因其他原因（如異物吸入、肺炎等）引起的喘鳴音。

6. 肺功能檢查：吐氣的氣體容積（如 FEV_1 和 PEFR）是否變差？另可讓病童吸入支氣管擴張劑後再做一次檢查，以評估呼吸道變化。

7. 支氣管誘發試驗：於病童未發作時，吸入藥物（如組織胺），評估氣管敏感度變化。

8. 用血氧監測器或動脈血液氣體分析評估換氣情形。

除以上檢查外，並可配合臨床症狀發作頻率（見表 8-11）及發作過程（見表 8-12）做氣喘嚴重程度評估，以此分類做為藥物治療及處理的指引。

▶ 表 8-11　依臨床症狀發作頻率做氣喘嚴重程度評估

輕度偶發型 (mild intermittent)	<ul><li>1 週發作最多 2 次</li><li>急性發作時間短暫（幾小時到數天不等）</li><li>夜間發作（咳嗽或喘鳴音）1 個月最多 2 次</li><li>尖峰呼氣流速值 (PEFR)，大於預測值的 80%，變異度小於 20%，即處於綠燈區</li></ul>
輕度持續型 (mild persistent)	<ul><li>1 週發作多於 2 次，但 1 天少於 1 次</li><li>急性發作時可能影響日常活動</li><li>夜間發作 1 個月多於 2 次</li><li>尖峰呼氣流速值 (PEFR)，大於預測值的 80%，變異度介於 20~30%，即處於綠燈區</li></ul>
中度持續型 (moderate persistent)	<ul><li>每天都有症狀</li><li>每天都需使用 β₂ 交感神經興奮劑</li><li>發作時會影響日常活動</li><li>**1 週發作多於 2 次，每次發作可達數天**</li><li>**夜間發作每週至少 1 次**</li><li>尖峰呼氣流速值 (PEFR)，介於預測值的 60~80%，變異度大於 30%，即處於黃燈區</li></ul>
重度持續型 (severe persistent)	<ul><li>症狀持續出現</li><li>身體活動受限，無法過正常生活</li><li>夜間經常發作</li><li>尖峰呼氣流速值 (PEFR)，小於預測值的 60%，變異度大於 30%，即處於紅燈區</li></ul>

資料來源：Hockenberry, M. J. et al. (2014). *Wong's Nursing care of infants and children* (10th ed., p.1386). Mosby.

▶ 表 8-12　依臨床症狀發作過程做氣喘嚴重程度評估

程度 項目	輕度	中度	重度	呼吸衰竭
意識	正常	正常	改變	嗜睡或意識不清
呼吸次數（次／分）	正常或**微增**	增加	**明顯增加 (>30)**	減少
呼吸輔助肌肉使用	無肋間凹陷	中度肋間凹陷	使用（呼吸用力）	異常胸腹呼吸動作
喘鳴音	**呼氣時**	吸與呼氣時都有	逐漸聽不到	聽不到
心跳次數（次／分）	**微增**，<100	100~120	**>120**	減慢
奇脈	<10 mmHg	10~20 mmHg	>20 mmHg	沒有
尖峰呼氣流速值 (PEFR)	>80% （預測值）	50~80% （預測值）	<50% （預測值）	<50% （預測值）
動脈血氧分壓 (PaO₂)	正常	>60 mmHg	<60 mmHg	<60 mmHg
動脈血二氧化碳分壓 (PaCO₂)	<45 mmHg	>45 mmHg	>45 mmHg	>45 mmHg
動脈血氧飽和濃度 (SaO₂)	>95%	91~95%	<90%	<90%
膚色	正常／紅潤	蒼白	發紺	發紺

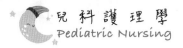

(五) 醫療處置

氣喘病童醫療處置的主要原則為：控制症狀，避免氣喘發作。因此，必要時使用藥物治療，減少呼吸道發炎，以緩解或預防呼吸道狹縮。日常生活中，避免接觸過敏原及暴露於誘發因素下，平時自我監測，並定期回診追蹤。

• 藥物治療

主要目的為預防並控制氣喘症狀，減低氣喘發作的頻率及嚴重度，解除呼吸道阻塞。給藥途徑包括口服劑型、吸入劑型及針劑（含靜脈注射、皮下或肌肉注射）。如果能夠使用**吸入劑型噴劑，將可以避免或減少**因口服或注射之後引起的**全身性副作用**。臨床常用藥物如下所述，其中以抗發炎藥物及支氣管擴張劑最為主要。

1. 抗發炎藥物

　　研究指出，若無法給予適當的抗發炎藥物控制氣喘兒童氣管發炎的症狀，只是一昧給予支氣管擴張劑擴張其氣管，則容易造成肺部細胞的持續浸潤及介質的持續釋放，易形成慢性氣喘狀態、傷害氣管並導致肺功能受損。此類藥物包括：類固醇 (corticosteroids)、肥大細胞膜穩定劑 (mast cell membrane stabilizer) 及白三烯素拮抗劑 (leukotriene modifying drugs)。

(1) 類固醇：**是用來治療或預防氣喘病發炎反應中最有效的抗發炎藥物**。其主要作用是增加標的細胞 β_2- 交感神經受體的合成數目及其穩定性，進而促進且加速 β_2- 交感神經興奮劑的氣管擴張作用，減少呼吸道微細血管的滲漏及呼吸道黏液腺的黏液產生。包括口服（常用於 5 歲以下兒童）、吸入型及靜脈注射三種。

　　吸入型類固醇可使藥物直接進入肺部，不但在肺部吸收效果良好，也較不會被腸胃道吸收，即使被吸收也幾乎立刻被肝臟代謝而不具作用，且使用劑量比口服製劑低，故較安全。常用藥物包括：粉劑吸入器，如 Budesonide（**Pulmicort**®，可滅喘都保®）、Fluticasone Propionate（Flixotide®，輔舒酮®）；噴霧吸入器，如 Beclomethasone Dipropionate（Aldecin®，愛力得新®）等。使用個人控制氣喘發作最低有效劑量的噴霧吸入型類固醇，以維持氣喘病童不產生臨床症狀持續達 3 個月以上，是有效且必要的預防性治療。在**類固醇類經口吸入劑使用後，要衛教病童漱口，以避免口腔或喉部的黴菌感染**（如鵝口瘡）。

　　臨床上，使用短期性高劑量類固醇（每天每公斤體重 1 毫克 Prednisolone，口服）於急性氣喘發作兒童，不但可減少發炎反應，還能加強選擇性 β_2- 交感神經興奮劑的療效，常有很好的救命效果。雖然不當使用類固醇會造成一些副作用，如生長遲緩、骨質疏鬆、Cushing 氏症候群、高血壓、血糖代謝不穩、腎上腺抑制作用等。但因其比嚴重發作對病童生命威脅要小許多，且一旦停藥後大多症狀會回復，故仍須適病童病情變化適時給予使用。

(2) 肥大細胞膜穩定劑：**可穩定肥大細胞而減少過敏介質的釋放**，副作用少，須長期使用，預防氣喘發作的效果佳。**如 Cromolyn Sodium**（Intal®，咽達永樂®）可於運動前 20 分鐘吸入，有效預防氣喘發作時間為 1.5~5 小時。

(3) 白三烯素拮抗劑：為目前廣泛用於治療輕、中度氣喘的新一代藥物，藉由抑制白三烯素的受體，而減少支氣管收縮、血管通透性及黏液分泌。特別適用於預防運動或冷空氣誘發型氣喘。目前有 Zafirlukast（Accolate®，雅樂得®）用於 12 歲以上病童及 Montelukast（Singular®，欣流®）用於 6 歲以上病童。

2. 支氣管擴張劑

(1) β$_2$- 交感神經興奮劑：是目前最普遍、支氣管擴張效果最佳的藥物。可使呼吸道平滑肌鬆弛並影響肥大細胞及嗜鹼性球的介質釋出，可分為短效型及長效型製劑。

 A. 短效型製劑：**可直接快速使呼吸道平滑肌鬆弛，並使局部血管收縮**，以減輕喉部水腫。**易產生耐藥性，長期使用反而會使支氣管更敏感，故不可規則使用，只有在需要（急性發作）時才使用**，如 Terbutaline（Bricanyl®，撲可喘®）、Fenoterol（**Berotec**®，備勞喘®）、Albuterol（**Ventolin**®，泛得林®）。可於運動前 20 分鐘吸入，有效預防氣喘發作時間為 4~5 小時。

 B. 長效型製劑：可維持血中濃度使呼吸道變異性減少，較不易引起耐藥性，長期使用也不會使支氣管更敏感，如 Salmeterol（Serevent®，使立穩®）、Formoterol（Atock®，亞登克®）可於運動前 30 分鐘吸入，有效預防氣喘發作時間為 12 小時。長效藥物對於夜間或清晨氣喘發作較易控制，常見副作用有手顫抖、心搏過速、心悸、低血鉀等。

(2) 茶鹼：只有輕微支氣管擴張作用，且因安全範圍窄（血中濃度 5~15 μg/mL），必須時常偵測血中濃度，如 Aminophylline、**Theophylline**。如果併用其他藥物（如 Erythromycin），或心臟衰竭、肝硬化及年紀大者，會影響茶鹼代謝，所以要調整劑量以維持適當濃度。

 常見副作用有**噁心、嘔吐、腸胃不適、低血壓、躁動不安、心律不整、心搏過速、失眠**、頭痛、抽筋等，**如出現中毒症狀則應停藥**，並監測生命徵象。

(3) 抗膽鹼製劑：可達到緩解呼吸道痙攣及減少黏液分泌的情形，如 Ipratropium（Atrovent®，定喘樂®），通常會與噴霧型 β$_2$- 交感神經興奮劑一起使用。

3. 祛痰劑

 降低呼吸道分泌物的黏稠度，以利病童順利咳出痰液，如 Glyceryl Guaiacolate (Robitussin®) 或 Bromhexine HCl (Bisolvon®)。

4. 抗生素

 視病童病情需要及致病菌種給予。

吸入型藥物依質地可分為定量噴霧吸入劑(metered-dose inhaler, MDI)及粉末吸入劑(dry-powder inhaler, DPI)（表8-13），定量噴霧吸入劑是利用加壓方式將藥劑推出藥瓶，每一次噴出的劑量都相等，其**使用劑量低**，可直接吸入到肺部，較年幼的幼兒可搭配吸藥輔助器來增進其噴霧藥物的療效；而粉末吸入劑需要藉由吸藥時的氣流，使藥品順利進入氣管內，因此需把握使用技巧：快速、用力吸飽一口氣，才能有效吸入藥品。

▶ 表8-13　定量噴霧吸入劑及粉末吸入劑之比較

項　目	定量噴霧吸入劑(MDI)	粉末吸入劑(DPI)
使用年齡	無年齡限制	**適用5歲以上病童**
呼吸配合方式	慢速深吸	用力、快速吸氣
是否容易受潮	無受潮限制	容易受潮，產生結塊
注意事項	使用時需手口協調，加上吸藥輔助器，可以幫助藥品吸入完全。**建議小於4歲病童，可併用面罩式吸藥輔助器**(AeroChamber)	急性發作時，不能拿來當急救用藥

▶ 表 8-14　定量噴霧吸入劑 (MDI) 使用步驟

不附加吸藥輔助器

1. 充分振動並搖晃吸入瓶，均勻地混合瓶內藥物。
2. 移去護蓋。
3. 頭微仰，以鼻吐氣。
4. 將吸入瓶噴嘴置於口前 3~5 公分處，張大嘴巴（開口式）或將吸入瓶噴嘴以前齒輕咬，以嘴唇緊密包住噴嘴（閉口式）；下壓吸入瓶的同時，開始慢慢的吸氣（約 3~5 秒）。
5. 閉氣 5~10 秒，以使藥物能到達肺深部。
6. 若醫師指示，每次吸入次數大於 1 次，則可在 1~2 分鐘後，重複步驟 3.~5.；間隔的目的，是為了讓藥物在肺中的穿透分布較好。
7. 閉口式吸入方式使用吸入劑後，拆下塑膠噴嘴，以溫水清洗，使之自然乾燥。

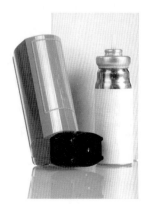
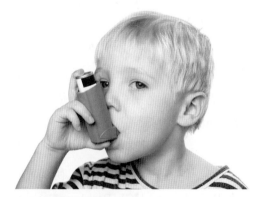

▶ 圖 8-14　定量噴霧吸入劑 (MDI)

▶ 表 8-14　定量噴霧吸入劑 (MDI) 使用步驟（續）

附加吸藥輔助器

1. 移去護蓋。
2. 將吸藥輔助器寬端接在吸入瓶的噴嘴上，窄端蓋上護套。
3. 充分振動並搖晃吸入瓶，均勻地混合藥物，並注意接合處是否緊密。
4. 下壓吸入瓶，讓藥物釋出在吸藥輔助器中，移去護蓋，以正常呼吸速度吸入輔助器中的藥物。
5. 閉氣 5~10 秒鐘。
6. 若醫師指示，每次吸入次數大於 1 次，則可在 1~2 分鐘後，重複步驟 3.~5.。
7. 使用後，拆下吸藥輔助器，以溫水清洗，使之自然乾燥。

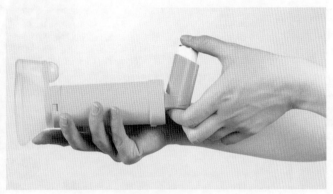

▶ 圖 8-15　吸藥輔助器 (AeroChamber)

▶ 表 8-15　粉末吸入劑 (DPI) 使用步驟

以轉盤式填充式──胖胖魚吸入器為例

1. 移去瓶蓋。
2. 充填藥品：先將底盤右轉到底後，再向左回轉到底，聽到卡嚓一聲，即表示藥品充填完成。
3. 口輕輕吐氣（勿對著吸入瓶的吸嘴）。
4. 雙唇含住吸嘴，「快而深地」吸一口氣，使藥粉進入肺深部。
5. 閉氣 5~10 秒。
6. 將吸入瓶吸嘴擦拭乾淨，蓋上瓶蓋並旋緊。

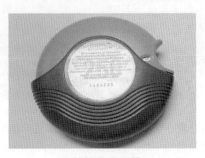
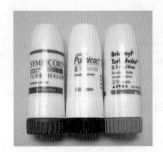

(a) 胖胖魚吸入器　　　　　(b) 都保吸入器

▶ 圖 8-16　粉末吸入劑

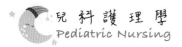
✚ 護理小幫手

如何確認氣喘吸入劑還剩多少藥？

1. 搖動容器或感覺其重量，以查知是否仍有液體存在。通常當容器看似已空時，可能尚有10次有效吸入量。

2. 可將定量噴霧器的藥罐取出，放入水中。

(1) 若容器橫著沉入水底，表示充滿藥劑。

(2) 若垂直水中，表示大約還有半量。

(3) 若半斜浮在水面，表示尚存1/4量。

(4) 若平浮於水面，表示已用完。

3. 若為乾粉劑則不可置於水中測量。

(1) 都保吸入器上有指示窗，指示窗出現紅色表示還有20劑量，紅色全部出來表示藥已用完。

(2) 胖胖魚吸入器，所剩劑量直接以數字表示在指示窗。

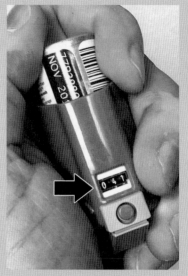
▶圖8-17　劑量指示窗

• **減敏療法**

　　對於已找出環境中明確的過敏原，且給予適當藥物治療及環境控制後，仍無法有效控制氣喘症狀者，可考慮使用減敏療法。目前普遍使用的是長期規則性皮下過敏原注射，藉以減低病童體內的免疫反應對過敏原的敏感度，而達到治療效果。臨床顯示，接受治療時間越久，其氣喘復發率越低。

(六) 護理處置

⊃ 相關健康問題：
1. 低效性呼吸型態，與支氣管黏膜腫脹、氣管平滑肌收縮有關。
2. 呼吸道清除功能失效，與分泌物黏稠及增加有關。
3. 潛在危險性體液容積缺失，與呼吸速率急促、液體攝取量減少有關。
4. 焦慮，與呼吸困難及住院有關。
5. 急性疼痛，與使用呼吸輔助肌肉用力呼吸有關。
6. 知識缺失，與病童及家屬對疾病知識、治療過程及居家照顧能力不足有關。

✚ 護理目標與措施
1. 協助排除分泌物，增進適當的氧合作用，並維持正常呼吸型態；提供適當的液體及營養攝取，避免脫水及續發性感染；給予病童及家屬支持以減輕焦慮及害怕；維持病童正常的生長與發展（請詳見本章「細支氣管炎」之護理處置）。
2. 提供病童及家屬關於疾病照顧的指導及注意事項：
(1) 向病童及家屬解釋，氣喘是一種反覆發生的呼吸道阻塞疾病，只要接受適當的治療，疾病便能控制，減少住院次數，維持其正常的日常生活作息。

(2) 教導病童及父母對於所使用的藥物名稱、作用、給予方式、劑量、時間、副作用、使用不正確可能會造成的結果、副作用出現時該如何處理、隨身攜帶的藥物有哪些？必須確認藥物的有效劑量足夠，並隨時補充藥。

(3) 當發生氣喘危象時應立刻就醫治療。氣喘危象又稱氣喘重積症(status asthmaticus)，是氣喘發作當中最嚴重的形式，係指病童雖接受了積極的治療，在極短時間內發生支氣管痙攣，甚至引發呼吸衰竭，嚴重可導致病童死亡。發作時須迅速處置，以減輕病童呼吸道阻塞的程度，改善呼吸窘迫或呼吸衰竭的情況。處置包括：依醫囑給予氧氣及液體補充、吸入 β₂-交感神經興奮劑、靜脈輸注茶鹼(Theophylline)、全身性類固醇藥物之給予、使用人工呼吸器等（台灣氣喘衛教學會，2012）。

3. 教導正確使用吸入型藥物：氣喘治療用藥除急性期使用針劑外，一般病童常用口服或經口吸入劑。其中吸入劑的使用較需技巧，且其治療效果會受使用者吸氣速度、閉氣時間及用藥前是否均勻混合溶液及懸浮劑等因素影響，使用步驟請參考表 8-14 及表 8-15。

4. 衛教並說明氣喘病童居家生活注意事項：給予衛教時，必須強調氣喘治療的原則在幫助病童及家屬認識氣喘，學習自我評估，進而能自我管理，自我控制藥物的使用。

5. 教導病童及家屬如何正確執行「自我評估氣喘的嚴重程度」：

(1) 氣喘病的嚴重程度是依症狀的嚴重程度與肺功能的數據來決定。症狀有賴詳細的病史，但有些病童無法提供清楚且可信的病史，或無法感受到症狀嚴重程度的變化，而使得詢問病史時，敘述過於模糊籠統，因此客觀肺功能的測試就顯得相當的重要。

(2) **尖峰呼氣流速計**(peak flow meter)：可用來測試肺臟可在最快的瞬間內吐出多少的氣體，亦即尖峰呼氣流量，**可評估氣喘的嚴重程度**。氣喘發作時，呼吸道變窄，阻力增加，因此能呼出來的氣減少，尖峰呼氣流量也就下降。尖峰呼氣流量常在症狀發生前的幾小時或幾天內即已經開始降低，如果病童能在症狀發生前就給予適當的治療，即可防止氣喘的發作。

A. 尖峰呼氣流速計的使用步驟說明如下：

a. 移動尖峰呼氣流速計指示器到底部（歸零），手指不可妨害指示器移動。

b. 站立姿勢，深呼吸，完全地將空氣充滿病童的肺。

c. 將尖峰呼氣流速計置入口中，緊閉嘴唇，以最用力且快速的方式吹出。請勿將病童的舌頭放進吹管的洞裡面。

d. 取三次吹氣中，最好的吹氣數值記錄於病童的氣喘日誌內。連續兩週，取最高的數字，這個數字即是「個人最佳值」。

B. 原則上每日早晚各記錄一次，這樣可算出尖峰呼氣流速的每日變異度（公式如下）。病情穩定時，可只記錄早上的尖峰呼氣流速值(peak expiratory flow rate, PEFR)。

$$尖峰呼氣流速每日變異度 = \frac{PEFR（晚）- PEFR（早）}{1/2 〔PEFR（晚）+ PEFR（早）〕} \times 100\%$$

註：病童若每日早上 7 點與晚上 7 點各記錄一次，尖峰呼氣流速的每日變異度大於 30%，即可診斷為氣喘

C. 尖峰呼氣流速之正常預測參考值：病童可將所測得的尖峰呼氣流速值，與正常同年齡、同性別、同身材的同種族孩童的尖峰呼氣流速正常預測值相比較，來瞭解其測量值是「正常」還是「異常」。

尖峰呼氣流速正常預測值公式：

女孩：PEFR = 7.37373A + 1.682135H + 1.27746W - 98.87426

男孩：PEFR = 9.347653A + 2.033576H + 0.806917W - 130.5

註：1. A 為年齡（歲），H 為身高（公分），W 為體重（公斤）
    2. 實足年齡 5 歲 6 個月至 6 歲 6 個月視為 6 歲，其餘依此類推

D. 尖峰呼氣流速計的紅、黃、綠燈區代表意義：尖峰呼氣流速計的紅、黃、綠燈區，可作為平時監測病童病情的參考。若有發作，則可作為自我評估及自我處置的重要依據，參考如表8-16。

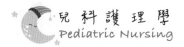

▶ 表 8-16　紅、黃、綠燈區代表意義

尖峰呼氣流速值為理想值之百分比	意義
80~100%（綠色）（穩定）	• 無症狀，**表示氣喘在妥善的控制中** • **依常規治療** • 長期穩定可考慮減藥
60~80%（黃色）（警告）	• 表示中度氣喘發作，可能為急性發作或氣喘控制不佳，最好於 1 日內就醫 • 須增加藥物治療或口服類固醇
<60%（紅色）（危險）	• 氣喘警示，表示嚴重氣喘發作，應該立即就醫治療 • 立即使用吸入性短效型支氣管擴張藥物，並及早使用類固醇藥物 • 氣喘控制不佳，重新訂定新的治療計畫

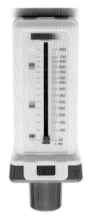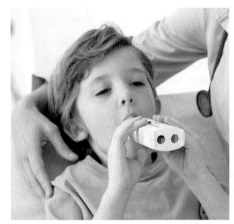

▶ 圖 8-18　尖峰呼氣流速計

(七) 居家照護

• 塵蟎的防治方法

1. 家中的彈簧床墊、榻榻米、椰絲墊及海綿墊等，須移除或以防蟎床套包裹。

2. 全家最好改睡木板床或是地板上墊以韻律操用的塑膠拼墊。

3. **使用太空被、睡袋、涼被或蠶絲被**，不可使用浴巾、毛毯、羊毛被、羽毛被或厚重的棉被，否則須以防蟎被套套上。

4. 去除地毯、布製家具、充填玩具、絨毛娃娃或布娃娃等。

5. **每週以 55℃熱水浸泡 10 分鐘後清洗外蓋寢具**，如床單、床罩、枕頭套等。

6. **避免使用厚重窗簾布**，可以直立式百葉窗或塑膠遮板代替。

7. 避免放置錦旗類、懸掛絲製品飾物及易堆積灰塵的東西，**經常使用吸塵器將患童房間的灰塵清乾淨**。

8. 衣服放衣櫃內，並關好櫃門。

9. 因塵蟎的最佳生長濕度為 75~80%，在相對濕度 50% 以下無法生長，故可使用除濕機將室內濕度控制於 60% 以下，以減緩塵蟎數量的增加。

- **其他居家注意事項**

1. 乾冷的天氣與局部地區的空氣汙染指數急遽變差時，會造成病童的氣喘病發作，此時應戴口罩或盡量避免外出。

2. 在家裡使用瓦斯、木柴、煤炭或液態石油產品烹調食物時，其所產生的室內的空氣汙染物質，包括一氧化碳、二氧化碳、二氧化硫、二氧化氮、氮氧化物及其他可吸入的粒子，皆可誘發早已不穩定的呼吸道產生氣喘病發作，故病童的家屬須避免以上述方式烹調食物。

3. 吸菸與吸二手菸皆會增加異位性個體氣喘病發作的頻率，故病童家中應該完全禁止吸菸。

4. 呼吸道病毒感染已被證實會誘發病童的急性氣喘發作，故在呼吸道病毒感染流行期間，病童應避免到公共場所（尤其是電影院、大賣場等），且應常戴口罩及經常洗手，而病童的家屬也須培養勤洗手及戴口罩的習慣。

5. 大多數的氣喘病童在激烈運動後，都會有短暫性的呼吸道阻力增加、咳嗽及呼吸急促等現象。除長期投與低劑量噴霧吸入式類固醇可降低其呼吸道過敏性炎症反應外，**於運動前 20 分鐘事先噴霧投予 β_2- 交感神經興奮劑或 Cromolyn Sodium，通常可防止 80~90% 病童氣喘發作**。其他非藥物措施包括：避免於太乾燥的環境中進行運動，進行暖身運動，游泳，運動時使用鼻子呼吸或使用面罩或口含管子以減少呼吸空氣的水分散失。

6. 提供均衡的飲食。少數病童會因進食某些食物（如冰水、辣椒、海鮮等）而產生肺功能下降，甚至氣喘發作。這些病童的家屬須暫時限制其進食相關食物，直到醫師改善其呼吸道高過敏度狀態或以相關食物激發試驗確定其是否可以開始進食。

二、囊性纖維變性 (cystic fibrosis, CF)

　　囊性纖維變性是一種體染色體隱性遺傳疾病，由於病童的第七對染色體長臂上缺陷，使得外分泌腺體（呼吸道、胰臟、腸胃道、汗腺等）的上皮細胞無法正常傳送氯離子(Cl^-)，造成分泌之黏液水含量減少，分泌物過於黏稠因而導致阻塞及感染。此病的發生率與種族有關，其中以白人的發生率最高，約為1/2,000個活產兒，亞洲及非洲人最少見。**男女得病機率相同。**

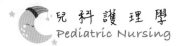

(一) 病因及病理變化

　　濃稠的黏液會使消化酵素從胰臟分泌至腸道的數量減少，**導致**蛋白質、脂肪、醣類、維生素及礦物質等**營養素的吸收不良**；黏液累積於肺葉的結果，造成呼吸道阻塞、下呼吸道感染率增加（常見綠膿桿菌 (*Pseudomonas aeruginosa*) 及金黃色葡萄球菌感染 (*Staphylococcus aureus*)），反覆性的呼吸道感染將導致支氣管擴張及纖維化，**進而導致呼吸困難**。

　　肺部合併症常是造成病童死亡的主因。1987 年美國纖維性囊腫學會報告認為這類病人存活時間的中間值為 28 歲。目前臨床經驗可考慮肺臟移植可有較好的預後。

(二) 臨床表徵

　　此病症狀多變且出現時間不一，有些出生即可評估發現，有些則於數年後才漸漸顯露，隨著疾病進展而呈現多樣性。

1. 呼吸系統徵象：出現喘鳴音 (wheezing)、呼吸困難、咳嗽、發紺；因過於黏稠的分泌物阻塞細小呼吸道，隨著病程演變將出現肺擴張不全 (atelectasis) 及阻塞性肺氣腫 (obstructive emphysema)，更可能導致桶狀胸 (barrel chest) 及杵狀指 (finger clubbing)；日後可能出現慢性鼻竇炎、支氣管炎、支氣管肺炎，及耳朵、鼻子、喉部方面的問題。

2. 腸胃系統徵象：出生時因胎便黏稠造成腸阻塞 (ileus)；病童會因胰管的阻塞而妨礙消化酵素分泌到腸道，且因脂肪吸收不良而會出現維生素 A、D、E、K 缺乏，也可能併發慢性脂肪瀉，以致病童發育不良，體重減輕。由於胰臟功能的異常，也可能因此而誘發糖尿病。少部分病童甚至因膽管的阻塞而妨礙消化，同時損傷肝功能。腸道亦可能發生部分或完全阻塞。

3. 生殖系統徵象：可能造成輸精管、輸卵管的發育異常或阻塞而導致不孕。

4. 心血管系統徵象：因肺動脈血流被阻斷 (obstruction of pulmonary blood flow)，而導致右心肥大及充血性心衰竭。

5. 皮膚徵象：汗液中的鈉與氯會增加，皮膚常有鹽分結晶，因而父母常主訴親吻病童時，會有鹹味。

(三) 診斷檢查

1. 汗液測驗 (sweat test)：檢測汗液中 NaCl 含量。病童的數值為 60 mEq/L 以上（正常值為 30 mEq/L）。

2. 大便分析：大便量多、呈泡泡狀，可檢測出脂肪瀉 (steatorrhea)，大便中含有甚多的脂肪顆粒。

3. X 光檢查：肺部充氣量增加，最後會出現肺擴張不全及阻塞性肺氣腫。

(四) 醫療處置

1. 藥物治療：若無其他併發症（如腸扭結、壞死、破裂、閉鎖等）的單純性胎便性小腸阻塞的病童，可以 Gastrografin 由肛門灌入到迴腸內，利用其高滲透壓的特性 (1,800 mOsm/L) 將小腸黏膜組織之水分吸入腸腔內，可使糞便鬆解排出體外。使用此種方法時需先給病童補充足量的水分，以免發生脫水或休克。

2. 解除感染：可給予適當的抗生素控制感染，並配合拍痰及姿勢引流等以利濃痰排出，必要時須抽痰或以外科手術治療肺塌陷、氣胸等併發症。

3. 酵素治療：補充酵素是控制吸收不良的首要步驟。正餐及點心時間補充胰臟酵素可以改善澱粉、蛋白質及脂肪的消化，但可能無法使消化功能完全改善。

4. 提供適量的熱量、蛋白質：提供熱量 150~200 大卡／公斤體重，並補充各種營養素。嬰兒可餵食含有水解蛋白質 (hydrolysate) 並含 MCT (medium chain triglyceride) 配方奶粉，如 Pregestimil、Alfare，以達到理想的生長曲線及體重／身高比值、預防營養不足。

(五) 護理處置

1. 執行系統性評估，監測病童是否出現惡化徵象及合併症。

2. 促進適當的氣體交換及維持正常的呼吸型態，配合噴霧治療、拍痰及姿勢引流等以利濃痰排出，維持呼吸道通暢。

3. 評估營養狀態，維持適當熱量攝取、記錄 I/O 及每天體重。

4. 促進熱量攝取，採取高熱量高蛋白飲食，脂肪則依病童耐受性適度增加，天氣較熱或發燒期間可增加鹽分攝取。

5. 依醫囑給予藥物，包括胰臟酵素、支氣管擴張劑、抗生素及脂溶性維生素等。

6. 鼓勵父母與病童以言語表達對於此疾病慢性之特質及長期合併症的感受想法、與擔心，包括面臨死亡。

7. 提供父母與病童疾病相關衛教，包括此遺傳性疾病病因、診斷、疾病病程變化、長期合併症；強調預防感染之重要性；列出適當且符合病童年齡的飲食需求，必要時照會營養師指導父母飲食設計，以提供足夠生長發育所需營養。

8. 必要時，衛教家屬與病童關於肺臟移植相關事宜。

三、肺結核 (tuberculosis, TB)

　　過去幾十年以來，台灣的公共衛生與傳染病的防治已有長足的進步，但是結核菌感染在台灣仍不算罕見。流行病學的研究估計，結核病在台灣 20 歲以下兒童與青少年的盛行率大約是每年每十萬人有 9.6 個人感染肺結核。在 20 歲以下的人當中，有兩個年齡群特別容易感染肺結核：一個是 3 歲以下的嬰幼兒，另一個是 14~19 歲的青少年。通常男性病童比女性多（呂，2018）。

　　肺結核主要經由空氣傳染，可因吸入開放性肺結核病人的咳嗽、打噴嚏、吐痰，或談話時所排出含有結核菌的細小飛沫所傳染，若長時間處於密閉空間或接觸開放性肺結核病人，而沒有良好的防護時，則受到感染機會較大。

(一) 病因及病理變化

　　結核菌是一種好氧性的抗酸性細菌，進入人體後，不會立即產生反應，大約95%的病童第一次感染結核桿菌時，會因為身體免疫力所以不會直接發病（稱為潛伏結核感染），但是日後可能因為再次感染而發病，只有5%的病童第一次感染結核桿菌時。

　　結核桿菌會透過血液與淋巴液造成肺結核或肺外結核。肺部尖端的含氧量較高，較適合肺結核菌生存，所以上肺葉或肺尖端的部位也是結核桿菌容易侵犯的地方。5歲前的肺外結核以骨骼與關節結核最常見，而較大病童則多為淋巴結核，青少年則以開放性肺結核為主。

(二) 臨床表徵

　　發燒(70%)、咳嗽(94%)是病童肺結核最常見的症狀。5歲以下病童很少有呼吸道症狀，有時會出現肢體或關節不明原因的腫大；5~14歲病童則易見淋巴腺腫（頸部或縱隔腔腫大）；青少年則易見典型症狀如：咳嗽數週、發燒、體重減輕，甚或痰中帶血。如果肺結核菌侵犯到肺肋膜，就會出現肋膜積水、肋膜增厚等現象（圖8-19）。

(三) 診斷檢查

　　病童結核病的診斷，通常根據以下的線索：

1. 接觸史：很多結核病病童的家人、同學或其他親密接觸者都患有開放性肺結核。這是一個重要的線索。

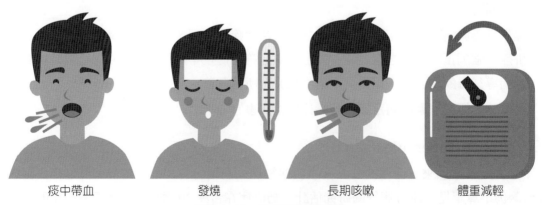

痰中帶血　　　　　　發燒　　　　　　長期咳嗽　　　　　體重減輕

▶ 圖 8-19　肺結核臨床表徵

2. 結核菌素皮膚測驗 (tuberculin skin test)：這是將由結核菌分離出來的一些物質 (purified protein derivative, PPD) 注射到手背上，觀察 48~72 小時後是否出現紅腫的現象。當紅腫 (induration) 的橫徑大於 15 mm，就確定是陽性；**如果該名病童在過去 6 年內沒有接受過卡介苗，或是患有先天或後天免疫功能不全等疾病，橫徑大於 10 mm 就算是陽性。**陽性就代表感染過結核菌。

3. 胸部 X 光檢查：結核菌進到肺部造成感染以後，會在感染的部位引起慢性發炎反應，典型的 X 光片會在該部位出現浸潤的現象（圖 8-20）。需側面影像以觀察肺門與縱隔腔之淋巴腺病變。

4. 結核菌的檢驗：包括鏡檢與培養，此為最確定的檢驗。最常作結核菌檢驗的就是痰液，盡量取得三天之痰檢體，進行耐酸性染色與分枝桿菌培養。若無法獲得痰檢體，可連續三天於早晨醒來後抽取胃液作相同檢驗。

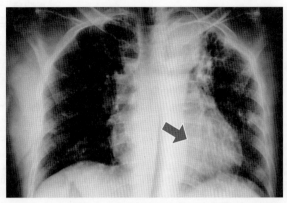

▶ 圖 8-20　肺結核胸部 X 光檢查

(四) 醫療處置

　　病童結核菌感染的治療與成人類似。為了避免結核菌出現抗藥性，**必須要同時使用 3~4 種抗結核藥物**，許多專家相信病童感染結核菌體內的菌量通常較少，且肺部空洞病變很罕見，較無繼發性抗藥性的現象。

　　較小病童無法監測藥物 Ethambutol (EMB) 可能引起的視覺副作用，所以極少在 4 歲以下病童使用此藥。治療的時間至少需要 6 個月。對於較嚴重的肺外結核與腦膜炎，治療時間可能必須延長到 12 個月。對於有結核病接觸史，結核菌素皮膚測驗呈現陽性，但是胸部 X 光等檢查並無發病徵候的病童，為減少其發病的機率，可以給予潛伏結核感染的預防性治療。**通常是口服 Isoniazid (INH)**，每日一次，持續 9 個月。抗結核藥物建議療程請參見表 8-17。

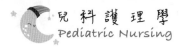

▶ 表 8-17　抗結核藥物建議療程

疾病	治療時間（月）	加強期	持續期
肺結核、頸部淋巴腺結核等輕度肺外結核	6[註2]	INH+RIF+PZA+EMB 每日服用，持續 2 個月[註3]	INH+RIF 每日服用，持續 4 個月
	9	INH+RIF，每日服用	INH+RIF，每日服用
嚴重肺外結核	9~12	INH+RIF+PZA+EMB 每日服用，持續 2 個月[註3]	INH+RIF 每日服用，持續 7~10 個月
腦膜炎	12	INH+RIF+PZA+Levofloxacin 或 Moxifloxacin 或 Aminoglycoside 或 Prothionamide，持續 2 個月	INH+RIF，持續 10 個月
多重抗藥性結核菌	12~24	4~6 種有效藥物（必須包含 Levofloxacin 或 Moxifloxacin），每日服用	
HIV 感染	9~12	INH+RIF+PZA+EMB，持續 2 個月[註3]	INH+RIF+EMB，持續 7~10 個月[註3]

註：1. INH，isoniazid；RIF，rifampicin；PZA，pyrazinamide；EMB，ethambutol。
　　2. 肺部感染之首選治療。若懷疑抗藥性結核菌感染，請照會兒童感染科醫師。
　　3. 未滿 4 歲不建議使用 EMB。
資料來源：摘自台灣兒科醫學會（2018，3 月 1 日）。兒童結核病診療建議（第六版）。http://www.pediatr.org.
　　　　　tw/DB/HowTo/files/4-5.pdf

(五) 護理處置

1. 預防肺結合最佳方法是鼓勵兒童按時完成卡介苗接種。

2. 避免與肺結核病童接觸，居家環境應保持空氣流暢。家長應注意幼童身體骨骼、關節與頸部是否有不明原因的腫塊，以及青少年是否有咳嗽、體重減輕、發燒或痰中帶血，若發現上述症狀應立刻就診。

3. 對於開放性肺結核入院接受治療時，**進入病房的人皆需要戴口罩，接觸病童者皆需洗手，需安排單獨的隔離室。**

4. 衛教父母與病童

   (1) 應維持均衡飲食及生活作息規律，睡眠充足，並預防呼吸道感染。

   (2) 需依醫囑按時服藥，若出現藥物副作用時，應立即返診，不可擅自停藥或調藥。

情境

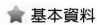

模擬案例分析 CASE STUDY

⭐ 基本資料

姓名：<u>徐小弟</u>　性別：<u>男</u>　年齡：<u>1歲9個月</u>

疾病診斷：<u>支氣管肺炎(Bronchopneumonia)</u>

⭐ 病程簡介

　　徐小弟現 1 歲 9 個月大，為獨生子，無藥物及過敏史，預防注射均按時接種，主要照顧者為母親（28 歲，教育程度為大學畢業）。母親代訴病童咳嗽有痰、流鼻水已三天，發燒已兩天，曾至耳鼻喉科診所治，接受藥物治療。因為咳嗽加劇、呼吸喘及發燒不退，肢體活動力減弱，食慾差，因而送至本院急診就醫。經急診醫師評估後，建議入院接受進一步檢查與治療。

　　身體理學檢查發現體溫：38.8℃，心跳：138 次／分，呼吸：45 次／分；GCS 呈現：E4M6V5，喉嚨紅腫，鼻黏膜充血，呼吸音呈濕囉音及呼氣性喘鳴音，腸鳴音正常，腹部無腹脹、無觸痛，胸部 X 光呈現雙側肺葉浸潤增加。目前藥物、胸腔物理治療，並接受個別性護理照護中。

⭐ 護理過程

健康問題：呼吸道清除功能失效，與呼吸道分泌物過於黏稠有關。

護理評估	護理目標	護理措施	護理評值
主觀資料 1. 病童咳嗽次數多帶有痰音 2. 媽媽主訴病童夜晚咳嗽厲害，睡不好 **客觀資料** 1. 病童咳嗽時有明顯的痰音，聽診雙側肺葉呼吸音呈現濕囉音 2. 呼吸急促，RR：46 次／分，鼻翼搧動、肋間凹陷 3. 病童表情顯得不舒服 4. 動脈血液氣體分析(ABG)： PaO$_2$：70mmHg PaCO$_2$：50 mmHg pH：7.30	1. 分泌物減少，維持呼吸道暢通 2. 呼吸音正常 3. 動脈血液氣體分析維持在正常範圍	1. 定時評估監測病童的呼吸音，及痰的顏色、性質、量 2. 評估病童液體攝取量，必要時依醫囑由靜脈輸液補充水分 3. 依醫囑給予藥物噴霧治療，正確執行胸腔物理治療-姿位引流、叩擊、抽痰（必要時） 4. 協助病童採半坐臥的姿勢與側臥的姿勢，並定時改變姿勢 5. 護理指導照顧者正確執行姿位引流及叩擊。如：手成杯狀或使用叩擊器，採頭低腳高姿勢拍背，勿拍擊脊椎、腎臟、肋骨處，及執行時間 6. 護理指導照顧者及病童正確飲食原則，減少甜食及冰冷食物 7. 依醫囑給氧	1. 分泌物可順利排除 2. 呼吸維持順暢且不費力 3. 病童睡眠時間可增長 4. 家屬可正確執行姿位引流及叩擊

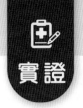

嬰兒細支氣管炎照護之實證應用

張綺紋

🛡 臨床案例描述 (Clinical Scenario)

蔡小妹5個月大，診斷為急性細支氣管炎及輕度脫水(acute bronchiolitis with mild dehydration)住院治療中，案母訴：「住院前1周蔡小妹開始咳嗽發燒，之後出現流鼻涕、鼻塞，吃不好（牛奶從4小時180 c.c.降到60~80 c.c.）、尿量也變少，曾到診所求治但症狀都沒有改善，現在不僅半夜會咳醒，呼吸有咻咻的聲音，好像咳到會喘的樣子，看她精神跟活力都越來越差，牛奶喝了又吐出來，真的很擔心！」照護期間案母面露焦慮詢問護理師照顧上要注意什麼，蔡小妹才會趕快好起來？

🛡 臨床問題 (Question)

細支氣管炎是2歲以下嬰幼兒常見的下呼吸道感染，更是12個月以下孩童住院的主要原因(Kirolos et al., 2020)，大部分是由呼吸道融合病毒感染引起，根據台灣疾病管制署統計資料，幾乎所有2歲以下的孩童都曾感染過此病毒，由於無法獲得終生的免疫力，因此仍有再次感染的風險。當孩童因急性細支氣管炎住院，護理師應提供主要照顧者哪些最佳實證訊息以幫助病童疾病恢復？

🛡 臨床重要結論 (Clinical Bottom Line)

細支氣管炎主要是病毒侵犯下呼吸道，雖已有許多藥物治療被提出，然而這些藥物治療的效益證據基礎薄弱(Kirolos et al., 2020)。因此，細支氣管炎的處置主要是支持療法，包括給予足夠的水分及呼吸支持治療(O'Brien et al., 2019)。以下最佳實證照護建議總結，包含了來自32個臨床實踐指南的系統性回顧(Kirolos et al., 2020)、美國兒科學會(AAP)的臨床指引(Ralston et al., 2014)、英國國家健康與照顧卓越研究院(NICE)之臨床指引(National Collaborating Centre for Women's and Children's Health, 2015)、澳洲與紐西蘭發展的臨床指引(O'Brien et al., 2019)及一篇評價和比較國家指引的研究(Cavaye et al., 2019)。

🛡 最佳臨床照護建議 (Best Practice Recommendations)

1. 不建議進行常規的上呼吸道抽吸。(Grade B)
2. 若出現低血氧（血氧飽和度< 92%），可能建議供給氧氣。(Grade B)
3. 對於即將發生呼吸衰竭的病童，可以考慮使用持續性氣道正壓呼吸(CPAP)。(Grade B)

4. 若無法由口攝取及維持水分，則建議使用鼻胃管或靜脈注射補充液體。(Grade B)

5. 不建議使用Beta-2交感神經興奮劑（如salbutamol）、腎上腺素(epinephrine/adrenaline)、糖皮質類固醇(glucocorticoids)、抗生素(antibiotics)和高滲透性鹽水的噴霧治療。(Grade B)

6. 無相關共病症的病童（如脊髓肌肉萎縮症、重度氣管軟化症），不建議進行胸腔物理治療(CPT)。(Grade B)

✚ 依照實證建議的護理措施 (Nursing Interventions)

1. 維持呼吸道功能：密切監測呼吸道症狀、注意呼吸速率，必要時依醫囑提供氧氣並執行給氧之相關照護，根據測量的血氧濃度以評估氧氣治療的成效。

2. 生理功能的支持：評估體液容積缺失的健康問題，依醫囑給予靜脈輸液，記錄攝入與輸出量，及觀察脫水的症狀及徵象。採少量多餐餵食牛奶或母奶。

3. 降低照顧者角色緊張：傾聽照顧者的主訴、說明相關設備的目的或示範相關照護處置與過程等，以減輕照顧壓力。

✚ 相關文獻 (References)

Cavaye, D., Roberts, D. P., Saravanos, G. L., Hsu, Z. Y., Miyajima, R., Randall, L. E., Salmon, E. D., Tan, Y. L., Tucker, J. A., Yeoh, S. K., & Britton, P. N. (2019). Evaluation of national guidelines for bronchiolitis: Agreements and controversies. *Journal of Paediatrics and Child Health, 55*(1), 25-31. https://doi.org/10.1111/jpc.14160

Kirolos, A., Manti, S., Blacow, R., Tse, G., Wilson, T., Lister, M., Cunningham, S., Campbell, A., Nair, H., Reeves, R. M., Fernandes, R. M., Campbell, H., & RESCEU Investigators (2020). A systematic review of clinical practice guidelines for the diagnosis and management of bronchiolitis. *The Journal of Infectious Diseases, 222* (Suppl 7), S672-S679. https://doi.org/10.1093/infdis/jiz240

National Collaborating Centre for Women's and Children's Health (UK) (2015). *Bronchiolitis: diagnosis and management of bronchiolitis in children*. National Institute for Health and Care Excellence (NICE).

O'Brien, S., Borland, M. L., Cotterell, E., Armstrong, D., Babl, F., Bauert, P., Brabyn, C., Garside, L., Haskell, L., Levitt, D., McKay, N., Neutze, J., Schibler, A., Sinn, K., Spencer, J., Stevens, H., Thomas, D., Zhang, M., Oakley, E., Dalziel, S. R., … Paediatric Research in Emergency Departments International Collaborative (PREDICT) Network, Australasia (2019). Australasian bronchiolitis guideline. *Journal of Paediatrics and Child Health, 55*(1), 42-53. https://doi.org/10.1111/jpc.14104

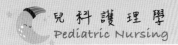
Ralston, S. L., Lieberthal, A. S., Meissner, H. C., Alverson, B. K., Baley, J. E., Gadomski, A. M., Johnson, D. W., Light, M. J., Maraqa, N. F., Mendonca, E. A., Phelan, K. J., Zorc, J. J., Stanko-Lopp, D., Brown, M. A., Nathanson, I., Rosenblum, E., Sayles, S., 3rd, Hernandez-Cancio, S., & American Academy of Pediatrics (2014). Clinical practice guideline: The diagnosis, management, and prevention of bronchiolitis. *Pediatrics, 134*(5), e1474-1502. https://doi.org/10.1542/peds.2014-2742

Stephenson, M. Evidence Summary. Bronchiolitis (Infants): Management. *The JBI EBP Database*. 2023; JBI-ES-489-3.

課後複習 *EXERCISE*

解答
QR code
網址：ssur.cc/iwwStMh

一、選擇題

1. 有關呼吸道融合病毒 (Respiratory Syncytial Virus; RSV) 的敘述，下列何者錯誤？ (A) 是一種罕見病毒，罹患 RSV 嬰幼兒通常會低血氧及肺擴張不全　(B) 吸入性抗病毒藥物利巴韋林 (Ribavirin) 可用於治療 RSV　(C) 使用 RSV 免疫球蛋白，預防高危險嬰兒感染 RSV 的風險 (D) RSV 可引起呼吸窘迫和肺炎，因此需入院治療。

2. 有關罹患呼吸系統疾病兒童接受胸腔物理治療之敘述，下列何者最適當？ (A) 胸腔物理治療包括呼吸運動 (breathing exercise) 及呼吸肌訓練　(B) 為利排痰，最有效的方法為胸部叩擊後接著給予噴霧治療　(C) 飯前及飯後 1 小時，是進行胸腔物理治療的最佳時間　(D) 當肺部的上、下葉皆須引流時，應以下葉為優先。

3. 小華，9 個月，診斷為雙側中耳炎 (otitis media)，有關中耳炎之臨床表徵，下列敘述何者錯誤？ (A) 頸淋巴結腫大　(B) 抓或拉扯耳朵　(C) 高燒　(D) 吞嚥困難。

4. 小名，3 歲，疑似罹患流行性感冒，有關臨床表徵的敘述，下列何者最不適當？ (A) 發燒和發冷　(B) 喉嚨痛和黏膜乾燥　(C) 畏光和肌肉痠痛　(D) 紅疹和皮膚搔癢。

5. 下列哪種疾病不是由 A 群 β 型溶血性鏈球菌所引起？ (A) 扁桃腺發炎　(B) 急性風濕熱 (C) 哮吼　(D) 急性腎絲球腎炎。

6. 王小弟，9 個月，診斷為肺炎，右腋下區聽到有明顯的爆裂音 (crackle)，下列姿位何者較能有效引流痰液？ (A) 右側臥，抬高臀部 20 公分　(B) 左側臥，抬高臀部 20 公分　(C) 俯臥，頭放低 30 度　(D) 仰臥，頭抬高 30 度。

7. 有關護理師教導父母返家照顧急性中耳炎 (acute otitis media) 兒童的護理指導重點，下列何者錯誤？ (A) 喝牛奶和餵食時，儘量採坐姿　(B) 平時擤鼻涕時，要壓住一側鼻孔　(C) 抗生素服用到耳朵不痛時就停止　(D) 每隔 6 個月需做一次聽力測驗。

8. 有關氣喘兒童居家自我照顧尖峰呼氣流速計 (peak flow meter)，下列敘述何者錯誤？ (A) 平日可由尖峰呼氣流速計監測呼吸道過度反應的程度　(B) 5 歲以下兒童可能不會吹氣或力量不足，導致結果不可靠　(C) 採站姿，吹氣時，尖峰呼氣流速計需與地面呈水平位置 (D) 尖峰呼氣流速值達最佳值的 60%，即表示病童目前控制良好。

9. 明明，9 歲，因慢性肺疾病長期使用呼吸器，於胸腔物理治療後，痰液堆積需進行抽痰。有關每次抽痰時間與抽吸壓力，下列何者正確？ (A) 時間為 3~5 秒，壓力為 60~80 mmHg (B) 時間為 5~8 秒，壓力為 120~150 mmHg　(C) 時間為 10 秒以內，壓力為 100~120 mmHg　(D) 時間為 10~15 秒內，壓力為 120~150 mmHg。

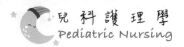

10. 有關黴漿菌性肺炎(mycoplasma pneumonia)之敘述，下列何者錯誤？(A)大多侵犯1~4歲幼兒，較不容易傳染給其他家人　(B)會出現乾咳、無痰或少量痰，痰中血球種類為單核白血球　(C)胸部X光片會看到下肺葉處有斑塊狀的間質性肺炎的陰影　(D)給予紅黴素治療10~14天，或Azithromycin治療3天。

二、名詞解釋

1. 尖峰呼氣流速測量法 (peak flow measurement)
2. 中耳炎 (otitis media)
3. 扁桃腺炎 (tonsillitis)
4. 哮吼 (croup)
5. 氣喘 (asthma)
6. 肺炎 (pneumonia)
7. 細支氣管炎 (bronchiolitis)
8. 肺結核 (pulmonary tuberculosis)

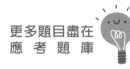

更多題目盡在應考題庫

網址：ssur.cc/TWodr2d

參考文獻 REFERENCES

台大小兒科部(2013)・實用小兒科學・國立台灣大學醫學院。

台灣兒科醫學會（2018，3月1日）・兒童結核病診療建議（第六版）。http://www.pediatr.org.tw/member/bedside_info.asp?id=4

呂俊毅（2018，3月1日）・兒童結核病・台大醫院健康電子報。http://epaper.ntuh.gov.tw/health/201103/child_1.html

唐偉峰、陳伯彥(2017)・黴漿菌性肺炎。https://www.vghtc.gov.tw/GipOpenWeb/wSite/ct?xItem=56206&ctNode=55431&mp=5921

徐世達(2020)・氣喘臨床監測與急性發作之處置。https://dar-allergy.com/2020/06/11/氣喘臨床監測與急性發作之處置/

徐世達(2017)・戰勝兒童過敏與氣喘體質系列－過敏病童處置新觀念・馬偕醫院網站。https://doctorshealth.blog/2017/11/17/戰勝兒童過敏與氣喘體質系列－過敏病童處置新觀/

疾病管制署（2018，2月13日）・流感抗病毒藥劑使用指引。http://www.cdc.gov.tw/professional/info.aspx?treeid=BEAC9C103DF952C4

財團法人罕見疾病基金會（2018，3月1日）・罕病分類與介紹-囊狀纖維化。http://www.tfrd.org.tw/tfrd/rare_b/view/id/57

陳月枝、黃靜微、林元淑、張綠怡、蔡綠蓉、林美華…魏琦芳等(2021)・實用兒科護理（九版）・華杏。

陳伯彥（2018，2月13日）・急性細支氣管炎・台中榮民總醫院兒童感染科網站。https://www.vghtc.gov.tw/GipOpenWeb/wSite/ct?xItem=56213&ctNode=55431&mp=5921

陳信傑(2016)・中耳炎。http://wwwu.tsgh.ndmctsgh.edu.tw/ent/teach/teach_content.asp?ID=2

陳俊仁(2017)・流感v.s感冒，分不清楚怎麼辦？。https://mamibuy.com.tw/talk/article/91507

陳柏彥(2012)‧嬰幼兒常見的呼吸道疾病。https://www.vghtc.gov.tw/GipOpenWeb/wSite/ct?xItem=56217&ctNode=55431&mp=5921

陳偉鵬、謝惠玲、劉春年、吳孟凌、郭青萍、葉淑惠⋯翁碩駿等(2023)‧症狀護理（四版）‧華杏。

陳翠芳、林靜幸、周碧玲、藍菊梅、徐惠禎、陳瑞娥⋯王采芷等(2022)‧身體檢查與評估指引（四版）‧新文京。

湯仁彬（2014）‧兒童氣喘的診治及預防。http://www.chgh.org.tw/upload/hspinfart/1414811639189.pdf

湯仁彬(2017)‧兒童流感的防治。http://www.chgh.org.tw/upload/hspinfart/1514505893537.pdf

黃健燊（2018，3月1日）‧孩子咳不停，是感冒還是結核病？。https://www.parenting.com.tw/article/5070832-孩子咳不停，是感冒還是結核病？

楊佳鳳（2018，3月1日）‧Cystic Fibrosis(CF)‧衛生福利部國民健康署遺傳疾病諮詢服務窗口。https://gene.hpa.gov.tw/index.php?mo=DiseasePaper&action=paper1_show&cate=Set1&csn=14&sn=566

蔣立琦、吳佩玲、蔡綠蓉、黃靜微、邱淑如、毛新春⋯吳美玲等(2022)‧兒科護理學（六版）‧永大。

衛生福利部疾病管制署(2023)‧傳染病介紹‧流感。http://www.cdc.gov.tw/diseaseinfo.aspx?treeid=8d54c504e820735b&nowtreeid=dec84a2f0c6fac5b&tid=3013B7FC8F965336

衛生福利部統計處(2023)‧111年死因統計結果摘要表。https://dep.mohw.gov.tw/DOS/lp-5069-113.html

簡禎佑(2017)‧小兒中耳積水－淺談中耳通氣管置入手術。http://www.kmuh.org.tw/www/kmcj/data/10609/12.htm

羅高文(2023)‧全方位護理應考e寶典—兒科護理學‧新文京。

Hockenberry, M. J. et al. (2014). *Wong's nursing care of infants and children* (10th ed.). Mosby.

Hockenberry, M. J., Rodgers, C. C., & Wilson, D. (2022). *Wong's essentials of pediatric nursing* (11th ed.). Mosby.

Kyle, T., & Carman, S. (2020). *Essentials of pediatric nursing* (4th ed.). Lippincott Williams & Wilkins.

Marcdante, K., Kliegman, R. M., & Schuh, A. (2022). *Nelson essentials of pediatrics* (9 th ed.). Elsevier.

Peate, I.& Evans, S. (2020). *Fundamentals of anatomy and physiology: For nursing and healthcare students* (3rd ed.). Wiley-Blackwell.

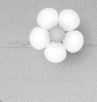

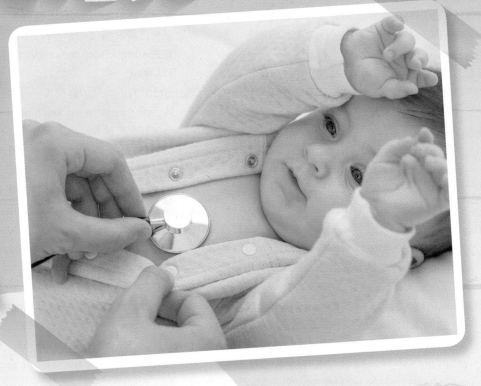

PEDIATRIC
NURSING

學習
目標

讀完本章後，您應能夠：

1. 能說明如何評估循環系統疾病的病童。

2. 能分析循環系統疾病病童的主要健康問題。

3. 能訂定循環系統疾病病童的護理計畫。

4. 能說出兒童常見的心血管疾病有哪些。

5. 能辨識兒童常見心血管疾病的臨床表徵。

6. 瞭解各類兒童心血管疾病的病理機轉、臨床診斷、醫療處置及護理。

7. 能說出各類兒童心血管疾病的居家照護內容。

8. 能完成兒童心血管疾病特殊藥物衛教的準備。

9. 瞭解心導管檢查的護理措施。

10. 瞭解護理人員在兒童心血管疾病手術的角色功能。

循環系統疾病患童的護理

09
CHAPTER

徐美玲

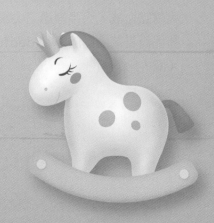

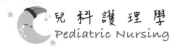
 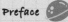
原始的心臟是一個縱直的心管(cardiac tube)，於胚胎第3週開始形成，約在第4週起有循環作用，至第8週房室中隔完全生成，分隔為四腔(four-chambered)的心臟，因此心臟發育的關鍵時期就是在胚胎期的第3~8週，先天性心臟畸形的形成主要亦是在這一時期。雖然，導致胎兒心臟發生畸形的原因並不清楚，但有可能與環境、遺傳有關。兄弟姊妹中有先天性心臟病者，其發生先天性心臟病之機會約比一般人高出一倍。

有幾種染色體異常與嚴重的先天性心臟病有關，但只占全部先天性心臟病的5%以下，而單一基因造成的病變十分罕見。事實上，除了少數例外情形，懷孕期間的環境因素也是導致先天性心臟病的成因。目前瞭解的成因包括：懷孕初期兩個月感染德國麻疹；懷孕感染巨細胞病毒、柯沙奇B型病毒及人類B型疱疹病毒；住在高山上；孕婦當使用葉酸拮抗劑、某些抗痙攣藥、安非他命、酒精、黃體素及動情素等；接受過量輻射線照射等。

以上這些雖非絕對的成因，但若在懷孕期能接受遺傳諮詢、避免接觸以上這些危險因素、注意營養、保持身心愉快，也許就可以減少胎兒心臟畸形的發生。透過本章節，將介紹幾種兒童常見的心血管疾病及其護理，護理人員可以更加瞭解如何運用整體性的護理，去照顧循環系統疾病的病童。

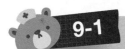 ## 9-1　循環系統的解剖生理特徵

一、胎兒血液循環及出生後的改變

(一) 胎兒血液循環

　　來自胎盤的含氧血經**臍靜脈**流至胎兒，其中約50%的血液不經肝臟直接**由靜脈導管(ductus venosus)進入下腔靜脈**，與來自胎兒下半身之其餘靜脈血混合進入右心房。大部分的血液隨後即經卵圓孔進入左心房，再至左心室射入主動脈。來自氧分壓較低的上腔大靜脈血液，大半經過三尖瓣流入右心室，然後打入肺動脈幹中。其中大部分的血液不經肺部而直接由**動脈導管(ductus arteriosus)進入主動脈供應下半身，並經臍動脈送回胎盤**（圖9-1）。

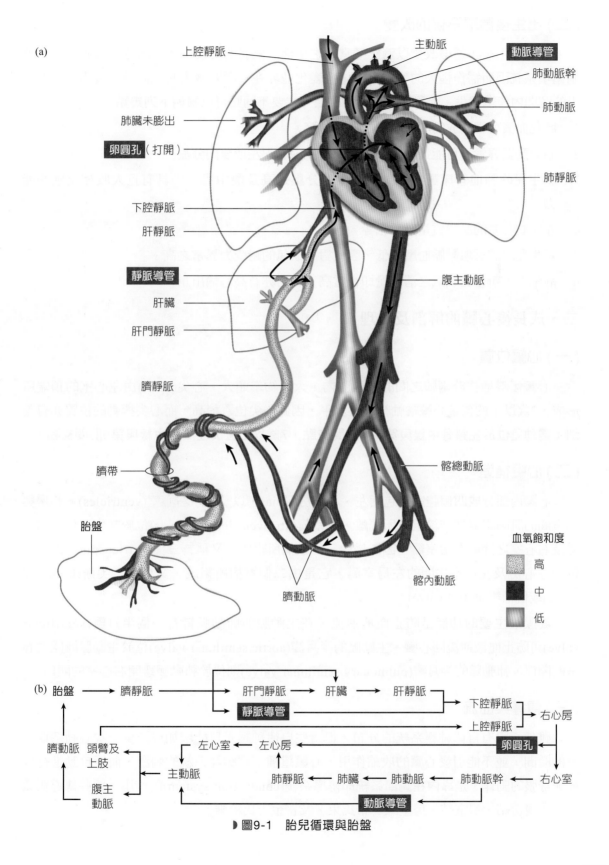

(a)

上腔靜脈
主動脈
動脈導管
肺動脈幹
肺動脈
肺臟未膨出
卵圓孔（打開）
肺靜脈
下腔靜脈
肝靜脈
腹主動脈
靜脈導管
肝臟
肝門靜脈
臍靜脈
臍帶
髂總動脈
胎盤
血氧飽和度
高
中
低
臍動脈
髂內動脈

(b)
胎盤 → 臍靜脈 → 肝門靜脈 → 肝臟 → 肝靜脈 → 下腔靜脈 → 右心房
靜脈導管 → 上腔靜脈
臍動脈 ← 頭臂及上肢 ← 左心室 ← 左心房 ← 卵圓孔
腹主動脈 ← 主動脈 ← 肺靜脈 ← 肺臟 ← 肺動脈 ← 肺動脈幹 ← 右心室
動脈導管

▶ 圖9-1　胎兒循環與胎盤

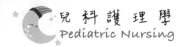
(二) 出生後循環系統的改變

胎兒出生後,循環改變以適應子宮外之生活,氣體的交換工作由胎盤轉移到肺部,整個循環系統因而需作極大的轉變,但這些變化並非在一瞬間發生的,而是在幾小時乃至幾天的時間內陸續發生。胎兒與新生兒的循環,主要不同點可以歸納下列幾點:

1. 胎兒血液可經開放的卵圓孔由右向左分流。
2. 胎兒動脈導管,可能造成血液由左向右、由右向左或雙向分流。
3. 新生兒的肺血管床對缺氧、二氧化碳分壓過高及酸中毒,仍具有巨大收縮反應的能力。
4. 左、右心室的肌肉質量幾乎相等。
5. 新生兒的體循環動脈血壓較低,因此對於缺氧的耐受力異常之高。
6. 靜態下,新生兒氧氣之消耗量即相當高,相對亦有高心輸出量。

二、成長後心臟的解剖及生理

(一) 心臟位置

心臟傾斜地位於兩肺之間的縱隔腔內,大小約拳頭大。心尖(apex)由左心室的頂端所形成,7歲以下的孩童心臟縱軸較成人水平,因此心尖位置稍高,而心尖搏動的位置亦有差別:**嬰幼兒位於左鎖骨中線與第3~4肋間交點,7歲以上位於左鎖骨中線與第5肋間交點。**

(二) 心臟構造

心臟內部分成四個腔室,包括左、右心房(atria),以及左、右心室(ventricles)。心房與心室間的肌肉組織被結締組織所隔離,房室瓣(atrioventricular valves)位於其中,位於右心房及右心室之間的右房室瓣,因為是由三個皺摺所組成,又稱為三尖瓣(tricuspid valve);位於左心房及左心室之間的左房室瓣,它是由二個皺摺所組成,又稱為二尖瓣(bicuspid valve)或僧帽瓣(mitral valve)。

瓣膜最主要的功能是防止血液逆流,在主動脈與肺動脈皆有一個半月瓣(semilunar valve)可防止血液逆流回心臟。主動脈的半月瓣(aortic semilunar valve)位於主動脈離開左心室的開口,肺動脈的半月瓣(pulmonary semilunar valve)則位於肺動脈離開右心室的開口。

(三) 傳導與血流

雖然心臟有自律神經系統的分布,但這些自律神經元只能增加或減少一次心動週期所需的時間,並不能引發心臟的收縮作用。心臟這種不經神經系統的刺激,而能自動進行收縮與舒張的動作,是靠內在調節系統即傳導系統(conduction system)的作用,這些傳導組織包括:竇房結、房室結、房室束(希氏束)及普金吉氏纖維。

竇房結(sinoatrial node, SA node)位於右心房壁，在上腔靜脈開口的下方，它引發每一次心動週期，決定心跳的基本速度，但會受到自律神經系統的神經衝動或某些血液中的化學物質（如甲狀腺激素及腎上腺素）的影響。竇房結引發動作電位後，衝動散布整個左右心房而引起收縮，並使房室結(atrioventricular node, AV node)產生去極化，再由房室束（又稱為希氏束，bundle of His）傳導動作電位至整個心室的內側表面，後由普金吉氏纖維(Purkinje fibers)將電位由房室束的左、右枝束開始，並傳到心肌細胞刺激心室收縮。

血液通過心臟的運動是受到兩個現象的控制：(1)瓣膜的開啟與關閉；(2)心肌的收縮與鬆弛，瓣膜的開關是受心腔內的壓力變化所控制，而心肌的收縮則是受傳導系統所刺激。血液是由高壓區流向低壓區，心腔內壓力的產生與心腔的大小及其所含的血容積有關，血容積越大則壓力越大。

▶ 表9-1　心臟血液的流動

功能	右心	左心
血液回到心臟	全身低含氧血液（體循環）匯集後，經上、下腔靜脈注入右心房	肺靜脈攜高含氧血由肺臟回到左心房
心臟舒張	血液經三尖瓣至右心室	血液經二尖瓣至左心室
心臟收縮	由右心室打出經肺動脈瓣至肺動脈，進入肺臟做氣體交換（肺循環）	血液經主動脈瓣、主動脈送至全身

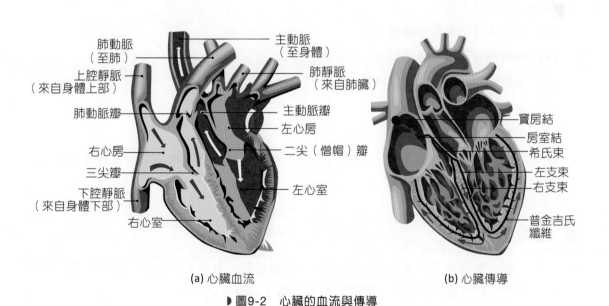

(a) 心臟血流　　　　　　　　　　　　　(b) 心臟傳導

▶ 圖9-2　心臟的血流與傳導

9-2 循環系統的整體性評估

健康史

1. 母親懷孕史：懷孕期間感染情形（如德國麻疹及巨細胞病毒感染等）？母親用藥情形（如抗痙攣劑及黃體素等）？是否物質濫用、吸菸或酒精成癮？暴露於有毒、放射線的環境？住在高山上（二氧化碳濃度較高）？營養不良？為高齡產婦嗎？

2. 母親分娩史：有無早產、母子垂直感染等所造成的合併症出現？

3. 家族史：直系親屬有無先天性心臟疾病？兄姊有無先天性心臟疾病？有無基因遺傳方面的問題？

4. 病童過去病史：曾罹患的疾病、診斷及曾經使用過的治療措施？

5. 平日照顧時，病童是否出現下列的身體症狀：

    (1) 餵奶時，嬰兒大量出汗或疲倦、餵食困難（是否吸吮力不足、常中斷喘氣、緩慢、易嗆到）？

    (2) 體重不增加或增加很少？

    (3) 經常哭鬧不安？

    (4) 入睡困難？易受刺激醒來？

    (5) 呼吸聲音大？呼吸很快？

    (6) 皮膚蒼白或發紺？四肢冰冷？

    (7) 經常有呼吸道感染？

    (8) 精神、活動力差？

6. 病童身體症狀出現的頻率、出現時間、發生場所及環境狀況如何、嚴重程度、加劇或減輕因素、相關的症狀等。

全身性評估

1. 一般外觀：觀察病童的姿勢、活動程度、睡眠型態、對刺激的反應、營養狀態（包括是否瘦弱、缺乏皮下脂肪）、外觀畸型或特徵（如唐氏兒）？

2. 皮膚狀況：觀察皮膚顏色（尤其是口腔黏膜、嘴唇、舌頭、牙齦）、是否有杵狀指（趾）、水腫？

3. 生命徵象：評估呼吸狀態（如呼吸過速、出現咕嚕音、哮吼、鼻翼煽動、胸廓回縮、停止呼吸）、心尖脈（是否心跳過速）（表9-2），以及測量血壓（四肢）與體溫（是否因感染而升高）。

4. 胸部：觀察胸部外觀、是否出現震顫或心雜音。心雜音按強度可分為六級，第一級非常微弱，需要仔細聽才能聽到，第六級則非常響亮，聽診器略離開胸壁亦可聽到心雜音（表9-3）(American Heart Association, 2018)。

5. 腹部：肝臟是否腫大？

▶ 表9-2　各年齡層心搏速率

年齡	心搏速率（次／分）
新生兒	約120~180
1歲	約120~180
1~4歲	約120~160
4~6歲	約100~140
6~12歲	約90~140
＞12歲	90~140

▶ 表9-3　心雜音的強度

強度	特徵
第一級(grade I/VI)	模糊，不易聽到，需精密的聽診器；或極為仔細地聽
第二級(grade II/VI)	聲音小，利用聽診器放於胸壁即可聽到
第三級(grade III/VI)	聲音中等；觸診無震顫(thrill)
第四級(grade IV/VI)	**音量大且伴有震顫**
第五級(grade V/VI)	音量大且伴有震顫，聽診器輕觸胸壁即可聽到
第六級(grade VI/VI)	音量大且伴有震顫，聽診器不觸胸壁亦可聽到

診斷檢查

• 胸部X光

可提供有關心臟大小及形狀的資訊，以及其他直接與心臟血管系統有關的特徵。這些特徵可能因體液之不同、呼吸或心跳週期之階段、胸廓之異常、橫膈之位置或肺部疾病而產生。

• 心電圖

心電圖可收集心臟發出電波，繪成心跳搏動的波形圖，以判斷是否有心肌缺氧、心律不整、心肌梗塞、傳導障礙等問題；亦能反映心臟結構功能。

• 心臟超音波

乃非侵入性、不會疼痛的心臟疾病最基本檢查項目，可協助診斷心臟的結構與功能是否出現異常，包括心臟房室大小和功能、心臟收縮的功能、瓣膜功能、通向心臟的大靜脈與大動脈，以及是否有心臟肥大和衰竭、心包膜積水、心肌肥厚等。

- **磁震造影**

可藉由追蹤攝影注射入病童血管內的放射線同位素，診斷心肌缺氧（心臟血流供應狀況）的狀況，以及心房、心室的功能，或者檢視因心臟疾病後心臟受損的情形。

- **運動心電圖**

針對一些運動後會引發氧氣消耗與心輸出量激增數倍的心臟疾病，例如瓣膜閉鎖不全、主動脈狹窄、心律不整、肥大性心肌病變等，會建議做運動心電圖(exercise tolerance test)，也就是一邊跑步，一邊記錄心電圖的變化。

因為心肌缺氧代表心臟的血流供應不足，但有些病童的血管狹窄程度不大，靜止狀態下測心電圖看不出心肌缺氧的狀況。只有在給予心臟壓力時，例如跑步增加耗氧量，才能看出來。

- **心導管檢查**

心導管檢查(cardiac catheterization)為一項極具侵入性的檢查，是將一條特製的無菌導管，由左側或右側腹股溝的動、靜脈穿入，藉著X光透視的輔助下，無菌導管沿著血管上行至心臟（圖9-3）。

1. 檢查目的：**可用於診斷與治療**(Kyle & Carman, 2020)，其檢查目的包括：

    (1) 可利用心導管在心臟適當部位採血，**以測量心臟腔室的壓力、心臟腔室的含氧飽和度、心臟的血流變化。各腔室的含氧飽和度，正常為：左心房95~98%、右心房70~75%、主動脈95~98%、肺靜脈95~100%。**

    (2) 檢查心臟血管病變及構造異常。

    (3) 測量心輸出量及評估心臟功能。

    (4) 提供心臟外科手術治療的參考依據。

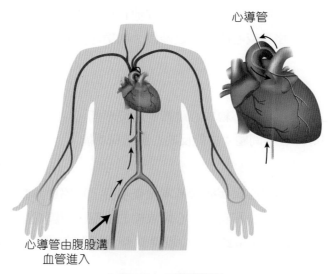

心導管

心導管由腹股溝
血管進入

▶圖9-3　心導管檢查

(5) 開刀後追蹤檢查以評估手術之結果。

(6) 對狹窄病變進行擴張及疏通。

2. 合併症

　　心導管檢查安全性極高，只有極少數(2‰)的病童發生致命性心律不整、肺水腫、猝死、動脈塞、破裂、藥物過敏等嚴重合併症；少數(5%)病童出現瘀血、傷口血腫等輕微的合併症。

3. 檢查前護理

(1) 經醫師解釋後，填寫同意書。

(2) 提供完整的資訊給病童的父母親，確認父母親及病童已瞭解檢查過程與應配合事項。

(3) 完成入院常規：**測量身高、體重、四肢血壓**、身體檢查、胸部X光、心電圖、心臟超音波，以及進行實驗室檢驗，包括CBC/DC、bleeding time、尿液及糞便檢查等。

(4) **檢查前禁食(NPO) 4~6小時**，由靜脈輸注輸液，以補充禁食時的水分，亦可作為緊急藥物靜脈的途徑。

(5) 請病童先排空膀胱，並依醫囑給予止痛劑、鎮靜劑及預防性抗生素等藥物。

(6) 攜帶病歷、X光片和砂袋送病童至心導管室。

4. 檢查過程

(1) 右心導管術：**導管由股靜脈進入**，經下腔靜脈**至右心房**、右心室及肺動脈，**為病童最常採用的方式**。若左右心臟有異常相通情形，採用右心導管檢查，也可同時由相通處進入左側心臟。

(2) 左心導管術：導管由股動脈逆血流進入主動脈至左心室、左心房。

　　整個心導管檢查過程的最後，會選擇在異常的部位進行心臟血管攝影。導管的體外一端注入顯影劑，同時以X光照相及錄影整個過程。藉此評估心臟缺損的範圍、分流的方向及大小。

5. 檢查後護理

(1) **用1~2公斤的砂袋加壓於傷口處止血2~4小時**，並隨時注意砂袋是否掉落。**密切觀察傷口上的紗布有無滲血**。

(2) **病童必須臥床平躺4~6小時（左心導管）或6~8小時（右心導管），穿刺肢體必須保持平直、勿彎曲**；亦不可坐起。

(3) 密切監測生命徵象及周邊循環系統的變化，包括：

A. **檢查後第1小時每15分鐘評估一次生命徵象，及穿刺部位（脛骨後動脈或足背動脈）肢端的膚色、脈搏與溫度，並與另一肢體作對稱性比較**。

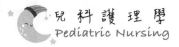

B. 第2小時每半小時量一次。

C. 第3~4小時每1小時測量一次。

(4) **病童完全清醒後，可以試喝一點開水**，如果沒有噁心、嘔吐的現象，則可餵食一些流質飲食。

(5) 觀察尿液解出的時間和量。

(6) 傷口在隔天確定沒有出血，可移除加壓膠帶，以B-Iodine消毒，**保持局部清潔乾燥，3天內避免盆浴泡水，並觀察傷口有無紅腫、出血、分泌物或發燒等感染跡象，且需避免劇烈運動。**嬰兒的尿布應反摺，避免尿液或糞便汙染傷口。

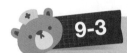

9-3 兒童常見循環系統的疾病及護理

 先天性心臟病(congenital heart disease)

每1,000個活產中約有6~13例先天性心臟病，早產兒發生率則更高(Kyle & Carman, 2020)。有心臟方面缺陷的病嬰其嚴重程度差異頗大，每10例先天性心臟病兒當中，約有2~3個在第一年中會發生症狀。大部分的先天性心臟缺陷在胎兒期都可存活，出生後當不依賴母親的循環系統，嬰兒自己的心臟血管系統必須獨立時，才可見到解剖學上不正常結構所造成的血行動力障礙。

嬰兒出生後循環系統持續改變，對病變的心臟血行動力有很大的影響。例如：出生後1週肺血管的阻力逐漸下降，由左向右之分流現象便會加重。隨著嬰兒的成長，各種病變也會隨著改變，例如：在新生兒期一個很大的心室中隔缺損，一年後可能只是一個很小的通道；大動脈瓣或肺動脈瓣狹窄在初期，症狀也許很輕，但如果狹窄之開口處未能隨著嬰兒長大而變大，後來症狀可能會變得很厲害。

(一) 病因

大部分的先天性心臟病是原因不明的，其他可能的原因如下：

1. 遺傳：單一基因異常造成的心臟病變十分罕見，大多數病例其遺傳方式為多基因性的異常。

2. 家族史：兄弟姊妹中有先天性心臟病者，其發生先天性心臟病之機會約比一般人高出一倍。先天性心臟病矯治過後的女性病人，將來懷孕生產其下一代發生先天性心臟病的機會為2~5%。

3. 母親懷孕時感染：母親懷孕初期兩個月內感染德國麻疹，將造成孩子開放性動脈導管。有少數的證據顯示母體感染巨大細胞病毒、柯沙奇B型病毒及人類B型疱疹病毒，可能會造成先天性心臟病變。

4. 在高山地方出生的嬰兒，其開放性動脈導管發生的機會較大(Ghimire, 2017)。

5. 某些藥物及X光照射也易造成先天性心臟病之發生，例如服用沙利竇邁(Thalidomide)的母親，約10%會生下先天性心臟病的孩子；服用葉酸拮抗劑及抗痙攣藥（如 Diphenylhydantion、Trimethadione）亦會產下心臟血管系統畸形的孩子；其他例如使用安非他命、酒精、黃體素及動情素、Warfarin等，也可能會造成孩童心臟畸形。孕婦受過量幅射線者可能造成胎兒畸形，其中包括心臟之畸形。

(二) 病理變化

先天性心臟病對病童生理上的影響包括：

1. 心搏增加：代償作用，心臟藉由增加心跳的速率來增加心輸出量的結果。

2. 生長遲緩和缺乏活動耐受力：因身體細胞長期缺乏營養及氧所故。

3. 呼吸困難：肺部阻力增加，使肺無法做適當的氧氣交換，促使呼吸代償性地增加，甚至出現呼吸急促的現象。

4. 發紺(cyanosis)：這是由於皮膚的血管（尤其是微血管）中，含有去氧的血紅素高於5 gm%的結果。

5. 呼吸道反覆性感染：由於肺部血流增加，易受病毒或細菌的侵入及滋生。

6. 紅血球增多：因組織缺氧，刺激骨髓紅血球的生成，因而增加血液的黏稠度，增加心臟的作工及血栓的形成。

7. 腦部的缺氧：腦細胞長期氧化不足易產生昏厥、意識障礙、抽搐等症狀。

8. 杆狀指（趾）：長期缺氧造成軟組織的纖維化及肥大。

9. 蹲姿或蹲坐呼吸：藉由腿部彎曲可增加血管阻力減少血液流回心臟，減輕心臟的負荷；此外，亦藉由增加全身血管阻力，使右心室血液由主動脈轉向肺動脈，增加流往肺部的血流，以攜帶較高的含氧血。

(三) 臨床分類

依據病童的皮膚和黏膜是否因缺氧而呈現藍紫色（即發紺），可以分為非發紺型與發紺型（中華民國心臟病兒童基金會，2018）。

• 非發紺型心臟缺損(acyanotic defects)

非發紺型心臟缺損可分為「由左至右的分流型」以及「阻塞型」兩種：

1. 當心臟左右側中間有開口彼此相通時，由於左心的血流壓力高於右心，血液會由左心直接流至右心，稱為「由左至右的分流」(left to right shunt)。此種分流較不易引發低血氧及發紺情形，也由於流往肺部的血量增加，增加心臟額外的工作量，心臟必須努力收縮，輸出更多的血液，心臟長期加速搏動之下，因而導致心肌纖維變粗及右心擴大，終致心臟肥大(cardiomegaly)。**此類型心臟病包括：心房中隔缺損(ASD)、心室中隔缺損(VSD)、開放性動脈導管(PDA)等。**

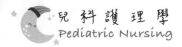

2. 阻塞型是因心臟內部或大血管阻塞，造成血液從心臟流出受到阻礙，影響心臟正常的運作，嚴重時甚至導致休克。此類型心臟病包括：**主動脈瓣狹窄(AS)、肺動脈瓣狹窄(PS)、主動脈弓窄縮(COA)**。

- **發紺型心臟缺損(cyanotic defects)**

　　發紺型心臟缺損是由於胎兒在子宮內形成心臟結構與血流的異常。**正常右心的血中含氧濃度約為70~75%，而左心則約為95~100%，**當病童心臟左右側中間有異常開口時，又因右心壓力高於左心，使得含氧量低的右心血分流到左心，而進入全身體循環中，稱為「由右至左的分流」(right to left shunt)。隨著新生兒出生後動脈導管關閉，發紺很快就會發生。這類型心臟病包括：**法洛氏四重症(TOF)、大血管轉位(TGA)、三尖瓣閉鎖、動脈幹。**

(四) 臨床表徵

　　心臟病兒童常見的臨床表徵包括：**心雜音、呼吸與心跳變快、血壓與脈搏異常、全身發紺、杵狀指**（因為周圍組織缺氧及紅血球過多，而引起軟組織纖維增生）、**周邊水腫、肝脾腫大**等，亦導致成長緩慢、經常性疲累、**低運動耐受力的現象**。

一、非發紺型心臟缺損(acyanotic defects)

● 心房中隔缺損(atrial septal defect, ASD)

　　正常情形左右兩心房中間有一隔膜分開，若此隔膜有破洞即是心房中隔缺損（圖9-4），不會有發紺的現象。發生率女與男約3:1，約占所有先天性心臟病的9~10%，僅次於心室中隔缺損。**常見於唐氏症兒的先天性心臟病。**

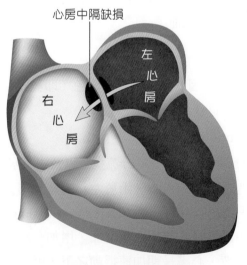

心房中隔缺損

左心房

右心房

▶ 圖9-4　心房中隔缺損

(一) 臨床分類

心房中隔缺損可分為第一孔缺損及第二孔缺損兩種型式。

1. 第一孔缺損(ostium primum defect)

這是位於心房中隔下部分,靠近房室瓣的地方缺損所致,造成左心房至右心房分流,有時合併二尖瓣或三尖瓣的隙裂,因而導致二尖瓣或三尖瓣的閉鎖不全,視缺損的大小及瓣膜侵犯的程度而出現不同程度的症狀。

2. 第二孔缺損(foramen secundum defect)

第二孔缺損是由於心房中隔有缺口(即卵圓孔附近,卵圓孔多於出生後6個月內自動關閉),**使壓力較高之左心房含氧血流向右心房**,導致右心房血量增加,不會有發紺的現象。心房中隔缺損的病童一般約到30歲左右出現症狀。

(二) 臨床表徵

1. 第一孔缺損:一般無症狀,但若有大的左至右分流及嚴重的二尖瓣閉鎖不全時,病童會出現運動無耐受性、易疲倦、易得肺炎等現象。

2. 第二孔缺損

   (1) 嬰兒期及幼兒期通常是無症狀的,很少引起心衰竭;年齡層較大的病童可能會出現運動無耐受力的現象。

   (2) 晚期會出現肺高壓、心律不整、三尖瓣與二尖瓣關閉不全及心衰竭(Kyle & Carman, 2020)。

(三) 診斷檢查

1. 第一孔缺損

   (1) 可於心尖部聽到全收縮期的心雜音。

   (2) 胸部X光可發現右心房和右心室肥大。

2. 第二孔缺損

   (1) 於左胸骨中、上緣可聽到收縮期**心雜音**,且第二心音有較大的分裂音(widely splitted)。

   (2) 胸部X光顯示右心房及心室有擴大現象。

(四) 醫療處置

較小的心房中隔缺損,有80%的病童在1歲半前會自行關閉,但如果破洞持續存在,就得用手術的方式來修補(Kyle & Carman, 2020)。

1. 第一孔缺損:預後較不好,最好在2~5歲間手術修補心房中隔缺損。

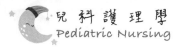

2. 第二孔缺損：對於未能自行關閉的心房中隔缺損，**建議於4~6歲前完成手術修補**。小缺口以縫線直接縫合，較大的破洞則植入人工補綴片如達克龍(dacron)及矽膜片(silastic)修補，手術後症狀很快消失，心臟恢復正常。

⊃ 心室中隔缺損(ventricular septal defect, VSD)

　　左、右心室間的中隔有缺損時，稱為心室中隔缺損，這種缺損不會造成發紺的現象（圖9-5）。**是最常見的先天性心臟病**，約占所有先天性心臟病的25%左右，**預後佳**。

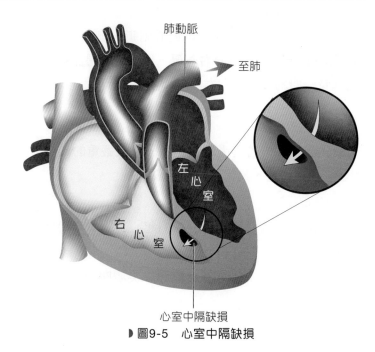

肺動脈

至肺

左心室

右心室

心室中隔缺損

▶圖9-5　心室中隔缺損

(一) 病因及病理變化

　　主要病因是由於心室中隔有不正常的開口，而使心臟血流方向出現由左向右分流，導致肺血流量增加（右心室的含氧濃度上升，壓力上升），造成左右心室代償性肥大，嚴重者可能會演變為充血性心衰竭。

　　對於小的心室中隔缺損，有30~50%的病童在1歲前會自動關閉；至於中等程度或嚴重程度的缺損則較不易自動關閉。

(二) 血流動力學

　　由左向右分流的大小取決於兩個因素，一是缺損的大小，另一是肺血管相對於體循環血管阻力之大小。具有大的由左向右分流，大幅增加了肺循環的血液量，長期下來肺血管床阻塞，造成肺動脈高壓(pulmonary hypertension)，使分流變成由右至左，稱之為艾森曼格氏症候群(Eisenmenger's syndrome)。

(三) 臨床表徵

若心室中隔缺損很小，只有少量血液由左心室流向右心室，病童沒有明顯的症狀，心臟也不會擴大。若心室中隔缺損大，**容易引起呼吸急促、反覆性呼吸道感染、運動呼吸困難、生長遲滯、活動無耐力等**，嚴重者會發生充血性心衰竭及**肺水腫的症狀**。

(四) 診斷檢查

1. 大多數可藉由心臟超音波檢查做正確的診斷。
2. 左胸骨緣可聽到心縮期雜音。

(五) 醫療處置

1. 針對小的心室中隔缺損病童，應視同正常孩童，不須要限制運動量，但切記拔牙或小手術，應事先給予抗生素，**以預防細菌性心內膜炎**。
2. 手術治療：治療的目的包括緩解症狀及解剖構造矯正：
   (1) 緩解症狀：**可進行肺動脈綁紮(pulmonary artery banding, PAB)的緩解性手術，其目的為減少血液流至肺動脈，以免導致肺動脈高壓**。等到病童年紀較大，仍需要開刀將心室中隔缺損修補好。
   (2) 解剖構造矯正：開心修補心室中隔缺損，是唯一的治療方法，最適合的開刀年齡在1歲左右，且危險性低。但嚴重的心室中隔缺損，如果併有肺動脈高血壓（大約75 mmHg），最好在6~12個月開刀。
3. 飲食方面：採少量多餐，每次餵食時間不宜太長（約30分鐘），以減少病童耗氧量，**餵食後採頭高腳低**，減少食物逆流。

⊃ 開放性動脈導管(patent ductus arteriosus, PDA)

胎兒於主動脈與肺動脈之間有一條相通的血管，稱為動脈導管(ductus arteriosus)（圖9-6），通常在出生後3週左右就失去作用而關閉，若沒有關閉則成為開放性動脈導管。其發生率占活產的二千分之一，約占所有先天性心臟病的10%左右，早產兒的發生率則更高(Kyle & Carman, 2020)。

(一) 病因及病理變化

母親於懷孕早期得到德國麻疹，胎兒易出現開放性動脈導管。開放性動脈導管會使血液由主動脈流向肺動脈而進入肺循環，**使肺血流增加，肺部壓力增高**。

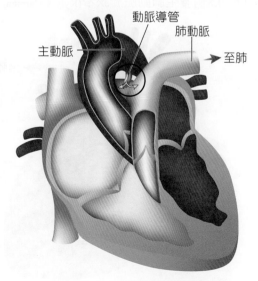

▶圖9-6　開放性動脈導管

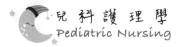

(二) 臨床表徵

若動脈導管很小,沒有明顯的症狀;若動脈導管很大,病童易發育生長不良、漸進性運動後呼吸困難,接著出現發育遲緩、呼吸困難、肺水腫、左心室衰竭及充血性心臟衰竭。

(三) 診斷檢查

1. **左側第二肋間可聽到連續性雜音(continuous murmur)**,可觸到震顫(thrill)且傳到左邊鎖骨及左胸緣,且有寬的脈搏壓與洪脈(bounding pulse)。

2. 胸部 X 光心臟大小視左至右分流大小,如果中、大型開放性動脈導管可發現左心室擴大。

(四) 醫療處置

1. **沒有症狀的早產兒**,不需治療,**通常在12週內動脈導管會自動關閉**;有症狀的早產兒或動脈導管無法關閉的足月兒,可靜脈注射或**口服前列腺素合成酶抑制劑(如 Indomethacin)**,能有效促使動脈導管關閉。因Indomethacin會造成腎臟損傷,如果**尿量<1 mL/kg/hr時,應通知醫師調整藥物劑量**。

2. 大部分的開放性動脈導管,可用心導管的技術放置螺旋線圈或關閉器來關閉,很少需要手術治療。**但出生體重低於1,000公克且有心衰竭症狀的早產兒,建議提早做動脈導管結紮手術;若成長至幼兒時期,導管仍未關閉,則會考慮施行導管栓塞術。**

⊃ 肺動脈瓣狹窄(pulmonic stenosis, PS)

肺動脈瓣介於右心室和肺動脈間,控制著肺部血流,若出現肺動脈瓣狹窄,會使得血流不易由右心室流向肺動脈,造成右心室負荷增加(圖9-7)。每1,000個活產中約有0.6~0.8例發生肺動脈瓣狹窄(Kyle & Carman, 2020)。

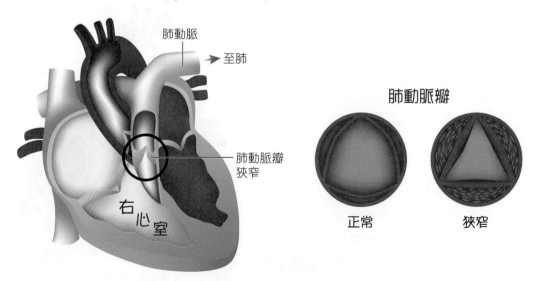

▶圖9-7　肺動脈瓣狹窄

(一) 病理變化

右心室血液出口道之阻塞，導致收縮壓上升及右心室肥大。這種異常的程度端視瓣膜口阻塞程度而定，輕微者右心室壓力輕微上升，肺動脈壓正常或下降。嚴重者可能伴隨心房中隔缺損、開放性卵圓孔或心室中隔缺損，造成血液交通由右向左分流。

(二) 臨床表徵

狹窄輕微及中度的病童多半無明顯症狀，狹窄情形嚴重的病童則可能會出現用力後呼吸困難，且缺乏運動耐受力。嚴重伴隨有由右向左分流的病童，則會有發紺及心衰竭的情形。

(三) 醫療處置

1. 狹窄輕微及中度的病童不需要特別的治療，定期追蹤及預防心內膜感染即可。

2. 嚴重狹窄的病童需透過心導管行氣球瓣膜擴張術(balloon angioplasty)，使肺動脈瓣狹窄部位得以擴張(pulmory balloon valvuloplasty)，或行肺動脈瓣膜切開術(pulmonanary valvulotomy)。手術預後佳，肺動脈瓣兩側的壓力差可降低或消除。**手術前可注射前列腺素E_1 (Prostaglandin E_1, PGE_1)以維持動脈導管的開啟。**

● 主動脈瓣狹窄(aortic stenosis, AS)

主動脈瓣在左心室和主動脈之間，控制著血液的供應，主動脈瓣狹窄是指左心室通向主動脈的瓣膜口出現狹窄的現象（圖9-8）。每1,000個活產中約有3.8例發生主動脈瓣狹窄(Kyle & Carman, 2020)。

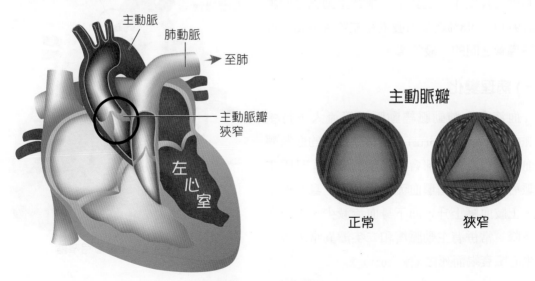

▶ 圖9-8 主動脈瓣狹窄

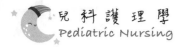
(一) 病理變化

主動脈瓣膜因先天性肥厚且粘連，或因異常病變閉合不正常而造成狹窄，導致左心室血液輸出受阻，左心室的血不易打入主動脈，左心室因此加強收縮，日積月累使得左心室肥厚。

(二) 臨床表徵

由於左心室的代償能力很強，臨床可能沒有任何症狀或僅主訴容易疲勞。隨著年齡的增長及病情發展，逐漸出現症狀，當左心室舒張末期壓力升高後，運動時會出現呼吸困難、眩暈。如果症狀加重、頻繁發作及出現肺水腫等都是病情危重的徵兆。

暈厥可能發生在活動中、活動後及休息時，是病情惡化的早期症狀，並伴隨不同程度的心絞痛。嚴重主動脈瓣狹窄的病童，因心輸出量不足，有典型的心絞痛、暈倒、脈搏微弱、容易疲倦、活動無耐受力等。當出現心衰竭時，心絞痛可能暫時緩解，但是病情往往進一步加重。

(三) 醫療處置

瓣膜口面積小於0.7平方公分，或跨瓣壓力階差大於50 mmHg，不論有無症狀均應手術。另外，病童出現心絞痛、昏厥或充血性心衰竭等症狀，不論瓣口狹窄程度如何，均應及時進行主動脈瓣置換術。

⊃ 主動脈弓窄縮(coarctation of aorta, COA)

於主動脈弓上，接近動脈導管或左鎖骨下動脈處有長度不等之狹窄，稱為主動脈弓窄縮（圖9-9），98%之窄縮發生在左鎖骨下動脈與動脈導管之間的一段狹窄。

(一) 病理變化

血液會由肺動脈經動脈導管流入下行主動脈(descending aorta)，因為肺動脈的血為靜脈血，所以身體下部會有輕度的發紺；且因主動脈弓窄縮，體循環血流受阻，使上身血液增加、上肢血壓上升，而下身血流減少、下肢血壓下降。常併有主動脈瓣和二尖瓣異常，容易發生心臟衰竭而死亡（陳，2021）。

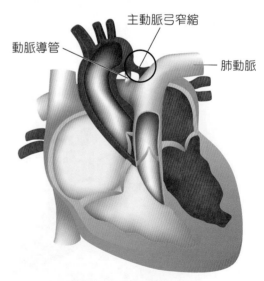

▶ 圖9-9　主動脈弓窄縮

(二) 臨床表徵

最典型的徵狀是上肢與下肢的血壓及脈搏大小不一致，**上肢的血壓比下肢的血壓高15 mmHg以上**，量血壓必需用適當的壓脈帶；上肢的脈搏比下肢的脈搏強且容易觸摸到，**觸摸腹股溝的股動脈也很微弱**。

常見症狀包括：**頭痛、暈眩、流鼻血**、呼吸窘迫、**心搏過速、運動性痙攣**、下肢血流少致腳部冰冷、胸痛，**嚴重時會導致左心室肥大、充血性心衰竭**。

(三) 醫療處置

嚴重的高血壓、酸血症、少尿或心衰竭等症狀出現時，都必須盡早做心導管檢查，並進行矯正手術。最佳開刀時機在2~4歲間，死亡率小於1%。年齡層越大，因左心室功能變異及退化，成功率降低。

最佳的手術方法是採鎖骨下動脈血管瓣進行主動脈成形術(subclavian artery flap angioplasty)，以增加窄縮部位的血管口徑，成功率也相當的高。另外，若利用氣球導管擴張術(balloon aortoplasty)來擴張窄縮的部位，成功率則因人而異，有些病童在進行這種擴張術6~12個月之後，會產生主動脈壁的血管瘤。

二、發紺型心臟缺損(cyanotic defects)

⊃ 法洛氏四重症(tetralogy of Fallot's, TOF)

(一) 病理變化

法洛氏四重症是最常見的發紺型先天性心臟病，包括下列四種異常（圖9-10）：

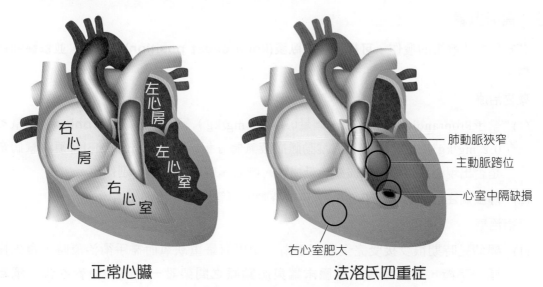

肺動脈狹窄
主動脈跨位
心室中隔缺損
右心室肥大

正常心臟　　　　　法洛氏四重症

▶圖9-10　法洛氏四重症

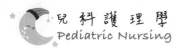
1. 右心室出口阻塞（right ventricular outflow tract obstruction，**肺動脈狹窄**）：因右心室出口變窄，故送到肺部進行氣體交換的血液減少，而再回左心室的含氧血也少。

2. **心室中隔缺損**(ventricular septal defect)：此缺損較嚴重，因肺動脈狹窄，使右心室的壓力增大，部分血流即由此缺損進入左心室，將非含氧血和含氧血混在一起送至全身，而產生發紺。

3. **主動脈跨位**(overriding of the ascending aorta)：主動脈跨於心室中隔上方，易使左、右心室的血液均由主動脈送出，故易發紺。

4. **右心室肥大**(right ventricular hypertrophy)：是以上三種異常產生的結果，因右心室極力將血液送至肺動脈，長期下來，右心室心肌也就變得肥厚。

(二) 臨床表徵

1. 新生兒期如果有症狀，通常是由於右心室出口嚴重阻塞（肺動脈狹窄）。由於右至左分流，因此含氧量低的靜脈血流至全身，**使得長期組織慢性低血氧，並出現杵狀指。**

2. **偶爾會有缺氧性或發紺發作**(hypoxic spells, hypercyanotic spell, blue spells)，此種發作常發生於2歲前，**且好發於早晨**。發作時通常呈現發紺（**嘴唇、口腔黏膜呈現暗藍色**）、鞏膜因血管鼓大呈灰色、躁動、蒼白、呼吸急促及四肢無力的現象，甚至可能會造成痙攣及意識喪失。

3. **因紅血球增多、血液黏稠度增加，可能會發生腦血管意外(CVA)。**

4. 運動時會出現呼吸急促的現象，**因此常會採蹲姿(squatting)，以減少下肢靜脈回心血量，增加全身血管阻力、增加肺動脈血流，以改善缺氧現象。**而生長發育遲緩也是此類病童共同的特徵。

(三) 醫療處置

1. 若缺氧性或發紺的發作，**可採取膝胸臥姿(knee-chest position)或蹲姿，並依醫囑給氧。**

2. 藥物治療

   (1) 給予Propranolol（Inderal，劑量0.1~0.2 mg/kg）靜脈注射或**Morphine**（劑量＜0.2 mg/kg)皮下注射，且追蹤動脈血液氣體分析。服用Propranolol時須注意病童是否出現**心跳減慢**、低血壓、低血糖、噁心、嘔吐、皮疹等副作用。

   (2) **靜脈滴注前列腺素E_1 (PGE_1)**，可維持動脈導管開放，增加肺循環血流。

3. 手術治療

   (1) 嬰幼兒時期很少接受完全矯正手術，如果有嚴重缺氧而需手術治療時，會先採減緩手術，**即將鎖骨下動脈末端與肺動脈之間架設一段人工血管吻合，稱為Blalock-Taussig分流術(B-T shunt)，主要是將體循環的血液分流至肺循環，以改善缺氧情形**（圖9-11）。

(2) 完全矯正手術(total repair)：若病童情況許可，通常會在1歲左右進行，包括心室中隔缺損的關閉，以及使右心室出口血流暢通(Kyle & Carman, 2020)。手術時常須用心包膜片(pericardial patch)來擴大較小的肺動脈瓣環(pulmonary valve annulus)。

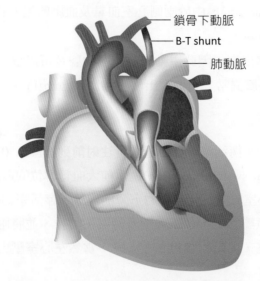

鎖骨下動脈
B-T shunt
肺動脈

▶圖9-11　Blalock-Taussig分流術(B-T Shunt)

○ 大血管轉位(transposition of the great arteries, TGA)

大血管轉位是新生兒常見嚴重心臟病之一，正常人的左心室是與主動脈相接，右心室是與肺動脈相接；而大血管轉位則是主動脈與肺動脈互換位置，左心室與肺動脈相接，右心室與主動脈相接（圖9-12）。

(一) 病理變化

主動脈接右心室，接受來自腔靜脈的缺氧血，再將其送回到體循環系統；肺動脈則接左心室，接受來自肺靜脈的含氧血，再將其送回到肺循環系統。導致兩個循環彼此獨立，互不相通。

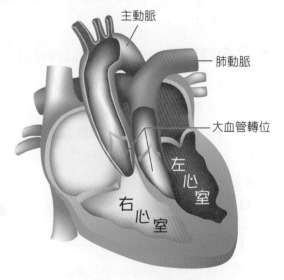

主動脈
肺動脈
大血管轉位
左心室
右心室

▶圖9-12　大血管轉位

如此若能夠維持病童的生命，須靠卵圓孔、動脈導管於出生後持續開放，或存在心房中隔缺損、心室中隔缺損，使得兩個循環的血液有混合的機會。

(二) 臨床表徵

出生後幾小時即出現低血氧、發紺及呼吸急促、**紅血球增多**。若合併有大的心室中隔缺損或開放性動脈導管，則不會發紺；若心室中隔完整或動脈導管關閉了，則發紺將會非常明顯且嚴重(Kyle & Carman, 2020)。由於兩側心室血量及血壓的過度負荷，可能呈現心衰竭的現象，未經治療死亡率極高。

由於主動脈由右心室出來，因此主動脈瓣關閉的聲音可以很清楚地聽到，**且第二心音會加重**。如果合併其他心臟異常，可能會出現心雜音（陳，2021）。

(三) 醫療處置

大血管轉位需要進行手術治療，**在手術前可注射前列腺素E_1 (PGE_1)以維持動脈導管通暢**。血管交換手術(arterial switch operation)是目前大血管轉位的最佳療法。一般在出生2週大時施行，即必須在左心室肌肉退化且壓力下降前施行，存活率約有80~90%。此種手術是直接在肺動脈瓣及主動脈瓣的上方截斷肺動脈幹與主動脈，並將兩條血管交換縫回，使肺動脈幹重新聯接到右心室，主動脈聯接到左心室。當然左心室壓力必須接近主動脈血壓才可施行此種手術。

若嬰兒呈現嚴重的心衰竭、生長遲滯、肺動脈高血壓或嚴重缺氧時，則必須接受心房內矯正手術(Mustard procedure or Senning procedure)，即是導正心房內的血流，把經由肺靜脈回到左心房的含氧血導入三尖瓣而達右心室，另一方面使得體循環的靜脈血導入二尖瓣而到左心室。

➲ 三尖瓣閉鎖(tricuspid atresia)

這種先天性畸形的特徵是右心房和右心室間的三尖瓣缺損或發育不全，使得右心房和右心室之間沒有流通，上、下腔靜脈的血液回到右心房後無法順利地流入右心室中（圖9-13）。

(一) 病理變化

右心房血液須透過心房中隔缺損或卵圓孔進入左心房，混合的血液再流向左心室。此症常合併有心室中隔缺損，血液再經由心室中隔缺損流入右心室，因此心房中隔缺損和心室中

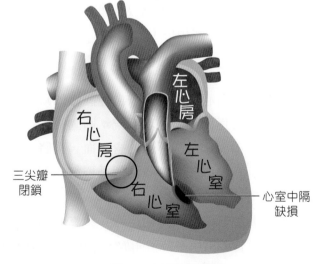

▶圖9-13　三尖瓣閉鎖

隔缺損的大小尤其重要。三尖瓣閉鎖會伴隨著不同程度的右心室發育不良，30%的病嬰合併有大動脈轉位。

(二) 臨床表徵

臨床上病嬰症狀不一，但多半會有發紺現象；有些則會出現呼吸急促及困難、容易倦怠、活動無耐力、生長遲緩等症狀，甚至休克的情形。

(三) 醫療處置

1. 藥物治療：**病嬰出生後，可使用前列腺素E_1 (PGE_1)維持動脈導管開啟，增加肺部血流，但可能造成呼吸窘迫，需隨時檢測呼吸系統。**此外，使用毛地黃、利尿劑及血管鬆弛劑可有輔助治療的效果。

2. 手術治療

   (1) 氣球心房中隔切除術(balloon atrioseptostomy)：可利用氣球導管在病嬰左右心房之間的中隔，製造一開口，使左右心房的血流能夠互相交通。

   (2) 方頓矯正手術(Fontan procedure)：藉由人工管道連接右心房和肺動脈，如此右心房的血就能夠直接流到兩側肺部去行氣體交換。

   (3) 改良性外科手術：直接連接右心房及右心室，並同時把心房及心室中隔缺損填補關閉，但可能會出現心律不整、心包膜或肋膜積水、心衰竭、腎臟或肝臟衰竭等合併症。三尖瓣膜閉鎖是發紺性心臟病中危險性及死亡率較高的疾病，預後並非很好，採取此手術式多少可以改善其預後，當然術後一定要配合密切追蹤檢查。

● 動脈幹(truncus arteriosus)

因心臟發育過程中大血管隔間不完全，造成單一條大血管同時由左、右心室出來而跨位於心室中隔缺損（圖9-14），並隨後分出主動脈、肺動脈和冠狀動脈。50%的病嬰合併有開放性動脈導管，30~35%的病嬰則合併有右主動脈弓(right aortic arch)。動脈幹常見於DiGeorge症候群（胸腺發育不全及T淋巴球免疫不全）病嬰的身上(American Heart Association, 2018)。

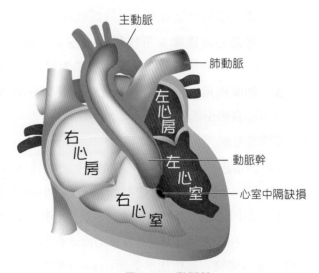

主動脈
肺動脈
左心房
右心房
左心室
動脈幹
心室中隔缺損
右心室

▶ 圖9-14　動脈幹

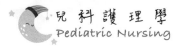

(一) 病理變化

　　左、右心室混合的血液流入動脈幹後，再送至肺循環與體循環，造成肺血流量增加及肺血管阻力減少，導致肺高壓，雖然病嬰發紺不明顯，但會伴隨充血性心衰竭情形。

(二) 臨床表徵

　　出生時偶爾有發紺現象，端視肺血流量及肺血管阻力而定；容易出現呼吸急促、疲倦、心衰竭、反覆性肺炎、生長遲緩等情形。

(三) 醫療處置

1. 藥物治療：乃控制心臟衰竭，可給予毛地黃及利尿劑。
2. 手術治療：肺動脈由動脈幹切離，將心室中隔缺損閉合，再用有瓣膜的人工導管(valved conduit)接通右心室及肺動脈。手術合併症包括肺血管疾病、動脈幹瓣膜閉鎖不全、殘存的分流、人工血管阻塞等，嬰兒期死亡率約40~50%。

三、先天性心臟病病童的護理

(一) 特殊藥物衛教

　　根據先天性心臟病的種類和嚴重的程度，有時會單獨給予強心劑、利尿劑、血管擴張劑或合併使用，目的在改善心臟的功能，以下就常見使用藥物來做介紹。

• 毛地黃(Digoxin)

1. 作用機轉
   (1) **強心作用：有增強心肌收縮力、心輸出量**、血流量的作用，並可縮小心臟舒張容積、增加收縮效力，以降低耗氧量。
   (2) **降低心跳速率：**可作用在中樞神經系統，提高迷走神經活性，使得心跳變慢，A-V node傳導時間延長（心電圖呈現P-R延長）。
   (3) **利尿作用：可增加腎臟血流**，提高腎小球過濾速率，**使排尿量增加**，改善充血性心衰竭引起的水腫。

2. 藥物動力學
   　　Digoxin起始作用快、半衰期短，適用於急診。治療的血清濃度範圍狹窄0.8~1.6 ng/mL。口服1~2個小時內即發揮作用，6個小時達高峰；靜脈注射0.5~1.5小時內即發揮作用，1~4個小時達高峰。心室顫動、嚴重心搏速率過緩及肝腎功能不全者不宜使用。

   　　心衰竭病童常使用Digoxin來治療，但因為心衰竭常常伴隨有其他的心臟疾病，因此通常會有多種藥物一起併用，然而Digoxin的治療濃度範圍狹窄，選擇適當劑量不易，又會與某些藥物產生明顯的藥物交互作用，因此，使用此藥時，應密切監測血中濃度，觀察病童是否出現中毒的臨床表徵，使Digoxin能發揮最大的效用，而將危險性降至最低。

3. 中毒臨床表徵

　　(1) **最初會出現噁心、嘔吐、厭食**（病嬰則表現為**食慾不振、攝奶量減少，且易吐奶**）等消化系統症狀。

　　(2) 中毒後會出現以下症狀：心電圖中P-R期延長、**心律不整、心跳過緩、頭痛、嗜睡、精神混亂**及視力障礙等症狀。

4. 護理措施

　　(1) **每日固定時間服藥，服藥時間安排在飯前1小時或飯後2小時**，以增加吸收量。

　　(2) **不可將Digoxin製劑與其他的飲料、食物或藥物混合餵食**，否則當病童在餵食過程中拒服或嘔吐時，就無法確定攝取的劑量。

　　(3) **盡可能於服藥後協助病童刷牙**，以防蛀牙。

　　(4) **需以有刻度的空針或滴管抽取藥水後直接餵食**，劑量才能精準。

　　(5) 為預防毛地黃過量或中毒，**每次給藥前需先測量心尖脈1分鐘**。若心跳次數低於表9-4的標準，則暫停給藥，並告知醫師。

　　(6) **服藥後10~15分鐘內吐出來，可以再補給一次劑量**。若服用15分鐘後才嘔吐，則不再補給。**若連續嘔吐，應立即告知醫師**。

　　(7) 忘記給藥時，依下列兩種方式處理，不可因忘了給藥而擅自增加劑量。若連續忘記給藥超過兩次則應立即告知醫師，依醫師指示處理。

　　　A. 時間超過6小時，則暫停給予，並在規定的時間給予下一個劑量。

　　　B. **時間未超過6小時，則立刻補給**，當天若有下一劑可以稍延後再給予，隔天恢復正常。

　　(8) 注意觀察是否出現中毒症狀。

　　(9) **監測血中鉀離子濃度**：一般心臟病童會服用利尿劑，而某些利尿劑會造成鉀離子流失。由於低鉀血症會造成病童體內Digoxin吸收增加，而導致Digoxin中毒，**所以飲食中要增加富含鉀的食物，如香蕉、馬鈴薯、深綠色蔬菜、柑橘類水果、瘦肉類食物、葡萄柚等**，並隨時監測血中鉀濃度。

　　(10) 液劑藥瓶應避光保存（但不需存放冰箱），以免變質。放置於安全而病童不易取得的地方，最好上鎖，

　　(11) 父母親對毛地黃有任何疑問或發現病童有任何異狀，應立即與醫護人員聯絡。

• **Furosemide (Lasix)**

1. 作用機轉：作用於腎小管亨利氏環的上行段，抑制鈉和氯的再吸收，作用於遠端和近端的腎小管，造成鈉、氯、鉀、氫和其他電解質，以及大量的水排出，因此有利尿作用，以減少液體過度鬱積體內，降低心肌工作量的前負荷。服藥後30~60分鐘產生利尿作用，作用期間為6~8個小時。

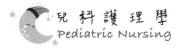

▶ 表9-4　毛地黃暫停給藥標準（心跳速率）

年齡層	心跳速率（次／分鐘）
新生兒	＜100
嬰兒	＜90
幼童	＜70
14歲以上	＜60

2. 使用劑量：每日每公斤體重2 mg，但每日最高劑量不可超過40 mg。

3. 副作用：食慾差、噁心、嘔吐、腹瀉、電解質不平衡、血中尿酸升高、脫水（症狀包括口渴、皮膚皺縮、囟門凹陷、眼眶凹陷、尿量減少、尿色深黃、頭暈、倦怠等）。

4. 護理措施

   (1) 口服糖漿需以有刻度的空針或滴管抽取，勿與牛奶或其他食物併用。

   (2) 避免低血鉀，可讓病童服用鉀質補充劑或富含鉀質的食物。

   (3) 觀察尿量增加的情形，並每日定時量體重。

   (4) 注意病童是否出現電解質不平衡的徵兆（如：食慾不振、口渴、心跳過快、胃腸障礙、不安、暈眩、虛弱、倦怠、肌肉疼痛性痙攣），如果發現立即通知醫師。

• Spironolactone (Aldactone)

1. 作用機轉：為醛固酮(aldosterone)的拮抗劑，有利尿及抗高血壓的雙重效果，作用在遠側腎小管，阻斷鈉離子對鉀離子的交換，導致鈉離子和水分排泄增加及保留鉀離子。

2. 副作用：腹瀉、噁心、嘔吐、胃痙攣、紅疹、高血鉀、頭痛、嗜睡、精神混亂等。

3. 護理措施

   (1) 監測注意是否出現電解質不均衡的徵兆，尤其是高血鉀。

   (2) 避免攝取富含鉀質的食物。

• Dopamine

1. 作用機轉：可加強心肌收縮力，因而增加心輸出量，並可擴張腎臟血管，增加腎臟血流、腎絲球過濾率及排尿量。

2. 副作用：噁心、嘔吐、焦慮、心悸、心跳過速、頭痛等。

3. 護理措施

   (1) 持續監測病童的血壓、心跳速率與尿量的變化。

   (2) 觀察是否出現噁心、嘔吐、頭痛等副作用。

(二)護理處置

> **健康問題（一）**：心輸出量減少，與心臟功能不全有關。

✦ **護理目標**：維持足夠的組織灌流及細胞氧合。

✦ **護理措施**

1. 減少不必要的能量消耗

   (1) **集中護理**，給予病童充足的休息。

   (2) 安排靜態遊戲及活動。

   (3) 避免感染以維持正常體溫，減少因發燒而造成能量消耗。

   (4) 抱、**安撫病童**，減少哭泣或焦慮不安。

   (5) 宜選用柔軟、吸食洞孔稍大的奶嘴餵奶。清醒後盡快餵食，避免因飢餓哭泣而消耗能量，**且餵食時間不宜太長（每次餵食不可超過30分鐘）**，以免消耗過多體力。

   (6) 避免便秘造成閉氣用力，增加心臟負擔。

2. 減輕呼吸困難

   (1) 當病童發生大哭大鬧時，會有全身發紫的情形，除了安撫病童外，**應趕緊抱起病童，採膝胸臥位或蹲姿**，並給予氧氣，馬上通知醫師處理。

   (2) 為預防病童呼吸窘迫，可協助採合宜臥位，**如抬高床頭30~45度的半坐臥式**，以減少橫膈膜的壓力及增加肺的容積。

   (3) 衣服或包被勿包裹太緊，妨礙胸部擴展。

   (4) 隔離病源菌，預防感染。

   (5) 監測呼吸型態（異常如鼻翼煽動、使用輔助肌、異常呼吸音）、動脈血液氣體分析值、氧飽合度、血紅素值，以及膚色。

3. 促進液體排出

   (1) 監測利尿劑的使用：水分滯留減少、尿量增加。

   (2) 監測液體與電解質平衡狀況：是否因使用利尿劑產生脫水、低血鉀、低血鈉的現象。

   (3) 監測輸入輸出量(I/O)、體重（尿液生成量0.5~2 mL/kg/hr）。

> **健康問題（二）**：營養不均衡：少於身體需要，與食慾不振、代謝需求增加有關。

✦ **護理目標**：提供足夠的營養攝取，維持病童正常的體重。

✦ **護理措施**

1. **飲食原則為採少量多餐方式進食，予高熱量、高蛋白、高鉀、低鹽、低油飲食，並限制水分之攝取。**

2. 若為病嬰可鼓勵母乳與**高熱量配方**奶交替餵食（每盎司 30 大卡）；**母乳需擠出，再給餵食或灌食。可3 小時餵食一次，每次不超過 30 分鐘**，時間可依個別需求做調整。

3. **選擇柔軟洞口稍大的奶嘴**，若持續出現呼吸困難、倦怠乏力、呼吸急促（80~100 次／分），**或是吸吮力欠佳，改由管餵。**

> **健康問題（三）**：照顧者對病童的疾病、治療及居家照護等有足夠的認知。

✦ **護理目標**：照顧者角色緊張，與照顧者對疾病的過程、治療及居家照護之相關知識不足有關。

✦ **護理措施**

1. 根據照顧者的認知程度給予適切的指導。

2. 提供簡單扼要的疾病知識及治療的解釋。

3. 提供照顧者居家照護的方法，並能回覆示教。

4. 提供照顧者社區資源及返家後可諮詢的機構。

5. 需要時，給予照顧者充分時間問問題，並鼓勵表達內心的擔憂及焦慮。

四、心臟手術的護理

(一) 手術前護理

• **術前準備**

1. 依病童之年齡、發展及個別經驗，解釋手術前的準備事項，**如可利用角色扮演遊戲或畫圖等方式，鼓勵病童表達他的感受及害怕等，且由固定的護理人員給予持續性的照顧，建立信任治療性關係，並鼓勵父母親盡可能陪伴病童。**

2. 完成常規檢查：身高、體重、四肢血壓、身體檢查、胸部X光、心電圖、心臟超音波、實驗室檢驗（包括CBC/DC、PT、PTT、尿液及糞便等）、備血。

3. 準備皮膚：前一日清洗身體即可。

4. 腸道準備：依醫囑給予灌腸及禁食。

5. 術前給藥：依醫囑給予點滴輸液、預防性抗生素，及毛地黃暫停給予。

6. 藉由設計吹泡泡、吹畫等遊戲方式，教導病童深呼吸及有效咳嗽。

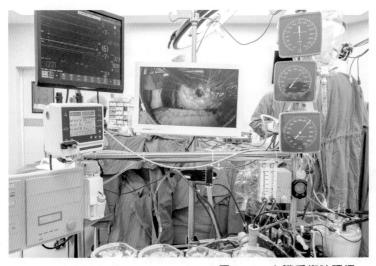
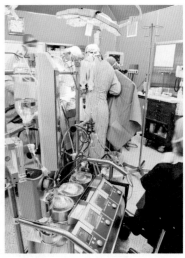

▶圖9-15　心臟手術時現況

• **護理處置**

⊃ 健康問題：焦慮，與缺乏心臟手術相關知識、對手術的不確定感、及對加護病房陌生有關。

✦ **護理目標**

1. 病童及父母親能與醫護人員討論病童的疾病、手術及預後。
2. 病童和父母親能主動表達內心的感受及情緒。
3. 病童及父母親能參與病童手術前的準備。

✦ **護理措施**

1. 鼓勵病童及父母親討論他們對病童的疾病、手術、預後或其他相關的問題，協助諮詢相關人員及澄清疑惑。
2. 鼓勵病童及父母親表達出內心的感受與情緒，陪伴及給予正向支持。

3. 轉介支持性團體，或提供相關的社會資源。

4. 若病童及父母親有宗教信仰，給予時間及空間以協助尋求靈性的慰藉。

5. 介紹加護病房環境，讓病童及父母親熟悉病童受術後所住的環境及接觸的人員。

    (1) 介紹手術後會睡的床位、周遭的儀器及環境。

    (2) 介紹手術後主要照顧病童的護理人員，並與病童相互溝通取得信任。

    (3) 以娃娃角色扮演的方式，讓病童瞭解病童的可能經歷，例如病童身上可能會有靜脈導管、氣管內管、呼吸器、鼻胃管、胸腔引流管、心電圖監測、血氧監測、導尿管等。

    (4) 教導病童如何在插置氣管內管的情形下，與護理人員溝通及表達需求，並實際演練。

    (5) 告知病童及父母親加護病房的會客時間，向病童解釋必須單獨住在加護病房的目的，並保證父母親對病童的愛是不變的。

6. 教導父母親學會執行病童姿位引流、背部叩擊、床上翻身、四肢及關節運動、床上使用便盆及尿壺等照顧工作：

    (1) 逐項解釋上述這些照顧工作的目的及重要性。

    (2) 說明各項照顧工作的執行步驟，並實際示範。

    (3) 給予父母親充分的時間學習，並回覆示教。

    (4) 協助病童參與整個學習過程。

7. 依病童之年齡發展設計適合的遊戲來教導深呼吸及有效咳嗽，並運用稱讚、鼓勵等正加強的方式協助病童持續練習。

(二) 手術後護理

• 護理處置

➲ 健康問題（一）：心輸出量減少，與心肺功能改變有關。

✦ 護理目標

1. 血壓維持在正常範圍內（依病童年齡層）。

2. 尿液排出量維持正常 (0.5~2 mL/kg/hr)。

3. 周邊脈搏強度正常。

✦ 護理措施

1. 密切監測意識狀況；包括昏迷指數 (Glasgow coma scale, GCS)、瞳孔大小及對光反應、深腱反射、四肢活動及肌肉張力。

2. 密切監測病童生命徵象、心電圖、中心靜脈壓及動脈血液氣體分析的變化。

3. 精確記錄輸入及輸出量，**排尿量應維持至少 0.5~2 mL/kg/hr**。

4. 監測病童口腔黏膜的潮濕度、皮膚的飽滿度，及每日體重的變化。

5. 監測胸腔引流管的引流量，引流量若持續 3 小時都超過 3 c.c./kg，必須通知醫師，並注意病童是否出現心跳加速、血壓下降、皮膚紫斑等出血徵象。

6. 觀察任何體液與電解質不平衡的徵象與症狀。

7. 持續評估周邊組織灌流情形和動脈、靜脈的壓力變化，包括四肢末梢溫度及膚色、微血管的充盈度、脈搏強度。

8. 依醫囑給予強心劑、毛地黃、血管擴張劑、止痛劑、抗生素等手術後用藥，監測用藥後對病童心血管循環的影響及副作用。

9. 減少病童的耗氧量

    (1) 協助翻身、擺位，促進舒適。

    (2) 依醫囑給予止痛劑，緩解傷口疼痛。

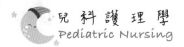
(3) 集中護理，給予充足的休息與睡眠時間。

(4) 調低監測儀器的音量，控制病室躁音，以緩解病童煩躁心緒。

(5) 可聽音樂或故事，轉移病童焦慮不安的情緒。

(6) 若哭鬧厲害，可請父母親一人暫入加護病房安撫及陪伴。

(7) 如果需要，依醫囑給予鎮靜劑。

⊃ 健康問題（二）：體溫過低，與施行心臟手術有關。

✦ 護理目標

1. 能維持正常的呼吸速率。

2. 維持呼吸道通暢。

3. 動脈血液氣體分析值維持在正常範圍內。

✦ 護理措施

1. 密切監測體溫及皮膚溫度的變化。

2. 手術後立即保暖，例如使用被蓋、電熱毯、烤燈或保溫箱，並注意安全避免燒燙傷病童皮膚。

3. 若需輸血，則需加溫處理。

4. 給予升高體溫的護理措施後，體溫仍持續低於 36℃，需立即通知醫師。

⊃ 健康問題（三）：低效性呼吸型態，與肺部功能受到手術的影響有關。

✦ 護理目標： 照顧者能執行照護活動並協助病童參與治療。

✦ 護理措施

1. 依醫囑精確地設定呼吸器：潮氣容積、呼吸次數、吸入氧濃度、吐氣末期正壓、吸氣／吐氣比率。

2. 每 2~4 小時施行胸腔物理治療，可以少量生理食鹽水灌洗氣管內管並抽痰，以維持呼吸道通暢。

3. 監測動脈血液氣體分析及氧飽合濃度的變化。

4. 每 2 小時翻身更換姿勢，注意身體所有管路及線路勿扭曲打結，並確認各管路在正常位置。

5. 拔除氣管內管後，護理措施包括：

(1) 密切監測病童呼吸型態、呼吸音、呼吸困難情形。

(2) 持續給予胸腔物理治療，並協助病童執行深呼吸、咳嗽。

(3) 如果需要在執行護理措施前，給予止痛劑或鎮靜劑，避免病童因疼痛不適影響呼吸型態。

⊃ 健康問題（四）：潛在危險性感染，與手術傷口及侵入性治療有關。

✦ 護理目標： 沒有感染發生。

✦ 護理措施

1. 密切監測體溫的變化。

2. 照護前後，確實洗手及遵守無菌技術。

3. 每日更換傷口敷料，保持清潔乾燥，觀察傷口外觀有無分泌物、紅、腫、熱、痛等感染徵象。

4. 定期護理及更換侵入性管道：如每日執行尿管護理 (foley care)；每週更換導尿管；三日更換一次靜脈輸液導管 (IV set) 及注射部位。

5. 依醫囑給予抗生素。

6. 保持病童衣著、被蓋及床褥清潔，潮濕或汙染應立即更換。

7. 每日檢查全身皮膚一次，協助擦身及按摩，以維持身體清潔及皮膚完整性。

8. 若體溫持續上升，應追蹤白血球計數及分類、C- 反應蛋白 (CRP) 的檢查值，並協助採取血液、傷口、或各類導管檢體做細菌培養。

後天性心臟病

一、風濕熱(rheumatic fever)

風濕熱是上呼吸道感染β-溶血性A群鏈球菌(β-*hemolytic group A Streptococcus*)所引起的一種自體免疫反應，而風濕性心臟病(rheumatic heart disease)是風濕熱產生的一種合併症，是指侵犯到心臟，包括心肌及瓣膜；僧帽瓣（二尖瓣）最常受到侵犯，主動脈瓣次之。

(一) 病因及病理變化

雖然一般人常感染鏈球菌，但只有少數人會發生風濕熱，此乃一些先行因素存在，而造成易感宿主(susceptible host)（陳，2021）：

1. 年齡：**大多發生於學齡期兒童**，風濕熱好發年齡多在6~15歲，8歲左右為高峰，少發現於5歲以下的孩童，青春期以後亦少發生。

2. 社經狀況：風濕熱好發於較低社經階層者，可能因為住所擁擠，環境衛生不良，醫療常識低落，而容易造成鏈球菌感染。

3. 氣候與地理：溫帶及熱帶地區較多。

4. 基因因素：可能與人類白血球抗原(HLA)class II有關。

感染病灶剛開始是由纖維蛋白及血液細胞包圍的小疣狀腫脹，沿著任一個瓣膜的邊緣生長。當發炎情形改善後，小疣狀腫脹可能會消失而留下疤痕組織，當再次感染時，新的小疣狀腫脹會在前次發生的附近形成，且心內膜壁及心腱索也會受侵犯。

(二) 臨床表徵

風濕熱的臨床症狀出現在β-溶血性A群鏈球菌感染約3週之後，除了會出現發燒症狀外，臨床表徵會依受侵犯的部位而異，包括心臟、關節、腦部、皮膚及皮下組織，分別說明如下。

1. **心臟炎**(carditis)

心臟炎是風濕熱最常見且最具特異性的臨床表現。在東方人中，約有半數以上的急性風濕熱病童出現此徵象，心臟炎可能導致嚴重的合併症，甚至在急性期造成死亡。

病童初期可能只有疲倦、食慾不振、輕度發燒等非特異性症狀，也可能出現心跳加速、胸痛及呼吸困難。由於心肌及瓣膜受到侵犯，尤其是二尖瓣，常造成二尖瓣閉鎖不全，嚴重的心肌炎或瓣膜閉鎖不全可導致心臟衰竭。

2. **多發性關節炎**(polyarthritis)

約有70%的病童會出現多發性關節炎，因關節炎是風濕熱最不具特異性的表徵，故容易被誤診。好發於較大的關節，例如腕關節、肘關節、膝關節、踝關節，少侵犯周邊的小關節。為不對稱且具轉移性(migratory)，自限性病程，很少超過3週以上，關節局部會出現紅、腫、熱、痛，但較少造成關節之變形。

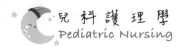
3. **舞蹈症**(chorea)

　　約出現於15%的風濕熱病童，為一種中樞神經系統病變，**好發於學齡兒童**。舞蹈症的潛伏期長，甚至長達數月，通常在感染後1~6個月出現症狀，臉部肌肉或四肢無法控制的活動，此症狀可持續1週或長達2年，因而影響病童日常生活。病程通常為自限性，**約50%會恢復正常**，偶爾會再發。

4. **邊緣性紅斑**(erythema marginatum)

　　約出現於5%的風濕熱病童，具特異性。紅斑有爬行狀邊緣，邊界分明，包圍著正常皮膚，常出現在軀幹及肢體近端，通常不會侵犯臉部。

5. **皮下結節**(subcutaneous nodule)

　　非常少見，出現在關節的伸肌側，是一種大小約2公分以下，不痛且具移動性之皮下結節。

(三) 診斷檢查

　　目前最常使用的診斷依據是Jones準則(Jones Criteria)，這診斷的準則將可能的臨床症狀分為主要的和次要的準則(Kyle & Carman, 2020)：

1. 主要準則：心臟炎、多發性關節炎、舞蹈症、邊緣性紅斑、皮下結節。

2. 次要準則：發燒、關節痛、曾有風濕熱病史、C-反應蛋白(CRP)增加、**紅血球沉降速率(ESR)上升**、心電圖的P-R interval延長。

　　如果上述五個主要準則中有二個以上，或一個主要準則加上二個以上的次要準則，再加上最近有鏈球菌感染的證據，即抗鏈球菌溶血素O效價試驗(anti-streptolysin O test, ASLO)或其他抗鏈球菌的抗體陽性、喉嚨細菌培養陽性，則可診斷為風濕熱。

(四) 醫療處置

1. 初級預防(primary prevention)

　　目的在最初感染咽喉炎時將鏈球菌根除，以防止風濕熱的發生。**服用青黴素(Penicillin) 10~14天**，以治療β-溶血性A群鏈球菌的感染，**並長期使用長效型青黴素以防再度感染。**

2. 次級預防(secondary prevention)

　　目的是對於已經感染風濕熱的病童，防止再次感染β-溶血性A群鏈球菌。方法為每月肌肉注射Benzathine Penicillin一劑，或每日口服Penicillin V；以肌肉注射的方式較為有效。次級預防須執行到滿20歲，且至少持續5年以上。對於可能再發的高危險群，建議預防到成人期或終生預防。

3. 心臟發炎的治療

　　輕至中度的心臟發炎以水楊酸鹽類(Salicylates)治療4~8週，之後的4~6週逐漸減量。**嚴重心臟發炎可加上口服類固醇2週，抑制其發炎**，之後的2~3週逐漸減量。在類固醇停藥前

1週，必須加上治療劑量的Salicylate，以防止症狀反彈(rebound)。心臟衰竭者可給予毛地黃，及限制臥床休息。

4. 關節炎的治療

建議使用Salicylate 2週，之後的2~3週逐漸減量。急性期**可使用阿斯匹靈(Aspirin)或Acetaminophen控制關節發炎、退燒或止痛。**

5. 舞蹈症的治療

輕微者只需要臥床休息，避免緊張焦慮；嚴重病童可給予抗痙攣藥物控制。

(五) 護理處置

➲ 相關健康問題
1. 心輸出量減少，與心肌炎、瓣膜閉鎖或心衰竭有關。
2. 急性疼痛，與關節炎引起的症狀有關。
3. 潛在危險性損傷，與關節炎及舞蹈症有關。
4. 營養不均衡：少於身體需要，與食慾不振及抗生素的副作用有關。
5. 身體心像紊亂，與舞蹈症有關。

✦ 護理目標與措施
1. 臥床休息及限制活動
   (1) 根據病童的年齡層，設計合適的靜態遊戲及活動，例如閱讀、畫畫、看電視、聽音樂等，以使病童能配合臥床休息。
   (2) 減少訪客；盡量保持安靜的環境。
   (3) 採集中護理。
   (4) 安排規律的睡眠與休息時間。**急性期病童最好採絕對臥床休息。**
2. 減緩疼痛及促進舒適
   (1) 保持床單平整，利用枕頭或氣墊圈安排舒適的臥位；並經常更換臥姿。
   (2) **以床上支架將被褥撐起，以維持適當體位，減輕關節疼痛。**
   (3) 如果有需要可依醫囑給予止痛劑，緩解病童關節疼痛情形。
   (4) 協助病童執行主動或被動的全關節運動(range of motion)。
3. 預防損傷及維護安全
   (1) 床欄使用，床欄並加上保護墊，避免病童因不自主的肢體活動而受傷。
   (2) 協助完成日常生活所需，例如進食、如廁、沐浴等。
4. 攝取足夠的熱量
   (1) **採少量多餐，並多補充蛋白質攝取。**
   (2) 鼓勵病童提供自己喜歡吃的食物種類，**並參與飲食計畫。**
   (3) 維持良好的進食氣氛，避免與侵入性治療的時間有衝突。
5. 減輕焦慮
   (1) 鼓勵病童及父母親提出對疾病、症狀、與治療的疑問，並協助獲得解答。
   (2) 鼓勵病童及父母親表達焦慮及情緒，給予正向支持。
6. 促進正常發展
   (1) 清楚地向父母親、學校老師及校護解釋有關舞蹈症的照護與限制。
   (2) 鼓勵病童及父母親維持正常的居家生活及社交生活。
7. 預防疾病復發：向病童及父母親強調預防風濕熱復發的重要性，協助病童及父母親必須長期接受抗生素治療的準備。

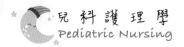

二、川崎氏症(Kawasaki's disease, KD)

川崎氏症又稱為皮膚黏膜淋巴結症候群(mucotaneous lymph node syndrome, MCLS)，是日本川崎富作醫師於1967年首先報告一位嬰兒病例，持續的高燒、頸部淋巴腺腫大、兩眼結膜充血、嘴唇發紅或乾裂、舌頭表面呈草莓樣、手腳掌紅腫，數天後從手指腳趾尖端開始呈膜狀脫皮。好發於5歲以下的孩童，以冬天及夏天為好發季節(Kyle & Carman, 2020)。

(一) 病因及病理變化

川崎氏症至今發生的原因不明，較廣泛的說法是一種全身性血管炎；或是不明原因的免疫功能障礙疾病。有研究顯示與家庭地毯中恙蟲或清潔劑有關，亦有研究顯示與家族性遺傳有關。

主要侵犯皮膚黏膜、淋巴結和全身性血管，會引起心包膜炎、心肌炎、心外膜炎及冠狀動脈瘤(aneurysm)等，**最大致死原因為冠狀動脈瘤**或狹窄阻塞，導致心肌缺氧、梗塞或突發死亡(Scheinfeld, 2017)。

(二) 臨床表徵

1. 急性期（發病後約10天內）

   (1) 發燒：**持續5天以上不明原因的高燒(38~40℃)**。97%的病童均會持續發高燒5天以上，使用抗生素及退燒藥效果亦不佳。

   (2) 結膜充血：**雙眼結膜充血**，類似結膜炎，鞏膜上有一圈白圈且明顯充血，但無分泌物，約在3~6天出現。

   (3) **口腔、黏膜及嘴唇的變化**：唇部在第2~3天至10天充血發紅、乾燥龜裂、甚至出血，口腔及黏膜泛紅、充血、疼痛，進食困難，**舌頭表面呈草莓樣舌**。

   (4) **四肢肢端的變化**：初期約90%病童的**手掌及腳底紅腫、疼痛。腳指尖及腳掌脫皮**（尤其是指甲周圍皮膚剝落），新生皮膚光滑正常，新舊指甲間出現橫溝切跡。

   (5) **頸部淋巴結腫大**：直徑多在1.5公分以上，不會形成化膿反應。

   (6) 皮膚紅疹：初期面頰、軀幹、四肢都有可能出現紅疹，大多數呈點狀，部分病童呈現片狀或融合在一起，不會引搔癢，1~2天即自然消失；**肛門周圍皮膚脫皮**。

   (7) 心臟發炎：可能造成心臟炎、心包膜炎、心肌炎，並導致心臟功能降低，甚至心衰竭。

2. 亞急性期（約在發病後10~21天）

   急性期症狀漸漸消失，手指、腳趾、肛門周圍開始脫皮，出現**腕、膝和踝等關節痛情形**。如果未接受免疫球蛋白注射，約20%病童在此期後會出現冠狀動脈瘤。

3. 恢復期（約在發病後6~8週）

   外觀已無症狀，但可見心電圖出現異常。

(三) 診斷檢查

1. 臨床上，對長期發燒的病童都應考慮是否可能是川崎氏症，不過首先要先排除其他感染的可能性，再來看病童是否有臨床表徵符合診斷的標準。其診斷標準為發燒持續5天以上，並出現上述臨床表徵第2~6項中的四項即可診斷。

2. 實驗室檢查

    (1) **IgE、紅血球沉降速率(ESR)、嗜中性球、血小板、C-反應蛋白等值均上升。**

    (2) 白蛋白值會下降(≤3.0 g/dL)。

    (3) 血紅素(Hb)下降(<12 g/dL)，達到貧血的標準。

(四) 醫療處置

1. 急性期

    (1) **靜脈注射γ免疫球蛋白(intravenous gamma globulin, IVIG)**，給予劑量為2 g/kg，可使發燒迅速消退，以及**降低冠狀動脈瘤的產生。**

    (2) **急性期時給予高劑量Aspirin (80~100 mg/kg/day)，除可解熱外，可以抗發炎與抑制血小板凝集，而後給予低劑量(5 mg/kg/day)持續6~8週，避免冠狀動脈栓塞。**

2. 少數病童血小板過高、冠狀動脈狹窄或栓塞者，需給予Dipyridamole (Persantin，5 mg/kg/day)。

3. 支持性療法：**如使用類固醇(Prednisolone)來抗過敏及發炎反應。**

(五) 護理處置

⊃ 相關健康問題
1. 體溫過高，與疾病症狀及脫水有關。
2. 口腔黏膜障礙，與嘴唇發紅龜裂、口腔黏膜泛紅充血及草莓舌有關。
3. 皮膚完整性受損，與皮膚紅疹及手掌腳底脫皮有關。
4. 急性疼痛，與手掌及腳底紅腫、疼痛有關。
5. 營養不均衡：少於身體需要，與食慾不振有關。
6. 周邊組織灌流失效，與心臟發炎、冠狀動脈瘤及血小板過高有關。
7. 危害性家庭因應能力，與父母親缺乏照護相關知識及慢性疾病衝擊有關。

✦ 護理目標與措施
1. 控制體溫
    (1) 密切監測體溫，並確實詳細記錄。
    (2) 發燒時的處理包括穿著輕薄的衣服、調整室內溫度、補充水分、使用水枕或冰枕、溫水拭浴。
2. 保護口腔黏膜
    (1) 避免熱的或有刺激性食物，可提供冰涼飲食如果凍、布丁、果汁。
    (2) 使用紗布或棉花棒清潔口腔，進食前後以冷開水漱口。
    (3) 嘴唇龜裂可擦拭護唇膏。

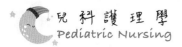
3. 維持皮膚完整性

 (1) **穿寬鬆透氣衣服，以保護下肢水腫處，並保持皮膚清潔**，暫時避免使用肥皂或清潔用品清潔皮膚，可以冷敷促進舒適。

 (2) 剪短病童指甲或戴手套，避免抓傷皮膚引起感染。

 (3) 修剪手掌腳底的脫皮，並維持清潔，避免局部施壓及摩擦損傷。

4. 維持舒適及適當活動

 (1) 提供整潔、安靜的病室環境，集中護理給予適當的休息與睡眠。

 (2) 觀察有沒有關節痛的現象，如果需要可給予止痛劑。

 (3) 協助病童做四肢主動或被動運動，輕柔地移動肢體及按摩，並鼓勵下床活動。

5. 維持足夠的熱量攝取

 (1) **給予軟質**、低脂肪、低膽固醇、高蛋白高熱量食物。

 (2) **採少量多餐**，鼓勵病童提供自己喜歡吃的食物種類，並參與飲食計畫。

6. 增加父母親照顧病童的能力：澄清病童及父母親提出對疾病、症狀、與治療的疑問，鼓勵病童及父母親表達焦慮及情緒，給予正向支持，並給予下列相關的衛教及回覆示教：

 (1) 服用阿斯匹靈的注意事項

  A. 不宜空腹服用。

  B. 每日觀察有無出血跡象，例如牙齦輕輕摩擦即出血、流鼻血不易止、解血便、碰撞易淤青一片等。

  C. **注意是否出現副作用，如盜汗、噁心、嘔吐、腹瀉、心灼熱、腸胃不適、出血等。**

  D. 定期返院追蹤血液中的全血球計數(CBC)。

  E. 依照醫師指示的時間方可停藥。

  F. 感染水痘時應立即停藥並即刻就醫。

  G. 避免感染流行性感冒，若有感染跡象（如咳嗽、鼻塞、流鼻水等）應立即就醫，因發燒的徵象易被Aspirin遮蓋，所以必須謹慎。

  H. 疫苗接種：建議在停藥後6~9個月後再接受疫苗注射。接種疫苗時，需告訴醫師何時停用Aspirin。

 (2) 使用γ免疫球蛋白(IVIG)治療的注意事項：

  A. **使用IVIG治療前，向家屬解釋使用免疫球蛋白的目的是為了降低冠狀動脈病變發生機率。**

  B. **靜脈注射IVIG時，需密切觀察生命徵象變化，及早發現過敏現象。**

  C. **IVIG注射後，應注意6個月後才可接種一般疫苗，11個月後可接種活性疫苗。**

 (3) 川崎氏症會侵犯動脈血管，引發心臟的合併症，出院後仍需長期追蹤心臟功能至青春期。

 (4) 預防心血管損傷

  A. **出院後定期回院監測心臟功能，追蹤心電圖變化，觀察有無發生心臟合併症**，如心臟發炎、冠狀動脈瘤、心衰竭的徵象，例如呼吸過快、呼吸困難、出現囉音、胸痛、水腫等。

  B. 注意末梢循環狀況，例如四肢末梢的膚色及溫度，並確保病童按時服用阿斯匹靈，以防止末梢血管栓塞。

 (5) 應立即和醫師聯絡的時機

  A. 發生藥物副作用。

  B. 出現川崎氏症再復發的徵象（有3%的復發機會）。

  C. 出現心臟合併症的徵象。

三、充血性心衰竭(congestive heart failure, CHF)

充血性心衰竭是心臟無法打出足夠的血液以維持身體的代謝所致,這種狀態伴隨著不正常的血液容積增加及組織間液體的增加。為先天性心臟病常見的併發症。

(一) 病因及病理機轉

大多由於心臟收縮功能或擴張功能受損所引起,尤其是高血壓、冠狀動脈心臟病最為常見,其他如風濕性心臟病、缺血性心臟病、心肌病變、限制性心包膜炎,也是常見的因素。

當初期心臟無法打出足夠的血液以維持身體所需,身體會有代償機轉來增加心輸出量,稱之為心儲備力量(cardiac reserve),包括心肌肥大、心臟擴大及刺激交感神經等作用,分別說明於下。

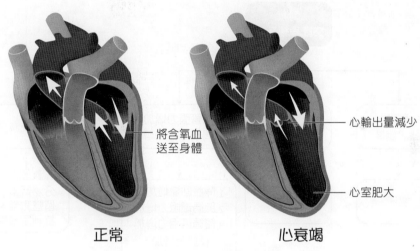

將含氧血送至身體

心輸出量減少

心室肥大

正常　　　　　心衰竭

▶ 圖9-16　充血性心衰竭

• 心肌肥大及心臟擴大

為了要增加心輸出量,心肌肥大以增強心臟幫浦血液的張力,同時心肌纖維也會變大及拉長;心臟擴大,以增加心臟收縮的力量。無論是心肌肥大或心臟擴大都會造成副作用,心肌肥大會造成心室的負荷及心肌耗氧增加,長期代償的結果導致心收縮力降低及心衰竭。

• 刺激交感神經系統

當心輸出量開始減少時,血管中的伸張接受器(stretch receptors)及壓力接受器(baroreceptors)刺激交感神經系統,並釋放兒茶酚胺(catecholamines)。兒茶酚胺增加心肌收縮力及速率,也因此使得全身血管收縮及血管張力增加,全身血管阻力增加,靜脈回流增加,降低到四肢及器官的血流。

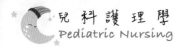
　　腎臟系統對血流及灌流減少是非常敏感的，由於腎血流減少活化了腎素－血管加壓素－留鹽激素機轉(renin-angiotensin-aldosterone mechanism)，使得鈉及水分滯留，前負荷增加，血管充盈度也增加了（圖9-17）。但長期結果會導致液體容積過剩。

(二) 臨床分類

　　充血性心衰竭的症狀可分為二類：左心衰竭所造成的**肺水腫**、肺高壓，以及右心衰竭所造成的周圍組織水腫（圖9-18）：

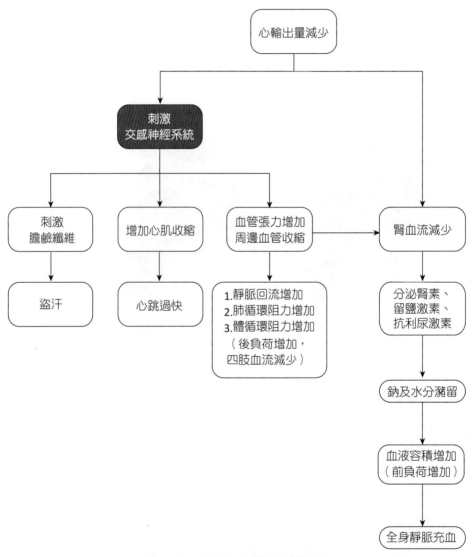

▶ 圖9-17　充血性心衰竭的病理變化

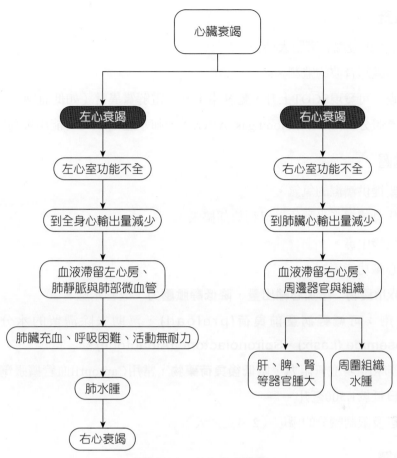

▶圖9-18　左、右心衰竭

1. 左心衰竭：即左心室功能下降，導致心輸出量不足，造成全身主要器官血流灌注下降及器官功能受損。此外，若左心無法有效將血液輸出，或造成血液鬱積在肺靜脈與肺部微血管，造成肺血管壓力增加，因而導致肺水腫、呼吸困難。

2. 右心衰竭：即右心室功能下降，通常會導致血液鬱積在周邊器官與組織，造成肢體水腫、肝脾腫大，甚至產生腹水。

(三) 臨床表徵

1. 心肌功能不全：**心搏過速、心臟擴大、尿量減少、四肢冰冷、指甲蒼白、大量盜汗、**倦怠、虛弱無力、食慾不振、煩躁不安、血壓降低、脈搏微弱、蒼白、心臟擴大。

2. 肺部充血：呼吸困難、**呼吸急促、端坐呼吸**、夜間有陣發性呼吸困難、肺部分泌物多、咳嗽等。

3. 全身靜脈充血：體重增加、**肝臟腫大**、頸靜脈怒張(jugular venous distention, JVD)、四周浮腫（尤其是眼眶）、下肢水腫、腹水。

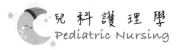
(四) 診斷檢查

1. 胸部X光片：可發現心臟肥大情形。

2. 心電圖、心臟超音波的監測。

3. 實驗室檢查：可發現SGOT上升、膽紅素上升、電解質異常（如低血鈉、高血鉀）。

4. 動脈血液氣體分析(arterial blood gas, ABG)：若肺水腫則ABG可能出現異常。

(五) 醫療處置

1. 依病童需要提供潮濕的氧氣。

2. 限制臥床休息或採半坐臥位，以利肺部擴張。

3. 矯正代謝性酸中毒。

4. 給予改善心臟功能藥物

    (1) **Digoxin藥物：增加心輸出量，降低靜脈壓力**，改善水腫。

    (2) 利尿劑：**可減輕病童前負荷(preload)**，幫助去除滯留的水分和鈉，**常用 Furosemide (Lasix)、Spironolactone (Aldactone)**。

    (3) 降低肺和全身血管阻力，**降低後負荷藥物**，常用Captopril血管擴張劑。

5. 限水，每日低於1,500毫升。

6. 少量多餐以及限制鹽分的攝取（2~4克／天）。

(六) 護理處置

> ➲ 相關健康問題
> 1. 心輸出量減少，與心肺功能改變有關。
> 2. 低效性呼吸型態，與肺充血有關。
> 3. 體液容積缺失，與全身靜脈充血有關。
> 4. 活動無耐力，與組織缺氧有關。
> 5. 危害性家庭因應能力，與生命威脅性疾病衝擊有關。

✦ **護理目標與措施**

1. 維持病童最佳的心輸出量
    (1) 密切監測生命徵象及心電圖。
    (2) 依醫囑給予增加心輸出量的藥物毛地黃(Digoxin)，注意藥物的服用方法、副作用及中毒現象（見前述Digoxin之介紹）。
    (3) 依醫囑給予血管擴張劑，並注意病童的血壓及血清電解質的變化。

2. 維持正常的呼吸功能
    (1) 密切監測呼吸型態：包括呼吸速率、深度、費力程度、呼吸音。
    (2) **抬高床頭30~45度**，或採半坐臥姿，以利胸部擴張。
    (3) 避免穿著緊身衣妨礙呼吸及胸部擴張。
    (4) 依醫囑給予氧氣、胸部物理治療。
    (5) 如果需要抽吸呼吸道液體，在執行此技術前後必須給予足夠的氧氣，過程中必須密切觀察膚色及呼吸費力情形。

3. 維持水分及電解質平衡
   (1) 監測輸入及輸出量，每小時尿液不宜少於0.5~2 mL/kg。
   (2) 每日測量體重。
   (3) 依醫囑限鈉、限水。
   (4) 監測血清電解質。
   (5) 保護水腫部位的皮膚，避免摩擦及施壓。
4. 減低身體耗氧量
   (1) 限制臥床休息。
   (2) 依病童年齡層安排靜態活動。
   (3) 集中護理：減少環境刺激，給予病童充足的睡眠與休息。
   (4) 維持正常體溫，以減少高低溫的能量需求；遵守無菌原則，嚴格洗手，避免院內感染。
   (5) 可抱、撫摸來安撫病童，以減少焦慮不安。
5. 減輕病童及父母親的壓力與焦慮：鼓勵病童及父母親表達內心的感受、情緒、焦慮、壓力、生活及經濟上的困難。如果需要，轉介心理師、社工師或社區護理人員，共同計畫與安排，以確實解決病童及父母親所面臨的困境。

情境

模擬案例分析　CASE STUDY

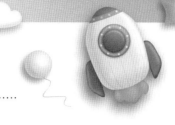

⭐ 基本資料

姓名：<u>林小弟</u>　性別：<u>男</u>　年齡：<u>2天</u>

疾病診斷：<u>心室中隔缺損(VSD)、大血管轉位(TGA)、開放性動脈導管(PDA)</u>

⭐ 病程簡介

　　林小弟出生2天，第二胎自然產足月男嬰，產檢無異常。出生後全身發紺，經心臟超音波檢查發現，罹患心室中隔缺損、大血管轉位、開放性動脈導管等嚴重心臟缺損，因危急生命，立即進行矯正及修補手術治療。手術後X-ray顯示肺部痰液多，呼吸費力且胸骨凹陷，聽診肺部有明顯濕囉音，四肢末梢蒼白，周邊血氧濃度65%，血壓54/33 mmHg，醫囑升壓劑及強心劑使用。

⭐ 護理過程

健康問題（一）：低效性呼吸型態，與術後肺功能改變有關。

護理評估	護理目標	護理措施	護理評值
1. X-ray 顯示肺部有浸潤情形，聽診肺部有濕囉音，呼吸時胸骨凹陷及輔助肌的使用 2. 安靜時呼吸速率 40~45 次／分，哭泣時呼吸速率 65~70 次／分 3. 四肢末梢蒼白，血氧濃度 65%	1. 無呼吸困難或使用呼吸輔助肌，肺部呼吸音清澈 2. 血氧濃度可維持 90% 以上	1. 每 2 小時評估呼吸型態，配合進行胸腔物理治療，必要時抽痰，執行翻身促引流 2. 密切監測氧合狀況，觀察周邊血液循環的情形 3. 抬高床頭 30~45 度，以減少腹壓、增加胸擴，促進呼吸效能 4. 使用加熱潮濕瓶濕潤的氧氣，避免呼吸道乾燥，並可稀釋痰液以利排除 5. 採集中護理，以減少刺激，降低費力呼吸	1. 病童減少費力呼吸情形 2. 病童有足夠的氧合狀態，血氧濃度達 92%

健康問題（二）：心輸出量減少，與心肺功能改變有關。

護理評估	護理目標	護理措施	護理評值
1. 術後血壓降至 54/33 mmHg，心跳 190 次 / 分 2. 呼吸費力且胸骨凹陷，聽診肺部有明顯濕囉音 3. 全身水腫，皮膚蒼白，末梢冰冷，肌肉軟弱無力 4. 哭聲弱，哭泣後膚色恢復時間慢，血氧濃度 65％	1. 減少心臟之工作量，生命徵象穩定，心跳 120~160 次 / 分 2. 能維持正常血液動力學，血壓達正常範圍，收縮壓 >60 mmHg	1. 每小時監測生命徵象變化並記錄 2. 每班監測攝入及排出量，評估水腫情形，每日固定量體重並記錄體重變化 3. 限制每日水分 100 mL/kg/day，計算分配靜脈輸液及奶量 4. 採集中護理，如抽痰同時翻身，以減少刺激 5. 降低心臟負荷，減少刺激，如病嬰哭鬧時，給予安撫奶嘴、輕撫背部，並提供舒適溫度及安靜環境 6. 依醫囑給強心劑使用並評估藥物效果 7. 使用包布支托四肢，使四肢趨向軀幹靠攏，並使用包布固定身體，維持舒適擺臥，降低肺部吸氣阻力	1. 病嬰血壓及心跳恢復穩定 2. 病嬰組織有足夠的灌流，四肢末稍血循溫暖

運動方案於促進先天性心臟病兒童的心肺功能之實證應用

李美銀

🛡 臨床案例描述 (Clinical Scenario)

　　小明，9歲，罹患先天性心臟病(congenital heart disease)，目前病情穩定。小明體型較瘦弱，平時喜歡靜態活動，像是滑手機及看書，不太喜歡運動，常常稍微運動就覺得累。小明媽媽詢問護理師：「聽說罹患心臟病的孩子可以透過運動讓體力變得比較好，但我不知道該如何規劃及執行？」

🛡 臨床問題 (Question)

　　隨著醫學知識與科技的進步，提升了先天性心臟病兒童的存活率。部分先天性心臟病兒童常出現肺部及神經系統等合併症(co-morbidities)，而影響生活品質。相關研究指出先天性心臟病兒童藉由適當運動，將有助於提升心臟功能、肺功能及運動耐受力等(Anderson et al., 2022; Gomes-Neto et al., 2016)。本實證運用為探討運動訓練促進先天性心臟病兒童心肺功能之成效。

🛡 臨床重要結論 (Clinical Bottom Line)

1. 一篇系統性文獻回顧及統合分析，探討居家運動方案對於先天性心臟病兒童及青少年潛在利益之成效(Meyer et al., 2020)。該研究搜尋四個電子資料庫(PubMed、Cochrane Library、Scopus及PEDro)，查找從2008~2018年之間所發表相關此主題的臨床試驗文獻。經二位審查者進行文獻篩選及評讀後，共納入7篇文獻（共計346名，年齡介於18個月至16歲之兒童及青少年）。研究結果顯示先天性心臟病兒童及青少年接受監督式居家運動訓練方案(supervised home-based exercise intervention)，每週至少訓練3次，每次45分鐘，持續12週，其成效如下：(Level 1)

    (1) 先天性心臟病兒童及青少年於尖峰攝氧量(peak VO$_2$) (1.2%, $p < 0.05$)、步行距離(3.5%, $p < 0.05$)和步行時間（2分鐘，$p = 0.003$）皆有顯著改善。

    (2) 顯著地提升先天性心臟病兒童及青少年的客觀身體活動(physical activity)程度。

    (3) 接受運動訓練期間，兒童及青少年自覺每日身體活動時間有改善，但時間久了，無法持續運動訓練，則身體活動又會回到原點(baseline-level)。

    總結：居家運動介入性措施對於先天性心臟病兒童及青少年是安全且可行的，也可作為輔助心臟復健的有效替代方案，但是如何讓先天性心臟病兒童及青少年遵從長期持續運動，則是醫護人員最大的挑戰(Meyer et al., 2020)。

2. 一篇系統性文獻回顧及統合分析，探討運動訓練對於先天性心臟病手術後兒童和青少年的有氧能力(aerobic capacity)與肺功能的成效(Gomes-Neto et al., 2016)。搜尋六個電子資料庫(MEDLINE、PEDro、EMBASE、SciELO、CINHAL及Cochrane Library)，查找從有該資料庫至2015年1月之間所發表相關此主題的臨床試驗文獻。共納入8篇（共計292名兒童及青少年）；研究結果顯示運動訓練可顯著增加兒童和青少年的尖峰攝氧量(peak VO_2)，但對於改變換氣方面(ventilatory variables)的成效並不顯著。(Level 1)

🔰 最佳臨床照護建議 (Best Practice Recommendations)

1. 規劃運動訓練方案應依據先天性心臟病兒童個別性的身體狀態量身訂製，以因應及管理現有的生理變化及先天性缺陷的問題(Johal, 2023)。(Grade B)
2. 執行運動訓練方案應持續至少2週，每週至少維持2~3次，每次持續至少40分鐘(Johal, 2023)。(Grade B)

🔰 相關文獻 (References)

Anderson, C. A., Suna, J. M., Keating, S. E., Cordina, R., Tran, D. L., Ayer, J., & Coombes, J. S. (2022). Safety and efficacy of exercise training in children and adolescents with congenital heart disease: A systematic review and descriptive analysis. *American Heart Journal, 253*, 1-19.

Gomes-Neto, M., Saquetto, M. B., da Silva e Silva, C. M., Conceicao, C. S., & Carvalho, V. O. (2016). Impact of exercise training in aerobic capacity and pulmonary function in children and adolescents after congenital heart disease surgery: A systematic review with meta-analysis. *Pediatric Cardiology, 37*, 217-224.

Johal, J. Evidence Summary. Congenital Heart Disease (Pediatric): Exercise Programs. *The JBI EBP Database*. 2023; JBI-ES-1279-3.

Meyer, M., Brudy, L., García-Cuenllas, L., Hager, A., Ewert, P., Oberhoffer, R., & Müller, J. (2020). Current state of home-based exercise interventions in patients with congenital heart disease: A systematic review. *Heart, 106*(5), 333-341.

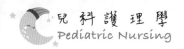

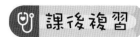 EXERCISE

解答
QR code
網址：ssur.cc/iwwStMh

一、選擇題

1. 有關早產兒開放性動脈導管的醫療處置，下列敘述何者錯誤？(A)沒有症狀者，可於12週內自動關閉　(B)給予前列腺素E_1 (PGE_1)是優先的治療方式　(C)出生體重低於1,000g有心衰竭症狀，宜提早作結紮手術　(D)可在左側第二肋間聽到連續性的心雜音，成長至幼兒時期，若導管仍未關閉，通常會先考慮導管栓塞術。

2. 為了增加法洛氏四重症(TOF)兒童的肺循環血流，以增加其左心充氧血的含量，下列照護處置何者錯誤？(A)缺氧發作時予膝胸臥姿　(B)口服給予Aspirin　(C)靜脈滴注前列腺素E_1 (PGE_1)　(D)布萊洛克陶西分流術(Blalock-Taussing shunt)。

3. 菲菲，2歲，罹患法洛氏四重症(TOF)，出院後仍需每12小時服用毛地黃(Digoxin)一次，下列護理指導何者錯誤？(A)給藥前須完整測量心尖脈1分鐘　(B)最好是在飯前1小時或飯後2小時給藥　(C)勿將藥物與果汁混合餵食　(D)若忘記給藥超過6小時應補給一劑。

4. 小宇，10歲，患有主動脈狹窄(coarctation of the aorta; COA)，入院時可能出現的臨床表徵，下列敘述何者不適當？(A)下肢比上肢血壓高20 mmHg　(B)股動脈搏動微弱　(C)主訴頭痛、暈眩　(D)主訴腳部冰冷。

5. 王小妹，足月出生，被診斷罹患開放性動脈導管，為其進行護理評估，下列何項臨床表徵較不會出現？(A)餵食時，容易出現發紺的缺氧發作　(B)觀察呼吸情況，可能發現肺部水腫症狀　(C)觸診上肢脈搏時，常會出現寬廣的脈搏壓　(D)聽診時，胸骨左側第二肋間有連續的機械性心雜音。

6. 法洛氏四重畸形常見的臨床表徵是發紺，下列敘述何者錯誤？(A)是血液中含氧量過低的結果　(B)急性缺氧發作常發生在早晨、餵奶、哭泣或排便時　(C)主要是血液有由左至右的分流　(D)主要是肺動脈狹窄所致。

7. 吳小弟，2歲，因持續發燒5天以上，且出現嘴唇發紅乾裂及草莓樣舌，診斷為川崎氏症，下列何者不屬於川崎氏症兒童的重要症狀觀察項目？(A)肛門周圍皮膚脫皮　(B)呼吸喘促　(C)眼結膜充血　(D)四肢末梢紅腫。

8. 有關大動脈轉位(transposition of the great arteries, TGA)的新生兒之護理評估，下列表徵何者錯誤？(A)紅血球增多　(B)低血氧及發紺症狀　(C)上下肢血壓相差約20 mmHg　(D)心臟聽診時，第二心音加重。

9. 下列何者不是兒童急性風濕熱會出現的臨床表徵？(A)心臟炎　(B)皮下結節　(C)四肢末梢脫皮　(D)多發性關節炎。

10. 霏霏，2個月，罹患心房中膈缺損(atrial septal defect, ASD)，下列護理指導何者不恰當？(A)一般不會出現發紺現象　(B)1歲以內將近一半會自動閉合　(C)需小心照護，減少呼吸道感染　(D)按時服用前列腺素E_1(prostaglandin E_1)。

二、名詞解釋

1. 心房中隔缺損(atrial septal defect, ASD)

2. 心室中隔缺損(ventricular septal defect, VSD)

3. 開放性動脈導管(patent ductus arteriosus, PDA)

4. 肺動脈瓣狹窄(pulmonic stenosis, PS)

5. 主動脈瓣狹窄(aortic stenosis, AS)

6. 主動脈弓窄縮(coarctation of aorta, COA)

7. 法洛氏四重症(tetralogy of Fallot's, TOF)

8. 大血管轉位(transposition of the great arteries, TGA)

9. 風濕性心臟病(rheumatic heart disease)

10. 川崎氏症(Kawasaki disease, KD)

11. 充血性心衰竭(congestive heart failure, CHF)

更多題目盡在
應考題庫

網址：ssur.cc/TWodr2d

參考文獻 REFERENCES

中華民國心臟病童基金會(2018)・先天性心臟病。 http://www.ccft.org.tw/know/know_content. asp?KD_ID=58

曹麗英等(2020)・新編基本護理學（上冊，三版）・新文京。

陳月枝、黃靜微、林元淑、張綠怡、蔡綠蓉、林美華…魏琦芳等(2021)・實用兒科護理（九版）・華杏。

陳翠芳、林靜幸、周碧玲、藍菊梅、徐惠禎、陳瑞娥…王采芷等(2022)・身體檢查與評估指引（四版）・新文京。

陳銘仁(2016)・常見的小兒心臟病。http://www. mmh.org.tw/taitam/ped_ca/index4.html

蔣立琦、吳佩玲、蔡綠蓉、黃靜微、邱淑如、毛新春…吳美玲等(2022)・兒科護理學（六版）・永大。

羅高文(2023)・全方位護理應考e寶典—兒科護理學・新文京。

Abdel Jalil, M. H., Abdullah, N., Alsous, M. M., Saleh, M., Abu-Hammour, K. (2020). A systematic review of population pharmacokinetic analyses of digoxin in the paediatric population. https://doi.org/10.1111/bcp.14272

American Heart Association (2018). Heart murmurs. http://www.heart.org/HEARTORG/Conditions/More/CardiovascularConditionsofChildhood/Heart-Murmurs_UCM_314208_Article.jsp#.Wz8kidIzZPY

American Heart Association (2018). Truncus arteriosus. http://www.heart.org/HEARTORG/Conditions/CongenitalHeartDefects/AboutCongenitalHeartDefects/Truncus-Arteriosus_UCM_307040_Article.jsp#.W0cC09IzZPY

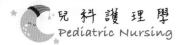
Carrozza, J. P. (2017). *Complications of diagnostic cardiac catheterization*. https://www.uptodate.com/contents/complications-of-diagnostic-cardiac-catheterization

Ghimire, L. V. (2017). Congenital heart disease and high altitude: Is chronic hypoxia a common factor in intellectual impairment? *High Altitude Medicine & Biology Vol, 18* (3), 299-300.

Hockenberry, M. J., Rodgers, C. C., & Wilson, D. (2022). *Wong's essentials of pediatric nursing* (11th ed.). Mosby.

Kyle, T., & Carman, S. (2020). *Essentials of pediatric nursing* (4th ed.). Lippincott Williams & Wilkins.

Marcdante, K., Kliegman, R. M., & Schuh, A. (2022). *Nelson essentials of pediatrics* (9 th ed.). Elsevier.

Peate, I. & Evans, S. (2020). *Fundamentals of anatomy and physiology: For nursing and healthcare students* (3rd ed.). Wiley-Blackwell.

Scheinfeld, N. S. (2017). *Kawasaki disease*. https://emedicine.medscape.com/article/965367-overview

Sundel, R. (2017). *Kawasaki disease: Clinical features and diagnosis*. https://www.uptodate.com/contents/kawasaki-disease-clinical-features-and-diagnosis

van Deutekom, A. W. & Lewandowski, A. J. (2020). Physical activity modification in youth with congenital heart disease: A comprehensive narrative review. *Pediatric Research volume, 89*, 1650-1658.

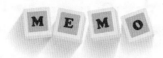

PEDIATRIC NURSING

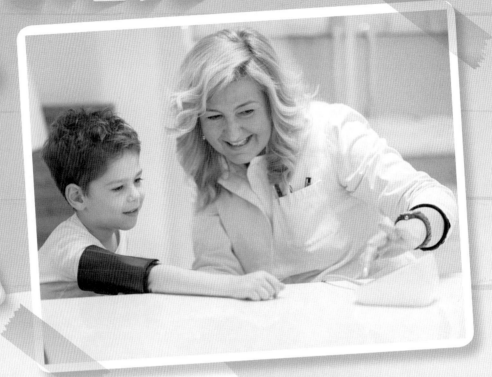

學習
目標

讀完本章後，您應能夠：

1. 認識兒童血液系統的發展特性。

2. 瞭解血液系統疾病常見的檢查。

3. 瞭解護理人員在兒童常見血液疾病治療的角色職責。

4. 說明兒童常見血液疾病，包括缺鐵性貧血、鐮狀細胞貧血、海洋性貧血、再生不良性貧血、血友病、特發性血小板減少紫斑症、瀰漫性血管內凝血等的疾病特性、臨床表徵、主要的診斷檢查與治療。

5. 依病童狀況，確認血液疾病的健康問題，擬定照護計畫並提供適當正確的護理措施。

血液系統疾病患童的護理

CHAPTER **10**

蔡綠蓉・吳麗敏

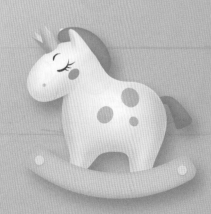

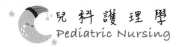

兒童血液系統疾病最為人熟知的包括缺鐵性貧血、溶血性疾病（以俗稱蠶豆症的G-6-PD缺乏症在台灣最為熟知），多半為慢性病，除了定期回診配合治療外，最主要是仰賴主要照顧者的居家照護與健康管理的知識與技巧。身為護理人員，必須明瞭這些血液疾病的相關健康問題與照護措施，尤其涉及與遺傳相關血液疾病時，除提供支持外，也要傳遞預備懷孕的父母關於遺傳諮詢的重要性。

10-1 血液系統的解剖生理特徵

一、造血器官

　　胚胎時期主要是肝臟、脾臟造血，第20~24週時**骨髓開始有造血功能**。出生時全身骨髓腔內幾乎是皆能造血的紅骨髓，但到了5歲長骨（如脛骨、股骨）造血功能下降。過了青春期只剩扁平骨（如胸骨、髖骨）終身有造血功能（馬、王、楊，2022）。

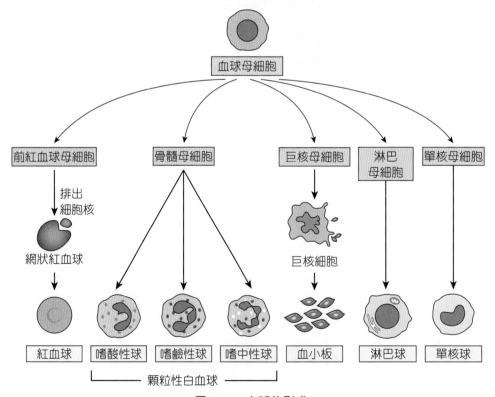

▶ 圖10-1　血球的形成

二、血球細胞

1. 紅血球(red blood cell, RBC)

新生兒的紅血球與成人紅血球相比，壽命較短（約50~90天）但數量多。隨著呼吸功能正常，血中氧氣濃度穩定後，紅血球則逐漸下降。在出生2個月時，紅血球與血紅素會降到最低(Hb < 9 gm/dL)，稱為「生理性貧血」。**2個月後，紅血球生成素(erythropoietin, EPO)分泌增加，因此血紅素及網狀紅血球(reticulocyte)會增加**（馬、王、楊，2022）。

新生兒血紅素以胎兒型血紅素(HbF)為主，**胎兒型血紅素是由2條α及2條γ血球蛋白鏈所組成**，其攜氧及對氧氣親和力都較成人型血紅素高。

2. 白血球(white blood cell, WBC)

剛出生的新生兒白血球數量比成人高（2~3萬／μL），約1週後會降低。

3. 血小板(platelet)

血小板壽命約8~10天。剛出生的新生兒因腸道無菌，維生素K不足，會注射維生素K_1來預防出血。

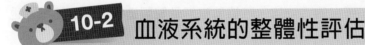

10-2 血液系統的整體性評估

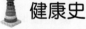

健康史

1. 疾病史：是否曾因血液疾病相關症狀就醫（如黃疸、貧血、傷口出血延長或癒合困難等）？近期感染病史？造血器官腫瘤疾病？
2. 家族史：家族中是否有G-6-PD缺乏症、海洋性貧血、血友病等疾病的案例？
3. 飲食與營養狀況：飲食是否均衡，如是否有造血物質鐵、葉酸、維生素B_{12}缺乏導致營養性貧血和造血功能障礙。

全身性評估

血液系統疾病的症狀與嚴重度息息相關，症狀輕微時可能只影響病童的活動力與活動量、食慾；嚴重時除了前述症狀外，呼吸與心跳次數會明顯增加，造成體重增加不理想或是發育落後。

皮膚出現黃疸時可能與溶血性疾病相關；身體出現不明原因的出血點、瘀斑或傷口不易癒合，則可能與凝血功能障礙或血液腫瘤疾病有關。

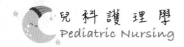
🗼 診斷檢查

1. 血液檢查

    (1) 全血球計數(complete blood cell count, CBC)（王，2017）

        A. 紅血球數目、血紅素(Hb)、血球容積(Hct)：常用來評估貧血程度，貧血時降低，紅血球增多症時增加。

        B. 白血球數目：常在細菌性感染時升高。

        C. 平均紅血球容積(MCV)：指紅血球的大小或體積。小球性貧血常見於缺鐵性貧血、海洋性貧血，大球性貧血常見於惡性貧血。

        D. 平均紅血球血色素量(MCH)：紅血球平均攜帶的血色素量，通常在小球性貧血時降低，大球性貧血時升高。

        E. 平均紅血球色素濃度(MCHC)：指紅血球中的血紅素濃度的平均值。在低色素性（濃度低，顏色淺）之缺鐵性貧血及海洋性貧血時會下降。

        F. 血小板數目：瀰漫性血管內凝血(DIC)常導致血小板數目減少。

    (2) **網狀紅血球計數**(reticulocyte count)：網狀紅血球計數是指總紅血球數量中，不成熟紅血球（網狀紅血球）所占的百分比。**可協助瞭解骨髓製造紅血球的速率**，也可做為貧血治療療效的評估。

    (3) 凝血因子指標：可協助診斷凝血疾病。檢查項目包括出血時間（BT，測量從出血到止血的時間）、凝血時間（CT，血液離開血管發生凝固的時間）、凝血酶時間（TT，評估纖維蛋白原的數量及功能）、凝血酶原時間（PT，評估凝血外在路徑是否異常）、部分凝血酶原時間（PTT，評估凝血內在路徑是否異常）、活化凝固時間（ACT，測量全血的凝固時間）、活化部分凝血活酶時間（aPTT，測量產生纖維蛋白所需的時間）、凝血因子分析等（王，2017）。

2. 潛血反應：可收集大便、尿液、嘔吐物等檢體，檢查潛血反應協助診斷。

3. 骨髓抽吸術(bone marrow aspiration, BMA)或稱骨髓穿刺術。檢查時是將抽吸針穿過皮膚組織，進入骨髓腔抽取骨髓樣本，再經顯微鏡檢視，以確立血液疾病（如**白血病**等）的診斷。

    (1) 抽吸部位：以避開重要器官與大血管的部位優先，且能提供大量骨髓的骨頭為主。**小於18個月嬰幼兒穿刺部位以近側脛骨或後腸骨嵴優先，較大兒童則以後腸骨嵴或股骨部位為主要部位選擇。**

    (2) 護理措施

        A. 檢查前護理

            (a) 收集病童的用藥資料（如抗凝血劑等影響凝血的藥物）與異常的血液檢查資料。

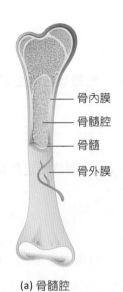

骨內膜
骨髓腔
骨髓
骨外膜

(a) 骨髓腔

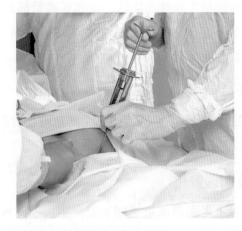

(b) 骨髓抽吸術

▶圖10-2　骨髓抽吸術

　　(b) 評估病童父母對於醫師告知的骨髓抽吸術的目的、過程與照顧重點等相關內容的理解程度，並於檢查前取得書面同意書，以利檢查的執行。

　　(c) 依醫囑給予病童檢查前的麻醉藥物或鎮靜用藥。

B. 檢查後護理

　　(a) 傷口以紗布直接加壓至少15分鐘。

　　(b) 密切監測生命徵象，並觀察紗布滲血是否擴大，以利早期發現傷口出血。

　　(c) 觀察病童的意識狀況與疼痛指數，並視情況向醫師報告並記錄。

10-3 兒童常見血液系統的疾病及護理

　　兒童血液系統疾病主要分成貧血、凝血功能障礙與血液腫瘤疾病等三類，其中與遺傳相關的血液疾病，一旦確診後，通常需要長期照護。護理人員除了提供急性症狀照護外，也需提供照顧者相關的居家照顧的知能，方能改善病童的生活品質。

貧血(anemia)

　　貧血是兒童常見的紅血球功能障礙，透過抽血檢查，由紅血球總數、血紅素結果低於該年齡層正常值來發現。貧血常伴隨著兒童的營養或器官組織疾病而出現，因此臨床上須找出相關導因，方能有效改善與治療。兒童發生貧血的因素很多，有因外傷、遺傳因素、營養失調等，但大致可分為：

1. 失血量過多：如急、慢性出血。

2. 紅血球破壞過量：如紅血球缺陷或血紅素結構異常。

3. 紅血製造量不足：如缺乏製造紅血球的營養素（**包括鐵、葉酸以及維生素B$_{12}$、B$_6$、C等**）或骨髓功能降低。

一、缺鐵性貧血(iron deficiency anemia)

缺鐵性貧血是兒童最常見的貧血。**高危險群有早產兒、6~24個月大足月兒及開始有月經的青春期女孩。**

(一) 病因及病理變化

1. 鐵的攝取量不足與需求量增加：嬰兒生長速度較快，對鐵的需求量增加。6個月大時，由母體獲得的鐵已經用完，必須透過飲食補充鐵，否則易造成缺鐵性貧血。

2. 鐵的儲存量不夠：懷孕的媽媽於第三孕期會將鐵讓胎兒儲存，提早出生的早產兒儲存的鐵量不足，因此出生後2~3個月就必須開始補充鐵。

3. 鐵質吸收不良：長期慢性腹瀉易造成腸道對鐵的吸收有障礙。

4. 血液流失。

(二) 臨床表徵

早期症狀如臉色蒼白、容易疲倦、活動力差、暈眩、呼吸急促、**心跳加快**等症狀，因病童表達能力不佳，容易被忽略。**當血紅素低於6 mg/dL**，會出現對外界反應變弱、**注意力不集中、生長發育遲緩、匙狀指甲**與黏膜組織變化（如無痛性舌炎、口角炎）、**腦部損傷**等，但也有可能不會出現臨床症狀。

長期貧血會出現心跳增加的代償反應，若持續未矯正，可能出現心肌肥大，甚至心臟衰竭的合併症。

(三) 診斷檢查

1. 紅血球數量可能正常或會低於正常值，**紅血球體積變小且呈現低色素性。**

2. 血紅素(Hb)降低，通常少於10 gm/dL。

3. **血清鐵質濃度降低**，通常低於30 μg/dL。

(四) 醫療處置 (許、張、蕭、李，2016)

有效治療的關鍵是確認缺鐵原因，方能改善缺鐵性貧血。

1. 鼓勵多攝取含鐵食物：嚴重貧血的嬰幼兒，若由食物補充鐵質仍然無法補充足夠的鐵，**應依醫囑口服液態鐵劑。硫酸亞鐵**(Ferrous Sulfate)是最有效的劑型。通常持續使用3~4個月，即能改善症狀。

2. 肌肉注射鐵劑：當口服鐵劑成效不佳時使用。**抽取鐵劑後更換針頭**且排氣並保留 0.1~0.2 mL空氣，**以Z字型深部肌肉注射鐵劑(Imferon)，注射後應停5秒再拔針**。但須提醒**勿搓揉注射部位**，以避免鐵劑滲漏，造成局部發炎疼痛、皮膚染色等問題。

3. 輸血治療：當Hb< 6 gm/dL或出現合併症時，則考慮輸注濃縮紅血球來治療。

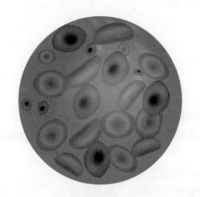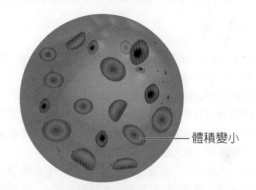

體積變小

正常　　　　　　　　　　　缺鐵性貧血

▶ 圖10-3　缺鐵性貧血之血液檢查

✚ 護理小幫手

輸血護理（羅，2023）

1. 輸血前後只能輸注生理食鹽水，以免發生血球破裂，且不可加藥於血液中。

2. 使用加溫器，將輸入的血加溫至30~34℃再輸血；輸血時，前15分鐘需放慢速度，觀察有無輸血反應。

3. 如需要可使用微凝集血液過濾器(micro-aggregate filter)及靜脈輸液幫浦(infusion pump)，以維持適當速度(5 mL/kg/hr)。

4. **輸血前、輸血後15分鐘、輸血完成後都需監測生命徵象**，並觀察有無輸血反應，若有下列情況應立即停止輸血，且通知醫師：

   (1) **熱反應**：出現發燒、寒顫，為輸血中或輸血後最常見之立即反應。

   (2) **過敏反應**：出現呼吸喘鳴、蕁麻疹等。

   (3) **急性溶血反應**：出現寒顫、發燒、腰部或胸部不適、**心跳過速**等。

5. 懷疑有輸血反應，應將血袋中血液與病童血液再作交叉試驗，密切監測生命徵象，**特別是血壓**。

(五) 護理處置

● 健康問題：營養不均衡：少於身體需要，與照顧者缺乏適時補充病童所需之營養食物有關。

✦ **護理目標**

1. 照顧者能依病童年齡，提供富含鐵質食物。
2. 照顧者能正確給予鐵劑，維持病童正常生長發育與身體活動功能。

✦ **護理措施**

1. 衛教父母或主要照顧者，提供富含鐵質食物：
   (1) 開始添加副食品的嬰兒，可給予麥片粥、蛋黃泥、肉泥。
   (2) 1歲以後可吃葡萄乾、動物肝臟、黃豆製品。
2. 教導家屬居家照護時，給予口服鐵劑的注意事項：
   (1) 以滴管或使用吸管服用鐵劑，避免沾到牙齒，造成牙齒染色。
   (2) 避免與牛奶或制酸劑一起服用。在飯前1小時（或兩餐之間）服用，可以與維生素C（如柑橘類）果汁一起服用，鐵劑的吸收效果會更好。
   (3) 腸胃不適的病童可於餐後立即服用，可改善鐵劑引發的腸胃症狀。
   (4) 告訴家屬，無法被吸收的鐵劑會隨糞便排出，因此糞便會呈現暗黑色，無須驚慌。

二、鐮狀細胞貧血(sickle cell anemia)

鐮狀細胞貧血是一種**體染色體隱性遺傳疾病**，好發於非裔族群，在台灣極為少見。

(一) 病因及病理變化

鐮狀細胞貧血病童同時遺傳自父母帶有的一個不正常隱性基因，因此身體製造的是兩個結構**異常的鐮狀血紅素S (HbSS)**。HbSS與正常的血紅素(HbA)相較，其攜氧能力差，尤其當氧分壓少於60 mmHg或發燒時，**紅血球會呈鐮刀狀，易受破壞而溶血**。此外，**也容易凝集阻塞末梢血管，形成血栓，引起血流障礙，組織缺氧，甚至壞死**。

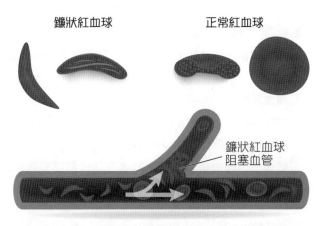

鐮狀紅血球　　　　　正常紅血球

鐮狀紅血球阻塞血管

▶ 圖10-4　鐮刀狀紅血球易形成血栓，阻塞血管

出生一年內的嬰兒因體內仍含有胎兒血紅素(HbF)，症狀不明顯。隨著年齡增加，當病童體內的異常結構紅血球漸漸增多，鐮狀細胞貧血症狀越來越明顯。

(二) 臨床表徵

1. 出現溶血性貧血的症狀，如食慾差、易疲倦、出現黃疸、生長發育落後。
2. 抵抗力差，容易感染，可能出現菌血症導致死亡。
3. 鐮狀細胞危機(sickle cell crisis)

(1) **血管阻塞性危機**(vaso-occlusive crisis)：**是最常見引發疼痛的原因**。由於鐮刀狀紅血球會阻塞血管而限制流至組織的血量，因而導致局部缺血、疼痛和器官的傷害（圖10-5）。

(2) 脾臟阻斷危機(splenic sequestration crisis)：好發於小於5歲病童，發作時會使脾臟喪失功能，造成血液鬱積其中，引起其他器官缺血而休克，需緊急送醫。

(3) 再生不良危機(aplastic crisis)：骨髓暫時失去功能，停止生成紅血球。所幸大部分病童於數日後自動恢復正常。

(三) 診斷檢查

1. 詢問家族史，並做血液抹片，檢查是否出現鐮刀狀紅血球。

2. 血紅素蛋白電泳法：若顯示主要成分為HbS，再結合臨床表現，即可明確診斷。

(四) 醫療處置

主要以支持療法防止鐮狀細胞危機症狀發生，包括：

1. 預防血栓形成：提供足夠的液體量，降低血液黏稠度，並視情況給予使用抗凝血劑。

2. 臥床休息、給予氧氣：減少體力與氧氣消耗，預防缺氧。

3. 輸血治療：**輸入濃縮紅血球**。

4. 預防感染：**若有呼吸道感染應立即治療，以預防組織缺氧**，並視情況給予Acetaminophen或Codeine來止痛。

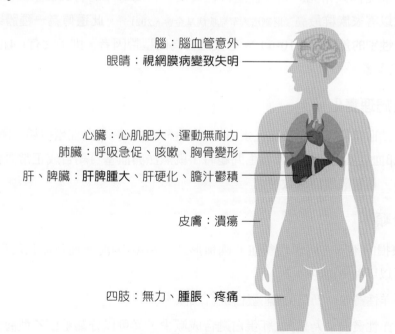

腦：腦血管意外
眼睛：視網膜病變致失明

心臟：心肌肥大、運動無耐力
肺臟：呼吸急促、咳嗽、胸骨變形
肝、脾臟：**肝脾腫大**、肝硬化、膽汁鬱積

皮膚：潰瘍

四肢：**無力、腫脹、疼痛**

▶ 圖10-5 鐮狀細胞貧血對全身組織及器官的影響

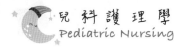

(五) 護理處置

⊃ 相關健康問題
1. 急性疼痛，與血栓阻塞血管有關。
2. 潛在危險性感染，與免疫力下降有關。

✦ 護理目標
1. 病童能減輕疼痛程度或無疼痛。
2. 病童無感染徵象。

✦ 護理措施
1. 鼓勵病童住院期間**臥床休息，減少耗氧量**。
2. 疼痛時可依醫囑口服止痛劑Acetaminophen或Codeine類藥品，**禁用Aspirin**，以避免代謝性酸中毒及出血的風險；**或以熱敷緩解血管收縮引發的疼痛，禁止冷敷**以免血管收縮。
3. 依病童體重，計算每日液體量，並記錄輸入及輸出量。
4. 教導照顧者關於居家照顧事項與原則：
   (1) 鼓勵保持適當活動，但避免耗氧量大的活動。
   (2) 避免耗氧活動（如登高山）或處於低氧環境（如搭飛機）
   (3) **經常攝取足夠的水分，以稀釋血液的黏稠度，防止血栓形成**，並避免脫水。
   (4) 觀察有無出血的合併症，並避免至公共場所以預防感染。

三、海洋性貧血(thalassemia)

　　海洋性貧血是由希臘文而來，意思是「血中的海」，最初用於地中海沿岸人口貧血疾病而得名，以前稱為地中海貧血，1997年衛生福利部統一稱為海洋性貧血。

　　海洋性貧血是國人常見的先天性遺傳性貧血，台灣每年約有200位重型海洋性貧血的嬰兒出生，尤以客家族群最高（財團法人罕見疾病基金會，2021）。**此遺傳為一種體染色體隱性遺傳，發生率無性別的差異**（圖10-6）。若父母皆為同型帶因者，則子女有1/4正常，1/2為帶因者，1/4為重型者。

(一) 病因及病理變化

　　血紅素是由血基質(heme)及血紅蛋白鏈（α血紅蛋白鏈、β血紅蛋白鏈）所組成的，當α血紅蛋白鏈或β血紅蛋白鏈的基因發生問題時，就無法與血基質結合成正常血紅素，造成紅血球較正常小，易被破壞而導致貧血。

(二) 臨床分類

　　依基因缺損的不同，海洋性貧血分兩種形式：甲型(α)海洋性貧血和乙型(β)海洋性貧血，台灣地區以甲型(α)居多：
1. 甲型(α)海洋性貧血：乃是α血紅蛋白鏈合成減少。
2. 乙型(β)海洋性貧血：乃是β血紅蛋白鏈合成減少，又可以分為重度乙型海洋性貧血（指同時遺傳到二個帶有海洋性貧血的基因，又稱庫利氏貧血(Cooley's anemia)）、中度乙型海洋性貧血、輕度乙型海洋性貧血（帶因者）。

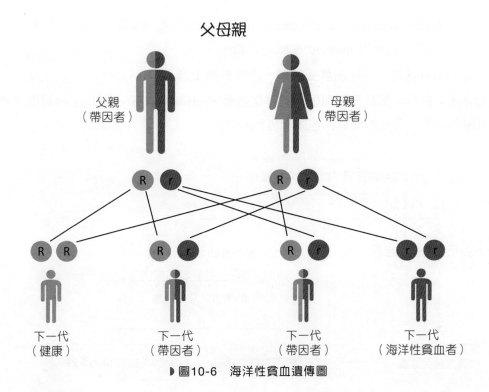

▶ 圖10-6 海洋性貧血遺傳圖

(三) 臨床表徵

出生後6個月內血液中因有胎兒血紅素(HbF)代償性增加，故不會立即發病，因此無症狀，而後漸漸出現以下貧血的臨床症狀：

1. **血紅素形成不良，使腦部氧合不足**，導致病童活動時會出現頭暈、疲倦、蒼白、運動耐受力低、厭食、**生長遲緩（體型矮瘦）**等。

2. 持續貧血，**骨髓代償性製造大量不成熟的紅血球，而使骨頭髓腔擴大**，常有特殊臉部特徵，**如鼻塌小、頭大及顴骨變大**，似唐氏兒的臉部特徵，稱庫利氏臉型(Cooley's face)。骨頭亦會變薄，**容易發生自發性骨折**。

3. 血紅素合成減少，身體為了要代償貧血，增加對鐵的吸收及長期輸血導致**血鐵質沉積**，造成**肝脾腫大，使皮膚呈黑褐色（青銅色）**。另外長期貧血會伴隨**心肌增大、心臟衰竭或心律不整**等合併症的產生。

(四) 診斷檢查

1. 詢問家族史，並觀察是否出現貧血等臨床症狀。

2. 實驗室檢查

   (1) 血液檢查：海洋性貧血之紅血球型態與**缺鐵性貧血**相同皆屬於「小球性貧血」，其血紅素值減少，**平均紅血球體積低於正常**(MCV < 80)、**平均紅血球血紅素量亦低於正常**(MCH < 25)。但缺鐵性貧血病童之血清鐵質降低，而海洋性貧血病童的鐵蛋白(ferritin)則上升。

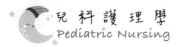

(2) 血色素電泳(hemoglobin electrophoresis)及基因分析來診斷，目前可以利用聚合酶連鎖反應方法(PCR method)來確定診斷。

(3) 膽紅素質檢查：因紅血球受破壞，造成數值上升。

3. 產前篩檢：在母親懷孕初期利用絨毛膜穿刺術(chorionic villi sampling)做絨毛膜標本檢查可確定診斷。孕婦的篩檢流程請參考圖10-7。

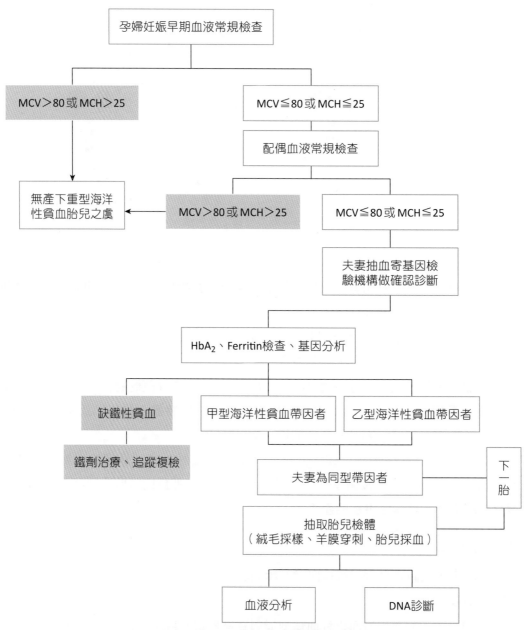

▶ 圖10-7　孕婦海洋性貧血篩檢流程

資料來源：社團法人台灣海洋性貧血協會孕婦海洋性貧血篩檢流程

註：MCV為「平均紅血球體積」、MCH為「平均紅血球血紅素量」、HbA$_2$為「血色素A$_2$」、ferritin為「含鐵蛋白」

(五) 醫療處置

1. 輸血治療

為維持足夠的血紅素值，以預防組織缺氧，重度海洋性貧血病童**需要終身且定期輸注濃縮紅血球**。通常當血紅素下降5~6 gm/dL時，即可輸血；**輸血的頻率約2~4週一次**，以後隨病童體重增加，頻率會逐漸提高，甚至每星期要輸血一次。

2. 排鐵劑的使用

長期輸血會造成鐵沉著症，進而造成器官功能衰退，例如：**心臟衰竭、糖尿病、肝功能異常及肝硬化等。為減少血鐵質沉著現象(hemochromatosis)，可採腹部皮下注射補充鐵質螯合劑(iron-chelating agents)如Deferoxamine (Desferal)**，或是給予口服劑型(Deferiprone、Deferasirox)。排鐵過程**尿液會呈現紅色或橘紅色**。排鐵劑的副作用有注射部位疼痛、低血壓等，**若注射速度過快，可能會導致休克。**

3. 脾臟切除

重度乙型海洋性貧血病童必要時可接受脾臟切除手術治療，**以減緩紅血球被破壞。**

4. 造血幹細胞移植(hematopoietic stem cell transplantation, HSCT)

是目前治癒重型海洋性貧血的方法，移植成功率約為90%。

(六) 護理處置

➲ 健康問題
1. 活動無耐力，與紅血球攜氧能力下降造成貧血和組織灌流失效有關。
2. 潛在危險性感染，與脾臟切除有關。
3. 身體心像紊亂，與膚色和身體外觀改變有關。

✦ 護理目標
1. 維持病童正常的生命徵象，並維持正常的身體活動和功能。
2. 未出現感染的徵象。
3. 病童能接受自己並能與外界互動。

✦ 護理措施
1. 每4小時監測病童的呼吸型態，依醫囑給於氧氣，以維持血氧飽和濃度於95%以上，預防和減少缺氧情形產生。
2. 輸血時，監測病童生命徵象以及是否出現輸血反應。
3. 重型海洋性貧血兒童，因攜氧不足常會出現頭暈的現象，安排和衛教適合發展的活動內容，盡量避免耗氧的活動。**若病童出現頭暈，應協助坐下（半坐臥位）直到不再頭暈**，同時必須確認病童知道如何自我照護。
4. 排鐵劑之護理
   (1) 衛教病童和家屬相關排鐵劑的知識，以及確認注射技術的正確性。
   (2) 病童接受注射排鐵劑Desferoxamine (DFO)，需要8~10小時長時間以電池動力的唧筒持續注射，**通常會在晚上注射。**
   (3) 使用Desferoxamine治療時，**可搭配服用維生素C以增加排鐵的效果。**
5. 安排遺傳資訊的服務，特別是對於輕型海洋性貧血之病童，雖無明顯症狀，但須瞭解結婚時接受遺傳諮商的重要性。
6. 持續性的評估和照護：長期追蹤病童學校的適應狀態，藉由舉辦活動連結學校與家庭，讓病童不因為外型改變感到孤獨與隔離，經常給予稱讚及鼓勵，並轉介給適當支持的同儕團體。

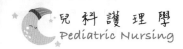

四、再生不良性貧血(aplastic anemia, AA)

兒童期再生不良性貧血是相當少見的後天骨髓性造血功能低下症，大多由不明原因和藥物或病毒導致。中度再生不良性貧血可能會自然痊癒，或持續數月數年，有可能進展至嚴重的再生不良性貧血。大部分是自發性，好發於10~25歲。

(一) 病因及病理變化

病童可能因暴露於化學毒物（**如殺蟲劑、苯化合物、染料**）、藥物的使用（如抗生素Chloramphenicol、抗發炎藥物Phenylbutazone等）、遭受放射線之輻射、身體有嚴重之感染和免疫力缺乏等因素（陳，2021），**導致紅骨髓被破壞或功能受抑制，而無法製造足夠的紅血球、白血球、血小板等血液細胞。**

(二) 臨床表徵

1. 紅血球減少：臨床表徵通常為貧血，而出現疲倦、蒼白、呼吸與心跳加快等貧血症狀，並**易併有生長遲滯現象。**

2. 白血球減少：易遭受感染，嚴重者可能死於敗血症。

3. 血小板的減少：易發生瘀斑及出血情形。

(三) 診斷檢查

1. 再生不良性貧血之診斷除了靠血液檢驗外，最重要是骨髓及染色體之檢查，在骨髓檢查中可發現脂肪組織取代了正常骨髓組織，而染色體之檢查主要是為了排除其他疾病之可能性。

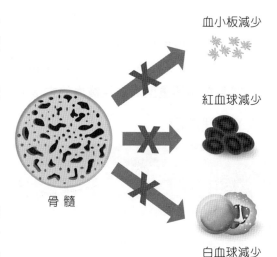

▶圖10-8　再生不良性貧血之病理變化

2. 血液檢查：通常血紅素＜10 gm/dL或血容積＜30%、白血球數＜3,500/mm³或中性球數＜1,500/mm³、血小板數＜50,000/mm³（財團法人罕見疾病基金會，2018）。

(四) 醫療處置

1. 支持性療法

輸血是最常見的治療，盡可能維持血小板＞10×10^9/L；若嗜中性球少於0.2×10^9/L時應使用預防性抗生素及抗黴菌藥物。**因輸血頻繁容易出現血鐵質沉著**，若病童血清鐵蛋白超過1,000 μg/L，應該給予排鐵劑。

2. 藥物治療

　　注射免疫抑制劑，如**抗胸腺細胞免疫球蛋白(antithymocyte globulin, ATG)**和 Cyclosporin A合併治療，接受治療者大約5年存活率為75~85%，但須考量治療期間是否出現感染或是否有尚未控制的出血必須先加以控制。目前治療方式無固定模式，也有使用皮質類固醇及雄性素來刺激骨髓造血功能，或是注射**免疫球蛋白**。不過當病童經過一個ATG療程失敗後，一般傾向於選擇骨髓移植，對於移植的高危險群則傾向於支持療法（陳，2007）。

3. 骨髓移植

　　最主要的治療方法，**準備進行移植前，病童須接受高劑量的化學治療**。對於感染，應快速及積極治療，以免傷害器官，造成將來施行骨髓移植之困境。

(五) 護理處置

➲ 健康問題 (一)：活動無耐力，與紅血球攜氧能力下降造成貧血和組織灌流失效有關。

✦ **護理目標：**改善病童貧血情形，提高活動耐力。

✦ **護理措施**

1. 與病童討論活動的必要性，並協調溝通和安排適合目前心肺功能的活動，過程中鼓勵病童參與設計和規劃個人有意義的活動，促進身心健康。
2. 移除可能造成阻礙病童達到目標的障礙，與家屬討論過去病童的生活習性和喜歡的活動，盡量配合病童的年齡和發展。
3. 監測活動增加時的生理反應，過程中給予病童支持和鼓勵，初次活動宜輕慢，因為貧血和長期臥床可能導致姿勢性低血壓和暈眩的情形，會降低病童參與活動的動機。
4. 教導家屬漸進式的增加活動內容。
5. 配合病童目前血色素的狀況，依醫囑給予輸血護理。

➲ 健康問題 (二)：潛在危險性感染，與白血球數量減少有關。

✦ **護理目標：**病童未出現感染徵象。

✦ **護理措施**

1. 監測生命徵象，維持病童皮膚和黏膜完整性，執行侵入性治療保持無菌技術、勤洗手。
2. 衛教病童和家屬勤洗手，教導感染可能出現的徵象。
3. 當病童絕對嗜中性球低於1,000/mm^{3}時，嚴格執行限制訪客和進出公共場所，避免感染人員接觸病童。
4. 衛教家屬和病童選取高蛋白的食物，如：魚、肉、蛋、奶，增加血球製造所需的蛋白質，但是需要**避免生食（如生菜沙拉）**和堅硬的食物。
5. **接受皮質類固醇治療時**，需特別注意血球數目減少、**水牛肩、月亮臉、食慾增加、多毛症**、長不高等副作用，**必須給予保護性隔離以預防感染，並告知可能會有身體外觀的改變。**

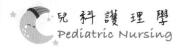
⊃ **健康問題 (三)：潛在危險性出血，與血小板數量減少有關。**

✦ **護理目標：**病童無出血情形。

✦ **護理措施**

1. 評估出血的徵象，如：口鼻黏膜、皮膚、尿液、糞便等處，特別是觀察糞便的顏色和性質，以及皮膚上是否出現出血點、瘀青、紫斑等現象。**發燒時避免服用Aspirin，以免延長出血時間。**

2. 避免侵入性檢查、注射和量肛溫，**血小板低於5,0000/mm³時不做肌肉注射**，若是執行肌肉注射後須加壓3~5分鐘。

3. 維持正常的生活習慣，避免皮膚搔癢和便秘，**選擇海綿或軟毛牙刷進行口腔保健，以免牙齦受損。**

4. 給予家屬衛教和支持。

凝血功能障礙

一、血友病(hemophilia)

血友病可以分為A型和B型血友病，A型血友病是一種最普遍的遺傳性凝血因子的疾病，約占血友病的80~85%，在男性發生的機率為1/5,000。

(一) 病因及病理變化

是一種先天性性聯隱性遺傳疾病，為 X 性染色體基因遺傳，也就是遺傳基因來自於母親，主要發病為男性。不論是A型或是B型血友病，**攜帶血友病基因的女性有1/2的機會傳給子女，即兒子有1/2成為血友病患者，而1/2的女兒將成為帶因者。**臨床上無論是A型或是B型血友病其臨床表現無差別，唯一不同的是治療方式。

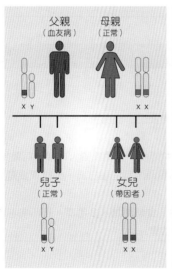
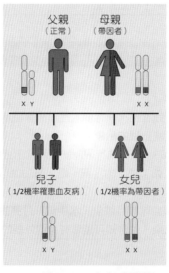
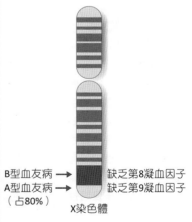

▶圖10-9　血友病遺傳

(二) 臨床分類

1. 依凝血因子缺乏的種類來分類

    (1) **A型血友病：指血漿中缺乏第8凝血因子**，此型在臨床上最為常見，又稱為典型血友病。

    (2) **B型血友病：指血漿中缺乏第9凝血因子**，而引發後續凝血的問題。

    (3) C型血友病：指血漿中缺乏第11凝血因子，臨床較少見。

2. 依凝血因子活性含量的程度來分類

    可分為重度血友病、中度血友病、輕度血友病（如表10-1）。

▶ 表10-1　依凝血因子活性含量的程度區分

依活性含量分級	活性含量活動度	出血傾向
重度(severe)	1%	自發性出血、因小傷口血流不止
中度(moderate)	1~5%	外傷後出血（遇到中等程度的傷口，才會不易止血）
輕度(mild)	5~50%	嚴重外傷後產生出血（遇到嚴重外傷時才不易止血，並不會發生自發性的出血）

(三) 臨床表徵

1. 臨床證實90%的重型血友病在1歲後不正常出血的情形會增加，**如重複自然性關節部位出血，以致關節僵硬或血腫疼痛，尤其是在膝關節，腕、肘及踝關節也會發生。**

2. 易出血，不易止血，**血液凝固時間延長**，可能有自發性血尿的現象。

(四) 診斷檢查

1. 詢問家族史和理學檢查：詢問家族史和注意表皮、黏膜或關節處是否有出血的現象，並進一步的進行系統性疾病引發血栓疾病的理學檢查，找出潛藏的其他疾病的因子。

2. 實驗室檢查：**通常A型、B型血友病病童的出血時間(BT)、凝血酶原(PT)時間、血小板數(platelet count)等數值是正常，但是凝血時間(CT)、部分凝血酶原時間(PTT)會延長。**

    (1) 凝血酶原時間(PT)：可測試凝血外在路徑(extrinsic pathway)是否正常，如延長代表外在路徑相關凝血因子（第1、2、5、7、10凝血因子）可能異常。

🔴 **護理小幫手**

　　當發現有下列任何一種症狀時，必須懷疑有凝血因子方面的疾病：

1. 關節血腫，尤其是在輕微或沒有任何外傷情況下。
2. 深層的肌肉血腫。
3. 在沒有主要外傷下，出現顱內出血。
4. 出生時出現頭顱血腫或顱內出血。
5. 在有外傷、拔牙、口腔受傷或割包皮時，出血時間延長或在止血後再反覆出血。
6. 無法解釋的腸胃道出血或血尿。
7. 月經過多，尤其是初經時。
8. 反覆的流鼻血，尤其是兩側同時。
9. 過多的瘀傷，尤其是堅實的皮下血腫。

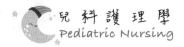
(2) 部分凝血酶原時間(PTT)：可測試凝血內在路徑(intrinsic pathway)是否正常，如延長代表內在路徑相關凝血因子（第1、2、5、6、7、8、9、10凝血因子）可能異常。

(3) 出血時間(BT)：若時間延長代表血小板或微血管功能異常。

(4) 測定第8和第9凝血因子的活性及其抗原，是最能確診的方法。

(五) 醫療處置

1. 補充凝血因子：接受常規性的**第8及第9凝血因子的靜脈輸注**，將濃度維持在正常的80~100%，**並依出血程度補充凝血因子。**

2. 藥物治療：Desmopressin Acetate (DDAVP)是一種人工合成的血管加壓素，可以用來治療輕、中度A型血友病。

3. 控制出血：注射局部止血劑或於受傷處敷上纖維蛋白泡沫及加壓處理。

(六) 護理處置

> ● 健康問題 (一)：潛在危險性損傷，與血小板減少造成血液凝固時間延長有關。

> ✦ **護理目標：**維持病童皮膚的完整性，無出血情形。

> ✦ **護理措施**
> 1. 注意環境安全：對於學齡前期的病童需要特別注意容易導致跌倒和傷害的可能性，需**移除家中容易造成跌倒的物品，並保護關節**，如發生手肘部位出血情況，以彈性繃帶固定患肢。
> 2. 用物的安全：**選擇安全玩具，玩具的邊緣不要有尖銳和突出部分**，注意玩具的標示和警語。開始訓練兒童刷牙時，可以選擇軟毛牙刷或洗牙機。
> 3. 盡量避免不必要的侵入性治療和檢查：**避免量肛溫，以及避免靜脈注射與肌肉注射，最好改為皮下注射。**如一定需肌肉注射時，應選擇細針頭，注射後不可按摩，注射處直接加壓5分鐘。
> 4. **鼓勵從事適度的活動**（如**游泳**或步行），盡量選擇不會有太劇烈的衝撞或是易受傷的活動，如：籃球、躲避球等運動。
> 5. **關節出現血腫、出血、疼痛不適時，是造成病童行動不適的原因**，其適當處置為出血部位以**局部加壓10~15分鐘**，把肢體抬高於心臟位置，給予冷敷勿使用熱敷。
> 6. 協助病童接受常規性的第8及第9凝血因子的輸注，並評估輸血反應，**教導病童及家屬認識及判斷出血的徵象及症狀。**

> ● 健康問題 (二)：急性疼痛，與關節出血有關。

> ✦ **護理目標：**病童與家屬能瞭解及有效運用疼痛時的處理方法，以助減輕疼痛。

> ✦ **護理措施**
> 1. 安排病童舒適臥位。當關節出血，出現腫脹和不適感時，依醫囑給予注射所缺乏的凝血因子，同時制動，避免移動患肢。
> 2. 協助選擇寬鬆衣服以增加舒適度。
> 3. 可以配合醫囑給予止痛藥物或冰敷來減輕疼痛，同時運用注意力分散法轉移病童的焦慮情緒以增加病童配合度，但是切記**不可以使用Aspirin類藥物來進行止痛**，可給予Acetaminophen (Scanol)止痛、退燒，以免造成出血加劇。

⊃ 健康問題 (三)：家庭因應失能，與家屬缺乏相關知識和照護經驗有關。

✦ 護理目標：

1. 家屬能說出照顧病童上的方式。
2. 居家長期照護的建立和維持。

✦ 護理措施

1. 向病童及其家屬說明造成出血的原因，讓他們瞭解疾病的過程，並教導如何分辨內出血的症狀，若出現關節疼痛或腹痛及明顯的出血症狀時，須立即輸注凝血因子。
2. 衛教家屬於附近診所就醫時，必須告知醫師相關的病史，避免使用含有Aspirin的藥物。告知父母此為遺傳性疾病，亦即終身的疾病，病童和家屬必須學會如何辨視出血的徵象和出血時的緊急處理。
3. 衛教家屬就醫時必須告知相關醫護人員病童的疾病，特別是兒童時期拔牙換牙階段，因此須強調**口腔保健和定期返診的重要性**。
4. 鼓勵病童和父母參加相關團體，促進彼此的心情交流，降低對疾病莫名的害怕和焦慮。

二、特發性血小板減少紫斑症(idiopathic thrombocytopenic purpura, ITP)

兒童的ITP盛行率約為4.6~5.3/100,000。常發生於如麻疹等病毒感染疾病後，好發於2~5歲兒童，部分病童會在發病後**6~12個月恢復正常**。

(一) 病因及病理變化

特發性血小板減少紫斑症是屬於**一種後天性血小板過度破壞疾病**，至今原因未明，**可能與自體免疫有關**。發病原因是由於抗體（IgG或IgM）與血小板表面結合，此種表面有抗體的血小板在通過脾臟時會被提早破壞，被認為與抗血小板抗體與免疫複合物所造成的血小板破壞有關。

(二) 臨床分類

臨床可以分為急性和慢性。急性ITP的定義是病發後6個月內痊癒者，慢性ITP則必須符合以下：

1. 不確定原因且無任何繼發因素的血小板低下持續超過6個月。
2. 骨髓中的巨核細胞增加或正常。

(三) 臨床表徵

由於血小板被破壞，病童症狀出現在病毒感染後的1~4週，以出血點或紫斑來表現，手臂、腿、胸、頸部會呈現較大瘀斑。有些病童會出現流鼻血或牙齦等其他黏膜部位出血，若是血小板減少的程度很嚴重，可能出現內出血情形，如血尿。

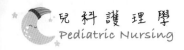
(四) 診斷檢查

ITP的診斷通常是依據臨床表現及血小板數目,而不需要骨髓檢查。但是若是疾病表現不典型,則需要執行骨髓檢查來排除其他的血液方面的疾病,如急性感染、藥物引發的血小板低下、脾腫大等。

1. 實驗室檢查:紅血球和白血球數目正常,但血小板數目減少。
2. 骨髓檢查:可見巨核細胞數增多或正常、但有成熟障礙。

(五) 醫療處置

血小板數目>3萬/mm³者,通常不需要特別的治療。治療的目的是希望快速增加血小板的數目,但對長期的預後並無影響。對於臨床上有出血或是血小板嚴重減少的病童(<2萬/mm³),治療可以有以下幾種方式:

1. 藥物治療:**給予類固醇製劑(Prednisolone)或免疫球蛋白。**
2. 輸血治療:當血小板<2萬/mm³時。
3. 脾臟切除:因為脾臟會合成抗血小板抗體,而破壞血小板,**故若血小板低下持續一年,當藥物治療無效且病況為慢性嚴重性時考慮將脾臟切除,但須等5歲後再執行。**

(六) 護理處置

⊃ 健康問題(一):家庭因應失能,與家屬缺乏脾臟切除術相關知識和照護經驗有關。

✦ **護理目標:**家屬於衛教後能說出術後照顧的方法。

✦ **護理措施**
1. 加強固定之管路,避免拉扯、滑脫,並增加管路護理以增加病童的舒適度。
2. 安排舒適臥位,可以鼓勵病童採半坐臥;移動身體時,盡量避免牽扯到傷口和雙手固定傷口,教導深呼吸和咳嗽,並配合兒童的發展需求選擇玩具和注意力分散的方法。
3. 協助選擇寬鬆衣服以避免磨擦和增加舒適度。
4. 術後協助病童盡早下床活動,促進腸道蠕動。

⊃ 健康問題(二):潛在危險性損傷,與血小板減少造成血液凝固時間延長有關。

✦ **護理目標:**維持病童皮膚的完整性,無出血情形。

✦ **護理措施:**請參考前述「血友病的護理處置」。

三、瀰漫性血管內凝血(disseminated intravascular coagulation, DIC)

瀰漫性血管內凝血又稱為消耗性凝血病變,是血液凝固機轉發生障礙的病症,好發在重症病童身上,特別是嚴重外傷(發生率是50~70%),細菌性敗血症病童發生機率則是10~50%,發生的機率又與細菌的型態和種類有很大的關係。

(一) 病因及病理變化

為重症病童持續發生廣泛性的凝血機制活化的一種病症，由於小血管發生凝集，形成廣泛性的微血栓，大量的凝血因子被消耗，激發纖維蛋白溶解，引發嚴重和廣泛性的全身性出血。

(二) 臨床表徵

DIC的臨床表徵依症狀的輕重可分為急性和慢性，急性的表現為嚴重廣泛性的出血，慢性則可能被原發性的症狀掩蓋，不一定會出現大量出血。症狀表現主要表現為**上呼吸道阻塞**、出血、栓塞和溶血。必須特別警覺的狀況：採血處不易止血、皮下出血等情況，嚴重者甚而發生血壓下降、休克等症狀。

(三) 診斷檢查

DIC必須仰賴實驗室檢驗來確定，包括血小板及纖維蛋白原減少，以及PT、APTT延長。

(四) 醫療處置

1. 針對病因及原發病的治療：首先積極尋找和治療引發DIC的潛在病因，例如：積極控制感染、抗癌治療等。
2. 支持療法：改善或降低進一步的出血，預防和支持器官缺血的情形。可藉由輸血補充消耗掉的凝血因子、血小板等，如：輸注血小板、新鮮冷凍血漿(fresh frozen plasma, FFP)。
3. 藥物治療：給予肝素(Heparin)來治療明顯的動脈或靜脈栓塞。

(五) 護理處置

> ➲ 健康問題：潛在危險性損傷，與血小板減少引起出血有關。
>
> ✦ 護理目標：維持病童皮膚與黏膜的完整性，改善或降低進一步出血情形。
>
> ✦ 護理措施
>
> 1. 評估病童出血現象，記錄出血的地方、範圍和顏色，監測臨床數據（如：血小板計數、血比容和血色素等）。
> 2. 若口鼻出血，給予口腔或是鼻腔的護理，增加病童的舒適程度並減輕病童和家屬的擔心和害怕。
> 3. 觀察病童身上可能的導管，確認導管的引流物的顏色、量和周圍皮膚的顏色，是否出現出血的徵象。
> 4. 避免不必要的侵入性治療，如注射是不可避免，可以改採 24 號針頭注射。
> 5. 依醫囑給予輸注血小板和 FFP，並於輸血過程中監測是否出現輸血反應。

情境

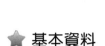 CASE STUDY

⭐ **基本資料**

姓名：<u>張小弟</u>　性別：<u>女</u>　年齡：<u>5歲</u>　疾病診斷：<u>海洋性貧血(Thalassemia)</u>

⭐ **病程簡介**

　　張小弟，現年13歲，身高148公分，體重35公斤。在家中排行老二，家中還有哥哥，父親為電腦工程師，母親為家庭主婦，家中經濟狀況小康。目前就讀於國中，過去身體狀況都還不錯，僅偶有感冒的狀況，但是有習慣性頭痛的現象，常由案母陪同至藥房購買成藥服用。最近因常感到頭痛的頻率加劇且合併頭暈的情形，此外還有腹痛的情形，故入院檢查和治療，血色素為8.1 g/dL，白蛋白為3.5 g/dL，診斷為中度海洋性貧血合併脾腫大，醫師建議先行腹腔鏡脾臟切除術，日後改為門診追蹤方式。住院期間輸血治療(PRBC 2U)，輸血後血色素為10.3 g/dL，並完成腹腔鏡脾臟切除術。

⭐ **護理處置**

健康問題（一）：恐懼和害怕，與對疾病的擔心和害怕有關。

護理評估	護理目標	護理措施	護理評值
1. 病童表示：這次住院常常打針和吃藥，如今還要開刀，開刀真的好嗎？會不會有其他的問題產生？我的病一定要開刀嗎？ 2. 這次住院下次會不會又要住院，我最討厭生病住院 3. 病童的血管很不好打，常常需要花很多時間和注射很多次才能成功	1. 協助病童說出心中的想法和擔心害怕的原因 2. 病童在心理和生理上舒適感增加 3. 病童能利用因應機轉來處理焦慮	1. 利用治療時間與病童建立信任感和運用關懷和同理心引導病童說出心中擔心和害怕的感受 2. 每一次執行護理活動時，給予充分的解釋和說明，並留時間讓病童能提出問題和想法，以解除心中的疑慮和害怕 3. 盡量採集中護理，減少侵入性檢查的次數，如：更換靜脈注射時，同時配合相關的血液檢查，減少插針的頻率，降低恐懼和害怕。並與醫師充分討論，避免不必要的侵入性治療 4. 監測病童靜脈注射部位，並鼓勵病童執行局部運動 5. 教導病童執行侵入性治療時，如何運用注意力分散技巧來降低焦慮 6. 鼓勵病童持續和同學聯絡，訴說自己的感受，維持與學校和同學的互動網絡	病童能說出擔心原因，並在解釋後可以降低焦慮，亦能配合相關降低焦慮的措施改善焦慮程度

健康問題（二）：潛在危險性損傷，與貧血有關。

護理評估	護理目標	護理措施	護理評值
1. 家屬表示病童平常易感疲累、頭暈、活動量減少，常表現出軟弱無力的樣子 2. Vital sign: T:38.5℃、P:100 次／分、R:28 次／分 3. 抽血檢查 Hb:8.1 g/dL 4. 所有活動於床上執行，因為頭暈不喜歡下床	1. 維持正常的身體活動功能 和 Hb 維持 於 10 g/dL 以上 2. 能說出貧血的徵象和預防跌倒之方法	1. 與病患及家屬討論，安排護理活動表，提供充足的休息和適當的活動 2. 加強說明貧血的症狀：倦怠、頭暈頭痛、食慾減退、面色蒼白或注意力不集中等 3. 衛教貧血症狀的處理方式：出現症狀時先坐下或是蹲下，請周邊的人協助，在學校則請同學幫忙 4. 指導病童採漸進式下床之方式，並評估病童及家屬是否有正確執行 5. 評估病童的體力，與病童和家屬討論，安排設計適合病童之活動，如：閱讀、看書等 6. 依醫囑給予輸血，輸血前給與相關的衛教和說明，並監測輸血反應和生命徵象的變化，若是有任何不舒適，如：起疹子、皮膚癢或是心悸、呼吸喘等現象，馬上告知護理人員	病童能說出貧血徵象和預防跌倒的方法，輸血後Hb：10.3 g/dL

教育於改善鐮狀細胞貧血青少年的疾病知識之實證應用

吳苡甄

臨床案例描述 (Clinical Scenario)

小翔，14歲，罹患鐮狀細胞貧血(sickle cell anemia, SCA)。有一天小翔在學校上課時感覺腹部、胸部劇烈疼痛、手腳腫脹且臉色蒼白，立即就醫治療後才得以緩解。強烈的症狀讓小翔感到焦慮，擔憂自己在學校再次出現劇烈的疼痛，也恐懼會不會發生其他更嚴重的症狀，而自己不知道該如何處理或預防。小翔詢問護理人員：「要怎樣做才能提升鐮狀細胞貧血這個疾病的知識，進而做好疾病自我管理呢？」

臨床問題 (Question)

患有鐮狀細胞貧血之青少年瞭解一般健康措施，如避免劇烈運動、避免極端溫度變化、定時補充水分等，然可能於病患年幼時已向他們解釋疾病狀況與影響，而無在青少年期重新審視疾病相關訊息的需求，故使患有鐮狀細胞貧血之青少年仍對於疾病相關知識有所缺失，包括不瞭解疼痛以外的其他併發症、止痛藥物的使用、營養、於學校之管理等(Poku et al., 2018)。本實證應用為探討教育對於改善鐮狀細胞貧血青少年疾病知識之最佳實證建議為何？

臨床重要結論 (Clinical Bottom Line)

一篇系統性文獻回顧探討教育性介入措施對於鐮狀細胞貧血病患與照顧者之成效。其中四篇針對6~18歲病患隨機對照試驗中，共納入160位病患，結果顯示心理教育顯著提升病患對於鐮狀細胞貧血的知識，主要於家庭中進行，且最長持續6週(Asnani et al., 2016)。（Level 1）

最佳臨床照護建議 (Best Practice Recommendations)

1. 建議提供患有鐮狀細胞貧血之青少年心理教育介入措施(psycho-educational interventions)，以提升其對於鐮狀細胞貧血的瞭解(Moola, 2022)。(Grade B)
2. 更加瞭解疾病併發症、營養、疼痛管理與於學校管理疾病的策略，對於患有鐮狀細胞貧血之青少年是有幫助的(Moola, 2022)。(Grade B)
3. 可提供患有鐮狀細胞貧血之青少年自我管理計畫(Moola, 2022)。(Grade B)

🛡 依照實證建議的護理措施 (Nursing Interventions)

　　可透過影片、音檔、線上教材、課堂或書面等方式提供青少年心理教育，內容為介紹疾病的定義與病理學，提供預防性健康照護策略，包括辨識與監測併發症症狀、確認出現症狀時應遵循的步驟與減少疾病併發症的具體策略。此外，亦可教導青少年疼痛管理策略，如疼痛評估、止痛藥物的服用與副作用、非藥物緩解疼痛方式（如放鬆訓練、引導想像）等。

🛡 相關文獻 (References)

Asnani, M. R., Quimby, K. R., Bennett, N. R., & Francis, D. K. (2016). Interventions. for patients and caregivers to improve knowledge of sickle cell disease and recognition of its related complications. *Cochrane Database of Systematic Reviews*, (10).

Moola, S. Evidence Summary. Sickle Cell Disease (Adolescents): Patient Education. *The JBI EBP Database*. 2022; JBI-ES-4013-3.

Poku, B. A., Caress, A. L., & Kirk, S. (2018). Adolescents' experiences of living with sickle cell disease: An integrative narrative review of the literature. *International Journal of Nursing Studies, 80*, 20-28.

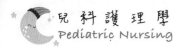

課後複習 ▶ *EXERCISE*

解答
QR code

網址：ssur.cc/iwwStMh

一、選擇題

1. 小蘋，5歲，診斷為缺鐵性貧血，血紅素(Hb)為5.5 g/dL，下列何項身體反應與此檢驗值最不相關？(A)常出現發燒症狀　(B)休息時，心跳100~120次／分鐘　(C)注意力不集中　(D)生長發展遲緩。

2. 有關肌肉注射鐵劑時的注意事項，下列敘述何者錯誤？(A)採Z字型深部肌肉注射　(B)抽藥之後需要更換針頭　(C)搓揉注射部位以利吸收　(D)注射後應停5秒再拔針。

3. 有關再生不良性貧血的診斷檢查，下列何者最不適當？(A)紅血球型態變小或變形、數目減少　(B)通常血紅素< 10 gm /dL，或血容積< 30%　(C)通常白血球< 3,500 /mm³，或中性球數< 1,500 /mm³，血小板< 50,000 /mm³　(D)骨髓檢查中發現脂肪組織取代了正常骨髓。

4. 小美，17歲女性，為A型血友病帶因者，到院做遺傳諮詢，下列敘述何者最適當？(A)告知若配偶基因正常，未來每一胎生男嬰有1/2機率為血友病者　(B)告知若配偶基因正常，則不會生下血友病的孩子　(C)告知若配偶基因正常，未來生的男嬰不會發生血友病，女嬰則有機率是帶因者　(D)告知若配偶基因正常，未來若生女嬰皆為帶因者但不會發病。

5. 小華，3歲，在一週前發燒後身上突然出現多處紫斑，經醫師診斷為特發性血小板(idiopathic thrombocytopenic purpura; ITP)，下列敘述何者錯誤？(A)這是一種自體免疫的障礙　(B)使用類固醇治療　(C)指導家屬禁止使用阿斯匹靈藥物(Aspirin)　(D)建議3歲前施行脾臟切除手術。

6. 小華，7歲，罹患重度型β-海洋性貧血，定期接受輸血治療，有關其外觀的視診結果，下列敘述何者錯誤？(A)體型矮瘦　(B)膚色蒼白　(C)塌鼻、頭大　(D)腹部腫大。

7. 妞妞，5歲，疑似食用過量綜合維生素，被診斷鐵劑中毒，血中鐵濃度為460 μg/dL，護理師依醫囑給予靜脈輸注Deferoxamine，若注射速度過快，可能出現的副作用為何？(A)便秘　(B)高血壓　(C)心搏過慢　(D)休克。

8. A型血友病的病因是缺乏第八凝血因子，有關其凝血功能檢查結果，下列敘述何者正確？(A)凝血時間延長，出血時間正常　(B)凝血時間正常，出血時間延長　(C)凝血時間延長，出血時間延長　(D)凝血時間正常，出血時間正常。

9. 預防鐮刀狀細胞貧血危機症狀之發生，下列處置何者錯誤？(A)鼓勵病童多飲水，以預防血栓　(B)若有呼吸道感染，應立即治療，預防組織缺氧　(C)臥床休息，減少體力的消耗　(D)定期輸注全血。

10. 下列哪些疾病是屬於體染色體隱性遺傳的血液疾病？(1)鐮刀狀細胞貧血(sickle cell anemia) (2)缺鐵性貧血(iron deficiency anemia) (3)A型血友病(A-hemophillia) (4)β型海洋性貧血(β-thalassemia)。(A)(1)(2)　(B)(1)(4)　(C)(2)(3)　(D)(3)(4)。

二、名詞解釋

1. 貧血(anemia)

2. 缺鐵性貧血(iron deficiency anemia, IDA)

3. 血鐵質沉著病(hemochromatosis)

4. β型海洋性貧血(β-thalassemia)

5. 鐮狀細胞貧血(sickle cell anemia, SCA)

6. 再生不良性貧血(aplastic anemia)

7. 血友病(hemophilia)

8. 特發性血小板減少紫斑症(idiopathic thrombocytopenic purpura, ITP)

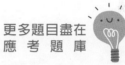

更多題目盡在
應考題庫

網址：ssur.cc/TWodr2d

參考文獻 REFERENCES

王嘉莉、王德珍、王繁棻、朱繼璋、余文瑞、李隆乾…顏永豐等(2017)・*臨床檢驗判讀（二版）*・新文京。

中國醫藥大學兒童醫院(2023)・*免疫性血小板低下紫斑症*。https://www.cmuh.cmu.edu.tw/HealthEdus/Detail?no=7832

台北榮民總醫院(2023)・*貧血之照護*。https://ihealth.vghtpe.gov.tw/media/905

台灣海洋貧血協會(2018)・*孕婦海洋貧血篩檢流程*。http://www.rare.org.tw/THALA/updoc/THALA_20090326485372.htm

余垣斌(2007)・免疫性血小板低下(immune thrombocytopenic purpura, ITP)的新進展：An update from ASH 2006・*中華民國血液病學會＆中華民國血液及骨髓移植學會聯合會訊，96*(2)，6-11。

財團法人罕見疾病基金會(2021)・*海洋性貧血*。http://web.tfrd.org.tw/genehelp/article.html?articleID=Thalassemia&submenuIndex=0

財團法人罕見疾病基金會(2018)・*再生不良性貧血*。http://web.tfrd.org.tw/genehelp/article.html?articleID=Aplastic anemia【相關訊息】

馬青、王欽文、楊淑娟(2022)・*人體生理學*（六版）・新文京。

國際厚生健康園區(2018)・*血友病如何診斷*。http://www.24drs.com/special_report/Hemophilia/about_5.asp

許維邦、張瑞月、蕭培靜、李國任(2016)・使用口服鐵劑療效不佳的缺鐵性貧血・*家庭醫學與基層醫療，31*(3)，83-88。

陳月枝、黃靜微、林元淑、張綠怡、蔡綠蓉、林美華…魏琦芳等(2021)・*實用兒科護理*（九版）・華杏。

滕傑林(2022)・不只貧血，各種血球都缺乏！嚴重再生不良性貧血治療解析。https://www.careonline.com.tw/2022/12/aplastic-anemia.html

蔣立琦、吳佩玲、蔡綠蓉、黃靜微、邱淑如、毛新春…吳美玲(2022)・*兒科護理學*（六版）・永大。

羅高文(2023)・*全方位護理應考e寶典—兒科護理學*・新文京。

Hockenberry, M. J., Rodgers, C. C.,& Wilson, D. (2022). *Wong's essentials of pediatric nursing* (11th ed.). Mosby.

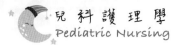

Kyle, T., & Carman, S. (2020). *Essentials of pediatric nursing* (4th ed.). Lippincott Williams & Wilkins.

Marcdante, K. J., Kliegman, R. M., Jenson, H. B., & Behrman, R. E. (2011). *Nelson essentials of pediatrics* (6 th). Saunders.

Marcdante, K., Kliegman, R. M., & Schuh, A. (2022). *Nelson essentials of pediatrics* (9 th ed.). Elsevier.

Peate, I.& Evans, S. (2020). *Fundamentals of anatomy and physiology: For nursing and healthcare students* (3rd ed.). Wiley-Blackwell.

Pietras, N. M. & Pearson-Shaver, A. L. (2022). *Immune thrombocytopenic purpura*. https://www.ncbi.nlm.nih.gov/books/NBK562282/

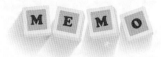

PEDIATRIC NURSING

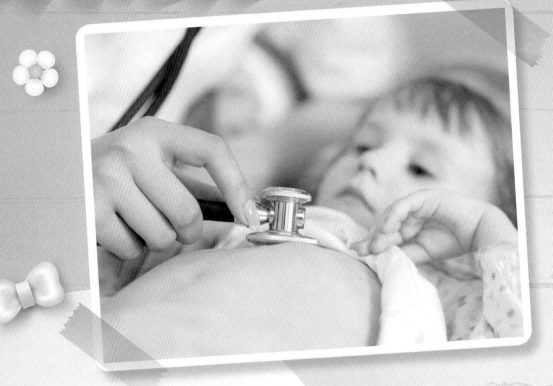

學習
目標

讀完本章後，您應能夠：

1. 瞭解兒童消化系統解剖生理特徵。
2. 瞭解兒童消化系統常見的檢查。
3. 瞭解兒童消化系統疾病的臨床表徵及醫療處置。
4. 正確執行兒童消化系統的護理技術。
5. 瞭解兒童消化系統所造成的主要健康問題，能執行評估並依兒
   童病情及其需要，訂定護理目標及措施。

消化系統疾病患童的護理

11
CHAPTER

莊安慧

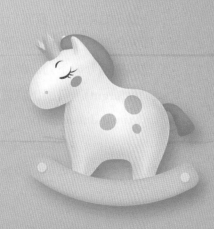

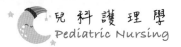

消化道是人體消化、吸收營養素，維持新陳代謝的重要器官；功能為提供全身組織與細胞能源，維持個體生長與發展；同時，也是很重要的免疫及外分泌器官，如：胃的壁細胞(parietal cell)分泌鹽酸及內在因子(intrinsic factor)，可使胃液呈強酸性(pH=2)，殺死食物中的細菌，並使胃蛋白酶原(pepsinogen)活化成胃蛋白酶(pepsin)，以利蛋白質的分解與吸收。空迴腸則有許多淋巴結，能消滅入侵的微生物。另外，在其他排泄途徑（如腎、肝、皮膚）尚未成熟時，消化系統也扮演解毒的功能，並參與水分、電解質平衡的維持。

消化系統疾病是兒童常見的主要疾病之一，這包括發展異常造成的先天性畸形（如唇腭裂、食道閉鎖與氣管食道瘻管、幽門狹窄、巨結腸症、肛門閉鎖、膽道閉鎖等），以及消化道器質性受到壓迫或閉塞造成的阻塞性問題（腸套疊），或因感染、吸收不良等其他因素所造成的消化道疾病（急性腸胃炎）。臨床上，常表現出吞嚥困難、嘔吐、腹痛、出血、便秘、腹瀉、黃疸等症狀，如果未能即時給予評估及治療，除了影響兒童正常生長發展外，亦可能引起其他合併症，如：體液、電解質與酸鹼度不平衡，嚴重時，甚會導致休克或死亡，因此需給予立即處理。

本章將依消化系統在胚胎期之發育與消化系統發展特性，來說明兒童消化系統常見的疾病與護理處置。

11-1 兒童消化系統的解剖生理特徵

一、消化系統在胚胎期之發育

消化系統構造分為上消化道（包括口腔、食道、及胃）與下消化道（包括十二指腸、空腸、迴腸、肝臟、膽囊、胰臟、盲腸、闌尾、升結腸、橫結腸、降結腸、乙狀結腸、直腸及肛門），此系統發展開始於孕期第四週，較完整的發展則發生於出生前2週。

在懷孕的第3週，囊胚（註：囊胚中心的胚胎母細胞，是胚胎的原基）轉變形成原腸胚，並分為三層，即外胚層、中胚層和內胚層。此三胚層後來又分化形成胚胎的組織和器官。

原腸被區分成下列三部分，並發展出消化系統所屬器官與構造：

1. 前腸(forgut)：發展出食道(esophagus)、胃(stomach)及近端的十二指腸（到膽管開口）(proximal duodenum)。

2. 中腸(midgut)：發展出遠端十二指腸(distal duodenum)、空腸(jejunum)、迴腸(ileum)、盲腸(cecum)及近端的結腸(proximal colon)。

3. 後腸(hind gut)：發展出遠端的結腸(distal colon)、直腸(rectum)及上半部肛管(anal canal)。

　　而唾液腺(salivary glands)、肝臟(liver)、膽囊(gall bladder)及胰臟(pancreas)是由前腸及中腸發育形成；下半部肛管則由原肛(proctodeum)發育而來。消化系統若在發展期間出現異常，將導致兒童該部位或器官發展失敗，而造成先天性畸形。

二、兒童消化系統特性

(一) 吞嚥、吸吮、咀嚼

　　足月嬰兒機械性的消化功能（將食物變小塊與唾液混合，並將食團順著消化道向前推進）尚未完全成熟。吞嚥動作出生後3個月內是自動反射動作，嬰兒無法隨意控制吞嚥，必須等到喉部的橫紋肌受到大腦控制。約6個月時，嬰兒即有能力控制吞嚥，可以將食物含在嘴裡或將食物吐出。

　　吸吮(sucking)在出生時亦是反射性動作，隨著乳牙的長出，發展出咀嚼(chewing)功能。嬰兒飲食的改變和這些能力的發展是平行共進的，剛開始攝取的食物僅需要吞嚥，而後是不需咀嚼，最後才是需要囓咬和咀嚼的食物。

　　新生兒時期，僅能製造少量的唾液，此時唾液最重要的作用是濕潤口腔及喉嚨。直到2歲左右，唾液腺增為原來的5倍大，所含的澱粉酶(amylase)才發揮消化作用。

(二) 胃容量、排空速度

　　剛出生時胃容量小，隨著年紀增加胃容量也快速增加。餵食的頻率及量和胃容量大小、排空時間有密切關聯，如嬰幼兒胃容量小，但胃排空速度快（**胃排空時間約2.5~3小時**），飲食型態宜採少量多餐。**攝取食物的種類特性及腸胃蠕動的速率，會影響兒童排便的頻率及糞便的特性。**

　　嬰兒期胃腸蠕動較其他時期快，常有逆向蠕動情形，而且下食道括約肌（又稱**賁門括約肌**）發育仍未完全成熟，所以容易有溢奶或嘔吐的現象。

　　2歲前的嬰幼兒，胃呈圓形且在**水平位置（牛角狀）**，而後漸漸拉長，7歲左右**形成管袋形，並呈直斜位置**，逐漸達到成人胃的形狀及解剖位置。嬰兒時期胃解剖位置會影響餵食中及餵食後姿位的擺置，最好**採右側臥**並避免劇烈運動及情緒起伏。

　　嬰兒時期胃液的酸度較低（即嬰兒期胃液的pH值較成人高），以後漸增，約於10歲左右才穩定達到成人的程度。但在青春期期間，鹽酸濃度大增，男性特別明顯，這可能與青少年食量大增有關。

(三) 腸道

　　嬰幼兒的腸道相對於身體長度較成人來的長。有大量腺體分泌物及較大吸收面積，以滿足其快速成長的需求，腸胃道的快速增長期為1~3歲及10~15歲。

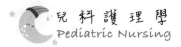

(四) 肝臟

　　肝臟是腸胃道器官中最不成熟的，加上紅血球破壞速度快，尿苷酸轉換酶(glucuronidase)活性較低，影響膽紅素代謝，因而造成生理性黃疸。肝臟所合成的血漿蛋白不足夠，凝血酶原和其他凝血因子也低。在出生時儲存的肝醣和生命其他階段相比也較少，因此新生兒容易低血糖，這可藉由早期餵食來避免。

11-2 消化系統的整體性評估

　　兒童消化系統疾病最常造成：吸收不良(malabsorption)、體液電解質不平衡(fluid and electrolyte disturbances)、營養不良(malnutrition)及成長發育差(poor growth)。完整消化系統的評估，茲說明於下。

健康史

1. 確認基本資料、照顧者或病童主訴及過去病史，並詢問母親懷孕時，有無服用藥物；嬰兒出生時體重，有無早產或餵食困難。

2. 目前健康狀況，是否食慾缺乏、噁心嘔吐、腹瀉、便秘、腹痛，以及最近體重變化、糞便中有無血液等分泌物，若有上述症狀，則進一步詢問發生時間、持續時間及發生部位。

3. 瞭解是否有代謝性疾病、神經肌肉系統疾病、體液電解質不平衡、免疫抑制、物質依賴、壓力或中毒情形，並詢問家人有無任何腸胃疾病、腸胃道炎症或吸收不良情形。

4. 評估病童營養狀況、進食情形、食物種類及型態。

全身性評估

1. 一般觀察：外觀、體型、活動能力、精神狀況、個人衛生、身體有無異味、臉部表情、情緒、體重、身高，以及有無發燒不適情形。

2. 身體檢查

    (1) 視診(inspection)

    　　A. 觀察皮膚顏色、有無蒼白、黃疸。

    　　B. 觀察有無蛀牙、牙周病、黏膜有無破損、有無腭裂或唇裂。

    　　C. 腹部有無脹氣（腹部外形）、腫塊、凹陷、臍部有無膨出、疝氣，是否有看得見的蠕動波。

    (2) 聽診(auscultation)：腹部的聽診必須在觸診及叩診前執行，以避免改變腸蠕動音，而影響評估。評估腸音有無增加或減弱或消失。

(3) 叩診(percussion)：評估有無脹氣、腹水、腫塊，以及有無肝臟腫大等情形。

(4) 觸診(palpation)：腹部肌肉是柔軟或僵硬、有無腫塊或腫大的臟器、是否有觸痛。

✚ 護理小幫手

復發性腹痛

復發性腹痛(recurrent abdominal pain)在5~10歲的幼童是常見的胃腸問題。**腹痛常會出現於肚臍周圍**，在幾個星期或幾個月內間歇性、**不規律的發作**，疼痛可以是隱隱作痛，絞痛或劇烈如刀割般。常伴隨有頭昏、頭痛、身體麻麻的感覺，並**會解出鬆軟大便**。引起疼痛的病因尚不清楚，可能與食物過敏、便祕、激躁性大腸或神經性因素有關。

診斷檢查

有關兒童消化系統疾病的診斷檢查，請參考表11-1。

▶ 表11-1　消化系統疾病的診斷檢查

	項目	說明
血液檢查	全血球計數 (CBC)：包括血紅素 (Hb)、血比容 (Hct)、紅血球數 (RBC)、白血球數 (WBC)，評估貧血、出血、發炎	• Hct、Hb 增加：脫水 • Hct、Hb 減少：失血、貧血、吸收不良、鐵缺乏 • WBC 增加：感染、發炎
	C－反應蛋白 (CRP)：評估發炎	增加：感染、發炎
	血清中電解質：包括 Na⁺、K⁺、Cl⁻，評估電解質平衡與否	異常：飢餓、禁食、有代謝問題、水分過多、水分流失
	血中尿素氮 (BUN)：評估腎機能及是否脫水	增加：禁食、高燒、腸道出血、膽道阻塞、創傷
	肌酸酐 (creatinine)：評估腎機能及是否脫水	增加：禁食、高燒、腸道出血、膽道阻塞、創傷
	膽紅素 (bilirubin)：檢測肝功能	增加：阻塞性黃疸、肝炎、肝硬化、溶血性黃疸、新生兒高膽紅素血症
	氨 (ammonia)：作為肝蛋白代謝之指標	增加：肝細胞功能不良、雷氏症候群
	鹼性磷酸酶 (alkaline phosphatase)：配合其他臨床發現，作為肝和骨骼疾病的指標	• 增加：阻塞性黃疸、肝疾病、代謝性骨骼疾病、佝僂病、軟骨病 • 減少：營養不良、甲狀腺功能過低、血磷值過低
	澱粉酶 (amylase)：重要的胰酵素	• 增加：胰管阻塞或發炎、唾液腺發炎 • 減少：肝炎、肝硬化、嚴重燒傷

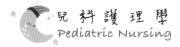
▶ 表11-1　消化系統疾病的診斷檢查（續）

項目		說明
血液檢查（續）	轉胺酶	AST (SGOT)：可評值肝功能	增加：肝硬化、肝炎、急性胰臟炎、急性腎疾病、嚴重燒傷、溶血性貧血、腦外傷、骨骼肌或心肌損傷
		ALT (SGPT)：可評值肝細胞受損程度	增加：肝細胞功能不良、肝硬化、肝炎、阻塞性黃疸
	凝血酶原時間 (PT)、部分凝血酶原時間 (PTT)：評估肝臟受損		增加或正常：肝臟疾病、吸收不良、瀰漫性血管內凝血
糞便檢查	酸鹼值 (pH)		• 增加：基本蛋白分解 • 減少：酸性糖發酵或雙醣耐受力缺乏
	寄生蟲卵和寄生蟲		陽性：糞便中有寄生蟲
	糞便培養		增加：感染
	糞便中的脂肪		增加：自發性脂肪痢、潰瘍性結腸炎、克隆氏病 (Crohn's disease)、纖維性囊腫、吸收不良症候群、短腸症候群
其他診斷檢查	腹部及右上腹部 X 射線攝影		用於診斷有無腹膜充氣、器官異位、橫膈下膿瘍、腸阻塞
	上腸胃道攝影 (upper gastrointestinal series)		用於診斷食道不正常、胃潰瘍、胃石 (bezoar)
	鋇劑灌腸 (barium enema)		用於診斷肛門和直腸狹窄、直腸息肉、潰瘍性結腸炎、克隆氏病、巨結腸症、瘻管、腸套疊
	經靜脈膽囊攝影術 (intravenous cholangiography)		用於診斷膽管之異常（閉鎖、膽管囊腫、膽囊炎）
	十二指腸及空腸活體組織切片或吸取 (duodenal and junal biopsy or aspirate)		• 活體切片用於粥樣瀉、克隆氏病 • 吸取用於診斷胰酵素缺乏、有無蟲卵
	直腸和結腸活體組織切片 (rectal and colon biopsy)		用於診斷克隆氏病或潰瘍性結腸炎、巨結腸症
	肝臟活體組織切片 (liver biopsy)		用於診斷肝炎、肝硬化等肝臟疾病
	內視鏡 (endobcopy)		用於診斷食道炎、胃炎、胃潰瘍、腸胃道異物
	結腸鏡檢或直腸乙狀結腸鏡檢 (colonoscopy or procto-sigmoidoscopy)		用於診斷潰瘍性結腸炎、克隆氏病、直腸或結腸出血原因、憩室炎

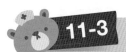

11-3　兒童常用消化系統疾病的相關技術

一、協助放置鼻胃管及管灌食

　　病童因咽喉、食道或腸道異常、吞嚥困難、極度衰弱、呼吸窘迫或意識不清，而無法由口攝入營養，為避免肺吸入的危險，改由口或由鼻插管(nasogastric tube)進入胃部，以提供病童所需的營養，**為腸道營養法的一種**。

▶ 表11-2　依年齡選擇鼻胃管的尺寸

年齡	鼻胃管尺寸 (Fr.)
0~1 歲	5~8
1~3 歲	8~10
3~6 歲	10~12
6~12 歲	12
12~18 歲	14

● 協助醫師放置鼻胃管

1. 依病童的年齡、體重，選擇適當尺寸的鼻胃管（表11-2）。

2. 測量鼻胃管插入的深度

   (1) **由鼻插入：由鼻尖→耳垂→劍突來測量。**

   (2) **由口插入：由嘴角→耳垂→劍突來測量。**

3. 鼻胃管插入注意事項

   (1) 嬰兒可給安撫奶嘴吸吮。置入鼻胃管時，如遇到阻礙，無法順利前進時，不可強行插入，可先將管子往後回抽一小段後再試。

   (2) 如果病童出現咳嗽、呼吸困難、發紺等現象，應將管子抽出，讓病童休息一會兒後，再重新潤滑管子，由另一鼻孔插入。

   (3) **管子的前端3~5公分以清水或以水性潤滑劑潤滑，若管子較硬，可泡於溫水中，使管子富彈性，易於置入**（衛生福利部疾病管制署，2018）。

4. **插入後測試鼻胃管是否在正確位置。**方法如下：

   (1) **接上空針並反抽，若有胃液，則表示在胃中。**

   (2) 以聽診器貼於胃部，再以空針打入5 c.c.空氣入胃（嬰兒1~2 c.c.，早產兒0.5 c.c.），若可清楚聽到進氣聲，即表示位置正確。

   (3) 將鼻胃管末端浸入水中，若沒氣泡，表示位置正確。

● 管灌食

1. 協助幼童採半坐臥姿或坐姿，嬰兒宜採右側臥位頭部抬高20~30度。

2. **灌食前以灌食空針反抽，檢查胃內殘餘食物量，評估消化吸收情形，並打回胃內。**若有殘留量，則此次灌食量應減去殘留量。例如：原預定餵食30 c.c.牛奶，灌食前抽出10 c.c.殘奶，故此次餵食30－10＝20 c.c.牛奶。若反抽量超過餵食量的1/2時，需暫停餵食，但若下次灌食時，病童仍有高量的抽出液，則需通知醫師。

3. 灌食空針接在鼻胃管末端，將灌食溶液緩緩倒入，藉重力流入胃內（灌食空針高度距胃部距離約15~20公分，即6~8吋），不宜施壓。

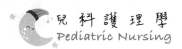

4. 灌食溶液溫度約37~40℃，**普通一次灌食約需15~30分鐘（早產兒及嬰兒灌食速度約5 c.c.／5~10分鐘**，較大嬰兒與兒童則為10 c.c.／每分鐘）。速度不可太快，以免發生嘔吐、噁心等不適症狀。

5. 灌食過程中應避免空氣進入，以減少病童腹脹不適。

6. 灌食後，再以2~5 c.c.溫開水沖洗管壁，讓食物完全進入胃中，並將鼻胃管反摺塞入開口處，或以栓子塞住。

7. 灌食後，**繼續採右側半坐臥姿**或坐姿，頭部抬高30度約30~60分鐘。預防食物反流引起吸入性肺炎。

二、灌腸法

灌腸(enema)是將液體經由導管注入直腸或結腸內，以清洗下腸道，協助排便或供給藥物及營養物質，達到清潔或治療目的。臨床上，常用於治療兒童便秘，協助排泄物順利排出體外，或於下腸胃道檢查及手術前排空腸道，以利檢查並減少術後感染。

清潔腸道常用的灌腸溶液有0.2%肥皂水、生理食鹽水及50%甘油（甘油：水＝1:1），而藉由灌腸常給的藥物有水氯醛(Chloral Hydrate)灌腸，可使病童鎮靜或睡眠以利檢查進行。

灌腸注意事項包括：

1. 灌腸時，**嬰幼兒宜平躺、雙膝屈曲，孩童則協助左側臥**、右膝屈曲，可使腹肌放鬆，使灌腸液易進入結腸，保留溶液的時間也長。

2. 灌腸筒液面與肛門的垂直距離約為30~45公分，過高會造成壓力過大。

3. 依據年齡來選擇肛管的尺寸、插入深度及灌腸液的總量，如表11-3所示。

4. 灌腸時，灌腸筒液面與肛門的垂直距離應保持：小量灌腸距離15~20公分，**大量灌腸距離30~45公分**，嬰兒勿超過10公分。

5. 先潤滑肛管，**插入深度約5~10公分**，插入時讓病童深呼吸。

6. **溶液溫度為40~43℃，溶液溫度若太高，會傷及腸黏膜，過低會引起痙攣，造成疼痛或引起便意。**如病童感覺不適則減低流速，或暫停灌入。

7. 請病童靜躺於床上，或請家屬協助壓住臀部，以免灌腸液過早流出，確保溶液在大腸內的保留時間，待5~10分鐘或病童無法忍受時，協助使用便盆或上廁所。

▶ 表11-3　依年齡選擇肛管的尺寸

年齡	肛管尺寸 (Fr.)	肛管插入深度	灌腸液總量 (c.c.)
嬰兒	10~12	2.5公分（1吋）	120~240
2~4 歲	10~12	5公分（2吋）	240~360
4~10 歲	14~18	7.5公分（3吋）	360~480
11 歲以上	18~22	10公分（4吋）	480~720

三、人工肛門造瘻口護理

當嬰兒或兒童因為疾病，如肛門閉鎖、巨結腸症、無法以壓力還原復位的腸套疊或小腸結腸炎，使得正常的排泄系統無法將腸道排泄物排除，因而，以手術方式將結腸拉出於腹壁做一開口，讓糞便可以經此開口排泄出去，一般稱此開口為腸造瘻口，俗稱人工肛門（圖11-1）。

腸造瘻口的分類依時間性可分為暫時性及永久性造瘻口。依造瘻口部位可簡單分為：(1)迴腸造瘻口（糞便多呈液狀）；(2)橫結腸造瘻口（糞便為半成形便）；(3)乙狀結腸造瘻口（糞便為成形便）。造瘻口是縫於腹部上，沒有括約肌控制糞便的排出，因此需在外貼上造瘻袋，以收集排泄物（圖11-2）。

人工肛門造瘻口護理注意事項包括：

1. 手術護理

   (1) 手術前護理：良好的人工肛門造瘻口護理，開始於病童及家屬對造瘻口正向的接受。盡可能地在術前對病童及家屬提供衛教，包括：

   A. 介紹腸道生理功能與造瘻口所提供的功能。

   B. 提供造瘻口正確的觀念，使病童及家屬瞭解手術的必要性。

   C. 提供心理上的支持，傾聽病童及家屬的感受，給予關心並鼓勵發問，以解除心中的不安。

   D. 依病童年齡與認知能力給予適當的解釋，可以畫圖或以洋娃娃做示範。

   (2) 手術後護理：是一項連續性的工作。除了示範之外，也應讓較大病童及家屬（主要照顧者）實地操作，學習如何觀察造瘻口，如何使用皮膚保護膜、造瘻袋以及皮膚護理，當皮膚問題發生時如何處置，並觀察是否出現合併症。

2. 評估造瘻口、造瘻口周圍皮膚、排泄物引流情形

   (1) **造瘻口外觀應呈深紅色**，表面平滑且潮溼。磨擦到造瘻口處時，偶會有流血現象，但無腫脹及分泌物。若造瘻口處出現藍色或黑色表示造瘻口缺血，有組織壞死傾向。

   (2) 造瘻口周圍皮膚應無發紅、破損，顏色應與腹部皮膚同。若造瘻口外表乾燥，表示造瘻口可能脫水。

   (3) 造瘻口排泄物引流性狀，因造瘻口位置不同而有不同。**若造瘻口大量出血**，流入量約1/3便袋，**需立即通知醫師**。

3. **手術後3週內，採低渣飲食，以減少腸蠕動**，且容易產氣、脹氣的食物，如大蒜、洋蔥、番薯、豆類、汽水等應盡量減少。

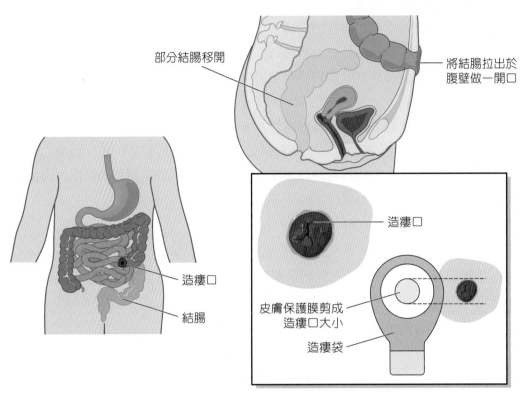

部分結腸移開

將結腸拉出於腹壁做一開口

造瘻口

皮膚保護膜剪成造瘻口大小

造瘻袋

造瘻口

結腸

▶圖11-1　人工肛門造瘻口

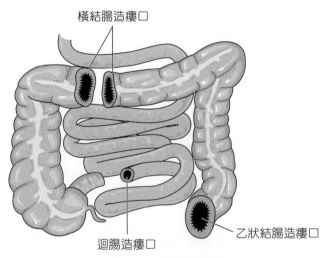

橫結腸造瘻口

迴腸造瘻口

乙狀結腸造瘻口

▶圖11-2　造瘻口部位

11-4 兒童常見消化系統的疾病及護理

常見消化道系統問題

一、嘔吐(vomiting)

嘔吐是胃中的內容物經由口被用力射出體外。在中樞神經系統控制下，一複雜的過程，常伴隨噁心(nausea)及反胃(retching)。嘔吐在兒童時期很常見，但是若發生持續不斷的嘔吐，則會導致嚴重的合併症，如脫水、電解質不平衡、營養不良、吸入性疾病，進而危及生命。

(一) 病因及病理變化

主要是因位於延髓的嘔吐中樞接收到刺激而引發嘔吐。刺激包括：不愉快的事、恐懼、毛地黃藥物或嗎啡(Morphine)、大腦缺氧、腦壓上升、半規管障礙，或因腸胃、內臟功能障礙，引發迷走與交感神經傳導，產生興奮的反射。

造成嘔吐的原因很多，包括：急性感染性疾病、過敏、腸胃道機械性阻塞、代謝性疾病，以及心理方面的影響。嘔吐也是身體所具有的保護機轉，常在食入有毒物質後發生，也可經由學習而得到此行為反應。下述幾項觀察，可以協助臨床上判斷造成嘔吐的確切原因：

1. 嘔吐型態

   (1) 慢性且間歇性的嘔吐，可能導因於腸扭轉不良。

   (2) 若為噴射性嘔吐，可能和幽門狹窄有關。

   (3) 若是在特殊日子（上學前）特殊時間發生，則可能因心理影響造成，而較不像是器質性問題。

2. 嘔吐物的顏色及性質

   (1) 綠色且含有膽汁的嘔吐物，可能意味著腸道阻塞。

   (2) 若是在進食數小時後，嘔吐物帶有食物凝塊、黏液或脂肪性食物，則可能導因於胃排空不佳或腸胃道高位的阻塞。

3. 伴隨嘔吐相關的症狀

   (1) 若伴隨發燒及腹瀉，可能原因為感染。

   (2) 若伴隨便秘，可能有構造性或功能性阻塞。

   (3) 若伴隨局部腹部疼痛，可能為闌尾炎、胰臟炎或消化性潰瘍疾病。

   (4) 若伴隨意識型態的改變或頭痛，可能和中樞神經系統或代謝性疾病有關。

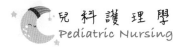

(二) 診斷檢查

1. 詢問病史：包括對嘔吐的描述（如嘔吐是否為噴射狀？嘔吐物是否含食物、血塊或痰？嘔吐的時機是吃完就馬上吐，還是不吃也會吐？）、是否食入特殊食物，以及觀察病童的行為表現，是否有疼痛、便秘、腹瀉或黃疸。

2. 身體檢查：包括生命徵象、對脫水狀況的評估（如測量體重、觀察黏膜是否乾燥、哭泣時是否有眼淚、詢問尿量或換尿布的次數）及腹部檢查（進行視、聽、叩、觸診）。

3. 血液、尿液常規檢查。

4. 腸胃道攝影或胸腹部超音波。

5. 監測血清電解質、血尿素氮，以評估脫水程度。

6. 必要時，接受腸胃道內視鏡、腦部斷層掃描及神經學檢查。

(三) 醫療處置

　　對於嘔吐的處置，首先確定導致原因為何，並預防脫水及營養不良合併症的發生。如發生嚴重嘔吐時，因胃液流失，易造成代謝性鹼中毒，**故需矯正代謝性鹼中毒**，可給予口服電解質液補充或經由靜脈給予輸液。

　　另可給予止吐劑，但必須是已知病因的病童。止吐劑可以阻斷對嘔吐中心的活化（如Zofran、Tigan）、促進十二指腸及胃蠕動（如Reglan），或阻斷H_1 receptor（如Phenergan）。若是容易暈車的病童，在旅行前，事先給予適量的Dramamine，亦可減少嘔吐等不適情形。

(四) 護理處置

⇒ 健康問題（一）：潛在危險性電解質不平衡，與嘔吐有關。

✦ **護理目標：**減緩病童嘔吐，並維持水分、電解質平衡，以預防脫水情形。

✦ **護理措施**

1. 減緩嘔吐
    (1) 較大的兒童嘔吐後可給予漱口去除口中異味，或使用口腔棉棒清潔以避免不良氣味再引發嘔吐。
    (2) 少量進食以防胃過度飽和，且避免在用餐時喝過多的液體，以減少飽脹感。
2. 維持水分、電解質平衡，預防脫水
    (1) 定時記錄輸入與輸出量(I/O)，每日測量體重並評估尿比重。
    (2) 嬰兒易因H^+的喪失，Na^+、K^+、Cl^-的用盡（嘔吐造成胃液喪失），而易造成代謝性鹼中毒。注意嘔吐的嬰幼兒有無以下脫水症狀：體重明顯減輕、膚色蒼白斑駁、精神倦怠或嗜睡；小便的次數減少且顏色深（尿布更換次數減少）；皮膚飽滿度差、口腔黏膜乾燥或缺乏彈性、哭泣時不會有眼淚（3歲以下嬰幼兒）；嬰兒的囟門或眼眶凹陷、脈搏淺快、血壓降低等（其餘詳見本章後續「腹瀉」介紹）。

⊃ 健康問題（二）：營養不均衡：少於身體需要，與嘔吐有關。

✦ **護理目標：**維持營養狀況平衡，預防營養不良等合併症發生。

✦ **護理措施**

1. 嘔吐後 2~3 小時內先禁食，之後試喝溫開水看看會不會嘔吐，若不會再嘔吐才可進食，可先給予清淡、易消化的食物。
2. 根據兒童的年齡與營養需求提供適當的熱量。監測餵食與進食型態，記錄攝取的食物，每日測量體重，鼓勵進食，必要時可採取其他途徑的餵食（如鼻胃管餵食）。

二、腸絞痛(colic)

腸絞痛出現於出生後幾週至3~4個月之間的嬰兒，高峰期常出現於4~6週。嬰兒在傍晚或半夜出現反覆性哭鬧或臉上呈現不舒服的表情，常令父母或照顧者手足無措且精疲力竭。

(一) 病因及病理變化

根據統計，11~23%的嬰兒曾經罹患腸絞痛，無性別差異（高，2018）。然而其發生的原因迄今並不明確，可能的原因包括：

1. 不當的餵奶：餵奶過量或不足；餵食過程中未確實排氣；奶嘴不適合，吞嚥過多空氣等。
2. 腸壁神經發育不成熟，易造成腸道蠕動不規則，易蠕動過快而導致痙攣疼痛。
3. 胃腸過敏，對奶蛋白過敏。
4. 乳糖耐受性不良。

除上述最常被提及的原因外，亦有學者提出罹患腸絞痛之嬰兒，可能與其接觸到香菸中的尼古丁有關，也可能有心理層面或是情緒的問題。此症預後佳，多數病童於9~12週大時即自行消失，少數會持續至1歲後。

(二) 臨床表徵

通常症狀大多在傍晚以及半夜發生，**發作時會突然尖聲哭叫**、聲嘶力竭，滿臉脹紅或泛白，有時會持續幾個小時都無法停止哭鬧，常令新手父母為之抓狂（高，2018）。

(三) 診斷檢查

嬰兒腸絞痛目前並沒有標準的定義，臨床上通常採用Wessel氏準則(Wessel criteria)。在排除饑餓、生病、尿布濕或生理疾病（如腸阻塞、腸套疊、疝氣等急症）造成哭鬧不止之後：(1)一天哭鬧超過3小時；(2)一週中有3天以上哭鬧超過3小時；(3)以上情況持續超過3週，就稱之為腸絞痛。

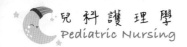

　　然而大部分家屬無法接受哭鬧超過3週才診斷為腸絞痛，故有學者提供另外一個規則來診斷腸絞痛(Rome III criteria)：對於出生到4個月的嬰兒，如果出現：(1)沒有原因莫名其妙的哭鬧；(2)一天超過3個小時，一個星期超過3天，時間超過1週；(3)身高體重在正常範圍內。排除其他生理異常導致的哭鬧不安，仍可診斷為嬰兒腸絞痛。

(四) 醫療處置

　　腸絞痛發生原因未明，無一種方法可以適用於所有嬰兒。根據發生的原因，醫師建議處理方法如下：

1. 支持性療法：盡量安撫嬰兒情緒，可採取輕搖、輕拍或安撫奶嘴；另外，可以嘗試於嬰兒腹部塗抹脹氣膏或薄荷油，輕輕地順時鐘方向按摩腹部，或刺激肛門以促進嬰兒排氣等。

2. 餵哺母乳：餵哺母乳可減少腸絞痛的發生，若餵哺母乳的嬰幼兒仍然發生腸絞痛，母親可停止食用高過敏性、高刺激性的食物，例如乳製品、巧克力、蛋類、咖啡、辛香類食物、堅果類食品等。

3. 採用「部分水解蛋白」配方奶：若母親乳汁不足，或是嬰幼兒有其他原因需要以配方奶餵哺時，建議使用「部分水解蛋白」配方奶，減低因牛奶蛋白過敏所造成的腸絞痛。

4. 藥物治療

   (1) 腸內酵素或益生菌：臨床觀察發現部分嬰幼兒腸絞痛可因服用酵素（乳醣酶）或益生菌獲得緩解。

   (2) 消脹氣藥物：可以幫助消除胃腸脹氣，對部分因胃腸脹氣造成腸絞痛的嬰幼兒有效，如Gascon。

   (3) 抗胃腸痙攣藥物：為目前唯一被證實可以有效減輕嬰幼兒腸絞痛的藥物，但有部分服用者會出現呼吸暫停、低肌張力或痙攣等副作用，故多使用於腸絞痛嚴重的嬰幼兒，如Bentyl。

   (4) 鎮靜、安眠藥物：因副作用較多（**如Phenobarbital**），故使用於腸絞痛嚴重的嬰幼兒。

   (5) 抗組織胺藥物：因副作用較輕微，臨床上醫師較常使用。

(五) 護理處置

1. 提供支持性護理指導：鼓勵母親餵哺母乳，母親可以試著減少食用乳製品、咖啡因、洋蔥，和其他可能引起腸絞痛的食物；指導父母及照顧者正確沖泡配方奶方法，奶水濃度不宜過高及過低，也不宜過度餵食；可以和醫師討論是否須更換配方奶種類等相關新生兒照顧事項（詳見第3章＜新生兒的護理＞介紹）。

2. 正確用藥指導：護理指導父母及照顧者遵從醫囑，確時服用醫師所開立之藥物，如抗組織胺、抗痙攣或給予益生菌等藥物來舒緩嬰幼兒的不適。

3. 給予照顧者心理支持

    (1) 鼓勵照顧者說出心中感受與害怕，對於治療過程及內容仔細說明，以降低其焦慮。

    (2) 給予照顧者情緒支持，鼓勵發揮最大愛心與耐心，陪伴嬰兒度過腸絞痛的煎熬。特別是新手父母更需醫護人員與家屬的支持與協助，以減少長期下來對母親及其家庭生活產生衝擊，並協助尋求適當的情緒宣洩途徑與精神支持，進以維持其親職角色及家庭生活品質。

三、腹瀉(diarrhea)

腹瀉是指排便次數(frequency)增加或糞便的稠密度(consistency)變稀且含水分較多的現象。但排便次數或性質會因人而異，所以不能單以排便次數來判定腹瀉，也必須注意排便的量，一但排便量超過20公克／公斤體重，便可定義為腹瀉。腹瀉是嬰幼兒及兒童常發生的症狀，也是造成嬰兒期死亡原因之一。

(一) 病因及病理變化

腹瀉常見的病理變化有五種（表11-4），此五種均會造成急性或慢性腹瀉，且常合併出現。

▶ 表11-4　腹瀉依病理變化來分類

分類	病理變化	腹瀉特點
滲透性腹瀉 (osmotic diarrhea)	當攝入的食物或藥物在小腸內呈現高滲狀態，使血漿中水分移入腸腔內，大量液體刺激腸運動而引起腹瀉。常見病因包括：使用高滲性藥物（如Mannitol）、先天性乳醣酶缺乏	• 禁食或停藥後腹瀉就會停止 • 腸腔內滲透壓超過血漿滲透壓 • 糞便含大量未經消化吸收的食物或藥物
分泌性腹瀉 (secretory diarrhea)	因腸胃黏膜分泌過多液體所引起。如霍亂弧菌外毒素(cholera toxin)刺激腸黏膜，引起大量水與電解質分泌到腸腔而導致腹瀉	
滲出性腹瀉 (exudative diarrhea)	腸道黏膜發生病變（如炎症、潰瘍），導至血漿、黏液、膿血滲出。常見病因包括：潰瘍性結腸炎、克隆氏病(Crohn's disease)	• 糞便含有滲出液和血液 • 腹瀉和全身出現的症狀取決於腸受損程度
吸收不良性腹瀉 (malabsorption)	因某些疾病造成腸黏膜吸收面積減少和吸收障礙所引起，如短腸症候群(short bowel syndrome)	• 禁食可減輕腹瀉 • 腸內容物由未吸收的電解質和食物成分組成，故有較高的滲透壓
蠕動失調性腹瀉 (deranged motility)	若因腸道動力增加，可引起腹瀉及便秘交替出現；若腸道動力減慢，因腸道內細菌孳生，影響正常腸道吸收而導致腹瀉。常見病因：藥物性腹瀉（如Propanolol）、大腸激躁症	

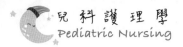

(二) 臨床分類

依腹瀉時間的長短,有急性(acute)、慢性(chronic)之分:

1. **急性腹瀉**:指腹瀉時間少於2週,最常見是病毒或細菌引起的感染性腸胃炎,**如輪狀病毒、沙門氏桿菌引起的腸胃炎**(詳見本章「急性腸胃炎」介紹)。

2. 慢性腹瀉:指腹瀉時間超過2週以上,如腸炎後腹瀉症候群。

(三) 臨床表徵

若腹瀉次數增加,糞便黏稠度、性狀會隨之改變,且水分會增多;持續的腹瀉亦會造成脫水,脫水臨床表徵需觀察:體重(**體重減輕**為評定依據)、皮膚顏色、皮膚彈性、**黏膜(乾燥)**、**排尿量(減少**及顏色加深)、血壓(下降)、脈搏淺快微弱、**囟門凹陷**等,詳細說明請見表11-5。

此外,造成腹瀉的潛在原因不同,臨床表現也會不同,**如急性感染性腹瀉會伴隨著發燒、嘔吐**;輪狀病毒造成的腹瀉,常會伴隨發燒、呼吸道感染的症狀。

▶ 表11-5　脫水的程度與臨床表徵

症狀 ＼ 程度	輕度	中度	重度
體重減輕	＜5%	**5~9%**	**≥10%**
皮膚顏色	蒼白	灰色	斑駁
皮膚彈性	減少	**差**	很差
表面黏膜	乾燥	**非常乾燥**	乾皺
排尿量	減少	**少尿**	**尿量極少**
血壓	正常	正常或略低	下降
脈搏	正常或略增	增加	**淺快**且微弱
囟門	平坦	下陷	明顯凹陷
淚水	正常	減少	無

(四) 診斷檢查

1. 詢問病史:包括糞便次數與性狀、有無接觸感染原或吃進不清潔的食物、有無過敏病史、最近有無旅行、飲食的習慣(如暴飲暴食)、有無使用任何藥物等。

2. 身體檢查:包括生命徵象、對脫水狀況的評估(如測量體重、觀察黏膜是否乾燥、哭泣時是否有眼淚、詢問尿量或換尿布的次數)及腹部檢查。

3. 實驗室檢查
   (1) 糞便成分分析:瞭解是何種營養素吸收不良。
   (2) 糞便潛血反應、膿細胞及糞便培養。

(3) 基本血液學檢查、白血球分類、電解質濃度、血清肌酸酐及尿素氮、血中氧濃度、葡萄糖濃度。

(4) 尿液分析、尿比重檢查。

(5) 腸道X光檢查：以瞭解有無腸道解剖的異常。

(6) 腸內視鏡或切片檢查：可確認腸道黏膜受損情形。

(五) 醫療處置

兒童腹瀉的處置，首重「支持性治療」，以下以急、慢性腹瀉來說明。

• 急性腹瀉

1. 重度腹瀉的病童：給予水分及電解質的補充，避免因脫水或代謝性酸中毒造成休克，危及生命。將病童目前的體重與腹瀉之前的體重相比，以瞭解脫水的嚴重程度，立即給予補充體液喪失部分且須加上維持體液的部分。

   以適當的靜脈輸液，如林格氏溶液、生理食鹽水或5%葡萄糖，把一天所欲給予的輸液量，前一半在前8小時平均給予，另一半在後16小時平均給予。**但須評估其腎功能**，若病童排尿量極少或閉尿，則暫勿給含鉀電解質液，以免造成高血鉀症，危及生命。

2. 輕微及中度腹瀉的病童：多在門診就醫後，即返家休息不須住院，**可給予電解質口服液治療(oral rehydration therapy, ORT)**，如Pedialyte、Lytren。待脫水控制後，再積極尋求病因，治療腹瀉。

3. 嬰幼兒的急性感染性腹瀉，一般較不建議服用止瀉藥物，**避免產生腸蠕動減慢或阻塞**。

• 慢性腹瀉

1. 營養治療(nutritional therapy)：在腸道受損極為嚴重的情況下，靜脈營養(parenteral nutrition)可供給病童所需營養素及液體，讓腸道獲得適當的休息，但長期使用易出現合併症，須特別注意。

2. 腸道營養(enteral nutrition)：**如果是使用濃度較高的嬰兒奶粉配方，可將濃度減少以降低滲透壓**，或使用「止瀉奶粉」（即不含乳糖成分），也可採用半元素配方(semi-elemental formula)，如Alfare、Pregestirnil、Pepti-junior；而台灣傳統的米湯，因其滲透壓低也可使用，但易營養不足，故不宜長期使用。

3. 初步餵食如果順利，可漸進式回復正常飲食，如白稀飯、白吐司、米粉等，但可樂、果汁、雞湯等高滲透性食物，仍應暫緩食用。

4. 若確定病因，可依個別原因使用抗生素，但不當使用止吐藥或止瀉劑藥物，則可能加重腹瀉。

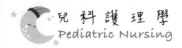
(六) 護理處置

⊃ 健康問題（一）：體液容積缺失，與排便次數增加及嘔吐有關。

✦ **護理目標：** 預防脫水，恢復適當的水合狀態，並維持電解質平衡。

✦ **護理措施**

1. 評估脫水程度：**每日測量體重；每 8 小時監測尿比重**；評估生命徵象、皮膚彈性、黏膜及**意識狀態；監測輸入輸出量。**
2. 對於中度脫水的病童，應給予電解質口服液治療 (ORT)。
3. 對於嚴重脫水的病童，依醫囑給於靜脈輸液並監測與記錄。常用 5% 葡萄糖溶液、生理食鹽水，可以先給 20~30 c.c. ／公斤體重，再依脫水程度補充喪失的水分及維持的部分，並於 24 小時內給予。
4. 水分補充後，病童若能適應，可採漸進式恢復飲食。

⊃ 健康問題（二）：營養不均衡：少於身體需要，與腹瀉、排便次數增加、嘔吐有關。

✦ **護理目標：** 提供足夠的營養，維持其年齡期該有的體重。

✦ **護理措施**

1. 觀察並記錄病童進食後的反應，以評估腸胃道對該食物的接受度。
2. 在接受電解質口服液治療 (ORT) 之後，可漸進式恢復進食。餵母乳者持續哺餵母乳，若採用一般嬰兒奶粉，則**濃度先減少**，如先給予半奶 (7%) 或 2/3 奶 (10%)，之後漸恢復全奶 (14%)；若使用止瀉奶粉，一般是用到腹瀉康復之後再 2~3 週，便可恢復正常配方奶粉。
3. 盡早恢復正常飲食：腹瀉改善後，可漸進性給予軟質食物，如白米飯、白粥、米粉、白吐司、去油的湯等。

⊃ 健康問題（三）：潛在危險性感染，與傳染性腸胃炎有關。

✦ **護理目標：** 避免與病童接觸者受到感染。

✦ **護理措施**

1. 實行醫院規定標準的預防措施或感染控制方法，以降低感染擴散的危險。
2. 執行適當的洗手技術。
3. 清洗乾淨病童的玩具，勿與其他孩童交換玩具。
4. 提供家屬的衛教指導
    (1) 鼓勵家屬及病童養成勤洗手習慣。
    (2) 盡量減少出入公共場所。
    (3) 勿吃生食，保持器具、食材的清潔。

⊃ 健康問題（四）：潛在危險性皮膚完整性受損，與受到糞便刺激有關。

✦ **護理目標：** 維持病童臀部及會陰部皮膚完整性，並無紅腫情形出現。

✦ **護理措施**

1. 可將紙尿布脫下，將紅臀部位直接曝露於空氣中或使用烤燈，以促其乾燥與癒合，**注意勿使用痱子粉來治療**，因痱子粉會有吸附作用，讓排泄物接觸皮膚更久，對皮膚更刺激。
2. **應使用溫水來清潔皮膚**，勤換尿布，避免臀部浸潤於刺激性尿液與糞便中，以維持皮膚之清潔。
3. 可依醫囑，於破皮或紅臀處塗抹藥膏 (ZnO)，保護皮膚。
4. 注意觀察臀部及會陰部有無感染情形。

> ➲ 健康問題（五）：照顧者角色緊張，與不瞭解病童疾病及其照顧有關。
>
> ✦ **護理目標：**指導家屬參與及瞭解治療與照護，以期能提供適宜的照顧。
>
> ✦ **護理措施**
>
> 1. 給予家屬支持，鼓勵說出心中感受與害怕，對於治療過程及內容仔細說明，以降低其焦慮。
> 2. 教導家屬有關監測輸入、輸出量及評估是否有脫水徵象，以確定其能確認疾病的改善。
> 3. 教導家屬如何提供適當的食物，並評估病童接受程度，以盡早恢復正常飲食。盡可能地給予病童舒適與適當的感官刺激，以促其正常生長和發展。

四、便秘(constipation)

便秘是指排便次數減少，排便困難，常伴隨有腸蠕動時的疼痛感（乾硬的糞便磨擦腸壁造成），甚至在糞便中出現血絲。排便習慣因人而異，所以排便次數並不是主要的診斷標準。

(一) 病因及病理變化

大多數病童常見的便秘為功能性便秘(functional constipation)，若因解剖學上異常引起便秘，則以先天性無神經節巨結腸症最多。茲將各年齡層可能發生便秘的原因說明於下：

1. 新生兒期

正常新生兒會在出生24~36小時內，解出胎便。若未解出胎便，則可能和腸道閉鎖或狹窄、先天性無神經節巨結腸症、甲狀腺功能低下、胎便嵌塞(meconium plugs)或胎便性腸阻塞(meconium ileus)有關。

2. 嬰兒期

便秘情形常在此期發生，多與飲食有關。哺餵母乳的嬰兒較少發生便秘，且其糞便性質亦較哺餵配方奶的嬰兒來的稀軟。偶爾，哺餵母奶的嬰兒，由於消化完全，殘渣較少，常會造成排便次數減少，這是正常的現象。嬰兒因排便困難而用力、臉潮紅，甚至會因疼痛而出現躁動不安或哭泣，腿曲屈至腹部或伴有腹脹。

3. 學齡前期

主要是因環境改變或兒童開始試圖控制身體功能所致。當腸蠕動造成不舒服或因乾硬糞便解出造成肛門撕裂或疼痛，病童可能會想要忍著不繼續嘗試，如此惡性循環，使得便秘情形更加嚴重。

4. 學齡期

這時期開始形成的便秘多由環境的改變、壓力及排便方式改變造成。因缺乏隱私，害怕使用學校的廁所，或是早餐後匆忙趕著上學，沒有足夠的時間使用廁所，因而壓抑便意。

(二) 診斷檢查

1. 病史：詢問排便型態、糞便的性狀、顏色、次數等，並瞭解飲食習慣、是否服用任何藥物及任何可能和引發便秘有關的事件。

2. 身體檢查：聽診腸蠕動音、視診腹部有無不正常蠕動波，並觸診腹部有無硬塊或腫塊，是否伴有疼痛，以及叩診有無腹脹情形。

3. 其他檢查：糞便常規檢查、潛血反應、腸道X光攝影。必要時，接受肛門直腸壓力測定、直腸切片檢查、內視鏡（直腸、上或下消化道）檢查。

(三) 醫療處置

治療會依導因及症狀而有所不同。首先將乾硬的糞便排除，而後執行持續治療(maintenance therapy)預防糞便堆滯，促使病童容易排便。

1. 灌腸：可以使用生理食鹽水、甘油球、礦物油等軟便劑，協助排便。當糞便很硬很難灌出時，可用礦物油灌腸，然後再灌以生理食鹽水。灌腸是治療便秘最有效的方法，但軟便劑不可常用，以免造成藥物依賴性。

2. 腸道控制訓練(retraining therapy)：包括排便習慣訓練，增強排便行為並給予情緒上的支持。每天一至二次排便時間，通常在早餐或晚餐飯後，因會刺激腸蠕動，容易產生便意感。每次排便時應嘗試5~10分鐘。當病童順利解出糞便時，必須給予鼓勵、讚美。當排便習慣逐漸建立後，須漸減少軟便劑或輕瀉劑的使用。

(四) 護理處置

➲ 相關健康問題
1. 便秘，與排便及飲食習慣不佳有關。
2. 知識缺失，與病童疾病及其照顧有關。

✦ **護理目標**
1. 協助病童建立正常的排便及飲食習慣。
2. 教育家屬瞭解正常的排便型態，並參與病童的治療與衛教。

✦ **護理措施**
給予飲食計畫，如避免會造成便秘的食物，鼓勵多攝取高纖食物，並增加飲水量，其中黑棗汁常用於協助幼兒改善便秘。
1. 嬰兒期：通常只需增加碳水化合物（如醣類、果汁）的攝取並增加飲水量，可在兩餐之間增加水分的攝取。
2. 兒童時期：飲食中增加纖維及水分。**教導正確飲食觀念**，告知可促進腸道蠕動的高纖食物（見表11-6），並給予家屬及病童支持。若需要使用軟便劑時，也必須給適當的說明與指導。

▶ 表11-6　高纖食物表

穀類、麵包	全麥麵包、麥片、糙米、燕麥片
蔬菜	• 生菜（特別是花椰菜、包心菜、胡蘿蔔、芹菜、萵苣） • 煮過的蔬菜（如上所列之生菜，及蘆筍、豆子、豆芽、玉米、馬鈴薯、大黃瓜、南瓜、大頭菜）
水果	• 梅乾、葡萄乾 • 生的水果（特別是有皮及籽的水果：柳丁、葡萄、黑棗）
其他	豆莢、爆玉米花、堅果類、瓜子類

五、體液電解質不平衡(fluid and electrolyte imbalance)

嬰幼兒常因腹瀉、嘔吐、發燒或燒燙傷而造成體液電解質不平衡，其發生頻率與病程進展速度比兒童與成人來得多且快。

(一) 病因及病理變化

嬰幼兒容易因體液電解質不平衡而使身體遭受很大的傷害，這是因為：

1. 嬰幼兒體內水分總量占體重的65~80%（15歲以上，約占60%），且有較大的體表面積。
2. 細胞外液占身體液體總量的30%（幼兒期）~50%（新生兒）（成人約占20%）。
3. **嬰幼兒有較高的新陳代謝率**，需要較多的液體以利代謝廢物的排除。
4. 不成熟的腎臟及體內平衡調節系統，且濃縮尿液的功能也較成人差，致使尿液量較多。
5. 對於水分的喪失較不自覺。
6. 無能力以顫抖或排汗來調節體溫，體溫一升高，代謝率及水分需求亦增加。

(二) 臨床表徵

體重的變化，對嬰幼兒特別明顯；脫水程度不同，臨床表現出的徵象也有所不同（見本章「腹瀉」單元）。

(三) 診斷檢查

診斷檢查包括：尿比重增加(>1.025)，尿液滲透壓增加，血比容(Hct)增加，血中尿素氮(BUN)上升，尿中鈉離子濃度下降，血清中電解質(Na^+、K^+、Cl^-)改變。動脈血液氣體分析(ABGs)顯示pH值下降。

(四) 醫療處置

1. 供給靜脈輸液，補充身體的需要量：給予口服電解質液治療(ORT)，以矯正體液平衡，採少量多次方式給予（如每小時給30~60 c.c.）。如果不易估計脫水的程度（如：不知道腹瀉前體重），可以先給20~30 c.c./kg的林格氏液、生理食鹽水或5%葡萄糖液。
2. 若出現酸中毒，可在靜脈輸液加Sodium Hydroxide，以矯正酸中毒情形。

(五) 護理處置

1. 將病童目前體重和之前體重做比較，瞭解病童體重的改變，以做為評估脫水程度的依據。
2. 監測並記錄每日確實的輸入及輸出量(I/O)。

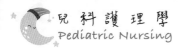

3. 依醫囑供給靜脈輸液，並確認靜脈注射路徑通暢與否，隨時觀察注射部位無紅腫或感染。

4. 當病童潛在的疾病獲得控制，且脫水情形已改善後，才能逐漸恢復原有的飲食型態。

5. 採漸進式恢復正常飲食（先給流質→半流質→最後才是固體食物），並注意觀察病童的反應。

6. 指導家屬如何移動及照顧留置有靜脈輸液管路的病童。

六、營養狀況不平衡(nutritional imbalance)

病童常因腸胃道疾病造成營養素吸收不足，如：膽道閉鎖的病童，有脂肪吸收不良情形；**長期腹瀉的病童則易造成蛋白質－能量營養不良**(protein-energy malnutrition)，皆會使得病童體重減輕，抵抗力下降，細胞修復能力減弱，容易引起其他感染或使疾病病程延長。

(一) 醫療處置

必須特別注意營養治療(nutritional therapy)，可採用：

1. 腸道營養(enteral nutrtion)：較符合生理性且較便宜，但當病童腸道受損程度嚴重而致使吸收能力不佳時，則應考慮選擇靜脈營養。

2. 靜脈營養(parenteral nutrition, PN)：又稱腸胃道外營養法。此法是將人體所需營養素，經由腸胃道以外之途徑（靜脈）輸入人體。可提供腸道嚴重受損或有先天缺陷的病童（如短腸症）生存之機會，並可減少將來其智商受損情形。

(二) 護理處置

1. 預防感染：採腸胃道外營養法的病童，其輸液的調配、導管更換及注射過程與注射部位傷口的護理，必須完全遵守無菌技術。

2. 監測有無出現合併症，若出現應立即告知醫師：合併症包括高血糖、黃疸、高血脂、肝功能受損、膽汁滯留、脫水、水分過多、電解質不平衡、導管移位、血栓、血胸、血管裂傷等。

3. 提供足夠的營養攝取，維持生長發育所需。

先天性消化系統疾病

一、唇裂與腭裂(cleft lip and cleft palate)

唇裂與腭裂是顏面(craniofacial)常見的先天性異常，**屬於體染色體異常疾病**。唇裂或合併有腭裂的唇裂，發生率約為每700位新生兒中有一位，且較常發現於男嬰；而腭裂的發生率約為1：2,000，則較常發現於女嬰。

(一) 病因及病理變化

母體懷孕第7~12週間，胚胎發育時，其結構中的上頜突與前頜突的組織在連結過程中出現差錯而產生。大多數的病童其親戚有較高的發生率，且同卵雙胞胎高於異卵雙胞胎。唇裂與唇裂合併腭裂病童的手足發生同樣畸形的危險也較高，但不包括單獨的腭裂。

已知Phenytoin、Thalidomide等藥物及殺蟲劑、戴奧辛可以導致唇裂與腭裂，另外母親的營養狀況，特別是葉酸缺乏、酗酒、吸菸也有關聯。

(二) 臨床分類

唇裂、腭裂出現的形式有許多種。一般可分為唇裂、唇裂合併腭裂與單獨腭裂，下列茲將唇裂與腭裂來做說明。

1. 唇裂（圖11-3）：有單側與雙側，嚴重程度各不相同，有些病童在唇緣僅有一凹陷的缺口，有的則由唇緣完全分裂至鼻孔，且常伴有不同程度的鼻扭曲及牙齒的異常，如：缺牙、位置不正或變形的牙齒等。

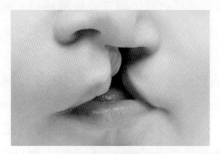 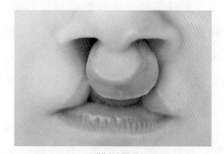

(a)單側唇裂　　　　　　　　　　　　(b)雙側唇裂

▶圖11-3　唇裂

2. 腭裂（圖11-4）：形成與程度變異性也很大，有些病童可能只有後方軟腭處或懸雍垂的缺損，有些則可能裂及前方的硬腭。有些腭裂可能僅發生在中線部位，有的則為單側或雙側。較嚴重的病童，常伴有部分或全部鼻中隔發展缺損，形成鼻腔與口腔的交通。

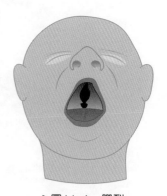

▶圖11-4　腭裂

(三) 臨床表徵

腭裂的嚴重程度對於餵食有很大的影響，不僅容易嗆到或導致吸入性肺炎，且因嬰兒無法在口腔中產生負壓造成吸吮，進而影響其進食、營養攝取與生長。即便如此，大多數具有此類缺損的嬰兒，其吞嚥能力是正常的。

另外構造的缺損，易影響日後發音（**如口齒不清**），語言發展可能較為遲滯；**若合併有耳咽管功能不足，則易造成復發性中耳炎，甚至導致傳導性聽力喪失等問題。**

(四) 診斷檢查

1. 唇裂、唇裂合併腭裂在出生時，**即可由外表明顯看出**，這也造成對雙親即刻、直接的衝擊，容易產生嚴重的情緒反應。有學者指出，母親在懷孕第14~16週時，可藉由超音波檢查而得知子宮內的胎兒有無唇裂畸形(Bender, 2000)。

2. 腭裂有時並不容易鑑別，如：黏膜下層的腭裂，容易被黏膜蓋住而忽略。檢查時，必須仔細視診口腔構造，亦可將手指戴手套伸入新生兒口腔中直接觸摸硬腭、軟腭及懸雍垂，確定診斷。

3. 仔細檢查新生兒是否有其他部位的畸形。唇腭裂是單獨發生亦或是身體呈現多種畸形中的一種特徵，若是後者，則被認為可能和染色體異常有關。

(五) 醫療處置

　　唇腭裂病童的治療需要健康照顧團隊中多科專家的共同合作，以提供最理想的照顧。團隊人員包括：小兒科醫師、整形外科、齒科矯正、耳鼻喉科、語言治療、護理人員及社工人員，若有需要，亦包括精神科醫師。醫療處置的目標包括：矯正及修補缺損、維持語言功能健全、預防合併症的發生、促進病童的生長與發展。唇腭裂可經由外科手術修複，如下說明：

1. 唇裂矯正手術：唇裂的修補較腭裂早，只要病嬰沒有口腔、呼吸道或系統性感染情況，通常在出生後1週內進行手術，採用的方法是交錯縫合的Z字形整形術(Z-plasty)，以將疤痕組織攣縮造成的唇部凹痕減至最小，並使唇緣加長（盡可能接近正常唇形）。但有時仍難完美，因此待病嬰大一點時，可能需要再接受整形手術（圖11-5）。

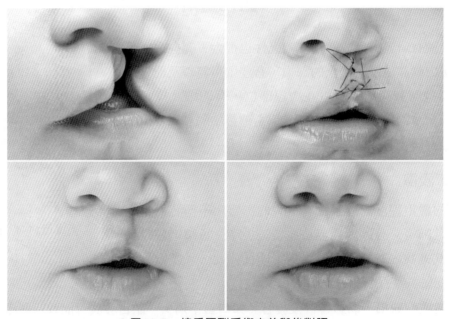

▶ 圖11-5　接受唇裂手術之前與後對照

2. 腭裂矯正手術：腭裂修補手術通常都在病嬰約16~18月大時進行，以期腭部能有較好的生長。但何時是手術最佳時機仍頗有爭議，有的外科醫師支持在新生兒期即進行手術修補；然而大多數的醫師認為只要在病童養成錯誤說話習慣前矯正即可（**一般期待於2歲前進行矯正**）。

若臨床上表現出鼻部逆流及鼻音濃厚的說話方式，則可能需要接受喉瓣手術(pharyngeal flap procedure)或顎骨移植手術(palate bone grafting)。因此有些病童需接受多次的修補手術。

✚ 護理小幫手

唇腭裂病童的照護，需要醫療團隊各專家定期的檢查追蹤與照會雙親共同討論，即使在經過良好的矯正手術後，多數病童仍有不同程度的語言缺損而需要接受語言治療。

矯正齒列不正、缺牙或咬合不正的問題，則需要一連串的齒科矯形及補牙程序。有時，還需裝置特殊的牙模 (dental plates)，又稱做封密器 (obturators)，可在永久性腭裂修補完成前，暫時的封密裂縫以改善病童餵食情形並促進語言發展。而較困難的長期照護問題是和病童的社會適應有關，研究指出，唇腭裂病童在認知發展、運動功能發展、語言表達能力上較正常兒童延遲。

基本上的缺損會對身體心像造成威脅，而不適當的語言品質將對社交能力表達造成妨礙。雖然缺損及不同程度的殘疾存留，不一定和適應的滿意度直接相關，但護理人員若能提供較好的身體照護，病童情緒及社會適應也會比較好。

• 手術前護理

➲ 相關健康問題
1. 營養不均衡：少於身體需要，和生理的缺陷有關。
2. 潛在危險性親職功能障礙，與病童具有高度可見的生理缺陷有關。
3. 潛在危險性感染，與疾病造成的吸入性肺炎及中耳炎有關。

✚ 護理目標
1. 病童能接受適當的營養。
2. 家屬能接受有關身體缺陷的病童。
3. 病童能準備好接受矯正手術。

✚ 護理措施
1. 依照病童年齡選擇適合的飲食
   (1) 唇腭裂會影響餵食的困難，但若母親有意願哺餵母奶，護理人員應提供協助與指導。在哺餵前可先以母乳吸吮機刺激泌乳反射，以便病嬰順利吸取母奶，並將母親的乳頭固定於病嬰口腔，以便其舌頭的動作可促使乳汁分泌。因為先天的缺損會使病嬰吸吮能力較弱，故母親應適時修正餵食技巧，且餵食時採直立或坐姿，以減少吸入性危險。

(2) 需要時，可使用特殊器具協助餵食，**應該先嘗試以奶嘴洞較大且柔軟的奶嘴餵食**，除了可以滿足病嬰的吸吮需要外，亦能促進口腔的發展，協助日後的語言發展。奶嘴的位置必須置放於舌頭及腭部之間，以利對奶嘴的擠壓。當使用沒有奶嘴的餵食輔助器（例如：貝氏餵食器、無菌空針）時，應將乳汁滴在病嬰舌頭後方，以協助其吞嚥，並依吞嚥的速率調整乳汁的流速，以預防吸入性肺炎。

(3) 病嬰可能吸入過多的空氣，所以需經常拍背排氣，將胃內的空氣排出後再繼續餵食；且須鼓勵雙親盡早開始餵食病嬰，以使餵食技術日漸熟練。

(4) 每日監測體重的增加，評估是否符合嬰兒營養需求。營養狀況的評估，也是術前重要的準備。

2. 鼓勵父母表達他們感受
   (1) 以同理心傾聽他們訴苦，協助父母適應初見唇腭裂嬰兒時，表達震驚、害怕、難過等情緒反應。用言語及行為表達對嬰兒及家屬接受的態度，讓雙親瞭解除了外觀的缺損，嬰兒仍是令人期待的新成員，鼓勵雙親對嬰兒表達接受。
   (2) 藉由其他手術成功病童的相片或相同處境雙親的經驗分享，來鼓勵父母。
   (3) 術前醫護人員仔細的解說手術過程及回答雙親的疑問，以降低其對手術的焦慮，期盼能提供病童更多的支持。

3. 注意餵食的技巧，避免吸入性肺炎及中耳炎。

• 手術後護理

➲ 相關健康問題
1. 營養不均衡：少於身體需要，與手術後餵食困難有關。
2. 潛在危險性皮膚完整性受損，與手術部位傷口有關。
3. 急性疼痛，與手術有關。
4. 家庭因應失能，與長期照顧問題有關。

✦ 護理目標與措施
1. 能夠攝取滿足生長發育所需的足夠營養
   (1) 監測輸入及輸出量，術後依醫囑給予適合病童年齡層的食物，並和父母討論病童的餵食方法。
   (2) 餵食時採坐姿，以避免吸入性危險。可以適當的輔助器具協助餵食，需常排氣。必要時，教導家屬抽吸的技術，以協助出院後的居家照顧。

2. 預防手術後部位的傷害
   (1) **唇裂修補手術後**（造唇術，cheiloplasty），**病童宜採仰臥或坐臥**，避免俯臥摩擦傷口，以預防手術部位再次創傷，並維持呼吸道的通暢。
   (2) 造腭術(palatoplasty)後的病童可採俯臥，但避免將抽吸管、壓舌板、吸管、安撫奶嘴、小湯匙置於口腔中，而傷害手術部位。
   (3) 餵食時**採直立式坐姿，並以滴管或注射吸球進行餵食，且須注意應從嘴的內側頰緩緩注入。避免給予安撫奶嘴吸吮，以防縫合處裂開**。
   (4) 餵食後，可輕柔的清潔傷口縫線部位，避免感染與發炎，影響傷口的癒合。必要時，**可適時的約束手肘，可以使用毛毯**或約束夾克，**限制其翻身**，避免摩擦到臉部。盡量避免病童術後哭泣，造成縫線的張力過大。
   (5) 觀察手術縫合部位有無出血現象，**若病童有不時吞嚥的動作出現時，應特別注意是否為吞嚥血液造成的徵象**。

3. 減輕疼痛、維持舒適
   (1) 評估病童的生命徵象與是否出現疼痛的徵象，必要時依醫囑給予止痛劑或鎮靜劑。
   (2) 定時移除約束帶，注意觀察約束部位皮膚是否紅腫，鼓勵雙親參與治療並擁抱病童，提供舒適與安全感。
4. 提供適當的支持與居家長期照顧的訊息：給予適當出院衛教，包括：
   (1) 傷口照顧注意事項。
   (2) 適當的餵食技巧及姿位擺置，並注意餵食牛奶的溫度，避免燙傷修補部位。
   (3) 強調長期追蹤的重要性，包括語言治療、齒列矯正、補牙及聽力檢查。
   (4) 教導洗手、傷口清潔等感染控制的方法。
   (5) 轉介家庭至適當的支持團體。

二、食道閉鎖及氣管食道瘻管

(esophageal atresia and tracheoesophageal fistula)

食道閉鎖(esophageal atresia, EA)和氣管食道瘻管(tracheoesophageal fistula, TEF)是指食道通道形成失敗，氣管和食道分離未完全導致的畸形。這些先天性缺損可能單獨發生，也可能合併出現。若未能早期診斷與治療，將對嬰兒生命造成嚴重的威脅。

其發生率為1/3,000~1/4,500，男嬰、女嬰發生比率大約相同，通常發生於低出生體重的早產兒，母親懷孕時通常有羊水過多(polyhydramnios)的病史。患有此先天性缺損的嬰兒容易合併有其他脊椎、肛門、直腸、心臟、血管、腎臟或四肢的畸形，又稱VACTERL症候群(VACTERL syndrome)，即脊柱或血管系統異常(**v**ertebral or vessel)、無肛症或其他肛門直腸畸形(**a**nal)、心臟缺陷(**c**ardiac)、氣管食道瘻管及食道閉鎖(**t**racheo-**e**sophageal)、骨和腎臟系統異常(**r**adius or renal)、肢端異常(**l**imb)。

(一) 病因及病理變化

發生的原因並不清楚。在懷孕第4~5週，胚胎發育時，前腸會增長並發生縱向的分離；接著，縱向部分融合形成兩平行的通道，即食道與氣管，並在咽喉處產生連結。食道與氣管的異常導致於分離不完全，或是分離後融合不完全。

(二) 臨床分類

主要包括五種最常見的類型，詳見圖11-6。最常見的類型為C型，約占此類畸形的80~95%，**主要為：食道近端為一盲端，遠端則和氣管或主要支氣管有瘻管相通**，常發生在氣管分叉處或其附近。

第二常見的類型為A型(5~8%)，食道的兩個盲端遠遠分離，且與氣管間無相連，又稱為「單純的食道閉鎖」。有的類型，食道和氣管均正常發展，兩者間有瘻管相通（見E型），也被稱為「H」型，但少見。

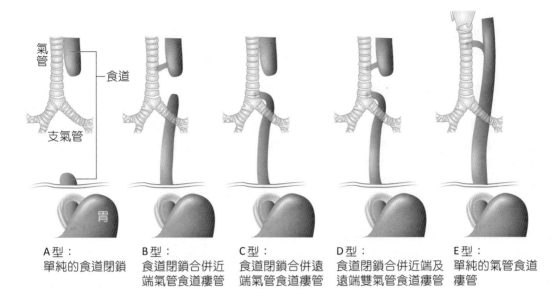

氣管
食道
支氣管
胃

A型：
單純的食道閉鎖

B型：
食道閉鎖合併近
端氣管食道瘻管

C型：
食道閉鎖合併遠
端氣管食道瘻管

D型：
食道閉鎖合併近端及
遠端雙氣管食道瘻管

E型：
單純的氣管食道
瘻管

▶圖11-6　食道閉鎖和氣管食道瘻管類型

(三) 臨床表徵

　　新生兒出現大量泡沫狀的唾液由口及鼻流出，易造成咳嗽及哽噎。餵食時，嬰兒可以正常的吞嚥，但隨即咳嗽並吐出，乳汁會由口鼻流出，不論吸入乳汁或唾液，都可能造成嬰兒發紺及呼吸暫停。以上臨床表徵統稱為**「3C」症狀：即咳嗽(coughing)、哽噎(choking)、發紺(cyanosis)**。

　　以最常見的C型而言，空氣易由氣管進入胃，造成腹脹。當胸腹壓增加時（如：哭泣），容易壓迫胃，造成內容物逆流至氣管，而造成吸入性肺炎。

(四) 診斷檢查

　　診斷主要建立於臨床徵象的判斷。當新生兒表現上述徵象，而懷疑有食道閉鎖、氣管食道瘻管時，可以試著放置鼻胃管(NG)或口胃管(OG)等導管進入食道，若遇到阻力而無法繼續往前推進，則極可能有食道阻塞或閉鎖的情形。若要鑑別為何種類異常，必須以放射線攝影檢查確定。

　　由胸部放射線檢查可以確定食道是否順暢或具有不同程度的閉鎖。若胃中有空氣存在，這象徵氣管和遠端食道間有瘻管相通（如C、D、E型）；若胃中無空氣，亦呈扁平外觀，表示為單純食道閉鎖（如A、B型）。有時瘻管存在但並不明顯，這時可以支氣管鏡檢查(bronchoscopic examination)協助診斷。

病童母親通常會有羊水過多的病史（羊水的量累積超過2,000 c.c.），特別是A、B或C型類型，這是因為食道閉鎖讓胎兒無法順利吞嚥羊水，藉由胎兒腸胃道吸收且經腎臟排出導致。

(五) 醫療處置

1. 呼吸通道的維持：預防吸入性肺炎、肺蹋陷等合併症。

(1) 因食道閉鎖易造成餵食時嬰兒出現咳嗽、哽塞或發紺等症狀（3C症狀），甚至可能造成吸入性肺炎。當無法由口進食時，就需以其他途徑供應嬰兒所需營養與水分，可藉由靜脈輸液或胃造瘻管(gastrostomy)進行管餵食，並適時減輕胃內壓，避免內容物回流至氣管。嬰兒頭部必須採直立(upright)，除了可避免吸入胃中內容物造成吸入性肺炎外，亦方便分泌物會聚於食道盲端，再以連續性抽吸將之移除。

(2) 當吸入性肺炎無法避免其發生時，會給予廣效性抗生素治療。

(3) 約有10~20%罹患有食道閉鎖、氣管食道瘻管的病童合併有氣管軟化(tracheomalacia)，可能因氣管壁無力造成，亦可能是胚胎發展時，食道盲端壓迫氣管而形成。此類病童必要時需進行氣管插管(endotracheal intubation)，以維持呼吸道暢通。

2. 缺損部位的修補：手術矯正可一次完成或採多階段進行。合併症發生前的早期診斷、病童營養狀況及缺損的程度，都會影響手術的進行。

(1) 以最常見的C型而言，手術包括：胸廓切開術(thoracotomy)、氣管食道瘻管關閉、食道閉鎖端切開，而後進行食道端對端吻合術(end-to-end anastomosis)。

(2) 考量病童情況，若無法承受長時間手術與麻醉的壓力，就需採多階段進行手術。**可於頸部做一食道造瘻口**(cervical esophagostomy)引流唾液等分泌物，**再做胃造瘻術減輕胃內壓**，並給予適當營養。

(3) 若因食道長度不夠，無法進行吻合手術，可取一段結腸連接食道兩端或以胃管置放術(gastric tube interposition)進行修補，待病情穩定，食道吻合處癒合後，便可關閉造瘻口。

(4) 矯正手術後，需觀察是否有食道吻合處滲漏、食道狹窄或食道蠕動障礙等合併症發生。必要時，須接受再次修補、食道擴張術或吞嚥練習等措施。

3. 支持療法：包括提供足夠營養，以及胃與盲端的減壓。

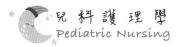

(六) 護理處置

> **健康問題（一）：呼吸道清除功能失效，食道氣管間不正常的通道或阻塞以致吞嚥困難有關。**

✦ 護理目標

維持病童呼吸道的暢通。

✦ 護理措施

1. 暫停由口進食。
2. **將病童維持直立，床頭抬高（至少 30 度）**，亦可放置胃造瘻管減少對喉腔的壓力，**預防胃分泌物逆流至氣管或支氣管。**
3. 必要時，**持續性抽吸移除口咽及食道盲端累積的分泌物，避免哭鬧造成腹壓增高**，並給氧氣以減輕呼吸窘迫 (respiratory distress)。但避免使用限制面罩 (mask)，以防過多空氣進入胃或腸道。

> **健康問題（二）：營養不均衡：少於身體需要，與吞嚥困難有關。**

✦ 護理目標

能攝取生長發育所需的營養。

✦ 護理措施

1. 根據病童的情況及手術吻合部位癒合情形，來評估能否由口餵食。進食時是否能順利吞嚥而沒有哽噎、咳嗽。必要時，可先以胃造瘻管餵食，同時給予安撫奶嘴吸吮，可避免因哭泣而吸入過多空氣。
2. 監測每天輸入輸出量及體重增加情形。
3. 衛教家屬適當的餵食技巧，並鼓勵餵食病童：
   (1) 若能由口進食時，可依病童的年齡給予適當的食物形態（如液體、糊狀、固體）與口味，以刺激病童「吃」的興趣，並依其實際接受程度，逐漸由菜泥、肉泥等慢慢改變為固體食物，且一次以一種為限，以評估病童對此項食品的接受度。
   (2) 給予較大病童固體食物時，要將其切成小塊，避免給予整塊的蔬菜及肉塊，並教導病童要仔細咀嚼，以避免哽噎。

> **健康問題（三）：潛在危險性組織完整性受損，與手術後傷口有關。**

✦ 護理目標

給予無創傷性照顧，避免影響手術傷口癒合。

✦ 護理措施

1. 手術後執行抽吸分泌物時，應事先量好抽吸管長度（在手術部位上方），並做記號，以避免抽吸時，不當的抽吸導管長度對手術部位造成傷害，影響傷口的癒合。
2. 做記號的抽吸管應置於顯眼地方，並確實交班。

> **健康問題（四）：焦慮，與手術造成的不舒適與吞嚥困難有關。**

✦ 護理目標

減輕病童焦慮及不舒服的感受，增加其安全感。

✦ 護理措施

1. 適時提供病童觸覺刺激（如：擁抱、輕輕搖動），以促進其正常發展；並可給予安撫奶嘴，增加舒適及安全感。
2. 執行口腔護理以維持病童口腔清潔，並保持黏膜濕潤。
3. 需要時，依醫囑給予止痛劑，減輕病童不舒服情形。
4. 盡可能鼓勵雙親參與照顧，提供病童舒適及安全感。

> ➲ 健康問題（五）：家庭運作過程紊亂，與病童的生理缺陷有關。

✦ **護理目標**

提供家屬心理支持，與疾病照顧相關訊息，以重新調適並繼續原先家庭的活動與功能。

✦ **護理措施**

1. 瞭解父母對疾病的認知，鼓勵表達心理感受，並與之討論。
2. 教導出院後居家照顧所需的技巧，包括：
   (1) 學習預防吸入性肺炎病童的合適姿位，並教導餵食的技巧。
   (2) 教導與辨別呼吸窘迫的徵象，是否出現拒食、吞嚥困難、咳嗽增加現象。
   (3) 胃造瘻管通常會於出院前移除，但若病童尚無法順利吞嚥由口進食時，將可能帶著胃造瘻管出院。因此，護理人員必須確認病童家屬（或主要照顧者）是否瞭解，並能正確執行操作胃造瘻管餵食，以確保出院後能提供適當照顧。若有需要，可以轉介語言治療或職能治療師，協助病童學習由口進食。
3. 必要時可安排長期照護服務或轉介社工人員，提供協助；而家屬支持團體對病童及家庭成員提供的支持與鼓勵，可協助其有效的調適。

三、幽門狹窄(pyloric stenosis, HPS)

幽門狹窄是指由胃進入十二指腸的幽門括約肌（環狀肌肉）變的肥厚，致使幽門通道變窄，造成胃出口處部分或完全阻塞。導致幽門肌肉肥大的原因仍不清楚，可能具有多重因子遺傳傾向。

男嬰發生率為女嬰的4~6倍，**一般發生於出生後的第2~4週間**。好發於第一胎，且足月兒發生率高於早產兒，另外病童的手足及後代出現幽門狹窄的機率較高，若是母親曾有此症，則頭胎男嬰的罹患率為20%。

(一) 病因及病理變化

有學者認為幽門狹窄並非先天疾病，而是與局部神經分布與支配、神經細胞不成熟或較小有關。幽門狹窄可能單獨發生，也可能和腸扭轉(malrotation)、食道及十二指腸閉鎖、肛門直腸畸形有關聯。

幽門肌肉過度肥厚，致使食物不易由胃通過幽門到達十二指腸，因而胃部會有代償性工作，如胃蠕動持續增強、肌肉變得更肥厚且胃部擴張，此代償性結果易導致原本部分性阻塞進展成完全阻塞。

(二) 臨床表徵

1. 幽門狹窄嬰兒最常出現的症狀是**嘔吐**，**多發生在餵食完後**。通常開始於3週大，但也可能1週大或晚至5個月大才開始出現。嘔吐發生的年齡和型式各有不同，剛開始可能僅在餵奶後出現溢奶，**逐漸發展成噴射狀嘔吐**。可能每餐餵食後都發生，也可能僅有間歇性嘔吐。
2. **因食物只達胃部未經過腸道，故其嘔吐物不含膽汁，但可能有血絲**與棕色內容物，這是因為胃部持續蠕動導致磨擦胃壁形成出血及發炎。

3. 可在嬰兒上腹部摸到橄欖狀腫塊，並看見由左向右的蠕動波。

4. 剛開始嬰兒可能只有嘔吐，**嘔吐後飢餓不安，急切想再進食**，但長時間頻繁的嘔吐，將導致：

   (1) **脫水**：皮膚彈性差、眼框凹陷、排尿排便量減少。

   (2) **代謝性鹼中毒**：胃液過度喪失，**易出現低血鉀、低血氯**，及因鹽酸流失導致重碳酸根(HCO_3^-)增加。

   (3) **體重下降**：可能導致發育停滯(failure to thrive, FTT)。

(三) 診斷檢查

1. 病史及身體檢查：通常由病史及身體檢查發現上述症狀來確立診斷。當嬰兒安靜、腹部肌肉放鬆時，可以輕易的在右上腹部觸診到橄欖狀腫塊。

2. 超音波檢查：若無法由上述病史及身體檢查確立診斷，可接受超音波檢查。可看見肥厚的組織環繞在幽門通道旁。

3. 上腸胃道X光攝影檢查：可發現胃排空時間延遲及幽門通道狹窄而呈線狀。

4. 實驗室檢查

   (1) 反應體內因頻繁且持久的嘔吐，造成水分電解質濃度改變。

   (2) 血清中鈉鉀離子濃度減少，更具診斷價值的是血清中氯離子下降、pH值及重碳酸鹽增加，顯示鹼中毒。

   (3) 若是血中尿素氮(BUN)的升高，證實脫水現象的存在。

(四) 醫療處置

　　最佳的方式是幽門環狀肌切開術(pyloromyotomy)，有時稱為弗拉氏手術(Fredet-Ramstedt procedure)，是由右上腹切入，將幽門環狀肌做縱向切開直至黏膜下層（未包括黏膜下層），以加大通道，此方式預後佳且死亡率低。但手術前必須先矯正脫水及電解質的平衡，可於手術前將鼻胃管放入胃內，抽吸出內容物以減輕胃內壓力。

　　近年來，腹腔鏡檢查(laparoscope)被發現用來治療嬰兒肥厚性幽門狹窄是安全且成功的，因此方式切口小且術後可較快進食，住院時間亦可縮短。

　　手術合併症包括：持續性幽門阻塞及傷口裂開，另外將近有15%肥厚性幽門狹窄的嬰兒，會出現胃食道逆流情形。

(五) 護理處置

○ 相關健康問題
1. 潛在危險性體液容積缺失，與嘔吐有關。
2. 營養不均衡：少於身體需要，與持續性嘔吐有關。
3. 焦慮（父母），與擔心手術危險性與疾病預後有關。
4. 知識缺失（父母），與疾病治療及未來照護有關。
5. 急性疼痛，與手術有關。
6. 潛在危險性感染，與嘔吐及手術有關。
7. 潛在危險性親職功能障礙，與親子情感及依附關係建立有關。

✦ **護理目標與措施**

1. 維持體液電解質平衡，預防脫水
   (1) 謹慎的監測輸入輸出量、體重變化及尿比重，另外還包括生命徵象的評估，特別是關於體液電解值不平衡的徵象、嘔吐情形、皮膚及黏膜是否因體液狀態改變而出現變化。嬰兒易因H^+的喪失，Na^+、K^+、Cl^-的用盡（嘔吐造成胃液喪失），而易造成代謝性鹼中毒。
   (2) 患有此症的嬰兒通常不由口進食，而需依醫囑給予靜脈輸液療法，以補充葡萄糖及電解質。電解質的補充以血清中電解質的檢驗值為依據，通常會在點滴中加入K^+（當尿液排出量適當時）。
   (3) 手術前處置
      A. 胃減壓及胃灌洗時，護理人員必須確定鼻胃管是否通暢，並記錄鼻胃管引流量及種類。
      B. 監測嘔吐物質與量、輸出入量、尿比重，並依醫囑協助矯正嘔吐造成的代謝性鹼中毒。

2. 提供足夠的營養
   (1) 監測餵食型態，觀察餵食中是否嘔吐，嘔吐物的量、性質及頻率。
   (2) **最初幾天可用滴管餵食或選擇奶嘴洞小者，餵食速度需放慢，採少量多餐，且餵食中需多次排氣，姿勢則採半坐臥，餵食後採右側臥。**
   (3) **術後4~6小時先開始給予少量葡萄糖水或電解質液，若未出現嘔吐，8小時後可開始漸進式給予餵食**，通常於術後48小時即可恢復正常餵食。必須注意即使手術非常成功，在術後24~48小時內嘔吐仍可能發生。
   (4) 餵母乳的嬰兒，可先將母乳置於奶瓶內餵食，待情況許可，再恢復術前餵食方式。
   (5) 當嬰兒營養狀態改變時，更需避免感染發生。

3. 促進傷口癒合，維持皮膚完整性
   (1) 觀察手術部位有無發炎徵象及引流物，營養狀況不佳的嬰兒可能會有傷口癒合不良的問題。
   (2) 以無菌技術執行傷口換藥。

4. 減輕疼痛，維持舒適
   (1) 觀察嬰兒對手術的壓力反應及疼痛的徵象或症狀，並提供安靜的環境、舒適的姿勢、給予安撫奶嘴，鼓勵雙親抱撫嬰兒。
   (2) 必要時依醫囑給予止痛劑，並注意評估是否出現副作用。

5. 給予家屬支持，減輕焦慮，促進親子依附關係，並給予衛教，以期能提供較佳的居家照顧
   (1) 解釋所有的過程，包括手術過程、術前術後照顧措施。
   (2) 鼓勵父母說出感受，瞭解及解釋澄清其疑問。
   (3) 鼓勵雙親探視、擁抱嬰兒，並參與孩子的照顧。
   (4) 給予父母支持並給予再保證，讓其明瞭孩子嘔吐等症狀是因構造問題引起的，而非親職技巧及能力不夠造成。
   (5) 鼓勵父母的支持系統一起參與過程。需要時，轉介相關機構與支持系統。

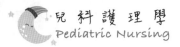

四、先天性無神經節巨結腸症(congenital aganglionic megacolon)

先天性無神經節巨結腸症，**又稱赫爾斯隆氏病(Hirschsprung disease)**，是因部分腸道無法蠕動而造成機械性腸阻塞，占新生兒腸阻塞的1/4。發生率為1/5,000，男女罹病率為4:1，少部分病童具有家族遺傳傾向，此疾病常合併有其他異常（如唐氏症），且視其病情徵象，可能因腸道過於擴張以致穿孔，引起急性腹症對生命造成威脅。

(一) 病因及病理變化

因某段腸道缺乏副交感神經節細胞，導致肛門內括約肌無法放鬆，且此段腸道無法產生蠕動及推動作用，**造成近上端的腸道擴張**、腸內容物堆積，故又稱巨結腸症(megacolon)。

腸壁缺乏神經節是在懷孕第5~12週時，神經節細胞沿著腸胃道移行失敗所造成，神經節細胞移行越早受到阻礙，無神經節腸道就越長。**大多數無神經節腸段為直腸及末段結腸（乙狀結腸處）**，大腸中間部位或整個腸道形成無神經節的情形較少發生。

因肛門內括約肌無法放鬆，導致腸內容物、氣體無法排出，因此形成阻塞。腸壁的擴張會造成腸道擴張及缺血，進而導致小腸結腸炎(enterocolitis)。這也是先天性無神經節巨結腸症病童常見的致死原因。

(二) 臨床表徵

臨床表徵會因診斷確立的年紀、無神經節腸道的長度及有無合併症發生而有所不同：

1. **新生兒期**：常有延遲排出胎便的現象（**出生後24~48小時內未解出胎便**），並出現急性腸阻塞情形，包括：不願進食液體、腹脹、嘔吐物含有膽汁。
2. **嬰兒期：難以進食、生長遲滯**、便秘、腹脹、間歇性嘔吐。
3. **兒童期**：食慾不振、**慢性便秘**、解出惡臭、**絲狀樣糞便**、腹脹、明顯可見的腸蠕動，可觸診到糞便塊，並伴隨營養不良、**生長遲滯**或貧血及低蛋白血症。

(三) 診斷檢查

在新生兒期，診斷是依據腸阻塞的臨床徵象或無法順利解出胎便而察覺；嬰兒及兒童期，病史是診斷中很重要的一部分，**慢性便秘是診斷的重要依據**。

1. 肛門指診：**發現肛門內括約肌很緊，直腸內無內容物**。檢查結束指頭抽出時，糞水則跟著噴出。
2. 直腸灌入鋇劑檢查：X光攝影可發現狹窄的結腸及其上端膨大的腸段（圖11-7）。

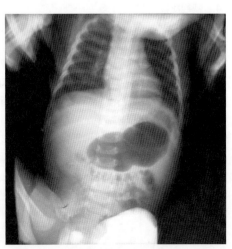

▶ 圖11-7　先天性無神經節巨結腸症（X光攝影）

3. 肛門直腸壓力測量：肛門外括約肌可正常收縮，但內括約肌無法放鬆。

4. 直腸組織切片檢查：可發現腸壁缺乏神經節，此為最確切的診斷方式。

(四) 醫療處置

對於慢性、不嚴重的巨結腸症，**治療可採等張溶液灌腸或使用軟便劑**，減輕便秘情形，並建立規則的排便型態。

臨床治療主要是以外科手術切除腸道中無神經節的部位，維持正常的腸道蠕動並保存肛門外括約肌功能。一般須分兩次手術：

1. 先做結腸或迴腸造瘻口術，在無神經節部位上端處做一暫時性的造瘻口，解除腸道阻塞情形，並使受神經支配且擴張的腸道，可休息一段時間，以恢復正常大小管徑和張力，讓病童的體重能增加。

2. 9~12個月後，**病童的體重約9~10 kg時，再行完全修補手術，將正常腸道吻合**，此種手術稱為索衛直腸內手術(Soave endorectal pull-through procedure)。造瘻口通常在此次手術後約3個月左右關閉。

手術後可能發生肛門狹窄及糞便失禁等合併症，需追蹤治療，這包括肛門擴張及腸道功能重建訓練(bowel-retaining therapy)。

(五) 護理處置

⊃ 相關健康問題
1. 焦慮（父母），與病童預備接受的手術及治療目的、過程不瞭解有關。
2. 知識缺失（父母及病童），與病童未來的照顧及結果有關。
3. 潛在危險性皮膚完整性受損，與結腸造瘻有關。
4. 潛在危險性感染，與術後出血、組織受損有關。
5. 急性疼痛，與手術有關。
6. 便秘，與腸阻塞有關。
7. 營養不均衡：少於身體需要，與禁食及飲食限制有關。

✦ 護理目標與措施
1. 減輕腹脹，維持腸道排泄功能
   (1) 評估腸道功能。新生兒期注意胎便是否順利排出，注意並記錄嬰兒及較大兒童排便的頻率及性質，定期測量腹圍以評估腹脹是否增加。
   (2) 減少因腹脹所造成的不舒服，可將床頭抬高、用鼻胃管減壓、經常換姿勢，並評估有無因腹脹造成的呼吸困難。
   (3) 依醫囑給予糞便軟化劑或灌腸，以減輕便秘情形。
2. 提供父母及病童關於治療及過程資料，以減輕焦慮。
3. 預防感染
   (1) 手術前會依醫囑投予預防性抗生素，並以抗生素做腸道灌洗。若是新生兒，因其腸道是無菌的，故不需腸道準備。
   (2) 手術後不可量肛溫，避免對黏膜造成傷害。

(3) Q2h給予翻身，預防肺炎或肺部擴張不全。

(4) 有時手術後，會留置導尿管以改變尿液流向，避免汙染腹部的傷口。

(5) 傷口的換藥採無菌技術。

4. 維持皮膚完整性

(1) 術後常換尿布或打開尿布使臀部接觸空氣，或使用烤燈，以免臀部受排泄物刺激，並能保持乾燥。

(2) 造瘻口周圍皮膚，可使用適當措施（如貼上人工保護膜）保護，以免受糞便浸潤而發紅或破皮。

5. 維持適當的營養與體液電解質平衡：提供適合病童年齡及符合營養需求的飲食（如高熱量、高蛋白、低渣）、少量多餐。必要時，會採非腸道營養法。術後飲食由清流質漸進式恢復至正常飲食，應避免產氣食物（如豆類）。

6. 減輕疼痛：評估是否出現疼痛徵象，必要時，依屬囑給予口服止痛劑或轉移其注意力，如聽音樂、看電視、玩遊戲等。

7. 給予病童及家屬支持，並指導居家照顧事宜

(1) 鼓勵病童及家屬表達他們的感受及關心的事項。

(2) 鼓勵雙親訪視並參與病童的照顧。

(3) 解釋治療及過程，包括灌腸、軟便劑、低渣或低纖維飲食（如允許柔軟的肉類、雞肉、魚，但應避免水果、粗硬的蔬菜、全麥麵包）。

(4) 討論並回答關於診斷、手術以及手術前後照顧的相關資訊。特別是父母在手術後初次探視病童時，看到病童身上留置的管子及儀器，常會感到很焦慮，護理人員應細心解釋每個設備的功能，並強調管子的長度、靜脈注射處的固定板、鼻胃管牢固的固定，都可使病童安全的被父母擁抱。

(5) 教導家屬正確灌腸的步驟，包括衛教使用高濃度食鹽水、肥皂水可能造成的危險，必須使用醫囑溶液或生理食鹽水。步驟除了需以言語清楚的講解，亦須以文字記下每一步驟。

(6) 提供造瘻口照顧資訊

　　A. 依病童的年齡與認知給予不同程度的說明與準備，可以畫圖、遊戲扮演或利用洋娃娃來解釋。

　　B. 讓家屬及病童瞭解除非無神經節的腸道段很長，一般而言，造瘻口是暫時的一項醫療處置。若有需要，可照會醫院或居家「造瘻口照護小組」定期訪視，並提供家屬及病童所需的訊息。有時，家屬需要經濟上的協助，可轉介社工人員，提供補助資訊與協助（請參考本章「人工肛門造瘻口護理」）。

五、肛門閉鎖(imperforate anus)

　　肛門閉鎖又稱無肛症，為肛門直腸畸形(anorectal malformations)中較單純的一種類型。肛門直腸畸形是常見先天異常發展導致的畸形，發生率1/4,000~1/5,000，其類型包括：肛門閉鎖或其他合併有泌尿生殖器官異常的多重畸形，可能單獨發生，或和其他症候群（如VACTERL症候群）一起出現。

(一) 病因及病理變化

　　在胚胎發展過程中，泄殖腔會發展為泌尿、生殖及肛門直腸系統。在懷孕第6週時，泄殖腔藉由泌尿直腸膜(urorectal septum)分離，發展成前方的泌尿生殖系統(anterior urogenital system)及後方的肛門直腸通道。若於發展過程中受到阻礙，會導致直腸無法順利移動到會陰部正常位置，因而造成肛門閉鎖。

(二) 臨床分類

1. 直腸閉鎖及狹窄(rectal atresia and stenosis)

嬰兒的臀部中線凹溝(midlime intergluteal groove)和肛門開口外觀正常，解胎便(meconium)時可能較感困難，但仍可順利排出。此類型通常未合併直腸尿道瘻管，且可能到嬰兒晚期（約1歲）才較明顯，通常有解便困難、腹脹及帶狀便的病史。

2. 持續性的泄殖腔(persistent cloaca)

是一複雜的肛門直腸畸形，即直腸、陰道及尿道均會流至會陰部的共同通道(channel)，且此單一通道開口於原尿道口位置。

3. 肛門閉鎖(imperforate anus)

包括許多類型，會陰部無明顯的開口，但常伴有瘻管發生（會陰瘻管或直腸尿道瘻管）。瘻管可能在出生時並不明顯，隨著蠕動增加，壓迫胎便經由瘻管排至尿道或會陰部。

(三) 臨床表徵

臨床主要的徵象包括：出生24小時內未解胎便、腹脹、嘔吐、胎便出現於尿液中。以外觀而言，可能看不到肛門開口，或是有肛門開口，但測量肛溫時，溫度計卻無法插入。

(四) 診斷檢查

1. 肛門閉鎖是以身體檢查發現的徵象為診斷根據，之後再進一步接受其他檢查。會陰部瘻管可藉由臨床仔細的視診而診斷出。

2. 腹部及骨盆腔超音波檢查、骨盆腔核磁共振造影檢查(MRI)，均能評估嬰兒是否有肛門閉鎖。

3. 靜脈注射腎盂攝影檢查(IVP)及膀胱尿道排空試驗，能協助診斷是否有泌尿道異常的畸形。

(五) 醫療處置

肛門閉鎖的處置以手術矯正為主。目前建議手術最好在出生24小時後再進行，以正確地評估是否有瘻管的存在或其他合併發生的畸形(Pena & Hong, 2000)。

1. 肛門擴張程序(anal dilation program)：使用肛門擴張器來擴張肛門，適用於僅有肛門狹窄的病童，可在醫師執行此程序後，教導家屬每日在家執行即可。

2. 肛門形成術(anoplasty)：將會陰部瘻管的開口移至正常肛門括約肌中央處，將直腸通道加大(enlarging)，術後亦必須進行肛門擴張程序。

3. 其他有持續性泄殖腔（女嬰）、直腸尿道瘻管（男嬰）及膀胱瘻管（女嬰）等複雜畸形的病童，需先執行結腸造瘻口術(colonstomy)，以建立排泄物的通道並避免造成泌尿系統的感染。大約1個月後，再進行肛門直腸成形術(anorectoplasty)，建立直腸通道，並接合至肛門處，做出肛門。待此通道功能正常後，便可將暫時性的結腸造瘻口關閉。

　　預後情形則和缺損類型、肌肉功能（括約肌功能、腸道蠕動功能）相關。括約肌缺損而需重建的病童，預後較差，容易有失禁的長期問題。其他合併症包括：術後通道狹窄(stricture)、復發性直腸尿道瘻管、黏膜脫出及便秘。

(六) 護理處置

◯ 相關健康問題
1. 皮膚完整性受損，與手術傷口、結腸造瘻有關。
2. 潛在危險性感染，與手術傷口、結腸造瘻有關。
3. 焦慮，與不瞭解病童情形及不知如何提供照護有關。
4. 營養不均衡：少於身體需要，與手術有關。
5. 急性疼痛，因手術引起的。

✦ 護理目標與措施
1. 給予情緒支持及程序說明，減輕家屬焦慮
   (1) 不同類型畸形，執行的矯正手術，時間較短及照顧方式會有不同。必須詳實且以簡單易懂的話語，向雙親解釋病童手術的目的及其準備程序，如：需禁食、靜脈注射。讓父母有機會表達他們的感受，及對病童手術後的期待。
   (2) 手術後，雙親需要支持與再保證，特別是對於接受結腸造瘻口術病童的外觀及有能力提供病童返家後的照顧。護理人員必須投以更多的耐心與鼓勵。
2. 預防感染
   (1) 關於結腸造瘻口的照顧，請參考本章「人工肛門造瘻口護理」。
   (2) 肛門成形術後，盡可能維持傷口區域的清潔與乾燥。有些病童可能有暫時性的引流管或敷料，有些則不需要。**宜採側俯臥姿位並將臀部抬高，以免排泄物汙染傷口**，並壓迫傷口縫線處。
   (3) 需要時，依醫囑給予抗生素藥膏輕輕塗抹於傷口處。若手術疼痛，導致病童哭鬧、焦躁不安，則可依醫囑給予止痛劑，減輕其疼痛。
   (4) 給予適當的擁抱、輕拍或給予安撫奶嘴，增加其舒適感。手術後，禁止量肛溫，以免刺激傷害傷口，影響其癒合。
3. 提供適切的出院衛教與資訊
   (1) 讓家屬明瞭在畸形矯正手術後，長期的追蹤評估對病童是必要的。護理人員需指導家屬，關於居家照顧時所需執行的技巧，包括擴肛技術、人工肛門（造瘻口）的照顧、引流袋的更換；且必須說明手術後，可能有餘留症狀及其處理、照顧方法。
   (2) 可能有糞便失禁情形，排便控制、大小便訓練完成時間會較正常孩子晚。
   (3) 若腸道蠕動不佳，則會出現便秘情形；此時可鼓勵哺餵母乳，減少便秘，若是哺餵牛奶的病童，可依醫囑給予軟便劑。許多的措施可以協助病童建立正常的腸道功能，但有時會延後至幼年期或青年期才完成。護理人員必須給予家屬及病童支持鼓勵，並肯定他們的努力與付出。

六、膽道閉鎖(biliary atresia)

膽道閉鎖或稱肝臟外膽道閉鎖 (extrahepatic biliary atresia, EHBA)，是一種進行性的炎症過程，會造成肝臟內及肝臟外膽道的纖維化，進而導致膽道管腔封閉（圖11-8）。發生率約1/10,000~1/25,000，女多於男，且足月產兒較早產兒常見。

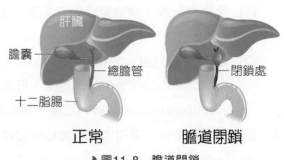

肝臟 膽囊 總膽管 十二指腸
正常

閉鎖處
膽道閉鎖

▶ 圖11-8　膽道閉鎖

(一) 病因及病理變化

膽道閉鎖的確實原因仍不清楚，目前認為可能與下列原因有關：

1. 染色體異常；常伴隨有先天畸形，如：多脾臟、腸道閉鎖及腸扭轉。

2. 病毒病染：如巨細胞病毒(cytomegalovirus)、輪狀病毒(rotavirus)及呼腸弧病毒第三型(reovirus type 3)。

3. 個體免疫機轉，然而證據並不充分。

當膽道阻塞時，無法將肝臟分泌的膽汁引流到十二指腸來分解食物中的脂肪，進而影響脂溶性維生素的吸收。膽汁長期聚積在肝臟無法排出，長久未治療通常會**導致肝硬化**(cirrhosis)、**肝腫大**(hepatomegaly)甚至肝衰竭，並於2歲前死亡。

(二) 臨床表徵

1. 許多膽道閉鎖的嬰兒都是足月產且外觀健康。在出生2週後，正常的「新生兒黃疸」應逐漸消退時，這些病童仍持續呈現黃疸。延遲性黃疸（黃疸持續2週以上），且直接型（結合型）膽紅素升高，為其主要症狀。

2. 糞便顏色通常較淡（因膽汁滯留在肝臟裡無法順利排出），**呈灰白**或淡黃色（當胎便排除乾淨後）。尿液中因含有膽紅素，呈現暗茶色。

3. 由於脂肪吸收不良造成對**脂溶性維生素吸收不足**，使得病童生長發育受到影響。

(三) 診斷檢查

早期診斷是膽道閉鎖病童存活的關鍵。膽道閉鎖的診斷包括：

1. 病史：詢問糞便顏色、黃疸持續時間及產前因素，如母親於懷孕時是否有感染情形。

2. 身體檢查

   (1) 皮膚和鞏膜呈現黃色或大便逐漸變灰白或淡黃色。可利用「嬰兒大便卡」顏色比對，當大便顏色呈現異常灰白色，即立即到醫院檢查。

   (2) 觸診腹部可摸到堅硬的肝臟。

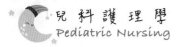

3. 實驗室檢查

(1) 全血球計數、血清膽紅素值（直接型）升高、肝功能檢查（GOT、GPT可能正常或升高）。

(2) α_1-抗胰蛋白酶、TORCH指標（註：有些病原體在產前先入侵母體，再經胎盤感染胎兒，導致先天性感染，這些病原體簡稱TORCH）、肝炎血清學檢查、α-胎兒蛋白、尿液巨細胞病毒(cytomegalovirus, CMV)培養，藉此釐清因其他原因造成的高膽固醇血症及黃疸。

4. 腹部超音波檢查：可用來確認其他可能導致肝外阻塞的病因，如膽管囊腫(choledochal cyst)，準確率約80~90%。

5. 同位素檢查(Tc^{99} DISIDA掃描）：可確認肝外膽道系統的通暢性，準確性約87~91%。

6. 肝切片(liver biopsy)：可發現組織學的變化，如膽小管增生、肝小葉和門靜脈周圍纖維化，可以做為鑑別診斷的依據，準確率達94~97%。

7. 剖腹探查(exploratory lapartomy)：可施行於高度懷疑又無法確定時，並於過程中同時做術中膽道攝影(operative cholangiogram)以確認是完全或部分阻塞。

(四) 醫療處置

1. 內科療法：主要是支持性措施，包括：

(1) 營養的供給：須包含中性脂肪鏈及必需脂肪酸。補充脂溶性維生素A、D、E、K，以及多種礦物質，如鐵、鋅及硒。

(2) 若體重增加不理想或發育停滯(FTT)，則可以鼻胃管餵食或完全靜脈營養治療法(TPN)提供營養。

(3) 藥物治療：使用Phenobarbital來刺激膽汁引流；Ursodexycholic Acid可用來減少高膽固醇血症及因黃疸引起的搔養症(pruritus)。

2. 外科手術：是主要的治療方式，目前最被認同的手術方式為「**葛西氏手術**」(Kasai procedure)，又稱「**肝門腸吻合術**」（圖11-9）。手術過程包括肝門處切開，由此處接一段腸道以引流膽汁，像Y形的接合術(Aroux-en-Y jejunal limb)。

越早接受手術，成功率越高。據統計，2個月大前接受手術治療者，成功率達86%，3個月大以上才開刀者，成功率則只有36%。但即使手術後已有良好的膽汁引流，仍可能發展成肝纖維化(fibrosis)及肝硬化(cirrhosis)，且有80~90%病童最後仍需接受肝臟移植。

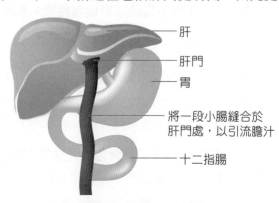

肝
肝門
胃
將一段小腸縫合於肝門處，以引流膽汁
十二指腸

▶圖11-9 葛西氏手術

術後的合併症包括：膽汁滲漏、膽管炎、感染、門靜脈高壓及出血。目前很多醫院術後立即給予抗生素，對降低膽管炎成效良好，但是否長期使用，則仍有爭議。

3. 肝臟移植：手術失敗者「肝臟移植」是唯一的方法。接受「部分肝臟」移植的病童其10年存活率已超過75%。目前主要的障礙仍是適合病童的器官捐贈者不足。

腸道閉鎖一般預後不佳，未治療的病童多於2歲前死亡；接受「葛西氏手術」成功，縱使膽汁引流順利，仍有許多病童最終亦會發展成肝衰竭而需肝臟移植。一般而言，有近半數活不過5年，超過5年的存活者，約2/3出現肝硬化症狀。

(五) 護理處置

➲ 相關健康問題
1. 營養不均衡：少於身體需要，與膽汁不足造成脂肪吸收不良有關。
2. 潛在危險性損傷，與手術合併症有關。
3. 家庭運作過程紊亂，與病童住院有關。

✦ 護理目標與措施
1. 提供足夠的營養，維持生長發育所需
   (1) 因膽汁不足甚至缺乏，影響飲食中脂肪的消化及造成**脂溶性維生素的吸收不足**。必須提供脂溶性維生素A、D、E、K及較易吸收的油，如中鏈三酸甘油酯(MCT oil)或三多高熱能粉末，以增加熱量。嬰兒奶粉，則可使用含中鏈脂肪酸的奶粉（如哺力美Pregestimil），較大的病童則使用脫脂奶粉並採低油飲食，以改善脂肪便。食物烹調方式宜採蒸、烤、燉等不用油的方法。
   (2) 肝硬化的病童，血中白蛋白值常會較低而造成腹水，除了以注射方式補充外，飲食上可適量提高蛋白質的攝取。但肝昏迷的病童，則需限制攝取蛋白質。
   (3) 可酌量增加醣類的攝取，以增加熱量。葡力康(Moducal)是不錯的選擇，滲透壓不高，較不易造成腹瀉。
2. 保持手術部位乾燥、無紅腫、無術後合併症
   (1) 以無菌技術執行傷口換藥，並注意觀察傷口變化，保持乾燥，避免壓迫。
   (2) 指導家屬若發現病童發燒、突發性黃疸或糞便顏色變淡變白，應立刻回院就診。
3. 提供家屬心理支持，與疾病照顧相關訊息，以期能繼續原先家庭的活動與功能
   (1) 疾病造成的不舒服、不確定感及等待移植的過程，都可能造成病童及家屬相當大的壓力，必須給予額外的心理支持。
   (2) 教導所有家庭成員關於治療計畫及治療原理等內容，可以衛教手冊（如台大醫院編印的「膽道閉鎖兒的飲食與照護」），逐一說明。
   (3) 教導主要照顧者及其支持成員，如何執行營養療法、藥物服用的適當方式及可能出現的合併症。
   (4) 長期住院藥物及營養治療，都會增加家屬的經濟負擔，必要時可轉介社工人員，提供協助；而家屬支持團體對病童及家庭成員提供的支持與鼓勵，可協助其有效的調適。

七、疝氣(hernia)

疝氣是指一器官或多樣器官的一部分，經由不正常的開口向外突出。當突出的器官受到壓迫而使血液循環受阻，或突出的器官妨礙其他構造的發展與功能時，危險性便增加。

⊃ 臍疝氣(umbilical hernia)

臍疝氣是嬰兒最常見的疝氣類型，因為臍環(umbilical ring)關閉不完全，造成網膜(omentum)及腸道(intestine)由此缺損向外突出。常發生於黑人、低體重兒及早產兒。

(一) 臨床表徵

此種疝氣，常於3~5歲時自然閉合。突出部位外觀為一柔軟的膨出物（圖11-10），用手指輕推，膨出物通常會縮小，當嬰兒哭泣時，膨出物會較明顯。不可為了促使疝氣回復，而以膠帶或錢幣壓迫臍部，以免造成皮膚破損發炎。

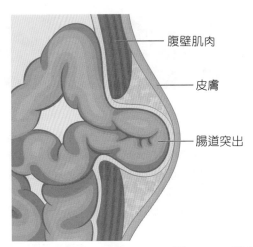
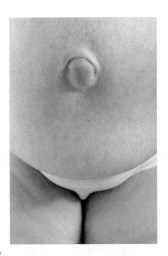

腹壁肌肉

皮膚

腸道突出

▶圖11-10　臍疝氣

(二) 醫療處置

若晚於5~6歲（入小學前），此缺損尚未閉合，則需接受外科手術。手術在門診即可施行，術後即可返家。手術後病童必須穿緊身的衣服約48小時，術後意識清醒即可進食，需觀察有無血腫或呼吸困難的情形，並限制病童避免費力、激烈的遊戲約2~3星期。

(三) 護理處置

⊃ 相關健康問題
1. 潛在危險性皮膚完整性受損，與疝氣手術有關。
2. 急性疼痛，與疝氣手術有關。
3. 焦慮，與手術及術後照護有關。

✚ 護理目標與措施
1. 促進病童舒適：評估病童疼痛的情形，包括主訴及身體行為表現。必要時，依醫囑給予鎮痛劑，並以病童喜歡的活動（如聽音樂、看卡通節目等），轉移其注意力，進而減輕疼痛。
2. 教導父母術後照顧事項：解釋所有的過程、手術的步驟、術前準備事項與術後照顧內容。教導父母手術後應注意觀察病童的生命徵象、有無出現血腫或呼吸困難的情形、輸入輸出量是否平衡，以及是否發燒、傷口是否出現紅、腫、分泌物等感染症狀。
3. 支持與鼓勵父母：當孩子出現臍疝氣，通常會令父母驚慌，因而必須向父母再保證，臍疝氣通常是無害、是良性的突出。鼓勵父母以言語表達他們的感受，以及參與孩子的照護。

⊃ 腹股溝疝氣(inguinal hernia)

腹股溝疝氣是兒童期常見的疝氣類型(80%)，一般較常見於男孩子（男女比約為5:1），其發生率為1,000個活產嬰兒中有10~20個。

(一) 病因及病理變化

腹股溝疝氣的形成是因胚胎期的腹膜鞘狀突(processus vaginalis)未封密殘留著，正常應在睪丸下降後（懷孕8個月），近端的腹膜鞘狀突萎縮、閉合，而遠端則形成包在睪丸外的睪丸鞘膜(tunia vaginalis)。閉合失敗以致腹腔內的腸管或液體進入而形成疝氣。

疝氣外觀為一無痛的膨大腫脹，可能出現在腹股溝管部的任一位置或延伸至陰囊，當滑入的腸管到達陰囊時，又稱陰囊疝氣；若留在陰囊內的是腹腔液，則為陰囊水腫(hydrocele)。

女嬰的子宮圓韌帶經腹股溝連結到大陰唇處，當韌帶周圍組織太弱，腹壓增加時，便會造成腹股溝疝氣。

(二) 臨床表徵

疝氣囊出生時即存在，但通常無症狀，直到約2~3個月大時，腹腔壓力增加，腸道滑入腹股溝，形成一無痛的腫脹。休息時腫脹變小，若是用力喊、哭泣、咳嗽或久站造成腹壓增加時，腫脹便明顯可見。

腹股溝疝氣可藉外力輕推，使滑入腹股溝的腸管退回腹腔。若無法被推開時，稱為箝閉的疝氣(incarcerated bhernia)，病童可能會出現躁動、壓痛、食慾不振、腹脹、噁心、嘔吐、排便困難等腸阻塞症狀。若未治療，則可能形成絞窄(strangulation)影響血循，造成缺血性壞死而危及生命。

(三) 診斷檢查

視診可見腹股溝處有膨大腫脹，安靜平躺時較小，哭泣或用力時則明顯。觸診時，此腫脹可被推回。

(四) 醫療處置

若病童不斷哭鬧、嘔吐、腹脹、**局部皮膚發紅疼痛、出現硬塊**，則必須立即手術，以免箝閉性疝氣造成腸道壞死。同時，也必須評估雙側睪丸是否下降，抑或有陰囊水腫。

(五) 護理處置

1. 手術通常於門診執行，手術後傷口必須避免大小便汙染，要經常更換尿布；並告知父母傷口感染的症狀與藥物（止痛劑）的使用注意事項。
2. 鼓勵父母表達其感受並給予支持。

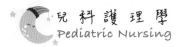
八、胃食道逆流(gastroesophageal reflux, GER)

胃食道逆流為胃內容物回流入食道，主要的原因是下食道括約肌(lower esophageal sphincter, LES)鬆弛或失去張力，造成胃內容物回流至食道或口腔（圖11-11）。其發生比例約1:300～1:1,000。胃食道逆流可能發生在任何人，如新生兒餵食後排氣時，可能會有少量牛奶回流至食道或口腔，這是因控制的神經肌肉尚未完全成熟所致；但是幾個月後，若是平躺或藉重力或輕壓腹部，即有牛奶回流至食道或口腔，為不正常。

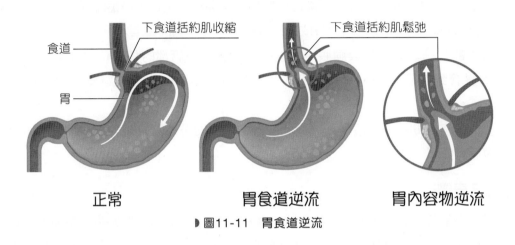

▶圖11-11　胃食道逆流

(一) 病因及病理變化

胃食道逆流常與下食道括約肌的壓力改變有關，造成下食道括約肌壓力改變常見的原因有：胃擴張、咳嗽造成的腹壓增加、中樞神經系統疾病、胃排空延遲、食道裂孔疝氣、接受胃造瘻術或藥物引起等。

某些嬰兒或兒童特別容易發生胃食道逆流，如：**賁門括約肌不成熟、胃容量較小、餵食後未給予拍背排氣**、早產嬰兒、肺部支氣管發育障礙的嬰兒、接受氣管食道瘻管或食道閉鎖修補術的兒童，以及神經性疾病、脊柱側彎、氣喘、囊性纖維變性或腦性麻痺兒童。

(二) 臨床表徵

1. 餵完奶後會出現溢奶或嘔吐的症狀，**嘔吐物不含膽汁**，或是餵食後反胃嗆到，造成肺吸入甚至出現反覆性肺炎。
2. 由於胃酸同時逆流導致**食道炎**，造成**食道黏膜出血，而於嘔吐物中伴隨血絲或解出黑便**。血液喪失會引起**貧血**。
3. 較大兒童會主訴有心灼熱感、胸部不舒服，而容易躁動不安或進食情況不佳。
4. 營養攝取不足和嘔吐導致體重增加不易，或是成長遲滯(failure to thrive, FTT)。
5. 有些幼兒突發性的呼吸停止或心跳徐緩，也被發現是由胃食道逆流引起。

(三) 診斷檢查

病史與身體檢查是診斷檢查中最重要的部分。

1. 病史：包括餵食習慣、頻率，以及嘔吐物持性（是否含有膽汁）、嘔吐發生時機，以及兒童表現行為（是否出現半夜哭鬧、夜間嗆咳或反覆咳嗽等）、呼吸情形及有無其他症狀出現。

2. 身體檢查：包括糞便檢查及生長與營養狀態的評估。

3. 食道24小時pH值檢查：pH值監測被認為是最有價值的檢查，即是將探針置於食道下1/3處，並連接至監測器。可以得知胃酸逆流的頻率及停留在食道遠端的時間。臨床上有時會將探針與心跳呼吸記錄器同時連接，以記錄胃食道逆流與呼吸症狀間的關連。

4. 鋇鹽螢光消化道檢查：吞入鋇鹽以瞭解胃食道是否有反流現象。

5. 食道內視鏡檢查：確認是否有食道發炎、潰瘍或食道狹窄。

6. 食道黏膜切片檢查：可以確認逆流的嚴重度及食道表皮細胞的變化。

7. 閃爍攝影術(scintigraphy)：服用放射性顯影劑，持續偵測並評估胃排空情形。

8. 測量食道肌肉收縮的壓力(manometry)：瞭解下食道括約肌的張力。

(四) 醫療處置

胃食道逆流的治療處置依其嚴重度及是否有成長遲滯、食道炎或呼吸問題等合併症，而有不同。一般醫療處置包括：

1. 飲食

少量多餐、餵食中多次排氣，可以減少胃食道逆流的量。若逆流嚴重且生長情形不佳的病童，須採用持續性鼻胃管餵食方式；至於採高濃度牛奶餵食，可能無明顯改善逆流，但會減少嘔吐的次數及量。使用止溢牛奶（糊精稠化牛奶），或是在牛奶中加入穀類製品，可增加食物黏稠度來減緩症狀。

2. 姿位治療法(positioning therapy)

平時採俯臥姿勢，可使胃排空加快、減少胃食道逆流、降低肺吸入危險、減少能量消耗及哭泣。但研究指出，俯臥會增加「嬰兒猝死症候群」(sudden infant death syndrome, SIDS)的可能性，因此臨床上建議可採**右側臥**。餵食後保持30分鐘到1小時的直立或半直立姿勢，即能改善逆流情形。

3. 藥物治療

當上述治療無效，且出現食道炎、呼吸症狀、成長遲滯(FTT)等合併症時，就需以藥物治療。藥物治療的目的為：

(1) 增加下食道括約肌壓力：Bethanecol (Urecholine)可增加下食道括約肌壓力、食道蠕動波振幅及時間。但如此可能加重呼吸症狀，如哮喘及支氣管痙攣。

(2) 促進胃排空

 A. **Cispride (Propulsid)對於促進胃排空非常有效，主要機轉是促使乙醯膽鹼的分泌**。以往認為這是治療胃食道逆流最適用的藥物，但最近研究發現可能會引起嚴重心律不整及死亡。

 B. Metoclopramide (Reglan)能促進胃排空，並增加下食道括約肌壓力及食道蠕動，然而可能會產生坐立不安、嗜睡和錐體外反應。

(3) 抑制胃酸分泌

 A. 制酸劑或H_2受體阻斷劑，**如Cimetidine (Tagamet)**、Ranitidine (Zantac)，**可減少胃中內容物的酸量，預防食道炎。**

 B. Omeprazole (Prilosec)和Iansoprazole (Prevacid)則是和酵素結合(H^+-K^+ ATPase)，進而抑制胃酸的分泌。但副作用包括：噁心、嘔吐、腹瀉、便秘、腹痛、頭痛及暈眩。

4. 外科手術治療

 當藥物治療無效時，可採外科治療。**最常被採用的手術方式為尼森式胃底摺疊術 (Nissen fundoplication)，即將胃底部以360度摺疊於食道四周**（圖11-12）。目的是製造一較高壓力區（似括約肌壓力），減小遠端食道的直徑，藉此降低逆流發生。然而，手術後卻可能發生小腸阻塞、反胃、脹氣及傾倒症候群（dumping syndrome，因大量食糜未經胃消化直接進入空腸，引起胃腸生理功能失調），故執行手術前應謹慎考慮。

 術後大部分胃食道逆流的嬰兒問題較輕，多半在12~18個月大時改善，只需接受飲食等內科治療即可。

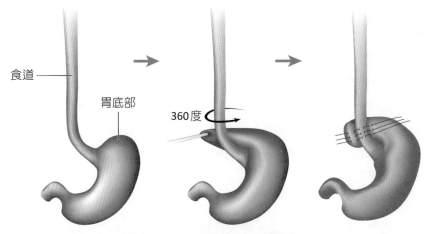

食道

胃底部

360度

▶圖11-12 尼森式胃底摺疊術

(五) 護理處置

➲ 相關健康問題
1. 營養不均衡：少於身體需要，與嘔吐有關。
2. 潛在危險性體液容積缺失，與嘔吐有關。
3. 潛在危險性肺吸入，與胃食道逆流有關。
4. 潛在危險性感染，與手術傷口有關。
5. 照顧者角色緊張，與疾病居家照顧有關。

✦ 護理目標與措施
1. 維持營養與水分的攝取，因應正常生長所需
   (1) 每日測量體重及輸入輸出量。發生嘔吐時，必須記錄嘔吐次數、嘔吐量及特性。
   (2) 維持俯臥的姿勢，並將床頭抬高30度，維持24小時。可使用改良過的安全帶懸吊在嬰兒床的前端，或使用額外的床墊或毛毯將床頭抬高。嬰兒較大且活動增多時，更需注意姿勢的維持，可利用身旁用品，固定嬰兒。
   (3) **餵食採少量多餐，餵食中增加排氣次數**，姿勢保持直立或半坐臥。**餵食牛奶可添加穀類以增加黏稠度及重力**，減少逆流情形，並選擇適當大小的奶洞，以利餵食。配合孩子的年齡，可嘗試以湯匙餵以麥糊或濃稠米湯，減少嘔吐，亦可建議特殊奶粉，如：Pregestimil（特殊消化配方），以利營養的吸收。
   (4) 逆流嚴重且有生長問題嬰兒，可採持續性鼻胃管灌食，以減少嘔吐，並提供足夠營養。當採用此種營養治療時，注意事項請參考本章「協助放置鼻胃管及管灌食」。
2. 保持手術部位乾燥、無紅腫，無術後合併症
   (1) 每日以無菌技術換藥，並記錄傷口情形。
   (2) 維持鼻胃管的通暢，以避免術後腹脹，並注意固定避免滑脫。若鼻胃管意外滑脫，重新置放時，必須小心不要對傷口造成傷害。
   (3) 術後必須注意評估排氣的能力，避免因手術部位腫脹，胃底包裹食道遠端過緊而妨礙排氣或吞嚥。
   (4) 觀察是否出現潛在術後問題，如嘔吐困難、腹脹、傾倒症候群、進食固體食物時有不適情形。
3. 增進父母居家照護及因應能力
   (1) 教導父母可使用圍兜或其他衣物、毛巾，來避免嘔吐時逆流物的汙染。
   (2) 說明呼吸窘迫會出現的症狀，教導父母瞭解並能正確執行病童呼吸型態評估。
   (3) 示範並回覆練習，當病童可能有肺吸入時，應如何緊急處理。
   (4) 教導並示範餵食方式、姿位擺置、藥物給予方法，並注意其副作用。
   (5) 對於父母的努力給予支持，並應鼓勵參與照護。

 其他消化系統疾病

一、肝炎(hepatitis)

　　肝炎是指肝臟急性或慢性發炎，可由許多原因造成，如：感染、自體免疫、代謝、化學物質、藥物等。大部分(90%)病毒性肝炎是由下列六種病毒造成：A型肝炎病毒(HAV)、B型肝炎病毒(HBV)、C型肝炎病毒(HCV)、D型肝炎病毒(HDV)、E型肝炎病毒(HEV)、G型肝炎病毒(HGV)。

　　此外，巨細胞病毒(CMV)、非洲淋巴細胞瘤病毒(EBV)和單純性疱疹病毒(HSV)，也有可能也會造成肝炎。

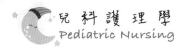
(一) 病因及病理變化

病理變化最主要發生在肝臟的實質細胞，造成不同程度的發炎，被單核球浸潤，後來產生變性、壞死及纖維化。肝細胞構造的改變會引起肝功能異常，如膽汁排泄受阻、轉胺酶升高、白蛋白合成減少等。

肝炎有可能是自限性的疾病，肝細胞會再生而未留下瘢痕，可完全恢復，但有些不同型式的肝炎，肝功能則無法完全恢復，如猛暴性肝炎會造成肝組織嚴重的破壞，病程進展快速，會導致肝衰竭，致死率高；而慢性活動性肝炎則是反覆發作對肝臟行進行性破壞，可能造成肝硬化。

(二) 臨床分類

1. A型肝炎(Hepatitis A)

具有高度傳染性，**主要的傳染途徑是糞口傳染**，包括攝入遭受汙染的食物、直接曝露於受感染的環境（如在汙染的水中遊泳），或與受感染者有親密的接觸。此型肝炎常發生於生活環境不佳、衛生設備差及擁擠的開發中國家。

潛狀期的範圍為10~50天，平均4星期。為急性發病，無慢性感染或帶原者情形。黃疸症狀出現前2~3星期、之後1星期，此期間排泄物中的病毒均具有傳染力。感染此型肝炎的病童，**通常沒有徵狀（無黃疸肝炎）**，平均12位病童中，只有1位會出現黃疸，病童通常出現腹瀉及其他類似腸胃炎的症狀。此型肝炎預後佳，少有合併症。14歲以下病童死亡率約0.1%。

2. B型肝炎(Hepatitis B)

可造成急性或慢性感染，可能為無症狀限制性感染或致命猛暴型（快且嚴重）肝炎。傳染途徑是經由非腸道傳染，如：母親傳染至嬰兒，或經由皮膚、黏膜。

B型肝炎的表面抗原(HBsAg)存在所有體液中，包括排泄物、膽汁、母乳、汗液、淚水、生殖器分泌物、尿液；但只有血液、精液及唾液中被發現含有感染性B型肝炎分子。大部分病童感染B型肝炎是在產時，如在分娩的過程中，接觸到母親的體液或血液。

雖然母乳中已檢測出含有HbsAg，然而目前尚不清楚B型肝炎感染是由母乳或是食入血液（由裂損乳頭而來）所造成。如果母親是B型肝炎帶原者或在懷孕時感染B型肝炎，則新生兒感染B型肝炎的機會很高，也可能演變成慢性肝炎。出生未感染B型肝炎的嬰兒及兒童，在出生前5年內經由人與人接觸（由母親）而感染的危險性仍很高。B型肝炎潛伏期範圍為45~160天，平均約90天。B型肝炎感染可能造成慢性肝炎或成為帶原者，亦可能在成年期導致肝硬化或肝癌。

3. C型肝炎(Hepatitis C)

即先前被稱為「非A非B型肝炎」，因其缺乏A、B型肝炎在血清學上的感染指標。傳染途徑是非腸道導染，可經由接觸C型肝炎、感染者的血液或血液製品而受到感染。目前血液製品技術的改進，已降低了血友病病童輸血後受感染的情形。

C型肝炎臨床病程多樣化，潛伏期範圍為2星期~6個月，平均約6~7星期。病童可能沒有症狀，亦可能變成慢性感染(60~70%)或導致肝硬化或肝癌。

4. D型肝炎(Hepatitis D)

發生在已感染B型肝炎病童身上，因D型肝炎病毒是缺損性核酸病毒(defective RNA virus)，需要B型肝炎病毒功能的協助。**D型肝炎多發生於藥物濫用者或血友病病童**。潛伏期約2~8星期。B型肝炎感染者，若又得到D型肝炎時，可能使病情惡化，而造成肝硬化。

5. E型肝炎(Hepatitis E)

傳染途徑為糞口傳染或接觸、飲用受汙染的水源。此病不常發生在兒童身上。不會導致慢性肝炎或帶原者。但對懷孕婦女而言卻是一嚴重疾病，有很高的致死率。

6. G型肝炎(Hepatitis G)

此型病毒是藉由血液傳染，亦可經由器官移植而感染。高危險群包括靜脈藥物使用者、需接受輸血者及感染C型肝炎者。潛伏期目前尚不清楚，病童通常無症狀，大部分是慢性感染。

(三) 臨床表徵

大部分肝炎病毒（除急性肝炎外）的臨床表徵與病程均很相似。通常無黃疸期(anicteric phase)會持續5~7天，常見症狀有食慾不振、不舒服、昏睡、容易疲倦，有時會有發燒（特別是青少年）、噁心、嘔吐、上腹部或右上象限疼痛。

B型肝炎病童常見關節痛及皮膚疹。急性肝炎者，轉胺酶會上升、肝臟腫大。有時因病童未表現出特殊症狀，可能被誤診為流行性感冒。年齡較小的病童在黃疸期(icteric phase)會出現黃疸，常伴隨深色尿及淺色糞便。因黃疸引起的搔癢(pruritis)則可能會對病童造成困擾。

慢性活動性肝炎可能無特殊症狀。猛暴性肝炎的病童，常很快發展成肝衰竭，體內累積毒素，進入腦部引起肝腦病變(encephalopathy)，並出現凝血功能缺損、腹水、黃疸加深、白血球數上升、心智狀態或人格改變。合併症包括腸胃道出血、敗血症、腎衰竭。

(四) 診斷檢查

1. 病史：詢問時應包括：

(1) 是否曾和感染肝炎者接觸（特別是家庭成員）。

(2) 是否曾於不安全的衛生環境，如飲水被汙染。

(3) 是否食用汙染水源中的貝類或牡蠣。

(4) 是否有多次輸血。

(5) 是否服用具肝毒性的藥物，如水楊酸鹽、磺胺類藥物、抗腫瘤藥物、Acetaminophen、抗痙攣藥物等。

(6) 是否服用非法藥物或與服用此類藥物者有性接觸。

2. 血液檢查：可發現血清中天門冬胺酸轉胺基酶(AST)、胺基丙胺酸轉胺基酶(ALT)及血中氨值上升，血中膽紅素值會在臨床黃疸症狀出現後5~10天達到高峰。

3. 尿液檢查：尿中出現膽紅素、尿膽素原增加。

4. 血清學指標：可以知道對特殊病毒的反應並確認診斷：

   (1) A型肝炎：診斷是否為急性或最近A型肝炎病毒感染，可得陽性A型肝炎抗體IgM (IgM anti-HAV)，但由發病起，只持續2~3天。

   (2) B型肝炎：B型肝炎病毒表面抗原(HBsAg)可在急性感染期檢測出。B型肝炎病毒核心抗體IgM (IgM anti-HBc)在急性感染期對診斷的確定有高度特殊性；然而，出生前後B型肝炎感染卻通常無法檢測出此指標。母親核心抗原(HBeAg)呈陽性者，較易造成新生兒感染B型肝炎。

   (3) C型肝炎：最早出現的血清學指標為C型肝炎病毒(HCV RNA)。

(五) 醫療處置

　　病毒性肝炎並無特殊有效的治療方法，醫療處置主要為**症狀支持療法**。目標包括：早期檢定、支持並監測疾病、辨別是否為慢性肝炎、預防疾病的感染散布、臥床休息，並注意營養的攝取。當凝血障礙或猛暴性肝炎則必須住院治療。

　　預後則視病毒種類、病童年齡、免疫能力而定：

1. A、E型肝炎多為輕微、短暫的疾病，且沒有帶原者情形。

2. B型肝炎可能發展成慢性肝炎，且嬰兒比較大兒童更易發展成慢性肝炎，且可能在成年期出現肝癌等合併症。

3. C型肝炎經常發展成慢性，且有肝硬化。

4. D型肝炎有最高的死亡率。

5. 關於G型肝炎，有限的數據顯示，此型發展至肝硬化比率很低。

(六) 護理處置

⊃ 相關健康問題
1. 營養不均衡：少於身體需要，與食慾不振、噁心、嘔吐、腹瀉有關。
2. 潛在危險性體液容積缺失，與嘔吐、食慾不振、腹瀉有關。
3. 潛在危險性感染，與肝炎病毒傳染有關。
4. 潛在危險性皮膚完整性受損，與搔癢、腹瀉有關。

✦ 護理目標與措施
1. 維持足夠的營養與充分的休息，注意輸入輸出量平衡
   (1) 因病童食慾不振，可照會營養師設計病童每日營養需求量，採高蛋白、高碳水化合物、低脂飲食原則。
   (2) 請父母在範圍內盡可能選擇病童喜愛的食物，且烹調方式可加以變化，採少量多餐，鼓勵病童進食。
   (3) 臥床休息，但應與病童共同計畫，調整休息與活動作息，以增進病童配合與執行的意願。

2. 預防感染
   (1) **嚴格要求洗手**，必要時（病毒尚有活動力時）採取隔離措施，並注意排泄物與血液處理過程。
   (2) 教導父母肝炎病毒的傳播路徑（糞口或經體液傳染）及疾病治療相關知識（包括施打肝炎疫苗、免疫球蛋白、感染控制等資詢）。
   (3) 避免病童把玩具和他人共用。
   (4) 告知較大病童或青少年藥物濫用的危險，及非肝炎經腸道傳染的途徑。
3. 維持皮膚的完整性
   (1) 修剪指甲，避免抓傷皮膚。
   (2) 搔癢時勿用手抓，儘量用手臂或掌面輕揉，必要時使用手套。
   (3) 選擇質料柔軟寬大具吸水性的衣服，避免刺激性尼龍類不透氣、不吸汗的衣物。
   (4) 保持室內涼爽舒適，避免長時間的陽光照射。
   (5) 洗澡時避免使用過熱的水。
   (6) 必要時，依醫囑給予抗組織胺藥物。

二、急性腸胃炎(acute gastroenteritis)

　　腸胃炎是指腸胃道的感染發炎，通常是由病毒、細菌或寄生蟲等病原侵犯腸胃道而造成的。嬰兒及年幼兒童常因腹瀉造成脫水、體液與電解質不平衡及營養不良而處於危險狀態，甚至會造成休克，並危及生命。

(一) 病因及病理變化

　　造成腹瀉的大部分致病原都藉由汙染的食物及飲水（糞口途徑），或是藉由人與人接觸（特別是密切接觸場所，如日間照護中心）而傳播。清潔飲水的缺乏、擁擠的環境、衛生習慣不佳、營養缺乏及衛生設備不佳，都是造成急性腸胃炎的危險因子。

　　在美國，**輪狀病毒(rotavirus)**是造成嬰幼兒腹瀉、脫水且必須住院，**最常見的致病原**，每一年可造成多於5萬5千人次住院且導致20~40人死亡。而細菌中最常被分離出來的致病原有沙門氏菌(*Salmonella*)、志賀菌(*Shigellae*)，及彎曲桿菌(*Campyobacter*)；寄生蟲則常見梨型鞭毛蟲(*Giardia*)和隱孢子蟲(*Cryptosporidium*)，會造成急性感染性腹瀉。

(二) 臨床表徵

　　主要為腹瀉、腹痛、腹部痙攣、嘔吐、發燒、尿量減少等。腸胃道感染發炎的臨床表徵及嚴重度，會因致病原不同而異，整理於表11-7中。

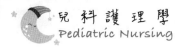
兒科護理學
Pediatric Nursing

▶ 表11-7　腸胃道感染發炎的臨床表徵及嚴重度

病　原	病　理	症　狀	注意事項
輪狀病毒 (rotavirus) 潛伏期：1~3 天	侵犯小腸上皮細胞，破壞黏膜結構，導致電解質與水分吸收減少	• 發燒（＞ 38℃） • 噁心、嘔吐 • 腹瀉（＞ 1 週以上） • **伴隨上呼吸道感染症狀出現的腸胃炎**	• **80% 發生在冬天** • 和上呼吸道感染有關 • **6~24 個月大的嬰兒最易受感染** • 通常輕微且**能自癒** • 是造成院內感染及幼兒園兒童感染的嚴重致病原 • 可接受**口服輪狀病毒疫苗**來預防
諾羅病毒 (norovirus) 潛伏期：在 24~48 小時出現症狀，也可能在接觸病毒後 12 小時即發生症狀	一群無套模 (envolope) 的 RNA 病毒，以前稱為類諾瓦克病毒 Norwalk-like virus (NLVs)，可感染人類而引起腸胃道的發炎	• 噁心 • 嘔吐（大部分病童最主要症狀） • 腹瀉、腹痛 • 發燒、倦怠 • 頭痛、肌肉痠痛	• 病童嘔吐症狀較明顯 • 相較於其他腸胃道病毒或細菌，傳染力很強 • 好發於所有年齡層 • 好發季節為 12 月 ~ 隔年 2 月 • 糞口傳染（吃到被汙染的貝類及水產品） • 症狀持續 1~2 天，之後逐漸改善（發病期只有 2~3 天） • 常於校園及人口密集機構引起大規模的感染 • 目前無藥物可治療，也沒有疫苗可以預防感染
沙門氏桿菌 (Salmonella)（非傷寒型） 潛伏期：6~72 小時	作用在小腸及結腸，造成局部炎症反應。刺激腸內液體分泌	• 症狀多樣化 • 發燒、頭痛或嗜睡、意識混亂、抽搐 • 嘔吐、噁心 • 腹痛、過度腸蠕動 • 可能會導致敗血症及腦膜炎 • 腹瀉，糞便中偶爾有血及黏液	• 5 歲以下（特別是嬰兒）發生率最高 • 7~10 月發生率最高 • 主要由感染的食物與水源傳染，亦可由兒童的寵物（如狗、貓、鼠、烏龜）傳染
志賀氏桿菌 (Shigellae) 潛伏期：2~4 天	產生腸毒素 (enterotoxin) 破壞腸黏膜細胞，造成液體及電解質的喪失	• 發燒、頭痛、頸部僵直 • 痙攣性腹痛 • 水瀉、糞便中有黏液及膿	• 超過 1/3 的兒童病例在 1~4 歲間 • 好發於夏季末期 • 傳染期為 1~4 星期，急性症狀可持續 1 週或更久 • 自限性疾病，可以抗生素治療

▶ 表11-7 腸胃道感染發炎的臨床表徵及嚴重度（續）

病 原	病 理	症 狀	注意事項
空腸彎曲桿菌 (Campylobacter jejuni) 潛伏期：1~7 天或更久	• 真正的機轉尚不清楚，侵犯範圍包括空腸、迴腸及結腸 • 黏膜會擴張且扁平，有廣泛的潰瘍	• 發燒 • 嚴重腹部痙攣性疼痛 • 嘔吐 • 水樣、多量的腹瀉，糞便腐臭味並伴有血液	• 好發於夏季 • 人與人或寵物接觸而傳染 • 由食物（特別是雞、雞蛋）及飲食傳染 • 大多數病童可自發性痊癒或使用抗生素加快復原
病原性大腸桿菌 (Pathogenic E.coli) 潛伏期：不定，依類別而有不同	• 產生腸毒素 (enterotoxin)（小腸） • 降低體液及電解質的吸收，增加其分泌	• 臨床症狀多樣化 • 發燒，像中毒樣 • 腹脹、嘔吐 • 綠色水樣瀉，糞便伴有血液及黏膜	• 夏天發生率高 • 可由人與人接觸或食器而造成感染，易造成嬰兒室流行性傳染 • 哺餵母奶有保護作用 • 症狀多在 3~7 天內緩解，復發率將近 20%
困難性梭狀芽孢桿菌屬 (Clostridium difficile) 潛伏期：2~3 天	上皮細胞受到毒素破壞，進而刺激結腸的分泌	• 糞便伴有血液的腹瀉	• 在抗生素治療後發生 • 可能造成偽膜性結腸炎
葡萄球菌 (Staphylococcus) 潛伏期：4~6 小時	產生腸毒素（對熱有穩定性）	• 輕微發燒 • 噁心、嘔吐 • 嚴重腹瀉痙攣痛 • 嚴重者可能會造成休克	• 由汙染的食物（不當的主食或冷藏）傳染而來。如霜淇淋、美乃滋或奶油填充的甜點 • 自癒性，24 小時內有明顯改善 • 預後良好
臘腸毒桿菌 (Clostridium botulinum) 潛伏期：12~26 小時	產生神經毒素	• 噁心、嘔吐、口乾、吞嚥困難 • 腹瀉 • 眼肌麻痺、呼吸困難等中樞神經系統症狀	• 由汙染食物傳染 • 嚴重性不同 • 以抗生素治療

(三) 診斷檢查

1. 病史詢問：包括病童目前服用的藥物、消化道情形與家庭史、最近的旅遊史，特殊的問題還包括腹瀉何時間開始、持續多久，以及是否有發燒或其他症狀、糞便的頻率及特性、排尿量如何、病童的飲食習慣及最近食入的食物或液體等。

2. 實驗室檢查：當病童出現中度或重度脫水現象時，實驗室檢查可以檢測出。有腹瀉症狀的病童都必須做糞便培養。

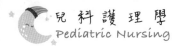

護理小幫手

由糞便分辨可能病症

1. 水樣、大量爆發性糞便→對醣類不耐。

2. 惡臭、油膩、大量的糞便→脂肪吸收不良。

3. 食用牛奶、水果或穀類後腹瀉→酵素缺乏或對蛋白質不耐。

4. 糞便中出現嗜中性球 (neutrophil) 或紅血球 (red blood cell) →細菌性腸胃炎或腸道炎症疾病。

5. 糞便中出現嗜酸性球 (eosinophils) →對蛋白質不耐或寄生蟲感染。

6. 糞便 pH 值小於 6 或出現還原物質（如乳糖、半乳糖等糖類）→對碳水化合物吸收不良或繼發性乳糖酶缺乏。

7. 糞便中出現電解質→分泌性腹瀉。

(四) 醫療處置

醫療處置最主要目標有：(1)評估體液電解質不平衡程度；(2)矯正脫水情況；(3)維持輸液治療；(4)提供適當的飲食。

1. 視臨床情形決定是否禁食，或由靜脈補充水分、電解質，**或可進食電解質液**，並隨時評估及處理脫水問題。

   台灣小兒消化醫學會建議，根據相關研究指出，食物對胃腸道有正面的影響，包括：(1)刺激腸道細胞的再生，以加快腸道的恢復；(2)降低腸道通透性，以減少體液的流失；(3)刺激腸道荷爾蒙的分泌，增進胃腸的功能（台灣小兒消化醫學會，2018）。所以腹瀉時宜鼓勵患童於接受口服電解質液4小時後開始早期進食，不僅可改善因為腹瀉造成營養上的問題，還可以縮短病程，早日恢復；年紀較大的兒童，建議繼續接受正常飲食，例如五穀類的攝取，包括澱粉（如白稀飯、白吐司與白饅頭），以及米湯、去皮雞胸肉、蔬菜等。此外，應避免含糖量高及高脂肪食物的攝取，並視情況穩定後恢復正常飲食。

2. 臨床上常使用豆奶(soy-based formula)，**因其不含乳糖，可減少對腸道的刺激，也較易吸收**。有學者認為持續哺餵母乳可減輕腹瀉的嚴重性並縮短病程，這可能和母乳的滲透壓較牛奶低，及與其所含抗菌成分（免疫球蛋白）有關。

3. 藥物治療：腸道的感染，通常都具自限性(self-limited)特徵，抗生素治療並不適用於大部分急性腹瀉病童，而且抗生素也不是對所有腸道的病毒都有療效。特殊抗生素治療只用於經培養證實為細菌性感染病童，因抗生素可縮短病程、減輕症狀，避免感染物二次擴散，但不當的使用則可能導致偽膜性結腸炎(pseudomembranous colitis)。

除抗生素外，Imodium A-D、Lomotil或Diasorb的止瀉藥物並不適用於急性腹瀉的病童，因止瀉藥物可能使腹瀉惡化、會造成腸蠕動減慢或腸阻塞，甚至可能影響藥物或營養素於腸道的吸收，而造成體液及電解質持續的喪失。

台灣小兒消化醫學會建議，Racecadotril（瀉必寧）可使用於3個月以上嬰兒與兒童的急性胃腸炎治療。Racecadotril作用機轉為抗分泌，可藉由減少腸道內水分和電解質的分泌作用協助在24~48小時內控制腹瀉，具有安全性和耐受性、達到臨床上顯著減少排便量和腹瀉的次數與時間，建議使用不超過5天（台灣小兒消化醫學會，2018）。Racecadotril對腸道的蠕動沒有影響因此不會有便秘風險，也不會有腸道菌種過度增生的風險。

(五) 護理處置

請參考前述「腹瀉」之護理處置。

三、腸套疊(intussusception)

腸套疊是造成3個月至3歲大兒童腸道阻塞最常見的原因之一，**最常發生於健康、營養狀況良好的3~12個月大的嬰兒**。男童的發生率約為女童的3倍。

(一) 病因及病理變化

腸套疊**大多數病因並不清楚，90%以上腸套疊沒有病理性導因**，如腸息肉、淋巴瘤或酶克爾氏憩室(Meckel diverticulum)。**自發性的病童可能導因於病毒感染後繼發的腸道淋巴組織增生。**

常見是近端的腸道凹陷嵌入遠端的腸道（圖11-13），連帶的腸繫膜也一起被拉入，腸繫膜受到壓擠與扭曲，導致淋巴與靜脈的阻塞，進而造成水腫。兩層腸壁間彼此擠壓，壓力漸增，當此壓力和動脈壓一樣大時，即會阻斷動脈血流，導致局部缺血。

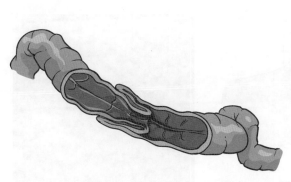
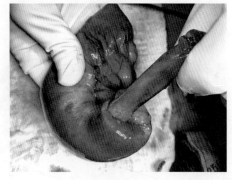

▶圖11-13　腸套疊

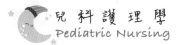
(二) 臨床分類

1. 迴腸陷入盲腸內，然後嵌入結腸內(ileocolic)，**此型最常發生於迴盲瓣**(ileocecal valve)處。

2. 一段迴腸陷入另段迴腸內(ileoileal)。

3. 一段結腸陷入另段結腸內(colocolic)：此類型易發生於肝脾屈曲處及橫結腸上部位。

(三) 臨床表徵

　　腸套疊的表現為病童**突然出現腹部絞痛、無法安撫的哭泣，且會將膝蓋縮到胸前**。疼痛是間歇性發作，在兩次發作期間，病童看起來正常且無疼痛，隨著阻塞的發展與加重，**可能出現有盜汗、臉色發白、嘔吐，初期嘔吐物不含膽汁顏色，腸道完全阻塞後才會含有膽汁**，並且會顯得不活潑、疲倦，甚至昏睡。

　　在腹部右上象限內會觸診到香腸狀腫塊（於無腹痛時觸診）；相對的，在右下象限通常有空洞感(Dance's sign)，因腸道中無內容物。約15~20%的病童會**出現草莓果醬便(currant-jelly stool)**，即糞便中混著血液及黏液。

(四) 診斷檢查

1. 主觀症狀與徵象：診斷可經由主觀病徵的發現來確立。

2. **鋇劑灌腸**：可經由鋇劑流動情況，確立阻塞部位。

3. 腹部X光攝影：確定有無因腸穿孔而導致腹膜內出現氣體。

4. 直腸檢查：可以看到黏液、血液，有時甚至可以檢查出低位的腸套疊。

5. 超音波檢查：此為最佳診斷工具。不具侵入性，又可直接看出發生部位。診斷的敏感性(sensitivity)及特異性(specificity)皆高達100%，可見到典型橫切的箭靶像(target sign)，意義同於甜甜圈像(doughnut sign)（圖11-14）。

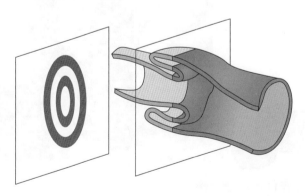
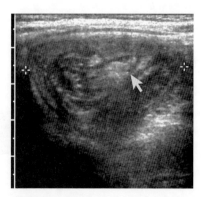

(a) 箭靶像(target sign)原理　　　　　　　　(b) 超音波影像

▶ 圖11-14　腸套疊腹部超音波檢查

(五) 醫療處置

1. 鋇劑灌腸(barium enema)

　　為許多病童最初選擇的**壓力還原治療方式，即利用液體的壓力將套疊部分的腸子，推回原位**。傳統上最常使用鋇劑灌腸，在診斷的同時，利用鋇劑流入的壓力將腸子推回原正常位置，**灌腸後會解出灰白色糞便**。成功率可高達75%，**但可能會復發**，再復發率約5~10%，**但此過程，並不適用於已有休克或腸穿孔徵象的病童**。

　　目前有高比率是使用水溶性顯影對照劑或空氣，利用其進入體內造成的壓力促使套疊腸道復位，此乃因放射線研究者擔心鋇劑造成腹膜炎的危險，且灌入空氣緩解腸套疊情形比鋇劑快速，亦無腹膜炎的危險性。在執行壓力還原治療之前，通常會先給予靜脈點滴輸液補充，並插入鼻胃管減輕胃部壓力，以及給予抗生素治療。

2. 手術治療

　　若壓力還原治療不成功，或已出現休克、高燒、敗血症、腸穿孔徵象時，則必須利用外科手術，將陷入的腸子推回原位，必要時，甚至須切除壞死的腸道，再做腸道端對端吻合術。手術治療後，解出黃褐色大便，即表示腸套疊已經還原。

　　若未給予及時治療，約有10%病童會自發性緩解形成慢性腸套疊，而其他90%的病童可能導致腸穿孔、腹膜炎及敗血症等合併症。若能早期診斷與治療，造成嚴重合併症及死亡的情形並不常見。

(六) 護理處置

> ● 相關健康問題
> 1. 潛在危險性體液容積缺失，與嘔吐有關。
> 2. 急性疼痛，與疾病造成腸阻塞及手術有關。
> 3. 潛在危險性感染，與手術有關。
> 4. 知識缺失，與手術及術後照顧有關。

> ✦ 護理目標與措施
> 1. 給予適當的水分補充，維持體液電解質平衡
>   (1) 觀察並記錄嘔吐頻率、量、嘔吐物性質與鼻胃管引流量，並維持輸入及輸出量平衡狀態。
>   (2) 依醫囑給予腸道外液體補充，維持靜脈注射管路通暢。
>   (3) 注意監測病童生命徵象。
>   (4) 復位或手術後，可開始由口進食時，鼓勵病童攝取清流質飲食，再漸進式恢復正常飲食。
> 2. 減輕疼痛，促進舒適
>   (1) 觀察病童腹脹、腹痛情形，可置入鼻胃管減輕腹脹，並維持舒適臥位，可採半坐臥，膝部屈曲。
>   (2) 手術前禁食期間，可抱撫病童，並給予安撫奶嘴。
>   (3) 手術後，提供安靜的環境，協助病童休息，並適時評估腸蠕動音。
>   (4) 必要時依醫囑給予止痛劑，緩解術後傷口疼痛。
> 3. 預防感染
>   (1) 監測體溫，並觀察手術傷口，有無紅腫及分泌物。
>   (2) 以無菌技術執行傷口換藥。
>   (3) 嘔吐時，給予側臥，預防吸入性肺炎的發生。

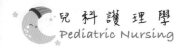
4. 給予家屬支持，並提供詳細衛教
   (1) 鼓勵父母以言語表達他們的焦慮及關心。雙親可能因為病童快速的病程變化與住院治療，而顯得倉惶無措，無法立即適應與回應，並可能一直問同樣的問題，護理人員必須瞭解這樣的情形，才能給予適時支持，並以雙親能理解的字眼，提供適當的指導。
   (2) 懷疑為腸套疊的同時，護理人員必須即刻告知家屬，非手術性治療與手術執行的可能性。向家屬解釋腸套疊的成因與病童目前狀況，可以利用橡皮手套，將手指部分推入，以解釋腸套疊情形，再將手套注入水，利用壓力將陷入的手指端部分推直，解釋灌腸的治療方式，並告知手術的可能性與必要性。
   (3) 執行壓力還原治療後，必須觀察排出糞便的性狀、顏色，因此需住院12~14小時，也必須向家屬說明再度復發的可能性。
   (4) 若病童腸道排泄物，**糞便顏色變得較黃褐時**，必須立刻告知醫師，以修正其治療計畫，**因此可能是腸套疊緩解或恢復的重要徵象**。
   (5) 鼓勵雙親陪伴，參與病童照顧或延長其訪視時間，協助家屬與病童間建立並維持良好的互動。

四、闌尾炎(appendicitis)

闌尾炎是兒童最常見的腹部急症，一般好發於10~12歲的兒童，5歲以下的兒童大約占8％，較少發生於1歲以下的嬰兒。臨床上，**若沒有早期、快速地診斷並進行治療，則易導致穿孔破裂造成腹膜炎**、闌尾化膿、腹部膿瘍、敗血症，甚至有多器官功能衰竭等合併症及致死的可能性。

(一) 病因及病理變化

闌尾炎的原因主要是由於闌尾管腔阻塞，阻塞可能因糞石、周邊淋巴腺發炎腫脹、食物殘渣、甚至是寄生蟲（如蛔蟲）所造成（圖11-15）。闌尾管腔出口受阻，其黏膜所分泌的黏液無法排出，使得闌尾管腔壓力升高而造成內膜糜爛。此時，若因闌尾壁血液循環不佳，易導致細菌侵入管壁，則造成闌尾壞死甚至破裂。

(二) 臨床表徵

1. 早期呈現腹痛、低度發燒、噁心、嘔吐（通常先腹痛再嘔吐）或便秘的症狀，腹瀉較少見。在之後的數小時，疼痛點會逐漸轉移至肚臍，再轉至右下腹部（但並非所有病童均會出現疼痛轉移(referred pain)的表徵，即由肚臍周圍移至右下腹部）。

2. 若衍生為急性腹膜炎，右下腹部有反彈痛(rebounding pain)以及**腹部肌肉呈現僵硬的表徵**；闌尾炎穿孔後病童可能出現高燒現象。

(三) 診斷檢查

因兒童言語表達能力較不成熟，且早期症狀較不具特異性，故病童常在後期闌尾炎才被診斷出來。因而，除了身體檢查外，檢驗數據及影像檢查（例如超音波或電腦斷層）對病童闌尾炎之診斷也有相當幫助。

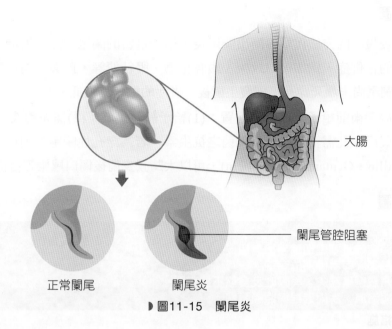

大腸

闌尾管腔阻塞

正常闌尾　　　　闌尾炎

▶圖11-15　闌尾炎

1. 詢問病史。

2. 身體檢查：為最重要的診斷依據，檢查時要由最不敏感的部位進行觸診。

   (1)　麥氏徵象(McBurney's point sign)：麥氏點位於肚臍與右下腹髂前上棘連線之外側 1/3處，壓迫此部位會疼痛並出現反彈痛。

   (2)　羅氏徵象(Rovsing's sign)：壓迫左下腹的麥氏點會造成對側疼痛。

   (3)　閉孔肌徵象(obturator sign)：右膝關節內、外旋會造成麥氏點或恥骨、上腹股溝 處疼痛。

   (4)　腰大肌徵象(Psoas sign)：右膝關節伸直，腿向上舉朝向髖關節會痛。但是 obturator sign與Psoas sign和闌尾的解剖位置有關並非絕對存在。

   (5)　腸蠕動音一般都是降低。

   (6)　病童不敢跳躍或跳躍時伴隨右下腹劇痛。

3. 實驗室檢查：白血球數會稍微增高、CRP升高，並且嗜中性白血球會顯著增加。

4. X光檢查：腹部X光片可見右下腹有局部性腸氣滯留現象或糞石。

5. 腹部超音波檢查：超音波則可能發現腫大的管狀結構。

6. 電腦斷層掃描：臨床上困難診斷之病童，可以考慮做電腦斷層掃描，其診斷準確率高 達90%，尤其對兒童有診斷上的助益，然需考量有高劑量輻射線暴露的風險。

7. 臨床上，急診醫師指出若出現右列情況兩點以上，則要懷疑是穿孔性闌尾炎：(1)年 齡小於6歲；(2)症狀持續超過36小時；(3)肛溫超過38.2℃；(4)白血球數高於15,000／ mm^3；(5)有腹部硬塊或廣泛性腹膜炎現象。

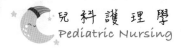
(四) 醫療處置

處理闌尾炎最好的方法儘早診斷出闌尾炎，給予適當的闌尾切除手術治療。須注意手術後可能發生的合併症，例如傷口感染、腹腔化膿、腸粘連等，此與手術當時闌尾發炎情形有關，若是闌尾尚未壞死穿孔，則發生術後合併症的機率就很低。

臨床上常於手術前給予下述醫療處置：(1)給予靜脈點滴；(2)補充體液；(3)術前給予抗生素，如懷疑已穿孔需給予對抗厭氧菌之抗生素，若為穿孔性闌尾炎則可合併使用三種抗生素(Ampicillin、Gentamicin、Cleocin)，可以大為減少術後傷口感染等合併症。

(五) 護理處置

➲ 相關健康問題
1. 急性疼痛，與疾病及闌尾切除手術有關。
2. 潛在危險性感染，與手術部位有關。
3. 潛在危險性體液容積缺失，與嘔吐及食慾不振有關。
4. 知識缺失，與治療、手術過程與照顧有關。

✦ 護理目標與措施
1. 減輕疼痛：評估病童有無任何疼痛症狀出現，例如心跳加快、血壓上升、哭泣、不安、面部扭曲等；以適當的方法評估病童疼痛情形；分散病童注意力，如看電視、看書、玩遊戲、說故事等；依醫囑給與適當止痛藥物，但要注意在診斷期間須謹慎給予，以免影響疾病診斷。
2. 注意術後傷口感染：定時監測生命徵象，注意手術部位是否有發紅、腫脹及引流液，必要時進行腹部評估。術後若有引流管留置，**需採半坐臥或側臥姿位**。
3. 維持足夠液體攝取：監測及維持攝入與輸出量 (I/O) 平衡；術後依醫囑給予靜脈輸液補充水分、電解質及熱量，**待腸道蠕動後先喝開水**，觀察是否出現嘔吐或噁心等不適症狀，若無始可漸進式恢復由口進食。
4. 提供照顧者相關護理指導：鼓勵照顧者發問問題，耐心回答並表達關心；解釋預期中的復原過程，以無菌技術示範照顧者需要的傷口照顧知識與技能；教導合併症徵象之觀察，鼓勵其參與照顧並提供病童舒適及娛樂。

五、粥樣瀉(celiac disease)

粥樣瀉是一種吸收不良症候群，發生於小腸近端黏膜，**因對麩質(gluten)過敏**，而引發自體免疫反應，有時又被稱麩質過敏性腸病(gluten-sensitive enteropathy)或乳糜瀉。麩質是小麥、大麥、黑麥及燕麥中的一種蛋白質，在麵包、麵食、餅乾和蛋糕等食物中很常見。此病較常發生於歐美，根據美國2009~2010年針對7,798名6歲或以上對象所做的全國健康與營養調查發現，141人中約有一人得此病，非洲與亞洲民族則較少見。

(一) 病因及病理變化

粥樣瀉導因於對蛋白質中的麩質(gluten)先天代謝異常或有不正常的免疫反應。對於麩質無法耐受(intolerance)或無法消化，特別是麩質中的醇溶蛋白(gliadin)，將造成蛋白沉積而對小腸黏膜造成毒性，導致小腸絨毛慢性發炎、受損及萎縮，因此無法執行分解食物，也影響腸道對營養素的吸收，更可能導致電解質不平衡、脫水及酸中毒。

粥樣瀉會發生在各種年齡，不過特別好發於1~5歲孩童。環境因素、遺傳易感性似乎都是其影響因素，另外患有某些其他疾病，如唐氏症(Down syndrome)、特納氏症(Turner's syndrome)，和第1型糖尿病(type 1 diabetes)，粥樣瀉也很常見。

(二) 臨床表徵

常見的消化系統症狀包括：腹脹、慢性腹瀉、便秘、噁心、嘔吐、腹痛，以及顏色較淺帶有惡臭或漂浮的脂肪性大便（脂肪痢，steatorrhea）。

但也有罹患粥樣瀉病童（特別是成人）較少出現消化系統症狀，而是出現多樣化症狀，例如：貧血、骨頭或關節疼痛、憂鬱或焦慮、疱疹樣皮炎(dermatitis herpetiformis)、頭痛、不孕或反覆流產、口腔潰瘍或口乾、手腳麻木刺痛、疲勞、癲癇發作、骨質疏鬆等。

對於正值生長發育重要時刻的兒童而言，腸黏膜受損與長期吸收不良將導致成長遲滯、營養不良（缺乏足夠維生素、礦物質等）、青春期延遲、損壞恆齒琺瑯質、情緒煩惱、加速骨質疏鬆症或骨軟化等合併症。

(三) 診斷檢查

1. 空腸組織切片(biopsy of the jejunum)：切片組織中若發現不正常發炎細胞浸潤，顯示腸黏膜絨毛萎縮、變平、變形，此為粥樣瀉最具決定性的診斷。這些黏膜損傷的症狀在病童採取「不含麩質」的飲食治療後回復正常功能，此亦可協助診斷確立。

2. 檢驗血液中組織轉麩胺醯胺(TTG)酶抗體，以及血漿中抗麥醇溶蛋白(antigliadin)、抗網硬蛋白(antireticulin)及抗肌內膜(antiendomysial)的IgA及IgG抗體增多。且當麩質從飲食中移除時，抗體會明顯減少。美國腸胃病協會(AGA)建議2歲以上的病童，IgA-tTG是用作診斷粥樣瀉最有用的檢驗。

(四) 醫療處置

1. 支持性治療：矯正體液與電解質不平衡，提供病童所需營養素與熱量（詳見前述「腹瀉」的醫療處置）。

2. 飲食治療：治療粥樣瀉最佳方法是**避免攝取含麩質的食物**(gluten-free diet)，包括所有小麥、大麥、黑麥、甚至**燕麥**。

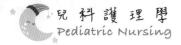

(五) 護理處置

> ➲ 相關健康問題
> 1. 體液容積缺失,與排便次數增加及嘔吐有關。
> 2. 營養不均衡:少於身體需要,與腹瀉及嘔吐有關。
> 3. 知識缺失,與病童疾病及其照顧有關。

✦ **護理目標與措施**

1. 預防脫水,恢復適當的水合狀態(詳見前述「腹瀉」的護理處置)。

2. 鼓勵病童與家屬嚴格遵守飲食指導方針

    (1) 對病童及家屬解釋疾病的過程。

    (2) 解釋長期腸道吸收不良可能導致生長遲滯、貧血及軟骨症(osteomalacia)。

    (3) **提供無麩質飲食**,如:牛肉、豬肉、雞肉及魚、**蛋**、牛奶、奶油及起司;所有的蔬果;**米飯、玉米**、無麩質穀類或小麥麥粉製品、爆玉米花等。

    (4) 請病童及家屬小心地閱讀食品成分標籤,因為麩質是麥類中天然存在的蛋白質,在麵包、麵食、餅乾和蛋糕等食物中很常見,須加以避免。

    (5) 照會營養師提供飲食計畫協助。

    (6) 必要時,實施其他飲食限制:當病童腸道黏膜嚴重損傷時,提供無乳糖飲食;腸道發炎時則須避免攝取高纖維飲食。

    (7) 給與病童及家屬支持:鼓勵他們表達感受與關注,必要時可轉介至專業團體以獲取更多的資訊與協助。

    (8) 預防合併症:密切監測預防脫水、體液電解質不平衡及代謝性酸中毒;必要時依醫囑服用類固醇以減輕腸道發炎現象;依醫囑給予靜脈輸液,必要時給予腸道外營養補充方式(如TPN)。

情境

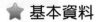 模擬案例分析 CASE STUDY

⭐ 基本資料

姓名：<u>羅小妹</u>　性別：<u>女</u>　年齡：<u>5歲3個月</u>

疾病診斷：<u>急性腸胃炎(Acute Gastroenteritis)</u>

⭐ 病程簡介

　　羅小妹現5歲3個月大，在家中排行第二，無藥物及過敏史，預防注射均按時接種，現就讀幼兒園大班，主要照顧者為母親（43歲，教育程度為大專畢業）。腹瀉已兩天，但病童活力尚佳，曾至兒科診所診治，接受藥物治療。因為腹瀉未改善，且病童出現嘔吐、頭暈伴隨食慾下降，因而送至本院急診就醫。經急診醫師評估後，建議入院接受進一步檢查與治療。

　　身體理學檢查發現，體溫：38.2℃、心跳：122次／分、呼吸：32次／分；口腔黏膜稍乾、腹脹，腸蠕動音較快，今日已解數次稀水便，氣味酸臭，目前藥物、靜脈輸液治療，並接受個別性護理照護中。

⭐ 護理過程

健康問題：體液容積缺失，與嘔吐、腹瀉、食慾不振有關。

護理評估	護理目標	護理措施	護理評值
主觀資料： 案母代訴：我女兒一直吐，而且是一吃就吐，然後一直拉出稀水便，食慾也很差 **客觀資料：** T:37.2℃、P:120次／分、R:30次／分，皮膚外觀乾燥，口腔黏膜稍乾，精神有些疲憊	1. 維持皮膚彈性及飽滿、舌頭及黏膜潮濕、對人時地清楚 2. 維持正常脈搏與體溫 3. 恢復正常的活動力 4. 照顧者能說出治療或預防體液流失情況	1. 每班記錄攝入／輸出量(I/O)，輸出量應包括尿液、糞便、嘔吐物，及任何的其他排出 2. 每班估皮膚飽滿度、黏膜是否潮濕 3. 每班監測尿比重 4. 如果病童不能由口進食，視需要每4小時給予口腔護理已維持黏膜濕潤 5. 每班評估病童的行為及活動力 6. 每4小時監測生命徵象和血壓 7. 教導病童與家屬少量多餐、禁吃奶類製品、水果，可以吃白飯、稀飯、白饅頭、白吐司 8. 依醫囑給予靜脈輸液	1. 病童已維持皮膚彈性及飽滿、舌頭及黏膜潮濕、對人時地清楚 2. 家屬表示進食情況以教改善，瞭解需攝取水分預防體液流失 3. 生命徵象為： T:37.2℃、P:116次／分、R:22次／分 4. 尿比重為1.020

益生菌對兒童慢性便秘的有效性及安全性

張綺紋

臨床案例描述 (Clinical Scenario)

　　7歲的朱小弟因急性腹痛、食慾不振伴隨有噁心嘔吐,至急診求治,腹部X光檢查發現有腸阻塞及腸擴張,診斷為便秘(constipation),醫師建議住院治療。案母表示:「弟弟已經不是第一次因為便秘住院了,蔬菜、水果也都吃,水也喝啊!也有運動,但是還是好幾天才大便一次,不知怎麼辦才好?我很多朋友推薦試試益生菌看能不能改善便秘!。請問護理師您知道益生菌對便祕真的有效嗎?」

臨床問題 (Question)

　　兒童便秘是非常常見的兒科問題,全球的盛行率約為14% (Tran & Sintusek, 2023),占兒童腸胃科門診的25%以上(Wallace et al., 2021)。國內學童便祕的盛行率更高達32.7%,隨學童年齡的增加而降低。典型的便秘為持續2週以上的排便不順或排便困難,且合併有不舒服的症狀。90~95%的兒童便秘為功能性便秘,也就是大多沒有病理上的問題。臨床上,當照護因便秘引起腹痛而住院的兒童時,越來越多的家長表明會額外讓兒童補充益生菌,但每位兒童的服用成效不一。本實證應用為探討益生菌對慢性便秘兒童的成效為何?

臨床重要結論 (Clinical Bottom Line)

　　益生菌是一種微生物,人們認為食用後對健康有益。對嬰兒,給予益生菌可以提供一個更健康的腸道微生物菌群環境,並對腸道內物質的運輸產生影響。在便秘的情況下,學者提出一些機制可以增強結腸蠕動,並縮短整個腸道糞便的通過時間(Wegh et al.,2022)。國際指引雖尚未將益生菌列為治療方式,然而益生菌產品無需處方,因此以證據為基礎的指引對家長尤為重要,可以讓家長為自己的小孩做出最適當的選擇。

　　一篇系統性回顧及統合分析,評估益生菌治療兒童慢性便秘的有效性和安全性(Wallace et al., 2021),搜尋Cochrane, MEDLINE, Embase, CINAHL, PsycINFO , AMED, WHO ICTR及ClinicalTrials.gov資料庫的隨機對照試驗(RCT),共納入14篇研究,1,127位0~18歲的個案,研究結果如下:(Level 1)

1. 在整體改善/治療成功面,使用益生菌可能與未使用之間無顯著差異(RR 1.29, 95% CI 0.73-2.26; 313位個案)。

2. 有五篇研究比較益生菌與安慰劑因不良事件導致退出研究的狀況,顯示兩者可能無顯著差異(RR 0.64, 95% CI 0.21-1.95; 357位個案)。

3. 有兩篇研究比較益生菌與氧化鎂（軟便劑）的效果。在排便頻率的差異（MD 28, 95% CI 0.58-1.14; 36位個案）、治療成功率（RR 1.08, 95% CI 0.74-1.57; 36位個案）、因不良事件的退出率（RR 0.50, 95% CI 0.05-5.04; 77位個案）。我們並不清楚是否存在顯著的差異，這些結果的證據確定性非常低。

最佳臨床照護建議 (Best Practice Recommendations)

1. 將益生菌與安慰劑相比，治療成功率可能沒有差異。(Grade B)
2. 針對排便頻率是否有差異我們無法得出結論。(Grade B)
3. 將益生菌和氧化鎂相比，針對排便頻率或治療成功率的結果我們無法做出結論。(Grade B)
4. 我們對證據等級的信心有限，因為這些研究中兒童的樣本數很小，且缺乏某些研究方法的細節。未來需要進行更多研究以確認益生菌的有效性。

相關文獻 (References)

Tran, D. L., & Sintusek, P. (2023). Functional constipation in children: What physicians should know. *World journal of gastroenterology, 29*(8), 1261-1288. https://doi.org/10.3748/wjg.v29.i8.1261

Wallace, C., Gordon, M., Akobeng, A. K., Saps, M., Llanos-Chea, A., Febo- Rodriguez, L., Fifi, A., Fernandez Valdes, L., Axelrod, C., Langshaw, A., Hungria, G., & Sinopoulou, V. (2021). Probiotics for treatment of chronic constipation in children. *The Cochrane Database of Systematic Reviews, 2021*(4), CD014257. https://doi.org/10.1002/14651858.CD014257

Wegh, C. A. M., Baaleman, D. F., Tabbers, M. M., Smidt, H., & Benninga, M. A. (2022). Nonpharmacologic treatment for children with functional constipation: A systematic review and Meta-analysis. *The Journal of pediatrics, 240*, 136-149.e5. https://doi.org/10.1016/j.jpeds.2021.09.010

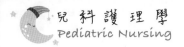

解答 QR code
網址：ssur.cc/iwwStMh

課後複習 EXERCISE

一、選擇題

1. 小乖，18個月大，因感染腸病毒上吐下瀉多日而入院，原體重為14kg，入院時體重只有12kg，皮膚黏膜乾燥、脈搏淺快、尿很少，其症狀屬於：(A)輕度脫水　(B)中度脫水　(C)重度脫水　(D)正常體液流失。

2. 小莉，因診斷有食道氣管瘻管(tracheo-esophageal fistula)而住加護病房，欲執行鼻胃管放置，下列護理措施之敘述，何者較不適當？(A)經鼻插入，長度由鼻尖到耳垂到劍突之長度為準　(B)可接上空針並反抽，如有胃液，表示鼻胃管位置正確　(C)灌食前，應以灌食空針反抽，評估是否有殘餘量，以了解消化吸收情形　(D)鼻胃管灌食後鼓勵採左側臥以預防吸入性肺炎。

3. 有關兒童因幽門狹窄，需進行幽門切開術(pyloromyotomy)，下列何者正確？(A)嬰兒需禁食至排氣後，始可給予少量的葡萄糖水或電解質口服液　(B)若給予葡萄糖水未出現嘔吐，8小時後可開始漸進式給予餵食　(C)餵食時抬高頭部，餵食後應採左側臥或半坐臥位　(D)手術後，易造成腸阻塞宜補充脂溶性維生素。

4. 有關先天性膽道閉鎖的敘述，下列何者正確？(A)常出現水溶性維生素缺乏現象　(B)通常執行膽道切開術後，病童一般預後良好　(C)若未治療，易出現肝硬化、脾腫大現象　(D)糞便內經常含有血絲及暗紅色大便。

5. 乳糜瀉(celiac disease)是對蛋白質中的麩質過敏而導致吸收不良的疾病，下列何種食物不適合麩質過敏的兒童食用？(A)燕麥片　(B)玉米　(C)米飯　(D)蛋。

6. 小明，1個月大，罹患膽道閉鎖，因發燒、呼吸喘、脾腫大而住院治療，接受鼻胃管灌食，每餐灌食量為150 mL，護理師灌食前反抽出胃殘餘量50 mL，下列護理措施何者正確？(A)應暫時停止餵食，並通知醫師　(B)倒掉反抽的胃殘餘量，再灌入150 mL　(C)將反抽的胃殘餘量灌回，再灌入100 mL　(D)將反抽的胃殘餘量灌回，再灌入150 mL。

7. 王小弟，9歲，將進行腸道手術前的清潔灌腸(cleansing enema)，下列護理技術之執行，何者正確？(A)準備蒸餾水600 mL，溶液溫度為40~43℃　(B)協助兒童安靜平躺床上後，採右側臥、屈曲雙膝姿勢　(C)將灌腸筒掛於點滴架上，使液面與兒童肛門距離45~60公分　(D)請兒童張口深呼吸，潤滑14 Fr.肛管後，推入兒童肛門內7.5公分。

8. 小芸，1歲半，因罹患克隆氏症(Crohn's disease)而接受人工結腸造瘻口手術。小芸母親第一次參與學習腸造瘻口居家護理技巧，下列護理措施及指導何者錯誤？(A)手術後造瘻口會有暫時性腫脹情形，持續約3~6週後，造瘻口會漸漸縮小開口　(B)好的造瘻口呈紅色，若呈現黑色或深色，表示可能因扭轉、脫出或黏連造成血液循環不佳　(C)將保護膜剪成如造瘻口大小或比造瘻口大約0.5公分，貼在造瘻口的周圍皮膚上　(D)造瘻口黏膜需比周圍皮膚低，以保護周圍皮膚及造瘻口的完整，促進傷口癒合。

9. 有關沙門氏菌感染引致的兒童急性腸胃炎，其大便型態之敘述，下列何者正確？(A)水樣無臭味 (B)含膿樣分泌物(C)含有黏膜 (D)含有血絲。

10. 有關兒童巨結腸症(megacolon)的敘述，下列何者正確？(A)引起原因為某一段腸壁缺乏副交感神經節 (B)常發生於降結腸後段 (C)解出果醬般的大便 (D)須做永久性結腸造瘻口。

二、名詞解釋

1. 胃食道逆流(gastroesophageal reflux)

2. 食道閉鎖及氣管食道瘻管(esophageal atresia and tracheoesophageal fistula)

3. 幽門狹窄(pyloric stenosis)

4. 先天性無神經節巨結腸症(congenital aganglionic megacolon)

5. 肛門閉鎖(imperforate anus)

6. 臍疝氣(umbilical hernia)

7. 腸套疊(intussusception)

8. 粥樣瀉(celiac disease)

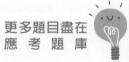 更多題目盡在
應考題庫

網址：ssur.cc/TWodr2d

參考文獻 REFERENCES

台中榮總兒童外科（2018，3月2日）・嬰兒及兒童外科急症。https://www.vghtc.gov.tw/GipOpenWeb/wSite/ct?xItem=59170

台灣小兒消化醫學會（2018，3月2日）・兒童急性胃腸炎診斷治療建議。http://www.tspghan.org.tw/news/content.asp?ID=41&NewsType=7

吳子聰等（2018，3月2日）・諾羅病毒(Norovirus)在兒童社區性急性腸胃炎之研究。https://www1.vghtpe.gov.tw/msg/諾羅病毒(Norovirus)在兒童社區性急性腸胃炎之研究940419.htm

施相宏（2018，3月2日）・兒童急性胃腸炎。http://www.kmuh.org.tw/www/kmcj/data/10507/19.htm

高丹榕（2018，3月2日）・淺談惱人的嬰幼兒腸絞痛。http://www.edah.org.tw/journal/22/22-24.html

章樂綺、林宜芬、彭巧珍、穆懷玲、殷梅津、趙佩君…林美芳等(2022)・實用膳食療養學（五版）・匯華。

陳月枝、黃靜微、林元淑、張綠怡、蔡綠蓉、林美華…魏琦芳等(2021)・實用兒科護理（九版）・華杏。

陳俊仁（2018，3月2日）・關於嬰兒腸絞痛。http://kib28476.pixnet.net/blog/post/312944037-關於嬰兒腸絞痛

陳偉鵬、謝惠玲、劉春年、吳孟凌、郭青萍、葉淑惠…翁碩駿等(2023)・症狀護理（四版）・華杏。

陳翠芳、林靜幸、周碧玲、藍菊梅、徐惠禎、陳瑞娥…王采芷等(2022)・身體檢查與評估指引（四版）・新文京。

蔡欣玲、毛家舲、蔡娟秀、廖天麟、曾櫻花、曾莉淑…雷若莉等(2019)・當代人類發展學（五版）・偉華。

蔡書玫(2020)・兒童腸胃道不適，飲食如何調整？。https://epaper.ntuh.gov.tw/health/202011/PDF/兒童腸胃道不適_飲食如何調整.pdf

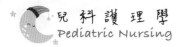
謝孟祥(2023)・唇顎裂。https://www.ntuh.gov.tw/ccmms/Fpage.action?fid=6211

蔣立琦、吳佩玲、蔡綠蓉、黃靜微、邱淑如、毛新春…吳美玲等(2022)・兒科護理學（六版）・永大。

衛生福利部疾病管制署（2018，3月2日）・第一〇三章 小兒鼻胃管置入術。http://www.chgh.org.tw:8000/files/surgical/inva_med/第103章_小兒鼻胃管置入術.pdf

衛生福利部疾病管制署（2018，3月2日）・諾羅病毒Q&A。http://www.cdc.gov.tw/professional/qa.aspx?treeid=49C0FEB0160CE28F

賴勁堯（2018，3月2日）・急性闌尾炎。http://www.pedsurg.idv.tw/appendicitis.htm

羅高文(2023)・全方位護理應考e寶典─兒科護理學・新文京。

Ambardekar, N. (2022). *Gastroesophageal reflux disease*. https://www.webmd.com/heartburn-gerd/reflux-disease-gerd-1

Centers for disease controland prevention (2018). *About norovirus*. https://www.cdc.gov/norovirus/about/index.html

Christian Nordqvist (2018). *Everything you need to know about colic*. https://www.medicalnewstoday.com/articles/162806.php

Health Information Center (2018). *Celiac disease*. https://www.niddk.nih.gov/health-information/digestive-diseases/celiac-disease/all-content

Herbella, F. A. M.& Patti, M. G. (2022). *Atlas of esophageal surgery*. Springer.

Hockenberry, M. J., Rodgers, C. C., & Wilson, D. (2022). *Wong's essentials of pediatric nursing* (11th ed.). Mosby.

Kyle, T., & Carman, S. (2020). *Essentials of pediatric nursing* (4th ed.). Lippincott Williams & Wilkins.

Lehert, P., Cheron, G., & Calatayud, G. A., et al. (2011). Racecadotril for childhood gastroenteritis: An individual patient data meta-analysis. *Dig Liver Dis, 43*(9), 707-713.

Marcdante, K., Kliegman, R. M., & Schuh, A. (2022). *Nelson essentials of pediatrics* (9 th ed.). Elsevier.

Megan Werner (2018). *Intussusception*. http://www.learningradiology.com/archives04/COW093-intussusception/intussusceptcorrect.htm

Peate, I.& Evans, S. (2020). *Fundamentals of anatomy and physiology: For nursing and healthcare students* (3rd ed.). Wiley-Blackwell.

Physiopedia (2018). *Referred pain*. https://www.physio-pedia.com/Referred_Pain

Rubio-Tapia, A., Ludvigsson, J. F., Brantner, T. L., Murray, J. A., Everhart, J. E. (2012). The prevalence of celiac disease in the United States. *American Journal of Gastroenterology, 107*(10), 1538-1544.

Smith, C. A. & Avansino, J. (2022). *Anorectal malformations*. https://www.ncbi.nlm.nih.gov/books/NBK542275/

Wikipedia (2017). *Intussusception on ultrasound*. https://commons.wikimedia.org/wiki/File:Intussusception_on_ultrasound.jpg (Photos courtesy of Doc James. https://creativecommons.org/licenses/by-sa/3.0/deed.en)

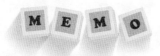

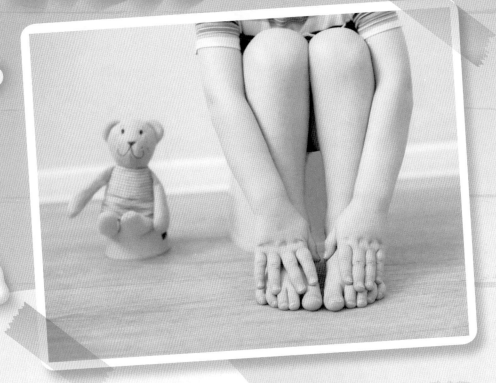

學習目標

讀完本章後,您應能夠:

1. 能瞭解兒童泌尿生殖系的生理結構及功能特性。
2. 正確評估泌尿生殖系統病童。
3. 能瞭解常見兒童泌尿生殖系統的導因及病理特性。
4. 能瞭解兒童泌尿生殖系統常見檢查及護理。
5. 能瞭解青少年常見性傳染疾病及護理。

泌尿生殖系統
疾病患童的護理

12

CHAPTER

吳美容

本章
大綱

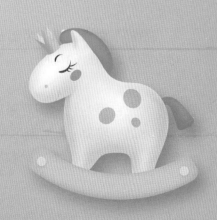

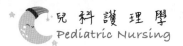

泌尿生殖系統分為泌尿及生殖兩大部分。泌尿系統的器官包括兩個製造尿液的腎臟、兩條輸送尿液至膀胱的輸尿管、膀胱和由膀胱排出尿液的尿道。主要功能是藉著控制血液組成及容積的能力來維持身體的恆定狀態，同時將水分和溶質作選擇性的排泄及儲存與各種廢物作選擇性的排泄；此系統影響荷爾蒙調節、循環及生殖功能。早期診斷出泌尿生殖系統疾病，給予適當的醫療及護理措施，以免對兒童健康造成損傷及影響生長發育。

　　生殖系統包含內、外生殖器，具有維持生命及延續種族之雙重意義，與性荷爾蒙有密切關係；性徵的發育問題會影響兒童性別角色及自我概念的發展。因此，護理人員應明瞭泌尿生殖系統特性及疾病對兒童造成之影響，配合不同年齡層認知發展需求，提供個別性護理措施。

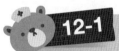
12-1　泌尿生殖系統的解剖生理特徵

一、泌尿系統生理特徵

　　腎臟系統發育始於胚胎的第一週，直到出生後第一年才完全發育成熟；新生兒的腎臟與其體重的比率約為成人的三倍大，出生時兩腎共重25 g，成熟時重250 g。胎兒時期的腎臟並不扮演重要角色，腎血流只占心搏出量的2.2~3.7%，胎兒每天有高達200 c.c.以上的尿液，全由母親維持體液及電解質平衡；出生後隨胎盤血液中斷，其腎血流量及腎絲球過濾率(glomerular filtration rate, GFR)快速上升，於2歲時達成人的水準(Kyle & Carman, 2020)。

　　腎臟位於腹腔後壁，與脊柱之關係而言，腎臟位於第12胸椎和第3腰椎之間，並且部分組織受第11及12對肋骨保護；腹腔右上方被肝臟占滿，故右腎位置比左腎低（圖12-1）。腎元(nephron)為腎臟的基本功能單位，足月兒出生時可包含80~100萬個腎元，而每個腎元均可形成尿液。由於腎元無法再生，當腎臟受傷、疾病或正常老化時腎元數目會逐漸減少。

　　膀胱、女性陰道下半部及尿道則是由泄殖腔的泌尿生殖竇發展而來。女性尿道短，小女孩約2公分（3/4吋），成年女性也只有4公分（1.5吋）；男性尿道較長約20公分（8吋）。

　　胎兒自第9~12週即有尿液形成，會排至羊水中增加羊水體積，若腎臟發育不全會造成羊水過少現象。正常新生兒，92%於出生24小時內排尿，99%於出生48小時內排尿，若無排尿應察明體液情形、腎功能或尿路是否有阻塞。新生兒的膀胱儲尿能力不強，每次約

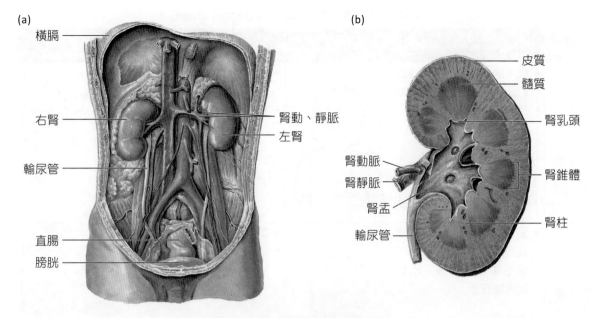

▶ 圖12-1　腎臟的形態位置和結構

35~45 c.c.，每日約10~30次的排尿次數，至3歲時每日排尿次數已接近成人(Kyle & Carman, 2020)，而尿液可在膀胱內儲留6~9小時。

　　嬰兒時期膀胱位於腹腔內，當被尿液充滿時可在恥骨聯合上1~4公分處觸摸到，亦是執行恥骨聯合上膀胱穿刺的位置。隨個人成長骨盆腔擴大，膀胱降入骨盆中而成為骨盆腔的器官。

二、生殖系統生理特徵

　　在胚胎的起始而言，並未分男或女性，直到第7週才分性別；成熟新生女嬰的外生殖器呈現大陰唇覆蓋陰蒂及小陰唇，出生數日會受母體荷爾蒙的影響，陰道會出現白色分泌物及假性月經，一般數週（約1個月左右）後會自行消失。

　　在胚胎發育過程中，睪丸到7~9個月才開始降到陰囊內，直到出生後2週才降到正常位置；足月男嬰在陰囊內可以觸摸到雙側的睪丸，其功能為製造精子及荷爾蒙產生。

　　當兒童進入青春期外生殖器會產生變化，男性約10歲時出現性成熟徵象（如睪丸變大、陰毛出現、陰莖變大等），14~18歲發育成熟並具有生殖能力；女性在陰毛出現後才開始發育，由陰唇側先長出，逐漸覆蓋在陰唇及肛門周圍，月經來潮為生殖系統成熟的特徵(Engel, 2006)；依陰毛及外生殖器發育過程分為五期（表12-1），護理人員為兒童執行外生殖器身體評估以確認處於哪一期。

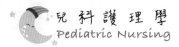
▶ 表 12-1　第二性徵發育評估 (Tanner stage)

時期	女性	男性
第一期	• 尚未開始發育，乳暈小於 2 公分，摸不到乳房組織 • 無陰毛	• 陰莖與陰囊大小與兒童一樣無明顯變化 • 無陰毛
第二期	• 乳房開始突出，乳暈逐漸變大 • 陰毛柔軟、細長，出現在大陰唇上	• 睪丸增大，陰囊增大 • 陰毛少，分布在陰莖的底部
第三期	• 乳房開始變得堅挺 • 陰毛黑捲、較粗，稀疏的分布在恥骨聯合上	• 陰莖變長，睪丸、陰囊繼續增大 • 陰毛色深，量稍增，向兩側延伸
第四期	• 內部乳房小葉與乳頭持續成長 • 陰毛接近成人外觀，繼續生長，尚未至大腿內側	• 龜頭變寬成型，陰囊色深 • 陰毛接近男性成人外觀，但量較少

▶ 表 12-1　第二性徵發育評估 (Tanner stage)（續）

時期	女性	男性
第五期	● 發育完全，乳頭位置在下半平面 ● 陰毛的質與量至成人程度，呈倒三角形，分布在陰阜尚且分布至大腿內側 	● 男性成人型態 ● 陰毛的質與量至成人程度，分布至大腿內側

資料來源：陳可欣、王淑真、戴仲宜 (2021)．青少年期．人類發展學（八版）．新文京。

12-2　泌尿生殖系統的整體性評估

健康史

1. 確認基本資料：包括性別、年齡、排行、家族疾病史（尤其是父母親及兄弟姊妹的病史，如多囊腎、尿道下裂或其他泌尿生殖系統病變）、住院經驗及提供訊息者。

2. 現在病史：收集主訴之問題如，發燒、腰窩處疼痛、頻尿、尿液顏色；需評估發作及持續時間、疼痛位置、頻率及性質、緩解的方法、接受治療與否。

3. 生產史：是否母親懷孕時有服用任何藥物、接觸任何性傳染疾病、任何異常（如羊水過少或過多）、出生時有異常情形（如臍動靜脈異常）、出生後未在48小時內排尿。

4. 過去病史：將過去生病情形、受傷、過敏史或手術經驗建立檔案（如曾因上呼吸道感染引起急性腎絲球腎炎），以及是否曾使用對腎臟造成毒性藥物（如Gentamicin、NSAIDs）、手術部位（如尿道下裂施行重建手術）、暴露於具腎毒性的環境中（如家中剝落的鉛漆）、使用輔助設備（如間歇性導尿、膀胱造瘻或留置尿管）。

5. 心理社會發展史：瞭解訓練大小便時、訓練者是否過度嚴厲造成壓力、排尿習慣，以及如何表示解尿需求、行為改變（尿床、無法控制排尿）、主要照顧者與病童之關係、最近家中是否有添加新成員、生活作息改變、生殖器外觀異常、排尿姿勢、初經年齡、第二性徵發育情形。

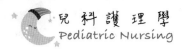

6. 日常生活型態：瞭解排尿習慣改變、解尿疼痛不適、頻尿、急尿、夜尿、便秘、衛生習慣改變、食慾減低、噁心嘔吐、體重減輕、疲倦、焦躁不安、日常活動是否受影響。

全身性評估

一、身體評估

執行時請病童採取平躺或半坐臥姿勢，並屈膝讓腹部放鬆，以利檢查順利進行。除評估體重增加或減少情形、血壓升高、腹圍增加、水腫情況及部位外，一般還包括：

1. 視診

觀察雙眼眼框及全身是否有浮腫現象、是否有低位耳（即耳朵位置低於眼眥連線），以及審視是否出現外觀疲倦、皮膚黏膜蒼白或泛黃、皮膚乾燥、煩躁不安、呼吸困難或急促、下肢出現水腫，以上症狀均可能出現在泌尿系統異常之病童。

生殖系統則需評估：

(1) 女童：陰部清潔程度、異味或不正常分泌物；陰唇、陰道紅腫或開口過大並有惡臭分泌物；若有異常的傷口、感染或性虐待情形，則需進一步評估。

(2) 男童：陰莖大小；是否有割包皮，尿道口、外形位置；陰囊顏色、大小及二側對稱性、有無扭轉或水腫（手電筒由後往前照射陰囊，**若透光則為陰囊水腫**）；每一陰囊裡有一個睪丸（3歲以上睪丸仍未下降，需進一步評估）。

2. 叩診

叩擊病童腰窩處是否有疼痛情形。

3. 觸診

腹部可觸摸到腫塊需懷疑可能有腎臟腫瘤或腎盂積水情形，腹股溝突起可能為疝氣或未下降的睪丸。

檢查腹股溝疝氣（用手指從陰囊底部滑向外鼠蹊環），有腹股溝疝氣的孩童在笑、哭、用力或咳嗽時，腹股溝會膨出疝氣，男孩較常見；女孩則常見股骨疝氣（即在大腿前側近股管處觸摸或看到的小腫塊）。

4. 其他檢查

若有小便失禁現象，應執行神經學的檢查（如評估會陰部感覺、肛門張力、下肢力量及感覺），以協助診斷是否有脊髓或馬尾損傷的神經系統異常；肛診有助於評估孩童是便秘或神經系統方面的損傷(Orenstein & Wald, 2016)。

二、心理評估

　　泌尿生殖系統之檢查會侵入部分身體，病童會感到威脅，對檢查的害怕會影響身體其他反應；須以平穩、安撫的態度接近，並以語言表示鼓勵，促進病童放鬆。對較小兒童則可採取注意力轉移技巧和遊戲的運用，對較大兒童採用解釋及隱私權被尊重的保證取得合作。

 診斷檢查

　　護理人員應評估各年齡病童，配合其認知發展予以解釋說明執行的目的及操作過程，並提供家屬及病童正確的解釋，給予適當的心理支持。常見的診斷檢查包括：

1. 尿路動力學檢驗：**可檢定排尿功能障礙的特徵**，進而找出發生功能障礙部位加以治療。

2. 排泄性膀胱尿道攝影(voiding cystoureterography, VCUG)：將顯影劑由導尿管注入膀胱內，**評估有無膀胱輸尿管逆流現象及逆流等級**。結果正常係指無解剖結構上的異常。

3. 靜脈注射腎盂攝影(intravenous pyelography, IVP)：通常須安排在發炎治療後4~6週或感染消失後執行，目的是確定泌尿系統的感染與解剖結構異常的相關性。**執行前須先確認病童對放射性顯影劑是否有過敏情形。做靜脈注射腎盂攝影之後，宜多讓病童攝取液體。**

4. 核子醫學腎臟掃描攝影(TC-99m, DMSA renal scan)：注射放射線物質以觀察腎臟結構與腎功能，檢查時必須保持不動，**目前是診斷急性腎盂腎炎(acute pyelonephritis)最可靠的工具。**

5. 尿液分析及培養：為泌尿生殖系統常見檢驗，收取尿液方法如下：

   (1) 導尿或恥骨聯合上膀胱穿刺：屬侵入性檢查對孩童具威脅性，臨床小兒科醫師建議，小於3個月以下的新生兒或大小便訓練未完成幼兒，應以導尿或恥骨聯合上膀胱穿刺方式留取檢體(Kyle & Carman, 2020)。

   (2) 留取中段尿或貼無菌尿袋：屬不具侵入性檢查，較被接受，但尿液染汙率偏高。貼無菌尿袋方式只接受用於做尿液分析，若有異常結果仍建議以導管方式留取檢體；建議貼無菌尿袋方式亦適用於臨床表徵輕微之幼兒(Kyle & Carman, 2020)。

6. 腎臟超音波(renal echo)：較不具侵襲性檢查，對病童不造成疼痛。過程中會塗抹潤滑劑在腹部及腰際，評估腎臟有無異常或病變，如水腎、腎結石及惡性腫瘤等。

12-3 兒童常見泌尿生殖系統的疾病及護理

一、尿道下裂(hypospadias)

為男嬰常見的泌尿生殖系統疾病之一，正常的尿道開口在陰莖的頂端，而尿道下裂的尿道開口是位於陰莖腹側，尿道上裂(epispadias)開口則是位於陰莖背側（圖12-2）。若不及早矯治會造成病童心理上的傷害，亦會影響未來性功能及生育能力。

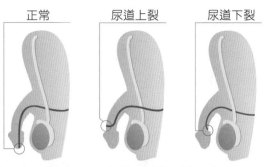

▶圖12-2　尿道上裂與尿道下裂

男嬰尿道下裂發生率可達0.3~0.5%（周，2017）。以發生部位的統計，前段尿道下裂最多，包括龜頭部、冠狀溝和陰莖的前1/3，占62~71%；中段尿道下裂則占15~22%；後段尿道下裂占20%。遺傳是另一重要因素，當父親為尿道下裂患者，則兒子的罹病率達8%，如家中父子皆為尿道下裂患者，其弟弟罹病率達26%。尿道上裂的發生率則較尿道下裂低。

(一) 病因及病理變化

真正發生原因仍不清楚，可能與胚胎期的12週前外生殖器分化變成男性或女性時，Y染色體及睪丸分泌的睪丸固酮分泌不足有關（黃，2015）；亦可能與胎兒的陰莖組織無法正常接受到雌性激素的影響有關。

(二) 臨床分類

以尿道下裂開口的位置，可分為冠狀溝下型(subcoronal type)、陰莖型(penile type)、陰莖陰囊交界處(penoscrotal type)、陰囊型(scrotal type)和會陰型(perineal type)（圖12-3）。

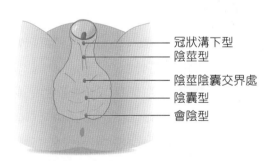

冠狀溝下型
陰莖型

陰莖陰囊交界處
陰囊型
會陰型

▶圖12-3　尿道下裂開口的位置

(三) 臨床表徵

1. 由於病童陰莖解剖構造上的畸形，**開口位置不對，位於陰莖腹側**，而異常的開口可沿著陰莖、陰囊或到會陰部，通常越近端的尿道下裂所造成陰莖下彎的嚴重程度越屬害。

2. 陰莖會呈向下彎曲，且背側包皮過多、腹側包皮缺損，從外觀很容易就診斷出尿道下裂。

3. 由於病童無法像正常男孩排尿時成一直線，而成傘狀灑開，甚至必須像女孩子般蹲著小便。

(四) 診斷檢查

　　尿道下裂主要診斷，仍有賴於仔細的臨床身體評估，尿道異常可能是性別異常的臨床表徵之一；正常新生兒陰莖長度為3.5公分。另需特別注意其家族史、懷孕期間母親是否有服用荷爾蒙製劑、是否合併其他異常（如隱睪症、腹股溝疝氣）。

(五) 醫療處置

　　手術的目標是使陰莖完全變直，將尿道口置陰莖頂端，建立一個內外徑一致的新尿道，以及手術中所轉移的皮膚疤痕能減低到令人滿意的程度。多數醫師建議6個月為進行手術最佳時機，**最好在完成小便訓練前完成手術**，此時機手術成功率高於3~4歲者（台灣泌尿科醫學會，2014），對嚴重的尿道下裂病童主張分期手術優於一次完成。

　　術後合併症包括出血、感染、皮膚壞死等，其醫療處置如下：

1. 出血：可採尖針電燒止血，若皮下有小血腫塊通常會自行吸收不需引流。術後數天內病童尿液可能含有血液，**如果尿液由陰莖以外區域滲出，須立刻通知醫師**。
2. 感染：對大量皮瓣轉位及放置尿管病童，則需於術後使用抗生素。
3. 皮膚壞死：若皮瓣組織壞死，而底層有存活之組織則較少後遺症。
4. 瘻管：最常見的術後併發症為尿道表皮瘻管，常會合併遠端尿道狹窄。於術前包皮下皮脂分泌物要清洗乾淨，為預防感染的重點；若產生瘻管則下次手術時間一定要等組織完全癒合，大約術後6個月才能在進行。
5. 尿道口及尿道狹窄：常發生在尿道口及遠端吻合處，因為血液供應不良或縫線收縮造成。對尿道口狹窄以龜頭隧道進行矯治手術；以尿道內切開術來矯治尿道狹窄。
6. 尿道憩室：原因有二，因尿道狹窄使尿液聚積形成憩室，或因手術時保留太多皮膚所致。就發生原因再一次進行矯治。
7. 尿道回縮：與進行龜頭成形術時組織壞死有關。
8. 持續陰莖下彎：與第一次手術時沒有完全矯正陰莖下彎有關，可根據下彎程度作矯正手術。

(六) 護理處置

1. 手術後暫時性恥骨上引流管約置放2星期，維持良好的尿液引流系統很重要，避免造成膀胱刺激引發膀胱不自主的收縮。**可讓病童包雙層尿布，將尿液引流管拉到外層尿布上**。
2. **監測尿量、顏色、性質及引流管的通暢度。鼓勵病童多喝水**，以維持適當水分及排尿通暢。

3. 術後依醫囑藥物使用：

    (1) 以口服止痛劑止痛，並給予Ditropan或Oxybutynin可減少膀胱痙攣，降低尿液滲漏。

    (2) 使用軟便劑減少便秘情形。

4. 術後採不換藥為原則，直到術後7~10天才拆開包紮檢視傷口。若傷口被糞便汙染或因病童躁動而包紮敷料脫落，才需提早換藥。

5. 術後臥床休息，**保持尿道導管固定於腹壁或腿上，以免牽扯傷口**，並使用床上拱型護**架，避免床單壓迫傷口**。

6. **限制會壓迫手術部位的活動約2週**，如坐玩具車、跨坐等。

二、隱睪症(cryptorchidism)

隱睪症是相當常見的一種先天性異常，也是小兒外科**最常見的疾病之一，係指單側或雙側的睪丸未完全下降至陰囊內**（圖12-4）。

剛出生的男嬰（體重＞2,500 g）發生率為1.8~4%，未下降的睪丸大多會在出生前，從後腹腔沿腹股溝下降到達陰囊內。隱睪症發生率與出生體重成反

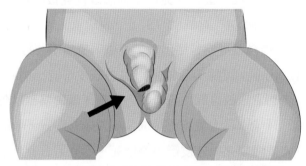

▶ 圖 12-4　隱睪症（圖為單側睪丸未下降至陰囊）

比，出生體重越低，發生率越高；而早產兒的發生率約為足月兒近10倍之多，**因睪丸下降發生於胎兒期第7~9個月，故好發於早產兒**。另外如果母親在懷孕前3個月服用女性荷爾蒙製劑，或是第一胎的男嬰，罹患隱睪症的機會也較大些；幾乎90%以上的隱睪症病童都會合併有同側的腹股溝疝氣存在(Hockenberry, Rodgers, & Wilson, 2022)。

(一) 病因及病理變化

隱睪症發生的原因至今仍無定論，可能是胎兒生長過程中，由於母體缺乏足量的促性腺激素，造成睪丸下降不全，其他原因還包括睪丸繫帶異常、腹股溝管構造異常、睪丸本身異常或機械性阻塞有關。

(二) 臨床分類

隱睪症分成四類(Lee, 2015)：

1. 真正未下降睪丸(truly undescended testes)：只有手術才能將睪丸移至陰囊中。

2. 自動下降的睪丸(spontaneously descending testes)：出生時睪丸未降至陰囊中，之後才自動降至陰囊中。

3. 上升性的睪丸(ascended testes)：出生時睪丸已降至陰囊中，隨著男童的成長，睪丸卻逐漸上升而離開陰囊。

4. 伸縮性的睪丸(retractile testes)：這類的睪丸在理學檢查時可用手將其置入上陰囊中，但當遇冷、恐懼或其他刺激使提睪肌收縮時，又將睪丸拉離陰囊。

(三) 臨床表徵

通常隱睪症病童陰囊較小，且外觀較為平滑些、缺少摺紋；另外須注意病童是否有合併其他系統方面的異常情形，如先天性腹壁缺損、唐氏症、先天性德國麻疹或性別生成障礙。

由於未下降的睪丸易受腹腔內高溫所損害，而導致最重要的兩個合併症：不孕症及**睪丸癌**，睪丸固定術多數可以改善不孕症，卻無法改變睪丸癌的危險程度。

(四) 診斷檢查

隱睪症的診斷檢查主要依賴觀察及觸診，**觸診前先讓6個月大的病嬰平躺**，若為6個月以上的病童（提睪反射較強）則採蹲姿，以緩和提睪肌。**檢查時須保持檢查環境溫暖，避免提睪肌收縮而將睪丸拉回至腹股溝內**。最常見的結果為觸摸不到睪丸，雖然摸不到但大多數睪丸是存在的，此時需求助於其他醫學檢查，分別說明於下。

• 非侵入性檢查

1. 超音波檢查：操作簡單且價格便宜，對腹股溝處的睪丸確診率最高，但對尋找腹腔內睪丸其偽陰性過高。

2. 電腦斷層：比超音波較為準確的檢查。

3. 核磁造影：優點是可以評估睪丸的內質，缺點則為檢查時間過長且檢查時病童必須接受麻醉。

• 侵入性檢查

生殖靜脈血管攝影是一種具有侵入性之高技巧檢查，執行時病童需全身麻醉，對隱睪症中無睪丸症、萎縮之未下降睪丸或後腹腔膜之未下降睪丸之診斷及定位，非常有效。其原理藉由找到靜脈叢(pampiniform plexus)而間接推斷睪丸的位置，但靜脈叢存在並不表示一定有睪丸，故對臨床診斷實在有限，目前已少用。

• 腹腔鏡檢查

對於真正摸不到的睪丸，有2/3是位於腹股溝內環以上，而有約20%是根本沒有睪丸，此時腹腔鏡檢查對這兩種情況非常有幫忙，且有50%可同時完成治療；它還能提供選擇開刀位置（腹股溝或腹腔）的訊息。雖然過程有些耗時，但現已成為許多醫學中心首要選擇檢查。

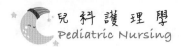

- **人類絨毛膜性腺激素刺激試驗(human chorionic gonadotropin, hCG test)**

用來診斷睪丸功能，即連續注射4天hCG後，若血清內的testosterone明顯上升，表示睪丸功能正常。

(五) 醫療處置

- **荷爾蒙治療**

病童可於1~4歲時注射荷爾蒙刺激睪固酮合成，促使睪丸下降。荷爾蒙治療具有下列特點包括：(1)治療前睪丸位置越低越有效，特別是伸縮性睪丸；(2)雙側比單側有效；(3)年齡較大的小孩比嬰兒有效。對於真正的隱睪症病童荷爾蒙治療效果有限，無法取代睪丸固定術的角色。

目前常用的藥物為肌肉注射的**人類絨毛膜性腺激素(Human Chorionic Gonadotropin, hCG)**及鼻腔噴藥的黃體激素刺激素(Gonadotrophin-releasing Hormone, GnRH)。治療效果兩者可說是差不多，男性化副作用（如陰莖變大、陰囊皺摺增加）則以hCG比GnRH多。

- **手術治療**

施行睪丸固定術(orchieopexy)，此為將睪丸降到陰囊中的手術。**一般建議於5歲以前進行治療，尤以6~24個月是執行隱睪症手術最佳時機**，其理由如下：

1. **增加精子製造能力及受孕能力的機會，預防以後的不孕症**。手術應在生殖細胞消失前施行，2歲大以後生殖細胞發現有明顯退化情形。
2. 以心理發展觀點而言，2歲前施行手術，對心理影響最小，**以防病童有閹割焦慮**。
3. 先天異常矯正手術應越早施行越好，且此時手術合併症及麻醉危險不會比1歲以上病童高。
4. 減低睪丸位於腹腔或腹股溝受外傷的機率，及睪丸不在陰囊內容易產生扭轉的機會。
5. 提早檢測睪丸惡性病變的發生，睪丸癌在曾患隱睪症的成年男性約為0.28%，手術並不能減低罹患睪丸癌的機會，但接受過睪丸固定術把睪丸放置陰囊後，確實可以及早發現病變。
6. 可同時治療合併的腹股溝疝氣。

(六) 護理處置

> ➲ 健康問題：焦慮，與對手術過程不熟悉有關。

✦ 護理目標
病童及家屬能瞭解手術過程及其照護，並能表達內心感受。

✦ 護理措施
- 手術前護理
1. 鼓勵雙親及病童表達其感受。
2. 對病童以他能瞭解之名詞來說明，澄清病童的錯誤觀念。

● 手術後護理

1. 手術後清醒 30 分鐘後可以喝水，再等 30 分鐘若未發生嘔吐則可進食；手術後第一天食慾較差，若有嘔吐則再禁食 30 分鐘，觀察之後再重複試飲開水。
2. 較小的病童，須定時更換尿布，以減少傷口受到汙染而增加感染機率。
3. 陰囊及腹股溝處**若有腫脹情形，可給予冰敷**，或依醫囑給予止痛藥，**以減輕疼痛**。手術後傷口會用紗布及透明敷料覆蓋，要保持傷口清潔和乾燥，勿拆除敷料；固定睪丸的縫線，通常是用半人工合成的線，不用拆線（劉，2018）。
4. 手術後建議 3 個月內避免劇烈運動，以降低碰撞傷口的機會。

三、泌尿道感染(urinary tract infection, UTI)

泌尿道感染指尿路中存有細菌，而引起尿路組織或腎實質的病變，可分為上泌尿道感染（如腎盂腎炎、輸尿管炎）及下泌尿道感染（如膀胱炎、尿道炎）兩種（圖12-5）。泌尿道感染是小兒科臨床診療中最常見但容易被忽略的問題，在病童發燒的病例中，約有20%的病童因泌尿道感染所引起，且是2歲以下病童發燒的常見原因。

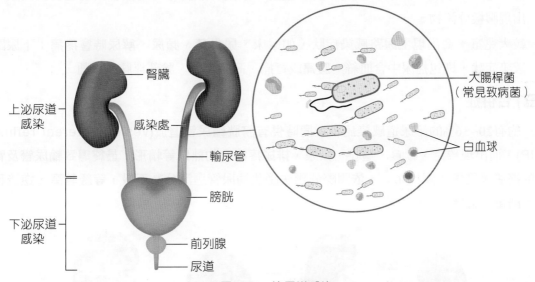

▶圖12-5　泌尿道感染

小於3個月的嬰兒常因細菌由血液流至腎臟而造成UTI；**1歲以下幼兒，男孩發生率較高；1歲以後，則女孩發生率比男孩高10~30倍**，是因為女孩尿道較短，尿道與肛門會陰較接近所致（臺中榮民總醫院兒童感染科，2018）。**在青少年期有較高的發生率是與性交有關。**

其高危險群包括：有尿瀦留(urinary stasis)者如膀胱輸尿管迴流症（1歲以下68%男童發生泌尿道感染主因，女童接近30~40%）、結構異常、家族史（雙親或手足曾泌尿道感染）、種族（黑人發生率為白人二倍）、未完成大小便訓練、便秘、早產兒或免疫不全疾病、未割包皮之男童（1歲以下男嬰發生比率為割包皮者之10~20倍）及有性行為之青少年。

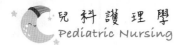

(一) 病因及病理變化

引起泌尿道感染多為革蘭氏陰性菌，**大腸桿菌(*Escherichia. coli*)為最常見的致病菌**，約有90%的急性感染及70~80%反覆感染是由此菌所引起的。另外白色念珠菌(*Candida albicans*)最常引起早產兒泌尿道感染，變形桿菌(*Proteus*)好發於較大兒童，且與尿路結石有密切的相關性；金黃色葡萄球菌(*Staphylococcus aureus*)、嗜血桿菌(*Haemophilus*)亦會造成兒童期泌尿道感染(Kyle & Carman, 2020)。

一般而言，平時尿液是無菌狀態，但在37℃時它提供一個培養細菌的溫床，故適當的排尿流速及膀胱定時的排空，可將病原入侵組織繁殖之前沖走。當先天性結構異常、排空機轉功能不佳或因便秘引起輸尿管或膀胱受壓，導致膀胱排空不完全，尿液滯留膀胱，使細菌迅速繁殖增加感染機會，受感染的尿液上行至腎臟，造成進一步的傷害。

(二) 臨床表徵

1. 嬰幼兒：常見以不明**發燒**表現最多，非特異性的症狀有生長遲緩、**食慾差**、**餵食困難**、嘔吐、腹瀉、腹痛、焦躁不安、抽筋、尿液有惡臭味，局部會出現包皮炎或尿布出現膿樣分泌物。

2. 較大兒童：會出現上尿路感染症狀，如尿床、尿失禁、**頻尿**、**解尿時會疼痛**；下尿路感染症狀，則包括尿中含血絲、**腹痛**或背痛、高燒寒顫、臉部浮腫或水腫。

(三) 合併症

約有20~36%的泌尿道感染病童，**同時併有膀胱輸尿管迴流(vesicouretereal reflux, VUR)**，而出現倦怠、厭食、嘔吐、頻尿、**排尿疼痛有灼熱感等情形**，**最終導致輸尿管及腎臟的擴張與損傷**（圖12-6）。依國際分類法膀胱輸尿管迴流分為五級，**等級越高，逆流程度越嚴重**，請參考表12-2。

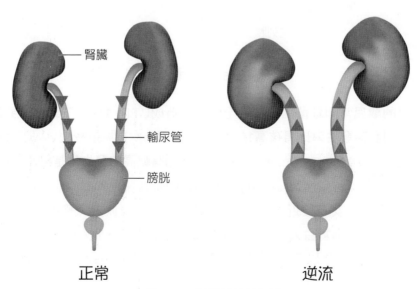

正常　　　　　　　　　逆流

▶圖12-6　膀胱輸尿管迴流

▶ 表12-2　膀胱輸尿管迴流之分級

分　級	說　明
第一級	尿液逆流只到輸尿管，輸尿管無擴張情形
第二級	尿液逆流到腎盂，輸尿管無擴張情形
第三級	輸尿管和腎盂輕微擴張，腎盞穹窿(fornices)角度不變或輕微變鈍
第四級	輸尿管中度擴張，腎盞穹窿(fornices)銳角變鈍
第五級	整個集尿系統（包括輸尿管和腎盂）嚴重扭曲擴張

資料來源：Wilson, J. (2017). *International Classification of Vesicoureteral Reflux*. https://www.news-medical.net/health/International-Classification-of-Vesicoureteral-Reflux.aspx

(四) 診斷檢查

即早診斷發現泌尿道感染，可減少因感染所造成不可逆的腎臟傷害。臨床上診斷檢查包括：

1. 尿液分析：此為最快速方便的方法，尿液外觀可能正常或混濁，有魚腥味，可能出現血尿或膿尿（尿離心沉澱物中白血球＞5/HPF）。

2. 檢測尿液中白血球酯酶(leukocyte esterase, LE)及亞硝酸鹽(nitrites)：可快速簡易得知是否有泌尿道感染，提供間接感染存在證據。

3. 尿液培養：泌尿道感染有賴於由尿液培養出細菌，故收集尿液檢體極為重要，其方式包括：

    (1) 恥骨聯合上膀胱穿刺取尿：被認為最能避免汙染的方法，對於革蘭氏陰性菌而言，只要有任何菌落長出就具有臨床意義；而對革蘭氏陽性菌而言，則須至少有數百個菌落／mL，才被認定為造成泌尿道感染的致病菌。

    (2) 導管取尿：**超過10⁵個以上單一菌落／mL**，則可推定為泌尿道感染。對革蘭氏陽性菌而言，則須至少有數百個菌落／mL，才被認定為造成泌尿道感染的致病菌。

    (3) 收集中段尿液：於尿道周圍消毒後，再取中段尿液做檢查。依美國小兒科醫學會公布標準，男孩的中段尿液有大於10^4個菌落／mL，就具有臨床意義；女孩的中段尿液3次的檢體都有大於10^5個菌落／mL生長，那麼95%的把握認定有泌尿道感染。

    (4) 貼無菌尿袋取尿：檢體極易受到汙染，其偽陽性機率很高。

4. 腎臟超音波(renal echo)：較不具侵襲性，可以觀察是否有水腎、分辨遠端輸尿管是否擴張、膀胱壁肥厚、憩室、結石等異常；亦能發現急性腎臟發炎或腎臟結痂，但敏感度並不如其他造影檢查；此外當檢查結果正常並無法排除膀胱輸尿管迴流的可能性，仍需安排排泄性膀胱尿道攝影。

5. 靜脈注射腎盂攝影(intravenous pyelogram, IVP)：**觀察上泌尿道結構**。

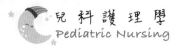
6. 排泄性膀胱尿道攝影(voiding cystoureterography, VCUG)：為膀胱輸尿管迴流(VUR)的主要診斷檢查。主要是藉由尿液排出，來觀察尿液逆流的情形。檢查前後的注意事項包括：

(1) 檢查前：不需灌腸，但須禁食(NPO)5~6小時，以免引起嘔吐。

(2) 檢查後：需鼓勵病童多喝水，以利排出顯影劑。

7. 核子醫學腎臟掃描攝影(TC-99m, DMSA)：可以清楚顯示出腎皮質的形狀，此項檢查最能準確的反應腎臟發炎部分，因此被作為診斷急性腎盂腎炎的依據。

(五) 醫療處置

治療泌尿道感染的首要目的在於清除急性感染、防止敗血症及降低腎臟傷害的危險。

• 抗生素治療

針對致病原做抗生素敏感性調查中，顯示對大部分常見致病原有效的抗生素種類包括：Amikacin、Gentamicin、Nalidixic Acid、Nitrofurantoin、Sulfamtehoxazole-trimethoprim (TMP-SMX)、Cephalothin、Tobramycin，同時給予解熱退燒藥物降低不適感。大部分病童住院在24~48小時內，病情就會獲得改善；**若無症狀也須繼續服完藥量（細菌培養結果為兩次陰性，才可停止服用），完整的治療需7~14天左右，藥物服用完後需再返診就醫**(Kyle & Carman, 2020)。

• 膀胱輸尿管迴流(VUR)治療

對於結構異常的**低度膀胱輸尿管迴流（第一～三級）**的病童，可給予口服預防性抗生素直到VUR消失，並定期的追蹤檢查；對於高度膀胱輸尿管迴（第四及五級），就要以輸尿管再植入(ureter reimplantation)的手術來矯正。治療完後一週，應做一次尿液培養，若為陰性表示治療成功。

追蹤檢查在病童痊癒後，應每3個月做一次追蹤性尿液培養，至少持續1年；合併有膀胱輸尿管迴流者，應每年接受排泄性膀胱尿道攝影(VCUG)及腎臟超音波檢查，直至迴流消失。

(六) 護理處置

⊃ 健康問題（一）：體溫過高，與尿道感染有關。

✦ **護理目標：**維持體溫於正常範圍內(36.4~37.2℃)。

✦ **護理措施**

1. 每4小時監測體溫，密切觀察體溫的變化，並依醫囑給予退燒藥、靜脈輸液。

2. 評估皮膚溫度與彈性、四肢循環及是否出現脫水症狀。鼓勵多攝取水分，避免產生脫水情況。

3. 鼓勵病童多休息，同時保持室內通風，調整室溫維持至 24~26℃；並除去緊身與厚重衣物。

⊃ 健康問題（二）：知識缺失，與缺乏接觸正確訊息（預防尿道感染）有關。

✦ **護理目標**：家屬能得到預防感染的衛教。

✦ **護理措施**

1. 給予病童及家屬心理支持，加強對疾病治療及診斷過程的解釋。
2. 使用抗生素藥物時，宜觀察藥物過敏反應，並鼓勵大量喝水，避免藥物沉澱於腎小管。
3. **告知持續服用抗生素的重要性**：目的在預防疾病復發，**當症狀減輕仍需持續服用**。按時評值其藥效，應指導家屬藥物名稱、劑量、服用時間及副作用。
4. **注意陰部清潔**，女童會陰清潔由前往後擦拭，男童注意包皮皮膚清潔。
5. 尿布或內褲不要穿著太緊，以棉質內衣物最佳。
6. **勤換尿布、督促定時排尿**，勿憋尿。
7. 勿洗泡沫澡，防肥皂刺激膀胱。
8. **鼓勵攝取水分及使酸化尿液的果汁（如蔓越莓汁），有助於減輕感染的機率**；而咖啡因與碳酸飲料因會刺激膀胱黏膜，則應避免。
9. 青春期以後的**少女有性行為時，在性前、後需排尿以沖出在尿道口的細菌**。
10. 告知家屬回診時間，**並解釋追蹤複檢尿液之重要性**。

四、急性腎絲球腎炎(acute glomerulonephritis, AGN)

　　腎絲球在腎臟組織扮演過濾器的角色，由上皮細胞、基底膜及內皮細胞組成極為緻密的濾網，將體內的代謝廢物及水分從血中過濾出來。當腎絲球受到傷害，其過濾功能會受到影響，而無法有效的清除身體廢物及水分（圖12-7）；長期持續性腎絲球腎炎會造成腎功能下降進而演變為末期腎病(end-stage renal disease, ESRD)，須接受透析治療或腎移植。

　　急性鏈球菌感染後腎絲球腎炎(acute poststreptococcal glomerulonephritis, APSGN)是兒童期間最常見且大部分可以確認原因的腎臟感染疾病，主要好發6~7歲，男比女為2：1。

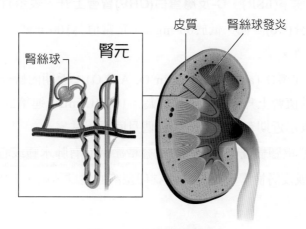

▶ 圖12-7　急性腎絲球腎炎

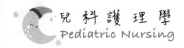

(一) 病因及病理變化

常發生於上呼吸道或皮膚受到A群β型溶血性鏈球菌(Group A β-hemolytic Streptococcus)的感染,產生抗原抗體反應所導致。當自體免疫複合體沉積於腎絲球與鮑氏囊,會造成發炎、阻塞而產生血尿,也會降低腎絲球過濾率,而導致尿量減少,引起水腫。

(二) 臨床表徵

1. **水腫**:尤其在眼眶周圍,早晨較明顯,白天會擴散至四肢及腹部。
2. **蛋白尿(泡沫尿)、血尿或尿量嚴重減少**,且易造成代謝性酸中毒。
3. 蒼白、焦躁不安、腹部不適或排尿困難、食慾降低。
4. **血壓可能會輕度到重度上升。**
5. 高血壓性腦症:有些病童會主訴頭疼、嘔吐、嗜睡或抽筋,嚴重者會發生昏迷。

(三) 診斷檢查

1. 尿液分析:會出現蛋白尿、血尿、圓柱體及上皮細胞,尿比重增加(>1.030)。
2. 生化檢查:血中鈉、鉀、氯及碳酸鹽在正常值內,**由於腎絲球過濾率降低,血中尿素氮(blood urea nitrogen, BUN)及肌酸酐會上升。**
3. 血液檢查:**血紅素(Hb)數值會下降**,因體液容積增加被稀釋;白血球則為正常或輕微增加。
4. 血清學檢查
   (1) 紅血球沉澱速率(ESR)、**C-反應蛋白(CRP)皆會上升**,表示有炎症反應。
   (2) **第三補體成分(C3)降低**,低於60 mg%,正常值為100 mg%;通常在發病後幾週內會恢復正常值。
   (3) 抗鏈球菌溶血素O (antistreptolysin O, ASLO):近期內感染A族鏈球菌的病童,80~85%此數值會上升,兒童正常值為<100 IU/mL,連續2週測量ASLO值,若上升2倍者,表示近期有感染;約6~12個月回復正常。
   (4) 胸部X光及心電圖檢查:可能因體液容積淤積而有肺水腫或心臟擴大的現象。
5. 細菌培養:喉頭或皮膚檢體培養會發現A群β型溶血性鏈球菌,表曾受此菌感染。

(四) 醫療處置

1. 急性期臥床休息,並採低蛋白、低鉀飲食。
2. 有水腫、高血壓、心衰竭或少尿時應限鹽飲食,低於3公克／天:症狀消失則不限鹽分攝取。

3. 藥物治療

(1) 喉頭培養出鏈球菌，給予抗生素治療，以口服盤尼西林10天或長效肌肉注射一劑。

(2) 高血壓或水腫時，可給予降血壓藥或利尿劑使用。

(五) 護理處置

⊃ 相關健康問題
1. 體液容積過量，與血漿過濾率下降有關。
2. 排尿型態障礙，與液體沉積及腎絲球過濾率障礙有關。
3. 皮膚完整性受損，與水腫或限制活動有關。
4. 營養不均衡：少於身體需要，與飲食或液體的限制有關。

✦ 護理目標及措施
1. 急性期時應盡量讓病童臥床休息 2~3 個星期，並記錄每次小便之外觀，直至肉眼看不見血尿的情形。
2. 密切監測生命徵象：需每 4~6 小時監測血壓，預防合併症發生。
3. 注意限水而引發脫水現象（如眼框、囟門凹陷），每日定時使用同一磅秤與相同穿著，測量體重變化。
4. 監測尿液量，並記錄輸入及輸出量
   (1) 每天尿量若少於200~300 c.c.，則須禁食高鉀食物，如香蕉、柑橘及葡萄柚等。
   (2) 監測尿液鉀濃度，評估高血鉀症狀包括肌肉無力、麻痺、心跳變慢、噁心、過度反射或腹瀉。
   (3) 若液體過多會有肺水腫，必須評估呼吸狀況及呼吸音，異常時立即報告。
5. 皮膚照護
   (1) 限制活動及水腫時，應常改變姿勢，以減少皮膚組織壓力，必要時抬高下肢。
   (2) 維持皮膚清潔，預防因乾燥或不清潔引起破損感染。
6. 預防感染護理
   (1) 給予單獨環境，避免接觸有傳染病源的人或環境。
   (2) 執行任何侵入性治療，嚴格採取無菌技術。
   (3) 注意口腔清潔及護理，維持皮膚完整性，以減少感染途徑。
7. 飲食指導
   (1) 若無出現合併症，則可進食普通飲食，但若水腫及高血壓的病童應限制水分及鈉的攝取（如洋芋片、餅乾）。
   (2) 若血中尿素氮(BUN)增加，需攝取低蛋白飲食，以保護腎臟功能。
8. 每週要評估尿液分析追蹤，繼而一個月一次；衛教及支持父母對出院及居家護理做好準備。
9. 病況雖穩定，但在蛋白尿及血尿消失前，仍需避免劇烈活動。

五、腎病症候群(nephrotic syndrome / nephrosis)

腎病症候群是由多種病因引起腎臟病變，造成蛋白由尿中流失，導致一連串症狀。男性多於女性，**好發2~5歲**，在亞洲地區每年每十萬名兒童中就有9~16位新增病例，常發生在具有家族過敏史的兒童身上。

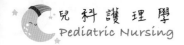

(一) 病因及病理變化

臨床上腎病症候群可分為：

1. 原發性腎病症候群：約90%屬於原發性腎絲球腎炎，是腎臟本身的問題所引起的，其中微小變化型腎病症候群(minimal change nephritic syndrome, MCNS)占75%以上。

2. 續發性腎病症候群：與全身性疾病，如糖尿病、紅斑性狼瘡、藥物、重金屬中毒、腫瘤、感染所引起的併發症有關。

由於腎絲球受到破壞，腎絲球膜通透性增加，造成血中白蛋白大量流失，出現蛋白尿，而造成血管的膠質滲透壓降低，形成水腫，有關腎病症候群的病理變化，請參考圖12-8(Cohen, 2017)。

(二) 臨床表徵

腎病症候群是一群合併有蛋白尿、低白蛋白血症、高血脂及水腫的臨床症狀，下列為臨床常見表徵：

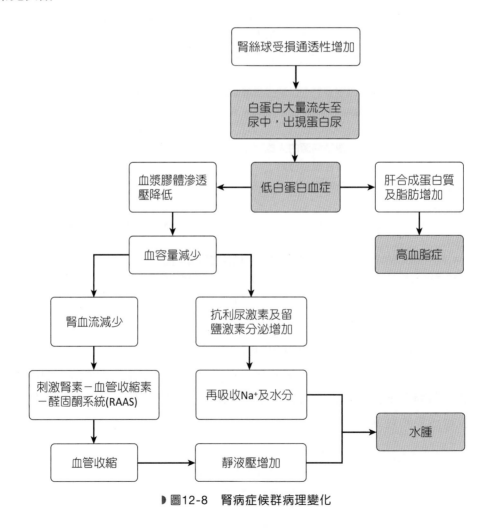

▶圖12-8　腎病症候群病理變化

1. 尿液：尿量減少、**呈深乳白色、有泡沫**（尤其早晨第一泡尿更為明顯）。

2. 體重增加。

3. 腹痛。

4. **全身性水腫**：包括：

    (1) 眼睛周圍浮腫，早晨明顯，之後漸漸消除。

    (2) 腹水、肋膜積水導致呼吸困難。

    (3) 陰唇或陰囊水腫。

    (4) 腸黏膜水腫引起腹瀉、**食慾降低**、腸胃吸收不良。

5. 易怒不安的情緒、**容易疲倦**、嗜睡。

6. **血壓正常或輕微降低**。

7. 易受感染。

表12-3為急性腎絲球腎炎與腎病症候群的比較。

▶ 表12-3　急性腎絲球腎炎與腎病症候群的比較

比較項目 疾病		急性腎絲球腎炎	腎病症候群
病因		**A群β型溶血性鏈球菌感染**	可能是腎臟病變，或是因全身性疾病如糖尿病、紅斑性狼瘡等侵犯到腎臟而引起
臨床表徵	水腫情形	局部性（如眼眶周圍）	全身性
	血壓	升高	正常或輕微降低
	血漿白蛋白	減少	減少
	血脂	**正常**	**增加**
	蛋白尿	出現蛋白尿	出現蛋白尿
	血尿	出現血尿	無或輕微
	血中尿素氮(BUN)、血清肌酸酐	增加	正常

(三) 診斷檢查

1. 尿液分析

    (1) 蛋白尿(100 mg/kg/day)，若每日增加1 g，表示情況嚴重。

    (2) 尿中有圓柱體、極少量紅血球。

    (3) 少尿。

2. 血液分析

    (1) 血清蛋白總量(total protein, TP)減少。

    (2) 血漿白蛋白低於2.5 g%，血漿球蛋白則正常。

(3) 血紅素及血比容通常正常或升高、紅血球沉降速率升高、血小板因血液濃縮而數目偏高、血清鈉離子偏低。

(4) 膽固醇、血脂升高。

(5) 補體C3正常或降低。

3. 腎功能檢查：血清肌酸酐(creatinine, Cr)及血中尿素氮(blood urea nitrogen, BUN)均正常，當腎絲球過濾率(creatinine clearance, Ccr)降低時，血中尿素氮會升高。

4. 腎臟切片

(1) 下列情況可考慮做腎臟切片：

A. 治療前：發作時小於6個月大、發作時有肉眼可見性血尿，以及持續顯微鏡下血尿並合併有高血壓或低補體C3，尤其是女性或青少年期的孩童。

B. 治療後：對類固醇治療不反應（早期或晚期不反應者）。

(2) 檢查後注意事項：需密切測量生命徵象，觀察傷口，並在敷料上加壓以防出血。**意識清醒後即可鼓勵多攝取水分，以防止血塊阻塞尿路。**

(四) 醫療處置

接受治療的病童，急性期過後腎功能通常恢復正常，約有80%的病童有不錯預後，但部分則終身影響腎功能，有一半病童可能會在5年內復發。

• 類固醇治療

選用Prednisolone以60 mg/m²/day的劑量治療4週，接著以40 mg/m²/day的劑量隔天給予4週，然後快速減量(Robert, 2017)。完成前8週地治療後，接下來3個月的時間，以每月減量25%的方式隔天給予，可以有效減少病童6個月內的發作次數，進而減少成為經常再發型的機會。副作用為出現庫欣氏症候群(Cushing syndrome)、生長遲滯、高血壓、感染等。

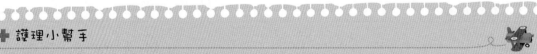

🚑 護理小幫手

長期使用類固醇藥物導致病童血管脆性增加，不易維持周邊靜脈輸液，故臨床上對此類病童注射部位當無感染徵兆時，可維持 96 小時不更換，以減輕病童之疼痛。

• 免疫抑制劑

對於類固醇無反應、有明顯副作用或經常復發的病童，則會考慮給予免疫抑制劑。

1. Cyclophosphamide：口服的烴基化類藥物，可有效減少再發次數，得到長期緩解，而減少類固醇用量；合併類固醇使用較單獨使用效果佳。副作用為腸胃不適、嘔吐、掉髮、出血性膀胱炎、白血球低下等。另外需特別留意，可能會造成生殖器官毒性而不孕。

2. Cyclosporine A (CsA)：對使用過燁化物效果不佳的病童，才考慮使用此藥。一般若與低劑量的類固醇並用可得最好的效果。副作用為多毛症、齒齦肥厚、感覺異常、高血壓、胃腸症狀，急性中毒時常見高血鉀高氯代謝性酸中毒、高尿酸、腎功能不全、低血鎂，另外長期使用則會造成慢性腎功能下降。

• 利尿劑

應小心給予，因容易造成血鈉過低，進而減少血管內容積，只對有水腫的病童實施中度給液的限制。

(五) 護理處置

➲ 相關健康問題
1. 體液容積過量，與液體堆積有關。
2. 潛在危險性體液容積缺失，與蛋白質、液體流失、水腫有關。
3. 營養不均衡：少於身體需要，與食慾降低有關。
4. 潛在危險性感染，與接受類固醇、免疫抑制劑治療造成免疫力降低有關。
5. 家庭運作過程紊亂，與家中有患腎病的兒童有關。
6. 潛在危險性皮膚完整性受損，與水腫及免疫力降低有關。
7. 身體心像紊亂，與外觀改變有關。
8. 知識缺失，與缺乏正確知識有關（飲食、藥物、活動及居家照護）。

✤ 護理目標及措施
1. 密切監測生命徵象：注意生命徵象變化，預防合併症發生。
2. 觀察血栓形成的徵兆：因血量減少，血流淤積容易形成血栓栓塞的危險，應立即通知醫師處理。
3. 每日記錄體重、腹圍及水腫之變化。
4. 監測尿液量，**並記錄輸入及輸出量**，同「急性腎絲球腎炎」之護理措施。
5. 水腫護理
   (1) 嚴重水腫時宜臥床休息，必要時採半坐臥以利呼吸，**如需要依醫囑給予利尿劑**。
   (2) 眼睛護理：用生理食鹽水棉球擦拭雙眼分泌物，**抬高床頭減輕眼睛浮腫**。
   (3) 皮膚照護
      A. **水腫時應經常改變姿勢**，以減少皮膚組織壓力。
      B. **選擇寬鬆通風的棉質衣服，並保持皮膚及皺摺處的清潔與乾燥**，避免引起破損與感染。
      C. **適當地支托身體，可減輕水腫及增加舒適感**。
   (4) 陰囊水腫時，可給予適當支托減輕不適，採側臥時二腿中間放置一枕頭，避免壓迫陰囊。
6. 飲食方面：急性期時，採限水、**高蛋白（2~3 g/kg，且以動物性蛋白為主）**、高熱量、高糖分的食物，如奶昔；**採低鹽飲食**，限制高鹽食物及醃漬品，如洋芋片、海苔、含鹽粒之蘇打餅、鹹肉等，直到恢復期才可不必完全忌食。
7. 藥物護理措施：使用類固醇或免疫抑制劑治療要觀察有無感染徵兆。
   (1) 類固醇治療
      A. **因類固醇會引起身體心像的改變**（如水牛肩、月亮臉、骨質疏鬆等），與父母親和病童討論身體心像改變的感受，**並給予心理建設**，必要時可以運用遊戲治療以疏導情緒。
      B. **容易感染**，需注意預防，**且使用藥物期間，不可注射減毒活性疫苗**。有關預防感染護理，請參考「急性腎絲球腎炎」之護理措施。
      C. 告知家屬及病童藥物引起的改變是暫時性的，藥物後停止即會消失。
      D. 指導家屬及病童勿空腹服用，並觀察腸胃道副作用，如大便潛血。
      E. **勿自行停藥**或減藥，並按時服藥，才能有效達到疾病控制。

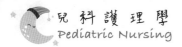

(2) 免疫抑制劑

　　A. 使用前必須先由醫師向父母親說明解釋藥物的使用目的及副作用。

　　B. 觀察藥物副作用：

　　　　a. 白血球減少易造成感染，需減少感染源，必要時限制訪客。

　　　　b. 毛髮掉落，必要時可以配戴假髮，以減輕身體心像改變引起之不適。

　　　　c. 預防膀胱炎，經醫囑可給予大量液體，防止藥物在血中濃縮。

(3) 利尿劑：**使用期間要監測並維持血中電解質的平衡，因利尿劑造成鉀離子流失**，宜補充高鉀食物，如柑橘類、香蕉、番茄、葡萄汁。

8. 給予家屬及病童支持

(1) 急性期應臥床休息限制活動，以減輕腎臟負擔；恢復期視病童耐受力，盡可能維持休息及輕鬆之活動。

(2) 鼓勵病童說出自己的害怕，尤其學齡前期病童會因為陰囊水腫而引起閹割恐懼，可告知並保證身體的完整性。

(3) 協助父母說出自己的擔心及害怕，並指導與疾病相關之知識及使用藥物須知，如經醫師指示服用藥物，勿任意停藥或更改劑量。

(4) 視需要轉介適當機構或專業人員提供繼續服務。

9. 強調定期驗尿及返院定期追蹤之重要性。

六、腎衰竭(renal failure)

　　腎臟無法有效排出及過濾廢物、調節水分、濃縮尿液及維持電解質平衡的功能，可能是突然發生或因長期腎臟疾病而發展成慢性；臨床上分為急性及慢性腎衰竭，以下分別作介紹。

⊃ 急性腎衰竭(acute renal failure, ARF)

　　急性腎衰竭是指腎絲球過濾率在短時間內急速惡化，腎臟喪失功能使含氮廢物堆積於體內而造成各種症狀。病童最普遍的原因是嚴重脫水或灌流不足而致暫時性腎衰竭，予以積極的適當治療，大多數可以恢復且少有後遺症，若延誤治療則會造成永久性的腎臟損傷。

(一) 病因及病理變化

　　臨床上依發生的原因分為：腎前性(prerenal)、腎因性(renal)及腎後性(postrenal)。

1. 腎前性因素

　　最常見病因為嘔吐、腹瀉、尿崩、燙傷、出血、休克、心輸出量減少、某些特定的藥物使佣，導致腎臟血流灌注不足。

2. 腎因性因素

　　因腎細胞損壞而造成，病因包括腎絲球病、腎小管間質性腎炎、急性腎小管壞死、腎血管疾病。

3. 腎後性因素

泌尿道的任何部位發生阻塞，如輸尿管結石導致阻塞，引起尿液蓄積，導致腎機能損壞。

有關急性腎衰竭的病理變化，請參考圖12-9 (曾，2019)。

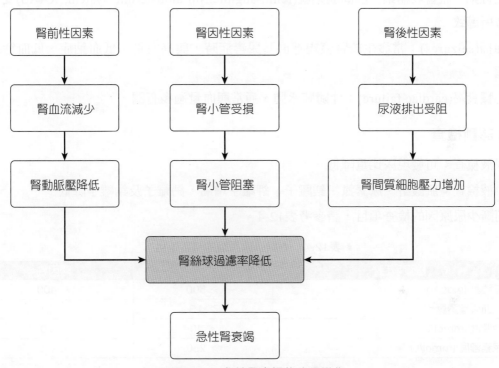

▶圖12-9 急性腎衰竭的病理變化

(二) 臨床分期

臨床將急性腎衰竭分為三期：

1. 少尿期：尿液排出明顯減少，超過24~48小時且持續8~15天。此期水分及電解質的滯留，致體液容積過多，時間越長預後越差。

2. 利尿期：尿量迅速增加，每天尿量可達1,000~3,000 c.c.，發病後2~6週出現，尿量雖增加但未能排除相當比率的代謝物。

3. 恢復期：腎絲球過濾率逐漸增加，腎功能改善可維持約3~12個月。

(三) 臨床表徵及合併症

臨床表徵為無尿(anuria)或少尿(oligouria)，1小時內尿量排出0.5~2 mL/kg/hr，並會出現噁心、嘔吐、**意識不清**、**昏睡**、氮血症、**代謝性酸中毒**、水分滯留、腸胃道不適、高血壓、抽搐、貧血與免疫系統受抑制，且感染機會增加。

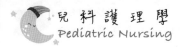
常見合併症包括：

1. **高血鉀(hyperkalemia)：徵象為心悸，對急性腎衰竭的病童而言，最具有立即致命威脅。**

2. 高血壓(hypertension)：亦是常見及嚴重合併症，主要因為細胞外液及血漿過多，再加上腎素－血管收縮素－醛固酮系統(renin-angiotensin-aldosterone system, RAAS)受到刺激所導致。

3. 抽搐(seizures)：常發生於腎衰竭進展為尿毒症時，與高血壓、低血鈉症、低血鈣症有關。

4. 心臟衰竭(cardiac failure)：伴隨肺水腫，通常與血量過多有關。

(四) 診斷檢查

1. 尿液檢查：可發現尿比重降低。

2. 血液檢查：**肌酸酐、尿素氮**、鎂離子、**鉀離子增高**，鈣離子及鈉離子降低。

3. 判斷少尿原因的檢查項目，請參考表12-4。

▶ 表12-4　判斷少尿原因的檢查項目

檢查項目	腎前性	腎因性
尿液滲透壓 (mos/kg)	> 500	< 400
尿液：血漿滲透壓比	> 1.3	< 1.1
尿中鈉濃度 (mmol/L)	< 10	> 20
尿中尿素濃度 (mmol/L)	> 250	< 100

(五) 醫療處置

1. 先矯正引起急性腎衰竭的潛在疾病及導致的合併症。

2. 給予利尿劑：如 Lasix、Mannitol，以排除過多度水分。

3. **治療高血鉀：以離子交換樹脂 (Kayexalate)**、胰島素、碳酸氫鈉或 Albuterol 吸入治療，**以降低血中鉀離子濃度。**

4. 矯正代謝性酸中毒：**因腎臟無法排除過多的氫離子**，重碳酸鹽 (HCO_3^-) 因緩衝氫離子濃度而降低，造成代謝性酸中毒，可給予碳酸氫鈉，以矯正酸中毒現象。

5. 治療高血壓：若發生高血壓性腦病變，應作緊急處理。

6. 必要時執行透析治療。

　　預後大部分要視形成急性腎衰竭的原因、嚴重性及處理的時效性而定：患有腎病變化快速或腎皮質壞死的病童預後較差；急性腎衰竭併發嚴重感染或複雜疾病的手術之後引起，其存活可能性較差；若致病因為脫水、腎毒性或局部缺血者則可完全恢復。

(六) 護理處置

● 相關健康問題
1. 體液容積過量，與急性腎衰竭有關。
2. 潛在危險性損傷，與電解質不平衡及廢棄物累積有關。
3. 潛在危險性感染，與免疫機能降低有關。
4. 家庭運作過程紊亂，與患有嚴重疾病兒童有關。

✦ **護理目標及措施**

1. 維持體液及電解質的平衡
   (1) 每日監測體重、輸出入量的情形。
   (2) 監測血液電解質濃度。
   (3) 定期監測病童呼吸音、呼吸速率，以評估是否有肺水腫或心衰竭發生。
2. 提供適當營養
   (1) 少尿期：**鼓勵攝取高碳水化合物、高脂肪、低蛋白、低鉀、低鈉飲食，但需限制水分攝取。**
   (2) 利尿期：鼓勵攝取高碳水化合物、高蛋白、高鉀飲食。
3. 促進身心舒適
   (1) 給與口腔護理，除去口中尿素引起的不適。
   (2) 限制液體攝取時，可以將每天的攝取量平均分配至小容器，造成可以飲用很多量的印象，以解決病童口渴的問題。
   (3) 協助及鼓勵病童床上翻身活動。
   (4) 水腫時，臥床休息並抬高肢體，以減輕浮腫。
   (5) 預防感染，加強無菌技術操作。
4. 給予病童及家屬情緒支持
   (1) 給與病童及家屬心理支持，同理他們的情緒。
   (2) 隨時告知病程進展，解釋相關治療的程序與目的。

● 慢性腎衰竭(chronic renal failure, CRF)

慢性腎衰竭指有功能的腎臟組織逐漸減少，剩餘的腎臟組織無法清除體內代謝的廢物與水分；腎損傷無法回復，腎絲球過濾率在10~25%之間而稱之。

兒童慢性腎衰竭發生率比成人少很多，每百萬名兒童中有4~6位發展成末期腎病(end-stage renal disease, ESRD)，需要進行透析和腎移植，對其生長與發育有顯著影響。

(一) 病因及病理變化

造成罹患慢性腎衰竭常見的原因包括：

1. 先天性腎臟及泌尿道的畸形：如先天性腎發育不全、雙側性膀胱輸尿管尿逆流之併發症。
2. 遺傳性疾病：如嬰兒型多囊性腎、先天代謝異常之後期併發症。
3. 全身性疾病：引起的腎絲球病變，如類過敏性紫斑、紅斑性狼瘡。
4. 因腎毒性藥物所致。

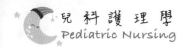

腎元受到破壞後，腎絲球過濾率降低，血清中的肌酸酐及尿素氮數值上升，腎元須加倍工作排除肌酸酐及尿素氮，使尿液濃縮能力降低；尿量增加，腎小管對電解質的再吸收能力降低，造成鹽分的流失，導致多尿(polyuria)；此時腎元受損更嚴重，病程繼續進展，有功能的腎元數目減少，當腎臟無法排出身體所代謝的廢棄物及水分，腎絲球過濾率低於10~20 c.c./min，體內毒素累積增加而出現尿毒症的症狀。

(二) 臨床表徵

會出現貧血、易出血、食慾差、**噁心**、**嘔吐**、**全身水腫**、酸中毒、腦神經病變、**高血壓**、**少尿**、**倦怠等症狀**，**甚至因貧血、副甲狀腺功能亢進、食慾減低**、荷爾蒙不平衡、腎性骨發育不全(renal osteodystrophy)等，**而造成生長遲滯**（表12-5）。

病程若發展至末期腎病(ESRD)，**會發生尿毒症狀**，**而出現出血、噁心、嘔吐、尿毒性結晶、感覺遲鈍等症狀。**

▶ 表12-5　慢性腎衰竭之臨床表徵

影響系統	臨床表徵
心臟血管系統	• 高血壓：因血液容積增加、交感神經張力增加、腎素－血管收縮素的釋放及血鈣增加，造成末梢血管阻力增加所致 • 液體容積過量，造成左心室肥大及充血性心衰竭 • 心律不整：因高血鉀、酸中毒及冠狀動脈血液灌流減少所致 • 動脈粥狀硬化加速形成：因高血脂、纖維蛋白分解作用障礙，導致微小栓子形成
呼吸系統	• 呼吸短促：因體液容積過多、肺水腫所致 • 呼吸中有氨味(ammonia) • 酸中毒引起庫斯莫爾氏呼吸(Kussmaul's respiration)
腸胃系統	• 常見噁心、嘔吐、食慾不振 • 胃泌素聚積引起腸胃潰瘍、腸胃出血 • 口腔衛生不良及唾液尿素形成氨，導致口炎、齒齦炎或腮腺炎 • 因服用磷酸鹽結合劑、限制液體和高纖維食物、限制活動等，而常引起便祕
血液系統	• 貧血：紅血球壽命變短、抑制造血、血液流失增加及紅血球生成素缺乏所致 • 出血傾向：因尿毒素聚積阻礙血小板的黏著力，出血時間延長
肌肉骨骼系統	鈣、磷濃度異常引起骨骼代謝改變，產生生長遲滯，骨骼疼痛及畸形，即為腎性骨發育不全
神經系統	• 在2歲以前的腦最易受到傷害，如尿毒素(uremic toxins)、營養攝取不足、副甲狀腺素均會傷害腦細胞或髓鞘形成(myelinization)，而導致細與粗動作、肌張力不足、語言、認知及心理社會缺損、腦病變 • 中樞神經系統受侵犯時，會有進行性混亂、顫抖、頭痛、肌肉抽搐、癲癇發作、昏迷 • 周邊神經病變，症狀由感覺系統進展至運動系統神經，傳導變慢，感覺遲鈍
內分泌系統	生長激素改變、甲狀腺功能低下、副甲狀腺功能亢進
生殖系統	青春期女童會有停經出現

▶ 表12-5　慢性腎衰竭之臨床表徵（續）

影響系統	臨床表徵
皮膚	• 出血傾向容易導致瘀傷、紫斑增加 • 尿黃色素沉積皮膚，使外觀呈淡黃色 • 因汗腺萎縮，皮膚顯得粗糙乾燥 • 皮膚搔癢：因尿毒素及組織胺substance P增加所致 • 毛髮脆弱容易脫落，指甲變薄易脆
免疫系統	遭破壞容易受感染

(三) 診斷檢查

1. 尿液檢查：蛋白質、葡萄糖、紅血球、白血球，以及尿比重、滲透壓降低。

2. 血液檢查：肌酸酐、尿素氮、鉀、鎂、磷離子增加，鈣、鈉離子、血色素及血比容降低。

3. 腎臟輸尿管膀胱攝影(KUB)、靜脈腎盂攝影(IVP)：以確定腎臟結構及功能是否正常。

4. 腎臟血管攝影術：以確認腎臟血流情形。

(四) 醫療處置

• 藥物治療

1. 補充維生素C、D、B_6、葉酸及鐵劑。

2. 使用鹼性物質（碳酸氫鈉），緩解代謝性酸中毒。

3. 生長合成激素：可以改善青春期前兒童的生長發育遲滯。

4. 利尿劑：控制血壓及排出過多的水分。

5. 若皮膚搔癢，可使用局部潤膚劑、抗組織胺藥膏。

6. **定期注射Erythropoietin（紅血球增生素），服用葉酸、鐵質等藥物來改善貧血的現象，必要時可輸血，嚴重者需進行腎移植。**

• 透析治療

　　透析治療是利用超過濾(ultrafiltration)、滲透(osmosis)及擴散(diffusion)作用，取代腎臟功能，來調節水分、電解質及酸鹼平衡，並排除代謝廢物及毒素（圖12-10）。臨床上有二種，即腹膜透析及血液透析，分別說明於下。

1. 腹膜透析(peritoneal dialysis)

　　病童急性腎衰竭之透析，以腹膜透析較常被使用。為一連續性療法，可在血行動力學不穩定情況下使用，腎功能恢復的比率較血液透析高；但對小分子物質清除比不上血液透析，因此對高代謝率的病童不適合。

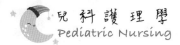

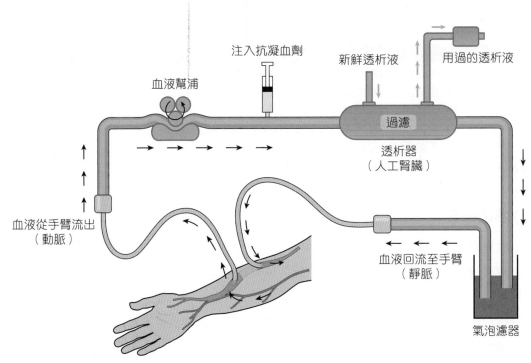

▶ 圖12-10　透析治療

2. 血液透析(hemodialysis)

　　由於醫療科技進步及護理人員純熟的技術，血液透析治療已能安全又有效的使用在嬰幼兒及孩童。血液透析移除血氨為腹膜透析的10倍，對胺基酸為10~20倍，是腎衰竭或先天性代謝異常症最有效的治療方法。

• 腎臟移植

　　近年來由於免疫抑制劑（抗排斥藥物）的快速發展，腎臟移植的存活率大幅地提高，而且已經成為除了血液透析、腹膜透析以外，是末期腎病(ESRD)重要的治療方式，可使病童的腎功能恢復到近似於正常人。

(五) 護理處置

> ↪ 相關健康問題
> 1. 潛在危險性損傷，與電解質不平衡及廢棄物累積有關。
> 2. 體液容積過量，與慢性腎衰竭有關。
> 3. 身體心像紊亂，與生長遲滯及慢性疾病有關。
> 4. 潛在危險性感染，與透析治療及免疫系統功能下降有關。
> 5. 營養不均衡：少於身體需要，與飲食限制有關。
> 6. 家庭運作過程紊亂，與患有慢性疾病兒童有關。
>
> ✦ 護理目標及措施
> 1. 監測生命徵象及各項檢驗報告。
> 2. 維持體液電解質的平衡。
> 3. 觀察病童生長、外觀及行為特徵。

4. 增進身心舒適
   (1) 降低每次動靜脈瘻管穿刺的疼痛。
   (2) 給予口腔護理，以除口中氨味及預防口腔潰瘍。
   (3) 使用潤膚劑，維持皮膚濕潤，並減輕搔癢。
   (4) 使用人工淚液，減輕眼睛不適。
   (5) 皮膚因尿霜堆積而引起搔癢問題，視需要協助病童洗澡，以去除堆積的尿霜。**洗澡時，盡量少用刺激性肥皂。可按醫囑給予藥物以減少搔癢。**
5. 飲食方面
   (1) 早期慢性腎衰竭病童若無水腫及高血壓的情況，**飲食上可採高碳水化合物及脂肪，並攝取1~1.5 g/kg以動物性蛋白質為主的蛋白質。**
   (2) 有水腫及高血壓時，要限鈉、限水攝取；腎衰竭末期應限鉀、磷飲食，促使鈣磷平衡。
6. 加強透析治療相關知識之衛教（以腹膜透析為例）
   (1) 多攝取富含鐵質、葉酸食物以及提供維生素D，防止出現貧血與骨質的耗損。
   (2) 每次透析液約30~50 mL/kg緩慢注入腹內，需停留20分鐘再引流出。
   (3) 腹膜炎是常見的合併症，病童及家屬須學習透析部位正確消毒方法。
7. 觀察病童及家屬對治療的感受、焦慮及害怕，對預後的反應。

12-4 青少年常見性傳染疾病及護理

(一) 性傳染疾病的定義

性傳染疾病(sexually transmitted infections, STI)是指透過與性病患者發生性接觸，包括陰道、口交、肛交而感染的疾病(Kyle & Carman, 2020)，一般俗稱性病。由於人體對性病是沒有免疫能力的，因此任何人如果有多個性伴侶，有可能再患上相同性病或同時超過一種的性病。性傳染病的傳染途徑包括：(1)性接觸；(2)輸入受感染的血液；(3)垂直感染：感染性病的孕婦生產時傳染給嬰兒（國民健康署，2017）。

依據疾病管制署分析結果，可發現近年來10~19歲青少年梅毒及淋病發生率明顯增加，推測可能與青少年提早發生初次性體驗但未具備正確性知識有關；另外美國CDC對青少年性傳染病就醫隱私的調查結果也顯示，因為擔心父母知道，13%的青少年感染性病不願就醫（疾病管制署，2017）。

(二) 臨床表徵

常見的臨床表徵包括：尿道炎、副睪丸發炎、睪丸發炎、陰道炎、陰部發炎、骨盆腔發炎，甚至於陰莖、陰唇、肛門及口腔之潰爛，詳列於表12-6（疾病管制署，2018；Kyle & Carman, 2020）。

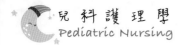
▶ 表12-6　青少年常見的性傳染疾病

疾病及致病原	臨床表徵及合併症	醫療及護理處置
披衣菌感染(chlamydia trachomatis infection) 致病原：披衣菌(*Chlamydia*)	1. 陰道分泌物增加，症狀較輕緩會疏於治療，易成為帶原者 2. 合併症 (1) 造成子宮頸炎、子宮內膜炎、輸卵管及卵巢炎，因不易發現，又稱為隱形慢性殺手 (2) 長期發炎會造成不孕	1. 藥物治療：Tetracycline 或 Doxycycline 治療新生兒，若是孕婦改用 Erythromycin 2. 教導安全性行為，未治癒前勿與他人進行性行為
梅毒感染 (syphilis infection) 致病原：梅毒螺旋體 (*Treponema pallidum*)	1. 臨床表徵 (1) 第一期：出現硬性下疳及淋巴病變，約 4~6 週後會自動消失 (2) 第二期：皮膚出現斑丘紅疹，外陰部周圍出現無痛性的扁平濕疣 (3) 第三期：此期不會經由直接性接觸傳染，但會經由血液傳染 (4) 晚期梅毒：非傳染期，會造成不可逆性的病變 2. 合併症：心臟血管、神經、骨骼肌肉系統病變，可能會出現先天性梅毒兒	1. 藥物治療：主要以 Penicillin，若對此藥過敏改用 Tetracycline 2. 第一、二期病人治療後一個月內禁止性生活，性伴侶需要一起接受檢查與治療 3. 為法定傳染病，須向衛生單位報告 4. 遵照醫囑服藥，完成療程 5. 教導安全性行為，未治癒前勿與他人進行性行為 6. 體液與分泌物具傳染性，須隔離
淋病(gonorrhea) 致病原：淋病雙球菌 (*Neisseria gonorrhoeae*)	1. 臨床表徵 (1) 早期症狀為局部性，包括頻尿、排尿燒灼感、排尿困難、會陰疼痛 (2) 女性症狀較輕微，甚至無症狀；男性以急性排尿疼痛和尿道分泌大量黃色膿性分泌物最明顯 (3) 病人多因分泌大量黃色分泌物而求診 2. 合併症：史堅氏腺炎 (Skene's gland adenitis)、巴松林氏腺炎 (Bartholinitis)、子宮頸炎、骨盆腔炎、不孕；新生兒通過產道時受感染，造成新生兒眼炎	1. 藥物治療：Cefixime 或 Ceftriaxone 肌肉注射與口服 Doxycycline 合併使用 2. 治療期間 2~4 週內禁止性行為和禁酒與刺激性食物，性伴侶需要一起接受檢查與治療
滴蟲病(trichomonasis) 致病原：陰道滴蟲 (*Trichomonas vaginalis*)	1. 陰道有大量惡臭及黃綠色或灰白色泡沫狀分泌物 2. 急性期時病人會抱怨會陰部嚴重的疼痛及搔癢 3. 排尿及性行為時會產生疼痛感	1. 藥物治療：口服 Metronidazole (Flagyl)，治療期間避免飲用酒精性飲料以免有噁心、嘔吐感 2. 性伴侶需要一起接受檢查與治療 3. 注意個人衛生習慣，治療期間性行為應戴保險套

▶ 表12-6　青少年常見的性傳染疾病（續）

疾病及致病原	臨床表徵及合併症	醫療及護理處置
生殖器疱疹 (genital herpes) 致病原：單純疱疹病毒第1型 (herpes simplex virus 1; HSV 1)和第2型(herpes simplex virus 2; HSV 2)	較常見為第2型疱疹，95％侵犯在腰部以下生殖器官，初次感染沒有症狀，但病毒會潛伏於宿主的神經節，終身均可能復發	1. 藥物治療：如口服或塗抹 Acyclovir (Zoviraz)，塗抹時注意需戴上手套，以免自體接觸或傳染他人 2. 孕婦感染後建議剖腹生產，並給予新生兒疱疹免疫球蛋白使用
人類乳突病毒感染 致病原：人類乳突病毒 (human papillomavirus; HPV)	良性的增生可能產生扁平疣或尖形濕疣（俗稱菜花），常無明顯症狀。超過99％的子宮頸癌是由HPV是造成	1. 治療：皮膚冷凍（液態氮）治療、手術切除、電燒、雷射、外用水楊酸及三氯醋酸等角質溶解劑、外用 Podophyllin 2. 目前的 HPV 疫苗對於子宮頸癌可以達到 70% 的預防效果

✚ 護理小幫手

先天性梅毒(congenital syphilis)

懷孕婦女若感染梅毒螺旋菌且未接受適當治療，可能透過胎盤感染胎兒，造成先天性梅毒。病嬰會出現體重不足、發燒、皮膚黏膜病灶（出現水泡、丘疹）、梅毒性鼻漏（出現持續性鼻塞、流鼻水）、馬鞍鼻、肝脾腫大等症狀（疾病管制署，2017）。若新生兒的血清學檢查有陽性反應，應給予Penicillin治療。相關護理措施包括：

1. 鼓勵家人探視，**並教導接觸病嬰時需穿著隔離衣及戴手套。**

2. 維持呼吸道的通暢及減輕不適的情形。

3. **評估是否有皮膚丘疹造成的不適或乾燥。皮膚丘疹及脫屑部位可予以嬰兒油塗敷。**

(三) 預防方式

最有效預防性病的方法，是採用安全性行為，其不僅僅是性行為時要帶保險套而已，更應重視真正的兩性尊重態度。兩性交往中，除建立正確的性觀念及相互尊重外，宜採ABC三原則，A (**a**bstinence)即避免發生性行為，若發生性行為時，採B (**b**e-faithful)固定、單一性伴侶及使用C (**c**ondom)保險套等方法，有正確的態度才會產生謹慎的行為（疾病管制署，2018）。

由於近年來感染年輕化趨勢明顯，建議應結合學校及家庭資源，加強青少年安全性行為教育，提供較隱私的性病及未婚懷孕諮詢輔導、定期性病篩檢，提早治療，避免疫情擴大。

情境

模擬案例分析 CASE STUDY

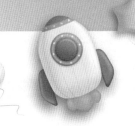

⭐ 基本資料

姓名：<u>王小妹</u>　性別：<u>女</u>　年齡：<u>10 歲</u>

疾病診斷：<u>泌尿道感染 (Urinary Tract Infection)</u>

⭐ 病程簡介

王小妹現 10 歲，為獨生女，無藥物及過敏史，主要照顧者為母親（38 歲，教育程度為研究所畢業）。母親代訴病童腹痛、解尿疼痛及頻尿已兩天，發燒已一天，曾至診所接受藥物治療。因為解尿疼痛加劇、出現血尿，因而送至本院急診就醫。經急診醫師評估後，建議入院接受進一步檢查與治療。

身體理學檢查發現體溫：38.8℃，心跳：138 次／分，呼吸：45 次／分；尿液鏡檢 WBC：20/HPF、RBC：30/HPF；尿液細菌培養：大腸桿菌；血液檢查：WBC：12190/μL、CRP 68.2 mg/dL，確診為泌尿道感染。目前接受 Cefazolin 藥物治療，並接受個別性護理照護中。

⭐ 護理過程

健康問題：排尿型態障礙，與泌尿道感染有關。

護理評估	護理目標	護理措施	護理評值
主觀資料 1. 病童常向家屬表示下腹部脹脹的很不舒服，且一直有尿意感 2. 解小便到最後膀胱感到痠痛 **客觀資料** WBC：20/HPF、 RBC：30/HPF	病童排尿過程順暢、無痠痛的感覺	1. 使用病童可理解的語言及方式，向病童講解身體不舒適的原因，讓病童瞭解原因 2. 鼓勵病童每天攝取水分與使酸化尿液的果汁（如蔓越莓汁），及勤排尿、勿憋尿 3. 勿洗泡沫澡，防肥皂刺激膀胱 4. 注意陰部清潔，女童會陰清潔由前往後擦拭，男童注意包皮皮膚清潔 5. 依醫囑給予抗生素使用，並告知其作用，及按時服藥的重要性	病童排尿順暢，無痠痛的感覺

兒童急性泌尿道感染之抗生素治療

黃廷宇

🔵 臨床案例描述 (Clinical Scenario)

小恩，6個月大，急性泌尿道感染，其症狀包含發燒、困難餵食、嘔吐、腹脹、腹瀉、哭鬧不安等。小恩媽媽表示，曾帶小恩至門診，醫師開立3天口服抗生素返家治療，然而，小恩的症狀並無明顯改善，且經常發生嘔吐無法口服給藥之情形，因此醫生建議小恩住院給予靜脈注射抗生素治療。小恩媽媽詢問護理師：「短期口服抗生素治療與長期靜脈注射抗生素治療相比，效果是否會不一樣呢？」

🔵 臨床問題 (Question)

與常規抗生素治療（7~14天）相比，短期抗生素治療（2~4天）對兒童急性泌尿道感染之最佳實證應用為何？

🔵 臨床重要結論 (Clinical Bottom Line)

1. Williams & Craig (2019)以文獻回顧來探討長期使用抗生素在預防兒童反覆性泌尿道感染是否比使用安慰劑更有效。資料庫搜尋是使用CENTRAL、MEDLINE和EMBASE，最終有16篇被認為適合探討此焦點問題的文章。研究結果指出長期使用抗生素可以降低兒童反覆性泌尿道感染之風險，但需要與微生物抗藥性增加的風險一同考慮。(Level 1)

2. 歐洲泌尿外科協會臨床指引建議使用廣效性抗生素治療發燒性泌尿道感染。然而，考量抗生素抗藥性增加，建議考慮抗藥性模式、尿液培養報告以及臨床參數，作為抗生素的選擇('t Hoen et al., 2021)。(Level 5)

3. 美國兒科學會臨床指引強烈建議為發燒性泌尿道感染提供7~14天常規抗生素治療，因短期抗生素治療被指出效果較差(Subcommittee On Urinary Tract Infection, 2016)。(Level 5)

🔵 最佳臨床照護建議 (Best Practice Recommendations)

臨床判斷應結合背景因素、尿液培養報告和臨床情況來決定兒童抗生素治療最佳的持續時間。(Grade B)

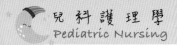
🔰 相關文獻 (References)

Moola, S. (2022). Urinary Tract Infection (Children): Short vs Standard Oral Antibiotic Therapy. *The JBI EBP Database*. JBI-ES-1923-2.

Subcommittee On Urinary Tract Infection. (2016). Reaffirmation of AAP clinical practice guideline: The diagnosis and management of the initial urinary tract infection in febrile infants and young children 2-24 months of age. *Pediatrics, 138*(6):e20163026. doi: 10.1542/peds.2016-3026.

't Hoen, L. A., Bogaert, G., Radmayr, C., Dogan, H. S., Nijman, R. J. M., Quaedackers, J., Rawashdeh, Y. F., Silay, M. S., Tekgul, S., Bhatt, N. R., & Stein, R. (2021). Update of the EAU/ESPU guidelines on urinary tract infections in children. *J Pediatr Urol, 17*(2), 200-207. doi: 10.1016/j.jpurol.2021.01.037.

Williams, G., & Craig, J. C. (2019). Long-term antibiotics for preventing recurrent urinary tract infection in children. *Cochrane Database Syst Rev, 4*(4):CD001534. doi: 10.1002/14651858. CD001534.pub4.

一、選擇題

1. 小真，6 個月大，體重 7 公斤，剛接受完開心手術入住心臟外科加護病房，有關腎臟衰竭之臨床表徵，下列何者錯誤？ (A) 1 小時內尿量排出 0.5~2mL/kg/hr (B) 意識不清或昏睡 (C) 高血鉀出現心悸現象 (D) 血中尿素氮和血清肌酸酐降低。

2. 小佳，3 歲半女童，因經常泌尿道感染而反覆入院，此次入院準備作靜脈注射腎盂攝影 (intravenous pyelogram; IVP) 檢查，下列護理指導之敘述，何者不適當？ (A) 檢查目的為觀察上泌尿道結構 (B) 檢查期間，為防止感染宜給予預防性抗生素 (C) 檢查前，宜先確認有無對放射線顯影劑產生過敏 (D) 檢查後，宜讓小佳攝取大量液體。

3. 陳小弟，4 歲，診斷急性腎絲球性腎炎 (acute glomerulonephritis)，下列護理指導何者最適當？ (A) 急性期合併水腫時，鼓勵多活動，排出過量體液 (B) 急性期合併少尿時，鼓勵多攝入果汁、湯汁等，增加尿量 (C) 急性期合併水腫時，宜以海苔、蘇打餅、洋芋片等食物，補充熱量 (D) 急性期合併少尿時，避免牛奶、蛋類、香蕉等食物。

4. 姍姍，2 歲 6 個月，因為出現水腫、體重增加而入院，診斷為腎病症候群 (nephrotic syndrome)，有關此疾病的敘述下列何者最適當？ (A) 一種因為 A 群 β 型溶血性鏈球菌感染所導致 (B) 腎絲球受破壞，導致腎絲球膜通透性增加，常出現有蛋白尿 (C) 主要治療以抗生素為主，應指導勿隨意停藥以免產生抗藥性 (D) 容易出現有高血壓及嚴重血尿現象。

5. 小強，14 歲，因慢性腎衰竭進行腹膜透析治療中，有關護理指導的敘述，下列何者較不適當？ (A) 攝取高熱量碳水化合物及脂肪類食物，特別限制蛋白質及鹽的攝取 (B) 多攝取富含鐵質、葉酸食物以及提供維生素 D，防止出現貧血現象 (C) 腹膜炎是常見的合併症，病童及家屬須學習透析部位正確消毒方法 (D) 每次透析液約 30~50 mL/kg 緩慢注入腹內，需停留 20 分鐘再引流出。

6. 有關隱睪症的評估，下列敘述何者錯誤？ (A) 保持檢查環境溫暖，避免提睪肌收縮會將睪丸拉回至腹股溝內 (B) 視診，睪丸未下降側的陰囊縮小，且表皮平滑、缺少摺紋 (C) 小於 6 個月大的嬰兒，可讓其平躺，以觸診檢查雙側的陰囊 (D) 大於 6 個月的小孩宜採站姿檢查，以緩和提睪肌。

7. 王小妹，10 歲，診斷為急性腎絲球腎炎，每天尿量約 250 c.c.，血中尿素氮 (BUN) 100 mg/dL，下列護理指導何者錯誤？ (A) 攝取生酮飲食，以利腎絲球過濾 (B) 攝取低蛋白質飲食，以保護腎臟功能 (C) 嚴格限水，以控制水腫與高血壓 (D) 避免高鉀食物，以減少水分滯留。

8. 小嫻，4 歲，預行排尿性膀胱尿道攝影 (VCUG)，有關檢查前後的護理措施，下列何者正確？ (A) 檢查前，至少禁食 (NPO) 8 小時，以免引起嘔吐 (B) 檢查前，需給予清潔灌腸，以免影響影像判讀 (C) 檢查中，需收集尿液，測量膀胱壓力，以了解排尿功能 (D) 檢查後，需鼓勵多喝水，以利排出顯影劑。

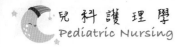
二、名詞解釋

1. 菌尿症(bacteriuria)

2. 隱睪症(cryptorchidism)

3. 泌尿道感染(urinary tract infection, UTI)

4. 急性腎絲球腎炎(acute glomerulonephritis, AGN)

5. 腎病症候群(nephrotic syndrome / nephrosis)

6. 腎衰竭(renal failure)

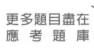

更多題目盡在
應考題庫

網址：ssur.cc/TWodr2d

參考文獻 REFERENCES

台灣泌尿科醫學會(2014)．*尿道下裂的診斷與治療*。http://www.tua.org.tw/tua/images/upload/book/012_hypospadias.pdf

田祐霖(2021)．*兒童腎衰竭*。https://www1.cgmh.org.tw/intr/intr4/c8a00/health/article/article_30.html

周佳滿(2017)．*尿道下裂與陰莖彎曲*。https://www.vghtc.gov.tw/GipOpenWeb/wSite/ct?xItem=69008&ctNode=8988&mp=220900

疾病管制署（2017，12月19日）．*2005–2016年臺灣梅毒及淋病疫情趨勢分析*。http://www.cdc.gov.tw/professional/info.aspx?treeid=075874DC882A5BFD&nowtreeid=08FF4166189DF0F9&tid=631BAE8594F24EE5

疾病管制署（2018，3月12日）．*安全性行為*。https://www.cdc.gov.tw/professional/info.aspx?treeid=beac9c103df952c4&nowtreeid=3a380faf26d530d6&tid=F9393FF1D6981B85

國民健康署（2017，12月21日）．*什麼是性傳染病？*。https://young.hpa.gov.tw/index/yngshow.aspx?CDE=YNG201707211330007P1&t=YTP20170704133306XHC

陳月枝、黃靜微、林元淑、張綠怡、蔡綠蓉、林美華…魏琦芳等(2021)．*實用兒科護理*（九版）．華杏。

陳可欣、王淑真、戴仲宜(2021)．*青少年期．人類發展學*（八版）．新文京。

陳翠芳、林靜幸、周碧玲、藍菊梅、徐惠禎、陳瑞娥…王采芷等(2022)．*身體檢查與評估指引*（四版）．新文京。

曾岐元(2019)．腎臟和泌尿道．*最新病理學*（八版）．華杏。

黃國皓(2015)．*小兒尿道下裂*。http://epaper.ntuh.gov.tw/health/201511/child_2.html

臺中榮民總醫院兒童感染科(2018)．*泌尿道感染(Urinary Tract Infection–UTI)*。http://www.vghtc.gov.tw/GipOpenWeb/wSi0te/ct?xItem=56198&ctNode=55431&mp=5921

劉又瑛(2018)．*隱睪症術後護理指導*。http://epaper.ntuh.gov.tw/health/201805/health_2.html

蔣立琦、吳佩玲、蔡綠蓉、黃靜微、邱淑如、毛新春…吳美玲等(2022)．*兒科護理學*（六版）．永大。

羅高文(2023)．*全方位護理應考e寶典—兒科護理學*．新文京。

Cohen, E. P. (2017). *Nephrotic syndrome.* https://emedicine.medscape.com/article/244631-overview

Hockenberry, M. J., Rodgers, C. C., & Wilson, D. (2022). *Wong's essentials of pediatric nursing* (11th ed.). Mosby.

Kyle, T., & Carman, S. (2020). *Essentials of pediatric nursing* (4th ed.). Lippincott Williams & Wilkins.

Lee, P. A. (2015). *Reproductive consequences of pediatric disease, An issue of endocrinology and metabolism clinics of North America*. Elsevier.

Marcdante, K., Kliegman, R. M., & Schuh, A. (2022). *Nelson essentials of pediatrics* (9 th ed.). Elsevier.

National Health Service (2021). *Treatment-undescended testicles*. https://www.nhs.uk/conditions/undescended-testicles/treatment/

Orenstein, S. R., & Wald, A. (2016). Pediatric rectal exam: Why, when, and how. *Curr Gastroenterol Rep, 18*(1), 4. doi: 10.1007/s11894-015-0478-5

Peate, I.& Evans, S. (2020). *Fundamentals of anatomy and physiology: For nursing and healthcare students* (3rd ed.). Wiley-Blackwell.

Robert, M., Kliegman, Patricia, S. L., Brett, J. B., Heather, T., & Donald, B. (2017). *Nelson pediatric symptom-based diagnosis*. Elsevier.

Wilson, J. (2017). *International classification of vesicoureteral reflux*. https://www.news-medical.net/health/International-Classification-of-Vesicoureteral-Reflux.aspx

PEDIATRIC NURSING

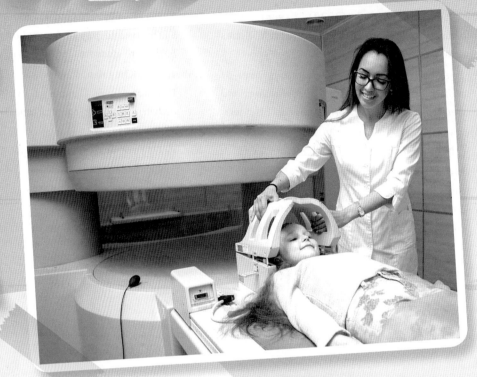

讀完本章後，您應能夠：

1. 瞭解兒童神經系統的解剖生理特徵。
2. 瞭解神經系統的調節機轉。
3. 敘述神經系統功能障礙兒童相關的健康評估。
4. 敘述神經系統功能障礙兒童常見的檢驗、檢查及治療。
5. 確認神經系統功能障礙兒童的健康問題及措施。
6. 瞭解護理師於協助神經系統功能障礙兒童及家庭成員適應方面
   所扮演的角色

神經系統疾病患童的護理

13 CHAPTER

林芳怡

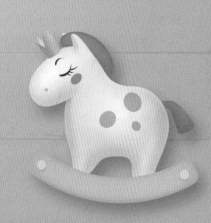

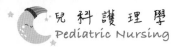

兒童自0~6歲為一生中腦部發展最重要的時期，隨著成長腦神經的功能逐漸成熟。一歲內是腦容量生長最快速時期，剛出生時腦重量約為350公克，為成人25%的重量；3個月時增加至成人的40%；6個月時增加至出生時的2倍；2歲時可達到成人的75%，嬰幼兒的腦重量在3歲時可達成人的90%。嬰兒動作發展、認知行為與神經元的數目、大小及密度的增加有關，髓鞘化可促進神經元的穩定及神經衝動的傳遞速度，而神經細胞間的連結約在3歲時完成，至7歲時達到成人的95%。

嬰幼兒階段所造成的腦部損傷，有些特定的神經代謝疾病也常伴有發展遲緩，其影響是長久且深遠的，此時家庭成員及照顧者無論在居家照護資訊的取得，知識與經驗的分享皆很重要。另外，兒童成長至成人之轉銜(transition)及自我照顧也不可被忽略，其中包含病童隨著年齡增長所需面臨的發展任務，心理行為的變化及對家庭之衝擊，都需要醫護專業的支持與照護。此外，強化社會大眾對上述特殊健康需求兒童及家庭的理解，也是持續努力的方向。

13-1 神經系統的解剖生理特徵

神經系統主要分為中樞神經系統(central nervous system, CNS)及周邊神經系統(peripheral nervous system, PNS)兩個部分。腦、脊髓神經主要控制與調節身體的功能，中樞神經系統負責整合全身各部分自主性與隨意性功能，所統整的周邊感覺包含：視覺、聽覺、觸覺、味覺與嗅覺等，脊髓神經負責傳遞周邊之感覺與運動衝動，若此系統發生疾病，會影響身體的代謝、運動功能與感覺傳遞。

兒童神經系統構造與生理上的特色，造成兒童有其特殊的神經系統問題，由於神經系統之生長在出生前，是所有系統中最快的，在受孕早期，胎兒其腦與脊髓若受到致畸胎原(teratogen)影響，如：藥物、物質濫用或病毒感染，都可能造成神經系統的異常，因此許多兒童神經系統疾病，都與早期腦部發育受影響有關，破壞的時間越早，造成的影響就越嚴重(Kyle & Carman, 2020)。

新生兒出生時腦部重量約為體重的12%（約350公克），1歲時腦部重量增加為2倍，5~6歲時增加為3倍。出生時神經系統雖還沒有成熟，髓鞘化亦尚未完全，但所有的神經細胞已經存在，自出生後髓鞘化的過程會由頭至尾(cephalocaudal)持續進行，促使神經衝動的傳遞速度更快、更精確。

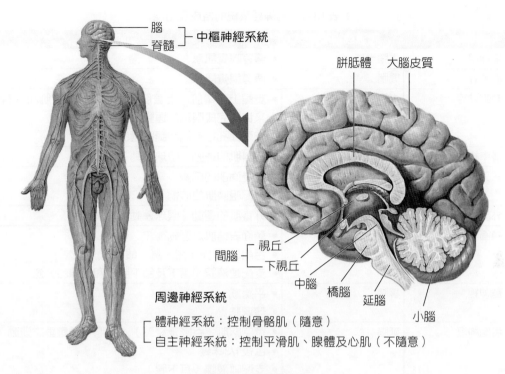

圖13-1　神經系統

(一) 中樞神經系統

　　腦由大腦、小腦及腦幹所組成，負責調節與控制全身之功能。大腦(cerebrum)由左、右大腦半球所組成，可區分為額葉、頂葉、枕葉、顳葉，其功能包括意識思考、記憶、感覺與運動控制。

(二) 小腦

　　小腦(cerebellum)**負責協調肌肉與精熟動作，負責控制平衡**、行走、**肌肉張力**與空間知覺等。

(三) 腦幹

　　腦幹(brain stem)由中腦(mesencephlon)、橋腦(pons)和延腦(medulla)所組成。中腦負責眼睛移動與調節瞳孔反射；橋腦負責咀嚼、味覺、唾液分泌、調節呼吸與聽覺等；延腦是心臟、呼吸與血管運動等生命徵象之調節中樞。

(四) 周邊神經系統

　　周邊神經系統(peripheral nervous system, PNS)由12對腦神經及31對脊神經所組成（表13-1），周邊感覺神經負責將皮膚、肌肉、感官與臟器之神經衝動經脊柱背根傳入，腦部之上運動神經元與脊柱腹側之下運動神經元負責傳遞神經衝動，造成運動反應。

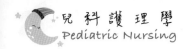
▶ 表13-1　腦神經系統的組成及功能

腦神經	起源或附著點	功能
I. 嗅神經	大腦半球	• 傳導嗅覺訊息
II. 視神經	間腦	• 傳導視覺訊息
III. 動眼神經	中腦	• 支配上瞼舉肌，上直肌、內直肌、下直肌和下斜肌，來協同完成眼球的運動 • 支配瞳孔括約肌和睫狀體的收縮
IV. 滑車神經	中腦	• 上斜肌的運動（眼球運動）
V. 三叉神經	橋腦	• 接受面部的感覺 • 支配咀嚼肌的收縮
VI. 外旋神經	橋腦	• 外直肌的運動（眼球運動）
VII. 顏面神經	橋腦	• 顏面表情肌之運動 • 舌前2/3味覺（甜、鹹、酸） • 支配唾液腺（舌下及頜下腺）和淚腺的分泌
VIII. 聽神經	橋腦	• 平衡感 • 傳遞聽覺
IX. 舌咽神經	延腦	• 莖突咽肌（吞嚥及發聲）、軟腭、懸雍垂之運動 • 舌後1/3味覺 • 支配唾液腺（耳下腺）
X. 迷走神經	延腦	• 咽部（吞嚥）及喉部（發音）肌肉的收縮 • 內臟肌肉的本體感覺 • 舌後味蕾、耳廓感覺及總體臟器的感覺
XI. 副神經	延腦與脊髓	• 支配斜方肌、胸鎖乳突肌的運動
XII. 舌下神經	延腦	• 支配舌肌，主司舌頭的運動

資料來源：陳翠芳、林靜幸、周碧玲、藍菊梅、徐惠禎、陳瑞娥…王采芷等(2022)·身體檢查與評估指引（四版）·新文京。

(五) 脊髓

脊髓之內層為灰質，外層由束狀髓鞘化之神經纖維所組成。31對脊神經由此發出，負責傳遞周邊之感覺與運動的神經衝動，亦負責控制身體之反射功能。

(六) 自主神經系統

可區分為交感與副交感神經系統。交感神經系統負責控制能量之釋放，當處於壓力時，會釋放大量腎上腺素(adrenaline, epinephrine)；副交感神經系統協助保存能量，經由釋放乙醯膽鹼(acetylcholine, ACh)，維持身體基本的功能，以上為兩個拮抗系統，互相抗衡，以維持身體機能之恆定。自主神經系(automatic nervous system, ANS)負責調控身體的非隨意功能，例如：調控內臟的平滑肌運動及內分泌腺體產生內分泌激素。

護理人員在照顧病童的過程中，應該瞭解其神經系統於解剖及生理上之特色，以此為基礎來擬訂關於神經系統疾病照護之計畫。

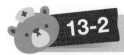 **13-2** 神經系統的整體性評估

 健康史

　　先天性神經代謝疾病之種類繁多，臨床表現較不具特異性，健康史的評估需瞭解病童基本資料，並詢問其過去及目前的健康狀況。無論是健康或生病之兒童皆應接受神經系統之評估，針對罹患神經系統疾病。例如：疑似頭部外傷、顱內出血、腦瘤、腦膜炎或顱部手術後之病童，更應全面執行神經系統評估。

1. 心理社會史：評估病童居家之心理社會狀況，包括情緒反應、與人互動情形及氣質類型等。

2. 家族史：家庭成員有無遺傳疾病、原發性癲癇、視覺聽覺障礙、精神疾病、熱性痙攣病史、退行性疾病等，瞭解病童之病因是否與遺傳相關。

3. 過去病史：詢問過去有無罹患會造成神經系統功能異常之疾病，例如：出生後有無黃疸、感染、先天性畸形或其他疾病、抽搐、頭部外傷、腦炎、腦部手術、服用抗痙攣藥物。

4. 現在病史：評估一般的健康狀況，包括平日睡眠、大小便、進食及活動等之習慣，例如：有無頭痛、嘔吐、複視、肢體無力、步態不穩、感覺異常等問題。

5. 懷孕史：詢問母親懷孕過程之狀況，有無代謝性疾病（如甲狀腺功能低下或糖尿病）、孕期有無吸菸或物質濫用、孕期有無服藥（如抗生素、類固醇）、有無孕期合併症（如胎盤早期剝離）等相關資料。

6. 生產史：包括產程長短、是否胎產式、有無臍繞頸或臍脫垂，以及病童之妊娠週數、出生體重、Apgar計分、出生時是否有呼吸窘迫或異常。

7. 疫苗接種：包括已接種的疫苗、時間、接種後的反應及未接種的原因。

 全身性評估

(一) 一般外觀

　　觀察病童於平靜時的情緒、行為反應、對環境刺激反應及互動情形。

(二) 生命徵象

　　測量病童的脈搏時須注意脈搏之速率、強度。觀察病童之呼吸速率、呼吸型態，注意呼吸時有無異味，若出現深且快的呼吸，常是因代謝性酸中毒或延髓的呼吸中樞受到異常刺激所致。

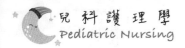
(三) 發展評估

隨著嬰幼兒的年齡增長,其神經系統逐漸成熟,最常以丹佛發展測驗來篩檢六歲以下兒童的發展,早期可藉由發展量表篩檢出,發展較落後的兒童,若篩檢正常不代表將來的發展一定沒問題,因此兒童發展必須定期篩檢。此外,視覺、聽覺等感覺功能發展也需要評估。

健康專業人員也需要對各年齡層兒童發展,有一個整體的概念,例如:年齡三歲的幼兒,可以講完整的句子,能和其他兒童一起玩遊戲,會模仿畫圓,能穿脫衣服等。評估病童目前之發展里程碑,注意粗動作、精細動作、語言及人際社會互動等,是否符合該年齡發展,以及是否出現學習問題,若未達到預期的發展,應協助其接受兒科醫師檢查,或做必要的轉介。

(四) 頭部評估

視診病童頭部外型是否對稱,前囟門呈菱形,約在出生後12~18週閉合;後囟門呈倒三角形,約在出生後2個月時閉合,若前囟門未閉合,觸診前囟門是否有凹陷或膨出情形。

(五) 頭圍測量

測量囟門尚未閉合之病童枕骨至兩眉間的枕額徑,並與生長曲線常模比較。

(六) 皮膚外觀

視診病童皮膚,注意有無異常發現,例如:壓傷(pressure injury)、血管瘤、尾骶骨處凹陷等。

(七) 神經系統症狀

有無頭痛、眩暈、失眠、嗜睡、意識障礙、抽搐、性格改變、視力障礙、感覺異常等,臨床上常評估以下項目:

1. 生理反射及病理反射:嬰兒早期之反應為原始反射,如:尋乳反射、吸吮反射、驚嚇反射、擁抱反射、抓握反射等,其區辨刺激與出現反應是非自主的。嬰兒的自發性反射評估(assessment of infant reflexes)為評估其神經肌肉發展情形的方式,這些反射動作通常在4~6個月大時,當嬰兒開始要發展自主動作時,多數原始反射會逐漸消失,若嬰兒反射在該出現時沒有出現,或該消失的時間卻仍存在,都屬於異常。

2. 腦膜刺激徵象:是否出現頸部僵硬、Brudzinski徵象、Kernig徵象(請參考本章「腦膜炎」介紹)。

3. 眼睛評估:以瞳孔尺測量幼童瞳孔大小,正常為2~6 mm。以筆燈照射瞳孔,測其收縮的變化,若瞳孔呈現針狀瞳孔(pinpointing pupils),此現象見於中毒或腦幹功能不良;抽搐後之瞳孔可能放大,但對光仍有反應;而瞳孔固定放大、對光無反應,則可能為大腦疝脫,壓迫到第三對動眼神經所造成。

(八) 十二對腦神經評估

　　腦神經功能的評估方式，隨著年齡的發展及認知程度而有所不同，若懷疑病童有頭部外傷或神經損傷時，應特別評估十二對腦神經，請參考表13-2。

▶ 表13-2　懷疑有頭部外傷或神經損傷時的腦神經評估

腦神經	反射	評估過程及正常反應
第二、三對	瞳孔光反射 (pupillary light reflex)	用光線照射眼睛，瞳孔會快速收縮
第三、四、六、八對	頭－眼反射 (oculocephalic reflex)	將頭部轉向一邊，眼睛會停留在對側方向的位置
第五、七對	角膜反射(corneal reflex)	用異物刺激角膜，眼睛會眨眼
第九、十對	喉反射(gag reflex)	刺激舌根或咽喉後壁可造成嘔吐反射

(九) 運動功能評估

　　幼童注意是否有步態不穩情形，嬰兒則可透過肌肉張力、對稱性與運動功能的發展、肌力強度來評估。分別說明於下：

1. 肌肉張力：從嬰幼兒平躺或站立的姿勢，可判斷其有無肌肉張力過低或過強的情形。

2. 對稱性與運動功能的發展：看嬰幼兒是否有自發性動作及四肢動作是否對稱，若只有單側肢體活動，另一側無明顯動作，則須做進一步檢查。

3. 肌肉強度
   (1) 嬰兒可觀察吸吮動作的強度。
   (2) 施測者在手或腳施加阻力，以遊戲方式引導，或要求幼童用手或腳抵抗，以測試肌肉強度，兩側肢體肌力大小應為對稱的。

📍 診斷檢查

1. 腦波檢查：記錄清醒及睡眠時腦部的電波，用於診斷癲癇，由於需在頭皮上貼上電極貼片，頭部必須清潔，且不可有金屬髮飾。另外24小時腦波記錄加上錄影，可更準確的診斷癲癇發作時，腦波同步的變化。

2. 神經傳導速度／肌電圖檢查：主要用在評估神經病變、神經肌肉交界或肌肉病變，並且幫助瞭解病變的性質及嚴重度。
   (1) 神經傳導速度檢查：用電流刺激神經，再以皮膚上的電極片記錄神經傳導的速度，用以評估周邊神經的功能。
   (2) 肌電圖：將記錄針需插入肌肉中，記錄肌肉在靜止狀態、輕度收縮、強力收縮下的電生理變化。

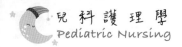

3. 誘發電位檢查：用電流刺激不同位置的周邊神經，記錄大腦接收的訊號，用來檢查神經的功能。常做的部位包含體神經、視覺神經、聽覺神經誘發電位，分別用來診斷腦脊髓病變、視神經病變、聽神經或腦幹病變。

4. 影像檢查：超音波僅適用於前囟門未閉合的嬰幼兒，可發現腦部結構上的異常；腦部電腦斷層及核磁共振，用來評估神經結構上的病變部位及大小。

5. 腰椎穿刺(lumbar puncture)：穿刺取得腦脊髓液(cerebrospinal fluid; CSF)進行分析，以診斷中樞神經感染（如腦膜炎）、蜘蛛膜下出血、多發性硬化症等。

   (1) 檢查方法：將針頭插入腰椎($L_3 \sim L_4$)蜘蛛膜下腔內，抽取腦脊髓液（圖13-2），執行時先協助病童**採行抱膝側臥，下頜向胸部屈曲（即側臥，採蝦米式）的正確姿勢**。但須注意顱內壓增高(IICP)不可貿然進行腰椎穿刺，以防過高的顱內壓力自穿刺處急速釋放，而造成腦疝脫。

   (2) 檢查前後須注意事項：

      A. 穿刺前勿飲食，依病童合作情形，必要時依醫囑給予鎮靜劑。

      B. 於穿刺前30~60分鐘，依醫囑於穿刺點塗抹Emla乳膏（局部麻醉劑），可減輕疼痛(Kyle & Carman, 2020)。

      C. 穿刺後維持病童平躺4~6小時。

      D. **穿刺後監測是否有脊髓脫出症狀，如呼吸快、心跳慢、血壓高等。**

      E. 若給予鎮靜劑者，於完全清醒後，方可進食（先試喝少量白開水，若無嘔吐或其他不適情形時，可給予其他飲食）。

6. 肌肉／神經切片檢查：取少部分肌肉／神經做病理檢查，配合各種組織染色及透過顯微鏡檢查細胞，幫助診斷各類肌肉／神經病變。

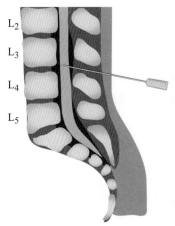
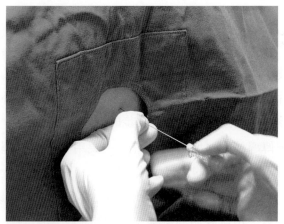

(a) 穿刺部位　　　　　　　(b) 抽取腦脊髓液

▶ 圖13-2　腰椎穿刺

13-3 兒童常見神經系統的疾病及護理

常見神經系統問題

一、顱內壓增高(increased intracranial pressure, IICP)

顱內壓(intracranial pressure, ICP)是由構成顱腔之內容物（如腦組織、血液和腦脊髓液）在頭顱腔內所產生的壓力，顱內壓的高低主要取決於顱內所含物之總容量。顱內壓的正常值應維持在成人10~15 mmHg、幼童為3~7 mmHg、嬰兒為1.5~6 mmHg，**一般而言ICP>15 mmHg時，即稱為顱內壓增高(IICP)**。

通常當顱內的腦組織、腦脊髓液(CSF)、顱內血液其中一項增加時，另外兩者就會減少，以維持平衡，稱為腦部代償機轉。調機機轉包括：硬腦膜膨出、增加CSF吸收、減少CSF分泌、增加靜脈回流、減少腦血流量等。在腦容積增加初期，這些機轉可以調節顱內壓，但若腦容積不斷增加，代償機轉失效則造成顱內壓增高。

(一) 病因及病理變化

顱內壓增高可能因水腦（CSF分泌過多、循環受阻或吸收減少）、腦膜炎等神經系統疾病，而形成顱內壓力升高的現象；也可能是因為頭部創傷、腦水腫，或是顱內血液量增加，如腦中風、腦血管瘤破裂出血造成的。

當病灶使顱內壓持續升高，無法獲得有效調節，會使腦部血流供應量減少，造成腦組織缺氧、壞死，使病灶區域功能喪失，若未及時處理，顱內壓不斷上升將造成腦部擠壓、移位，造成不可逆的損傷，最後發生腦疝脫，壓迫腦幹而死亡。

(二) 臨床表徵

顱內壓增高的臨床表徵包括：**嬰兒前囟門鼓脹膨出、頭圍增加、頭痛**、躁動不安、噁心、**噴射狀嘔吐**（非腸胃道因素，噴射式的強力由口鼻噴出）、瞳孔反應緩慢或不對稱、視乳突水腫、視覺障礙（如視力模糊、半側偏盲、複視或斜視）、意識程度改變（如嗜睡或**尖銳哭叫無法安撫**）、生命徵象異常（**心搏過緩**、血壓上升）、腦神經功能障礙（如步態不穩、癲癇等）等。將常見的臨床表徵分別說明於下：

1. 頭圍增加：如果腦脊髓液通道堵塞時，會造成腦室擴大，因兩歲以下嬰兒的骨縫尚未完全閉合，所以常以頭圍增加來顯示其臨床症狀。

2. 頭痛：若為腦瘤引起的頭痛，會隨著時間的增加而變嚴重且頻繁。

3. 噴射狀嘔吐：因腦壓增高而刺激嘔吐中樞。

4. 視乳突水腫(papilledema)：因腦壓增高而造成，若無處理則會造成視神經萎縮而失明。

5. 複視或斜視：可能因第六對腦神經麻痺或控制眼球運動的神經受壓迫所造成。

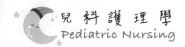

　　庫欣氏反應(Cushing response, Cushing's triad)為IICP晚期的徵象，是因顱內壓升高使得腦部缺血，身體為了維持腦部血液的灌流而產生的反射，症狀如高血壓、脈搏壓變寬、平均動脈壓上升、心搏過緩、呼吸變慢，可能暗示著腦部即將發生脫疝(hernia)，其預後差。

(三) 醫療處置

1. 維持低體溫：維持體溫＜35℃，可減緩腦組織活動及腦代謝率。

2. 監控I/O並限制鈉攝取量：控制液體攝取量，可減少細胞外液而降低腦壓。

3. 持續過度換氣(hyperventilation)：過度換氣（維持$PaCO_2$在25~30 mmHg）會使血中二氧化碳濃度降低，促使腦血管收縮，減少腦部血流量而降低顱內壓。

4. 藥物治療
   (1) 高滲性利尿劑(Mannitol、Glycerol)治療，需靜脈輸注（**Mannitol需於30~60分鐘輸注完畢，以免造成顱內壓升高的反彈現象**），副作用為口渴、頭昏、低血壓、心搏過速等。
   (2) Furosemide (Lasix)為排鉀利尿劑（需注意低血鉀），通常於滴注高滲性利尿劑後1小時內給予，以達最佳減壓效果，副作用為眩暈或低血壓。

5. 手術：移除病灶減輕腦壓，適用於腦部腫瘤或血塊。

(四) 護理處置

⊃ **健康問題：潛在危險性腦組織灌流失效，與腦部水腫、顱內壓增高有關。**

✦ **護理目標：** 病童顱內壓維持於正常範圍內。

✦ **護理措施**

1. 每4小時測量體溫，維持體溫低於正常，以降低腦的代謝率。
2. 每2小時評估病童之生命徵象、意識狀態、生理狀態與神經學之變化。
3. 記錄精確的輸出入量（**限制水分攝取為維持量的70%**），藉以控制腦水腫與避免脫水。
4. **每天測量頭圍**，持續監測顱內壓變化，維持顱內壓於4~15 mmHg，**密切觀察有無囟門鼓脹、噴射狀嘔吐現象**，如有顱內壓升高症狀應立刻通知醫師。
5. 每4小時及必要時監測呼吸狀態並維持過度通氣：依病童需要協助過度換氣治療，依照醫囑監測動脈血氧氣體分析值，維持 $PaCO_2$ 於 25~30 mmHg。
6. **床頭宜抬高 30~45 度，採半坐臥式，並維持頭部在中線位置**，避免壓迫頸靜脈，促進腦部靜脈回流。
7. 避免會引起顱內壓升高之姿勢或活動
   (1) 避免頸部屈曲或過度伸展、頭部旋轉。
   (2) 避免咳嗽等閉氣而增加腹壓的Valsalva動作。維持排便正常，**避免便秘或用力解便（必要時依照醫囑給予軟便劑）**。
   (3) 避免執行頭低腳高的姿位引流或過度抽吸、叩擊。
   (4) 採集中護理，並減少痛刺激。
8. **鼓勵父母陪伴，減少病童哭泣不安、適時安撫或給予安撫奶嘴**、提供安靜、光線柔和及舒適的環境，避免因情緒激動而造成顱內壓上升。
9. 依醫囑予高滲利尿劑，如 Mannitol，以改善腦水腫。使用時須特別注意藥物滴注時間、血壓變化及觀察有無副作用的發生。

二、意識不清(unconsciousness)

評估兒童意識狀況，包括：生命徵象、瞳孔反應、抓握能力、姿勢、對刺激之反應、自發性活動等。意識狀態的評估(assessment of level of consciousness, LOC)中，最常使用的工具是格拉斯哥昏迷指數評估表(Glasgow coma scale, GCS)。

GCS是1974年由英國格拉斯哥大學的神經外科教授Graham與Bryan所提出，在臨床上為簡易快速的意識評估工具，但在語言認知發展尚未成熟的兒童來說，使用上仍有所限制，因此兒科的Simpson與Reilly (1982)於LANCET發表PGCS (Pediatric Glasgow Coma Scale)的工具，進而演變為現今兒童昏迷指數的工具指標，能使醫護人員及早發現兒童意識變化程度，進而提供適切處置的參考。

於評估之前，應先瞭解兒童在意識不清之前是否已有眼睛睜閉之障礙，聽力是否正常或肢體麻痺等現象，以免影響評估結果。評估時，**父母可陪同在旁**。評估方式的內容包括三大項反應：睜眼反應(eye opening, E)、動作反應(motor response, M)及言語反應(verbal response, V)，分述如表13-3。

▶ 表13-3　兒童的昏迷指數評估表 (Pediatric Glasgow Coma Scale)

項目	評分	評估方式	
		2歲以上	2歲以下
睜眼反應(eye opening, E)	4	可以自己睜開眼睛(spontaneous)	
	3	叫他時會睜開眼睛(to speech)	
	2	施以疼痛刺激時會睜開眼睛(to pain)	
	1	對於疼痛刺激無反應(none)	
動作反應 (motor response, M)	6	可依指令動作(obey commands)	
	5	施以疼痛刺激時可指出疼痛位置(localize)	
	4	施以疼痛刺激時肢體會收縮以躲開疼痛(withdrawal)	
	3	施以疼痛刺激時肢體只會彎曲(flexion)	
	2	施以疼痛刺激時肢體只會伸直(extension)	
	1	對於疼痛刺激無反應(none)	
言語反應 (verbal response, V)	5	回答有條理(oriented)	會笑、傾聽(smiles, listens)
	4	可回答，但是答非所問(confused)	哭鬧但可安撫(cries, consolable)
	3	說出不適當的單字(inappropriate words)	對痛刺激持續哭泣(persistent cry)
	2	說話含糊不清(incornprehensible words)	躁動不安，無法安撫(agitated cry)
	1	無任何反應(none)	無任何反應(none)
總分		15分	

資料來源：Kyle, T., & Carman, S. (2020). *Essentials of pediatric nursing* (4th ed.). Lippincott Williams & Wilkins.

臨床上對於兒童的意識狀態評估，為分別記錄其睜眼反應、動作反應及言語反應三項評估分數，並加總計算，**滿分15分表示正常；少於或等於7分定義為昏迷狀態；最低分為3分，則表示重度昏迷狀態。**

另外，在兒童的外顯行為表現上，當照顧者懷疑幼兒的意識狀態（表13-4）改變時，應盡速就醫。

▶ 表13-4　意識狀態及兒童行為表現

意識狀態	行為表現
清醒(full consciousness; alert)	兒童的行為合乎其年齡應有的表現，且對周圍環境有警覺性，對人、時、地具有定向力
意識混亂(confusion)	兒童無法做正常的思考及判斷，通常合併不同程度的注意力不集中
定向感混亂(disorientation)	依兒童認知發展，無法確定時間與地點，認不出旁人
嗜睡(drowsiness; lethargy)	不敏捷，但輕微刺激(minor stimulation)能被喚醒配合、回應
遲滯(obtundation)	可藉由外在的刺激而喚醒，但回應遲緩
木僵(stupor)	屬於持續之深度睡眠狀態，只對重複性之痛刺激有些微反應
持續性植物狀態(persistent vegetative state, PVS)	永久性的大腦皮質功能喪失，只對巨大聲音或物體有動眼反應，四肢僵直，但對刺激有反應，會有臉部表情，可吞嚥、可發出哭泣或呻吟聲，但無法說話
昏迷(coma)	為意識障礙最嚴重的程度，對於任何刺激皆無反應

兒童若有嚴重的腦功能障礙時，因大腦皮質喪失對運動功能之控制，會出現原始反射性姿勢。如：去皮質僵直姿勢(decorticate posturing)的損傷部位於腦幹上部之腦皮質脊髓徑路，兒童之雙臂肩部內縮，肘部彎曲且上臂屈曲僵硬置於胸前；而去大腦僵直姿勢(decerebrate posturing)則出現於腦幹功能受損，兒童呈僵直伸展姿勢（圖13-3）。深度昏迷的病童，其角膜、瞳孔、肌肉伸張、表層或足底反射會消失；還有如果兩歲兒童的巴賓斯基氏反射(Babinski's reflex)為陽性，也是異常的情形。

(a) 去皮質僵質（異常屈肌反應）：
　　受傷病灶位於中腦以上範圍

(b) 去大腦僵直（異常伸肌反應）：
　　受傷病灶位於中腦以下範圍

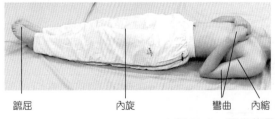
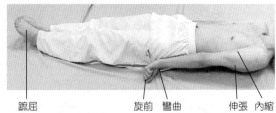

蹠屈　　　　　內旋　　　　　彎曲　內縮　　　　蹠屈　　　　旋前　彎曲　　　　伸張　內縮

▶ 圖13-3　異常的肌肉張力與反射動作

神經系統疾病

一、癲癇(epilepsy)

癲癇若以音譯又稱伊比力斯(epilepsy)，為一種腦神經元不正常放電所引起的突發且短暫性發作(seizure)，因慢性復發性發作所引起的神經功能障礙，**但不一定會終身持續**，有許多病童在成長的過程中會自動好轉。

(一) 病因及病理變化

診斷為癲癇的病童，有半數以上是原發性，即病因是不明的；其他可找到病因的，可分為先天與後天因素，嬰兒早期最常發生的原因是出生時的傷害，像是顱內出血或腦缺氧，其次是先天性腦部發育異常；而急性感染常是嬰兒晚期及幼兒早期引發癲癇的病因；三歲以上的兒童引起癲癇的病因多屬於原發性。

有些癲癇可能於懷孕期間、生產過程或是產後等階段，發生腦部損傷所導致，引發發作的原因與年齡的關係列於表13-5。

▶ 表13-5　發作的原因與年齡之相關性

年齡	發作的常見原因
出生~1個月	1. 原發或續發於生產過程的窒息、缺氧 2. 先天性中樞神經系統發育不良 3. 感染：腦炎、腦膜炎、敗血症 4. 核黃疸 5. 低血糖症 6. 電解質不平衡：低血鈣、低血鎂、低血鈉或高血鈉症、血氮過低或過高 7. 缺乏 Vit. B_6 8. 藥物停用：如酒精、巴比妥鹽類、海洛因 9. 先天性代謝異常 10. 顱內出血
1~6個月	1. 產傷 2. 腦部發育異常 3. 中樞神經系統的急性感染 4. 其他罕見原因，如灰白質退化性疾病
6個月~2歲	急性發熱抽搐，如因肺炎、玫瑰疹或腎盂腎炎時發高燒所致
2~6歲	不明原因的抽搐、腦部腫瘤

(二) 臨床分類與表徵

發作時的表現很多元，根據發作是整個腦部還是局部放電，一般可分為局部性發作、全身性發作以及未分類，請參考表13-6之說明。

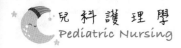

▶ 表13-6　癲癇發作臨床分類與表徵

臨床分類		臨床表徵
局部性發作（partial或focal seizure）	單純性部分發作 (simple partial seizure)	1. 發作開始於大腦皮質某一區域的神經元異常放電，只造成某個肢體的陣攣反射 2. 其症狀視受影響的大腦部位表現，如於枕部則會影響視覺。最典型的表現是由局部的肌肉抽搐，如手指的抽搐，進展到手臂或腿的抽搐 3. 年幼的病童在發作後會伴隨暫時性的麻痺現象
	複雜性局部發作 (complex partial seizure)	發作時，有意識形態的改變（可能會失去意識），通常源於大腦顳葉，則稱為複雜性部分發作
全身性發作(generalized seizures)	全身性強直－陣攣性發作(tonic-clonic seizure)	1. 此為兩側對稱性發作，兩個大腦半球同時發電的現象，亦稱大發作 (grand mal)，典型包括五階段：屈曲、伸展、震顫、陣攣及後續症狀 2. 發作約 5 秒內立即喪失意識，跟隨著大量的軀體反射，包括牙關緊閉、流口水、大小便失禁，意識會在數分鐘到數小時恢復，為最常見的發作型態
	失神性發作(absence seizure)	1. **亦稱小發作 (petit mal)**，突然短暫的注意力的喪失，呈現茫然、失神、凝視呆望狀，**伴隨腦中一片空白**，如**暫停身體活動，正在進行的活動突然姿勢停止，維持原狀**，但姿勢的控制能力並未消失 2. 主要發生在兒童期，有極少病例會持續到成年期；特徵為短暫，一次不超過 10~20 秒，發作頻率很高
	失張力性發作 (atonic seizure)	亦稱下垂發作(drop attacks)，發作時肌肉張力及意識都突然喪失
	肌肉陣攣性發作 (myoclonic seizures)	肌肉突然快速的收縮，容易使病童跌倒。時間不超過5秒
未分類 (unknown)	隱微型痙攣(subtle seizures)	新生兒痙攣之發作型態中最常見的一種，但不易被發現，需要照顧者察覺其怪異的表現，如眼球凝視一方、快速眨眼等
	嬰兒點頭型痙攣 (infantile spasms)	1. 嬰兒期特有的一種抽搐型態，多為器質性腦病變或遺傳代謝性疾病引起，又稱韋氏症候群 (West syndrome)，90% 於 1 歲前發作，常發生在剛睡醒或是將入睡前 2. 發作的表現為反覆點頭，有時會同時手腳的伸展或屈曲，發作持續數分鐘，常合併發展遲緩或腦部病變

- **癲癇重積現象(status epilepticus)**

　　癲癇重積現象是指：超過30分鐘的癲癇發作，或反覆的連續癲癇發作，且兩次發作之間，病人的意識沒有完全恢復。發生於突然停用抗癲癇藥物、**抗癲癇藥物之藥效不佳**、中樞神經系統的感染（**如急性腦膜炎**）、代謝不平衡（如低血糖、低血鈣）、顱內損傷或出血等。

(三) 診斷檢查

1. 詳細的病史詢問，包括產前、生產及發育的資料，以及家族史、發病年齡、所有疾病和外傷史等，並評估發作型態與症狀。

2. 神經學檢查：人格狀態、行為是否異常，作為腦部機能、運動機能及知覺系統的檢查。

3. 血液檢查：包括血糖、完全血球計數(CBC)、電解質（如鈉、鈣、鎂等）、血中尿素氮(BUN)和血清肌酸酐(creatinine)、肝功能(GOT、GPT)以及藥物和毒物檢測。

4. 腦部核磁共振(MRI)：主要用來評估腦實質或結構性病變，有時可發現海馬迴或大腦皮質發育不良。

5. 腦部電腦斷層掃描(CT)：適用於排除腦出血、腦水腫、腫塊等情況。

6. 腦波檢查(EEG)（圖13-4）：可知不正常的放電部位及型態（若小於4歲或無法配合檢查的病童，則偵測睡眠腦波）。

7. 腰椎穿刺：抽取腦脊髓液可瞭解是否有感染的情形，目的為排除腦炎或腦膜炎的可能性(Kyle & Carman, 2020)。

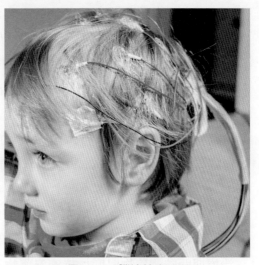

▶圖13-4　腦波檢查(EEG)

(四) 醫療處置

　　癲癇是一種慢性病，治療方式包含藥物治療、手術治療及生酮飲食療法(ketogenic diet)，分別說明於下：

- **藥物治療**

　　長期服用抗癲癇藥物，以抑制不正常腦部神經的電位傳導，但必須要家長與病童的配合，其中最重要的就是遵從醫囑服藥，約有50%以上的病童可以控制病情，也有痊癒的機會。

1. 常用抗癲癇藥：如Luminal (Phenobarbital)、Dilantin (Phenytoin)、Tegretal (Carbamazepine)、Depakine (Valproic Acid)、Sabril等。

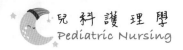

2. 藥物副作用：在藥物治療過程中，原則是以單一藥物治療，病童需要長期服用控制癲癇發作，故必須忍受藥物帶來的副作用，例如：

   (1) 癲能停(Dilantin)：**引起皮膚發疹、齒齦增生及顆粒性白血球減少症，故須特別強調口腔及皮膚的衛生。**兒童服用此藥時，請照顧者觀察與記錄其情緒行為、注意力、手眼協調度及睡眠型態等，並請學校老師配合觀察並記錄，以便返診時提供醫師調整藥物劑量之參考。

   (2) 帝拔癲(Depakine)：噁心、嘔吐、消化不良、肝功能異常、頭暈、嗜睡、不安、手發抖、掉頭髮等。

   (3) 其他抗癲癇藥物的副作用，如：睡眠改變、鎮靜、疲倦、行為改變、運動失調、過敏反應、皮疹等。

3. 藥物使用注意事項：副作用是否出現，取決於個人的敏感度、藥物種類、劑量和服藥時間，但多少仍可能會影響生活及學習，因此需教導照顧者清楚正確用藥及使用抗癲癇藥的注意事項：

   (1) 食物可能會影響有些藥物的吸收效果，導致血中抗癲癇藥物濃度降低，應避免與牛奶一起服用，須間隔1~2小時以上。

   (2) 抗癲癇藥物應盡量避免與其他藥物同時使用（如感冒藥、止痛藥、抗生素等）。

   (3) 服用抗癲癇藥物的初期，若難忍副作用干擾生活，需與醫師討論，從小的劑量開始，逐漸增加藥量。

   (4) 按醫囑服藥，勿自行減藥，否則血中藥物濃度會降低，影響治療效果。

   (5) 除了Carbamazepine外之所有抗癲癇藥物，一旦發現少吃了一次，應盡快補吃一次的劑量，以免濃度不夠而致發作（陳，2021）。

   (6) 當服用藥物發生過敏反應時（有時延遲過敏，可能在治療1~2個月後發生），如皮膚紅疹、口腔潰爛、發燒等現象，應立即回診就醫。

4. 治療期間監測藥物濃度：**抗癲癇藥物治療期間需定期監測血中藥物濃度**，若藥物血中濃度過低，可能因療效不佳而使得癲癇發作，若血中藥物濃度過高，也可能誘發癲癇；**亦需檢查血球數、腎臟、肝臟功能以及腦波的變化**，以避免中毒。

5. 藥量調控：**當發作被控制時，可在醫師監控下漸進調降劑量**，需特別注意若驟然停藥，可能造成癲癇重積現象，所以停藥的過程需在醫師調整藥量及監控下，以3~8個月的時間，漸進減少，如果藥物減量、停藥之後，連續2年未發作，表示癲癇控制良好，有些病童甚至不再服藥控制，亦未再發作。

- **手術治療**

   臨床上多數的癲癇病童，可用藥物獲得良好的控制，但仍有15~20%的病童，即使用了各類的抗癲癇藥物，仍無法控制癲癇發作，稱為頑固型癲癇症(intractable epilepsy)，此時會考慮其他療法，如：生酮飲食療法或外科手術治療。

　　若確定癲癇的發作是由腦血腫、腦瘤等原因所引起時，可採用外科方法將病因去除；另外，迷走神經刺激術(vagus nerve stimulation theraphy, VNS)則是施行於4歲以上頑固性癲癇病童，可藉由植入迷走神經刺激器，對頸部迷走神經進行定期微量電刺激，緩解病情(Epilepsy Foundation of America, 2018)。

- 生酮飲食治療

　　採用生酮飲食治療，多數都是用過抗癲癇藥物反應不佳的病童。因為酮體(ketone body)提供了腦內神經細胞的額外能量，**並製造了較多的穩定性神經傳導物質**。需由營養師調配治療飲食，**以高脂肪為主要成分，由脂肪提供80％的熱量**，限制蛋白質及碳水化合物的攝取，在嚴格限制液體的攝取之下，提供酮原性飲食刺激酮酸生成，生酮飲食對於控制大發作及肌陣攣性發作較有效。

(五) 護理處置

⊃ 健康問題（一）：低效性呼吸型態，與癲癇發作導致呼吸道阻塞有關。

✦ **護理目標**：維持病童有效的呼吸型態。

✦ **護理措施**

1. 備妥痙攣發作相關用物於病床單位，包括單位常規需備的 seizure set（含甦醒球、口腔人工氣道、抗癲癇藥物、抽吸設備、非再吸入型氧氣面罩等）、脈衝式血氧監測儀。

2. 發作之緊急處置

    (1) **將頭偏向一側，使口中分泌物流出**，保持呼吸道通暢，防吸入嘔吐物、唾液或黏液，分泌物過多時予以抽吸。

    (2) **鬆開頸部太緊的衣物**，可在病童頸下置放一軟枕。

    (3) **切勿強行扳開病童的口**，或**塞任何東西進入口中（如壓舌板）**。

3. 發作後宜清除口腔分泌物，勿立即給予餵食，當病童嘗試喝水，有吞嚥反應時才可進食；**並讓病童安靜下來，採膝胸臥位或床頭抬高 20~30 度，發紺者則給氧氣吸入**。

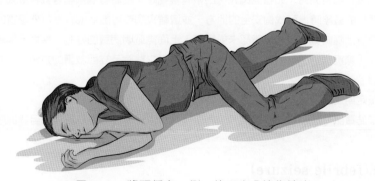

▶ 圖13-5　將頭偏向一側，使口中分泌物流出

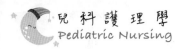
➲ **健康問題（二）：潛在危險性損傷，與癲癇發作時意識不清造成跌倒或碰撞有關。**

✦ **護理目標：** 避免病童發生創傷的可能性。

✦ **護理措施**

1. **除去周圍可能造成傷害的物品**，病床上勿置放堅硬物品或醫療儀器，床欄隨時拉起，以床欄護墊等保護。
2. **避免強行約束正在抽搐的肢體**，以防止壓制過當導致骨折。
3. 若是發作次數頻繁，且為失去意識型，下床活動時須配戴保護性頭盔。
4. 除非病童處於危險或易受傷的環境，否則發作時不要強行移動病童。

➲ **健康問題（三）：知識缺失，與缺乏病童發作時及平時照護有關。**

✦ **護理目標：** 病童及家屬能說出何謂發作前的徵兆、發作時的處理技巧及居家照顧的方法。

✦ **護理措施**

1. 澄清父母及手足對病童痙攣的想法及態度。
2. **強調定時、持續、長期服用抗癲癇藥物的重要性，不可自行停藥，如突然中斷抗痙攣藥物時易出現癲癇重積現象**，並告知相關藥物的副作用。
3. **教導父母觀察及記錄病童發作的型態與時間**、部位、頻率、意識程度、發作前是否有先兆。
4. 教導家屬及病童對罹患癲癇採取正確的態度，**其日常生活可照常執行，不需特別限制或過度保護**，視疾病控制為生活的一部分；並**鼓勵維持正常生活習慣，以預防發作**。
5. 教導家屬提供病童安全環境的原則，如：家中擺設宜簡單、尖銳邊角避免外露、宜用泡棉保護；病童應採用淋浴，避免單獨盆浴，且浴室的門不上鎖。
6. 教導避免可能誘發發作的因素：包括壓力、情緒激動、含咖啡因的飲食，以及3C產品或是電動玩具，因為外界密集的聲光刺激，亦可能成為誘發因素。
7. 若病童已入學就讀，可繼續上學，提醒父母與學校老師及校護保持聯絡，萬一發作時，學校老師才瞭解病童疾病並做適當的處理。**不需限制病童的活動**，一般運動的原則應注意，如：打球、跑步均可，亦**可上游泳課，但須穿著救生衣及有經驗的救生員在旁**，但若是攀岩爬高或海泳等應避免，騎腳踏車戴保護性頭盔，以免活動進行中癲癇發作而導致跌撞意外。
8. 有些病童於癲癇發作前有先兆（如看見閃光、口中有金屬味、皮膚有螞蟻爬等異樣感知），因此可引導病童當察覺要發作的徵象時，可找個安全的地方，並遠離火燭或可能造成跌墜意外傷害的地方。
9. 教導父母讓病童身上隨時戴著疾病的辨認卡或項鍊，上面需載明病童的姓名、疾病及緊急就醫的聯絡家屬姓名與電話、「癲癇病史」、所服藥物名稱，建議轉送之醫院及立即救護的方法，以防突然發作時能得到妥善的照護。
10. 教導家屬及病童定期返診及監測病童之血中藥物濃度。
11. 提供癲癇病友網站資訊，並配合衛教單張，向病童與其父母說明控制癲癇發作的自我健康管理方法。

二、熱性痙攣(febrile seizure)

　　熱性痙攣是指發生在5歲以下的嬰幼兒或兒童，在急性體溫升高至某程度而併發痙攣，**因無中樞神經系統的感染，故發生後不會產生神經功能的缺損。男童多於女童**，有家族遺傳病史，高峰期約12~18個月(Kyle & Carman, 2020)。

(一) 病因及病理變化

致病機轉仍不明確，可能年幼的兒童（**體溫控制能力尚未成熟**），腦部尚在發育中，未完全成熟，腦細胞較容易被激發而異常放電導致痙攣。

其他因素包括：第六型人類疱疹病毒感染，以及突發性的高燒，尤其是體溫突然快速的竄升，而更容易使腦細胞放電不穩定，多發生在開始發燒的24小時內。

(二) 臨床分類與表徵

1. 單純型熱性痙攣(simple febrile convulsion)：發病年齡介於6個月至5歲、抽搐時耳溫**超過38.5~39℃**、抽搐型態為對稱（泛發型）**大發作、抽搐於15分鐘內停止**、24小時內只有抽搐一次。典型的單純性熱性痙攣之預後非常良好，一般而言，燒退後10天腦電波即恢復正常，**不會造成肢體偏癱或智能障礙等後遺症**。

2. 複雜型熱性痙攣(complex febrile convulsion)：抽搐當時不一定合併高燒，為**局部性抽搐**或合併多種型態的抽搐，發作時間超過15分鐘。發作後神經學檢查可能為異常。

(三) 診斷檢查

1. 熱性痙攣的診斷主要是依病史做推斷，因此最重要的是發作時陪伴者的描述，包括：抽搐過程型態、持續的時間，以及病童的意識狀況、頭、眼、臉、手、腳各種姿勢變化與發作後的狀況，這些在臨床上對判斷是否為熱性痙攣是重要的參考資料。

2. 如果是發燒原因不明時，可以安排實驗室檢驗，包括血液、尿液常規檢驗及培養和電解質之評估。

3. 當被診斷為複雜性熱性痙攣時，則需考慮安排做腰椎穿刺、腦部影像學及腦電波等檢查。**通常停止發燒10天後，才執行腦電波檢查**。

(四) 醫療處置

幼兒若確診為發燒誘發的單純性熱性痙攣並不需要抗痙攣藥物治療，但若為複雜型或診斷確認為癲癇時，則依病童抽搐情況給予抗痙攣藥物。另外熱性痙攣的病童仍可接受常規的預防接種，但注射前應主動告知醫護人員有此病史。

(五) 護理處置

1. 熱性痙攣的護理主要在密切觀察體溫變化，及早給予降低體溫照護及處置，並協助進行相關檢查，找出引起發燒的感染源。

2. 發作時維持呼吸道通暢及提供安全的環境，如**使用床欄護墊預防受傷，發作時協助採側臥**以維持呼吸道通暢。

3. 發作後有嗜睡情形，應協助病童適當休息。

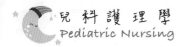
三、腦膜炎(meningitis)

腦膜炎為腦膜的急性發炎，是兒童中樞神經感染中最常見的一種疾病。一歲以下的嬰兒是罹患細菌性腦膜炎的高危險群，根據統計70%的腦膜炎是發生在5歲以下的兒童，尤其是6~12個月嬰兒，**男多於女**(Kyle & Carman, 2020)。

(一) 病因及病理變化

當細菌或病毒經由飛沫或直接接觸傳染進入人體中，再藉血液循環進入腦膜，即會造成腦膜炎。腦膜炎可分為：

1. 細菌性腦膜炎(bacterial meningitis)：又稱化膿性腦膜炎，兒童隨著年齡的不同，造成細菌性腦膜炎的常見病原也不同。**95％病童是由b型流行性嗜血桿菌、肺炎鏈球菌、腦膜炎雙球菌所引起**(Kyle & Carman, 2020)，**其中新生兒腦膜炎最常見的是受大腸桿菌感染，**多來自產道感染所致。

2. 無菌性腦膜炎(aseptic meningitis)：又稱病毒性腦膜炎，以腸病毒腦膜炎最常見，其次為水痘病毒、日本腦炎病毒、單純疱疹病毒、腺病毒等。嚴重時可併發腦炎，致死率高且容易有嚴重後遺症。

另外，結核菌性腦膜炎(tuberculous meningitis)是由結核桿菌引起，**可發生於任何年齡層，男女比率為2：1**，不一定合併肺結核，通常病童在感染結核桿菌後的2~6個月發作。

(二) 臨床表徵

典型的腦膜炎症狀是頭痛與頸部僵硬、發燒、意識改變。依年齡層不同，臨床表現也有所差異。

• 新生兒

細菌性腦膜炎的症狀大部分是非特異性的，因此若活動力及食慾變差、行為改變或不明原因**發燒、反覆嘔吐**且哭聲尖銳難安撫、囟門膨出等，皆應懷疑腦膜炎的可能性，其他可能伴隨出現的症狀，如低體溫、呼吸不規則或窘迫、心跳過速或過緩、躁動不安、嗜睡或角弓反張等情形，但腦膜刺激之徵象不明顯。

病毒性腦膜炎症狀表現較細菌性輕，病程約數天可改善，為一自癒性疾病，輕者3~5天即恢復，嚴重者7~14天，預後良好。

結核菌性腦膜炎的症狀通常是慢慢出現，初期為低度發燒、煩躁不安、食慾不振、精神活動力差。1~2週後進入出現顱內壓升高、抽搐的症狀，最後可能發燒、昏迷、脈搏與呼吸不規則而危及性命。

• 幼童

幼兒期的腦膜炎臨床症狀表現較不明顯，可能以發燒、嘔吐、異常哭鬧、眼神異常或日常生活行為的改變來表現，若較大的孩子則以發燒、劇烈頭痛、噴射狀嘔吐、頸部僵硬、精神活動變差等症狀表現（圖13-6）。

3歲以上還會出現噁心、嘔吐、畏光(photophobia)、食慾不振等，以及腦膜炎刺激徵象(meningeal signs)，如：**頸部僵硬、角弓反張(opisthotonic)、克爾尼格氏徵象(Kernig's sign)與布魯辛斯基氏徵象(Brudzinski's sign)呈現陽性反應**（圖13-7），另外顱內壓升高、不安、昏睡、意識混亂、抽搐，常伴隨上呼吸道感染之症狀，如咽喉痛、流鼻水、咳嗽等；其他症狀，如盜汗、肌肉痠痛、皮膚出疹也常見的。

(三) 診斷檢查

1. 血液檢查：測定全血球計數、血液培養、電解質、滲透壓及血糖值。
2. 腰椎穿刺：經由腰椎穿刺收集腦脊髓液，可用來確定診斷。有關細菌性及病毒性腦膜炎之腦脊髓液的變化，請參考表13-7。

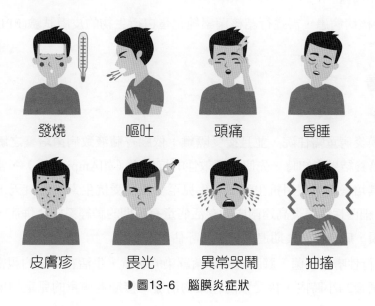

| 發燒 | 嘔吐 | 頭痛 | 昏睡 |

| 皮膚疹 | 畏光 | 異常哭鬧 | 抽搐 |

▶ 圖13-6　腦膜炎症狀

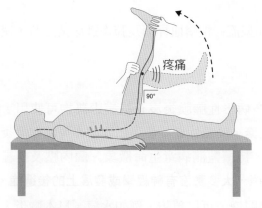

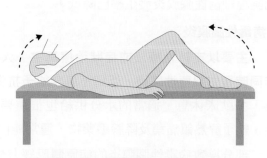

(a) 克爾尼格氏徵象(Kernig's sign)：
　　抬起腿並彎曲膝蓋，當由膝蓋伸直腿時，
　　會有阻力或引起疼痛

(b) 布魯辛斯基氏徵象(Brudzinski's sign)：
　　將頸部往前屈時，大腿與小腿會一起屈起

▶ 圖13-7　腦膜炎刺激徵象

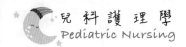

▶ 表13-7　腦脊髓液的變化

腦脊髓液	正常	細菌性腦膜炎	病毒性腦膜炎
外觀	清澈	乳狀黃色，有時有血塊形成	清澈；有時會混濁
壓力(mmH$_2$O)	50~100	極度上升(200~450)	正常或中度上升(200~350)
血球細胞（個／mm^3）	0~5	增加很多，主要為多形核白血球	增加，最初多形核白血球較多，之後淋巴球增加
蛋白質(mg/dL)	10~40	增高很多(100~500)	正常或增高(50~60)
葡萄糖(mg/dL)	50~75	減少(10~40)	正常

3. 眼底鏡檢查：檢查眼底是否有因顱內壓上升而造成視乳突水腫(papillary edema)。

4. 影像檢查：腦部電腦斷層、核磁共振檢查可用來排除顱內出血、腦瘤或其他會造成顱內壓力上升的病灶。

5. 若接觸過結核病病患，需進行結核菌素純化蛋白衍生物的皮膚試驗(PPD test)及胸部X光檢查。

(四) 醫療處置

• 細菌性腦膜炎

　　細菌性腦膜炎病童需住院，並且接受隔離；依腦脊髓液致病菌培養之敏感性試驗結果給予抗生素，培養結果未知時，先使用廣效性的抗生素（如Ampicillin），當培養結果出來時，則就要依其培養結果選用抗生素。新生兒至少要接受抗生素治療21天，而較大的兒童需要10~14天。細菌性腦膜炎高達兩成的存活病童有長期的神經系統合併症，而最常見的合併症是聽力受損，病童必須長期追蹤檢查及評估。

　　對於b型流行性嗜血桿菌、腦膜炎雙球菌感染的病童，生活在一起的親密互動家人，需在病童確立診斷後24小時內，接受預防性藥物治療，接觸過病童的兒童如果發燒，要馬上就醫。

　　目前衛福部已全面公費補助嬰幼兒，接種b型流行性嗜血桿菌及肺炎鏈球菌疫苗，使得此兩種細菌性腦膜炎發生率已降低。

• 病毒性腦膜炎

　　主要以支持性療法或症狀治療為主，大多病毒性腦膜炎沒有抗病毒藥物可使用，**除非同時發生細菌性感染，否則不適合給予抗生素**。於急性期，使用類固醇亦可減輕發炎反應，多臥床休息，適當的水分供給也很重要，持續監測病童生命徵象、顱內壓及神經功能、給予解熱鎮痛藥及降腦壓藥物，通常能自癒，**大多數沒有神經學或發展上的後遺症**。

　　部分導致病毒性腦膜炎的病原體已經有相關疫苗可以預防，例如水痘、日本腦炎、流行性感冒等疫苗（張，2018）。

• 結核菌性腦膜炎

結核菌性腦膜炎於疾病初期會使用數種抗結核病藥物，持續服藥數個月到一年。如果病童有明顯顱內壓升高的症狀時，可併用類固醇以減緩發炎反應，若未治療死亡率高，長期的後遺症可能有視力或聽力受損、尿崩、肢體麻痺等。

其他症狀治療，如依醫囑使用Mannitol來降低顱內壓，另控制體溫，避免高燒，也可避免顱內壓力上升及減緩腦部新陳代謝。

(五) 護理處置

◎ 相關健康問題
1. 體溫過高，與腦膜炎感染有關
2. 組織灌流改變，與顱內壓升高有關。
3. 急性疼痛，與腦膜炎症狀有關。
4. 潛在危險性損傷，與腦膜炎感染、意識障礙有關。

✦ 護理目標與措施
1. 病童意識清楚，顱內壓維持在正常範圍：請參考「顱內壓增高」之護理處置。
2. 病童情緒平穩且疼痛緩解
   (1) 給予最少的感官刺激，維持環境安靜、光線柔和、協助降低房間的光線、噪音及訪客。
   (2) 允許病童自行調整採取最舒適的姿位。
3. 病童之腦膜炎症狀顯著的改善，無發燒與跌倒等傷害
   (1) 每2~4小時監測其生命徵象。
   (2) 依病童的感染病原，採取適當的隔離措施。如結核性腦膜炎與流行性嗜血桿菌腦膜炎病童的隔離措施包括：常洗手、戴口罩、住隔離病房，不需穿隔離衣及戴手套。
   (3) 必要時依醫囑給予抗生素、解熱鎮痛劑及類固醇。
4. 提供病童家屬相關知識
   (1) 教導家屬及訪客遵守適當的感染控制，以預防感染，例如：勤洗手、戴口罩、穿隔離衣等。
   (2) 鼓勵家屬帶病童熟悉的被子、喜愛的玩具、用品，放置於病房中。
   (3) 當病童精神較佳時，可陪伴玩靜態遊戲。
   (4) 給予家屬心理支持，並教導有關照顧病童之方法，以減輕焦慮。
   (5) 出院前協助安排聽力檢查。

四、腦性麻痺(cerebral palsy, CP)

腦性麻痺指的是腦神經系統尚未發育成熟前，控制動作的某些腦細胞受到傷害或發生病變，為一種非進行性且永久性的神經損傷，以肢體運動功能失常為主的多重性障礙，有時傷害也會合併視覺、聽覺、語言溝通及智能與發展上的多重障礙。

腦性麻痺在國內的發生率估計為千分之一到三左右，護理人員應該對任何新生兒從出生前或生產時，可能有造成腦部損傷的高危險新生兒仔細地觀察，是否有潛在腦性麻痺的徵象。

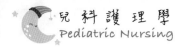
(一) 病因及病理變化

腦部缺氧、出血或其他傷害都有可能造成腦性麻痺,依腦性麻痺造成的因素可分為:產前因素(prenatal factor)、產中因素(perinatal factor)及產後因素(postnatal factor)。對足月的新生兒而言,造成腦性麻痺的原因以產前因素居多,而早產造成腦性麻痺則常是因為產程過長或產後腦傷等原因,但有很多腦性麻痺無從查出導致的原因,所幸這對後續的復健及療育影響不大。

1. 產前因素:染色體或基因遺傳、母親子宮內感染(如德國麻疹、巨細胞病毒或單純疱疹病毒)、藥物濫用、接觸放射線或母親有糖尿病、前置胎盤、缺氧症、營養不良及Rh或ABO血型不合、胎兒先天性腦部發育不全等,都會使胎兒發生腦性麻痺的危險性增高。

2. 產中因素:早產、急產或生產過程中,造成胎兒腦部缺氧或顱內出血等因素,例如:臀位產、前置胎盤、胎盤早期剝離、母體體液電解質不平衡、臍繞頸、早產等,皆是造成新生兒發生腦性麻痺的常見原因。其中早產仍是造成腦性麻痺重要的危險因素,且懷孕週數越少,造成腦性麻痺的機會就越大,此與早產兒常見的合併症:顱內出血、腦水腫、腦室周邊白質軟化、肺支氣管發育不全(bronchopulmonary dysplasia)所引起的缺氧有關。

3. 產後因素:產後的腦傷,如:腦部感染、核黃疸、頭部外傷、腦瘤、鉛中毒等。

(二) 臨床分類

• 依肢體受影響狀況分類

依肢體受影響狀況來分可分為單肢麻痺型(只有一個肢體受影響,monoplegia)、半側麻痺型(同側上下肢受影響,hemiplegia)、下肢麻痺型(雙下肢受影響,paraplegia)、四肢麻痺型(四肢均受影響,quadriplegia)及雙重麻痺型(四肢均受影響,但下肢較上肢嚴重,diplegia)。

• 依神經肌肉受損的形式分類

表13-8說明依照神經肌肉受損的形式分類。

(三) 臨床表徵與合併症

粗動作發展遲緩、肌肉張力改變、不自主動作及運動失調等臨床症狀,隨著損傷部位及嚴重程度,每個病童的腦部受損範圍大小及嚴重程度不同,症狀表現差距大(表13-8)。

新生兒可因不同的狀況,而有不同的表徵,如果**出現反射異常**、餵食狀況差、僵硬、張力過強或無張力時,應進行神經學檢查,否則腦性麻痺通常直到幼兒開始走路,才漸漸被發現動作方面發展遲緩。

▶ 表13-8　腦性麻痺依神經肌肉受損的形式分類

類型	痙攣型 (spastic)	徐動型 (athetoid)	運動失調型 (ataxic)	無張力型 (atonic)	運動困難型 (dyskinetic)
受損部位及臨床表徵	• 導因為大腦皮質或**錐體路徑損傷**，傳出異常的訊息到肌肉，**使肌肉持續性出現高張力** • **為最常見的類型** • 肌肉張力高，肢體僵硬或緊縮，上肢常呈彎曲，**下肢呈內收、半彎曲、內旋之剪刀式(scissoring)現象** • 深層肌腱反射及**伸展反射增加**	• **導因為腦幹基底核損傷** • 肌肉張力不穩，四肢出現無法控制的抖動 • 若影響到顏面、喉部、口腔肌肉時，會出現扮鬼臉、說話難以理解	• **導因為小腦損傷**，**導致平衡和協調障礙** • 因肌肉張力和協調能力不正常，站不穩、步態蹣跚，導致病童時常不自主的轉變姿勢及舞動四肢 • 手眼協調動作差	• **肌肉呈現無力狀態、張力低** • **深度肌腱反射增加** • 常會影響控制呼吸的肌肉	• **導因為錐體外徑路損傷** • **出現不自主運動**

註：除了上述幾種類型外，還有混和型(combined)，就是上述二種以上症狀合併。
資料來源：中華民國腦性麻痺協會(2016)‧何謂腦麻。http://www.cplink.org.tw/whats_cp.php

　　腦性麻痺不只是會造成動作上的控制困難，也常合併發展上的遲緩或不同程度的影響，常見合併症如下：

1. 智力障礙：有75%的病童可能智能不足，**但有25%的病童智力是正常**，甚至是優異的。

2. 癲癇：約有40%病童有癲癇情形，應該依照醫師指示，長期服用抗癲癇藥物控制，盡可能將癲癇發作機會降到最低，癲癇若是沒有控制好，有可能對腦部造成更深的傷害，影響往後的發展及復健。

3. 斜視：約有25%病童由於控制眼球位置的肌肉麻痺或過度活躍導致斜視(strabismus)，如果病童於6個月時仍有此症狀，則應至眼科就醫矯正。

4. 聽力障礙：有20%的病童有聽覺障礙，若未矯正，將影響病童的語言學習。

5. **發音困難**：約70~75%病童可能**合併語言障礙**，主因是口腔肌肉的控制困難，部分是源於智力障礙，或是腦部控制語言的區域也受損造成發音困難(dysarthria)。

6. 生長遲緩：腦性麻痺病童可能吞嚥困難，因此營養不足，或是因為活動量較少，肌肉缺乏刺激，進而影響發育。

7. 可能有原發性或續發性的感覺統合障礙：

   (1) 原發性感覺統合障礙：是指因腦部損傷部位無法正確接收及過濾外來的刺激，而合併有感覺及動作上的缺損。

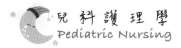

(2) 續發性的感覺統合障礙：是因肢體動作的不正確代償動作或調整反應，甚至根本缺乏部分動作經驗，進而影響到病童的感覺經驗及輸入，包含本體感及運動覺的回饋差，而影響到肢體形象概念及與環境互動的能力。

8. 情緒障礙。

並非所有腦性麻痺病童皆會出現上述併發症，但臨床的嚴重程度及失能狀況，會隨著成熟度及照護品質而有所改變。

(四) 診斷檢查

1. 神經影像檢查：包括腦部超音波、電腦斷層、核磁共振等，確認腦部損傷部位。
2. 細胞學檢查：排除其他潛在的病因。
3. 神經運動功能檢查：評估平衡感、步態、原始反射與肌肉張力等。
4. 腦波圖：確認腦部不正常放電之部位。
5. 視力檢查：評估視力問題（如斜視）。
6. 聽力檢查：評估聽力，若有聽力障礙，應早期矯正，以免影響語言學習。

(五) 醫療處置

腦性麻痺病童雖無法完全恢復運動功能，一旦發現即介入早期療育，合併藥物、外科、聽力、語言等治療及輔具使用，並藉由定期復健等改善肌肉張力或避免關節變形，治療需跨科整合小兒神經科、復建科、精神科、骨科等團隊，以期激發腦部的潛能，可將其功能限制降到最低，達到其疾病限制下的最大功能。常見的治療方式如下：

1. 依病童年齡、疾病嚴重度及語言發展情形，協助會診語言治療師，視情況使用溝通輔具及進行語言治療，促進身體活動的功能。結合遊戲到治療計畫中，可誘使其動作發展正常化，以提供感覺接收所需要的刺激。
2. 藥物治療：以口服肌肉鬆弛劑治療，可藉由降低肌肉張力來改善控制與功能，**使用抗焦慮劑，緩解緊張及減輕過度活動情形**；對於合併有癲癇的病童，服用抗癲癇藥來控制痙攣發作。
3. 脊椎內巴可芬輸注幫浦(intrathecal baclofen pump, ITB)：痙攣型病童若是口服肌肉鬆弛劑的效果不佳，或無法忍受藥物的副作用，可藉由手術方式，在側腹部皮下植入ITB，此裝置可經由導管持續輸注肌肉鬆弛劑到脊椎腔，經由幫浦內的藥物Lioresal Intrathecal (Baclofen)每小時精準輸注微量進入脊椎腔，不經全身循環，以較少的劑量改善肌肉痙攣之症狀，也可減輕副作用的困擾。
4. 注射肉毒桿菌：2~10歲的病童若肌肉已攣縮到影響功能及行動，可注射肉毒桿菌使肌肉鬆弛，治療的患肢必須沒有定型攣縮(fixed contracture）的狀況，越早接受治療效果越好。

5. 矯正、支托、防變形：利用輔具、支架、矯正鞋、托足板、特殊座椅等，使用輔具給予正確的擺位、避免不正常的動作與姿勢、促進功能性技巧等，或解決關節活動度不佳、控制力不好的問題，並預防或減輕肌肉骨骼的變形（圖13-8）。須注意輔具應隨病童生長與發展，每3個月或每半年檢查及調整，並避免過度依賴使用。

6. 復健及擺位：執行全關節運動及正確擺位，預防肌肉攣縮情形，以增進運動功能及預防殘障加重。可以移動玩具來吸引病童的注意力，藉此促使學習頭部轉動或控制。

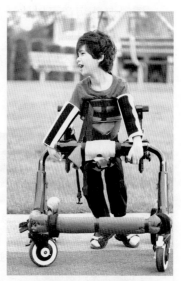

▶圖13-8　利用輔具行走

7. 手術治療：進行選擇性背側神經根切除術(selective posterior dorsal rhizotomy)，以切斷會引發肌肉痙攣的神經，改善運動的能力，提升步態功能；或進行整形外科手術矯正肌肉攣縮問題，如肌腱加長術、內收肌腱切斷術。

8. 語言訓練：在病童學會不正確的溝通習慣前，應及早開始語言治療和發聲練習。對口腔肌肉運動協調不佳導致發音困難者，父母或其他人可遵照語言治療師的指導，協助病童嘴部運動，以及使用圖片或物品，溝通所說的事物，並鼓勵病童使用嘴唇和舌頭的進食餵食技巧（如放置食物於舌頭的旁邊，先置於一側，然後另一側）。

9. 情緒障礙：先瞭解病童是因觸覺防禦或姿勢不安全感引起，還是有人際溝通的困難或互動技巧較差所造成情緒不安，先瞭解其情緒障礙之來源，再做適當之互動回應與轉介。

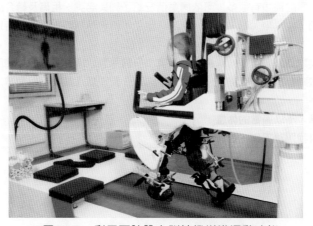

▶圖13-9　利用下肢肌力訓練機增進運動功能

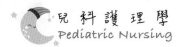

　　透過遊戲病童可以比較容易融入治療活動中，腦性麻痺病童在經過相關科別醫師診斷鑑定後，接受早期療育療程，通常需要持續一段時間，所以父母必須充分與健康照護人員配合，確實執行各項居家治療活動，才能使病童的各項發展及日常生活自理等能力達到最好的發揮。

(六) 護理處置

> ● 健康問題（一）：營養不均衡：少於身體需要，與控制咀嚼、吞嚥肌肉與手部肌肉控制、協調的能力下降造成進食困難有關。

✦ **護理目標：**提供適當的營養攝取，維持病童正常的生長發育。

✦ **護理措施**

1. 評估病童食物及液體攝取情形，且瞭解是否攝取足夠的熱量，體重是否於正常的範圍。
2. 對吞嚥困難、食入量不足者，評估並改善病童的吞嚥狀況，如：
   (1) **先以熱敷按摩放鬆腭部，並準備較高熱量、高蛋白質、實體小的濃縮且易吞嚥之食物**，並補充適當的維生素與礦物質。
   (2) 利用有踏腳墊的椅子，維持良好的進食姿勢。
   (3) 由於病童較難咀嚼、吞嚥，**若需協助餵食應注意將病童頭維持於正中、膝蓋高於大腿，盡量將食物放在舌頭後方1/3以利吞嚥，必要時可以手輔助咀嚼的動作。**
3. 有能力自我進食的病童，則應注意維持良好的手部進食姿勢，**必要時使用合適的輔助餐具**，如餐具應較大且要有較厚的把手以助握持。

> ● 健康問題（二）：身體活動功能障礙，與隨意肌控制、協調的能力下降有關。

✦ **護理目標：**病童能達到最大的活動程度及促進自我照顧的能力。

✦ **護理措施**

1. 評估病童肌肉張力、耐力及協調能力，並瞭解需要他人協助及使用輔助器材的情形。
2. 依病童的需求改變日常生活的常規，如：穿前開口有彈性的棉衫、不須綁鞋帶的鞋子等，每天評估病童自我照顧的情況及能力。
3. 輔具諮詢及轉介：輔具的種類有很多，可依病童情況給予輔具諮詢、租借及轉介服務。依病童的年齡及能力提供適當的活動，如：坐、爬、站等。協助病童使用輔具予關節支持並保持適當功能的位置，預防攣縮。
4. 預防攣縮，尤其是痙攣型及僵直型的病童，因此需每日對易發生攣縮的肌肉及關節進行被動性關節活動和牽拉運動，如：做關節運動、姿勢擺位、骨骼肌肉運動及遊戲互動等利用刺激方式，促進病童感覺運動的發展。
5. **維持規律的日常作息，予以適當的休息。**
6. **鼓勵病童獨立完成自我照顧工作，並適時給予肯定。**

○ 健康問題（三）：潛在危險性皮膚完整性受損，與身體移動性降低、自我照顧能力受限及使用輔具導致皮膚摩擦有關。

✦ **護理目標**：減少皮膚組織的破損，維持皮膚的完整性。

✦ **護理措施**

1. 評估及觀察支架或夾板下皮膚狀況，是否有紅腫、破皮的情形。
2. 保持皮膚的清潔和乾燥，維持身體的舒適：沐浴時，盆底置一不滑的墊子，盆底周圍有一抓握的扶手，才能維持坐姿的平衡；水溫約 37~41℃，水太冷或太燙，皆會造成肌肉痙攣、僵硬。
3. 提供增加病童血液循環及減輕皮膚壓力的方法，利用拉手或移動下肢來帶動病童翻身，並可加入玩具以吸引其頭部的轉動，如：q2h 予病童改變姿勢，做主動或被動運動等，注意避免在使用輔具時摩擦皮膚而導致破皮。
4. 提供安全的環境予病童（如戴保護性頭盔、桌椅黏貼防撞邊條、預防癲癇發作等），預防癲癇發作時對身體的傷害。

○ 健康問題（四）：家庭因應失能，與家屬對於病童罹患疾病難以接受或照顧能力不足所致。

✦ **護理目標**：家中成員能視照顧病童為生活常態，參與照護病童。

✦ **護理措施**

1. 教導照顧者給予攝取高纖維食物及水分，並做適當運動，預防便秘產生，若有便秘情形，於排便時溫和分開其攣縮的臀部及大腿。
2. 給予照顧者情緒支持：接納照顧者的憤怒及挫折情緒，允許照顧者發洩且應被瞭解的，應適時給予鼓勵；協助處理手足對病童的反應。
3. 協助病童及家屬對疾病的適應：瞭解病童及家屬對於疾病的知識及看法；鼓勵病童及家屬參與疾病的治療及復健活動；提供資源，如輔具的使用、復健轉介及鼓勵加入支持性團體等。
4. 協助父母親能看到並肯定病童的優勢，提供適當機會的練習，以病童的功能程度及發展為依據，如訓練手部的技巧和日常生活的技能，在適當的保護性的設備下，鼓勵病童增加運動功能，而且可提供病童對環境的感覺經驗；建立自主獨立性，**鼓勵病童就學與其他兒童互動，積極擴展社交聯繫**，幫忙病童達到正常化的生活。

(七) 居家照護

　　護理人員為了使病童於回家後能夠繼續治療，須跟照顧者強調任何年齡的特殊兒童都必須學習自我照顧，甚至還不會合作的年幼病童，都應該執行被動性的全關節運動、伸展等運動，尤其是姿勢異常的關節。

　　父母避免過度的協助及扶持，常鼓勵病童側坐的練習，因有利病童由坐姿轉換到爬；也可利用滑板來減少身體與地板的摩擦力；白天精神好時，利用有桌面的站立板，讓兒童站立著進行桌面遊戲或活動；有時可在微前傾的坐姿之下，將病童兩手臂往前舉高、外轉並給予肩關節壓迫的力量，可誘發其頭部伸張。實際生活的經驗是他們展現自我能力的最佳場合，應鼓勵將復健融入日常生活，例如：在換尿布或換衣服時拉拉手腳來練習翻身，所以不要嫌慢或覺得心疼，也不要太聚焦於肢體上的障礙，而忽略了他們和一般兒童有相同的發展需求。

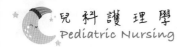
在病童在學齡期之前，照護團隊為了配合家庭的需求所設計，由父母為了他們特殊的孩子主導共同參與的計畫，稱為個別化家庭服務計畫(individualized family service plan)；當病童進入學齡期，即轉銜到個別化教育計畫(individualized education program, IEP)，父母在這個過程須瞭解，如何兼顧父母親與照護者的角色，與兒童建立良好的互動關係。

像所有的兒童一樣，教育的需求，決定於病童的需要和潛力，輕度到中度腦性麻痺的病童，入學前鑑定，安排合適的班級課程，而對於無法接受回歸主流或融合教育的病童而言，資源班的特殊教學可能比較恰當，青春期時可安排職業諮詢和指引。娛樂方式和課後活動的安排，應該考慮那些不能參加正規體育課程和同儕活動的病童。部分病童在使用輔具後，可以參與體育競技，有人在美術上有特殊才華，而且很多的活動，都可能符合他們的能力，應改變競爭性的運動，以增加失能病童的專長，及讓身體活動達到另外的境界。

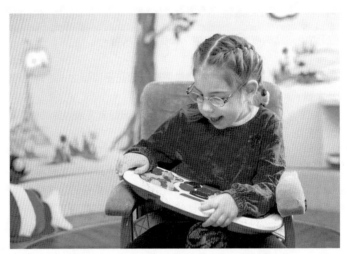

▶圖13-10　安排腦性麻痺病童合適的課程

五、脊髓性肌肉萎縮症(spinal muscular atrophy, SMA)

脊髓性肌肉萎縮症是基因缺陷造成的罕見疾病，不是傳染性疾病，肌肉細胞隨著年齡增長漸漸地無力萎縮，為進行性肌肉萎縮疾病，俗稱漸凍人。臺灣兒童體染色體隱性遺傳疾病中，脊髓性肌肉萎縮症的發生率僅次於海洋性貧血，男女都有可能發生，而發作年齡從出生到成年都有可能，新生兒發病率大約是大約是1/10,000 (National Institutes of Health, 2018)。目前尚無治癒方法，有賴遺傳諮詢與基因檢測來降低此病的發生率。

(一) 病因及病理變化

SMA多屬於體隱性遺傳，部分是基因突變所致，異常基因是位於第五條染色體長臂區，有一種稱為運動神經元存活基因(SMN1)，約95%是因為此基因出現缺陷，使得運動神經元進行性退化，而導致肌肉無力與麻痺。

　　不同類型的肌萎症，侵犯不同部位的肌肉，任何隨意肌都可能被侵犯，但近端肌肉最常被侵犯，下肢較上肢嚴重，因此造成走路、吞嚥、呼吸等動作困難，最嚴重甚至死亡。

(二)臨床分類與表徵

　　依據病童發病之年齡及疾病的嚴重程度，常將此病分成三型，請參考表13-9。

▶ 表13-9　脊髓性肌肉萎縮症臨床分類與表徵

	第一型 (屬於嚴重型)	第二型 (屬於中度型)	第三型 (屬於輕度型)
發病年齡	6個月前	6個月~1歲半	約在1歲半後
症狀	1. 哭聲小、吸吮力差、呼吸費力 2. 四肢及軀幹嚴重無力，呈現類似青蛙的姿勢 3. 肌腱反射消失 4. 舌頭與手部顫動 5. 胸廓呈鐘型 6. 無法坐與站	1. 下肢呈對稱性之無力，且以肢體近端較為嚴重 2. 有時可見舌頭及手部顫抖 3. 肌腱反射消失或減弱 4. 無法自行站立及走路	1. 對稱之肢體近端肌肉無力，下肢較上肢易受侵犯 2. 走路後才發病，病程緩慢進行 3. 上樓梯時輕度之不便，肌腱反射減弱
預後	通常於2歲前，因呼吸衰竭死亡	大多能活到20~30歲	肌肉無力較不會持續進行，長期之存活率高

(三)診斷檢查

　　進行性肌肉萎縮症之診斷首重臨床表徵及檢驗數據，首先要排除是否為常見的急性肌炎、重症肌無力症等，若症狀超過半年或持續進行，則可能是慢性，最常見的就是肌失養症。

1. 血液檢查：因肌肉損傷造成血清中肌酸激酶(creatine kinase, CK)非常高，是評估神經肌肉疾病最明顯的數據。

2. 肌電圖(EMG)神經傳導及其他神經生理檢查：可見到受影響的肌肉出現去神經化(denervation)的現象。

3. 肌肉影像檢查：電腦斷層及核磁共振造影可檢視哪些肌肉受影響，以及肌肉體積大小的改變。

4. 肌肉切片檢查(muscle biopsy)：光學顯微鏡下可見肌肉細胞萎縮，被纖維組織與脂肪所取代，雖然目前可經基因檢測作為診斷上的依據，但肌肉切片檢查在診斷上仍極具參考價值。

5. 基因檢查：檢測分析是否有缺陷基因。

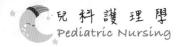

(四) 醫療處置

目前的醫學對於此症尚無有效的療法，早期診斷、早期治療，併發症越少，效果越好。皮質類固醇對於減緩退化的速度及短期增強肌力可見效果，但未見長期療效，且皮質類固醇的作用主要使肌肉中蛋白質的分解減少，而確切的機轉不明。因此治療的目標只能盡量維持未受侵犯肌肉的功能，針對症狀復健及採支持療法，讓病童舒適為主，維持生活品質。

(五) 護理處置

⊃ 健康問題（一）：身體活動功能障礙，與隨意肌控制、協調的能力下降有關。

✦ **護理目標：** 病童能達到最大的活動程度及促進自我照顧的能力。

✦ **護理措施**

1. 長期接受復健及物理治療，肌力訓練要循序漸進，小量多次進行，避免過度劇烈運動；有效利用尚存的肌力，增加站立、行走等功能性活動的效率，目的是防止肌肉攣縮、關節變形或脊柱側彎。如果病童完全臥床超過 1~2 天，會加快無力的速度，因此不可讓肌肉長期處於一種抑制狀態，可延緩關節僵直、肌肉萎縮病程的進展，除了配合物理治療師進行被動運動，以避免關節攣縮，病童也要靠自己主動運動，如伸展。
2. 選用合適的輔具，以幫助站立或行走，可支撐身體保持正常姿勢。
3. 經由姿位引流等胸腔物理治療，去除呼吸系統的分泌物，晚期必要時使用呼吸器，以改善呼吸肌無力的症狀。

⊃ 健康問題（二）：家庭因應失能，與家屬對於病童罹患疾病難以接受或照顧能力不足所致。

✦ **護理目標：** 家中成員能視照顧病童為生活常態，參與照護病童。

✦ **護理措施**

1. 傾聽及提供心理支持：為了照顧行動受限制的孩子，父母親的社交活動將會受到限制，家人的活動必須配合病童的需求。
2. 家庭成員對肌萎症病童要保持合理的期待，避免過度保護。當病童詢問關於他的病情，如殘障、死亡，先澄清孩子的問題，應該誠實、正向，以病童能理解的方式回答。
3. 建立安全的生活空間及居家環境，配合病童的日常活動，建造一個無障礙的空間，必要時使用輪椅，以擴展生活的空間。避免負重，避免跌倒，均衡的營養，注意體重不可過重，以免過度消耗肌力。
4. 使病童的生活正常化，盡可能留在主流的教育，病童也可以視情況參與體育活動，如游泳，水的浮力可支撐身體，是較不費力的活動。
5. 引介社會資源，鼓勵加入肌肉萎縮症協會（如中華民國肌肉萎縮症病友協會），認識其他病童家長，互相支持、分享心情。
   其餘健康問題，請參考「腦性麻痺」之護理處置。

六、水腦 (hydrocephalus)

水腦是指腦脊髓液在腦室內產生過多、循環受阻、無法有效吸收，或腦脊髓液的製造及吸收不平衡，當腦脊髓液之製造超過吸收時，則會導致腦室內腦脊髓液之堆積，在增高的壓力下，造成腦室擴張（圖13-11），而壓迫鄰近之腦組織，**進而產生一連串的神經方面障礙**。發生率為每千名活產新生兒中有0.5~4位(Kyle & Carman, 2020)。

(一) 病因及病理變化

　　腦脊髓液是由脈絡叢分泌及腦組織細胞外液之類淋巴管引流所形成，當腦脊髓液循環流經整個腦室系統後，在蜘蛛膜下腔被吸收（圖13-12）。腦脊髓液通路之阻塞，可能發生在循環途徑之任一點，使得壓力增加，導致阻塞部位近側之通道擴張。

　　水腦依其病因病理變化可分為先天性與後天性水腦：

1. 先天性水腦：當胎兒在母體發育時發生異常，使腦脊髓液循環障礙所致。最常見的原因為腦部發育不良、脊髓膜膨出之病童，其他少數可能是因子宮內感染、胎兒期出血或新生兒腦膜腦炎所造成，而水腦合併脊柱裂（如脊髓脊髓膜膨出）之機率很高，因此水腦病童，均應觀察有無脊柱裂情形。

2. 後天性水腦：較大的兒童因後天性造成之水腦，則大多與腦室內腫瘤、顱內感染、創傷或出血造成阻塞有關。

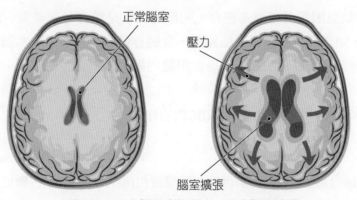

正常腦室　壓力　腦室擴張

▶圖13-11　水腦增高的壓力，造成腦室擴張

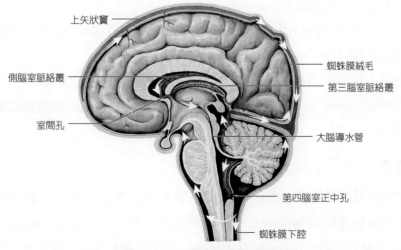

上矢狀竇　蜘蛛膜絨毛　側腦室脈絡叢　第三腦室脈絡叢　室間孔　大腦導水管　第四腦室正中孔　蜘蛛膜下腔

▶圖13-12　腦脊髓液循環示意圖

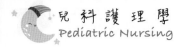

(二) 臨床分類

1. 交通性水腦：因腦脊髓液在蜘蛛膜下腔及蜘蛛膜絨毛的吸收障礙，造成腦部或脊柱壓力增加，其腦脊髓液之流通並未受阻，可能因後天性因素，例如：腦膜炎感染後、腦室出血，或先天性未知病因所致。

2. 非交通性水腦：又稱為阻塞型水腦，是兒童期最常見的水腦類型，且大多與先天的胚胎期發育異常有關，但水腦的症狀卻可能在胎兒期、兒童期或成人早期才出現。腦室系統阻塞造成腦脊髓液無法流入蜘蛛膜下腔，阻塞部位可能為大腦導水管(aqueduct of sylvius)、腦室間孔(foramina of monro)或腦室內外側孔等腦脊髓液流通的管道。

(三) 臨床表徵

病童之臨床表徵受到水腦開始時間、持續時間與有無相關的結構異常等因素影響，而有所不同。

1. 2歲以下的嬰幼兒因顱骨縫尚未密合，明顯的症狀是顱骨骨縫變寬、**前囟門突起**、頭圍快速增加、頭皮變薄及靜脈充血擴張，當腦脊髓液急速增加、水腦情況加重時，嬰兒頭皮上的靜脈會變得更明顯，同時因眼瞼內縮、露出更多的鞏膜，**造成落日眼的徵象**。

2. 幼童期之水腦症狀，則以**顱內壓升高(IICP)** 的症狀為主。

(四) 診斷檢查

於母親懷孕16~18週時，可測量母體α-胎兒蛋白(α-fetoprotein)，數值升高代表胎兒可能有中樞神經系統畸形，在例行的產檢中亦應注意胎頭大小變化。嬰兒出生後應特別注意頭圍是否有不正常的增加及出現漸進性的神經症狀，較大的兒童則應注意是否有顱內壓升高的症狀。臨床常見檢查包括：

1. 電腦斷層掃描(CT)及核磁共振掃描(MRI)：是診斷水腦最基本的工具，藉以確認是否有腦瘤、腦部結構異常存在。

2. X光攝影檢查：嬰幼兒可採顱骨X光攝影，可見囟門及顱骨縫合變寬。

3. 腦部超音波掃描(echo encephalography)：囟門未閉合之嬰兒可透過腦部超音波掃描測量腦室的大小。

(五) 醫療處置

改善水腦症狀可採用內科療法或外科手術，其中又以外科手術為主要治療方法。

1. 內科療法：病程進展緩慢之病童可採內科治療，給予Acetazolamide (Diamox)、Isosorbide (Isobide)或Furosemide (Lasix)等，來減少腦脊髓液產生的量，藉此降低顱內壓，直到水腦改善。

2. 外科手術：是重建正常的腦脊髓液循環路徑，即直接切除阻塞病兆，或採取引流術將腦脊髓液由腦室引流至腹腔、心房或肋膜腔，其中腦室腹膜分流(ventriculoperitoneal shunt, VP shunt)較常使用，即利用具有壓力控制球(reservoir)的單向引流管，一端放入腦室，另一端經由皮下通到腹腔內，當腦室內壓力升高時，引流管可將腦脊髓液引流到腹腔（圖13-13）。導管植入後隨著兒童的成長可能要重新植入2~4次。

引流管感染是最嚴重之合併症，最常發生於導管植入後兩個月內，治療是經由靜脈或腦室的途徑**給予高劑量之抗生素**，若感染持續，則需將引流管移除，直到感染被控制；而此時，應採用暫時性腦室外引流。

暫時性腦室外引流管(external ventricular drain, EVD)，屬於密閉性引流系統，包含面板（依醫囑設定引流壓力之高度，分別為水柱壓(cmH$_2$O)或水銀柱壓(mmHg)）、引流管、密閉式收集袋、開關閥。經由顱骨鑽孔方式將引流管放到腦室，主要功能為引流腦脊髓液降低顱內壓、**顱內壓監測**等。**引流時需採平躺**，可依據病童病況，採取持續性或間歇性引流，而無法合作的兒童或嬰兒不可完全開放引流，建議用間歇性引流之方式。**以外耳道為壓力之零點**，**依醫囑抬高床頭**20~30度，當引流管位置高於外耳道時，會降低腦脊髓液之引流速度；低於外耳道時，會增加腦脊髓液之引流速度，**故在病童坐起或被抱起時**，**需關閉引流管開關閥**，防止腦脊髓液引流不平衡。

在預後方面，採取外科手術積極治療並持續藥物治療之水腦病童，其存活率高，在這些病童中，約有1/3的病童智力及神經功能發展未受影響，而有1/2的病童則會出現神經功能障礙。

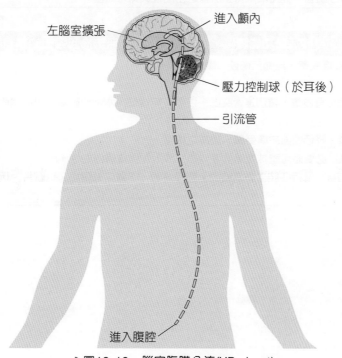

左腦室擴張

進入顱內

壓力控制球（於耳後）

引流管

進入腹腔

▶ 圖13-13　腦室腹膜分流(VP shunt)

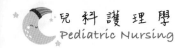

(六) 護理處置

⊃ 健康問題（一）：潛在危險性腦組織灌流失效，與水腦導致顱內壓升高有關。

✦ **護理目標：**維持病童正常顱內壓。

✦ **護理措施**

1. 每 2~4 小時觀察病童有無顱內壓升高之徵象（觸診前囟門大小及有無膨出，較大的病童則評估有無頭痛、**噴射狀嘔吐或尖銳哭聲**及意識狀況與情緒行為等）。
2. 2 歲以下的病童**每天測量頭圍**。
3. 病童置入腦室外引流管的護理
   (1) 採漸進性方式抬高床頭至20~30度，以促進引流。
   (2) **臥向未手術側**，避免壓迫到引流管以維持通暢性。
   (3) 避免快速坐起，以免腦脊髓液迅速減少。
4. 在餵食或抱持病童時，注意身體保持直立，避免牽扯到頸部肌肉。
5. 其餘護理措施，請參考前述「顱內壓增高」之護理處置。

⊃ 健康問題（二）：潛在危險性感染，與放置腦室引流管有關。

✦ **護理目標：**病童無感染發生。

✦ **護理措施**

1. 監測生命徵象：記錄體溫變化，觀察是否有發燒情形。
2. 密切監測病童有無其他腦脊髓液感染之徵象，包括：食慾變差、嘔吐、反應變差與抽搐發作。
3. 持續觀察手術部位之外觀，注意分泌物之量、顏色及性質。
4. 保持眼睛的濕潤：落日眼或無法正常關閉眼瞼病童，依醫囑給予眼藥膏或眼藥水，以預防角膜潰瘍及感染。
5. 依醫囑給予預防性的抗生素，並監測藥物副作用。
6. 若病童置入腦室外引流管，需持續維持引流管之密閉性與保持無菌。

⊃ 健康問題（三）：身體活動功能障礙，與肌肉力量降低無法抬起過重的頭有關。

✦ **護理目標：**病童皮膚完整，無關節僵硬、攣縮情形。

✦ **護理措施**

1. 每 4 小時評估病童全身皮膚，特別是骨突處，注意有無發紅、水泡或破皮，可於關節、骨突處放置橡皮氣墊圈或羊毛墊。
2. 注意支撐頭部重量，降低頭部皮膚受壓、破損之機會。
3. 保持皮膚清潔乾燥，必要時可塗抹潤膚乳液或嬰兒油以加強皮膚的韌性。
4. 每 2 小時為病童翻身，進行四肢主動或被動全關節運動，布置床旁環境，以圖片、玩具鼓勵病童自發性的關節活動。

> ➲ 健康問題（四）：潛在危險性親職功能障礙，與病童需手術及後續照顧的複雜性有關。
>
> ✦ **護理目標**：家庭成員能提供病童適當照護及支持。
>
> ✦ **護理措施**
> 1. 與家庭成員會談以瞭解其感受及擔心的問題。依病童年齡層及家屬之認知、情緒狀態，評估其瞭解程度，說明檢查及手術前後之流程，並提供機會發問。
> 2. 鼓勵家屬參與病童之照顧，並澄清多數的水腦病童，經腦室導管植入術後，能正常參與學校活動。
> 3. 自住院即開始出院計畫，教導家屬照護病童居家照顧的措施，如餵食技巧、肢體關節活動、皮膚的照顧、肌肉張力之評估與訓練。
> 4. 教導並示教家屬移動病童的技巧：包含翻、轉、抱、上下床等姿勢，並評值家屬之執行能力。
> 5. 教導父母辨識引流管阻塞、顱內壓增高或感染等症狀。
> 6. 轉介當地社區護理師，提供後續之追蹤與照護諮詢。
> 7. 協助轉介病友團體或相關的基金會，提供父母分享照顧技巧及情緒支持之處，家人能夠討論對病童病況之感受。

(七) 居家照護

　　一般而言，病童出院之準備護理應著重指導照顧者如何辨識引流管阻塞、移位或感染預防。交通安全性亦是返家重要議題，由於病童頭部較大，加上頸部肌肉對頭部活動的控制力弱，致使病童有向前傾倒或偏向一側的傾向，因此會影響乘車時之固定保護方式，幼童可固定在特殊設計之車用安全座椅中。

　　返回社區或學校時，病童明顯較大之頭部，以及在置換引流管時須剃掉頭髮等，可能引起同儕的各種反應，父母親需要支持病童在與他人相處時可能面臨的問題，態度上避免過度保護病童，應鼓勵病童盡量像一般兒童的生活及學習。

七、脊柱裂(spina bifida)

　　脊柱裂是源於胚胎時期神經管發育缺陷(neural tube defects, NTDs)，泛指任何脊髓和脊髓腔的畸形，若脊柱融合失敗，稱為脊柱裂(Foster & Kolaski, 2016)，是中樞神經系統缺損中常發生的一種。病童自出生開始便要承受許多的不適症狀，這些生理上的困擾會導致心理或社會活動的阻礙，因此需要長期性的照護與追蹤。

(一) 病因及病理變化

　　NTDs的發生與妊娠時母體葉酸缺乏是有關係的，因此有學者主張，懷孕早期補充葉酸是必要的(Kyle & Carman, 2020)。另外研究指出前一胎曾產出脊柱裂新生兒，再懷神經管缺陷病童的風險會提高。

　　其他可能的危險因子還有母體懷孕早期暴露於過熱環境（如泡溫泉）、吸菸、長期服用抗癲癇藥物、曾自發性流產，或先天性感染的病原體(TORCH)入侵母體，再經胎盤感染胎兒。

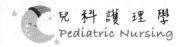

(二) 臨床分類 (圖 13-14)

1. 隱藏性脊柱裂(spina bifida occulta)：只有脊柱發生缺損。

2. 脊髓膜膨出(meningocele)：脊髓膜由裂開的脊柱突出。刺激新生兒腳底時，該側膝蓋不會有彎曲回縮的情形，即退縮反射(withdrawal reflex)呈陰性。

3. **脊髓脊髓膜膨出(myelomeningocele)：外觀可見囊狀膨出物，內含脊髓膜、脊髓液及部分脊髓索。最常發生於腰與薦椎交接處(L$_5$ ~ S$_1$)**，易造成病童下肢癱瘓及大小便失禁。

(三) 臨床表徵與合併症

脊柱裂常見症狀為水腦、肢體無力和膀胱或腸道控制異常。神經功能喪失的程度，直接和缺陷的解剖位置以及受侵害的神經有關。對脊柱裂的病童來說，不論其發生損傷的程度如何，都會因感覺及運動的缺陷，而合併有神經性膀胱(neurogenic bladder)功能障礙，可能會引發尿瀦留與尿失禁的問題。約70%以上合併有水腦(hydrocephalus)，約40~80%合併脊髓積水(hydromyelia)。

(四) 診斷檢查

1. 於懷孕中期檢測母體羊水中的 α-胎兒蛋白(alpha-fetoprotein, AFP)值升高，以及超音波檢查可發現異常。對於曾產過脊柱裂病童的母親、孕期服用抗癲癇藥或有腸道吸收不良、服用葉酸拮抗劑、過多熱暴露史的高危險孕婦，應在受孕前或至少在受孕後四週內給予小劑量葉酸來預防，並進行產前診斷。

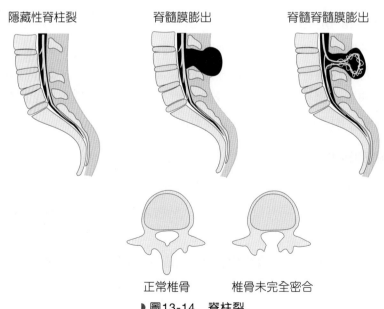

▶圖13-14　脊柱裂

2. 病童脊柱裂的檢查方法包括核磁共振、超音波、電腦斷層和脊柱X光攝影。

3. 有尿失禁的病童需要作尿液分析、培養，評估血中尿素氮及肌酸酐清除率，且需定期做尿路動力學檢查追蹤。

(五) 醫療處置

　　脊柱裂的病童需要跨專業的團隊醫療照護，包括小兒神經科、小兒神經外科、泌尿科、骨科、復健科、物理治療等不同領域的照護。**脊柱裂通常會在出生後一天內進行手術縫合**，包括椎板切除及脊髓缺陷處修補術修復，以預防感染和組織暴露造成的傷害，**但並無法促進神經學功能上的進步**；另外分流手術可減輕水腦的程度。

　　早期的肌肉骨骼病變會影響兩側肢體的運動，骨科矯治最好從年幼階段開始，這樣病童才不會在發展過程中比同年齡層的兒童落後太多。小兒骨科的處置及不同的輔助器具，可幫助有脊柱病灶的病童運動，以及維持最佳的運動功能。

　　若合併神經性膀胱功能障礙，於嬰兒期的治療目標是保持腎臟功能；大一點兒童的目標，是達到自己控制排尿，學會自我導尿。因此安排尿動力試驗追蹤膀胱功能的改變，非常重要。治療方式可使用增加膀胱儲尿功能和控制能力的藥物、與外科手術，如：膀胱造瘻（排尿的造瘻口、開在腹部壁上），與增進性腸道細胞整型術（增加膀胱容量、減少膀胱壓力）。

　　目前最新的治療方法，是在子宮內進行胎兒手術，將囊泡加以修補，可以減少神經損害與水腦的嚴重。

(六) 護理處置

• 手術前照護

　　嬰兒在手術前照護為防止膨出囊破裂，將排泄物汙染的機會降至最低：

1. **手術前應採俯臥**，由於俯臥姿勢較難保持嬰兒的清潔，加上持續的壓力點和餵食困難的問題，可將嬰兒的頭部轉向一側便於餵食，適當支托緩解膨出囊的壓力。

2. **選擇質軟小孔的奶嘴餵食**，以預防吞食過量的空氣。

3. 未經修補的脊髓脊髓膜膨出嬰兒，無法像一般嬰兒被懷抱，為了促進親子情感連結，可以在父母來探視嬰兒時，讓嬰兒斜躺在父母親大腿上的枕頭，再將黑白圖片或幾何圖形放在嬰兒的視野內，也可提供其他適合嬰兒的刺激（**如肌膚的撫觸**、輕柔愉悅的聲音跟嬰兒說話）。

4. **以無菌的生理鹽水濕敷於囊膜上**，維持膨出膜濕潤的脊髓膜避免囊膜乾裂，每2~4小時更換濕敷料，評估有無破裂或感染的徵象。

5. 當腸道括約肌受影響時，可能會出現持續解便的失禁現象，而對皮膚造成持續性的刺激，甚至成為病灶的感染源。如果膨出囊被排泄物汙染，清潔時避免造成膨出囊膜破

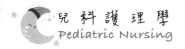

損，因會增加感染的機會。缺陷被修復前，不須包尿布，若合併尿滯留，則需要間歇性導尿。

6. 缺乏感覺和運動神經的部位易造成皮膚破損，可將嬰兒置於海綿墊或羊毛毯上，以減輕膝部和踝部的壓力；定期的清潔、擦拭乳液以及溫柔的按摩，以促進血液循環。

7. 執行攣縮部位的伸展動作，及被動性的全關節運動以預防攣縮，**並協助腿部呈外展，以預防髖關節脫位。**

• **手術後照護**

手術後的照護為預防術後合併症之發生，包括休克、呼吸問題及感染：

1. 除了一般性的手術後照顧，如監測生命徵象、輸入排出量、營養狀況，並觀察感染的症狀，及疼痛控制。外科醫師除了直接處理傷口外，在脊髓脊髓膜膨出病童的術後照顧，還要密切觀察脊髓液滲出的情形。

2. **宜採俯臥頭略低垂的姿勢**，減少患部受壓程度，另外可微屈髖部，降低對傷口的張力。

3. 術後復健包括肢體訓練與輔助器使用，以維持基本的肌肉張力及關節活動度。**經常給予被動運動、按摩，以促進血液循環，並提供視、聽覺刺激。**

4. 予病童合宜的水分攝取、大小便訓練，以及排尿時間的安排、定時導尿、預防尿路感染及觀察感染症狀。若大便失禁，可用調整飲食、規律的排便習慣。

(七) 居家照護

產下特殊健康需求病童的家庭會經歷一段震驚與哀傷期，護理人員須幫助家屬及病童面臨種種的醫療及復健問題，提供相關資訊，澄清疑慮，並協助引介居家照顧資源。

另外，家屬及病童需學習疾病自我管理的知識及技能，如父母親須居家執行間歇性導尿技術，與教導病童自我導尿技術；排便方面可能因失禁、腹瀉或便祕，而需使用塞劑、肛門刺激及灌腸等方法，並配合飲食計畫。

病童病灶部位及嚴重度均影響其失能程度、大小便控制等障礙，對其學習、融入社群活動及自尊皆會受影響，因此須長期的追蹤，鼓勵參與支持團體，並持續提供支持，協助家庭成員適應，最終目標為發揮病童的潛能及促進其獨立自主，身心安適。

八、雷氏症候群(Reye's syndrome)

雷氏症候群是一種嚴重瀰漫性腦病變，合併肝病變的症候群，屬於急性且可能致命的代謝異常疾病，也是一種罕見的疾病。特徵是發燒、嚴重意識障礙及肝功能障礙，於兒童之致死率高。

1950年代，澳洲的醫院首先注意到一些病童入院時，只是輕微感冒症狀，卻迅速惡化，甚至死亡；之後於1963年，美國北卡州爆發流感，同時有十幾名病人發生類似病況

致死，澳洲的醫師Douglas Reye等人根據病程及解剖的結果，以其名發表「雷氏症候群」(Reye's syndrome)，之後便以此命名。

好發於嬰兒至青少年期，臨床上以6~12個月的嬰兒最常見，但可能發生在任何年齡層之兒童，甚至偶發於成人(Slightham & Gotter, 2016)。

(一) 病因及病理變化

雷氏症候群真正的致病原因目前尚未確定，但病童常有病毒感染的病史，**可能與服用Aspirin（水楊酸類藥物）及黃麴毒素，或遭受德國麻疹病毒、流行感冒病毒感染或發生水痘後有關**。

新英格蘭醫學雜誌(The New England Journal of Medicine)於1980年12月發表關於雷氏症候群個案的統計資料，此症候群的發生和罹患流感或是水痘時使用Aspirin來退燒有高度的相關，於此醫學文獻發表確認相關性之後，雷氏症候群的病例即開始顯著減少。

✚ 護理小幫手

由於兒童免疫系統尚未成熟，在水痘及流感病毒流行期，應按時接種水痘疫苗及流感疫苗。由於水楊酸鹽類藥物（如Aspirin）用於罹患水痘或流行性感冒的兒童及青少年，可能與產生雷氏症候群有關，雖然導因尚不明確，但美國疾病管制中心建議，20歲以下兒童及青少年，若疑似感染水痘或流行性感冒等病毒，應避免使用水楊酸鹽類藥物。

(二) 臨床表徵

雷氏症候群病程迅速，**常伴隨肝功能、腦部神經功能及代謝功能等障礙**，臨床表現包括：

1. 起初病童，常有上呼吸道感染的症狀，出現發燒、身體不適情形。
2. 最為明顯的表現在腦部的損傷，出現顱內壓上升(IICP)、**腦水腫**、劇烈頭痛與**頻繁嘔吐**，開始時燥動不安、精神混亂、嗜睡、抽搐、昏迷，呈大腦強直狀態、呼吸衰竭而死亡。
3. 肝功能障礙，伴有肝臟腫大。
4. 隨著病程惡化，**血糖濃度降低**，少數出現脫水及代謝性酸中毒等。

(三) 診斷檢查

雷氏症候群之診斷是基於病童突然的意識狀況改變及實驗室診斷性檢查：

1. 詳細收集病史：確認病童先前是否有感染及服用Aspirin。

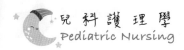
2. 生化及血液檢查：肝臟酵素——胺基轉胺酶SGOT（或AST）、SGPT（或ALT）等皆升高、血氨值(ammonia)也明顯升高，凝血酶原時間(PT)延長以及部分凝血酶原時間(PTT)延長；可能因嘔吐、食慾差及攝取不足，造成低血糖，因此檢查需特別注意血糖值變化。另外亦包括電解質、血液酸鹼值之檢查。

3. 腦脊髓液(CSF)檢查：會出現白血球，且有壓力升高的情形。

4. 腦波(EEC)檢查：呈現腦部有中度到重度的彌漫性異常。

5. 電腦斷層(CT)檢查：有助於排除腦部病變。

6. 肝臟組織切片(liver biopsy)：為確立診斷的主要依據，可發現肝臟脂肪變性。

(四)醫療處置

雷氏症候群病童最重要的即是早期診斷及積極治療，可以迅速治癒且避免後遺症。醫療處置著重在矯正代謝異常，及控制腦水腫、降顱內壓、維護肝功能等支持療法：

1. 當病童有低血糖症狀時補充葡萄糖；有出血症狀時，注射維生素K或是輸血予以矯正。

2. 腦水腫及顱內壓上升是致命的主因，因此降低腦壓為最重要的治療，維持新陳代謝及電解質的正常、限制水分攝取，或以滲透性利尿劑降低腦壓，如Mannitol及皮質類固醇藥物（如Dexamethasone）。

3. 監測血氧，保持呼吸道通暢，並防止高碳酸血症和低血氧症；維持血壓正常，以維持正常腦灌注壓；注意控制抽搐，體溫在37℃以下。維持電解質及酸鹼平衡，防止低鈣血。

4. 可用腹腔透析降血氨、精胺酸靜脈點滴、新黴素灌腸以殺死腸內細菌，避免血中氨值增加，若病情快速進展至昏迷，且血氨濃度達到很高時，通常預後不佳。

(五)護理處置

⊃ 相關健康問題
1. 組織灌流失效，與腦水腫、顱內壓升高有關。
2. 潛在危險性損傷，與低血糖、電解質不平衡有關。
3. 低效性呼吸型態，與腦功能受損有關。

✦ 護理目標
1. 病童顱內壓能維持於正常範圍內。
2. 血糖、電解質穩定，無受傷等情形。
3. 病童之動脈血液氣體分析值，維持於正常範圍內。

✦ 護理措施
1. 每2小時評估病童之生命徵象與意識狀態。
2. 記錄監測輸出入量，以控制腦水腫與避免脫水。
3. **監控顱內壓變化**，維持顱內壓於4~15 mmHg，**並觀察是否有 IICP 症狀**（護理措施請參考「顱內壓增高」之護理處置）。
4. 監測動脈血液氣體分析值，維持 $PaCO_2$ 於 22~27 mmHg，PaO_2 於 80~100 mmHg。

5. 觀察病童有無低血糖症狀，如：蒼白、顫抖、冒冷汗、四肢無力等。

6. 監測檢驗室數值，注意有無酸中毒、血清氨上升、低血糖、凝血時間延長。

7. 依醫囑給予適當靜脈輸液，以矯正低血糖、電解質不平衡。

8. 病童若凝血時間延長，需觀察出血症狀，注射時選用較細之針頭，並延長加壓止血的時間，必要時依醫囑輸血。

9. 若無法進食，依醫囑由靜脈導管提供適當營養，如 TPN。

10. 觀察有無呼吸窘迫情形，如：呼吸喘、胸肋凹、呼吸型態改變等；維持病童呼吸道之通暢。

11. 病童若出現呼吸暫停或深度昏迷時，則需採取氣管內插管，必要時使用呼吸輔助器。於床旁準備人工換氣設備，如：手動式甦醒袋 (manual resuscitation bag)。

九、妥瑞氏症(Tourette's disorder)

妥瑞氏症是發生於兒童期的慢性病，「抽動(tic)」是主要症狀，原稱為妥瑞氏症候群 (Tourette's syndrome)，在美國精神疾病診斷準則手冊第五版(DSM-5)則改稱為妥瑞氏症 (Tourette's disorder)。於1885年法國醫生Gilles de la Tourette提出九個病例報告的運動異常 (movement disorder)不同於其他疾病，因此命名為「Gilles de la Tourette syndrome」，後來簡化為妥瑞氏症、tic異常(tic disorder)。一般**在學齡期**至青少年階段**發病，通常在18歲之前出現抽動病徵，男性發生率比女性高3~4倍**(Robertson et al., 2017)。

(一) 病因及病理變化

妥瑞症為自體顯性遺傳疾病，是一種與中樞神經內神經傳導物質不平衡有關的器質性疾病，不是精神疾病，也不是心理問題。病因起源於腦基底核多巴胺(dopamine)的高反應性，**但不會影響智能發展**。

兩成左右病童有家族遺傳史，已知妥瑞氏症的親人有較高的危險機率罹患妥瑞症或抽動性疾病，多數也合併了注意力不足過動症、強迫症或情緒障礙等。

(二) 臨床表徵

身體會出現不自主的、重複性的動作，稱為抽動(tic)，可分為動作型抽動與聲語型抽動，有很多病童沒有聲語型抽動，但有類似的方式。

1. 動作型抽動(motor tics)：是一些不自主的運動，通常發生於臉和脖子的肌肉。這些不自主的運動包括搖頭聳肩、眨眼及擤鼻子，或是模仿別人的動作、反覆的踢腿等，這些舉動並非刻意而為。

2. 聲語型抽動(vocal tics)：從單純的清喉嚨、擤鼻涕、發出像豬的咕嚕聲、狗叫聲，到突然說一些詞語或發出無意義的聲音。

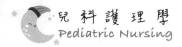
(三) 診斷檢查

1. 根據DSM-5，妥瑞氏症的診斷必須符合以下條件（台灣精神醫學會，2014）：

    (1) 多種動作型抽動及一種（或一種以上）的聲語型抽動。

    (2) 發病期間同時或不同時出現多樣動作，以及一種或多種語言上的重複行為。抽動每天發生多次，症狀持續1年，且幾乎天天出現。在此期間內，症狀消失的時間，不超過3個月。

    (3) 需在18歲以前出現抽動。

    (4) **抽動並不是因為藥物濫用或其他疾病的生理效應所造成。**

2. 核磁共振檢查(MRI)：顯示右側蒼白球有損傷及侵犯到部分基底核，大腦不對稱。

3. 正子檢查(PET)：顯示額顳葉和基底核處（豆狀核）的血流異常。

(四) 醫療處置

　　輕微的妥瑞氏症多數不需藥物治療，而抽動並不一定非完全抑制不可，主要協助病童與抽動共處共存，並讓病童周遭的人更瞭解他的病況。

　　若學齡期病童在學校因為不自主的抽動，導致學習障礙或影響人際互動，就需要考慮就醫評估用藥，藥物屬於Neuroleptic類，多巴胺阻斷劑的藥物，如Haloperidol、Clonidine、Pimozide等；但藥物療法壓抑抽動，並非治療的唯一目的，因為有時病童的抽動減少了，隨之而來的是嗜睡、動作思考遲緩、煩躁不安及害怕上學(school phobia)等副作用，學習及生活品質變差，因此給藥前應仔細評估。

　　由於妥瑞氏症病童可能有被同儕排擠的經驗，甚至被霸凌，而有社交隔離或低自尊的狀況，在孩童成長階段，若因此而欠缺社交技巧的學習，可能影響身心發展，所以有時需照會精神科醫師及心理師，給予父母與病童關於兒童發展的專業醫療與協助。

(五) 護理處置

> ⟲ 健康問題：無效性因應能力，與預防抽動造成的負面壓力有關。

✦ **護理目標：** 病童能有效應用正向因應技巧。

✦ **護理措施**

1. 給予家屬以及病童**正向的心理支持**，接受其儀式化行為，並教導防止因疲倦引起的症狀加劇。
2. 瞭解病童對疾病的看法，**以評估對疾病認知程度。**
3. 依病童喜好，找出行為增強物。可教導予自我管理記錄卡記錄，出現適當行為畫「○」、不適當的行為畫「×」，每累積滿三個「○」，可兌換喜之物品一個做為增強，並給予口頭讚美。
4. 教導家屬**開發病童潛能或專長，使**病童建立良好的自我心像，培養自信、人際技巧，**若學會放鬆、轉移、**專注在興趣上時，**抽動反而會減輕**，甚至消失。
5. 必要時轉介予精神專科醫師及妥瑞氏症病童與父母的支持團體。

(六) 居家照護

多於學齡期發病的妥瑞氏症病童，需要學習正向面對及行為管理的能力。其日常生活可照常運行，不需過度保護，病童則避免情緒過於激動或壓力過大。規律的作息與充足的睡眠也非常重要，抽動會在身心遭受壓力時，特別難以控制且嚴重。適當的忽略是面對抽動必要的態度，如此不僅釋放了病童被聚焦的壓力，也能促使父母發自內心接納孩子。

病童需要大量的活動以消耗過剩的精力，最佳處方為從事有興趣的活動、養成運動的習慣，當有抽動出現，代表又累積過多能量需要釋放，最好有計畫的體能活動，是有教練、有進階、有團隊同儕比賽各方面兼顧的。

由於妥瑞氏症好發於學齡期兒童，因此在診斷確立後，如何讓病童及其家長找到面對妥瑞氏症的信心，師長、朋友和社會大眾瞭解並接納病童，比藥物治療更為重要。

十、頭部外傷(head injury)

頭部外傷是指頭皮、顱骨、腦膜或腦組織等，因外力造成創傷，引起的病理變化的過程。由於兒童生理上的特徵（如頭骨的彈性比成人較佳、對神經功能缺損的修補能力較強），兒童之頭部外傷較成人預後佳、術後腦損傷之發生率亦較低，通常男孩的發生率較女孩高。所幸90%以上的腦震盪或單純線性骨折之病童可完全復原，且未留下任何神經學後遺症，但亦有少數病童出現長期後遺症，如：癲癇、認知障礙、行為或情緒問題等。

(一) 病因及病理變化

嬰幼兒及學齡前期兒童之頭部外傷，因素多為高處墜落、劇烈的搖晃或兒童虐待；學齡期兒童及青少年常因機動車意外、運動意外所致。由於嬰幼兒的頭部比例較身體其他部位大且重，因生理特徵使得頭部創傷的情形更常見，例如：父母將嬰兒獨留於床上、沙發等地點，而造成翻落受傷；而幼兒階段在運動發展尚未完全，又富好奇心的情形下，外傷的危險性也相對增加。

腦損傷的病理變化與所受的外力衝擊有直接的關係，兒童對頭部外傷的反應與成人不同，嬰幼兒之頭骨具彈性且柔軟，能吸收較多撞擊力，此外嬰兒因顱骨之骨縫未閉合，對顱內壓升高的耐受力可能比較大兒童佳，因而幼童顱腔內組織能受到較多的保護。

頭部在撞擊發生時，由於外力過大而致使顱骨與肌肉韌帶組織無法承受，所造成的加速－減速之作用力，直接造成頭部最初的細胞損傷稱為原發性頭部外傷；而續發性頭部外傷則是因為缺氧，使得腦損傷中所需的能量供應不足，血碳酸過高，促使腦血腦障壁循環血量增加，加上血管自動調節功能喪失，將使得腦水腫的情形更為嚴重。

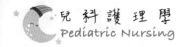

(二) 臨床表徵

輕微頭部外傷後，病童可能會出現精神活動力差、皮膚蒼白與濕冷、脈搏過快、換氣過度等，可能有短暫的意識混亂，或出現頭痛、噴射狀嘔吐等情形；若發生嚴重頭部外傷，因腦水腫、腦部出血、顱內壓增加、大腦皮質或腦幹等的損傷，可能導致意識喪失。

若發生頭皮撕裂傷(scalp lacerations)，由於頭皮表面積較大，且含有豐富的血流供應，故嚴重的頭皮撕裂傷有可能因失血過多致死；更嚴重的是大腦撕裂傷，通常伴隨有穿刺性或壓迫性顱骨骨折，通常會導致嚴重意識不清及癱瘓。

急性頭部外傷之症狀與表現，因其嚴重度不同而有所差異，分別說明於下：

1. 腦震盪(concusion)：指受傷時病童有短暫的意識消失。

2. 腦挫傷(contusion)：在頭部受撞擊處或撞擊部位之對側腦組織出現瘀斑性出血，嚴重時可能出現多處瘀傷稱為腦挫傷。腦部易發生腦挫傷的部位為枕葉、額葉及顳葉。有下列任何一種情形之一者則有腦挫傷，包括：意識消失5~10分鐘、顱骨骨折或產生神經機能障礙等。

    顱骨骨折(skull fractures)可分為線性骨折(linear fractures)、壓迫性骨折(depressed fractures)、複雜性骨折(compound fractures)及顱骨底部骨折(basilar fractures)。若有耳或鼻滲漏出血或水狀分泌物，則應進一步檢查此分泌物之葡萄糖含量，若呈陽性則可能是由顱骨骨折處滲漏出的腦脊髓液。

3. 顱內血腫(intracranial hematoma)：包括硬腦膜上下腔血腫、腦實質內血腫、腦室出血等。

    頭部創傷主要的合併症有出血、感染、水腫及天幕上疝脫等。當頭部外傷造成顱骨骨折，病童意識狀況改變且合併發燒時，應懷疑是否有創傷後腦膜炎發生。

(三) 診斷檢查

詳細的過去、現在之健康史是評值頭部外傷病童時必要的基本資料。經由病史收集、身體評估與詢問受傷經過、病童受傷時的反應、現在的意識狀態或定向感改變之情形，以確認頭部外傷之原因及嚴重度，因為有些異常，如：誤服藥物、糖尿病或癲癇均可能引起類似腦傷症狀。

兒童頭部外傷的嚴重程度，有時症狀表現並不明顯，在詳細的臨床檢視完成後，仍應進行相關檢查及神經行為評估，將有助於確定傷害程度。此外，有時輕微的創傷會使原有的疾病更加惡化；凡在外傷前後發生的事件均可能提供重要的資料。

由於頭部外傷常伴隨有其他部位的損傷，所以應詳細檢視以防進一步傷害，包括：

1. 頭部X光：確認有無顱骨骨折。

2. 電腦斷層掃描：確認有無腦部出血或顱骨骨折。

3. 核磁共振掃描：以發現極微小的腦部損傷。

4. 血液檢查：包括全血球計數、血液生化值、藥物毒性篩檢與尿液分析。

(四) 醫療處置

　　當兒童發生頭部外傷，意識清醒的兒童，首先應固定其脊椎，直到確定沒有脊柱損傷。經評估無顱骨骨折後，頭皮或硬腦膜撕裂傷則予縫合；若有壓迫性頭骨骨折，骨折凹陷大於骨頭厚度或顱內血腫壓迫造成腦部中線偏移大於5 mm，應採手術復位並移除骨碎片；若為硬腦膜上出血，可能需緊急進行神經外科手術移除硬腦膜上之血腫。

　　腦下垂體受損傷之病童，可能發生尿崩症，因此需密切監測每日體重變化、輸出入量、血清滲透壓，藉以評估病童之體液是否平衡。頭部外傷急性期通常禁止使用鎮靜劑，病童若有頭痛情形可予Acetaminophen，有抽搐發作或疑似腦挫傷之病童可考慮給予抗痙攣藥物使用，病童若有撕裂傷或穿刺傷可併用抗生素，必要時給予破傷風類毒素，腦水腫病童可依醫囑給予降腦壓藥物（如Mannitol）。

　　若送醫觀察判定為輕度危險性頭部外傷，經評估無顱內損傷時，可採居家照顧，但由於硬腦膜上血腫(EDH)症狀（如嗜睡、持續性頭痛、瞳孔放大及固定等），通常在受傷1天以後或甚至更久才出現，因此居家照顧時家屬需觀察病童意識狀況至少1~2天。

(五) 護理處置

1. 依醫囑禁食(NPO)直到嘔吐停止，對於昏迷、持續嘔吐或感覺遲鈍之病童應提供靜脈輸液以補充水分與電解質。

2. 緩解疼痛：密切觀察病童疼痛徵象，包括：行為改變、心跳與呼吸速率增加、血壓升高。依病童認知發展選擇合適之疼痛評估工具及適合之轉移注意方法，必要時依醫囑予止痛劑。詳細頭部手術護理處置，請參考第17章「腦瘤」之護理處置。

3. 若有顱內壓增高(IICP)情形，請參考上述「顱內壓增高」之護理處置。

4. 病童如果小於2歲因頭部創傷而送醫，需評估排除家暴受虐，若疑似為受虐兒，不論臨床症狀如何表現，皆屬高危險性輕度頭部外傷，且依規定通報。

5. 同理父母的焦慮與自責的情緒是正常的表現，回答父母之疑問及提供所需之資訊，鼓勵父母表達其壓力。

(六) 居家照護

　　頭部外傷常是意外引起，因此意外事件預防及安全的居家環境是照顧者必須瞭解的。頭部外傷後，返家後的觀察是最很重要的，輕度頭部外傷的居家照顧方法，若表皮發生瘀傷，可在瘀傷部位冰敷，減少腫脹的程度，雖然小孩頭部外傷常會出現鵝蛋般的腫塊，但腫塊大小並不代表受傷的嚴重程度或併發症是否發生的可能性。

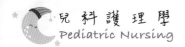
當病童發生下列症狀時,建議立即送醫,如:出現非預期性的噴射狀嘔吐、呼吸困難、頭痛越來越厲害、抽搐、不易叫醒,或意識漸趨不明、兩側瞳孔大小不一,甚至肢體麻痺無力、抽筋或肌力不對稱、躁動不安、鼻或耳滲漏出血或水樣的液體。強調定時回醫院就診之重要性,運用門診時間持續評估病童成長發育狀況。

十一、脊髓損傷(spinal cord injury)

脊髓損傷並不是兒童期造成身體失能最常見的原因,但是仍然有為數不少的病童,因為意外造成脊髓損傷而送醫。

(一) 病因及病理變化

病童造成脊髓損傷的原因常是來自於車禍或從高處墜落,因頸部突然的過度後仰或過度前彎,且常合併有旋轉的力量。發生脊髓損傷特別容易發生於沒有正確繫安全帶或使用汽車安全座椅的車禍中,未繫安全帶的兒童,在緊急煞車時,也可能被拋出或碰到車內外的不同的物品,而有脊髓損傷的危險。青少年可能發生於水上運動撞擊頭或臀部而造成脊椎骨的壓迫性傷害。

(二) 臨床表徵

脊髓損傷的部位越高,被影響的範圍越廣。病童可能成為下肢部分或完全的麻痺(半身癱瘓);若傷及更高的位置,會造成四肢癱瘓。病童若是高位的頸部脊髓損傷,會傷及膈膜神經,造成橫膈膜麻痺,要靠呼吸器來維持呼吸。由於脊髓神經掌管部分的自主神經功能(包括心跳、血壓、排汗、大小便控制)。所以脊髓損傷常會造成心搏過緩、嚴重頭痛、大小便失禁、體位性低血壓等(葉,2018)。

(三) 診斷檢查

透過各種理學、神經學檢查,以及X光攝影、脊髓造影攝影、電腦斷層掃描、磁振造影等之應用,以瞭解脊髓損傷部位及嚴重程度;並應注意是否有相關傷害,如腦部外傷、胸部外傷、腹部外傷及四肢骨折等(葉,2018)。

(四) 醫療處置

在急性期(受傷後8小時內),給予高劑量的類固醇(如Methylprednisolone)對神經恢復有所幫助,並給予適當的液體補充及血管收縮劑。當心跳過緩時,可給予Atropine以增加心跳速率。

為使脫位脊椎復位或保持脊椎之穩定度,可施行手術處理,其目的為:保護脊髓不再受到進一步傷害、儘早使脫位脊椎復位、保持脊椎之穩定度。

(五) 護理處置

1. 應密切監測生命徵象並能警覺任何的改變，特別是明顯的呼吸困難、心搏過緩、低血壓，以及顱內壓增高(IICP)之情形。

2. 告知採漸進式改變姿勢的方式，使心臟血管逐漸適應；穿彈性襪以促進心臟血液回流；及執行被動性全關節運動，避免或改善姿勢性低血壓的問題。

3. 如果受傷部位在薦椎時，排便需借外力增加腹壓以協助腸道排空。可藉由按摩肛門做環狀刺激而引發排便反射或經腹部加壓等方式訓練。

4. 可能出現膀胱持續膨脹造成尿滯留或溢滿性尿失禁，可藉由特殊誘尿技巧協助排尿。

5. 因受傷部位以下的感覺喪失，加上肢體癱瘓、麻痺限制身體活動，使得皮膚易因血流不通而產生壓傷(pressure injury)，需注意：

    (1) 每天檢視皮膚的完整性。

    (2) 至少2小時需翻身一次，注意骨突處並予以減緩壓力。

    (3) 維持正確的身體姿勢，可運用翻身枕及棉被適當支托，減少肢體直接受壓。

6. 協助病童盡早施行復健運動；適當的關節活動，避免肢體不正常的收縮、痙攣；強化剩餘的肢體功能，鼓勵主動執行關節運動，並協助做患肢肢體運動。

7. 藉由輔具訓練日常生活活動，強化肢體的功能，提升病童自我照顧能力。

情境

 模擬案例分析 CASE STUDY

⭐ 基本資料

姓名：<u>王浩浩</u>　性別：<u>男</u>　年齡：<u>1歲</u>

疾病診斷：<u>單純熱痙攣(Simple Febrile Seizure)</u>

⭐ 病程簡介

浩浩最近三天有感冒的症狀，因高燒到39.5℃抽搐而住院。今日於病房被發現跌倒在地，手腳抽動、兩眼上吊、牙關緊閉，當媽媽按鈴大聲呼叫醫護人員時，浩浩已漸漸停止抽搐，時間大約一分鐘，護理師到場，測量心跳112次／分、呼吸28次／分、血壓88/70 mmHg、體溫39.9℃、血氧濃度96%。神經學檢查：頸部柔軟無僵硬、嗜睡，對聲音會有回應；肺部檢查：乾淨的呼吸音、呼吸順暢；腹部檢查：腹部柔軟、無壓痛；過去無特殊病史。

⭐ 護理處置

健康問題：高危險性跌倒，與熱性痙攣抽搐造成意識不清有關。

護理評估	護理目標	護理措施	護理評值
主觀資料 案母說：「我沒照顧過會抽筋的孩子，他也是第一次住院，如果突然發燒，體溫上升很快的時候，他就可能抽筋，樣子很嚇人，不知道要怎麼處理。」 **客觀資料** 1. 體溫（耳溫）變化紀錄	1. 案母能說出熱痙攣的相關處置三項	1-1 給予案母體溫過高處置的護理指導單張 1-2 口頭指導案母體溫過高的症狀或徵象：心搏過速、呼吸過速、皮膚乾燥潮紅、嗜睡等 1-3 口頭指導案母調整體溫的方式如：室內通風、減少衣著被蓋、液體之多攝取等	1. 案母能說出熱痙攣的三項處置：減少衣著被蓋、多攝取液體、突然抽搐時的處置

時間	溫度℃
08:30	38.2
12:30	37.6
16:30	38.2
20:30	38.3
00:30	38.5
04:30	37.7

護理評估	護理目標	護理措施	護理評值
		1-4 教導案母當病童突然抽搐時的處置，示範緊急鈴使用、說明勿塞任何物品至口內、側躺避免分泌物吸入、勿壓制約束病童，等待醫護人員到達	
2. 病童精神活動力佳，膚色粉紅，摸起來溫暖的。住院期間未再抽搐	2. 案母能說出維護環境安全的重點三項	2-1 給予案母維護住院兒童安全、防止跌倒的護理指導單張	2. 案母能說出維護環境安全三項重點：隨時拉起床欄、讓病童保持於視線內、床上避免放置雜物
		2-2 說明及示範床欄使用方法及隨時拉起的重要	
		2-3 提供床欄護套，避免抽搐時撞擊到床欄，床上避免放置監測儀器及雜物	
		2-4 告知活動時，維持病童於照顧者視線內	
3. 病童暴露在 25℃的室溫環境中。身穿兩件長袖的衣服	3. 在住院期間病童無跌倒情形發生	3-1 q4h & prn 評估病童的體溫變化、精神意識狀況	3. 病童已恢復正常且維持在正常範圍之內。皮膚溫暖、無潮紅、彈性佳、無脫水之情形，續觀察體溫變化之狀況
4. 發燒藥物常規 if BT>38.5 ℃ 時 給 予 Acetaminophen 6 c.c. prn q6h p.o. if BT>39 ℃ 時 給 予 Ibuprofen 6 c.c. prn q6h p.o. 靜脈點滴輸液 0.33 G/S IVF run 333 mL/q8h		3-2 q4h & prn 評估病童的皮膚顏色、溫度情況	
		3-3 依病房常規準備痙攣護理包於床旁（或以夾鏈袋裝妥，掛於點滴架上，內含抗抽搐的鎮靜藥物、針筒、酒精棉片、列印 prn 醫囑）	
		3-4 By order 及評估病童情況，給予退燒藥使用	
		3-5 By order 給 予 0.33 G/S IV run 333 mL/q8h，故一天 IVF 總共供給 1000 c.c.，故應在由口攝入至少 500 c.c. 的水分，所以在班內至少要攝入 166 c.c. 的水分	

心理治療於改善妥瑞症兒童的抽動及症狀管理

李美銀

🛡 臨床案例描述 (Clinical Scenario)

小天，9歲，罹患妥瑞症(Tourette syndrome)，其症狀包含動作型抽動（motor tics；如眨眼睛及聳肩）及聲語型抽動（vocal tics；如清喉嚨等）。難以控制的抽動讓小天感到焦慮，再加上有些同學會模仿他的動作，令他非常生氣且很困擾。小天媽媽詢問護理師：「除了吃藥之外，還有哪些方法可以幫助小天減少抽動的情形？要如何處理人際互動的衝突呢？」

🛡 臨床問題 (Question)

妥瑞症為學齡期兒童常見的慢性神經發展性疾患，其治療方式為藥物及非藥物介入性措施（如心理衛生教育、行為療法、運動方案等）。提供心理衛生教育(psychoeducation)資源可促使兒童認識妥瑞症及發展因應策略，但需考量個別性的需求及定期評估持續接受治療之必要性(Pringsheim et al., 2019)。醫護人員可透過瞭解及傾聽妥瑞症兒童的生病經驗及感受，發展符合其健康照護需求之心理衛生教育介入性措施(Lee, 2022)。本實證應用為探討心理治療對於改善妥瑞症兒童的抽動及症狀管理為何？

🛡 臨床重要結論 (Clinical Bottom Line)

一篇基於系統性文獻回顧，及臨床共識發展妥瑞症與其他抽動症的歐洲臨床指引（2.0版）－心理治療(Andrén et al., 2022)，建議運用心理衛生教育作為確診妥瑞症兒童的首要介入性措施，除可提供瞭解抽動及共病症、疾病導因、治療方式、抽動對於日常生活的影響，與症狀管理等訊息，藉由評估個別性需求，發展符合病童及其家庭需求的照護計畫。

醫療專業人員需持續定期評估妥瑞症兒童的抽動及共病症嚴重度，當心理衛生教育足以協助病童管理因抽動衍生的健康問題，並考量多數的兒童及青少年並不會因罹患妥瑞症而導致功能障礙，且抽動頻次與嚴重度可能隨著時間推移會逐漸降低，故採取觀望及等待(watch and wait)亦是合宜處置。倘若發現單獨執行心理衛生教育已不足時，則建議將行為治療(behavior therapy)，如抽動症行為介入法(comprehensive behavioral intervention for tics)、習慣反轉訓練(habit reversal training)及暴露及不反應法(exposure and response prevention)作為治療妥瑞症兒童的第一線介入性措施。(Level 1)

🛡 最佳臨床照護建議 (Best Practice Recommendations)

運用心理衛生教育，除了可提供妥瑞症兒童對於疾病的認識，幫助其發展因應疾病干擾生活及社會互動的策略之外，亦可提供師長及同儕增進對於妥瑞症的認識，促進他們對於妥瑞症兒童能採取更正向的態度(Lizarondo & Magtoto, 2022)。(Grade B)

🛡 依照實證建議的護理措施 (Nursing Interventions)

1. 傾聽與評估抽動及共病症對於兒童日常生活及人際互動關係的干擾及衝擊，提供符合其需求之心理衛生教育方案。若經評估因罹病已衍生危害病童心理健康時，則須提供轉介至心理諮商輔導或就醫。

2. 提供病童及其家人認識妥瑞症及共病症的症狀型態、治療方式，以及增加或降低抽動頻次的相關因素之症狀管理訊息與策略。

3. 定期評估妥瑞症兒童抽動及共病症的嚴重度，以作為提供醫療專業人員治療方向之依據。

🛡 相關文獻 (References)

Andrén, P., Jakubovski, E., Murphy, T. L., Woitecki, K., Tarnok, Z., Zimmerman-Brenner, S., ... & Verdellen, C. (2022). European clinical guidelines for Tourette syndrome and other tic disorders-Version 2.0. Part II: Psychological interventions. *European Child & Adolescent Psychiatry, 31*(3), 403-423.

Lee, M. Y. (2022). Living with tics: Nursing care of pediatric Tourette syndrome. *Biomedical Journal, 45*(2), 280-285.

Lizarondo, L, Magtoto, L. Evidence Summary. Tourette syndrome (Children and Adults): Psychoeducation. *The JBI EBP Database*. 2022; JBI-ES-1753-2.

Pringsheim, T., Okun, M. S., Müller-Vahl, K., Martino, D., Jankovic, J., Cavanna, A. E., ... & Piacentini, J. (2019). Practice guideline recommendations summary: Treatment of tics in people with Tourette syndrome and chronic tic disorders. *Neurology, 92*(19), 896-906.

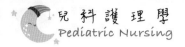

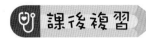 課後複習　　　*EXERCISE*

解答
QR code
網址：ssur.cc/iwwStMh

一、選擇題

1. 小芬，11個月大，初次診斷為單純性熱性痙攣(simple febrile convulsion)住院治療，下列護理措施何者錯誤？(A)發作時協助採側臥，維持呼吸道通暢　(B)教導家屬終生服用抗痙攣藥物的重要性　(C)提供床欄護墊使用　(D)通常停止發燒10天後，才執行腦電波檢查。

2. 有關兒童罹患妥瑞氏症(Tourette's disorder)的疾病特徵，下列敘述何者正確？(A)通常在18歲之前出現抽動病徵　(B)屬於精神心理疾病，會影響未來智能發展　(C)不自主的聲語型抽動相當罕見　(D)動作型抽動最常出現的是聳肩。

3. 小強，7歲，罹患癲癇，有長期服用抗癲癇藥，包括Phenytoin (Dilantin)及Valproicacid (Depakine)，有關藥物護理指導，下列敘述何者錯誤？(A)指導父母須定時返院監測血中藥物濃度　(B)當疾病發作被控制時，可暫停服用藥物以降低副作用　(C) Dilantin易造成牙齦增生，須執行良好的口腔護理　(D)雖有定時服用藥物，仍鼓勵維持正常生活習慣，以預防發作。

4. 張小弟，5個月大，因不慎跌落床下，診斷為顱內出血，有顱內壓增高(increase intracranial pressure; IICP)現象，有關其護理措施，下列敘述何者較不適當？(A)觀察兒童囟門有無緊繃鼓脹現象，每天測量頭圍　(B)鼓勵父母陪伴，並給予安撫，減少哭泣不安　(C)給予多喝水，增加體液容積以及腦組織灌流　(D)保持床頭抬高約30~45度，維持頭部於中線位置，並避免壓迫頸靜脈。

5. 有關使用格拉斯哥氏昏迷量表(Glasgow coma scale; GCS)評估兒童意識程度，下列敘述何者正確？(A)評估嬰幼兒時，不需要父母陪同，避免干擾評估正確性　(B)評估兒童對於環境刺激的瞳孔、語言和運動反應　(C)少於或等於7分定義為昏迷狀態　(D)最高分13分表示正常。

6. 有關雷氏症候群(Reye's syndrome)的臨床表徵，下列敘述何者錯誤？(A)肝臟酵素－胺基轉胺酶(AST、ALT)皆升高　(B)高血糖　(C)腦水腫　(D)凝血酶原時間(PT)及部分凝血酶原時間(PTT)延長。

7. 李小妹，診斷為痙攣型腦性麻痺(spastic type of cerebral palsy)，有關其臨床表徵，下列敘述何者正確？(A)不自主的扭動　(B)伸展反射增加　(C)肌腱反射降低　(D)跨大步伐行走。

8. 小玲，1歲，診斷為單純性熱性痙攣(simple febrile convulsion)，小玲的媽媽詢問護理師：「小玲未來是否會再發作？」有關護理師的回答，下列敘述何者較適當？(A)小玲的痙攣與發燒有關，只要避免其發燒，就較不會發作　(B)小玲的痙攣與年齡有關，只要年紀大於2歲，就較不會發作　(C)小玲的痙攣與腦波有關，只要腦波檢查正常，以後就不會發作　(D)小玲的痙攣與缺氧有關，只要維持呼吸道通暢，就較不會發作。

9. 有關水腦病嬰接受腦室－腹膜分流術(V-P shunt)後的各項護理，下列敘述何者正確？(A)頭圍測量方式：自枕部隆經耳垂至額頭上方　(B)觀察是否有噴射狀嘔吐或尖銳哭聲的發生　(C)協助病嬰採水平俯臥，以避免傷口受壓　(D)避免抱起病嬰餵奶，以防脊髓液引流過快。

10. 雷氏症候群(Reye's syndrome)早期病變的主要徵象為何？(A)嘔吐　(B)去大腦髓質僵直　(C)反射消失　(D)過度換氣。

二、名詞解釋

1. 癲癇(epilepsy)

2. 癲癇重積現象(status epilepticus)

3. 熱性痙攣(febrile seizure)

4. 腦膜炎(meningitis)

5. 腦性麻痺(cerebral palsy, CP)

6. 雷氏症候群(Reye's syndrome)

7. 妥瑞氏症(Tourette's disorder)

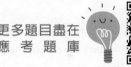
更多題目盡在
應考題庫

網址：ssur.cc/TWodr2d

參考文獻　REFERENCES

中華民國腦性麻痺協會(2016)・*何謂腦麻*。http://www.cplink.org.tw/whats_cp.php

台灣精神醫學會(2014)・*DSM-5精神疾病診斷準則手冊*・合記。

張圖軒(2018)・*初探兒童腦膜炎*・臺大醫院健康電子報(123期)。https://epaper.ntuh.gov.tw/health/201802/pdf/初探兒童腦膜炎.pdf

陳月枝、黃靜微、林元淑、張綠怡、蔡綠蓉、林美華…魏琦芳等(2021)・*實用兒科護理*（九版）・華杏。

陳翠芳、林靜幸、周碧玲、藍菊梅、徐惠禎、陳瑞娥…王采芷等(2022)・*身體檢查與評估指引*（四版）・新文京。

新光醫院護理部(2015)・*脊髓損傷護理指導手冊*。http://www.skh.org.tw/nursing/護理指導/神經系統.files/8A-脊髓損傷護理指導手冊-10405.pdf

葉致文(2018)・*脊髓損傷*。https://org.vghks.gov.tw/ns/cp.aspx? n=C0EBB6D89B4D5D6B

蔣立琦、吳佩玲、蔡綠蓉、黃靜微、邱淑如、毛新春…吳美玲等(2022)・*兒科護理學*（六版）・永大。

羅高文(2023)・*全方位護理應考e寶典—兒科護理學*・新文京。

James, S. R., Nelson, K. A., & Ashwill, J. W. (2015)・*兒童護理學*（何嘉倫譯，四版）・台灣愛思唯爾。（原著出版於2012）

陳倩(2015)・*抗癲癇藥物治療*。http://vghtpe2015.hihost.com.tw/infors_view.php?minfoid=45&lmenuid=6&smenuid=16&pm=B04

Christensen, B. (2023). *Glasgow coma scale – Pediatric*. https://emedicine.medscape.com/article/2058902-overview?form=fpf

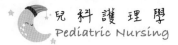

Epilepsy Foundation of America (2017). *Types of seizures*. https://www.epilepsy.com/learn/types-seizures

Epilepsy Foundation of America (2018). *Vagus nerve stimulation (VNS)*. https://www.epilepsy.com/learn/treating-seizures-and-epilepsy/devices/vagus-nerve-stimulation-vns

Foster, M. R., & Kolaski, K. (2016). *Spina bifida*. https://emedicine.medscape.com/article/311113-overview

Hockenberry, M., Wilson, D., & Wong, D. (2014). *Wong's nursing care of infants and children* (10th ed.). Mosby.

Hockenberry, M. J., Rodgers, C. C., & Wilson, D. (2022). *Wong's essentials of pediatric nursing* (11th ed.). Mosby.

Kyle, T., & Carman, S. (2020). *Essentials of pediatric nursing* (4th ed.). Lippincott Williams & Wilkins.

Marcdante, K., Kliegman, R. M., & Schuh, A. (2022). *Nelson essentials of pediatrics* (9 th ed.). Elsevier.

National Institutes of Health (2018). *Spinal muscular atrophy*. https://ghr.nlm.nih.gov/condition/spinal-muscular-atrophy#statistics

Peate, I.& Evans, S. (2020). *Fundamentals of anatomy and physiology: For nursing and healthcare students* (3rd ed.). Wiley-Blackwell.

Robertson, M. M., Eapen, V., Singer, H. S., Martino, D., Scharf, J. M., Paschou,P., ···Leckman, J. F. (2017). *Gilles de la Tourette syndrome*. https://www.nature.com/articles/nrdp201697

Shahrokh, Y. C., Ehsan, K. L., Leila, K. E., Marieh, H., Fatemeh, R., Reza, M., & Zahra, M. A. (2016). Comparing pediatric trauma, Glasgow Coma Scale and injury severity scores for mortality prediction in traumatic children. *Ulus Travma Acil Cerrahi Derg, 22*(4), 328-332.

Slightham, C. & Gotter, A. (2016). *Reye's syndrome*. https://www.healthline.com/health/reye-syndrome

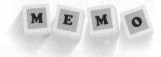

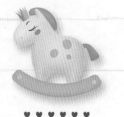

♥ ♥ ♥ ♥ ♥ ♥

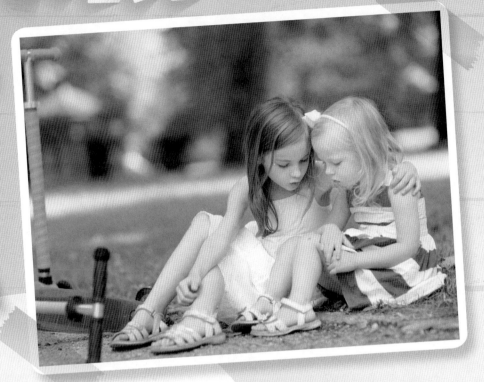

PEDIATRIC NURSING

讀完本章後,您應能夠:

1. 瞭解兒童肌肉骨骼系統的特性。
2. 能說出兒童常見肌肉骨骼系統疾病及對其生長發育的影響。
3. 能說出肌肉骨骼系統疾病常見的診斷性檢查及目的。
4. 能針對相關的診斷性檢查提出正確的護理措施。
5. 能說出兒童常見的肌肉骨骼系統疾病之臨床症狀和治療方法。
6. 能根據病童的疾病及問題進行完整性的護理評估。
7. 能針對病童的疾病特性、病童與其家庭的特質,發現護理問題,
   並提出適切的護理目標與措施。

肌肉及骨骼系統疾病患童的護理

14 CHAPTER

劉憶慧

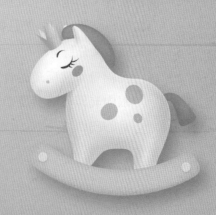

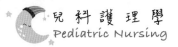

兒童肌肉骨骼之生理功能有別於成人，因此，該系統之常見問題亦有其獨特性。有些病症是先天性或者是具有遺傳性因子的，當一出生時就顯而易見，例如：發展性髖關節發育不良、畸形足；有些是處於兒童期之某一個階段發病，例如：裘馨氏肌肉萎縮症常好發於兒童早期；扁平髖好發於兒童中期；脊柱側彎則常見於青春期。除此之外，骨折、骨或肌肉腫瘤於兒童各期均可見。然而這些問題均會造成兒童之活動障礙，甚至影響到病童生理、心理及社會之發展，因此值得醫護人員重視其健康問題。

14-1 肌肉及骨骼系統的解剖生理特徵

兒童並非是大人的縮小版，其在解剖學、生物力學及生理學上與成人是不同的，且兒童之肌肉骨骼具有成長的能力，尤其是骨骼系統。四肢是兒童成長中變化最多的地方，若有病症需早期發現、早期矯正，避免隨著年齡增長，畸形亦更加嚴重。

一、骨骼系統

骨骼系統由硬骨、軟骨和關節共同組成，一般由206塊骨組成，分成二大類：中軸骨骼及附肢骨骼。而依骨骼外形，可分為長骨、短骨、扁平骨與不規則骨。

(一) 骨頭的構造

1. 骨幹：為長骨之主要部分。

2. 骨骺(epiphysis)：是長骨兩端的部分，與其他骨骼形成關節互相連接，其主要存在於四肢的長骨。

3. 骨骺板(epiphyseal plate)：即所謂的生長板，由生長發育的軟骨細胞構成，促使骨骼生長。

4. 關節軟骨：為兩塊骨頭所形成的關節，其骨骺表面上所覆蓋的透明軟骨。軟骨本身沒有血管和神經，但強韌且富彈性，可分為透明軟骨、彈性軟骨及纖維軟骨。

5. 骨組織：又分為：

(1) 海綿骨：又稱疏鬆骨，是由許多針狀或片狀稱為骨小樑的骨質互相交織而成，網眼內充滿著具有造血功能的紅骨髓。分布於長骨的兩端和短骨、扁平骨及不規則骨的內部。

(2) 緻密骨：是由緊密排列的圓筒狀骨板和骨細胞構成，有很強的抗壓和抗扭曲力。緻密骨的骨板當中的哈佛氏系統(Haversian system)的結構，是血管和神經的通道。

6. 骨膜：附著在除長骨關節外所有骨骼外層的纖維膜，覆蓋在骨外面的稱為骨外膜(periosteum)，附於骨髓腔面的稱骨內膜(endosteum)。

7. 骨髓腔：內含有骨髓，於胎兒與嬰幼兒的骨髓都是紅骨髓，約於5歲後，骨髓腔中出現脂肪組織，即黃骨髓。

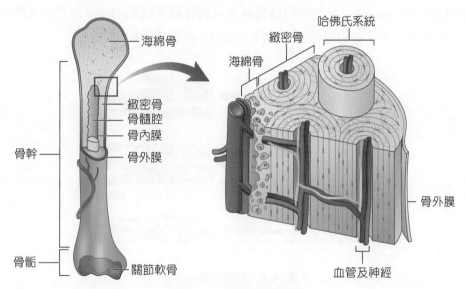

▶圖14-1　骨組織的構造

(二) 骨骼的發展

　　兒童隨著身體之生長，經骨化作用使骨的長度也不斷增加。硬骨的生長可經由骨膜增殖而使厚度增寬，以及骨骺板的骨化中心向骨兩端做縱向成長，稱為膜內骨化。

　　另一種為軟骨內骨化，是軟骨雛型兩端出現次級骨化中心，先由軟骨細胞分泌軟骨基質，再將軟骨基質鈣化，最後由血管及骨原細胞將其包繞而形成骨骺。在兒童期至青年期前，骨骺板會不斷的向骨骼兩端增長，骨頭生長完全後（通常女性約18歲、男性約20歲），骨骺板之軟骨細胞就會停止分裂，同時軟骨被硬骨取代而成為骨骺線。

(三) 兒童骨骼系統的特徵

1. 兒童軟骨的成分較多，骨組織內的水分和有機物（骨膠原）多，無機鹽（磷酸鈣、碳酸鈣）少，骨質密度較低。

2. 骨的彈性好而硬度差，不易折斷但容易彎曲、變形。

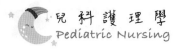

3. 關節面的軟骨相對較厚，關節周圍的結締組織仍相當柔軟，所以關節囊、韌帶的伸展性大，關節的靈活性好但穩固性差，在外力的作用下較易脫位。

4. 兒童時期骨膜較厚且布滿血管，充足的血液供應，骨折處修補及癒合的速度較快。

二、肌肉系統

(一) 肌肉組織的類型

肌肉組織包含骨骼肌、心肌及平滑肌，前者是隨意肌，後二者是不隨意肌。

1. 骨骼肌(skeletal muscles)：主要附於骨骼上，與骨骼系統相配合，隨意志支配而做出各種各樣的動作。因具有明暗相間的橫紋，所以亦稱作橫紋肌。

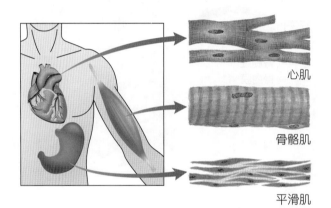

心肌

骨骼肌

平滑肌

▶ 圖14-2　肌肉組織的類型

2. 平滑肌(smooth muscles)：主要構成人體內臟器官（心臟除外），如胃、腸、血管等的管壁。沒有橫紋，也不受意志支配。

3. 心肌(cardiac muscles)：只存在於心臟中，具有橫紋，但不受意志支配，也不易疲勞。

(二) 兒童肌肉系統的特徵

1. 兒童肌肉中水分多，蛋白質、脂肪、無機鹽類少，肌肉細嫩，且收縮機能較弱、耐力亦較差，易疲勞。

2. 身體各部分肌肉發育：大肌肉的發育比小肌肉快，軀幹肌肉的發育比四肢的肌肉快，上肢肌肉的發育比下肢的肌肉快，屈肌的發育比伸肌快等。約15歲以後小肌肉群才迅速發展。

3. 較無法執行需要力量性的運動，但已具備完成運動的基本能力。

14-2 肌肉及骨骼系統的整體性評估

通常父母親或主要照顧者是醫護人員在收集病童病史時最有效的資料提供者。病童通常難以配合檢查及病史收集，除了因為年齡較小之病童其語言能力有限，陌生的醫護人員及環境對病童亦極具威脅性。因此，對較小病童施行肌肉骨骼系統之評估及檢查時，除了需要專業的技能外，耐心、細心與貼心的注意病童安全是極為重要的。

一、健康史

1. 出生史：瞭解病童的出生史是很重要的，其包括母體的疾病史、妊娠週數、子宮內姿勢、單胎或多胎等。在生產過程的傷害，例如：鎖骨骨折、臂神經叢麻痺、缺氧等；或在出生時或初次新生兒評估時，是否就已明顯看到有異常之骨骼肌肉變形處，例如：畸形足、斜頸等；或者在每次的新生兒健康檢查是否有異常，例如：發展性髖關節發育不良。

2. 生長發育史：在兒童生長發育中，若有障礙或延遲，也常與肌肉、骨骼結構異常或關節損傷有關。因此父母親或主要照顧者對病童生長發育的觀察是醫護人員需收集的重要資料。

3. 家族史：可提供遺傳性疾病的線索。

二、全身性評估

對骨骼肌肉異常之病童，其全身性評估包括視診、觸診、全身各關節活動度的評估及步態。檢查前應先向父母及病童說明檢查的過程，並注意病童的保暖及隱私性。評估的順序一般為軀幹、髖部、腿及足部。

1. 視診

   (1) 視診軀幹時，病童需平行站立，肩膀呈現自然位置，觀察體態是否有不對稱情形，例如：肩部左右是否對稱、高度是否高聳或下垂。

   (2) 觀察胸骨柄是否位於正中位置，吸氣及靜止狀態時胸部擴張是否左右對稱，有無肋骨異常凸出。

   (3) 脊柱的視診應注意其彎曲程度，操作時請孩童彎腰，檢視其背部、髖部是否高低不平。

   (4) 視診髖部時，除觀察左右是否高度相同外，尚需注意是否有單側向前或向後旋轉之姿勢。

   (5) 視診腿部時需注意兩腿長度的差異程度，兩腿肌肉是否對稱，有無萎縮或肥大，走路時是否平穩，有無跛行情形。

   (6) 視診足部時要注意是否有畸形足。

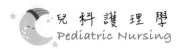

2. 觸診：觸診前應先與病童建立起彼此信任的關係，且要安撫其因陌生或不適所帶來的情緒反應。觸診時要注意，最好從身體的正常區域開始做，受傷的區域留在最後檢查，以避免因檢查異常部位而造成疼痛不適。逐一對稱性觸診各肢體是否有腫塊、突起、凹陷、發紅、發熱。

3. 全身各關節活動度的評估：用以確認異常關節部位及其嚴重程度。可觀察病童是否出現爬行、走路、跳躍困難的情形。當關節有問題時，須審慎評估及記錄，並須對稱比較。

4. 步態評估：步態異常是小兒骨科常見到的問題，故需觀察病童是否有跛行(limping)、扭曲變化步態(torsional variations，如：內八及外八)、踮腳尖走路(toe-walking)、搖擺步態(waddling gait)、垂足步態(drop-foot gait)等。

　　除以上評估之外，完整的神經系統評估也需要執行，因為神經系統及骨骼肌肉的問題是息息相關的。另外，對於有肌肉骨骼問題的病童來說，外觀受損、疼痛及固定不動等都會導致不良的情緒或心理反應，必須謹慎評估是否出現情緒方面的問題。

三、診斷檢查

(一)X光攝影檢查

　　X光攝影檢查是最普遍性的檢查，主要為顯現出骨骼結構性之問題，可協助診斷如骨折等骨骼疾病，並評估後續治療後骨骼的復原情形。缺點是X光攝影檢查對骨骼之病理性問題則不易表現出來（兒童因軟骨組織較多，X光常不易判斷），故常常需藉由電腦斷層攝影術或骨骼掃描等其他攝影檢查來協助。

(二) 超音波檢查

　　超音波檢查目前已廣泛性地運用在臨床上，用於確定診斷、協助檢查與追蹤治療結果。主要是利用超音波本身能量的特性，藉由波和人體組織的交互作用，如肌肉和脂肪間聲阻的差異，反應身體組織的內部情形。

　　超音波檢查可用於：(1)髖關節疾病的診斷，尤其在嬰兒六個月以前，因股骨頭處尚未鈣化，普通的X光無法顯示；(2)肩關節軟組織的病變；(3)診斷肌肉及軟組織是否有感染、腫瘤、外傷、退化性疾病等；(4)肌腱及韌帶是否脫位、斷裂或腫脹；(5)關節腔及滑液囊是否感染或積液，亦可作為導引抽吸或切片之用；(6)追蹤新骨癒合程度。

(三) 關節內視鏡檢查

　　關節內視鏡檢查(arthroscopy)主要是利用內視鏡，直接觀察關節內部構造及其病變（圖14-3），並藉由各種特殊器械及固定釘直接加以治療。適用於關節腔內的病變，如軟骨、半月板、十字韌帶、關節囊的病變。於兒童，此檢查通常於手術室中全身麻醉的情況下執行，需前一天禁食。手術後護理包括：

1. 依醫囑決定是否局部使用冰枕，並抬高受檢肢體。

2. 綁於關節的彈性繃帶，應保持一週不可拿掉，以避免關節內出血，若太緊可鬆掉重綁，或以護膝代替。

3. 密切觀察受檢肢體之神經血管狀況、出血及發炎情形。

4. 檢查或手術當天，就可以開始進行復健訓練，如股四頭肌強化運動，即平躺在床上，將大腿前方的肌肉收縮，使小腿強直。

5. 若發生感染情形，如傷口紅腫、有液體滲出、關節腫脹厲害或發燒，應立即通知醫師。

(四) 肌電圖檢查

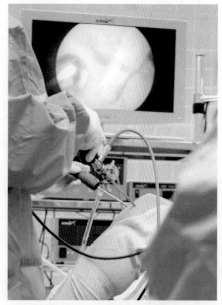

▶圖 14-3　關節內視鏡檢查

肌電圖檢查(electromyography)為侵入性檢查，是利用針極扎入不同部位的肌肉，記錄肌肉在靜止狀態、輕度及強力收縮下的電氣活動，來判定肌肉病變的種類、部位、範圍和嚴重度（圖14-4）。執行檢查注意的事項包括：

1. 檢查前予病童及其家屬適當的解釋過程，並說明可能會有些疼痛不適感。

2. 由於肌電圖須扎針，若有流血傾向者（如血友病及血小板數目偏低病童）或欲檢查的肌肉其表面皮膚有嚴重感染者，需經醫師評估再施行此項檢查。

3. 受檢者穿著寬鬆衣物以利檢查。

4. 若是肌電圖的受檢者為嬰孩，最好避開其睡眠時段，因肌電圖檢查時須觀察肌肉用力情形。

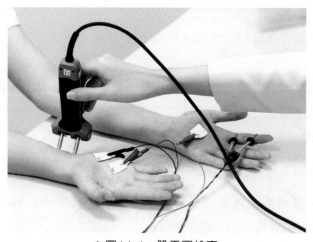

▶圖14-4　肌電圖檢查

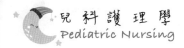
（五）實驗室檢查

　　當肌肉骨骼系統發生病變時，亦可能在血液或尿液中檢查出異常值。經由病史詢問後，針對特殊疾病採取檢體，例如：

1. 骨骼肌肉有炎症變化之病童，其血液中白血球(WBC)會大量增加、紅血球沉降速率(ESR)會上升，而血清中之C-反應蛋白(C-reactive protein, CRP)也會上升。

2. 關節炎病童的血清中之尿酸(uric acid)值會增加。

3. 骨骼及肌肉受損時，血液中之鹼性磷酸酶(alkaline phosphatase, ALP)、肌酸激酶(creatine kinase, CK)、肌酸磷酸激酶(creatine phosphokinase, CPK)、丁醛醇酶(aldolase)、乳酸脫氫酶(lactic dehydrogenase, LDH)均會上升。

4. 呆小症病童其血鈣(calcium)值可能偏低。評估其血鈣值可了解骨骼生長或癒合的情況。

5. 肌酸磷酸激酶(CPK)的升高，可診斷出因肌肉病變造成的裘馨氏肌肉萎縮症的問題。

14-3 兒童常見肌肉及骨骼系統的疾病及護理

一、骨折(fracture)

　　骨折是指身體骨頭因為直接或間接的外力造成碎裂或變形。骨折約占兒童外傷的10~15%，上肢比下肢易發生骨折，**其中下肢以近膝處最易受傷，上肢以近肘處最易受傷**，男孩比女孩易發生骨折(Kyle & Carman, 2020)。因兒童骨骼系統在解剖學、生物力學及生理學上都跟成人不同，也因此兒童骨折的型態、傷害、診斷及處理技巧都跟成人不同。

(一) 病因

　　最常發生骨折的地方是學校（包括幼兒園）及家裡，其次才是馬路上。發生骨折的年齡則以4~10歲最多。

　　骨折的發生及部位與受傷瞬間的外力、活動或姿勢有關，其發生原因大致可以分為意外傷害（如高處跌落、交通意外、遊戲中受傷）、非意外傷害（如兒童身體虐待）(Kyle & Carman, 2020)，**其中遊戲中受傷是導致兒童骨折最常見的原因**。

(二) 臨床分類

　　兒童發生骨折，其類型多為不完全骨折及不移位的骨折，粉碎性骨折則相對的較少見。以下依據臨床常見的骨折分類來做說明：

1. 非骨骺板的骨折(nonepiphyseal fractures)（圖14-5）(Kyle & Carman, 2020)

   (1) 彎曲(bend)或弓形(bowing)骨折：兒童因為骨骼具有較多軟骨且較有彈性，因此受壓力時未折斷而呈現彎曲，常見於尺骨和腓骨。

   (2) 皺凸(buckle)或膨凸(torus)骨折：**因骨骼受到壓迫會導致皺凸或膨凸。特別會發生在幼兒骨骼最疏鬆的骺內端部位**，尤其是橈骨遠端。通常簡單固定2~3週就會痊癒。

   (3) 側裂(greenstick)骨折：當骨骼因彎曲超出骨骼可承受的彎曲極限時，就可能產生裂縫但未完全斷裂。

   (4) 完全性(complete)骨折：當骨頭的兩側壁都斷離時就是完全性骨折，這是最常見的骨折型態。

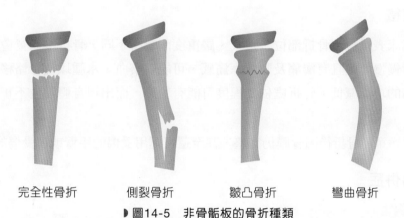

完全性骨折　　側裂骨折　　皺凸骨折　　彎曲骨折

▶ 圖14-5　非骨骺板的骨折種類

2. 骨骺板的骨折(epiphyseal fractures)

   兒童之骨骺板由於細胞在快速分裂生長，所以會比較脆弱，也是骨折的好發部位，約占兒科骨折的15~20%，男女比為2:1，上肢發生率是下肢的兩倍。常見於橈骨遠端，其次為脛骨遠端。

   索特及哈里斯(Salter and Harris)將其分為五類（圖14-6）：

   (1) 第一類：骨折線只通過骨骺板。

   (2) 第二類：骨折線通過部分骨骺板後再通過骺內端。

   (3) 第三類：骨折線通過部分骨骺板後穿過骺外端進入關節腔。

   (4) 第四類：骨折線通過骺內端、骨骺板及骺外端。

   (5) 第五類：骨骺板受壓碎傷害。

   第一類及第二類通常用徒手復位術即可；第三類及第四類骨折因已侵及骨骺板及關節面，需手術復位及鋼釘固定；第五類骨骺板會發生骨骺板早期閉合或停止發育，常常是發生後回顧才知道有受過這樣的傷害。

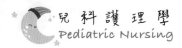
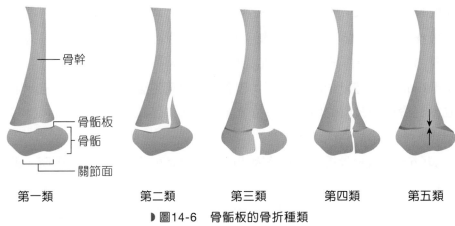

骨幹

骨骺板
骨骺

關節面

第一類　　　第二類　　　第三類　　　第四類　　　第五類

▶ 圖14-6　骨骺板的骨折種類

(三) 臨床表徵

　　骨折的臨床表徵會依骨折部位、型式、嚴重度而有所不同，骨折後病童會有疼痛感，之後骨折處會慢慢腫脹且有觸痛及肢端麻痛感，可能有瘀血、水腫以及骨骼移動時會發出捻髮聲，患側的功能減低。骨折處依其程度可能有變形，而出現身體部位不正常的排列位置。

　　很多時候病童在骨折後因骨膜仍完整，甚至還可運用受傷的手臂或用受傷的腿走路。

(四) 骨折合併症

1. 神經血管傷害

　　最常見的是肱骨遠端的髁上骨折及膝部的脫臼及骨骺板骨折。這類骨折需做徹底的神經血管檢查。

2. 腔室症候群

　　在筋膜間隔腔內如有出血或軟組織腫脹，可能造成肌肉缺血且危及神經血管，這就是所謂的腔室症候群，又稱筋膜間隔症候群(compartment syndrome)。常見於肱骨遠端的髁上骨折及脛骨的骨幹骨折。

　　常見的臨床症狀有間隔腔緊繃、劇烈疼痛、穿過間隔腔的神經感覺降低、被動伸展手指或腳趾會引起疼痛。除骨折可能會引起腔室症候群，上石膏的肢體也有可能會發生。

(五) 診斷檢查

　　骨折的診斷靠外傷病史、身體檢查及X光攝影。明顯的骨折及斷端位移，診斷較為容易；但輕微的骨折往往只造成骨頭表面的裂縫或皺摺，則不容易確定診斷。一般常見的檢查骨折的方式如下：

1. 身體檢查

嚴重的骨折由肉眼及觸診即可確認，於外觀可見紅腫、壓痛、瘀青、運動限制，或循環不好而呈灰白色。觸診時應特別**注意6P的評估，包括：疼痛(pain)、蒼白(pallor)、麻痺(paralysis)、脈搏消失(pulselessness)、感覺異常(paresthesia)、溫度改變(poikilothermic)。**

2. 放射線攝影檢查

(1) X光檢查是必要的，以確定骨折類型及嚴重程度（圖14-7），且對治療具有指標意義。若為肘關節骨折，需要兩手都攝影檢查，作為相對照。

(2) 電腦斷層攝影檢查在顯示橫斷面方面明顯優於X光檢查，尤其是對密度高的骨骼組織顯像更為清晰。

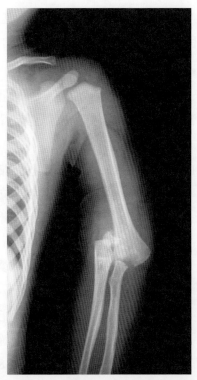

▶圖14-7　X光是診斷骨折最常用的檢查

3. 實驗室檢查

嚴重的骨折會使得組織受損，促使組織中的肌酸酐(creatinine)、鹼性磷酸酶(alkline phosphatase)、乳酸脫氫酶(LDH)釋放至血液，因而濃度均會上升；同時紅血球受到破壞，導致血比容或血紅素降低。

(六) 醫療與護理處置

兒童因為骨癒合過程骨痂形成快且量多，促進骨化和再塑造，使得整個骨癒合時間約為成人的三分之二。骨折的治療方法，一般只要骨幹骨折方向對正，做適當的復位，施以牽引、石膏固定，就可以得到很好的癒合；但如果骨折發生在關節附近，如肩、肘、腕、髖、膝及踝等關節，特別是傷及骨骺板，且有移位及關節面不齊之情形，才需考慮到手術治療（黃，2018）。

手術復位後，再使用鋁製板夾、石膏或內固定（例如鋼釘或螺絲釘）才會有較佳的預後（圖14-8）。若骨折之骨頭發生嚴重排列不良或重疊，則需先進行牽引以使骨斷片能重新排成一直線，之後再進行固定。

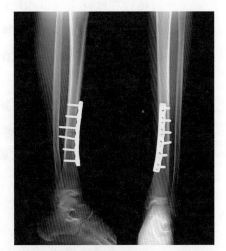

▶圖14-8　手術復位後，再使用固定器加以固定

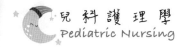

　　兒童的骨骼修復能力強，因而需要石膏或其他輔助固定的時間較短，而且年齡越小需固定的時間就越短。依據臨床常見處置分別說明於下。

● 石膏治療

　　石膏種類可依病童需要矯正的患處來選擇，如用於四肢（如短或長的手臂或腿部石膏），以及胸部到腿部以穩定骨盆或髖部（如人字形石膏）等。茲將說明上石膏及拆石膏之過程於下。

1. 上石膏：先用棉花襯墊或棉織墊包住患處，對於骨骼隆突部位應加厚襯墊來保護，最後塗上石膏粉或纖維玻璃合成材料。可在石膏邊緣貼上膠帶，確定所有石膏邊緣都平滑，以避免直接接觸皮膚。

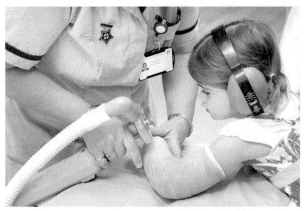

▶圖14-9　拆石膏時，給孩童戴上耳罩保護耳朵

　　剛開始上石膏時，可能會覺得有點溫熱。石膏在10~15分鐘內開始固化，徹底乾燥大約需要48小時的時間。

2. 拆石膏：用電動石膏鋸拆石膏。這個過程不痛，只是有點吵。拆石膏過程中建議給病童戴上耳罩，保護耳朵（圖14-9）。

3. 石膏的護理措施

    (1) 在最初24~48小時，需**將上石膏的肢體抬高於心臟，保持患肢抬高**，可以將石膏肢體放在軟枕上，以預防神經血管的傷害及減輕腫脹。

    (2) **需經常評估肢體循環與神經狀況，「6P」即疼痛(pain)、蒼白(pallor)、麻痺(paralysis)、脈搏消失(pulselessness)、感覺異常(paresthesia)、溫度改變(poikilothermic)。**

    (3) 石膏固定後，若抱怨手部麻痛，應該優先進行測量患肢動脈脈搏強度。

    (4) 與病童及家屬說明乾燥過程中會有溫熱感是正常的，**需注意石膏上不可覆蓋棉被，或用烤燈或吹風機吹乾**，且石膏尚未乾透之前勿靠在硬物上以免變形。

    (5) 石膏固定的肌肉可做等長運動（重覆進行肌肉收縮及放鬆運動）；**露於石膏外之上下關節應經常活動**，以幫助血液循環減少腫脹，並可減少關節僵直及肌肉萎縮，而保持患部功能完整。

    (6) 石膏內皮膚搔癢時，不可試著插入任何東西到石膏裏面抓癢，避免抓傷皮膚造成感染的危險性。**可用雙手輕拍石膏來減輕搔癢情形。**

    (7) 洗澡時用塑膠袋保護石膏，避免進水，也不要踏到潮濕的地面。

(8) 多喝水及進食富含有纖維質的水果、食物，以防止長期臥床而產生結石、便秘等合併症。

(9) 若石膏的包覆覺得腫脹不適，可以用下列方法減緩：

　　A. 休息時抬高石膏，如坐下時用小椅子幫助支撐石膏，睡覺時用枕頭抬高。

　　B. 上石膏72小時內可以用冰枕冰敷。

　　C. 盡量做肌肉運動幫助血液回流，如肢體末端伸展收縮運動、抬高患肢運動，每日30~50下。

(10) **健側肢體需依病童體能經常活動。**

(11) 拆石膏後之注意事項：

　　A. 使用溫水輕柔清洗皮膚。

　　B. 勿用手抓皮膚。

　　C. 可使用綿羊油、乳液潤滑皮膚。

(12) 告知家屬如果出現了以下情況，需立即就醫：

　　A. 石膏固定的遠端指（趾）頭有極度腫脹、**疼痛**、蒼白、發紫或感覺遲鈍、麻木。

　　B. 石膏下皮膚起紅疹。

　　C. 石膏斷裂或粉碎。

　　D. 感覺石膏變鬆或太緊。

　　E. **出現任何臭味**或滲出液從石膏溢出。

　　F. 病童出現意識改變、呼吸困難或其他不適症狀時。

✚ 護理小幫手

腔室症候群

　　腔室症候群是個急性且嚴重的臨床問題，若處理的不好，可能會使肢體壞死，甚至導致截肢。要預防石膏所造成的腔室症候群，就要在上石膏後經常評估肢體的循環及神經狀況，若能早期診斷並治療，即可使傷害程度降到最低。一般治療方式為：

1. 休息及藥物止痛。

2. 抬高患肢（只適用於早期）。

3. 去除任何緊繃之紗布或石膏。

4. 若出現疼痛、蒼白、麻痺、脈搏消失、感覺異常等腔室症候群的症狀，就應立刻移除肢體上的固定工具如石膏等，如症狀沒有緩解，須立即進行解除腔室壓力的筋膜切開術。

5. 搭配高壓氧治療。

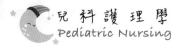
• 牽引治療

　　牽引是利用外力，以維持肢體排列，並使骨折或脫臼之關節復位，減少關節僵硬及肌肉萎縮的發生。骨折的牽引一般分為徒手牽引、皮膚牽引和骨骼牽引。

1. 徒手牽引：徒手將骨折複位。

2. 皮膚牽引：用膠布或皮套等包裹患側肢體進行持續牽引，一般用於學齡前的兒童。包括巴克氏牽引(Buck's traction)、勒塞耳氏牽引(Russell's traction)、布萊安特氏牽引(Bryant's traction)等（圖14-10），其中**布萊安特氏牽引是維持病童平躺、髖關節屈曲90度，臀部微離床面，兩腳向上的姿勢**，適用於股骨骨折或發展性髖關節發育不良。

3. 骨骼牽引：將骨圓針或不銹鋼針貫穿骨質，通過螺旋或滑車裝置予以牽引，包括適用於股骨骨折的90度－90度牽引（圖14-11）。

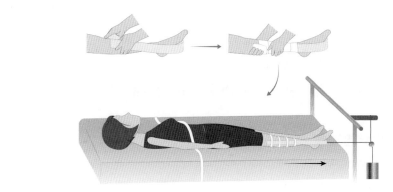

(a)巴克氏牽引：用於下肢骨折

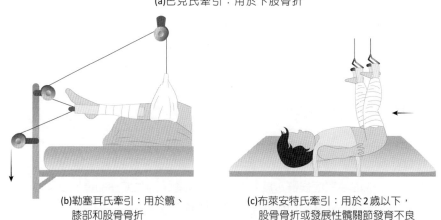

(b)勒塞耳氏牽引：用於髖、
　膝部和股骨骨折

(c)布萊安特氏牽引：用於2歲以下，
　股骨骨折或發展性髖關節發育不良

▶圖14-10　皮膚牽引

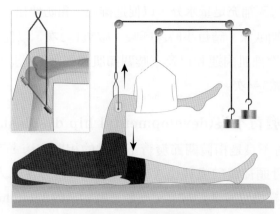

▶圖14-11　骨骼牽引

　　對於兒童骨折病童，牽引治療可達到很好的復位和固定效果，根據骨折類型不同牽引的時間長短不一，一般是需要等待骨折穩定後，才會去除牽引。

　　有關牽引之護理措施包括：

1. 保持有效之功能位置，牽引需維持持續性，且所有牽引重力均需懸空，繩索、砂袋不能碰到床或地面。

2. 牽引時病童身體位置需在堅固床上，並採仰臥姿勢；牽引方向應與骨骼呈長軸平行。

3. 牽引時要抬高床尾約15~30度、腳底不可接觸到床尾（圖14-12），膝窩處需墊一枕頭，避免小腿懸空，削減牽引力量。

4. 骨骼牽引期間，觀察骨釘周圍皮膚有無紅、腫、熱、痛或分泌物等發炎徵兆；皮膚牽引期間，如發現足背或腳趾腫脹、發紺、冰冷，表示繃帶綁得太緊，應立即鬆開繃帶。另繃帶滑脫或位置改變時，亦需重新包紮。

5. 應使用保護性棉墊包住骨釘末端，以避免刮傷皮膚。

6. 接受牽引治療期間，**此時最適合病童的遊戲為聽童謠及看故事書。**

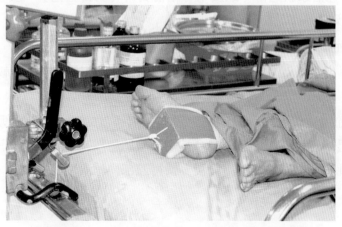

▶圖14-12　牽引需抬高床尾，腳底不可接觸到床尾

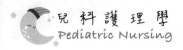

7. 攝取高纖維食物，每天補充足量水分，以促進排便，預防便秘。

8. 牽引期間因必須長期臥床，請每小時深呼吸、咳嗽1~2次，以促進肺部擴張；同時執行復健運動（如背、臀部肌肉運動以及下肢關節肌肉運動），以避免全身肌肉萎縮和關節僵硬，通常一天做3~4次。

二、發展性髖關節發育不良(developmental hip dysplasia, DDH)

發展性髖關節發育不良是指髖關節發育不正常的相關疾病，可能為髖臼發育不全，或是單側或雙側的股骨頭從髖臼處移位（圖14-13）。可分為兩大類：第一類是典型的(typical)，此種嬰兒神經發育完全正常；另一類是畸胎型的(teratologic)，這種病童潛在有神經肌肉性疾病，如：脊柱裂、斜頸等，其發病率亦較高。DDH發生率約為千分之1~1.5，女嬰發生率高於男嬰（黃，2018；Kyle & Carman, 2020）。

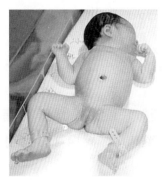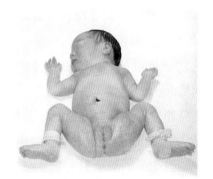

(a) 正常新生兒　　　　　　　　　　(b) 先天性髖關節脫臼新生兒

▶ 圖14-13　發展性髖關節發育不良

(一) 病因及病理變化

造成發展性髖關節發育不良的原因是多重的，包括下列三種因素：

1. 生理性因素：包括家族遺傳，以及本身結構異常（韌帶鬆弛）、女性荷爾蒙之影響使關節韌帶特別鬆弛。

2. 機械性因素：包括羊水過少、臀產、頭胎、胎兒過大等因素。

3. 姿勢性因素：出生後新生兒的髖部若維持為內收及伸展姿勢，則較易造成髖關節脫臼。

通常在髖關節脫位後，股骨頭無法對髖臼運用適當的壓力，股骨頭會逐漸磨損而變小，股骨頸變寬且短，髖關節之髖臼內會被纖維脂肪組織及軟骨組織充滿，且髖臼前緣軟骨向內增生，因此整個髖臼逐漸變平而淺，使得髖部內縮肌變短而收縮，造成髖部左右不平齊。

(二) 臨床分類

發展性髖關節發育不良依其脫位之嚴重度分為下列幾型（圖14-14）：

1. 發育不良型：髖臼發育遲緩，使髖關節相對位置不正常，但股骨頭仍維持在髖臼內。

2. 半脫位型：股骨頭的一部分在髖臼的外側緣，是比例最高的一種。

3. 脫位型：股骨頭完全不和髖臼接觸。

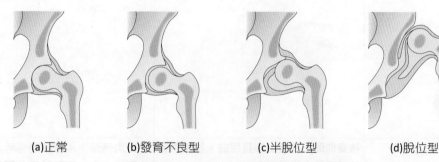

(a)正常　　　　(b)發育不良型　　　　(c)半脫位型　　　　(d)脫位型

▶圖14-14　發展性髖關節發育不良的種類

(三) 臨床表徵

所有新生兒皆應接受發展性髖關節發育不良的篩檢，病童常可經由身體檢查的徵象檢測出來（表14-1）。

▶表14-1　發展性髖關節發育不良的徵象檢測

檢查項目	步驟	臨床意義
臀部與大腿皺摺	孩童俯臥或站立，觀察兩側臀部與大腿皺摺之對稱性	• 正常情形：兩側臀部與大腿皺摺應對稱 • 異常情形：**患肢皺摺較多**
哈氏徵象(Hart's sign)	孩童兩側髖關節彎曲成90度，觀察大腿外展情形 患側	• 正常情形：可外展90度 • 異常情形：外展受限，表示髖關節脫臼

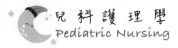
▶ 表14-1　發展性髖關節發育不良的徵象檢測（續）

檢查項目	步驟	臨床意義
巴氏徵象(Barlow's sign)	一隻手置於恥骨聯合與薦骨間固定骨盆，另一隻手拇指放大腿內側，其他四指置於股骨大粗隆，向大腿後側施力，感覺股骨頭是否滑動情形	• 異常情形：手指可感覺到股骨頭滑出及入關節囊
艾氏徵象(Allis's sign)或葛氏徵象(Galeazzi's sign)	**孩童仰臥，膝蓋上舉且屈曲，檢視兩腳膝蓋頂端之相對高度** 患側	• 正常情形：兩腳膝蓋應等高 • 異常情形：**患肢膝蓋位置較低**
歐氏試驗(Ortolani's test)	**將孩童髖關節屈曲，接著外展而後旋轉**	• 異常情形：出現「**卡嗒聲**」

資料來源：陳翠芳、林靜幸、周碧玲、藍菊梅、徐惠禎、陳瑞娥…王采芷等(2023)．*身體檢查與評估指引*（五版）．新文京。

(四) 合併症

　　最嚴重且最常見的合併症為股骨頭發生缺血性壞死，這是醫療後的合併症。因為復位後的股骨頭在壓力過大的情形下，產生軟骨擠壓並阻斷血流，造成部分或全部的股骨頭梗塞。若骨骺板因而受到嚴重破壞時，會影響孩童正常骨骼的生長發育。4~6個月大的嬰兒，其股骨頭的骨化中心尚未形成之前，髖關節最脆弱很容易會發生這種情形。

(五) 診斷檢查

1. 理學評估：臨床上應於新生兒時期，表14-1所列述的臨床特徵之評估技巧為主要的診斷工具。

2. 超音波檢查：3個月以下的新生兒及嬰兒，常利用超音波評估髖臼的發育情形及髖關節的穩定度（圖14-15）。

3. X光檢查：3個月以上的嬰兒，可從X光評估股骨頭及髖臼的相對關係。

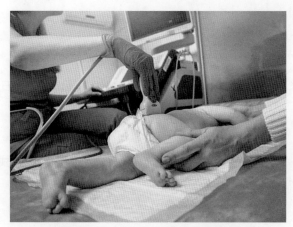

▶ 圖14-15　超音波評估髖臼發育情形

(六) 醫療處置

　　治療方式依個別案例及年齡會有所不同，但其治療目標是將股骨頭及髖臼穩定復位為同心圓的位置，越早發現、越早治療效果越好。其治療的方式依年齡可分為下列四程 (黃，2012)：

1. 新生兒時期

　　新生兒因內收肌肉尚未變短或攣縮，只要將髖關節維持屈曲及外展姿勢，約1~2個月即可。治療需持續到髖部已穩定，X光及超音波檢查正常。

2. 1~6個月

　　可利用帕米利克背帶(Pavlik harness)加以固定（圖14-16a）。帕米利克背帶可將髖關節屈曲超過90度（最好是100~110度）及外展50~70度，通常持續使用約3~4週股頭就會自動復位。

3. 6~18個月

　　此時期若使用帕米利克背帶復位法不成功，就須進行封閉式復位手術(surgical closed reduction)，即全身麻醉下，徒手將髖關節復位，**並用髖部人字形石膏(spica cast)固定**（圖14-16b）。如果在做封閉式復位手術時發現髖關節明顯不穩定，就須進行開放式復位手術，即直接用手術方式清除髖關節周遭阻礙復位的組織，以調整髖關節位置。

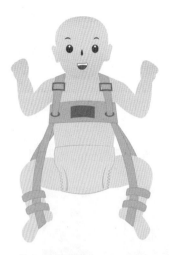
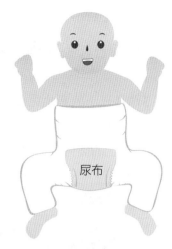

(a)帕米利克背帶(Pavlik harness)　　　　　(b)髖部人字形石膏

▶ 圖14-16　發展性髖關節發育不良之治療

4. 超過18個月

　　兒童已開始走路，髖關節的發育不良已定型，通常需接受開放式復位手術，有時須加上骨盤或股骨的切骨矯正手術，術後則用髖部人字形石膏固定。

(七) 護理處置

> ⊃ 相關健康問題
> 1. 身體活動功能障礙，與疾病及治療造成的活動限制有關。
> 2. 潛在危險性皮膚完整性受損，與背帶約束、使用髖部人字形石膏的刺激有關。
> 3. 潛在危險性損傷，與治療及活動受限有關。
> 4. 潛在危險性發展延遲，與活動受到限制及社交隔離有關。

✦ 護理目標及措施

1. 應熟知發展性髖關節發育不良之臨床表徵，於評估新生兒時，應檢查任何髖部有無不正常現象並評估肌肉張力及關節活動度。

2. 維持髖關節屈曲外展的姿勢。

3. 教導背架、牽引、石膏之正確使用及注意事項：矯正裝置不能任意去除，需有持續性才能達到療效。新生兒及孩童其成長速度極快，應教導照顧者隨時調整其背帶及返診更換石膏。

4. 維持健康部位肌肉活動：在不影響固定姿勢下進行等張、等長運動，腳踝、腳趾也要包含在內。手術後仍需教導其復健運動，以維持肌肉張力。去除固定工具後，仍需配合復健運動直到行走正常為止。

5. 使用帕米立克背帶的護理

   (1) 確認家屬瞭解此背帶的目的、使用方法及適當的鬆緊度，避免髖關節過度屈曲和外展，以防造成股神經麻痺及缺血性壞死（黃，2012）。

   (2) 教導皮膚護理的方法，保持背帶周圍及覆蓋部位皮膚的乾淨。

   (3) 提醒定期返院追蹤治療結果。

6. 上人字形石膏時的護理

   (1) 預防因長期臥床導致墜積性肺炎。鼓勵病童常做深呼吸及多翻身，並盡可能採取半坐臥或坐臥。

   (2) 避免石膏受到汙染

      A. 會陰部周圍的石膏可用塑膠布包裹。

      B. **經常更換尿布**，尿布需先用塑膠布包裹，再將尿布塞入石膏內固定。

      C. 若使用便盆，應將其床頭抬高，避免排泄物沾粘到石膏內。

(3) 可使用厚毛巾包住石膏粗糙邊緣。

(4) **餵食時，盡可能採用坐姿或仰臥並抬高頭，以預防受嗆。**

(5) **石膏內皮膚搔癢時，不可試著插入任何東西到石膏裏面抓癢。**可用雙手輕拍石膏來減輕搔癢情形。

(6) **多給予撫觸、擁抱，可利用玩具分散注意，以減輕不適。**

7. 牽引或石膏造成的行動不便，可能引起生理功能障礙，可依據下列措施來預防合併症：

(1) 經常評估呼吸型態與呼吸音，是否出現呼吸障礙的情形。

(2) 需2~3小時更換姿勢，並避免身體部位受到壓迫。

(3) 避免膀胱與腸道功能受到影響，建議增加食物纖維與水分的攝取。

三、脊柱側彎(scoliosis)

　　凡是脊椎骨偏離中線位置或轉動就稱為脊柱異常彎曲，包括：脊柱側彎(scoliosis)、脊柱後彎(kyphosis)及脊柱前彎(lordosis)（圖14-17）。**脊柱異常彎曲為青少年期常見之疾病**，其發生率約為1~3%，**且以女性居多**。當脊椎某段向一側或兩側彎曲偏離中線時，稱為「脊柱側彎」，可發生在頸椎、頸胸椎交界、胸椎、胸腰椎交界、腰椎，嚴重時常伴隨脊柱扭轉且呈現S型或C型的脊椎曲線。醫學上以脊椎彎曲達10度以上才定義是脊柱側彎（李等，2015；Kyle & Carman, 2020）。

(一) 病因及病理變化

　　脊柱發生側彎可能存在多方面原因，除了部分因為本身發育異常、本身相關疾病外，大部分是由外部因素造成。一般可分為功能性（非結構性）及結構性脊柱側彎兩種：

1. 功能性（非結構性）脊柱側彎：造成彎曲的原因並不在於脊柱本身的結構異常，常為姿勢或位置所造成，故又稱姿勢性脊柱異常彎曲。為可逆性的彎曲，其主要的成因有姿勢不良，例如：側背背包、長短腳等。

2. 結構性脊柱側彎：造成原因為脊椎或其周邊組織或兩者皆有問題。此類型脊椎本身的柔軟度較差，因此矯正難度也較高。為不可逆性的彎曲。最常見的是自發性(idiopathic)脊柱側彎，原因不明且有家族傾向。

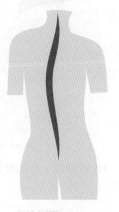 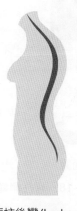 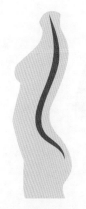

脊柱側彎(scoliosis)　　　脊柱後彎(kyphosis)　　　脊柱前彎(lordosis)

▶ 圖14-17　脊柱異常彎曲

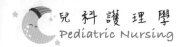

脊柱側彎會產生不正常的壓力使椎骨變成楔形，於是彎曲凹面上的肌肉和韌帶縮短變厚，而凸面處會變薄萎縮。這可能導致脊柱、胸部及骨盆部位有側彎的現象，因而影響正常活動，嚴重時甚至造成心肺功能不良。

(二) 臨床表徵

於外觀上，**病童站立時，身體歪向一側（如一邊肩胛骨突出、一邊髖骨突出、彎腰時背部呈現明顯的突峰）；彎腰時，背部可見到單側突出**。嚴重者會導致肋骨架及胸腔變形，影響心肺功能，**並且會有背痛不適的主訴**。

在心理層面上，病童也可能因為脊椎側彎影響身體外觀，而較為自卑、羞怯、缺乏自信。

(三) 診斷檢查

1. 身體檢查（圖14-18）

請病童站直，由背後可先觀察外觀是否有肩膀及肩胛骨不等高、骨盆不等高、手臂至軀幹距離不等距、脊柱有彎曲。接著以亞當前彎檢查法(Adams forward bend test)來評估，讓病童雙腿打直，向前彎腰雙手垂放兩腳之間，由病童背後觀察胸椎，再從病童前方往後看腰椎，檢查背部左右是否對稱或明顯肩胛骨隆起。

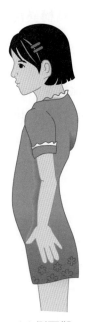
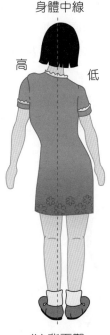
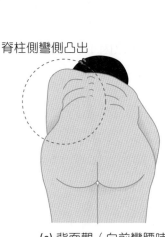

身體中線

高　　低

脊柱側彎側凸出

(a) 側面觀　　　　　(b) 背面觀　　　　　(c) 背面觀（向前彎腰時）

▶圖14-18　脊柱側彎觀察

2. X光檢查

　　正確診斷需要靠全脊椎攝影，再以Cobb氏量角法(Cobb angle)來評估嚴重度，測量方法是從上方最傾斜的脊椎骨畫出垂直線，與下方最傾斜的脊椎骨垂直線交叉所得之度數（圖14-19）。

　　脊柱側彎可以用度數來分級：10～20度為輕度側彎；20～40度為中度側彎；40度以上為重度側彎。

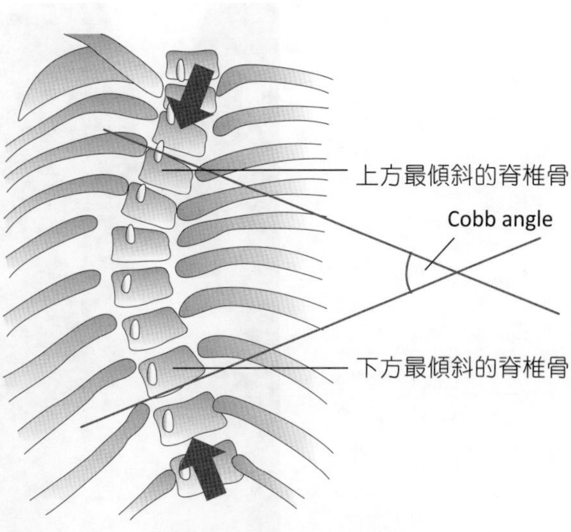

上方最傾斜的脊椎骨

Cobb angle

下方最傾斜的脊椎骨

▶圖14-19　Cobb氏量角法

(四) 醫療處置

1. 功能性（非結構性）脊柱側彎：因功能性脊柱側彎為可逆性的，去除致病因有助於病情回復。

　　(1) 維持正確的姿勢及避免過度依靠脊椎來使力（如時常搬重物）。

　　(2) 伸展或強化肌肉運動讓肌肉較緊繃的一側做伸展運動，較無力的一側做強化運動。

　　(3) **早期可以游泳做為治療性運動是有相當的幫助。**

2. 結構性脊柱側彎：依據病因、側彎嚴重程度（以Cobb氏量角法測量側彎的角度）、曲度是否增加，再配合年齡及發展潛能來安排治療方法。

　　(1) 在發育階段當側彎角度＜20度時，可配合姿勢矯正及強化肌肉運動治療。

　　(2) 若側彎角度20~40度時，除了運動治療外，可配合**穿戴背架支撐脊柱直到骨成熟為止**（圖14-20），**同時須3~6個月X光定期追蹤檢查**。若為高位脊椎側彎（在T_8以上），用密爾瓦基式背架(Milwaukee brace)（頸胸腰薦椎固定）；低位脊椎側彎一般用波士頓背架(Boston brace)或腋下型OMC背架（胸腰薦椎固定）。

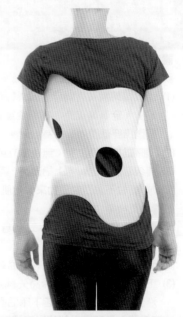

▶圖 14-20　穿戴背架矯正脊椎側彎

　　(3) 當側彎角度＞40度時，**則建議以手術來矯正與固定**（圖14-21）。其中最徹底的手術便是脊柱融合術，是透過手術植入矯正固定裝置，使兩個或兩個以上有病變的椎骨或喪失穩定性的脊椎能融為一體，進而使脊椎能發揮正常的功能。

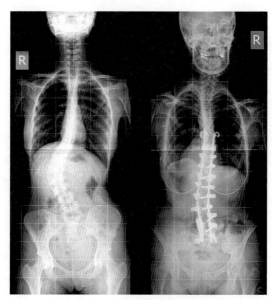

▶圖14-21　以手術來矯正與固定脊椎

(五) 護理處置

● 相關健康問題
1. 身體活動功能障礙，與疾病及穿戴背架有關。
2. 低效性呼吸型態，與脊柱側彎使肺部擴張減少有關。
3. 慢性疼痛，與骨骼肌肉長期受到限制有關。
4. 皮膚完整性受損，與使用背架或手術矯正有關。
5. 身體心像紊亂，與身體外觀改變及穿戴背架有關。

✦ 護理目標及措施
1. 說明並教導病童及家屬背架穿戴注意事項
   (1) 由於背架需長時間穿著效果較佳，**建議除了洗澡外，其他時間盡量要穿著背架矯正（約一天穿23小時）**。穿著背架時，裡面要穿吸汗內衣以保護皮膚；為方便上廁所穿脫，建議內褲可穿在背架外，或選擇穿低腰內褲較為方便。
   (2) 隨時維持正確姿勢：無論站立或坐下，注意保持腰部挺直儘量勿扭曲腰部。
   (3) 背架若因活動而向上抬起時，可將背架向下拉回原點固定即可。
2. 鼓勵病童做不激烈的運動來強化肌肉、增加關節柔軟度，如散步等。
3. 教導手術後須注意事項
   (1) 使用翻身單協助圓滾木式翻身，保持腰背平直，翻身後使用枕頭支托背部；雙腳間亦使用軟枕支托。
   (2) 床上便器使用：先側躺將便盆置於臀部，再翻回仰臥後，將床頭搖高方便排泄。
   (3) 正確上下床方式：下床時先翻身側臥，再以手肘及另一手之手掌力量將上身撐起，同時雙腳垂放床沿坐起，再慢慢的站起下床活動；上床時先坐於床沿，側身躺下後，再翻成仰臥姿勢。
4. **注意身體心像改變引起的同儕認同問題**：對重視外表的病童而言，矯正治療期間可能需牽引或上石膏，以及背架的使用，這些皆會造成身體心像的衝擊。鼓勵病童說出其感受，並保持同伴間的接觸。

(六) 居家照護

脊柱側彎病童術後返家前，護理人員應教導下列事項：

1. 一般姿勢

    (1) 站姿：抬頭挺胸，背部平直，收縮小腹。

    (2) 坐姿：兩腳平踏地面，背部平靠椅背，臀部坐滿整個椅面。

    (3) 躺姿：睡硬板床或榻榻米，側睡時雙膝彎曲，兩腿間夾一個枕頭。仰臥時膝下墊整個枕頭，勿俯臥。

2. 搬取物品時

    (1) 抬物品、撿東西，盡量保持腰背部平直，以蹲下彎曲膝部代替彎腰姿勢，物品盡量靠近身體。

    (2) 取高處物品時，用矮凳墊高取物，勿墊腳去取物。

    (3) 手術後3個月內避免提舉重物。

3. 日常生活：應保持腰及背部平直：

    (1) 為避免扭傷腰部，不可突然伸張、扭轉、彎曲或搖動背部肌肉。

    (2) 為避免彎腰，可用長柄掃帚、拖把做清潔工作；刷牙洗臉時以膝彎曲；沐浴最好使用淋浴；穿鞋時，坐著穿，也可請他人幫忙。

    (3) 手術後3~4個月後才可做出力的工作。

    (4) 採漸進式增加活動量，避免劇烈運動。

    (5) 應先穿著背架，才可下床活動，並鼓勵做不激烈的活動。

    (6) 一年內避免背部過度勞累。

四、馬蹄內翻足(talipes equinovarus, TEV)

又稱螃蟹足(club foot)，是常見的足部變形。馬蹄內翻足不單是足部的畸形，而是整個下肢的異常。約3/4的馬蹄內翻足為先天型，發生率約千分之一，男生較常見(Kyle & Carman, 2020; Sheth, Shirley & Kay, 2018)。

(一) 病因及病理變化

馬蹄內翻足真正發生原因不明，可能原因包括：

1. 外來因素：足部本身正常，因在胎內受擠壓而致變形。

2. 內在因素：足部的神經、肌肉、韌帶或骨骼在胚胎發育上就不正常。

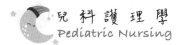

(二) 臨床表徵

先天型馬蹄內翻足之特徵有下列四項：(1)無其他先天畸形；(2)不同程度的足部僵硬；(3)輕微的小腿肌肉萎縮；(4)輕微的脛骨、腓骨、及足部骨頭發育不全。

檢查嬰兒之馬蹄內翻足時，其足部中及後部會內翻，而後部會呈馬蹄足狀，前足部則內縮（圖14-22），並呈現不同程度的僵硬，這些皆是因為距骨與舟狀骨關節向內脫臼的關係。較大的孩童可看見較明顯的小腿及足部萎縮。

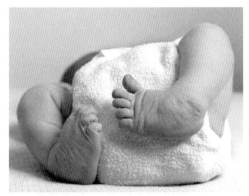
▶ 圖14-22　馬蹄內翻足

(三) 診斷檢查

臨床上，在出生時即可明顯地由外觀看到，而且可由X光片上看出距骨、跟骨、舟狀骨移位的情形。

(四) 醫療處置

越早治療效果越好，最好是在出生後確定診斷即開始治療。其治療方法有二種：

1. 保守治療

可用膠布、可塑型夾板及系列的石膏矯正。目前長期追蹤效果最好的治療方法是潘塞緹(Ponseti)石膏矯正法，說明於下：

(1) 足部運動及按摩：先用拇指推頂距骨，逐步使距骨復位，恢復距骨及舟狀骨的正常關係位置，前半足外展，持續數分鐘。

(2) 連續石膏固定：維持前半足外展，並推頂第一距骨糾正足的內收及高弓畸形後上矯形石膏。石膏為屈膝位長腿管形，以防止脫落，同時可以保證小腿的適度外旋。注意不可以發生足外翻的過度矯治。

2. 手術治療

大多數接受潘塞緹石膏矯正法的嬰兒，還需施行經皮後足跟腱延長手術，以矯正後足跟肌腱過短。術後仍須予長腿矯形石膏，保持小腿外旋及足背屈的位置。拆除後須使用足外展矯形支架（圖14-23），**並且要施行足部被動伸展運動**。前3個月全天使用，以後僅在睡眠期使用，並在指導下進行站立、行走等訓練。

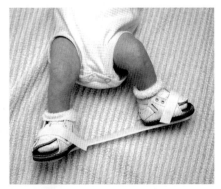
▶ 圖14-23　足外展矯形支架

(五) 護理處置

➲ 相關健康問題
1. 身體活動功能障礙,與疾病或骨骼矯正治療造成活動受到限制有關。
2. 潛在危險性皮膚完整性受損,與骨骼矯正治療有關。
3. 潛在危險性發展延遲,與疾病或骨骼矯正治療造成活動受到限制有關。

✦ 護理目標及措施
1. 維持正確的矯正位置
   (1) 每1~2週至少要矯正及更換石膏一次,同時每週可做進一步的運動及矯正。教導家屬在下次換石膏前,用溫水及醋先把石膏泡鬆,再層層拆開,這樣病童可以有機會作一次全身沐浴。
   (2) 病童開始走路後,夜間最好也使用托腳板,如此持續約1年的時間。
2. 提供石膏與矯形支架的照護:在歷經手術與連續性石膏完成後,病童需穿戴矯形支架。矯形支架需合身但須注意矯正的肢體血循是否受阻,以及皮膚是否有發紅或破皮等損傷。上石膏之病童護理,請參閱前述「骨折」的石膏護理。
3. 提供手術後照護:包括24小時內每2小時檢查神經血管狀況,並使用枕頭支撐踝關節及抬高腳24小時,以促進血液回流;視病童狀況依醫囑提供止痛劑。

五、扁平足(pronated foot)

扁平足屬於一種足部畸形,正常的腳底是自然的弓形,但扁平足腳底足弓不明顯,基本是平的。常見於新生兒期及學步期的孩童,隨著年紀增加有逐漸減少的趨勢。

(一) 病因及病理變化

孩童隨著年齡的增長,足弓漸漸發育出來,一般大約在3歲時開始發育,6歲時趨於成熟。若年齡更大的兒童仍有扁平足,可能是由於先天性韌帶鬆弛的關係。僵硬性扁平足常見發生原因包括足跟肌腱過緊、跗骨融合及神經肌肉異常等,也可能有家族遺傳。

病童不站立時,其足內側的足弓是正常彎曲,一旦站立時,由於過度鬆弛使得舟狀骨向下移位,造成內側足弓的塌陷,導致踏地時內側足弓消失,同時後足部呈現外翻的現象,也就是足部俯轉(pronated)(圖14-24)。

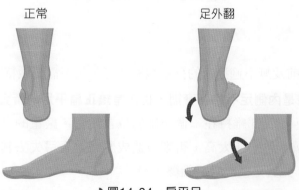

正常　　　　　　足外翻

▶圖14-24　扁平足

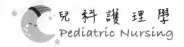
(二) 臨床表徵

扁平足不一定有症狀,除非有嚴重「外翻」的現象。通常可見足弓塌陷、腳部容易疲倦、平衡力較弱造成行走時容易跌倒、走路時呈內或外八字腳、鞋的內側較快磨損,且長時間活動後(如長時間行走、跑步後)足部疼痛會加劇,但休息後疼痛會稍微緩解。

(三) 診斷檢查

1. 一般若是出現足弓低平、足後跟外翻、走路疼痛但休息後疼痛緩解等症狀,就可懷疑是否為扁平足。

2. 踩足印分析:在白紙上印腳印,若發現腳印的足弓空缺部分消失,即可幫助確診(圖14-25)。

3. X光檢查:藉由側面的X光檢查,以瞭解足弓塌陷的程度(圖14-26)。

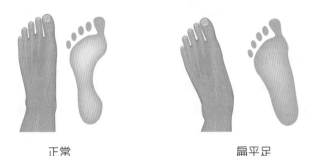

正常　　　　　　　　　　　　扁平足

▶圖14-25　踩足印分析

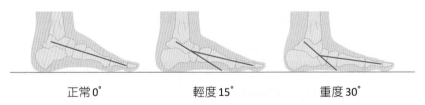

正常 0°　　　　　輕度 15°　　　　　重度 30°

▶圖14-26　足弓塌陷的程度

(四) 醫療處置

1. 追蹤觀察:2歲之前及無不適症狀的孩童觀察即可,並不需要做特別的治療。

2. **矯正治療:2~8歲是內側足弓的發育期,也正是矯正扁平足的黃金時段。**可用特製醫療鞋墊來支撐足弓,讓足部維持在一個正確的位置發育。嚴重的足部變形才需穿戴足部護具,其足弓支撐墊也不能太高,否則會造成原有之足弓失去其功用並且產生疼痛。另搭配肌肉訓練,尤其是後脛骨肌訓練。

3. 手術治療:扁平足的病童很少需要外科手術,除非有嚴重畸形或其他先天性骨骼融合等問題。

(五) 護理處置

相關健康問題與護理措施，請參閱「馬蹄內翻足」之護理處置。

六、成骨不全(osteogenesis imperfecta, OI)

成骨不全也就是俗稱玻璃娃娃，是一種相當罕見的先天遺傳性缺陷，造成結締組織中膠原纖維病變的疾病。男女性罹病的機率大致相同，發生率約為二萬分之一（王，2018）。

(一) 病因及病理變化

通常是體染色體顯性遺傳的膠原纖維病變，而造成骨骼強度耐受力變差；膠原纖維為結締組織的一種，其特徵是具有週期性的橫紋，常見於硬骨、軟骨、肌腱和韌帶。此疾病的臨床表現及嚴重程度各不相同，但基本上影響所及都是骨骼的脆性增加，易出現骨折的危機。

(二) 臨床分類

臨床上分四型：

1. 第一型：為體染色體顯性遺傳，造成正常膠原纖維形成不足而造成骨質脆弱。

2. 第二型：為體染色體顯性或隱性遺傳，為一種鑲嵌體(mosaic)的異常，即有部分細胞正常，有部分異常。此為成骨不全症中最嚴重的一型，通常在子宮內即有多發性骨折或造成週產期之死亡。

3. 第三型：可為體染色體顯性或隱性之基因新突變，造成第一型膠原纖維構造的不正常。

4. 第四型：為體染色體顯性遺傳，因形成膠原纖維的前身－前α鏈(pro-alpha chain)異常短小而形成易脆的骨骼。

(三) 臨床表徵

第二型較常見也較嚴重，一般在子宮內或生產時即發生多發性骨折，經常造成胎死腹中或出生後因顱內出血及呼吸衰竭而死亡；病情較輕的成骨不全症病童會等到較大時才發生骨折。骨折處常腫脹、疼痛、瘀青，因而使病童活動上受到限制；且因其為多發性，故易被誤診為家庭暴力個案。

成骨不全的典型特徵是藍色鞏膜，其色澤程度因人而異。另外，皮膚會變薄、前額變寬成為典型的三角形臉、四肢極短且彎曲成弓形、肌肉張力減退、韌帶過度伸展、牙齒因缺乏象牙質而容易造成斷裂或齲齒不易補綴、聽神經受壓迫或耳硬化性的聽力喪失。

(四) 診斷檢查

1. 當病童有多處或多次骨折且鞏膜呈藍灰色時，即可做臨床診斷。

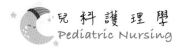

2. 放射線攝影檢查可看到多處已復原的骨折痕跡，並可證實骨骼發育異常問題，如骨密度減少，甚至是骨質疏鬆、變形。

(五) 醫療處置

1. 支持療法：目前並無治療方法，臨床上以支持療法為主。安全的活動可增加功能性的能力，依病童情況，提供娛樂性兼具物理治療效果的活動，例如：游泳。鼓勵病童爬行，增加肌肉強度；若無法行走，仍需復健維持上半身功能，以便轉位及自行使用輪椅。

2. 外科手術：為病童常接受的治療方式，當發生骨折時，以夾板固定骨折處；另外可採**骨髓腔內固定術**(ineramedullary rodding)，**以強化骨骼**並預防或矯正骨骼變形。

3. 藥物治療：服用鈣劑，及短期使用降低蝕骨細胞活性之**雙磷酸鹽藥物**(Bisphosphonate)來治療，以增加骨骼強度與密度，**減少骨折次數**、降低骨頭疼痛。

(六) 護理處置

> ➲ 相關健康問題
> 1. 身體活動功能障礙，與續發於成骨不全的骨折、採用石膏固定、活動受到限制有關。
> 2. 急性疼痛，與骨折、骨骼矯正治療有關。
> 3. 生長及發展延遲，與疾病或骨骼矯正治療造成活動受到限制有關。
> 4. 潛在危險性創傷，與疾病因素造成容易骨折、骨骼矯正治療、活動受到限制有關。
> 5. 潛在危險性廢用症候群，與肌肉骨骼活動障礙有關。
> 6. 潛在危險性親職功能障礙，與生下先天性缺陷兒有關。

✦ 護理目標及措施

1. 控制體重：採取均衡飲食，避免肥胖影響病童活動力，給予骨骼過多壓力。
2. 病童接受雙磷酸鹽藥物治療，打針時應減少止血帶的使用，可用紗布繃帶代替，分散止血帶對骨骼的壓力。
3. 預防或減少骨折發生：教導父母照顧病童時動作應輕柔且放慢速度，以避免病童輕微壓力下即產生骨折現象。
   (1) 不可拉扯、推病童的四肢，或是將四肢彎曲為不適當姿勢。
   (2) 衣服宜採寬鬆之衣服，並購買前開式或魔鬼氈的服裝，較易穿脫。
   (3) 更換衣服時，將袖子或褲管捲起後再給病童穿。
   (4) 更換尿布時應自髖部輕輕抬高臀部，避免抓住雙腳踝用力往上提。
   (5) 將病童抱起時，應以雙手臂環形橫式抱法，並適當給予支托，避免單手、直立式或橄欖球式抱法。
   (6) 洗澡時可用擦澡或於澡盆內放置洗澡網架。
   (7) 應教導父母觀察病童是否有骨折現象。
4. 雖易發生骨折，但仍需在活動範圍內執行運動、**健側宜多做運動**，以防止肌肉萎縮。
5. 提供病童和父母心理支持，並協助建立親子關係：需評估疾病對病童及家屬的影響，且當病童被診斷出疾病時，父母會較難面對病童，因此親子關係的建立會發生問題。護理人員應幫助父母及病童表達他們的感受，促進之間的溝通，並與學校合作為孩童營造支持性的氣氛。
6. 提供轉介的相關服務：成骨不全團體或基金會（如先天性成骨發育不全關懷協會）可提供病童及家庭得到所需的支持和服務，協助家屬與其他病童家屬保持聯絡。

七、骨髓炎(osteomyelitis)

感染局限在骨結構之內，謂之骨髓炎。通常只有單一骨頭受侵犯，**常侵犯長骨**，如股骨、脛骨或肱骨，占了所有病例的2/3，手部及足部的感染為其次(Kyle & Carman, 2020)。

骨髓炎最常侵犯的年齡是3~12歲，男孩的發病率是女孩的2倍。外因性骨隨炎多發生在夏季，因常出外探險玩耍，造成腳上穿刺傷口感染而來。

(一) 病因及病理變化

兒童骨髓炎包含急性血行性骨髓炎，多數由菌血症造成，也就是經由血中的細菌擴散而來，但也有亞急性的疾病常跟著外在傷口的細菌侵入，而慢性骨髓炎通常是未治療或治療不足的骨頭感染。**金黃色葡萄球菌是引發大部分骨髓感染的原因。新生兒則除了金黃色葡萄球菌外，B群鏈球菌也是主因之一**；而亞急性局部的骨頭感染，常由於受穿刺傷感染金黃色葡萄球菌和綠膿桿菌的腳仍持續走動而引發。

(二) 臨床表徵

最常見的症狀是患處疼痛，骨頭上某處尖銳的壓痛、紅腫、發熱及患肢活動減少；甚至發燒、食慾不振、躁動和倦怠等全身性感染症狀也會出現。有些病童會拒絕做任何患肢活動，就像是癱瘓樣的表現（假性麻痺）。

(三) 診斷檢查

1. 放射線攝影檢查：X光片與骨骼掃描可得到感染的位置和範圍，**且於2週後可發現「包殼(involucrum)」的形式**，主要是因骨外膜被骨髓腔的膿剝離，進而在原本骨頭外產生一層新生的骨質。
2. 實驗室檢查
   (1) 細菌感染的病童，**血液檢查會發現白血球中的bands數量會異常升高**。
   (2) C-反應蛋白、紅血球沉降速率會升高。
   (3) **血液或感染部位吸出物的細菌培養通常為陽性反應，可確立診斷。**

(四) 醫療處置

1. 抗生素治療：治療急性骨髓炎，在症狀早期單純使用抗生素治療，通常可以治癒。當血液培養確定為何種細菌後，立即使用抗生素，通常得持續使用至少4~6週。由於大部分骨髓炎病菌是金黃色葡萄球菌，故常使用Penicillin G治療，若懷疑是抗藥性金黃色葡萄球菌(MRSA)，則須用Vancomycin。
2. 手術治療：若有死骨形成、慢性的情況、髖關節受侵犯或脊髓受壓迫時，則是外科手術的適應症，可以引流出骨膜中的膿和清除死骨。

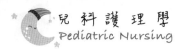
治療慢性骨髓炎，除了手術治療，還要長達6週的抗生素注射，甚至再加上6週的口服抗生素，以防感染的再發。

(五) 護理處置

> ● 相關健康問題
> 1. 急性疼痛，與身體創傷有關。
> 2. 身體活動功能障礙，與不舒適、強迫限制活動有關。
> 3. 潛在危險性體溫不平衡，與骨髓炎感染症狀有關。
> 4. 不遵從，與抗生素治療療程有關。

> ✚ 護理目標及措施
> 1. 抗生素可能先用靜脈注射，之後改由口服，需監測靜脈注射部位，確保靜脈輸液管線通暢並預防感染。
> 2. 依醫囑使用止痛劑，以緩解相關的疼痛及骨頭壓痛。
> 3. 預防感染散播：換藥需嚴格執行無菌技術；常測量病童的生命徵象，評估是否有感染徵象（如發燒、呼吸困難、脈搏次數增加）。
> 4. 促進傷口癒合
>   (1) 攝取高熱量、高蛋白（如魚、蛋、奶類）及富含維生素C的飲食（如柑橘類水果、綠色蔬菜）的飲食。
>   (2) 患部傷口保持清潔及乾燥，儘量臥床休息，避免碰撞，且移動患處時動作宜輕柔，適當支托，每兩小時改變臥姿一次。
> 5. 與家屬說明完成完整抗生素療程的重要性，並強調後續需回診接受血液檢查，以監測復原狀況。
> 6. 教導家屬若有下列情況時，需回門診接受治療
>   (1) 有任何觸痛或疼痛時。
>   (2) 持續性發燒。
>   (3) 患部有紅、腫、熱、痛情況發生或傷口有液體、膿液流出。
>   (4) 關節處僵硬，並有持續增加的現象。

八、化膿性關節炎(suppurative or septic arthritis)

又稱感染性的關節炎(infectious arthritis)，是一種關節腔的嚴重感染，大多發生在小於5歲的孩童及青少年，男孩發病率較高。任何關節都可能受侵犯，但常見於下肢關節處，膝關節占40%，髖關節占20%，而踝關節占14%。

(一) 病因及病理變化

在兒童中，感染性的關節炎常是來自細菌的血行性散布，很少是因為軟組織感染的擴散或直接由傷口入侵而造成。引起感染性關節炎的細菌種類與骨髓炎類似，常見的致病菌是金黃色葡萄球菌、A群β型溶血性鏈球菌和流感嗜血桿菌等(Kyle & Carman, 2020)。

病童常有關節受創的病史，並可能最近有中耳炎、鏈球菌性咽喉炎、膿痂疹或有牙齒侵入性治療等問題；青少年有可能有腸胃炎、淋病雙球菌的生殖道感染、尿道炎等。

(二) 臨床表徵

典型化膿性關節炎症狀包括感染的關節會紅、腫、熱、痛，可摸到積水及關節活動受限，常是突發的或隱微的，所以通常是關節受到侵犯時才發現。髖關節受感染後，下肢會維持外展和屈曲的姿勢以減少壓迫關節腔的壓力；而膝和肘關節受感染後通常會保持屈曲。

(三) 診斷檢查

1. 放射線檢查：X光片可能呈現關節包膜腫脹、擴大的關節腔及鄰近的正常軟組織被取代，而超音波可檢查出關節積液。
2. 實驗室檢查：白血球數增多及C-反應蛋白、紅血球沉降速率升高是常見的；而抽取關節液作分析及細菌培養是主要的診斷方法。

(四) 醫療處置

1. 治療方式與骨髓炎類似，主要為抗生素治療，並予以緩解疼痛等。
2. 外科手術引流特別會用於髖關節或肩關節的化膿性關節炎，因為此二種關節屬於球窩關節，有關節膜深入骨骺之下，因感染的發炎反應增加的關節壓力會不利於肱骨頭及股骨頭的血流供應，而造成骨頭缺血或壞死。
3. 膝關節的感染除了抗生術治療外，可能還需要重複的關節抽吸引流。

(五) 護理處置

相關健康問題與護理措施，請參閱「骨髓炎」之護理處置。

九、裘馨氏肌肉萎縮症(Duchenne muscular dystrophy, DMD)

裘馨氏肌肉萎縮症又名裘馨氏肌肉失養症，**是一種X染色體性聯隱性遺傳疾病造成的先天性肌肉病變**，會漸進式的肌肉無力，因為肌肉不斷的喪失肌力，各種功能大受影響。主要侵犯男孩，其發生率約每7,000個男性中就有一人發病（陳等，2021），而女性帶因率為1/1,500。病童會有智力不足的問題，大約有20~30%的病童智商會低於70。

(一) 病因及病理變化

大約65%的病童是由X染色體性聯隱性遺傳而來，35%的病童則是基因突變，**其遺傳缺陷位在Xp21基因(dystrophin gene)**，會造成肌縮蛋白(dystrophin)缺失。肌縮蛋白與肌纖維細胞膜有關，故肌纖維細胞膜變得無力脆弱，經年累月伸展後終於撕裂，因而導致肌肉無力。

(二) 臨床表徵

1. 初期病徵大約在2~3歲時表現出來，步態笨拙、經常跌倒，攀登樓梯時出現困難(Muscular Dystrophy Association, 2018)。

2. 病童會有關節攣縮變形、**典型的腓腸肌假性肥大(pseudohypertrophy)**，其肥大是因為結締組織和脂肪取代了正常的肌肉纖維，使肌肉無力，出現以下姿態：

   (1) 搖擺步伐(waddling gait)，也就是行走時步態呈現像鴨子走路一樣搖擺。

   (2) 直立時脊柱過度前彎。

   (3) 從地板上站立時不易自然地站起，首先會由坐姿改成側坐姿，接著雙手撐地且屈膝呈跪姿，然後將下肢撐起並且後膝逐漸伸直，然後雙手按在伸展的膝部沿著大腿上慢慢由腿部「爬」上來，以取得直立的姿勢，此為高爾氏徵象(Gower's sign)（圖14-27）。

3. 隨著年齡增長，症狀會逐漸顯現且越嚴重，6歲時肩膀、手臂無力明顯，由於肌肉的不正常活動能力，很多關節也有不同程度的畸形變化；到10多歲時則完全無法坐、站、走路，便需倚助輪椅出入。

4. 死因主要是侵犯呼吸肌肉，**因呼吸功能的減退，產生肺部併發症或呼吸衰竭**，或者侵犯心肌，導致心臟衰竭所致。

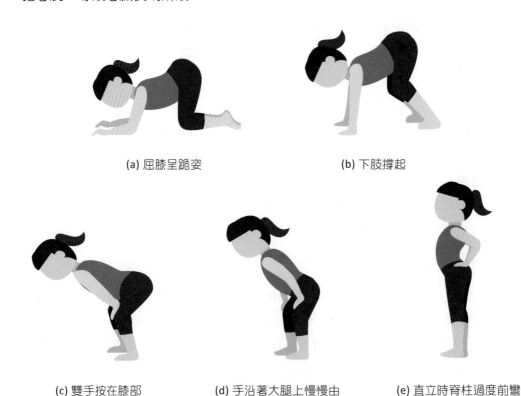

(a) 屈膝呈跪姿　　　　　　　　(b) 下肢撐起

(c) 雙手按在膝部　　　(d) 手沿著大腿上慢慢由　　　(e) 直立時脊柱過度前彎
　　　　　　　　　　　腿部推爬上來

▶ 圖14-27　病童從地板上站立的方式（高爾氏徵象）

(三) 診斷檢查

1. 肌電圖及神經傳導檢查(NCV)：藉以瞭解其肌肉運動電位及神經傳導加以診斷。

2. 肌肉切片：呈現肌束內結締組織增加及肌纖維之退化與再生，脂肪取代了正常的肌肉纖維，在肌肉染色體上會缺乏肌縮蛋白。

3. 實驗室檢查：血清肌酸磷酸激酶(creatine phosphokinase, CPK)顯著升高很多。

4. 基因診斷：檢測肌縮蛋白基因是否有異常。

5. 產前診斷：當懷疑母親為帶因者時，可由絨毛膜及羊水取樣，加上家族成員的DNA、胎兒的性別及染色體，來檢測是否有異常。

(四) 醫療處置

目前以支持療法為主，針對維持骨骼肌肉功能、預防呼吸道感染及合併症為主的照顧。

1. 基因治療：以正常基因取代缺陷的基因來達到治癒的情況，目前此方面研究仍在研究中。

2. 肌原細胞植入法(myoblast transfer therapy)：利用帶有正常基因的肌原細胞（通常來自於父親）注射至功能最大的近端肌肉群中，使得正常肌肉細胞繼續分裂增生，甚至與病態細胞融合，繼而提供正常的蛋白質。唯一的缺點是需要免疫抑制劑以防止排斥發生。

3. 物理治療：可以延緩但無法避免肌肉攣縮。很多病童在短時間內發生肢體關節攣縮與變形情形，應早期給予各種支架療法的協助。

4. 手術治療：肌腱延長術僅用於放鬆已攣縮之肌肉，對其肌肉張力的維持並無法改善，但提高了病童的生活品質。

5. 呼吸治療：當侵犯呼吸肌時可教導病童使用橫膈式呼吸法，以增進肺活量，但出現呼吸衰竭時則需使用呼吸器來維持換氣，並使用抗生素預防及治療感染問題。

6. 藥物治療：類固醇藥物可減慢疾病的惡化，但會有肥胖、骨質疏鬆等副作用，對疾病仍有影響。

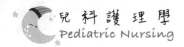

(五) 護理處置

> ⊃ 相關健康問題：
> 1. 身體活動功能障礙，與疾病造成肌肉漸進性的萎縮有關。
> 2. 低效性呼吸型態，與疾病造成神經肌肉功能障礙有關。
> 3. 哀傷，與疾病造成行動不便有關。

✦ **護理目標及措施**

1. 延緩肌肉攣縮，並能夠使用輔助工具來增加活動度

   (1) 評估病童肌肉張力及關節活動度，追蹤病童日常生活功能障礙的進展。

   (2) 在尚能行走時，教導家屬並**鼓勵病童作適度運動以維持肌肉張力，避免肌體攣縮變形**，如游泳、散步；但要注意不要運動過度，因為過度的運動會加速肌肉纖維的退化過程。

   (3) 若是長期臥床病童，應執行全關節運動，以減緩肌肉攣縮的情形。應注意適當的擺位及規則性的深呼吸運動，以延遲併發症的發生。

   (4) 當病童肌力逐漸軟弱時，**家中可添加輔助性設施，應以病童安全、方便使用為原則**，可使用一些扶手及防滑墊等。

   (5) 教導背架及其他輔助工具（如輪椅）之正確使用方式。

   (6) 進行飲食計畫，控制體重以減輕負荷。

2. 病童能夠維持適當的呼吸型態，且預防呼吸道感染

   (1) 監測病童之呼吸型態、呼吸速率，並評估肺擴張能力及活動耐力。

   (2) 監測病童血液氣體分析值。

   (3) **教導病童每日作擴胸運動，並鼓勵游泳、唱歌或深呼吸，以增強其肺活量及肺部肌肉強度。**

   (4) 協助清除呼吸道分泌物，以維持呼吸道暢通。

   (5) 避免進出公共場所及避開感染源，以減少受到感染的機會。

   (6) 依醫囑**給予胸腔物理治療以預防呼吸道感染**，或使用抗生素預防及治療感染。必要時給予氧氣療法，以減輕呼吸之作功。

3. 鼓勵病童有正常的身心發展，並予以家屬支持及幫助：病童隨著疾病的惡化，導致其需要長期的照護。護理人員應協助病童表達心中的看法及感受，以及對於其家庭提供家庭護理與諮詢服務，並鼓勵病童及家屬參與支持性團體的活動。如有需要可照會社服人員，予以心理上及經濟上的協助。

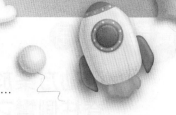

情境

模擬案例分析 CASE STUDY

⭐ 基本資料

姓名：<u>吳小浩</u>　性別：<u>男</u>　年齡：<u>5歲</u>　疾病診斷：<u>骨盆骨折 (Pelvic Fracture)</u>

⭐ 病程簡介

　　吳小浩現5歲，為獨生子，無藥物及過敏史，主要照顧者為母親（40歲，教育程度為大學畢業）。母親代訴病童於街道騎腳踏車時，不慎遭小客車衝撞，被送至醫院急診，經醫師診斷為骨盆骨折，立即接受骨盆外固定術，術後由加護病房轉至病房，目前接受個別性護理照護中。

⭐ 護理處置

健康問題：身體活動功能障礙，與骨盆外固定器有關及主要照護者缺乏照護技能有關。

護理評估	護理目標	護理措施	護理評值
主觀資料 1. 病童常哭著表示不敢動，身體很不舒服 2. 翻身時，案母訴「不敢幫他翻過身，他肚子有支架不能翻身！」 **客觀資料** 1. 骨盆處外固定器固定 2. 病童平常都固定姿勢、不敢輕易移動	1. 案母可說出翻身擺位應注意事項兩項 2. 病童可於協助下執行肢體運動	1. 向案母說明翻身、肢體活動的重要性 2-1 以喜愛的娃娃玩具，運用角色扮演執行肢體活動，於配合執行時具體稱讚表現 2-2 適當擺位以維持舒適： (1) 側躺時放小枕頭於雙腿間 (2) 使用小型軟枕支托背部 2-3 教導肢體活動：肢體伸直抬高後慢慢放下、雙膝關節曲屈及伸直，每天3回	1. 案母於翻身擺位時可使用小枕頭、布單支托，並確認外固定器是否受壓迫 2. 病童可於協助下執行肢體運動

運動方案於改善青少年特發性脊柱側彎之實證應用

楊寶圜

臨床案例描述 (Clinical Scenario)

小桃是一名14歲的女性患者，她被診斷出患有特發性脊柱側彎，Cobb角度為25度。小桃跟護理人員抱怨：「常常覺得脊椎疼痛，而且對我自己的外觀也很不滿意，想問看看有沒有什麼運動可以改善呢？」

臨床問題 (Question)

在針對青少年特發性脊柱側彎(adolescent idiopathic scoliosis)的運動效果方面，有哪些最佳的臨床照護指引？

臨床重要結論 (Clinical Bottom Line)

1. 一個系統性回顧發現低證據品質顯示，與標準護理或非脊柱側彎特定運動相比，脊柱側彎特定運動在減少Cobb角度方面是有效的。在追蹤時，進行脊柱側彎特定運動的參與者，其脊椎側彎Cobb角度和主要曲線均比接受標準護理的參與者更小(Fan et al., 2020; Thompson et al., 2019)。

2. 對於原發性脊柱側彎的兒童／青少年，應採取脊柱側彎專用運動，以延緩脊柱彎曲的進展。目前文獻尚無一致共識關於最有效的運動類型和最佳強度(Easwvaran & Evidence Summary, 2023)。(Grade A)

最佳臨床照護建議 (Best Practice Recommendations)

1. 教育和指導：提供給青少年患者及其家人有關脊柱側彎的相關知識，包括疾病的知識、運動的重要性以及合適的運動方法。同時，提供適當的指導，以確保他們能夠正確地執行特定的運動方法(Easwvaran & Evidence Summary, 2023)。

2. 物理治療：提供專業的物理治療服務，包括脊柱側彎特定運動（如科學性運動方法(scientific exercise approach to scoliosis, SEAS)、Schroth運動）和其他適當的運動方法。根據患者的具體情況和需求，制定個性化的運動計畫，並教導患者正確的運動動作(Easwvaran & Evidence Summary, 2023)。

3. 定期追蹤和評估：以監測脊柱側彎的進展和病情變化。根據評估結果調整運動計畫，並提供必要的支持和指導(Thompson et al., 2019)。

4. 提供心理支持：幫助患者面對脊柱側彎帶來的身體和情緒上的挑戰。鼓勵他們保持積極的態度，並提供應對壓力和焦慮的技巧和策略(van Niekerk et al., 2023)。

5. 家庭參與：鼓勵患者的家人參與過程，理解運動的重要性，並提供患者支持與鼓勵(van Niekerk et al., 2023)。

6. 定期評估生活品質：評估患者的生活品質，包括執行功能的能力、疼痛程度、脊柱姿勢和心理健康等方面。根據評估結果，調整護理計畫，以提供更全面的護理和支持(Fan et al., 2020; Thompson et al., 2019)。

相關文獻 (References)

Easwvaran, S., & Evidence Summary. (2023). Adolescent idiopathic scoliosis: Exercise. *The JBI EBP Database*. JBI-ES-3486-4.

Fan, Y., Ren, Q., To, M. K. T., & Cheung, J. P. Y. (2020). Effectiveness of scoliosis-specific exercises for alleviating adolescent idiopathic scoliosis: A systematic review. *BMC Musculoskeletal Disorders, 21*(1), 495. https://doi.org/10.1186/s12891-020-03517-6

Thompson, J. Y., Williamson, E. M., Williams, M. A., Heine, P. J., & Lamb, S. E. (2019). Effectiveness of scoliosis-specific exercises for adolescent idiopathic scoliosis compared with other non-surgical interventions: A systematic review and meta-analysis. *Physiotherapy, 105*(2), 214-234. https://doi.org/https://doi.org/10.1016/j.physio.2018.10.004

van Niekerk, M., Richey, A., Vorhies, J., Wong, C., & Tileston, K. (2023). Effectiveness of psychosocial interventions for pediatric patients with scoliosis: A systematic review. *World J Pediatr Surg, 6*(2), e000513. https://doi.org/10.1136/wjps-2022-000513

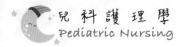

課後複習　　*EXERCISE*

一、選擇題

1. 妙妙，5個月大，因發展性髖關節發育不良(developmental dysplasia of the hip)入院，進行髖部人字形石膏固定，有關石膏固定之出院護理，下列敘述何者不適當？(A)餵食時，盡可能採用坐姿或仰臥並抬頭抬高，以預防受嗆　(B)當因石膏內皮膚發癢不適而哭鬧，協助以長竹棍伸入抓癢減輕不適　(C)多給予撫觸、擁抱，利用玩具分散注意，以減輕不適　(D)經常更換尿布，以防石膏受糞便汙染。

2. 小薇，13歲，經檢查發現脊柱側彎角度30度，確診為脊柱側彎，有關醫療及護理措施，下列何者正確？(A)除洗澡及睡覺之外，都需穿著背架　(B)需持續穿著背架直到骨成熟為止　(C)需同步接受脊柱融合術　(D)穿著背架時才可進行較劇烈的球類運動。

3. 有關成骨不全(osteogenesis imperfecta)病變的護理措施，下列敘述何者錯誤？(A)鼓勵盡量固定不動以避免多重骨折　(B)使用雙磷化合物降低骨折頻率　(C)固定不動時宜在健側多做運動　(D)可做骨髓內固定以增強骨的強度。

4. 當脊柱側彎超過幾度以上，則建議以手術來矯正及固定？(A) 10度　(B) 20度　(C) 30度　(D) 40度。

5. 周小弟，12歲，因打球跌倒導致右側脛腓骨骨折，已上石膏住院治療，下列護理措施何者錯誤？(A)不可使用烤燈加速石膏乾燥　(B)評估右下肢皮膚及指甲床顏色、溫度有無改變　(C)患肢未被石膏固定的上下關節儘量固定不動，避免疼痛　(D)抬高敷有石膏的患肢，以促靜脈回流。

6. 林小弟在出生3天後，經評估出現歐氏徵象(Ortolani's sign)，其代表的意義為何？(A)是一種發展性髖關節發育不良，當下肢屈曲外展時，股骨頭滑過髖臼緣所產生的聲音　(B)是一種先天性肌肉萎縮症，林小弟下肢麻痺，無法活動　(C)是一種雙側性足內翻，林小弟的足部無法往背側屈曲　(D)是一種肌肉炎症，致使受侵犯的肢體骨骼肌肉有攣縮變硬情形。

7. 有關兒童肌肉骨骼的身體檢查及評估，下列敘述何者錯誤？(A)視診體態、兩腿長度是否有不對稱　(B)觸診時從受傷的部位先檢查　(C)詢問兒童穿鞋是否有不適情形　(D)必須評估及處理兒童的情緒反應。

8. 有關教導脊柱側彎角度小於20度的兒童運動，下列敘述何者正確？(A)教導其彎向脊柱彎曲的內側，並伸展彎曲的外側　(B)運動可以矯正輕度結構性脊柱側彎的側彎角度　(C)運動的設計主要是要強化四肢的肌肉力量　(D)游泳有助於降低功能性脊柱側彎的惡化。

二、名詞解釋

1. 骨折(fracture)

2. 發展性髖關節發育不良(developmental hip dysplasia, DDH)

3. 脊柱側彎(scoliosis)

4. 馬蹄內翻足(talipes equinovarus, TEV)

5. 扁平足(pronated foot)

6. 成骨不全(osteogenesis imperfecta, OI)

7. 骨髓炎(osteomyelitis)

8. 化膿性關節炎(suppurative or septic arthritis)

9. 裘馨氏肌肉失養症(Duchenne muscular dystrophy, DMD)

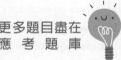

更多題目盡在
應 考 題 庫

網址：ssur.cc/TWodr2d

參考文獻 REFERENCES

王誌謙(2018)‧*玻璃娃娃Osteogenesis Imperfecta，成骨不全症*。https://enews.tsgh.ndmctsgh.edu.tw/edm/content_detail.aspx?eid=124

台大醫院骨科部(2018)‧*內翻足(Clubfoot)是什麼？*。https://www.ntuh.gov.tw/orth/education/DocLib4/內翻足 (Clubfoot)是什麼.aspx

台大醫院骨科部(2018)‧*兒童常見的骨科問題*。https://www.ntuh.gov.tw/orth/education/DocLib4/兒童常見的骨科問題 (Common Orthopedic Problems in Children).aspx

先天成骨不全症關懷協會(2018)‧*醫療資源：治療方法*。http://www.oif.org.tw/page/oif-a03-02.htm

先天成骨不全症關懷協會(2020)‧*先天性成骨不全症*。https://www.oif.org.tw/page/oif-a02.htm

李明修、蔡哲楷、賴俊甫、王瑞揚、林錦生、莊宗憲、林祖佑(2015)‧脊椎側彎之診斷與治療‧*家庭醫學與基層醫療，30*(1)，15-17。

高雄國軍總醫院左營分院全球資訊網(2016)‧骨髓炎患者的護理指導。http://806.mnd.gov.tw/index.php?page=health_b&Q_ID=304

陳月枝、黃靜微、林元淑、張綠怡、蔡綠蓉、林美華…魏琦芳等(2021)‧*實用兒科護理*（九版）‧華杏。

陳偉智、廖培伶、郭施均、謝永宏、李妮鍾(2017)‧裘馨氏肌肉萎縮症藥物治療進展‧*藥學雜誌，130*。

陳翠芳、林靜幸、周碧玲、藍菊梅、徐惠禎、陳瑞娥…王采芷等(2023)‧*身體檢查與評估指引*（五版）‧新文京。

黃世傑(2018)‧*兒童常見的骨科問題*。https://www.ntuh.gov.tw/orth/education/DocLib4/兒童常見的骨科問題%20(Common%20Orthopedic%20Problems%20in%20Children).aspx

黃柏誠(2012)‧發展性髖關節不良‧*家庭醫學與基層醫療，27*(8)，288-292。

蔣立琦、吳佩玲、蔡綠蓉、黃靜微、邱淑如、毛新春…吳美玲等(2022)‧*兒科護理學*（六版）‧永大。

羅高文(2023)‧*全方位護理應考e寶典—兒科護理學*‧新文京。

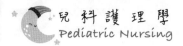
Hockenberry, M. J., Rodgers, C. C., & Wilson, D. (2022). *Wong's essentials of pediatric nursing* (11th ed.). Mosby.

Kyle, T., & Carman, S. (2020). *Essentials of pediatric nursing* (4th ed.). Lippincott Williams & Wilkins.

Marcdante, K., Kliegman, R. M., & Schuh, A. (2022). *Nelson Essentials of Pediatrics* (9 th ed.). Elsevier.

Muscular Dystrophy Association (2018). *Duchenne muscular dystrophy (DMD)*. https://www.mda.org/disease/duchenne-muscular-dystrophy

Sheth, U., Shirley, E., & Kay, R. (2018). *Clubfoot (congenital talipes equinovarus)*. https://www.orthobullets.com/pediatrics/4062/clubfoot-congenital-talipes-equinovarus

Subramanian, S. Anastasopoulou, C. & Viswanathan, V. K. (2023). *Osteogenesis Imperfecta*. https://www.ncbi.nlm.nih.gov/books/NBK536957/

The Royal Children's Hospital Melbourne (2016). *Clubfoot – Boots and bar*. https://www.rch.org.au/kidsinfo/fact_sheets/Clubfoot_–_boots_and_bar/

Wikimedia (2017, March 23). *Harrington rod*. https://en.wikipedia.org/wiki/Harrington_rod

Norton, K. I. (2018, Jan 30). *Imaging in developmental dysplasia of the hip*. https://emedicine.medscape.com/article/408225-overview

U.S. Department of Health & Human Services (2018, June 26). *Osteogenesis imperfecta*. https://ghr.nlm.nih.gov/condition/osteogenesis-imperfecta

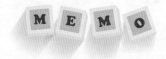

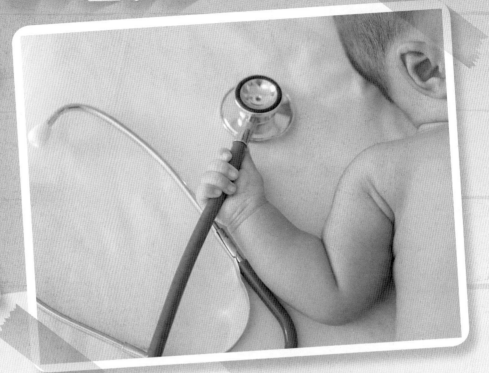

PEDIATRIC NURSING

學習
目標

讀完本章後，您應能夠：

1. 瞭解內分泌系統各內分泌腺之解剖位置及所分泌荷爾蒙之生理功能。
2. 瞭解內分泌系統之調控機制。
3. 認識常見之兒童內分泌疾病之病理機轉。
4. 認識常見的內分泌系統疾病之診斷檢查與醫療處置。
5. 學習常見之兒童內分泌疾病之相關護理。

內分泌及代謝系統疾病患童的護理

15 CHAPTER

陳素珍

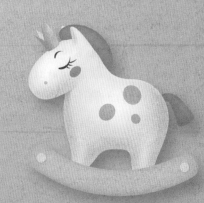

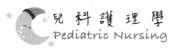

人體經由神經及內分泌系統的協調來保持身體恆定。神經系統利用神經衝動傳遞訊息，整合來自大腦及脊髓的訊息進行身體功能的調控；而內分泌系統則經由內分泌腺所分泌的荷爾蒙來調節身體的生長、代謝、對抗壓力、維持身體內在恆定及協調生殖系統功能。

內分泌腺為無管腺，荷爾蒙製造完成後經血流循環進入全身，而每種荷爾蒙皆有其特定影響的標的器官或組織。有些可影響多種標的器官，例如甲狀腺素(thyroxin)，可調節身體代謝率，其活性可影響生長、腦部發展，甚至生殖系統的成熟；有些則只影響一種或是少數標的器官，例如降鈣素(calcitonin)可抑制骨骼中鈣和磷酸鹽進入血液，降低血液中鈣的濃度，有助於維持血鈣濃度穩定及強健骨質。本章將討論荷爾蒙的功能，其如何維持身體的恆定以及兒童時期常見的內分泌疾病及護理。

15-1　內分泌系統的解剖生理特徵

人體有許多腺體可製造與分泌激素（荷爾蒙），藉由激素的分泌促進身體的成熟發展以及協調與穩定身體之生理功能。這些內分泌腺體將其所分泌的激素經由血液運送至標的器官(target organ)產生作用，由於這些腺體無導管將其所分泌的激素輸送至標的器官，因此內分泌腺又稱為無管腺。

內分泌系統於胚胎發育初期對於性別分化即扮演著重要角色，胚胎發育第6週開始，不論染色體是XX或XY，其所發育的性腺皆為雙性化性腺，當有Y染色體存在時，其染色體上之睪丸決定基因(the testis - determining genes)與性別發育相關基因之調控，使得男性生殖器得以發育，於第三個月末期完成性別分化。

一、內分泌腺體分泌之激素及功能

人體的內分泌腺體包含：下視丘(hypothalamus)、腦下垂體(pituitary gland)、松果腺(pineal gland)、甲狀腺(thyroid gland)、副甲狀腺(parathyroid gland)、胸腺(thymus)、腎上腺(adrenal gland)、胰臟(pancreas)、睪丸(testis)與卵巢(ovary)等（圖15-1）。

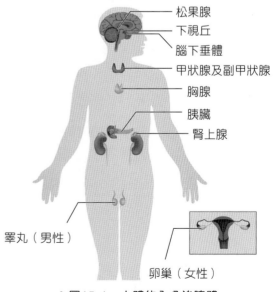

松果腺
下視丘
腦下垂體
甲狀腺及副甲狀腺
胸腺
胰臟
腎上腺
睪丸（男性）
卵巢（女性）

▶圖15-1　人體的內分泌腺體

　　下視丘為內分泌調節中樞，可分泌調節因子（釋放及抑制因子）來調控腦下垂體前葉激素的分泌，而腦下垂體後葉受神經調控，其所分泌抗利尿激素及催產素則送到腦下垂體後葉儲存釋放。內分泌各腺體分泌之激素及功能，請詳表15-1、表15-2。

▶ 表15-1　下視丘－腦下垂體軸分泌之激素

腺體名稱	激素名稱	功能
下視丘 (hypothalamus)	生長激素釋放激素 (growth hormone-releasing hormone, GHRH)	促進腦下垂體前葉分泌生長激素(growth hormone, GH)
	生長激素抑制激素 (growth hormone-inhibiting hormone, GHIH)	抑制腦下垂體前葉分泌生長激素
	泌乳激素釋放激素 (prolactin hormone-releasing hormone, PRH)	促進腦下垂體前葉分泌泌乳激素(prolactin, PRL)
	泌乳激素抑制激素 (prolactin hormone-inhibiting hormone, PIH)	抑制腦下垂體前葉分泌泌乳激素
	甲狀腺刺激素釋放激素 (thyrotropin-releasing hormone, TRH)	促進腦下垂體前葉分泌甲狀腺刺激素(thyroid-stimulation hormone, TSH)
	促腎上腺激素釋放激素 (corticotropin-releasing hormone, CRH)	促進腦下垂體前葉分泌促腎上腺皮質激素(adrenocorticotropic hormone, ACTH)
	性腺刺激素釋放激素 (gonadotropin-releasing hormone, GnRH)	促進腦下垂體前葉分泌濾泡刺激素(follicle-stimulation hormone, FSH)與黃體生成素(luteinizing hormone, LH)
	黑色素細胞刺激素釋放激素 (melanotropin-hormone-releasing hormone, MRH)	促進腦下垂體中葉分泌黑色素細胞刺激素(melanocyte-stimulation hormone, MSH)
	黑色素細胞刺激素抑制激素 (melanotropin-hormone-inhibiting hormone, MIH)	抑制腦下垂體中葉分泌黑色素細胞刺激素
	抗利尿激素 (antidiuretic hormone, ADH)	• 分泌後儲存於腦下垂體後葉，任何形式血液滲透壓過高（如脫水）可刺激ADH之釋出 • 作用於腎臟可增加腎小管水分再吸收促使水保留，血量上升，維持正常血壓；嚴重出血時，作用於小動脈可使其收縮維持正常高血壓，故又稱為血管加壓素(vasopressin)
	催產素 (oxytocin, OT)	分泌後儲存於腦下垂體後葉，可刺激子宮收縮和乳腺分泌乳汁

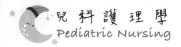
▶ 表15-1　下視丘－腦下垂體軸分泌之激素（續）

腺體名稱	激素名稱	功能
腦下垂體(pituitary gland, hypophysis)前葉	生長激素(growth hormone, GH)；又稱為人類生長激素(somatotropin)	作用於周邊細胞、骨骼與肌肉，可增加蛋白質的合成，促進有能力有絲分裂的組織進行細胞分化，特別是肌肉及骨骼組織，為促進兒童生長的重要激素之一
	泌乳激素(prolactin)	促進乳腺發育與乳汁分泌
	甲狀腺刺激素(thyroid-stimulation hormone, TSH)	標的器官為甲狀腺，可刺激甲狀腺正常生長，並分泌甲狀腺素(thyroxin, T_4)及三碘甲狀腺素(triiodothyronine, T_3)
	促腎上腺皮質激素(adrenocorticotropic hormone, ACTH)	刺激腎上腺分泌激素
	濾泡刺激素(follicle- stimulation hormone, FSH)	• 於男性可促進精子生成 • 於女性可刺激卵泡發育
	黃體生成素(luteinizing hormone, LH)	• 於男性可促進睪丸間質細胞泌睪固酮(testosterone) • 於女性可促進卵巢成熟濾泡排卵，經LH刺激後濾泡退化成黃體分泌黃體激素(progesterone)
	黑色素細胞刺激素(melanocyte-stimulation hormone, MSH)	作用於皮膚，促使黑色素沈著

▶ 表15-2　周邊內分泌腺體分泌之激素及功能

腺體名稱	激素名稱		功能
松果腺(pineal)	褪黑激素(melatonin)		有促進睡眠與抑制生殖的作用
胸腺(thymus)	胸腺素(thymosin)		促使T淋巴球成熟，增進個體免疫功能
甲狀腺(thyroid)	甲狀腺素（包含T_3及T_4）		可調節蛋白質的合成與製造能量、調節身體的代謝率，以及促進組織的生長、發育與成熟
	降鈣素(calcitonin, CT)		抑制骨骼中鈣和磷酸鹽進入血液，降低血鈣濃度，維持骨質強健，於兒童時期之骨骼生長有重要影響
副甲狀腺(parathyroid glands)	副甲狀腺素(parathyroid hormone, PTH)		為降鈣素的拮抗劑，其標的器官為骨骼、小腸和腎臟，可加速骨中磷酸鈣的分解、透過促進維生素D的活性、促進腸道鈣之吸收，以及腎臟對鈣的再吸收而升高血鈣濃度
腎上腺(adrenal glands)	腎上腺皮質	礦皮質酮(mineralocorticoids)	主要的醛固酮(aldosterone)，標的器官為腎臟，可增加腎小管對鈉的再吸收與**鉀的排出**，對於人體維持血液容積和血壓的維持具重要角色
		糖皮質酮(glucocorticoids)	主要為可體松(cortisone)，可增加脂肪及過多蛋白質作為能量利用（糖質新生）、抑制發炎、免疫作用及因應壓力
		性激素(sex hormones)	可分泌少量的雌激素與雄性素

▶ 表15-2　周邊內分泌腺體分泌之激素及功能（續）

腺體名稱	激素名稱		功能
腎上腺 (adrenal glands) （續）	腎上腺髓質	腎上腺素 (epinephrine)	擬交感神經作用，分泌量較大，其作用包含增加心跳速率、增強心跳、引起皮膚及內臟血管收縮、引起骨骼肌血管擴張、擴張支氣管、降低腸蠕動、促進肝醣轉換為葡萄糖、增加脂肪利用
		正腎上腺素 (norepinephrine)	少量可引起皮膚、內臟、骨骼肌的血管收縮
胰臟 （蘭氏小島，islet of Langerhans）	升糖素(glucagons)		• 由α細胞分泌，促進肝醣分解與糖質新生(glyconeogenesis)，升高血糖 • 刺激肝糖轉換成葡萄糖為糖質分解(glycogenolysis)，並促進脂肪與過多胺基酸轉換成能量為糖質新生
	胰島素(insulin)		• 由β細胞分泌，使血中葡萄糖進入細胞，降低血糖，與升糖素互相拮抗 • 可促進脂肪酸及胺基酸進入細胞，合成脂肪及蛋白質
	體制素(somatostatin)		δ細胞分泌，抑制生長激素、升糖素與胰島素的分泌
卵巢(ovaries)	動情素(estrogen)		促進女性第二性徵發育與維持
	黃體素(progesterone)		促進肝醣儲存及子宮內膜血管增生，亦可影響乳腺細胞發育
	抑制素(inhibin)		降低下視丘GnRH及腦下垂體FSH的分泌
睪丸(testes)	睪固酮(testosterone)		由間質細胞所分泌，可促進男性第二性徵發育及終生促進睪丸輸精管內精子成熟
	抑制素(inhibin)		降低腦下垂體FSH的分泌

二、激素的分泌與調控

　　激素分泌的節奏乃為了讓人體適應環境的變化，其分泌是以間歇性脈衝的方式進行，而不同的激素有其不同的分泌週期，因此瞭解激素分泌的節律變化與調控機制，對於內分泌疾病的檢測、診斷、臨床治療與照護是非常重要的。

　　以下視丘－腦下垂體－性腺軸為例，下視丘每1~2小時分泌一次GnRH刺激腦下垂體分泌LH，此間歇性的分泌可維持腦下垂體對GnRH的敏感性；因此，腦下垂體若持續暴露於GnRH的刺激下，會引起腦下垂體的去敏感化。以此調控方式為基礎，利用促性腺激素釋放激素同族體(GnRH agonist, GnRH-a)可用來降低LH濃度治療中樞性早熟。

　　為維持身體的恆定，內分泌系統以下列二種回饋機制進行調控：

⊃ 負回饋(negative feedback)

　　體內多數激素分泌以此方式進行調控，當標的器官所產生的有效激素達身體需求標準時，會抑制下視丘及腦下垂體相關調節激素分泌；反之，若標的器所產生有效激素不足

時，則會促使相關調節激素分泌量增加。以甲
狀腺為例，當甲狀腺組織無法製造足夠的甲狀
腺素時，會導致甲狀腺刺激素釋放激素(TRH)
及甲狀腺刺激素(TSH)分泌增加（圖15-2）。

◯ 正回饋(positive feedback)

此調控方式意謂著下游標的器官所產生
有效激素增加時，會促進上游調節激素分泌量
增加。此現象於排卵及分娩過程中出現。以分
娩過程為例，分娩時催產素促使子宮收縮及子
宮頸擴張，隨著產程的進展，會引發下視丘製
造及分泌更多的催產素，直到分娩過程結束為
止。

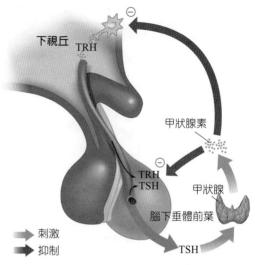

▶ 圖15-2　回饋機制（以甲狀腺為例）

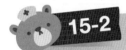

內分泌系統的整體性評估

健康史

1. 母親的相關病史：母親本身若有內分泌疾病可能於影響胎兒及新生兒，例如：糖尿病
   母親會造成新生兒低血糖（因出生後，新生兒不再從母體內獲得高血糖，且新生兒體
   內胰島素作用，使本身血糖迅速下降）。
2. 家族病史：有無內分泌相關家族病史，部分內分泌疾病（如副甲狀腺功能低下、第1型
   糖尿病）與遺傳有關。
3. 現在及過去病史：過去是否曾發生腦部腫瘤、腦炎、腦外傷或腦部缺氧等情形；是否
   曾被診斷出其他內分泌器官之腫瘤及病變，目前治療情形如何，是否有其他後續合併
   症等。
4. 用藥史：是否有長期使用或於不知情的情況下服用類固醇；針對性早熟病童需特別評
   估有無誤食或接觸外源性荷爾蒙的情形。
5. 飲食及日常生活型態
   (1) 飲食型態：評估有無餵食困難或多吃、多喝。
   (2) 睡眠型態：評估有無出現嗜睡或焦躁不安等情形。
   (3) 排泄型態：評估有無發生便秘或腹瀉等問題。

🔺 全身性評估

1. 生命徵象：體溫、脈搏、血壓及呼吸型態是否穩定。

2. 生長評估：身高、體重之發育是否維持於正常區間，生長速率變化是否正常。

3. 外觀評估：包含臉部變化、有無突眼、吐舌、月亮臉(moon face)、脖子外觀有無腫大、皮膚飽滿程度及有無出現色素沈著、肌肉張力是否正常等。

4. 發展評估：有無出現學習障礙及發展遲緩等問題。

5. 泌尿生殖系統：觀察生殖器外觀發育是否正常、第二性徵發育評估（Tanner stage，請參考第12章之表12-1）。

🔺 診斷檢查

● 影像學檢查

1. 骨齡檢查(bone age)：照左手掌及手腕的X光，以評估骨骼的骨化作用或骨骼成熟度。

2. 電腦斷層或核磁共振：評估有無腦部或腦下垂體腫瘤及其他內分泌腺體腫瘤。

3. 甲狀腺掃描或甲狀腺超音波：協助甲狀腺功能障礙疾病確診。

● 實驗室檢查

內分泌腺體功能檢測，簡述於下（請詳見本章中各疾病常見診斷檢查）：

1. 荷爾蒙檢查：測定各項內分泌腺體分泌於血清中荷爾蒙的量，部分腺體功能需給予注射或服用特定藥物來進行激發或抑制腺體功能，以評估其腺體之反應，以利疾病鑑別診斷。

2. 生化檢查：部分內分泌疾病如腎上腺或副甲狀腺功能異常，會造成電解質不平衡；糖尿病診斷及治療需測定血清中血糖及糖化血色素(hemoglobulin A_{1C}, HbA_{1C})。

3. 尿液檢驗：尿液常規可檢測尿比重、尿糖、尿中酮體、尿液生化及荷爾蒙代謝產物，例如：17-酮皮質醇(17-ketosteroide, 17-KS)，可測試腎上腺及性腺功能。

4. 染色體或基因分析：某些染色體疾病或基因突變可導致性別發育異常，或造成內分泌腺體發育及功能異常。

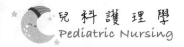

 15-3 兒童常見內分泌及代謝系統的疾病及護理

腦下垂體功能障礙

一、生長激素缺乏症(growth hormone deficiency, GHD)

生長激素缺乏症為腦下垂體無法分泌足夠的生長激素(growth hormone, GH)提供身體利用，於兒童發生率約1:4,000(Kyle & Carman, 2020)。生長激素由腦下垂體前葉所分泌，其受到下視丘所分泌之生長激素釋放激素（GHRH，促進GH分泌）及體制素（somatostatin，抑制GH之製造）所調控。

(一) 病因及病理變化

任何造成中樞神經－下視丘－腦下垂體軸的阻斷因素，皆可能造成生長激素分泌缺乏，大部分GHD病童為特發性生長激素缺乏症(idiopathic GH deficiency)，發生原因不明。其他器質性因素包含先天性(congenital)及後天性(acquired)二大類：

1. 先天性因素：由於基因突變所致，造成腦下垂體先天發育異常或中樞神經系統先天異常。
2. 後天性因素：包含腦部外傷、腦下垂體栓塞或感染（如腦炎、腦膜炎）、腦部腫瘤（以顱咽管瘤最為常見）、腦部曾接受放射線治療等。

(二) 臨床表徵

生長激素缺乏症病童於出生時身高與體重與正常兒童無異，但隨著年齡增長逐漸出現生長速率減緩情形，通常其身高曲線會落於第3個百分位以下，而年生長速率會小於4公分（6足歲至青春期前，正常兒童生長速率約5~6公分／年）。

除了生長遲緩外，新生兒期之臨床表現可能出現：低血糖、低血鈉、新生兒黃疸、小陰莖及隱睪症；較大孩童其外觀看起來有「娃娃臉」的感覺，腹部容易屯積脂肪、聲音較為高亢、牙齒及骨骼成熟速度減緩、**青春期延遲**等情形。

> **護理小幫手**
>
> **生長激素過多症(growth hormone hypersecretion)**
>
> 可能是腦下垂體腫瘤分泌過量的生長激素所致。臨床表徵為：
>
> 1. 若生長激素分泌過多發生在骨骺密合之前，兒童的生長速率會增加，**會造成巨人症(gigantism)**。
> 2. 若生長激素分泌過多發生在骨骺密合之後，**會發生肢端肥大症(acromegaly)**。

(三) 診斷檢查

兒童生長受到內分泌、環境、營養及遺傳因素之交互作用的影響，完整檢查需包含完整病史的蒐集、身體檢查、性徵發育評估、社會心理評估及實驗室檢查（表15-3）。

▶ 表15-3　生長激素缺乏症之診斷性檢驗項目及目的

檢驗項目	目的
甲狀腺功能檢查	可排除有無甲狀腺功能低下症
腎功能及血清電解質檢查	可瞭解是否有腎小管酸血症或慢性腎衰竭情形
全血球計數(CBC)及紅血球沉降速率(ESR)	可瞭解是否有發炎性腸道疾病(inflammatory bowel disease)及貧血情形
胰島素樣生長因子-1 (IGF-1)及胰島素樣生長因子結合蛋白-3 (IGFBP-3)	IGF-1及IGFBP-3與生長激素有密切相關，若檢測值低於正常，病童為GHD的機率大，需進一步進行生長激素激發測試確診
染色體核型分析(karyotype analysis)	可瞭解染色體是否發生數目或結構的異常，如染色體數目異常的透納氏症(Turner syndrome)
腦部影像學診斷	• 生長激素缺乏症病童需安排腦部核磁共振(MRI)檢查，排除是否有腦部腫瘤 • 評估蝶鞍及腦下垂體有無構造及發育異常情形
骨齡檢查(bone age)	標準檢查為進行左手掌與腕骨的X光檢查，評估骨骼成熟度是否有遲緩現象
生長激素激發測試(growth hormone provocative testing)	• 運動測試：於運動後，測量血中生長激素濃度 • 藥物激發測試：可使用藥物包含：Insulin、Arginine、Levodopa (L-dopa)、Clonidine及Glucagon（至少需安排二項檢查）

(四) 醫療處置

經診斷為GHD病童，**治療方式為每天晚上睡前皮下注射**由人工基因重組合成的**生長激素，注射部位大部分在大腿或臀部**。治療時需確定病童的骨骺板(epiphyses)是否仍有治療空間，劑量依病童之體重及生長速率進行調整，治療期間需每3~6個月評估一次療效，及是否有副作用產生。

• 副作用追蹤

1. 生長激素有抗胰島素的作用(anti-insulin effect)，需定期監測病童血糖。

2. 良性顱內壓增高：發生率約是1/1,000，可能是由於開始使用生長激素治療時，水分與鹽分滯留所造成，病童會出現頭痛、視力變差、噁心或嘔吐，停止生長激素治療即可回復正常。通常症狀緩解後，仍可重新予以較低劑量再緩慢增加劑量治療（馬偕兒童醫院，2016）。

3. 骨骼及關節問題：股骨頭骺外端滑脫症(slipped capital femoral epiphysis)，特別在生長速度較快的青少年，若病童有主訴膝蓋及髖關節疼痛時，應特別注意有無此合併症發生。此外，若病童原本即有脊椎側彎(scoliosis)情形，於治療時需注意，快速生長有時可能加重脊椎側彎問題，需定期評估。

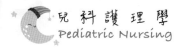

(五) 護理處置

1. 衛教病童及父母關於生長激素缺乏症完整的疾病、治療及追蹤計畫。

2. 教導生長激素補充療法(growth hormone replacement therapy)之注射技巧。

3. 持續監測病童之生長發育情形，利於適時調整藥物治療劑量。

4. 提供日常生活照護注意事項，包含：配合均衡飲食、保持規律運動及足夠的睡眠，以提升治療效果。

5. 心理照護重點

   (1) 生長激素缺乏症造成病童身高發育明顯落後於正常兒童，**建議可以病童發展年齡的方式與其互動，並發掘病童較優勢的能力，而非靠身高取勝的活動，以促進正向發展。**

   (2) 注意病童是否因疾病問題影響其在校學習及同儕相處，尤其於青春期期間，身材矮小可能造成病童身體心像紊亂及低自尊，應強化其支持系統。

   (3) 提醒父母及老師應以平常心來對待病童，必要時可轉介病友團體，讓病童可以接觸到相關疾病的病友，分享彼此的經驗，協助其心理調適；若仍無法調適，必要時需轉介心理諮商。

二、性早熟(precocious puberty)

　　性早熟意指女孩於8歲、男孩於9歲前出現第二性徵發育，**通常女孩發生率較高**，男女發生率約為1:10（陳，2016）。兒童進入青春期的時間於種族、性別及個體間存在不同的差異性。女生進入青春期，身體外觀首先出現乳房發育，約2~3年左右月經來潮；男生進入青春期，身體外觀變化首先出現睪丸變大。不論男女，於青春期間皆會出現成長速率增加（線性生長）及骨齡成熟加速。研究顯示肥胖及接觸荷爾蒙干擾物質等可能為誘發性早熟之危險因子。

(一) 病因及病理變化

• 中樞型性早熟(central precocious puberty, CPP)

　　為下視丘－腦下垂體－性腺軸過早啟動，屬性釋素依賴型(gonadoptropin-releasing hormone-depependent)，下視丘及腦下垂體提前開始作用，刺激女孩的卵巢及男孩的睪丸分泌雌激素或雄性素，**造成第二性徵過早出現**。大部分中樞型性早熟屬特發型性早熟(isolated central precocious puberty)，主要特徵為兒童出現第二性徵的年齡過早、身高較同齡兒童高、骨齡超前及性荷爾蒙濃度增加，於檢查後未合併其他病理因素。

　　部分中樞型性早熟病童為中樞神經病變引起：如腫瘤、水腦、腦炎、頭部外傷及放射線暴露等。所有中樞型性早熟病童，需先排除中樞神經系統腫瘤及疾病後才能診斷為特發型性早熟。

- **末梢型性早熟(peripheral precocious puberty, PPP)**

　　屬非性釋素依賴型(gonadoptropin-releasing hormone-independent)，為接受器官腺體分泌出現問題，常見為性腺、腎上腺或腫瘤分泌性激素所造成，例如：先天性腎上腺增生症、卵巢腫瘤、卵巢囊腫、睪丸腫瘤或腎上腺腫瘤等。

(二) 臨床表徵

1. 乳房早熟症(isolated premature thelarche; premature breast development)

　　指女孩單純出現單側或雙側**乳房發育**，此外，未合併其他青春期表現（如：生長加速、子宮大小改變及陰道分泌物等），常見於3歲以下小女孩。造成原因不明，但臨床評估時應特別注意其有無食入、局部使用雌激素製品及卵巢病變的可能性，若非病理或外源性雌激素之影響，其預後良好，部分病童乳房發育症狀會自行緩解。

2. 陰毛早熟症（isolated premature adrenache (pubarche)）

　　指女孩於6~7歲前或男孩於9歲前單純出現陰毛發育，病童的成熟度（骨齡及身高）會稍微超前實際年齡，多數為良性。此類病童需注意有無合併其他男性化特徵（女孩的陰蒂變大，男孩的陰莖變大），若發現此現象需排除病理因素影響，如先天性腎上腺增生症、腎上腺腫瘤或有無外源性雄性激素之影響。

3. 因性荷爾蒙過早分泌，造成骨齡成熟加速，加速骨骺板骨化時間，未來可能影響其最終成人身高的發展，造成矮小問題。

(三) 診斷檢查

1. 完整病史：包含家族史、過去病史、飲食及藥物史。
2. 身體檢查：包含第二性徵發育評估、身高、體重及生長速率。
3. 骨齡檢查：**可利用X光檢查骨骺板癒合情況來確認骨齡。**
4. 血液檢查：包含**FSH、LH、testosterone、estrogen等值會升高**。必要時進行性腺刺激素釋放激素測試(gonadotropin-releasing hormone stimulating test, GnRH stimulating test)，以利鑑別診斷。
5. 骨盆超音波檢查：可瞭解子宮及卵巢發育情形、排除腫瘤及囊腫病變。
6. 腦部影像學檢查：可排除腦部腫瘤或其他病變。

(四) 醫療處置

　　特發型性早熟可利用促性腺激素釋放激素同族體(GnRH agonist, GnRH-a)治療，目前臨床使用藥品為Leuprolide Acetate (Leuprorelin Acetate Depot) 3.75 mg，每四個星期皮下注射一次，腦下垂體長期持續暴露GnRH的刺激，引起腦下垂體對GnRH的去敏感化，可降低病童體內LH濃度，藉此延緩骨齡成熟速度，達到延長生長時間及增加最終成人身高之治

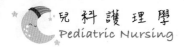
療目標。若為病理因素所引起之性早熟，例如腦部腫瘤，則需視其病變問題進行相關醫療處置。

(五) 護理處置

> ⊃ 健康問題：身體心像紊亂，與性荷爾蒙過早分泌造成身體外觀改變有關。

✦ **護理目標：**協助病童能表達與接受身體心像改變。

✦ **護理措施**

1. 根據病童的成熟度及其對自己外觀改變的想法，提供關於青春期發育之詳細說明，讓其瞭解「自己只是比其他同學提早經歷青春期的變化而已」，協助其降低焦慮，維持正常生活及社交活動。

   (1) 針對女生：應教導月經週期及處理相關知識，於發育期間身體外觀變化亦可能導致病童與同儕相處時焦慮感增加；提醒父母隨時注意病童平時之行為表現，適時為其挑選合適的內衣及選擇較為寬鬆的衣服，協助其適應身體的變化。

   (2) 針對男生：於青春期期間，可能出現夢遺現象，應給予以正確衛教，減輕其焦慮感。

2. 提供病童及父母完整的疾病知識及可行的因應措施。

3. 提醒病童，於發育期間應保持均衡飲食、保持規律運動及足夠睡眠，有利於身高發展。

4. 鼓勵病童表達其心理感受，必要時轉介心理諮商。

三、尿崩症(diabetes insipidus, DI)

尿崩症與體內抗利尿激素(antidiuretic hormone, ADH)不足有關。ADH主要生理作用為：(1)血管收縮劑：可提升血壓，所以又稱血管增壓素(vasopressin)；(2)抗利尿作用：可促進腎元對水分吸收，其最重要作用為保持血液滲透壓之恆定，當體內ADH分泌不足時，就會導致水分大量流失。

(一) 病因及病理變化

主要分為下列二種類型(Kyle & Carman, 2020)：

1. 中樞型尿崩症(central DI)：又稱為腦下垂體性尿崩症(pituitary DI)，**為腦下垂體後葉 ADH分泌不足所致，**可能的病因為頭部外傷、腦部腫瘤及神經外科手術對於下視丘或腦下垂體傷害所造成的影響，可發生於各年齡層。

2. **腎性尿崩症**(nephrogenic DI)：與腎小管對ADH反應不良有關，**可能的病因為先天性聯遺傳，**於兒童較為少見。

(二) 臨床表徵及合併症

尿崩症的臨床表徵常見為多喝(polydipsia)、多尿(polyuria)、夜尿(nocturia)，病童常因尿床而來就診。一旦水分流失過多，就會出現**脫水(dehydration)**或電解質不平衡等現象。尿崩症的病童若沒接受治療則會出現生長及心智發展遲緩(failure to thrive and mental retardation)。分別說明於下：

1. 脫水

　　由於水分無法再吸收，當病童無法持續補充流失的水分時，或處於較熱的環境造成無感性水分流失增加時很容易發生脫水症狀。症狀為黏膜乾燥、皮膚飽滿度降低、淚液減少及心搏過速等；於嬰幼兒時期所出現的症狀則較不具特異性，可能以食慾差、嘔吐、便秘、多尿致尿片很濕、夜尿、生長遲緩及焦躁不安等症狀表現。若屬中樞型尿崩症，則其症狀出現會較為急性。

2. 電解質不平衡

　　由於水分流失過多，進而造成血漿滲透壓增加、高血鈉，嚴重脫水病童可能發生低血容性休克，以及血液黏滯性增加而發生血栓問題；嚴重的低血容性休克及高血鈉可導致病童死亡。

3. 生長及心智發展遲緩

　　病童經常性的劇渴導致食慾下降，造成所攝入的養分少於身體所需；此外，嚴重的高血鈉及高滲性脫水可能導致病童產生抽搐症狀，增加腦部缺氧及傷害的危險性，反覆性的抽搐可能造成未來心智發展遲緩之合併症。

(三) 診斷檢查

1. **收集24小時尿液**，顯示每日排尿量增加（每日可達3~4公升以上）。

2. **尿液比重降低**，小於1.005，尿液滲透壓降低(<200 mOsm/kg H_2O)及血漿滲透壓增加(>295 mOsm/kg H_2O)。

3. 中樞型與腎性尿崩症之鑑別診斷：**可採用禁水試驗(fluid deprivate test)**，方法如下 (Karl, 2017)：

   (1) 禁水前先檢測尿液與血漿滲透壓及電解質之基礎數值，之後開始禁水。

   (2) 於早餐後開始禁水，**直到脫水程度達到體重下降2~5%時即停止限水**。

   (3) 每2小時測量一次體重，評估脫水情形。

   (4) 每小時監測尿比重，若尿比重達1.014以上則停止禁水，並收集適當的尿液及血漿滲透壓檢體。

   (5) 禁水時間，嬰兒最多為4小時，幼兒為7小時。

   (6) 若病童持續有多尿情形，可給予去氨加壓素(desmopressin acetate, DDAVP)及補充水分，於4小時（嬰兒為2小時）後再收集一次尿液及血漿滲透壓檢體。若為中樞型尿崩症病童於給藥後，則其尿液滲透壓可達450 mOsm/kg H_2O以上，尿液／血漿滲透壓比例可大於或等於1.5，或比禁水前數值大於或等於1倍以上；若是腎性尿崩症病童則無此反應。

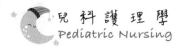
(四) 醫療處置

依據尿崩症之病因來治療：

1. 若為腦部腫瘤引起需先以手術去除。針對中樞型尿崩症病童主要以ADH人工合成的**血管加壓素**類似物1-deamino-8-D-arginine vasopressin (DDAVP)來治療，此藥物可採用注射、**鼻腔噴霧法**或口服方式給予，**效果可維持8~20小時**。需注意是否出現因DDAVP**過量之症狀，如頭痛、嘔吐、噁心等。**

2. 若為腎性尿崩症對於DDAVP無反應，則可使用Thiazide Diuretics、Amiloride、以及Indomethacin或NSAIDs，合併低鹽飲食(low-solute diet)治療。

(五) 護理處置

⟳ 健康問題：潛在危險性體液容積不平衡，與抗利尿激素治療及水分攝取不適當有關。

✛ **護理目標：**病童無出現脫水及體液容積不平衡情形。

✛ **護理措施**

1. 對於嬰幼兒由於其尚無法表達口渴的需求，應特別教導家屬每天應補充足夠水分，夜間亦應適量補充。
2. **每日固定時間，穿同樣衣服測量體重**及監測其變化。
3. 記錄食物及水分攝取量。
4. 觀察脫水症狀，如黏膜、皮膚飽滿度及口渴情形。
5. 教導病童及家屬造成體液不平衡的可能危險因子，如藥物使用不恰當、體溫過高、激烈運動、感染、嘔吐及腹瀉等。
6. 於生病期間因病童可能進食不夠或因脫水導致水分流失增加，有增加體液流失的危險性，需特別注意病童之水分及電解質之平衡，以避免發生危急生命的合併症。
7. 當開始使用抗利尿激素治療後，由於水分流失減少，應減少水分補充，避免體液容積過量，導致電解質不平衡現象。
8. 觀察藥物使用後有無出現副作用，例如：低血鈉、水腫、頭痛等症狀。

甲狀腺功能障礙

一、甲狀腺功能亢進(hyperthyroidism)

甲狀腺功能亢進主要為甲狀腺合成並分泌過多甲狀腺素所造成，根據美國統計資料顯示，**葛瑞夫氏病(Graves' disease)**為造成兒童時期最主要的疾病，約占所有甲狀腺功能亢進病童之95%以上，發生率約為萬分之一，**好發於青春期女性**，女生與男生發生比例為5:1(Kyle & Carman, 2020)。

(一) 病因及病理變化

葛瑞夫氏病一般認為是自體免疫問題所引起，病童體內會製造出一種與TSH類似作用的自體免疫抗體，即甲狀腺刺激免疫球蛋白(thyroid-stimulating immunoglobulins, TSIs)，TSIs會促進甲狀腺素的合成、釋放，造成身體代謝率增加。

其他罕見造成甲狀腺功能亢進的原因包含：甲狀腺腫瘤、腦下垂體分泌過多TSH、亞急性甲狀腺炎症、攝取過多碘或甲狀腺素等。

(二) 臨床表徵

1. 初期症狀：**可能出現情緒不穩、易緊張、過動、注意力不集中**及學校表現不佳等行為問題，因此，發病初期可能被誤認為心理問題所引起。

2. 其他症狀：**包含甲狀腺腫大、食慾增加、體重減輕、失眠、心律不整、不耐熱、出汗增加、腸蠕動增快造成腹瀉、手顫抖、月經不規則及肌肉無力**等問題；眼睛病變如眼球突出(exophthalmos)、瞪眼，約有50~80%病童可能出現，但於發病初期有可能未表現。

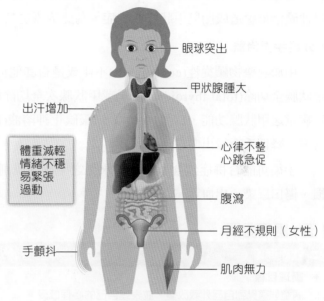

▶圖15-3　甲狀腺功能亢進之臨床表徵

圖中標示：眼球突出、甲狀腺腫大、出汗增加、體重減輕 情緒不穩 易緊張 過動、心律不整 心跳急促、腹瀉、月經不規則（女性）、肌肉無力、手顫抖

3. 甲狀腺風暴(thyroid storm)：又稱甲狀腺危象(thyroid crisis)，甲狀腺功能亢進病童可能因壓力、感染、外傷或身體不適而造成危急的甲狀腺風暴，其症狀包含：突然的高燒、意識不清、心跳急促、噁心及嘔吐等症狀（李、陳，2017）。

(三) 診斷檢查

病童外觀若呈現眼球突出可協助臨床診斷，實驗室檢查可看到血清中T_3與T_4升高、TSH下降，血液中可能偵測到甲狀腺刺激免疫球蛋白(TSIs)，必要時安排甲狀腺掃描以利鑑別造成甲狀腺功能亢進之病因。

(四) 醫療處置

• 服用抗甲狀腺藥物

服用抗甲狀腺藥物為治療甲狀腺亢進之第一線療法，主要作用為阻斷甲狀腺素合成，服藥6週後症狀就會改善，通常治療需要持續1~3年，疾病才可獲得緩解。 治療藥物包括Propylthiouracil (PTU)與Methimazole (Tapazol)。

治療期間需注意觀察病童是否出現藥物治療之副作用，包含皮疹、黃疸、類狼瘡症候群(lupuslike syndrome)及顆粒型白血球減少症(agranulocytosis)。若出現白血球減少、血小板減少或再生不良性貧血現象時需立即停藥，否則可能有致命的危險，停藥後通常症狀是可逆的，藥物治療可再使用。

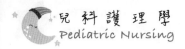
- **放射性碘(^{131}I)治療**

　　使用放射性碘(^{131}I)治療，可能造成永久性的甲狀腺功能低下，就治療而言，治療效果較慢，但治療所產生之副作用較少，小於10%的病童可能會有抱怨甲狀腺處有輕微不適感，可給予1~2天的Acetaminophen或非類固醇抗發炎藥物即可緩解。給予懷孕中青少年放射性碘治療會造成胎兒甲狀腺低能症，為此治療之禁忌。

- **外科手術治療**

　　用於對藥物順從性(compliance)不佳或是對其他治療方式無法得到緩解的病童，可進行甲狀腺全切除(total thyroidectomy)或甲狀腺次全切除(subtotal thyroidectomy)。術前需先穩定病童之甲狀腺功能，口服10~14天口服碘化鉀溶液(Lugol's Solution)，可減少甲狀腺血管密度，降低手術後出血之風險。

　　手術可能合併症包含：暫時或永久之甲狀腺或副甲狀腺低能症、低血鈣、喉返神經受損、傷口感染、出血等。

(五) 護理處置

> ⟳ **健康問題（一）：身體心像紊亂，與疾病造成的身體外觀改變（如突眼、甲狀腺腫大）有關。**

✦ 護理目標

1. 病童能察覺到自己外觀改變，並表達自己的心理感受。
2. 維持正常心理發展並增強身體心像及自尊。

✦ 護理措施

1. 積極傾聽並鼓勵病童表達其感受，注意其身體所表現出之非語言訊息，確認病童問題，依個別提供護理措施。
2. 依病童身心發展階段，確認其對自我心像的期望。
3. 適時的與病童討論因疾病所導致的身體外觀改變。
4. 協助病童確認同儕對其目前身體心像的影響。
5. 觀察病童能否正視自己身體改變部位。
6. 利用自畫像評估病童對自己身體心像的感受。
7. 確認父母對病童外表改變之反應及因應措施。
8. 確認身體心像改變是否導致其社交障礙。
9. 協助病童減低因身體外觀改變所使用的方法，例如：外出時可戴墨鏡、穿高領衣服等。
10. 安排有相同經驗的病童與其分享調適過程。
11. 協助病童瞭解自己的優點，並予以讚賞增進自尊。

> ⟳ **健康問題（二）：營養不均衡：少於身體需要，與疾病造成的基礎代謝率增加有關。**

✦ 護理目標

1. 病童能說出造成營養不足的原因。
2. 營養攝入量能維持正常身體之代謝及生長所需，病童之身高、體重能維持於正常生長曲線。

✦ 護理措施

1. 瞭解病童於發病前後體重變化情形。
2. 提供疾病相關諮詢，讓病童瞭解疾病所造成的影響、未來治療計畫及日常生活應注意事項。

3. 協助病童共同制定能滿足其個別性需求之飲食計畫。

4. 定期監測身高、體重變化，提供飲食計畫修正之參考。需要時可增加營養所需，以符合加快的新陳代謝率。

5. 必要時轉介營養師共同照護。

⊃ **健康問題（三）：** 體溫過高，與疾病造成的基礎代謝率增加有關。

✦ **護理目標：** 病童能維持體溫維持於正常範圍內。

✦ **護理措施**

1. 定時監測病童之體溫及其他生命徵象的變化。

2. 協助病童獲得適當的環境：提供涼爽、通風及安靜的環境，避免過多刺激性活動及壓力。

3. 予以穿著純棉衣物，注意出汗時維持身體的清潔。

4. 協助病童適應學校生活：與學校溝通病童因疾病可能造成的行為及生理問題，請學校安排安靜的學習環境、減少刺激活動。

5. 提醒病童、家屬及學校，當病童處於壓力、感染、外傷或身體不適時，應注意觀察有無出現甲狀腺風暴症狀，包含：突然的高燒、意識不清、心跳急促、噁心及嘔吐等；**並指導病童與家屬勿任意停藥，以防發生甲狀腺風暴。**

二、先天性甲狀腺功能低下症

請見第3章「新生兒先天代謝異常疾病篩檢」單元。

 副甲狀腺功能障礙

一、副甲狀腺功能低下(hypoparathyroidism)

副甲狀腺分泌副甲狀腺素(parathyroid hormone, PTH)，主要功能為：(1)增加骨骼中鈣和磷酸鹽進入血中；(2)增加小腸利用維生素D吸收食物中的鈣與磷酸鹽；(3)作用於腎臟刺激維生素D活化，促進鈣及磷酸鹽排出，藉此維持正常的血鈣與磷酸鹽濃度；如果副甲狀腺功能低下時會造成血鈣降低。

(一) 病因及病理變化

副甲狀腺功能低下症是因在副甲狀腺素合成和分泌的步驟受到中斷。可以簡單分為下列幾種原因：

1. 放射性傷害：例如放射性碘治療Graves' disease，造成副甲狀腺功能低下。

2. 手術切除副甲狀腺。

3. 自體免疫疾病造成副甲狀腺的破壞。

4. 先天異常所引起的副甲狀腺發育不良，例如第22對染色體異常造成的DiGeorge症候群。

5. 低血鎂造成之續發性副甲狀腺低能症，若為此原因，予以補充鎂即可恢復正常之副甲狀腺功能。

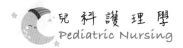

(二) 臨床表徵

早期症狀以**低血鈣所產生之臨床表現為主**，包含嚴重的手足抽搐、**痙攣、肌肉無力**及心搏過緩。

(三) 診斷檢查

1. 實驗室檢查：**可見低血鈣、高血磷**、血清鹼性磷酸酶(alkaline phosphatase)正常、血中副甲狀腺素(PTH)低。
2. X光檢查：可見基底核鈣化現象。
3. 心電圖檢查：可見Q-T間隔延長（此現象於血鈣回復正常後可消失）。

(四) 醫療處置

低血鈣之緊急處置，包含以靜脈緩慢注射葡萄糖鈣(Calcium Gluconate)，同時需監測有無發生心搏過緩情形，避免因低血鈣發生致命危險。

長期治療以穩定血清鈣於正常值下限為主，**給予病童口服維生素D及鈣**，治療期間需定期監測有無發生高尿鈣、胰臟炎及腎結石等合併症。

(五) 護理處置

1. 護理人員除需嚴格監測上述事項之外，需教導病童及家屬如何辨識低血鈣之症狀（如抽搐）。當遇到手術或疾病等壓力狀況發生時，**需監測病童是否出現抽搐症狀，若發生強直性痙攣時，應維持呼吸道通暢及注意安全，以避免造成二次傷害。**
2. **監測呼吸型態，避免因喉頭痙攣引發呼吸困難。**
3. **減少病童周圍環境之聲光刺激。**
4. **身材矮小、圓臉和短脖子會影響身體心像，可鼓勵支持病童的興趣發展。**若為遺傳因素所致之副甲狀腺功能低下，必要時需轉介遺傳諮詢，讓病童及家屬獲得更完整的醫療照護。

二、副甲狀腺功能亢進(hyperparathyroidism)

(一) 病因及病理變化

副甲狀腺功能亢進時破骨細胞(osteoclast)活性增加，鈣、磷酸鹽由骨骼中被釋放出來，同時促進腎臟對鈣的再吸收及磷酸鹽的排泄，導致高血鈣現象。其導因可分為原發性及續發性：

1. 原發性副甲狀腺功能亢進：常由腺瘤或特發性副甲狀腺增生所致。
2. 續發性副甲狀腺功能亢進：由於低血鈣所產生之代償現象，常見於慢性腎臟疾病（如慢性腎衰竭）、維生素D缺乏引起之佝僂症及腸吸收障礙。

(二) 臨床表徵

1. 高血鈣造成肌肉無力、心律異常、食慾不振、噁心、嘔吐、便秘、多尿、易渴、脫水，如血鈣超過14 mg/dL造成副甲狀腺危象(crisis)，病童會出現尿量減少及昏迷現象。

2. 腹痛常伴隨急性胰臟炎現象；骨頭病變可能出現骨頭疼痛、變形及病理性骨折；高尿鈣則可引起腎鈣化、腎結石造成腎功能減退。

(三) 診斷檢查

1. 實驗室檢查
   (1) 原發性副甲狀腺功能亢進：可見高血鈣、低血磷、低血鎂、血中PTH上升、尿液中鈣及磷增加、血清鹼性磷酸酶升高。
   (2) 續發性副甲狀腺功能亢進：如因腎功能不全引起血磷滯留，則呈現低血鈣、高血磷及血中PTH上升。

2. X光檢查：可發現有無佝僂症(rickets)之症狀。

(四) 醫療處置

1. 原發性副甲狀腺功能亢進：可以手術方式切除腺瘤或增生組織。

2. 續發性副甲狀腺功能亢進：矯正病童潛在疾病，促使副甲狀腺功能正常化。

3. 急性高血鈣（血清鈣>14 mg/dL或12~14 mg/dL但有症狀）：補充生理食鹽水以維持身體正常水合；環型利尿劑治療（如Furosemide）則可抑制亨利氏環對Ca^{2+}的再吸收。

(五) 護理處置

1. 監測生命徵象、水分及電解質變化，維持正常腎臟功能。如出現佝僂症症狀，應注意兒童安全，避免骨折發生。

2. 進行手術者，於術後應注意傷口周圍有無出現血腫及水腫，所造成之潛在性呼吸道阻塞。

3. 觀察有無出現暫時性低血鈣、出血、傷口感染及喉返神經損傷等合併症。

 # 胰島素功能障礙

糖尿病(diabetes mellitus)

糖尿病為兒童內分泌科常見的慢性病，根據國際糖尿病聯盟(Internal Diabetes Federation)統計顯示，許多國家特別是在15歲以下的兒童中，第1型糖尿病的發病率不斷上升，估計總體年增長率在3％左右；另外兒童及青少年因肥胖比率增加，使得第2型糖尿病有年輕化且逐年增加的趨勢（中華民國糖尿病學會，2018）。因此，預防孩童時期糖尿病發生已不容忽視。

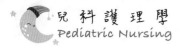

(一) 病因及病理變化

糖尿病可分為四種主要類型：

1. **第1型糖尿病**(type 1 diabetes mellitus, T1DM)

   屬胰島素依賴型(insulin-dependence diabetes mellitus, IDDM)，為兒童及青少年時期最常見的類型，主要為胰臟中分泌胰島素(insulin)的β細胞受到破壞，導致無法製造胰島素所致。

   發生原因主要與遺傳及環境因素之交互影響有關，為緩慢、漸進性的**自體免疫疾病**，病童胰臟蘭氏小島之β細胞(beta cell in the islets of Langerhans)產生自發性的破壞，當破壞達80%以上比例時即開始出現臨床症狀。

2. **第2型糖尿病**(type 2 diabetes mellitus, T2DM)

   為非胰島素依賴型(non-insulin-dependence diabetes mellitus, NIDDM)，**肥胖為此症發生的主要危險因子之一**，以往主要好發族群為中年以上之肥胖成人，但近年由於生活型態及飲食習慣改變，肥胖兒童日益增多，此症於兒童族群已有增加趨勢。

   發生原因主要為細胞對於胰島素的阻抗性增加，病童本身分泌胰島素量增加，但因胰島素無法為細胞充分利用，而導致胰島素相對性的缺乏。

3. 妊娠糖尿病(gestational diabetes mellitus, GDM)

   於女性妊娠期間出現的糖尿病，通常無症狀或症狀較為輕微，於生產後症狀消失，但部分病童未來發展成糖尿病機率較一般族群高。

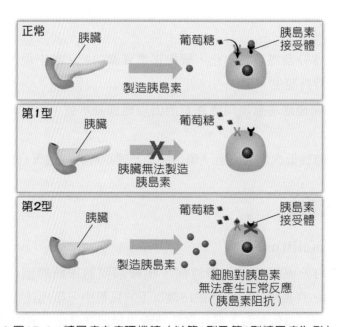

▶圖15-4　糖尿病之病理機轉（以第1型及第2型糖尿病為例）

4. 其他已知特有病因型糖尿病

由於基因缺陷導致胰臟β細胞功能缺損、某些疾病之續發性病理變化或受化學物質、藥物所產生之影響等。

(二) 臨床表徵

於兒童及青少年時期主要以第1型及第2型最為常見，以下就此二型之臨床表徵進行介紹。

• 第1型糖尿病

典型症狀包含：多吃(polyphagia)、**多喝(polydipsia)、多尿(polyuria)及體重下降(weight loss)，其症狀比成年型糖尿病症狀更明顯。出現高血糖**，當血糖濃度大於180 mg/dL超過身體腎小管對葡萄糖再吸收閾值，即產生糖尿(glycouria)情形，隨即造成滲透性利尿，導致病童脫水，因而產生多喝之代償現象。

• 第2型糖尿病

典型症狀與第1型類似，但第2型糖尿病童多數有肥胖現象，皮膚出現黑色棘皮變化。黑色棘皮症(acanthosis nigricans)為高胰島素之臨床皮膚症狀，常出現於頸部周圍，亦可能出現於鼠蹊、腋窩、肘前窩及手背。

(三) 合併症

糖尿病合併症發生有急性及慢性二種：

• 急性合併症

以下就兒童及青少年時期最常見之急性合併症，包括低血糖及糖尿病酮酸血症進行介紹。

1. 低血糖(hypoglycemia)

症狀包含發抖、出汗、心悸等，若未及時處理可能造成昏迷現象。導致低血糖最常見原因為病童使用藥物，尤其是長效磺醯類(Chlorpropamide、Glibenclamide)和胰島素，其發生率會因嚴格的血糖控制而增加，雖少產生致命性之影響，但對於大部分年齡小於6~7歲的嬰幼兒，對於低血糖的症狀較不明顯或不會表達，有較高危險機率產生嚴重的後遺症（如腦部傷害）。

2. 糖尿病酮酸血症(diabetic ketoacidosis, DKA)

通常發生於第1型糖尿病病童，但偶爾亦可見於第2型糖尿病病童發生。由於缺乏胰島素，使得周邊組織對於葡萄糖利用減少，**造成高血糖現象**，進而引起滲透性利尿的作用，使病童出現脫水情形；身體利用脂肪酸代謝產生熱量，導致酮體生成增加，造成酮酸血症(ketoacidosis)。

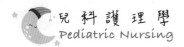
糖尿病酮酸血症之症狀為：**糖尿、多尿、脫水、多喝、低血鉀、低血鈉、酮尿、呼吸有酮體味、庫斯毛耳氏呼吸(Kussmaul's respiration)**（過度換氣，以排出過多的二氧化碳）**及代謝性酸中毒**；若未處理，隨後可能出現神經症狀，包含嗜睡、對痛敏感度降低，最後呈現昏迷現象。

• **慢性合併症**

通常於發病後10~20年左右才出現，包含微小血管病變（如視網膜病變、腎病變）、大血管病變（如心血管病變、腦血管病變、周邊動脈疾病）、**神經病變**、糖尿病足及**高血壓**（圖15-5）。

(四) 診斷檢查

根據美國糖尿病學會(American Diabetes Association, ADA)修訂之糖尿病診斷標準，符合下列條件中其中一項即可診斷為糖尿病：

1. 糖化血色素(hemoglobin A_{1C}, HbA_{1C})≧6.5%。使用此條件需重複二次測定才可確診，但若病童有高血糖症狀且血糖值大於200 mg/dL者則一次即可確診。

2. 空腹8小時以上且未進食任何熱量食物，其血糖值≧126 mg/dL。

3. 口服75公克葡萄糖耐量試驗(oral glucose tolerance test, OGTT)第2小時血糖值≧200 mg/dL。

4. 隨機血糖值≧200 mg/dL，且有高血糖症狀（包括多吃、多喝、多尿和體重減輕）者。

有關第1型和第2型糖尿病的鑑別診斷，請參考表15-4。

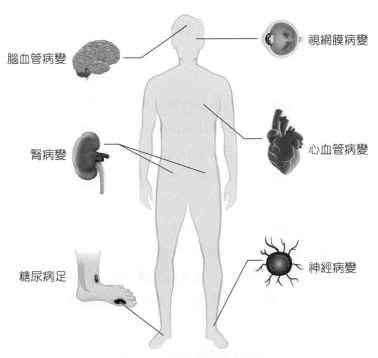

▶圖15-5　糖尿病慢性合併症

▶ 表15-4　第1型和第2型糖尿病的鑑別診斷

類型 ＼ 項目	第 1 型糖尿病	第 2 型糖尿病
發病年齡	通常小於30歲	通常大於40歲
發病症狀	急性，有明顯症狀	慢性，通常無症狀
臨床表徵	體型瘦、體重減輕、多尿、頻渴	肥胖、黑色棘皮症
酮酸血症	較常出現	通常沒有
自體免疫疾病的關聯性	多數有	無
空腹或升糖素刺激後C-胜肽濃度	低或無法偵測	低、正常或高
治療	終身依賴注射胰島素	改變生活型態、口服抗糖尿病藥或胰島素

資料來源：中華民國糖尿病學會(2018)．*2018糖尿病臨床照護指引*。https://chunting.me/wp-content/uploads/2018/03/2018糖尿病臨床照護指引.pdf

(五) 醫療處置

糖尿病治療主要以飲食、運動、血糖監測與藥物多管齊下。完善的治療照護計畫需建立於完整的評估之下，包含正確的糖尿病診斷、目前有無合併症、病童血糖控制及藥物使用情形等，依據病童的個別性提供治療及照護。

• 第1型糖尿病治療

1. 飲食建議

　　飲食建議需依據病童的個別性及生長需求提供均衡、健康之飲食，對於有肥胖問題病童，應施行合適的減重計畫，建議限制飽和脂肪酸的攝取，使其低於總熱量的7%，再藉由運動及行為改變來維持減重目標。

　　糖尿病飲食治療目標為協助病童維持理想體重、生長發育及血糖穩定，各大營養素分配原則，**碳水化合物：脂肪：蛋白質＝ 50%：30%：20%**，為達均衡飲食目標，需讓病童及主要照顧者熟悉食物的選擇與代換原則。

2. 運動建議

　　運動可促進身體組織對於胰島素之敏感性，應就病童年齡及疾病控制情形選擇合適運動。針對有肥胖問題病童，應維持規律運動，每週至少150分鐘之**有氧運動（如游泳、慢跑），有助於體重及血糖控制**。如為第1型糖尿病童於進行大量運動前，為避免低血糖發生，可以依其運動時間選擇降低胰島素劑量或運動前先補充醣類食物（以補充吸收較慢的主食為佳），**並隨身攜帶糖果或果汁**。

　　建議可在清晨或傍晚運動，**但避免在睡前運動**，以防睡覺時出現延遲性低血糖。

3. 胰島素治療

　　針對第1型糖尿病童，**需終生使用胰島素注射**，同時需配合飲食計畫及血糖監測，才能達到穩定控制血糖之最佳成效。胰島素治療需配合病童生活作息和飲食習慣，給藥種類包

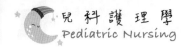
含基礎胰島素和餐前維持劑量，原則盡量以模擬病童生理胰島素分泌曲線，來達到血糖控制的穩定，長期積極控制血糖，能降低未來合併症之發生及死亡率。如此，對於維持病童正常生長發育、身心健康及生活品質提升有正面助益。

▶ 表15-5　各種胰島素作用製劑及作用時間

胰島素種類		起始作用時間	最大作用時間	持續作用時間
速效胰島素	insulin lispro insulin aspart	5~15分	30~90分	3~5小時
短效胰島素	regular insulin	30~60分	2~3小時	5~8小時
中效胰島素	isophane (NPH) insulin	2~4小時	4~10小時	10~16小時
長效胰島素	insulin glargine (U-100)	2~4小時	無	20~24小時
	insulin detemir	1~3小時	6~8小時	18~22小時
預混型胰島素	70/30 human insulin	30~60分	2~8小時	10~16小時
	70/30 aspart insulin	5~15分	1~4小時	
	75/25 lispro insulin	5~15分	1~4小時	
	50/50 lispro insulin	5~15分	1~4小時	

資料來源：中華民國糖尿病學會(2018)，*2018糖尿病臨床照護指引*。https://chunting.me/wp-content/uploads/2018/03/2018糖尿病臨床照護指引.pdf

　有關胰島素注射注意事項包括：

(1) **由於胰島素會被胃酸破壞，因此胰島素必須由注射方式投藥，不能口服。**

(2) 注射部位

　　A. **注射部位應輪替，避免經常注射同一部位，以防注射部位脂肪組織增生、肥厚或萎縮，造成吸收不良**，且同一區塊內注射間距至少1公分（注射部位，圖15-6）。

　　B. 注射部位選擇應以病童需求來建議，**注射部位選擇應遠離神經及重要血管、且富有皮下組織處為宜**，而身體皮下組織深度差別於不同性別、體型、身體部位與皮下組織狀況（例如：皮下脂肪萎縮）所影響。藥物吸收速率，根據注射部位不同吸收速度亦不同，由快而慢依序是**腹部＞手臂＞大腿外側＞臀部**。

(3) 注射技術步驟

　　A. 取胰島素注射的專用空針。

　　B. **先注入所需量之空氣至長效胰島素瓶中。**

　　C. 再注入所需量之空氣至短效胰島素瓶中。

　　D. 回抽所需之短效胰島素。

　　E. 回抽所需之長效胰島素（抽取混合胰島素時，**應先抽取短效胰島素（清液），再抽取中效或長效的胰島素（濁液），以免短效胰島素被混淆**）。

　　F. 採皮下注射，針頭以90度角或45度角進入皮下組織。

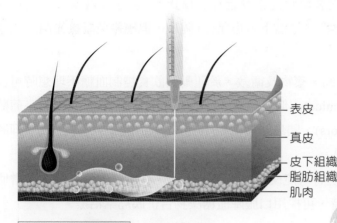

胰島素注射部位的選擇

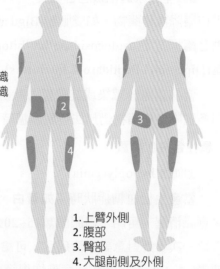

—— 表皮
—— 真皮
—— 皮下組織
—— 脂肪組織
—— 肌肉

先注入所需量的空氣至胰島素瓶中

1. 上臂外側
2. 腹部
3. 臀部
4. 大腿前側及外側

▶ 圖15-6　胰島素注射部位

(4) 對於體型瘦小或注射部位於四肢時，應要捏起皮膚，可降低注射至肌肉組織之風險。**注射後不可按摩，避免藥物吸收過快。**

(5) 注射起始劑量建議，兒童為0.5~1.0 U/kg/day，青少年為1.0~1.5 U/kg/day，給藥劑型及劑量需於飲食內容、進食速度和活動量相配合。

(6) 兒童若年齡達9~10歲，可教導胰島素自我注射（圖15-7）。

(7) 胰島素自冰箱中取出時，先於手掌中搓揉回溫，可減少注射時的疼痛感。

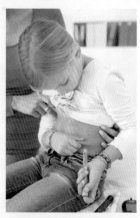

▶ 圖15-7　可教導較大病童胰島素自我注射

(8) **預定進行劇烈運動時，當日胰島素避免注射於需運動肢體上。**

(9) 注射前，藉由遊戲治療（如示範注射到填充動物玩偶）或轉移注意力技巧，可減輕面臨注射的壓力。兒童對疼痛的忍受度較成人低，有時感到注射不適，但不會詳細表達注射時的感受，因此應主動詢問其注射時是否感到疼痛（中華民國糖尿病衛教學會，2021）。

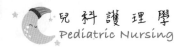
(10) 胰島素之保存：未開封過之裝瓶胰島素應儲存於攝氏2~8度之冷藏室中，開封過之胰島素於溫度小於攝氏25度之室溫下，可保存1個月，但應避免直接光照。

- **第2型糖尿病治療**

　　第2型糖尿病治療包含營養、運動、藥物及衛教。於運動及飲食控制血糖不理想時可合併口服降血糖藥物，如雙胍類(Biguanide)、促胰島素分泌劑(Insulin Secretagogues)、α-葡萄糖苷酶抑制劑(α-glucosidase Inhibitors)、胰島素增敏劑(Insulin Sensitizers)、二基酶-4抑制劑(Dipeptidyl Peptidase-4 Inhibitors)。

　　當病童處於感染或其他壓力狀況時可能使得血糖控制不佳，發生嚴重高血糖或是當使用多種降血糖藥物仍無法控制血糖時，可採用口服降血糖藥物合併胰島素治療。

- **急性合併症處置**

1. 低血糖(hypoglycemia)

　　當發生低血糖症狀時（**如蒼白、冷汗、多汗、不安、嘔吐、發抖、抽搐等**），若病童之意識清醒，可給予口服醣類15~20公克，如：葡萄糖或方糖，10~15分鐘後若未見改善可再給一次；針對意識不清病童，**可給予靜脈注射50%葡萄糖**20~50 mL或以肌肉注射給予升糖素0.5~1.0 mg，待病童意識恢復後再給予口服醣類。

2. 糖尿病酮酸血症(diabetic ketoacidosis, DKA)

　　若血糖＞300 mg/dL、**血液pH值＜7.3、重碳酸鹽(HCO_3^-)＜15 mEq/L**、尿中或血液中出現酮體，則可能為糖尿病酮酸血症。發生原因包括：忘記打胰島素（較大病童常見原因）、**發燒與感染**（會造成身體對胰島素需求量增加）、**考試前有壓力**、身體對胰島素有抗藥性。

　　此時應先給予胰島素以降低血糖及減少酮體形成、**補充水分及電解質**。治療過程中應嚴密監測血糖及電解質情形，觀察有無其他合併症發生，例如：腦水腫、呼吸窘迫症候群、心衰竭及橫紋肌溶解症等。

(六) 治療效果監測

　　糖尿病血糖控制主要指標為糖化血色素(hemoglobulin A_{1c}, HbA_{1c})，其不受是否空腹影響，**並可反應近3個月之血糖控制狀況**，通常每3個月監測一次，若血糖控制穩定者可減一年監測2次。中華民國糖尿病學會就第1型糖尿病病童提出表15-6的建議標準。

▶ 表15-6　兒童及青少年第1型糖尿病的血糖控制目標

空腹血糖(mg/dL)	睡前血糖(mg/dL)	HbA_{1c} (%)
90~130	90~150	<7.5

資料來源：中華民國糖尿病學會(2018)．*2018糖尿病臨床照護指引*。https://chunting.me/wp-content/uploads/2018/03/2018糖尿病臨床照護指引.pdf

▶ 表15-7　平均血糖值與糖化血色素的對照表

糖化血色素 HbA$_{1c}$ (%)	平均血糖值(mg/dL)
6	126
7	154
8	183
9	212
10	240
11	269
12	298

資料來源：中華民國糖尿病學會(2018)．*2018糖尿病臨床照護指引*。https://chunting.me/wp-content/uploads/2018/03/2018糖尿病臨床照護指引.pdf

(七) 護理處置

• 護理評估

1. 生理評估

　　確診初期通常需安排病童住院治療，需評估糖尿病開始年齡、飲食、營養狀況、運動習慣、生長發育狀況、生命徵象是否穩定、意識程度、脫水程度、疾病症狀嚴重程度。

2. 心理評估

　　對於第一次診斷的病童而言，不論對病童或家庭皆會造成很大的心理衝擊。評估病童及父母親（或主要照顧者）對於疾病造成的壓力程度、因應能力及調適狀況，以及對於疾病的認知程度與支持系統。於成長的過程中，疾病對於不同發展時期的兒童及青少年所造成的影響亦不同。青少年時期，同儕對於病童的影響很大，由於疾病的關係，可能會讓病童感覺到自己的「與眾不同」，進而影響到病童對於治療計畫的順從度。

3. 發展評估

　　病童的發展程度評估包含精細動作及認知程度，於6~8歲以後的學齡期兒童依其發展程度，應可於成人協助之下逐漸學會自我照顧及胰島素注射技巧，藉由漸進的方式，讓病童學會自我管理。

> ➲ 健康問題（一）：知識缺失，與缺乏糖尿病管理相關知識有關。
>
> ✦ 護理目標
> 1. 讓病童及家屬可以說出糖尿病自我管理應注意事項。
> 2. 能正確操作技術，如血糖自我檢測及胰島素注射。
>
> ✦ 護理措施
> 1. 評估病童及家屬對糖尿病的認知程度，適當的解釋疾病的生理、病理、常見症狀、疾病的發展過程、治療及可能的合併症。
> 2. 提供可供利用的訊息來源管道，例如：糖尿病衛教學會或糖尿病醫療團隊成員。

3. 與病童及家屬共同製定醫療照護計畫及目標，並協助檢視、檢討及適時的修改計畫。

4. 與病童及家屬討論預防合併症及控制病病過程所需的生活型態改變。

5. 協助病童及家屬尋找可利用的資源及支持系統。

6. 提供緊急連絡用的醫療管道。

7. 正確的示教及回覆示教，讓病童及家屬熟悉並正確的施行胰島素注射與血糖自我監測。

⊃ 健康問題（二）：潛在危險性損傷，與低血糖有關。

✦ **護理目標：**病童沒有發生低血糖情形。

✦ **護理措施**

1. 採胰島素注療的病童，建議 1 天至少 3 次以上的血糖自我監測。檢驗血糖的護理措施包括：

   (1) **採血前應按摩或熱敷手指，以利血管擴張。**

   (2) **宜在手指指腹側邊採血，因其富含血管且含較少的神經末梢。**

   (3) **勿將手指置於桌面扎針，以免刺入手指過深。**

   (4) **採血後應稍加壓止血，但避免按摩該部位。**

2. 定期監測糖化血色素，一般至少 3 個月需檢查一次，若控制穩定者 1 年至少 2 次。

3. 教導病童及親友關於低血糖發生時的預防、判斷及處置方式，必要時升糖素的給予方法。

4. 飲食方面：

   (1) 應預防下午及半夜發生低血糖症狀，如飲食型態為三餐以及下午3點及睡前加點心。

   (2) 建議糖尿病病童攝取的食物內容需含高纖維食物，或吸收代謝慢的多醣類碳水化合物食物替代，以預防飯後高血糖及下一餐前低血糖之發生。**若是即將進行大量運動前（如體育課前），可適當補充多醣類碳水化合物**或降低胰島素量；運動前血糖小於100 mg/dL者，或是**正餐沒有吃完，應先進食多醣類碳水化合物以預防低血糖發生。**

   (3) 若病童有特殊狀況，例如禁食時應減少胰島素注射。

   (4) 鼓勵病童隨身攜帶單醣類碳水化合物，以備不時之需。

5. **注射胰島素後 60~90 分鐘再運動，且應補充點心。**

6. 鼓勵病童隨身攜帶緊急醫療卡。

7. 學齡期兒童及青少年在校時間長，醫療人員應協助病童並與學校保持密切溝通，確保病童在校安全及維持其正常學習。

⊃ 健康問題（三）：潛在危險性損傷，與酮酸血症發生有關。

✦ **護理目標：**病童沒有發生酮酸血症情形。

✦ **護理措施**

   1. 教導病童及親友關於酮酸血症發生時的症狀。

   2. 應定時注射胰島素，對於12~24小時未注射胰島素且已發生酮尿者，應避免運動。

   3. 病童若處於疾病或手術之壓力狀況時，有增加酮酸血症發生機率，應特別注意其症狀之觀察。

(八) 出院計畫

　　出院計畫制定應於病童第一次住院診斷確立後即著手進行，完整評估病史、家庭及個人背景、目前疾病治療狀況，評估病童平時的飲食及活動狀況，住院中詳細記錄病童之飲食及血糖值變化情形，有助於以病童之個別性需求建立飲食及治療計畫。此外，於住院中建立病童治療之醫療團隊網絡，轉介糖尿病衛教師及營養師提供專業衛教諮詢，必要時亦

可安排社工師及心理師介入，以達到完整的照護。針對學齡中的病童，應協助與其學校進行溝通返校後的照護。

出院前應讓病童及親友熟悉居家自我照護措施，包含胰島素注射、飲食及運動計畫、血糖自我監測，以及急性合併症發生之原因、症狀及處理方式等。應強調規律飲食及運動對血糖、疾病之預後及控制的重要性。住院期間應提供合適的衛教資料，指導病童及家屬胰島素注射技巧、部位選擇、每次注射部位及血糖監測應記錄，未來於門診追蹤時可提供為調整治療計畫之參考。

針對兒童及青少年不同發展階段提供衛教，逐漸協助達到自我照護的目標。支持系統的建立亦是照護中重要的一環，可提供網路相關資源及介紹病友團體，例如：糖尿病衛教學會，或讓病童參加專為糖尿病病童所舉辦的夏令營及各類活動，對其疾病教育及支持系統建立皆有正面的幫助。

青少年階段病童應有足夠能力學會自我照護，但同儕及外在環境對此時期的病童之身心發展有其重大影響，所以平時應提醒家長或主要照顧者維持良好的溝通、建立良好的支持系統（如醫療團隊、家庭及同儕）、同理心，多給予正向的心理建設及多鼓勵，並適當運用同儕及學校的支持，可協助其達到疾病的良好控制。

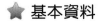
⭐ 基本資料

姓名：林小妹　　性別：女　年齡：12歲

疾病診斷：第1型糖尿病合併酮酸中毒(Type 1 Diabetes Mellitus Presenting with Diabetic Ketoacidosis)

⭐ 病程簡介

　　林小妹為家中獨生女，目前就讀小學六年級，家庭經濟小康，家中主要經濟來源為父親，母親是家庭主婦亦為病童主要照顧者，無特殊家族病史。據母親代訴，病童於近一個月食慾突然增加，但體重卻明顯下降（由42公斤下降至38公斤），且有劇渴及解尿次數增加情況，最近常見病童晚上睡覺後也需起來解尿1~2次。

　　本次入院前2天病童突然出現噁心、嘔吐現象，於診所就醫後未見改善，入院當天出現呼吸喘、心跳加速及意識混亂現象，緊急送至醫學中心就診，之後轉至加護病房檢查及治療二天，病情穩定，轉至一般病房續觀察及治療，確立診斷為第1型糖尿病合併酮酸中毒。

健康問題（一）：營養不均衡：少於身體需要，與疾病造成的身體無法適當利用葡萄糖所造成的代謝紊亂有關。

護理評估	護理目標	護理措施	護理評值
主觀資料 病童：「我最近常常覺得很餓、很渴，我一直吃，還是沒有改善。」 案母：「最近一個月看到我女兒食慾一直增加，可是體重卻是從42公斤下降至38公斤。」 **客觀資料** 病童目前12足歲，身高152公分(50~75%)，體重38公斤(25~50%)	1. 病童及家屬能說出造成體重下降的原因 2. 病童之身高及體重能維持於正常區間 3. 病童及家屬可以說出瞭解糖尿病飲食管理的方式	1. 評估病童日常生活及飲食型態 2. 協助建立一分至少3天的飲食及活動記錄 3. 轉介營養師共同照護，協助病童共同制定一分能滿足其個別需求之飲食計畫 4. 定期監測病童身高、體重及血糖變化，提供飲食計畫修正時的參考	病童及家屬能說出糖尿病的飲食管理方式

⭐ 護理過程

健康問題（二）：知識缺失，與不瞭解疾病、未來治療及自我照護相關事項有關。

護理評估	護理目標	護理措施	護理評值
主觀資料 1. 病童：「為什麼我會得糖尿病」；「我平常又沒有吃很多糖？」「如果我在醫院每天乖乖的配合打針、抽血病就會好了嗎？」「為什麼每天護士阿姨都要幫我做血糖檢查？」「我以後該怎麼辦？」 2. 案母：「我們家族又沒有人有糖尿病，為什麼我的小孩會這樣？」「我以後要怎麼照顧她？」「她以後還會不會像這次一樣？我很害怕？」「她可以回學校上課嗎？要讓學校老師知道嗎？」「平常可以正常活動嗎？」 **客觀資料** 病童及家屬口頭表示對於疾病及未來照護的不瞭解。臉部表情顯得焦慮不安	病童及家屬能正確執行糖尿病自我照護管理事項：包含，胰島素注射、血糖自我監測、及辨識低血糖、高血糖及酮酸中毒的症狀及緊急處置	1. 提供完整衛教：提供糖尿病衛教手冊，以病童及家屬可理解的方式，為其解釋疾病發生的原因、過程、未來治療方式及可能發生的合併症 2. 提供可供利用的訊息管道，例如糖尿病衛教學會、或醫療團隊成員 3. 建立支持系統：(1) 介紹醫療團隊成員與病童及家屬認識；(2) 提供緊急連絡用之醫療管道；(3) 出院前協助與學校連繫及溝通，未來病童於學校內應注意觀察之重點及可能發生的狀況，例如：低血糖之緊急處置方式；(4) 介紹病友與其分享正向的自我照護經驗 4. 教導病童及家屬正確的胰島素注射方式，於出院前能正確回覆示教，並能正確記錄每次注射劑量及部位 5. 教導病童及家屬正確執行血糖自我監測，於出院前能正確回覆示教，並正確記錄每次檢測時間、數據，以利未來治療之參考 6. 教導病童及家屬辨識高血糖及低血糖的症狀，當感覺不適時即應測量血糖，並將所感覺到的症狀及血糖數值記錄下來 7. 教導病童、家屬及學校老師低血糖時之緊急處置方式 8. 教導病童應定時注射胰島素，可避免因延遲注射導致高血糖併發酮酸中毒現象；若童已超過 12~24 小時未注射胰島素，應避免運動 9. 告知病童、家屬及學校老師酮酸中毒之症狀，若發生應緊急送病童就醫 10. 鼓勵病童隨身攜帶緊急醫療卡	1. 病童與家屬能說出第 1 型糖尿病治療需要注射胰島素、飲食及運動配合 2. 能正確執行胰島素注射 3. 能正確執行血糖自我監測 4. 能說出高血糖及低血糖的症狀及處置方式

第 1 型糖尿病患者手術期血糖管理之實證應用

楊寶圓

臨床案例描述 (Clinical Scenario)

小妍是一位18歲的女性，被診斷出罹患有第1型糖尿病。除了糖尿病，她還面臨另一個健康問題，即嚴重的脊柱側彎。這個脊柱側彎可能會對她的日常生活和身體功能造成負面影響，因此醫生建議她進行脊柱關節融合手術。

由於小妍的糖尿病，這次手術需要特別注意和管理。手術前、手術中和手術後的糖尿病控制都是非常重要的，才能確保手術的成功進行和順利恢復。

臨床問題 (Question)

對於1型糖尿病患者的手術期管理，有哪些最佳的臨床實證護理建議？

最佳臨床照護建議 (Best Practice Recommendations)

以下統整自2篇文獻(Party et al., 2015; Whitehorn et al., 2023)

1. 於手術期（手術前、術中和術後），可變速靜脈內注射胰島素(variable rate intravenous insulin infusion, VRIII)是未接受胰島素治療的第1型糖尿患者，首選的血糖管理策略。(Grade A)

2. 臨床醫師應熟悉手術期間發生高血糖／低血糖建議的管理策略。(Grade A)

3. 患者應盡快在手術後恢復他們的常規治療計畫。(Grade A)

4. 如果HbA$_{1C}$ > 75 mmol/mol (9%)或者糖尿病未能控制，患者應該在出院前轉診給糖尿病專科醫生。(Grade B)

5. 如果HbA$_{1C}$為64~75 mmol/mol(8~9%)或更高，患者應該在出院後轉診給糖尿病專科醫生。(Grade B)

依照實證建議的護理措施 (Nursing Interventions)

以下統整自3篇文獻(Dai et al., 2022; Halperin et al., 2022; Prahalad et al., 2020)

1. 團隊合作：醫療團隊應密切合作，包括內分泌科醫師、麻醉師、外科醫師和護理人員。他們應共同制定和執行手術期糖尿病管理計畫。

2. 血糖監測：在手術前、術中和術後密切監測血糖值。使用連續血糖監測系統(continuous glucose monitoring, CGM)或血糖機監測血糖變化。

3. 胰島素治療：根據血糖監測結果和患者的胰島素需求，調整胰島素劑量。短效胰島素可用於快速控制高血糖，長效胰島素則可用於維持基礎胰島素需求。

4. 營養支持：在手術前和術後提供適當的營養支持，確保患者有足夠的營養攝入。根據手術類型和禁食要求，調整胰島素劑量，避免低血糖或高血糖的發生。

5. 液體管理：合理管理患者的液體和電解質平衡，避免脫水或過度輸液。適當的液體管理有助於減少血糖的波動。

6. 教育和指導：提供患者關於手術前、術中和術後糖尿病管理的相關教育和指導，包括血糖監測技巧、胰島素注射技巧、餐飲管理和預防併發症的知識。鼓勵小妍主動參與糖尿病自我管理，提供必要的心理支持。

7. 出院計畫：在小妍出院前，與醫療團隊共同制定出院計畫，確保她能夠順利恢復。提供適當的出院指導，包括血糖監測、胰島素管理、飲食控制和預防併發症的建議。定期評估小妍的糖尿病控制情況，並與她保持聯繫，以提供必要的支持和指導。

相關文獻 (References)

Dai, H. B. D., Chen, Q. B. D., Huang, H. M. D., Wu, K. B. D., & Yang, X. M. D. (2022). The role of nurses in taking care of children with type 1 diabetes. *Alternative Therapies in Health and Medicine, 28*(1), 107-113. https://www.proquest.com/scholarly-journals/role-nurses-taking-care-children-with-type-1/docview/2630393693/se-2

Halperin, I., Malcolm, J., Moore, S., Houlden, R. L., Cloutier, E., Gagne, S., Garon-Mailer, A., Gilmour, J., Huffman, M., & Lawton, C. (2022). Suggested Canadian standards for perioperative/periprocedure glycemic management in patients with type 1 and type 2 diabetes. *Canadian Journal of Diabetes, 46*(1), 99-107. e105. https://doi.org/10.1016/j.jcjd.2021.04.009

Party, M. o. t. W., Barker, P., Creasey, P., Dhatariya, K., Levy, N., Lipp, A., Nathanson, M., Penfold, N., Watson, B., & Woodcock, T. (2015). Peri operative management of the surgical patient with diabetes 2015: Association of anaesthetists of Great Britain and Ireland. *Anaesthesia, 70*(12), 1427-1440. https://doi.org/10.1111/anae.13233

Prahalad, P., Zaharieva, D. P., Addala, A., New, C., Scheinker, D., Desai, M., Hood, K. K., & Maahs, D. M. (2020). Improving clinical outcomes in newly diagnosed pediatric type 1 diabetes: Teamwork, targets, technology, and tight control-The 4T Study. *Frontiers in Endocrinology, 11*, 360. https://doi.org/10.3389/fendo.2020.00360

Whitehorn, A., Bayuo, J., & Evidence Summary. (2023). Type 1 diabetes: Perioperative management. *The JBI EBP Database*. JBI-ES-2921-6.

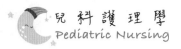
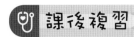

解答
QR code
網址：ssur.cc/iwwStMh

一、選擇題

1. 小軒，6歲，體重20公斤，診斷為尿崩症，有關診斷與護理處置，下列何者錯誤？(A)在接受禁水試驗(fluid deprivate test)過程中，體重減少至1公斤時，繼續試驗　(B) 24小時尿液分析之尿比重降低　(C)當病況穩定後，可經由鼻腔噴霧法給予血管緊縮素，效果可維持8~20小時　(D)避免過度給予血管緊縮素，造成尿量減少、體液滯留體內以及頭痛等症狀。

2. 有關第1型糖尿病(Type 1 diabetes)之敘述，下列何者正確？(1)主要是因為自體免疫反應，使產生胰島素的β細胞受到破壞　(2)使用口服降血糖藥物就能治療疾病　(3)疾病治療的準則中，血糖監測、藥物、飲食和運動缺一不可　(4)好發族群為肥胖之青少年。(A)(1)(3)　(B)(1)(4)　(C)(2)(3)　(D)(2)(4)。

3. 小良，4歲，身高90公分，患有生長素缺乏(growth hormone deficiency)，有關護理措施下列敘述何者不適當？(A)應以小良發展年齡的方式與其互動，以促進正向發展　(B)建議發掘小良較優勢的能力，而非靠身高取勝的活動　(C)建議母親在家中須每日早上起床時為小良注射生長素　(D)生長素的注射部位可以選擇腹部及大腿，採皮下注射。

4. 有關第1型糖尿病病童使用採血針檢驗血糖的護理措施，下列敘述何者較不恰當？(A)採血前先將手指浸泡冰水數秒，以減少採血時的疼痛感　(B)宜在手指指腹側邊採血，因其富含血管且含較少的神經末梢　(C)採血後應稍加壓止血，但避免按摩該部位　(D)勿將手指置於桌面扎針，以免刺入手指過深。

5. 5個月的嬰兒被診斷為呆小症(cretinism)，其最有可能的原因是下列何者？(A)尿素合成代謝障礙(ureacycledisorder)　(B)高苯丙胺酸血症(hyperphenylalaninemia)　(C)甲狀腺素缺乏(thyroxinedeficiency)　(D)高膽紅素血症(hyperbilirubinemia)。

6. 王太太罹患糖尿病懷孕38週生下王小弟3,980公克，有關糖尿病對王小弟可能造成的影響，下列敘述何者錯誤？(A)孕期王太太的高血糖可能刺激胎兒胰島素的分泌　(B)王小弟發生中樞神經系統畸形的機會較高　(C)王小弟出生後可能會出現低血糖現象　(D)王小弟有較高的機會罹患高血鈣症。

7. 小東，14歲，罹患第1型糖尿病已兩年，有關其自我管理能力良好之證據，下列敘述何者錯誤？(A)能在上體育課前先自行食用小方糖　(B)能在血糖過高但未酮酸中毒前就尋求協助　(C)能正確地輪流替換胰島素的注射部位　(D)能自覺低血糖症狀，不需依賴血糖監測器。

8. 有關副甲狀腺功能低下症病童之照護，下列何者錯誤？(A)監測抽搐症狀，避免抽搐造成二次傷害　(B)減少病童周圍環境之聲光刺激　(C)監測呼吸型態，避免因喉頭痙攣引發呼吸困難　(D)鼓勵攝取高纖食物，改善便秘症狀。

二、名詞解釋

1. 生長激素缺乏(growth hormone deficiency, GHD)

2. 性早熟(precocious puberty)

3. 尿崩症(diabetes insipidus, DI)

4. 甲狀腺功能亢進(hyperthyroidism)

5. 甲狀腺風暴(thyroid storm)

6. 第1型糖尿病(type 1 diabetes mellitus, T1DM)

7. 第2型糖尿病(type 2 diabetes mellitus, T2DM)

更多題目盡在
應考題庫

網址：ssur.cc/TWodr2d

參考文獻　REFERENCES

中華民國糖尿病衛教學會(2021)・*2021台灣胰島素注射指引*・https://www.tade.org.tw/

中華民國糖尿病學會(2018)・*2018糖尿病臨床照護指引*。https://chunting.me/wp-content/uploads/2018/03/2018糖尿病臨床照護指引.pdf

李淨芬、陳琦華(2017)・甲狀腺風暴之介紹與案例報告・*臨床藥物治療學*，*33*(3)，42-48。

馬偕兒童醫院(2016)・*認識生長激素: 可能的副作用*・http://www.mmh.org.tw/taitam/pedend/index4/index4_1_10.html

許玉雲、林元淑、楊寶圜、張綺紋(2017)・兒童內分泌系統疾病及其護理・於陳月枝總校閱，*實用兒科護理*（八版，785-834頁）・華杏。

陳思融(2016)・*性早熟與身材矮小？*・https://www.facebook.com/vghtpe/posts/460974000759236

黃振彰、蕭惠娟、黃合吟、曾湘涵、黃微瑄(2015)・*原發性副甲狀腺機能亢進症及治療*・http://www.taiwan-pharma.org.tw/magazine/122/016.pdf

楊秀謙、黃文德、吳家兆(2017)・高血鈣的診斷與治療・*內科學誌*，*28*，168-180。DOI：10.6314/JIMT.2017.28(3).07

劉漢文(2017)・*糖尿病急症：酮酸中毒和高血糖昏迷的致病機轉*・http://hanwenliu.blogspot.com/2017/01/DKA-HHS-pathogenesis.html

蔣立琦、吳佩玲、蔡綠蓉、黃靜微、邱淑如、毛新春…吳美玲等(2016)・*兒科護理學*（五版）・永大。

羅高文(2023)・*全方位護理應考e寶典—兒科護理學*・新文京。

Aksglaede. L., Sorensen, K., & Petersen, J. H., et al. (2009). Recent decline in age at breast development: The copenhagen puberty study. *Pediatrics, 123*(5), 932-939.

American Academy of Pediatrics. (2001). Sexuality education for children and adolescents: Committee on psychosocial aspects of child and family health and committee on adolescence. *Pediatrics, 108*(2), 498-502.

American Diabetes Association. (2016). Diagnosis criteria for diabetes mellitus. Diagnosis and classification of diabetes mellitus. *Diabetes Care, 138*(2), e20161348.

American Diabetes Association. (2011). Standar of medical care in diabes-2011. *Diabetes Care, 34*(1), 11-61.

Emedicinehealth. (2011, July 28). *Pediatric growth hormone deficiency*. http://www.emedicinehealth.com/growth_hormone_deficiency/article_em.htm

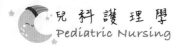
Hockenberry, M. J., Rodgers, C. C., & Wilson, D. (2022). *Wong's essentials of pediatric nursing* (11th ed.). Mosby.

Karl, S. R. (2017). *Pediatric diabetes insipidus*. https://emedicine.medscape.com/article/919886-overview

Kyle, T., & Carman, S. (2020). *Essentials of pediatric nursing* (4th ed.). Lippincott Williams & Wilkins.

Ma, H. M., Du, M. L., Luo, X. P., et al. (2009). Onset of breast and pubic hair development and menses in urban chinese girls. *Pediatrics, 124*(2), 269-277.

Mancilla, E. E. (2017, Apr 17). *Pediatric hyperparathyroidism treatment & management*. https://emedicine.medscape.com/article/921453-treatment

Marcdante, K., Kliegman, R. M., & Schuh, A. (2022). *Nelson essentials of pediatrics* (9th ed.). Elsevier.

Mbanya, J. C., Gan, D., Allgot, B., et al. (2006). *Diabetes altas* (3rd ed.). International Diabetes Federation, in Belgium.

Nebesio, T., & Pescovitz, O. (2005). Historical perspectives: Endocrine disruptors and the timing of puberty. *The Endocrinologist , 15*, 44-48.

Peate, I. & Evans, S. (2020). *Fundamentals of anatomy and physiology: For nursing and healthcare students* (3rd ed.). Wiley-Blackwell.

Sorensen, K., Aksglaede, L., Petersen, J, H., & Juul, A. (2010). Recent changes in pubertal timing in healthy Danish boys: Associations with body mass index. *The Journal of Clinical Endocrinology and Metabolism, 95*(1), 263-70.

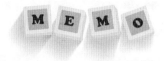

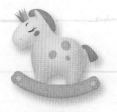

PEDIATRIC NURSING

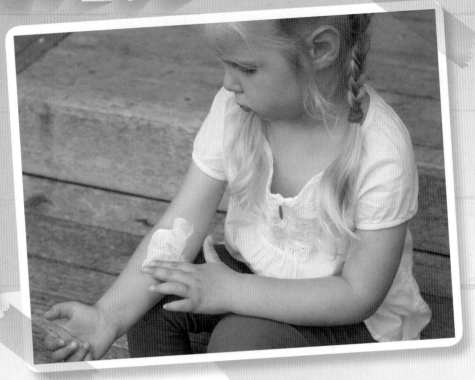

學習目標

讀完本章後,您應能夠:

1. 瞭解皮膚功能構造與兒童皮膚特徵。
2. 評估兒童皮膚系統的技巧與方法。
3. 描述接觸性皮膚炎、脂漏性皮膚炎,以及膿疱病的病因、症狀、醫療處置與護理處置。
4. 描述燒傷的分期,各期可能發生的問題及處置原則。

皮膚系統疾病患童的護理

16 CHAPTER

黃惠滿

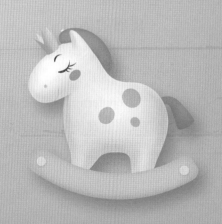

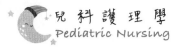

皮膚具有多層完整的表皮細胞，為對抗外在環境的第一道防線，可抵抗外來微生物的入侵。如果皮膚發生缺損，將容易遭受微生物的侵襲導致各種感染、影響體溫調節，甚至造成身體心像的改變。雖然兒童的皮膚看似與成人相似，但仍有許多的差異，好發的疾病也不相同。護理人員應瞭解兒童皮膚的特性與常見之皮膚病變，以便提供兒童完整的照護。

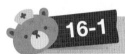

16-1 皮膚系統的解剖生理特徵

一、皮膚的功能

皮膚是人體最大的器官，具有保護身體免於物理性、化學性或生物性的傷害；並能維持體溫恆定、感覺以及分泌等功能。正常皮膚的厚度因年齡與部位而異，10歲之後厚度漸增，直到50歲之後皮膚開始變薄、彈性降低以及皮脂腺減少。茲將皮膚的功能說明於下：

1. 保護的功能：皮膚是天然的第一道防線，正常皮膚呈弱酸性（pH值5.5），可防止細菌生長與入侵，並能避免物理性傷害、生物性侵襲及紫外線的輻射傷害。

2. 調節體溫：因應外界環境溫度與體熱之改變，經由皮脂腺分泌皮脂防止水分蒸發、毛細血管散熱以及汗腺之擴張收縮，以維持體溫的恆定。

3. 分泌與排泄的功能：皮膚的皮脂腺可分泌皮脂，形成皮膚保護膜；汗腺分泌汗液，可調整體溫。

4. 感覺的功能：皮膚具有許多的感覺接受器與神經末梢，可感受冷、熱、壓、痛的刺激。

5. 吸收的功能：可吸收水分、藥物及紫外線。

6. 合成維生素D：經由日光照射後，紫外線可將皮膚細胞所含的維生素D前驅物轉換成維生素D。

二、皮膚的構造

胎兒三週大時皮膚開始發育；新生兒出生時皮膚非常薄，大約只有1 mm，皮下脂肪非常少。皮膚是由表皮、真皮、皮下組織及皮膚附屬物所組成（圖16-1）。

1. 表皮(epidermis)：為皮膚組織之最外層，主要由五層細胞所構成之麟狀上皮組織以排列方式嵌在真皮上。由表層至深層依序為：(1)角質層(stratum corneum)：充滿角質素，能抵禦光、熱、細菌以及化學物質入侵；(2)透明層(stratum lucidum)：含有角母蛋白

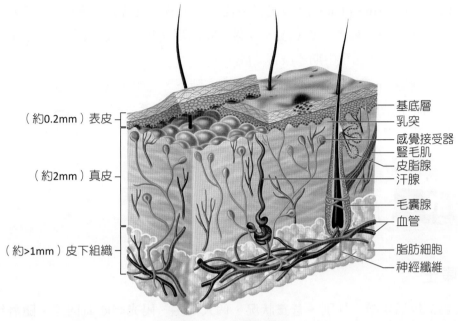

（約0.2mm）表皮

（約2mm）真皮

（約>1mm）皮下組織

基底層
乳突
感覺接受器
豎毛肌
皮脂腺
汗腺
毛囊腺
血管
脂肪細胞
神經纖維

▶ 圖16-1　皮膚的構造

(eletin)，此層僅於手掌及腳掌表皮可見；(3)顆粒層(stratum grsnulosum)：含有透明角質顆粒，是角質素的先質；(4)棘狀層(stratum spinosum)：為表皮中最厚的一層；(5)基底層(stratum basale)：能製造黑色素(melanin)。表皮層無血管分布，所需的營養須由真皮層透過基底層供應。

2. 真皮(dermis)：位於表皮下方，含有膠原纖維與彈性纖維的結締組織，富含許多的血管、神經、腺體以及毛囊。真皮在身體的厚度不一，手掌與腳掌最厚，眼皮、陰莖及陰囊處最薄。

3. 皮下組織(subcutaneous tissue; hypodermis)：為皮膚最內層，由脂肪細胞組成，能緩衝壓力對抗機械性傷害以及保存體熱。剛出生時皮下脂肪少，血管分布豐富，體表面積相對較大，因此兒童的代謝率以及水分流失較成人快，且體溫容易受外界環境影響。

4. 皮膚附屬物(dermal appendage)：出生時已出現，但尚未成熟。

(1) 毛髮(hair)：新生兒剛出生時細且短的毛髮，稱為胎毛(lanugo)，出現於頭部、肩膀及背部，出生後2~3週慢慢自動脫落，胎毛換成柔毛(vellus hair)。之後隨著人體的生長發育，頭髮濃密顏色變深，腋下及恥骨區域長出毛髮，男孩長出鬍鬚。

(2) 腺體(glands)

　　A. 皮脂腺(sebaceous glands)：可產生皮脂(sebum)為脂肪性分泌物，可以滋潤皮膚與毛髮，防止水分蒸發。新生兒皮脂線，受母親荷爾蒙影響較活躍，但因皮脂腺不成熟容易阻塞，故會出現粟粒疹(milia)。兒童時皮脂腺縮小且分泌較少，青春期時皮脂線再度受到荷爾蒙刺激分泌旺盛，而造成痤瘡。

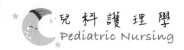

B. 汗腺(eccrine glands)：屬於外分泌腺，位於真皮層分布全身，以手掌、腳底、前額、腋下最多。在胎兒5~7個月時出現，出生時已具有功能但排汗功能較差，一直到兒童中期才發育完成。

C. 毛囊腺(apocrine glands)：主要分布在腋下、乳頭、臍部及會陰附近，要到青春期才有功能，當分泌物與細菌交互作用之後會產生特殊的體味。

(3) 指（趾）甲(nail)：由硬的角質化細胞構成，具保護指（趾）頭末端的作用。

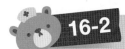 **皮膚系統的整體性評估**

 ## 健康史

1. 個人史：包括年齡、性別、營養狀況、個人衛生、陽光曝曬時間等。隨著年齡的增長，皮膚及其附屬物之結構功能亦隨之產生變化，且不同疾病有不同的好發年齡群及特別的臨床表現。

2. 現在病史：如病童主訴現存的皮膚問題（如癢感、疼痛、紅疹及病灶產生）、問題皮膚發現與持續的時間、部位、外觀（如形狀、顏色）、嚴重程度、加重或減輕的因素。

3. 過去病史：有無系統性疾病、受過傷或接受化學治療等？有無使用藥物或過敏體質？引起皮膚過敏的過敏原常見的有花粉、食物、化妝品等；藥物也可能引起皮膚變化，長期使用類固醇皮膚會變薄、亮、易破。

4. 家族史：如詢問有無家族性的皮膚疾病（如異位性皮膚炎），某些皮膚疾病與遺傳或親密接觸有關，例如乾癬可能是多重性或多基因遺傳造成的皮膚疾病。

全身性評估

1. 視診

(1) 觀察膚色：觀察全身膚色的分布情形，包括嘴唇、鞏膜、手掌、腳掌及指甲床的顏色。是否因貧血、休克、局部動脈血流不足造成膚色蒼白？是否發紅或充血？

(2) 觀察皮膚的完整性：表皮是否完整或破損？是否出現病灶（病灶的評估應描述其部位、完整性、顏色、範圍大小及分布情形）？是否有引流液，其性狀為何？

(3) 毛髮的評估：觀察毛髮顏色、分布（包括均勻度及範圍）、數量（毛髮稀疏或濃密），以及檢查頭皮是否出現炎症反應、膿疱、頭蝨或頭皮屑等。

(4) 指（趾）甲的評估：觀察指（趾）甲的顏色、指（趾）甲床附著之情形，以及透明度、弧度、厚度及平滑性等。

2. 觸診：觸診前先清潔雙手，並保持乾燥溫暖，以手背或指背觸診皮膚，評估皮膚狀況。

   (1) 皮膚的溫度：比較身體兩側或手腳的溫度有無不同。

   (2) 濕潤度、質地與厚度：皮膚應為表面平滑、有光澤、不黏膩，當皮脂腺分泌旺盛時，皮膚會較油亮。

   (3) 彈性及活動性：皮膚彈性良好時，用大拇指和食指捏起手臂上的皮膚數秒後再放開，皮膚會立即恢復原狀；若恢復時間延長，則表示可能有脫水情形。當過多的水分積聚在組織間隙，身體下肢或者眼眶周圍易出現水腫，可用大拇指按壓水腫部位確認。

診斷檢查

1. 皮內試驗：將特定的過敏原製劑注入皮內，測試於15分鐘後是否注射部位出現紅腫或風疹的反應。

2. 過敏試驗：

   (1) 皮膚斑貼試驗(patch test)：是皮膚過敏最重要的檢查，主針對接觸性皮膚炎來檢查皮膚過敏原。即將含有致敏原的貼紙貼於皮膚，於24小時內看測試結果，若病童對測試貼紙上某種致敏原產生反應，該處皮膚會呈現不同程度小紅點（圖16-2）。

   (2) 刮畫試驗(scratch test)：用針於皮膚畫痕（以不出血為原則），再滴上待測的過敏原，15分鐘後畫痕部位出現紅腫即為過敏。

   (3) 桑氏試驗(Tzanck smear)：若皮膚出現水泡，用刀片刮取水泡的底部，再送檢，以確定是否被病毒感染。

3. 皮膚切片：將皮膚病灶組織切片，送至病理學及細胞學檢查確診。

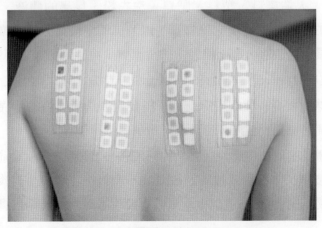

▶ 圖16-2　皮膚斑貼試驗(patch test)

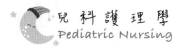

4. 伍氏燈檢查(Wood's light examination)：當皮膚受到黴菌感染時，以伍氏燈（為紫外光）照射皮膚損害部位（圖16-3），可見黃綠色的螢光。

5. 實驗室檢查

(1) 全血球計數(CBC)及白血球鑑別計數(WBC differential counts)可提供是否有感染的證據。

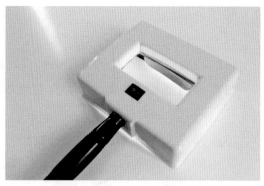

▶圖16-3　伍氏燈

(2) 細菌培養：可採血液或傷口培養細菌，傷口培養也可做革蘭氏染色，以確定是革蘭氏陽性菌或陰性菌，以做為抗生素使用的參考。

16-3　兒童常見皮膚系統的疾病及護理

一、接觸性皮膚炎(contact dermatitis)

接觸性皮膚炎為皮膚或黏膜接觸到某些外來物質而引起皮膚發炎過敏的現象，有的物質在低濃度時是過敏原，但是在高濃度則變成刺激物或是有毒物質。接觸性皮膚炎是所有年齡層兒童常見的皮膚問題。

(一) 病因及病理變化

依照發生的機轉，可分為刺激性接觸性皮膚炎及過敏性接觸性皮膚炎。

1. 刺激性接觸性皮膚炎(irritant contact dermatitis, ICD)

為接觸到刺激性化學物質，或是使用不適當的物品，所引發之急性或是慢性皮膚炎。刺激物可能為橡膠、人造染料、塑料、肥皂、洗衣粉、昆蟲的體液。尿布疹也歸類於此類，在包尿布區域的潮濕、摩擦與化學物質，以及糞便中細菌分解尿素形成尿中的氨，對敏感性嬰兒皮膚皆具有刺激性，加上柔濕巾的清潔劑，可能因而加重嬰兒尿布疹的情形。

2. 過敏性接觸性皮膚炎(allergic contact dermatitis, ACD)

為經由T-淋巴球所引發一種的皮膚反應，主要是因病童本身的特異性體質而發生過敏的現象。接觸的時間可能是一星期，也可以是數個月或是數年。

一般來說，刺激性接觸性皮膚炎在刺激物接觸後1~2小時之內就會產生發炎反應，但如果是過敏性接觸性皮膚炎，則需要接觸過敏原48小時以後才會發生發炎反應。由於T-淋巴球仲介免疫反應不易被引發，故5歲以下幼童較少發生過敏性接觸性皮膚炎。

(二) 臨床表徵

　　刺激性接觸性皮膚炎的皮膚與正常的皮膚分界明顯，在接觸刺激物數小時之後開始出現紅疹，逐漸發展成皮膚紅腫，甚至有水泡發生與搔癢感。

　　過敏性接觸性皮膚炎在急性期會有發炎的反應，甚至有小水泡的形成，皮膚有可能會隆起；如果接觸的時間較長，皮膚會呈現慢性發炎的症狀，如紅點、皮膚紅腫以及脫屑的現象（圖16-4）。

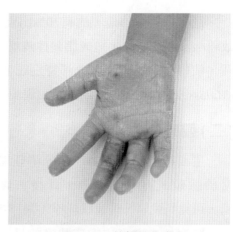

▶圖16-4　接觸性皮膚炎

(三) 診斷檢查

　　可做皮膚斑貼試驗(patch test)，找出可能造成過敏或刺激的物質。

(四) 醫療處置

1. 避免皮膚暴露於致病接觸原，減少刺激的狀況，促使皮膚具有正常的恢復能力。
2. 若是接觸了致敏物質或毒性物質後，應立即用大量清水沖洗乾淨。
3. 藥物治療：使用Burow浸濕的紗布濕敷皮膚，並於固定時間更換紗布；如果接觸性皮膚炎已出現一段時間，主要還是以類固醇的藥物治療。

(五) 護理處置

1. 衛教父母避免兒童接觸致病原，如：花粉、棉絮、塵蟎、塵埃。
2. 避免穿著易起癢的衣料，如：毛、絹、緞，或尼龍；不宜過度沐浴，少用肥皂與消毒劑。
3. 應剪短指甲，避免搔癢抓破皮膚，勿使用熱水沖洗及偏鹼性的肥皂洗滌皮膚。
4. 飲食要清淡，避免油膩和刺激性的食物，如蝦蟹等帶殼海鮮比較容易引起過敏的食物少吃。

二、脂漏性皮膚炎(seborrheic dermatitis)

　　脂漏性皮膚炎是嬰兒時期很常見的一種慢性、反覆發作的皮膚炎，常侵犯皮脂腺豐富的部位，最常發生在頭皮，其他如鼠蹊部、外耳道及前額。患部表皮細胞增生加速及皮脂分泌過剩，皮膚上面會出現油性黃色的鱗屑，許多父母都會誤以為是皮膚受到感染或皮膚很髒而給予過度的清潔，反而使病情惡化。

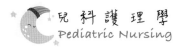
(一) 病因及病理變化

好發在3週至1歲，約有70%出現在3個月大的嬰幼兒，隨著年紀增加皮膚狀況會逐漸改善(Sasseville, 2017)。造成脂漏性皮膚炎的真正原因並不清楚，推測可能與母親的荷爾蒙有關，使得嬰幼兒皮脂腺分泌特別旺盛；另一部分原因是與體質有關，皮膚的皮屑芽孢菌(*Malassezia furfur*)過度增生而出現皮膚問題(Hockenberry, Rodgers, & Wilson, 2022)。

(二) 臨床表徵

主要特徵是在皮膚油脂分泌旺盛處，常於臉頰、眉毛、眼瞼、耳後、鼻唇溝處，可見到脫屑、斑塊狀紅疹（圖16-5）。

脂漏性皮膚炎皮膚症狀癢的感受程度不一，但流汗時癢的程度會加重。皮膚會呈現黃色的脫屑油膩膩的感覺，甚至會厚至如油垢般附著在頭皮上。通常在幾個月後，會自行復原，直至青少年時期可能會再度復發。

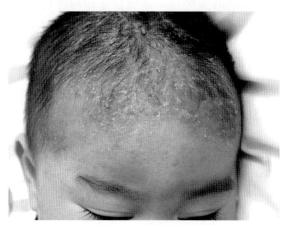

▶圖16-5　脂漏性皮膚炎

(三) 診斷檢查

主要以皮膚炎之外觀表現和侵犯皮膚的部位來診斷。若有需要可進行皮膚切片檢查，從切片中可看到局部角質化合併角質細胞的水腫(spongiosis)與增厚(acanthosis)（張、余、何、蔡、柯、李，2017）。

(四) 醫療處置

輕微的脂漏性皮膚炎並不需要使用藥物，只要做好皮膚照護，病童的皮膚就會自行好轉。若較嚴重，醫師通常會開立弱效型的類固醇外用藥膏，再視情況搭配抗黴菌藥物，或含抗黴菌成分的藥用洗髮精。皮膚狀況改善就可停藥。

(五) 護理處置

主要是維持病灶處的皮膚完整性，並適當的清潔頭皮：

1. 教導父母觀察患部有無炎症反應，並依醫囑給予藥物或塗抹類固醇藥膏。
2. 若皮膚油脂分泌較旺盛，可使用成分溫和的嬰兒沐浴用品做清潔，洗完澡再擦一層薄薄不含香精、酒精的乳液。
3. 頭皮與身上的油脂皮屑，可抹上些許嬰兒油或植物油（如橄欖油等），再使用溫和的沐浴用品清洗。

4. 如果頭皮出現厚厚的油垢，可先抹油5分鐘以上，待油垢變軟，再使用軟毛刷與洗髮精洗淨。

5. 採取清淡飲食，避免刺激性的食物或飲料。

三、膿疱病(impetigo)

膿疱病因傳染性強故也稱接觸性傳染性膿疱瘡，是一種最常見的化膿性皮膚病，由葡萄球菌或鏈球菌引發感染。兒童因為皮膚細嫩、局部抵抗力差、皮膚易髒汙等因素，所以細菌容易經由皮膚傷口的接觸而產生感染。在家庭或托兒所中，常因兒童互相密切接觸，或經由汙染的毛巾、日用品、玩具、衣服等而引發間接傳染。

(一) 病因及病理變化

病因多為昆蟲叮咬、濕疹、細菌進入擦傷傷口或唇疱疹造成。在炎熱的季節較易罹患膿疱病，主要原因有：

1. 因嬰幼兒皮膚表面缺乏脂質膜保護，對細菌的抵抗力差。

2. 皮膚易流汗，致細菌容易滋生繁殖。

3. 因易發生痱子、濕疹等皮膚病，而同時發生繼發性膿疱病。

(二) 臨床表徵

出現皮疹、形狀如小水疱或紅腫塊，水疱出現後會破裂滲出液體，乾燥後水疱外形成一層黃色或灰色的痂皮硬塊，水疱周圍成紅色（圖16-6）。多發生於顏面、口角、口唇、鼻孔、耳部及四肢等暴露部位。除了會感到發癢之外並無特別不適。

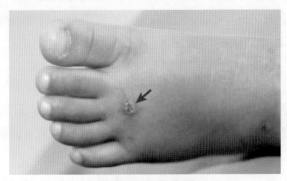

▶圖16-6　膿疱病

(三) 診斷檢查

實驗室檢查白血球細胞總數(WBC count)及嗜中性球(neutrophil)增高，傷口細菌培養可發現金黃色葡萄球菌(*Staphylococcus aureus*)和化膿性鏈球菌(*Streptococcus pyogenes*)。

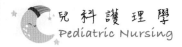

(四) 醫療處置

1. 全身療法：注意清潔，使用抗菌外用藥塗抹。嚴重病童應進行細菌培養，選用適合的抗生素口服治療，如Penicillin、Augmentin、Cephalosporins等(Debra, 2017)。

2. 局部療法：可給予殺菌消炎藥物，如**新黴素(Neomycin)**，預防感染擴散。若患處發癢，可給予止癢收斂藥物。

(五) 護理處置

最主要為注意清潔和衛生，保持皮膚的乾燥，盡量避免直接進行接觸：

1. 出生過程應嚴格執行消毒隔離措施，防止院內交互感染。

2. 安置病童於單獨的房間，衣服、床單應與其他兒童分開，每日定時消毒房間用物。對感染的新生兒應立即隔離，避免交叉感染。

3. 穿著寬鬆的棉布睡衣，減少局部潮濕導致細菌侵入之繼發感染，天熱時勿將嬰幼兒包裹得過緊過密。

4. **衛教家長適當隔離，並注意皮膚的清潔衛生**，勤換衣褲。

5. **剪短指甲**，套上護手套，**避免因抓癢而導致破皮感染**。

四、燒傷(burn)

在日常生活中兒童燒傷的意外十分常見，在台灣以0~9歲最常發生，尤其是1歲孩童（中華民國兒童燙傷基金會，2018）。引起兒童燒傷的主要原因為熱水燙傷，最常發生在三餐期間，常見照顧者在煮飯或吃飯的同時，一邊照顧兒童，再加上桌上泡茶和吃火鍋等台灣飲食習慣，都讓兒童容易碰觸到盛裝熱食的物品，因而易導致燒傷意外事件的發生。另外，約有7%的燒傷兒童為受虐兒(Pawlik et al., 2016)，常於生殖器、臀部及雙側手腳等部位可見香菸、電熨斗等有明顯形狀或界限的燒燙傷，需特別注意。

(一) 發生原因

隨年齡的增長兒童活動範圍逐漸增加，加上好奇心驅使，對於危險事務缺乏判斷能力，父母在外工作時間長教導時間較少，以及父母經驗不足等，皆容易造成兒童燒傷的意外。

常見燒傷發生的原因，一般可分類為：熱液燙傷、火焰燙傷、化學物質灼傷、電灼傷（表16-1）(Kyle & Carman, 2020)，以及其他原因（如接觸到高溫金屬，如機車排氣管、熱鍋、電熨斗等，以及輻射線燒傷，如X射線或紫外線）。

▶ 表 16-1　常見燒傷原因發生原因與處理方式

發生原因	易發生年齡層	症狀特徵	處理方式
熱液燙傷（接觸熱液、熱油、蒸氣）	嬰幼兒（如沸水或熱湯潑向自己）、學齡前期	皮膚淺紅，出現白色水泡，有劇烈疼痛及灼熱感	• 沖：用流動的冷水沖洗15分鐘 • 脫：除去衣物，若傷口與衣物沾黏在一起時，勿強行剪開 • 泡：將傷口持續在冷水中30分鐘 • 蓋：用清潔的布覆蓋傷口 • 送：盡速送醫
火焰燙傷（瓦斯爆炸、火災）	學齡期（如玩火柴或鞭炮）	出現易破的水泡，皮膚乾硬，神經末梢遭破壞不覺得疼痛	以手蓋住眼睛，立即躺下翻滾或用大毛巾包住滅火，待冷卻後依熱液燙傷處理
化學物質灼傷（接觸強酸、強鹼）	幼兒期（如吞下清潔劑）、學齡期、青春期	組織蛋白出現變性、脫水、腐蝕等變化，一般不起水泡，會迅速結痂，成焦碳狀	立即用冷水沖洗部位至少30分鐘以上，若傷及眼睛應睜開眼睛以大量的水沖洗
電灼傷（接觸高壓電）	幼兒期（如咬電線）學齡期（如爬高壓電塔或接觸電線）、青春期	電流進出口處的皮膚、肌肉等組織的深度燒傷和壞死	先切斷電源，立即送醫急救，不需沖洗傷口

(二) 病理變化

幼童皮膚較成年人薄且半透明，很難正確評估燒傷的深度，通常實際的燒傷程度，會比最初判定的還要嚴重。當孩童燒傷面積占總體表面積之15~20％以上，隨著損傷的皮膚，將引發一連串的發炎反應，依燒傷引起體液轉移所出現的病理變化，可分為休克期與利尿期（唐，2017）：

1. 休克期（血漿轉移至組織間）

燒傷後24小時內可能會因低血容量而休克，主要原因為燒傷受損部位釋出組織胺使血管擴張，**血管通透性增加**，使得血管內的液體、蛋白質與電解質移至組織間，造成水腫，以及血管內膠質滲透壓降低，此時循環內液體容積喪失，導致低血容積性休克，稱為燒傷休克(burn shock)。此期會出現心輸出量降低、血壓下降、心跳加快等生理代償表徵。

2. 利尿期（液體移除期）

燒傷後48~72小時，因血液動力學與神經荷爾蒙的變化，液體由組織間回到血管，血管內液體增加造成：(1)腎血液灌流增加，使得尿量增加，鈉、鉀離子隨之排泄造成血中鈉、鉀離子濃度降低；(2)血循環負荷過量，容易形成肺水腫與心衰竭。另外由於燒傷的孩童營養狀況變差，免疫力嚴重降低，加上局部水腫缺氧及微血管循環不良，因此更容易造成感染，甚至有敗血症發生之虞。

燒傷後身體各系統的病理變化，整理於表16-2。

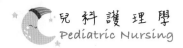

▶ 表 16-2　燒傷後身體各系統的病理變化

影響的系統	病理變化
皮膚系統	1. 因皮膚受損，導致細菌侵入的危險性增加、維持體溫的機轉改變，水分容易蒸發 2. 傷口的神經末梢暴露出來，導致疼痛不適；當神經受損嚴重時，反而讓感覺喪失，無觸覺與疼痛感 3. 發炎反應所引發的腫脹，是燒傷嚴重程度的指標。嚴重的腫脹會造成肢體末端血液循環不足，可能導致組織的壞死現象，或者合併傷口感染 4. 可能造成外觀損傷，影響病童身體心像
呼吸系統	1. 可能因吸入性燒傷或感染而影響呼吸系統，如造成呼吸道水腫、阻塞，導致呼吸困難、發紺、肺擴張不全等問題，甚至導致肺炎而增加其死亡率 2. 若發生環繞式之胸部燒傷，尤其是頸部、胸部及四肢部位，則可能形成瘢痕組織，限制了胸壁的擴張因而影響呼吸 3. 燒傷病童因長期臥床及固定不動，易造成心肺功能下降
循環系統	1. 當嚴重燒傷時，會造成血量與體液量不足，病童的心輸出量、血壓及中心靜脈壓下降，造成低血容積性休克，甚至發生死亡 2. 燒傷後 48 小時內，因細胞膜電位改變，及鈉鉀幫浦功能失效，使得細胞內之鉀離子大量釋出，造成嚴重的電解質不平衡 3. 燒傷後 48~72 小時，血管通透性恢復正常，大量組織間液回到血管內，水腫隨即減輕。然而全身循環血量增加以及血壓升高的狀況，反而易引起肺水腫及心衰竭
代謝系統	1. 嚴重燒傷會啟動身體的重大壓力反應，腎上腺皮質素分泌增加，促使糖質新生作用，引發高血糖或酮酸血症 2. 因開放性傷口等因素增加新陳代謝速率，造成： 　(1) 血中的游離脂肪酸增加，膽固醇及磷脂質下降 　(2) 蛋白質消耗量增加，導致負氮平衡、體重下降以及傷口癒合延遲 3. 因需要大量的能量修復傷口，導致生長發育發生遲滯
腸胃系統	1. 當嚴重燒傷時，會刺激交感神經，腸胃道分泌保護性黏液的速度減慢，**易造成胃壓力性潰瘍（又稱克林氏潰瘍，Curling's ulcer）**，而出現紅色或咖啡渣狀的引流液 2. 當供應腸系膜的血流減少，會抑制腸胃蠕動，易造成麻痺性腸阻塞
腎臟系統	1. 當發生低血容積和低心輸出量時，腎臟血流灌注減少，腎絲球過濾率降低，因而出現少尿。代謝廢物無法由尿液中排出，最後可能引起急性腎衰竭 2. 燒傷後 48~72 小時，因組織間液回至血管內，使腎血液灌流增加，尿量增加，出現明顯的利尿期 3. 由於大範圍的深度燒傷或電燒傷，肌肉受損釋出肌紅素或溶血，導致紅血球釋出血紅素，這些**大型球蛋白會通過腎臟過濾而阻塞腎小管，引起腎小管的壞死** 4. 腎臟排出大量碳酸根離子 (HCO_3^-)，造成代謝性酸中毒

(三) 燒傷程度的評估

　　燒傷程度與病童之狀況有明顯相關性。年齡越小，燒傷範圍越大（或為全皮層燒傷），預後越差，更容易出現嚴重合併症。若燒傷合併有神經、心臟、肺臟、腎臟或代謝系統問題，則會增加死亡率。

　　燒傷的嚴重程度是由許多因素來決定，除了兩個最重要的因素——燒傷占身體表面積 (body surface area, BSA)的百分比和燒傷的深度，另外需考量的因素還包括：(1)燒傷部位（如上半身燒傷的死亡率較高、胸部燒傷易發生肺部合併症）；(2)發生原因（若為傷及深部組織的電燒傷，需特別處理與持續性觀察）；(3)年齡（如2歲以下幼兒抵抗力較弱，易發生傷口感染）；(4)過去病史（若有心臟血管或呼吸系統疾病者，死亡率可能會增加）。以下將詳細介紹燒傷的面積和深度的評估。

1. 燒傷的面積：燒傷面積的大小是以燒傷面積所占身體表面積的百分比來表示，二度以上的傷口才列入面積的計算。

   (1) 「九法則」(rules of nine)：較適用於成人，九法則為粗略的估算方法，因每個人的體型都不同，同樣身高的人也會因胖瘦而有面積比例上的差異。為快速簡便估算，若用於評估10歲（含）以上的兒童，其頭部、上肢各為9%（共27%），軀幹前、後各為18%（共36%），**兩下肢各為18%**（共36%），會陰部為1%。年紀較小的孩童及**嬰兒**，其頭部為18%、上肢各為9%（共18%），軀幹前、後各為18%（共36%），**兩下肢各為14%**（共28%）（圖16-7）。

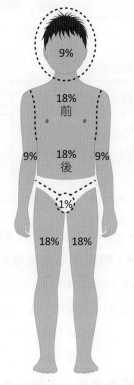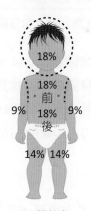

(a) 10歲（含）以上兒童　　　(b) 嬰幼兒

▶圖16-7　九法則(rules of nine)

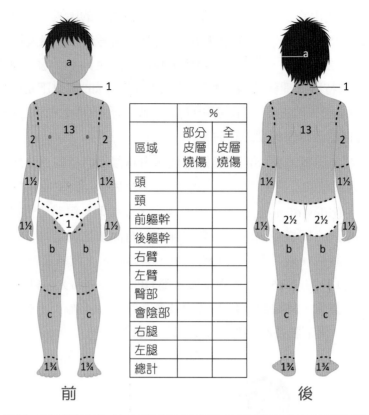

	%	
區域	部分皮層燒傷	全皮層燒傷
頭		
頸		
前軀幹		
後軀幹		
右臂		
左臂		
臀部		
會陰部		
右腿		
左腿		
總計		

前　　　　　後

依年齡不同所影響範圍的相對百分比					
年齡 部位	0 歲	1 歲	5 歲	10 歲	15 歲
a＝頭部的1/2	9½	8½	6½	5½	4½
b＝單側大腿的1/2	2¾	3¼	4	4½	4½
c＝單側小腿的1/2	2½	2½	2¾	3	3¼

▶圖16-8　倫德與布勞德圖表(Lund and Browder chart)

(2) 倫德與布勞德圖表(Lund and Browder chart)：為不同年齡體表面積計算的換算表，因孩童身體各部分比例會一直改變，臨床上通常使用此表來估算，以求得最正確的燒傷傷口面積（圖16-8）(Borrows & Randle, 2016)。

(3) 手掌方法：病童手掌的面積約相當於其身體表面積的1％，如此一來能快速計算出燒傷面積。

2. 燒傷的深度

(1) 一度燒傷：表皮淺層，皮膚微紅，**觸摸會疼痛，但復原後不會留下疤痕**，如曬傷。

(2) 二度燒傷：為部分皮層燒傷，可分為淺二度燒傷與深二度燒傷。最常見的原因為被菜湯、洗澡水燙傷或嚴重的曬傷等。

A. 淺二度燒傷：僅達表皮層及真皮層上層，皮膚外觀潮濕有滲出液，出現腫脹與水泡。

B. 深二度燒傷：為表皮層及真皮深層完全損傷，神經末梢完整因此感覺傷口非常疼痛，會產生大量的疤痕。

(3) 三度燒傷：為全皮層燒傷，傷及表皮層及真皮全層，**皮膚外觀變白、焦黑**，受傷1~2天可能**失去疼痛感**。最常見的原因有油燙傷、化學燒傷等。

(4) 四度燒傷：**燒傷深及表皮、真皮、皮下組織、肌肉及骨骼**，通常皮膚呈焦炭狀、**乾燥**、堅硬似皮革，無彈性。因知覺遲鈍、麻木，所以幾乎無痛覺。常見於電燒傷。

依據上述的燒傷面積和深度，可將燒傷分為不同的等級，表16-3為美國燒傷協會將兒童燒傷程度分為輕度、中度以及重度三個等級。中度燒傷以上的病童需要住院治療，而重度燒傷的病童通常會轉至燒傷中心接受治療。

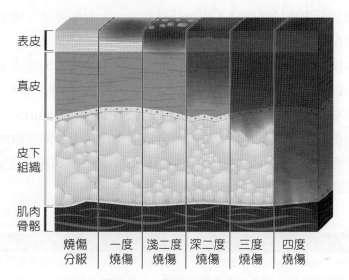

▶圖16-9　燒傷的深度分級

▶表 16-3　燒傷嚴重度的分級

輕度燒傷 (minor burn)	• 部分皮層燒傷（二度燒傷）<10%體表面積 • 全皮層燒傷（三度燒傷）<2%體表面積
中度燒傷 (moderate burn)	• 部分皮層燒傷（二度燒傷）10~20%體表面積 • **全皮層燒傷（三度燒傷）2~10%體表面積**
重度燒傷 (major burn)	• 部分皮層燒傷（二度燒傷）>20%體表面積 • 全皮層燒傷（三度燒傷）>10%體表面積 • 傷及臉、眼睛、耳朵、手、足、會陰部 • 合併吸入性傷害、重要創傷（如電燒傷）或過去已存在慢性疾病

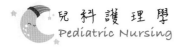

(四) 醫療處置

治療原則主要為預防休克、治療傷口、緩解疼痛及預防合併症。

• 緊急期(emergent period)

指燒傷發生最初72小時內，此期的目標是將病童的傷害降至最低，穩定生命徵象，**預防休克**。處理目標包括：

1. 阻止燒傷繼續傷害皮膚，予以立即照護治療。可利用微溫的水來降溫，或是**使用大量流動的水持續不斷的沖洗燒傷傷口**。

2. **維持呼吸道通暢**：評估病童是否有呼吸道的損傷，需要時提供氧氣，並監測動脈血氣體分析值(ABGs)。

    (1) 臉部、頸部有燒傷或懷疑有吸入性傷害，首先須維持呼吸道之暢通。當有嚴重的頭頸部燒傷，呼吸出現喘鳴聲(stridor)時，應立即給予氣管內插管，以防咽喉水腫阻塞致氣管內插管不易，導致呼吸困難。

    (2) 胸部有環狀全皮層燒燙傷時，因會妨礙胸廓活動影響呼吸，應實施焦痂切開術，以降低增加的胸內壓。

3. **預防休克**：需以靜脈輸注補充大量液體，因體液與血漿蛋白大量流失，容易有休克的情形出現，所以在燒傷的治療過程當中，靜脈液體的補充扮演著相當重要的角色。**在最初的24小時會優先選擇乳酸林格氏液(lactated Ringer's solution)來補充水分與電解質**，另外可提供蛋白膠質（如新鮮冷凍血漿或白蛋白輸液），以增加血漿中的白蛋白濃度來維持膠體滲透壓，並給予5%葡萄糖液(5% dextrose)補充能量及維持適量的尿量。燒傷相關輸液治療時間及方式請參考表16-4。

▶ 表 16-4　燒傷相關輸液治療時間及方式

第一個 24 小時	第二個 24 小時
乳酸林格氏液(lactated Ringer's solution)總量 ＝4 mL×體重(kg)×燒傷表面積百分比 • 第一個8小時給全量之1/2 • 第二個8小時給全量之1/4 • 第三個8小時給全量之1/4 ※需依病童輸液之反應而作調整	膠質溶液（血漿或其他代用品） ＝0.3~0.5 mL×體重(kg)×燒傷表面積百分比 • 可提供5%葡萄糖液(5% dextrose)（維持血中鈉值在140 mEq/L內） ※尿量宜維持在1.0~1.5 mL/kg/hr • 若提供血漿，則應考量： 1. 40~50% 燒傷表面積：250~500 mL 2. 50~70% 燒傷表面積：500~800 mL 3. ＞70% 燒傷表面積：800~1,200 mL

護理小幫手

阿忠 2 歲，14 公斤，燒傷面積 18%，請問燒傷後 24 小時內應如何提供靜脈輸液？

輸液治療公式＝ 4 mL × 體重 (kg) × 燒傷表面積百分比

$\qquad$ ＝ 4 mL × 14 kg × 18% ＝ 1,008

第一個 8 小時給全量之 1/2 ＝ 1,008 × 50% ＝ 504 (mL)

第二個 8 小時給全量之 1/4 ＝ 1,008 × 25% ＝ 252 (mL)

第三個 8 小時給全量之 1/4 ＝ 1,008 × 25% ＝ 252 (mL)

4. 減少疼痛：越小的病童對疼痛的敏感度越大。若疼痛未獲得妥善的處理，會導致情緒激動及肌肉緊張，而增加不必要的熱量消耗；且疼痛引起的壓力，會使得免疫系統受到抑制，導致傷口癒合的速度延後、易受感染。臨床上，會積極的注射鴉片類藥物執行止痛，建議**以靜脈注射方式投予**，**避免肌肉注射增加疼痛**，並配合冷熱敷、按摩、運動、音樂治療、治療性遊戲(therapeutic play)、轉移注意力及鬆弛療法等，來減輕或轉移疼痛感。

• 急性期(acute period)

指緊急期結束至傷口癒合期間，此期的目標為燒傷傷口的照護、皮膚移植及提供適當的營養供給，並預防合併症發生。

1. 燒傷傷口的照護

燒傷破壞皮膚結構的完整性，進而影響病童正常的體溫調節、維持體液、對抗感染及覆蓋神經末梢的功能，故燒傷傷口的照護在整個治療過程極其重要，包括清除壞死組織、促進傷口癒合、預防感染與傷口引起的敗血症，而疼痛控制則是另一項照護重點（林，2015）。茲將傷口的處置方式說明於下：

(1) 清創換藥

A. 換藥前先進行傷口清洗來清潔傷口及軟化焦痂，當有大範圍或較深的傷口時，需採淋浴或盆浴之水療方式，之後再進行清創來移除傷口上的壞死組織或焦痂。執行前可依醫囑於30分鐘前給予鎮靜劑與麻醉藥物來控制疼痛感。

B. 傷口清創後，為預防傷口感染，需使用抗菌藥物來降低傷口的細菌數。因燒傷的病童營養狀況較差，免疫力嚴重降低，加上血液循環不良，很容易造成感染，所以可適時的使用抗菌藥物治療。表16-5彙整臨床上常使用的抗菌藥物的作用及注意事項（唐，2017）。

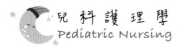
▶ 表 16-5　燒傷使用的抗菌藥物

藥物	注意事項
Silver Sulfadiazine (SSD)	<ul><li>為磺胺類含銀離子的藥物，能提供傷口濕潤促進復原</li><li>會於傷口形成假性結痂，需要移除</li><li>蠶豆症或是眼睛周遭的燒傷應避免使用</li></ul>
Mafenide Acetate (Sulfamylon®)	<ul><li>對焦痂的穿透力強</li><li>會干擾腎臟的緩衝系統，造成代謝性酸中毒，需小心使用</li></ul>
Silver Nitrate	<ul><li>具有廣泛的抗菌作用</li><li>對焦痂的穿透力低</li><li>使用時若陽光照射，會造成焦痂及敷料變為棕黑色，影響傷口的判斷</li></ul>
Povidone-iodine	<ul><li>用於傷口清創及植皮術後</li><li>避免長時間在大範圍皮膚上使用（即不超過總體表面積的10%，且不可超過14天），以免影響傷口癒合</li><li>不適用於2歲以下病童</li></ul>

C. 使用燒燙傷敷料：主要用於覆蓋傷口，具有吸收滲出液、促進傷口癒合及降低感染等功能。

  a. 對於淺層燒燙傷，可以使用敷料覆蓋於燒傷傷口上，直到新皮膚再生。傷口癒合一般約需1~3週，敷料可減少患處的疼痛及控制體液的流失。

  b. 對於深層燒燙傷，敷料可暫時保護傷口直到植皮手術，能保護重要組織及促進肉芽組織生長。

(2) 協助施行焦痂切除術(escharotomy)：燒傷病童發生肢體末端血循不良而需要做焦痂切開術的情形較成人常見。深度燒傷後表面會形成一層像皮革樣的凝固壞死物，這層壞死物稱焦痂(eschar)。焦痂若長期附在傷口上，會限制組織向外擴展，導致組織間質壓力上升，影響血液流動，切開焦痂可使血流恢復，且預防缺血性傷害（林，2015）。

(3) 皮膚移植(skin graft)：皮膚移植是一種自體移植(autograft)，由病童身上未受燒傷的部位，取下部分皮層的皮膚，移植到深度的傷口上，通常是選擇大腿或頭皮作為供皮區(donor graft)。大面積或深度燒傷經過清創換藥處理後，會盡早進行皮膚移植，可在傷口上增加一保護層蓋，以防止感染，同時減少體液和電解質的流失。植皮的部位必須固定1~2星期，使移植的皮膚重新獲得血流供應，生長於被移植的部位。

　　皮膚移植可分為部分皮層皮膚移植及全皮層皮膚移植：

A. 部分皮層皮膚移植(split-thickness skin graft, STSG)：薄皮式(sheets)較常用於可見的部位。厚皮式分為網狀式(meshes)以及郵票黏貼式(postage stamp pieces)。網狀式較易黏附於植皮區，且植皮部位的滲出液引流較佳，不會因滲出液的積聚而感染，但易形成疤痕，較適用於身體的隱藏部位。

B. 全皮層皮膚移植(full-thickness skin graft, FTSG)：多用於整形重建疤痕手術。皮膚移植取皮較厚，效果較部分皮層皮膚移植佳。

燒傷三度以上且有骨骼、韌帶、關節暴露等不適合植皮的區域，則會選擇皮瓣移植(flaps graft)。皮瓣移植是將病童自身其他部位的皮瓣，含全層皮膚、甚至肌肉或骨骼移植至傷口，且手術全程都須保持血液供應。

2. 提供適當的營養供給

燒傷後身體的代謝率明顯增加，主要原因是：組織異化作用加速、身體肌肉流失、熱量和蛋白質的大量耗損等，這些都是提供營養時要考量的重點。

(1) 重度燒傷後血量供應不足，常發生麻痺性腸阻塞，故最初之24~72小時應禁食，不足之營養需求，則建議插置鼻胃管灌食，或以靜脈輸液或全靜脈營養法(TPN)補充，避免發生體重下降及負氮平衡現象。

(2) 燒傷面積15%以上之病童，不易由口進食達到需要量。連續3天攝取量無法達到80%需要量時，則考慮管灌餵食。宜採漸進方式，逐漸增加濃度與餵食量。

(3) 學齡前兒童（尤其是嬰幼兒），無論燒傷面積大小，於住院期間，常因疼痛、哭鬧及胃容量小等因素容易嘔吐，故須少量多餐。

(4) **提供高蛋白、高熱量飲食：燒傷病童的熱量需求為平常的2~3倍**，蛋白質則需占總熱量的20%，可選擇精緻濃縮的高熱量食物，以免攝食大量的低熱量食物卻達不到蛋白質和熱量的需求。蛋白質與熱量的需求量可參考下列計算公式：

$$蛋白質需求量＝3\ gm×體重(kg)＋1\ gm×燒傷表面積百分比(\%)$$
$$熱量需求量＝60\ Kcal×體重(kg)＋35\ Kcal×燒傷表面積百分比(\%)$$

(5) 補充維生素和礦物質：盡早補充**維生素A、B、C及E的補充**（維生素C、E需求為一般建議的1.5~3倍），**以及相關微量營養素鋅、銅及硒，其對免疫及傷口癒合有助益。**

• **復健期(rehabilitation period)**

指傷口癒合至恢復正常活動功能，**此期照護重點為避免燒傷造成關節攣縮或變形後遺症。復健期為採取「PSEP」原則：**

1. 擺位(**p**osition)：將肢體放在對抗疤痕攣縮的方向，以預防肢體關節畸形。維持身體正確姿勢為：頭頸部採後仰伸直、後頸部採屈曲、**肩部採外展100~130度**、腋下採外展90度及外旋、手肘及膝部採伸直、手腕採伸直及屈曲35度、掌指關節採屈曲70~90度、髖部採伸直及外展15~30度、踝部採90度平直。

2. 支托保護(**s**plinting)：固定肢體，對關節等攣縮處施加外力。可利用副木協助肢體擺位，副木是一種藉低溫加熱，即可成型的肢體塑膠支架，可將肢體固定在功能位置，以達到預防或矯正關節疤痕攣縮變形。

3. 活動與運動(exercises)：協助伸展至關節之最大角度，停留10~15秒，每個關節運動每回做15~20次，每日至少做3回。

4. 加壓治療(pressure)：受傷初期，皮膚較不穩定無法承受摩擦，先以彈性繃帶或自黏彈繃提供壓力治療，待傷口逐漸縮小癒合再改穿壓力衣（或稱彈性衣）。只要是深二度及三度以上的傷口都會留下疤痕，需要穿上壓力衣來防止疤痕增生及肢體攣縮。**穿戴壓力衣需一年以上，確定疤痕不再增生為止，病童穿戴時間一天不超過12小時。**

另外，燒傷意外時的夢魘及燒傷疤痕，會影響病童心理健康，故必須透過最常接觸的醫護工作人員給予支持與協助；學校方面只需以平常態度接納病童，協助他們正常的發展與學習，減少他人異樣眼光所帶來的壓力。

(五) 護理處置

> ⊃ **健康問題（一）**：低效性呼吸型態，與吸入性損傷、胸部或臉部皮膚灼傷有關。
>
> ✚ **護理目標：**維持呼吸道通暢與呼吸型態。
>
> ✚ **護理措施**
> 1. 評估胸部周圍的燒傷，是否影響胸廓的擴張。
> 2. 密切監視呼吸音與功能，評估是否有聲音嘶啞、喘鳴聲、呼吸困難等症狀。
> 3. 抬高床頭維持半坐臥姿勢，且每 1~2 小時更換姿勢一次，以促進肺部擴張。
> 4. 使用脈搏血氧監測計 (pulse oximeter) 或監測動脈血液氣體分析值 (ABGs)，以瞭解氧合情形，必要時依醫囑給予濕潤 100% 氧氣吸入。
> 5. 插置氣管內管之病童，應監測呼吸道的通暢及人工呼吸器功能。

> ⊃ **健康問題（二）**：呼吸道清除功能失效，與呼吸道腫脹、呼吸道黏膜受損有關。
>
> ✚ **護理目標：**促進有效的呼吸道清除功能。
>
> ✚ **護理措施**
> 1. 安撫病童的情緒，避免哭泣增加氧氣需求量。
> 2. 必要時給予抽痰，或鼓勵自咳，維持呼吸道通暢。
> 3. 需要時給予胸部物理治療，如噴霧治療，姿位引流等，促進肺部分泌物排出。
> 4. 密切觀察肺部感染的徵象，如體溫上升、呼吸及心跳變快、出現黃綠色痰液等。
> 5. 追蹤胸部 X 光，以評估肺部受損及改善的情況。

> ⊃ **健康問題（三）**：體液容積缺失，與靜脈內體液轉至組織間、皮膚大面積燒傷導致體液流失有關。
>
> ✚ **護理目標：**維持生命徵象與檢驗值正常，輸入排出量平衡。
>
> ✚ **護理措施**
> 1. 每 15 分鐘監測生命徵象直至穩定，之後再改為每 1~2 小時監測。
> 2. 詳細記錄輸入與排出量，每 2 小時監測尿比重。
> 3. 監測體重的變化，並依據病童的體重計算每小時尿量。
> 4. 每小時監測中心靜脈壓，以作為輸液注入的參考指標。

5. 觀察是否出現循環過度負荷的徵象，如呼吸困難、喘鳴聲、頸部靜脈怒張。

6. 監測血中電解質的變化，並補充所需的體液與電解質：燒傷初期因細胞損傷，導致血清鉀升高；而利尿期因鉀離子過度排泄，造成低血鉀，需依醫囑補充鉀離子。

7. 依醫囑確實給予所需的輸液量。

➲ 健康問題（四）：皮膚完整性受損，與嚴重燒傷、植皮手術導致皮膚受損有關。

✦ 護理目標：維持皮膚與受損組織的完整性。

✦ 護理措施

1. 換藥前先用無菌生理食鹽水潤濕敷料與傷口沾黏處，避免造成皮膚損傷。

2. 依外科無菌原則輕柔清理傷口與更換敷料，當傷口滲濕時，應立即處理。

3. 以無菌鑷或剪刀移除皮膚的壞死組織，並剔除傷口周圍 2 吋的毛髮，以去除感染源。

4. 在皮膚移植後 5~7 天內，植皮處會限制活動，以防移植之皮膚滑脫或嚴重出血。依醫囑執行換藥，觀察與記錄植皮傷口癒合狀況。

5. 增加蛋白質、熱量、維生素等飲食之攝取，以促進傷口癒合。

6. 教導癒合皮膚照護方式，如搔癢時依醫囑使用止癢藥物、冰敷或輕拍患部、避免食用刺激性食物、保持患部通風涼爽，減輕搔癢感；塗抹不刺激乳液以維持滋潤度預防乾燥破皮；按壓癒合皮膚，預防疤痕增生；穿戴手套定期修剪指甲，以防抓破皮膚等（張、葉、張，2018）。

➲ 健康問題（五）：潛在危險性感染，與皮膚完整性損傷導致防禦機轉被破壞有關。

✦ 護理目標：傷口沒有感染徵象。

✦ 護理措施

1. 確實執行保護性隔離與會客限制；確實執行無菌技術、洗手、穿戴隔離衣、口罩、手套等，減少暴露於感染源。

2. 觀察傷口是否出現感染的情形，並每 1~2 小時監測體溫。

3. 定期進行傷口細菌培養，並依醫囑給予外用藥劑或抗生素藥物。

4. 避免與患有傳染性疾病者（如上呼吸道感染）接觸。

5. 使用在病童身上的用物，都須經過消毒滅菌處理。

➲ 健康問題（六）：急性疼痛，與皮膚創傷及具刺激性的治療有關。

✦ 護理目標：控制疼痛，促進舒適。

✦ 護理措施

1. 每 4 小時運用適合不同年齡層的疼痛評估量表（請參考第 5 章），評估病童疼痛指數。

2. 執行治療前半小時依醫囑給予止痛劑（如 Morphine、Tramadol、Anti-phen），以兒童疼痛評估量表評估藥物療效並記錄。換藥前先用沖洗式生理食鹽水潤溼敷料再小力移除，以環狀輕柔的動作來清洗傷口，執行每一項步驟前先告知病童，以減輕焦慮、害怕而造成疼痛感增加。

3. 執行護理活動或治療時，宜集中護理，以減少疼痛的頻率。

4. 維持傷口包紮的舒適及完整，避免傷口受到摩擦而疼痛。

5. 使用非侵入性非藥物疼痛輔助措施，如播放兒歌，讓病童融入一同歡唱；提供益智童書及繪本，鼓勵父母陪同導讀，轉移疼痛注意力（張、葉、張，2018）。

6. 以治療性遊戲，抒發病童的疼痛感受，協助度過疼痛的過程。

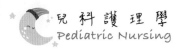

> **健康問題（七）：營養不均衡：少於身體需要，與修補受傷組織，身體需求增加有關。**

✦ **護理目標：** 獲得足夠的營養與熱量。

✦ **護理措施**

1. 採少量多餐方式，於兩餐之間補充點心增加熱量。
2. **補充高蛋白、高熱量食物**，以促進傷口癒合，蛋白質以生物價高的動物蛋白質為主。
3. **補充 vitamin B**，以促進蛋白質吸收；**vitamin A、C 及鋅以促進傷口癒合**。
4. **補充營養方式以盡量鼓勵病童由口進食**，提供病童喜歡的食物，以促進其食慾。
5. 當由口進食的熱量不足時，依醫囑給使用全靜脈營養。如果傷及顏面或咀嚼困難，使得進食量無法達到需求量 75~80% 時，則建議插管灌食。
6. 測量體重，並每天記錄輸入排出量，評估攝取量是否足夠。
7. 水療每次不可超過 20 分鐘，以免體熱散失及鈉過度流失。

> **健康問題（八）：身體活動功能障礙，與燒傷造成關節攣縮、身體活動度減少導致肌肉萎縮有關。**

✦ **護理目標：** 能維持肌肉張力與最大關節活動度。

✦ **護理措施**

1. 評估肢體關節的活動功能，記錄每日關節角度的變化。
2. 以枕頭或捲軸支托，適當擺位，維持身體關節伸展姿勢，髖部與肩部外展。
3. 鼓勵執行被動或主動關節活動，避免固定不動導致關節的攣縮及變形。
4. 抬高患肢，減輕肢體腫脹造成周邊組之灌流減少。
5. 至少每 8 小時評估肌肉張力與周邊血循狀況。
6. 協助自我照顧，擬訂有關復健之治療性遊戲，維持肌肉張力與關節活動度。
7. 使用固定板、砂袋或枕頭，讓關節保持在功能位置，預防或矯正肢體攣縮。
8. 減少瘢痕組織增生：手術後 2~3 個月，疤痕攣縮的速度更加迅速，故需要努力做伸展運動並擬訂運動計畫。可利用局部加壓方式（壓力需維持在 25 mmHg），通常是請病童穿上彈性衣，並以乳液或潤滑油按摩皮膚，減少疤痕形成機會。

> **健康問題（九）：身體心像紊亂，與身體結構、外觀及功能改變有關。**

✦ **護理目標：** 能維持正向自我感受。

✦ **護理措施**

1. 評估病童對於外觀改變的感受與認知。身體出現燒傷疤痕，會使得病童感到害怕與焦慮，尤其是青少年最為嚴重。此時心理支持對病童是很重要的，協助病童及家屬度過哀傷過程，並鼓勵說出擔心的事，而護理人員則應表現出支持及瞭解的態度。
2. 安排病童符合其年齡層的治療性遊戲，以提供宣洩管道。
3. 鼓勵利用衣物或化妝修飾外觀與傷口。
4. 在病童返回到學校之前，先經由介紹燒傷、彈性衣等訊息，幫助學校同學瞭解及接受病童，並鼓勵病童多與同儕或他人互動。
5. 介紹燒傷病童的支持團體，分享彼此經驗並調適受傷後的生活。

情境
模擬案例分析　CASE STUDY

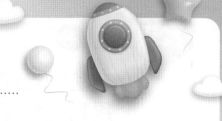

⭐ 基本資料

姓名：<u>王小光</u>　性別：<u>女</u>　年齡：<u>5 歲</u>　疾病診斷：<u>燒燙傷 (Burn)</u>

⭐ 病程簡介

　　王小光，白天由外婆照顧，下班及休假由父母照顧，健康狀況佳。11 月 5 日外婆於廚房準備午餐時，小光不慎打翻桌上的熱湯。外婆聽到哭聲發現小光燙傷並緊急送往醫院治療。急診室予以自來水沖洗左手約 15 分鐘，並以食鹽水沖洗前胸後剪破上衣。

　　醫師評估燒燙傷面積 (total body surface area, TBSA) 為 4%，燒燙傷範圍為左手和前胸，經皮膚清潔、上藥及包紮後出院。

⭐ 護理處置

健康問題：疼痛，與左手及軀幹燒傷傷口引起痛覺有關。

護理評估	護理目標	護理措施	護理評值
主觀資料 1. 洗傷口的時候，病童哭著向護理人員或家屬表示不要碰我，我不要洗傷口了 2. 病童痛得都不敢動、也不想說話 **客觀資料** 1. 病童洗傷口時大聲尖叫、哭泣 2. 換藥時眉頭深鎖、咬牙、緊閉等表情 3. 病童呼吸速率為 38 次／分 4. 病童疼痛指數約 8 分	病童能表達其疼痛的感覺，並主訴疼痛感覺減少至 5 分以下	1. 教導病童在治療或換藥感到疼痛時，能夠表達其疼痛感覺 2. 依醫囑給予止痛劑使用，評估病童的疼痛指數、疼痛性質、疼痛持續時間、疼痛範圍 3. 監測病童生命徵象，評估疼痛反應有無影響生理 4. 轉移病童注意力，如：看書、聽音樂、說故事、玩玩具和家人聊天 5. 接受病童的退化性行為 6. 以輕柔的動作執行換藥技術	1. 病童洗傷口時大聲哭鬧，生氣，尚無法表達其對疼痛之感覺 2. 疼痛程度下降約 4 分

非藥物治療於改善燒傷病童疼痛之實證應用

吳苡甄

臨床案例描述 (Clinical Scenario)

　　小涵，9歲，雙側大腿燒傷，為中度燒燙傷。每日醫師與護理師幫小涵進行傷口換藥時，小涵總是大哭、尖叫，不斷喊著：「好痛！我不要！」即使於換藥前已經施打止痛藥，小涵仍然感覺劇烈疼痛而抗拒換藥。媽媽表示小涵時常想到隔天仍需換藥就非常焦慮而睡不著覺，在換藥前也很害怕換藥過程的疼痛感。媽媽詢問護理師：「有沒有其他方法可以幫助小涵減輕換藥過程中的疼痛呢？」

臨床問題 (Question)

　　病童於燒傷後，為了防止傷口感染而需經常清洗、清創與換藥，然傷口護理與手術的過程被病童描述為痛苦的，尤其需要清創或是移除敷料時，所產生的劇烈疼痛是無法忽視且難以承受。當藥物治療無法緩解其疼痛時，病童感受沮喪、憤怒與無力感，並對於後續的傷口照護感到預期性焦慮(Egberts et al., 2020)。而非藥物治療具有協助緩解燒傷病童疼痛之潛力(Farzan et al., 2023)，本實證運用為探討非藥物治療對於改善燒傷病童疼痛，現有的最佳證據是什麼？

最佳臨床照護建議 (Best Practice Recommendations)

1. 可考慮採用非藥物介入措施，減緩燒傷病童傷口治療期間的焦慮與疼痛，介入措施應依據病童之偏好、表現與醫師之判斷進行選擇(Munn & Sivapuram, 2022)。(Grade B)
2. 傷口護理應包括精確且頻繁的疼痛與壓力評估(Munn & Sivapuram, 2022)。(Grade B)
3. 應要求醫護人員充分瞭解傷口癒合過程中，減輕疼痛、壓力與焦慮的方法，如分散注意力、放鬆與想像(Munn & Sivapuram, 2022)。(Grade B)

依照實證建議的護理措施 (Nursing Interventions)

　　於傷口照護之前與過程中監測與記錄病童的疼痛情形，並評估換藥的需求與頻率。照護過程中，以平靜的語言與病童進行互動，傾聽與鼓勵病童討論疼痛經驗，並教導因應策略。可透過虛擬實境遊戲、引導想像、卡通觀賞、放鬆、分散注意力、音樂療法、按摩療法、電子遊戲等作為非藥物介入措施，以緩解病童之疼痛。

相關文獻 (References)

Egberts, M. R., Geenen, R., de Jong, A. E., Hofland, H. W., & Van Loey, N. E. (2020). The aftermath of burn injury from the child's perspective: A qualitative study. *Journal of health psychology, 25*(13-14), 2464-2474.

Farzan, R., Parvizi, A., Haddadi, S., Tabarian, M. S., Jamshidbeigi, A., Samidoust, P., Vajargah, P. G., Mollaei, A., Takasi, P., Karkhah, S., Firooz, M., & Hosseini, S. J. (2023). Effects of non pharmacological interventions on pain intensity of children with burns: A systematic review and meta analysis. *International Wound Journal*, 1-16.

Munn, Z, & Sivapuram, M. Evidence Summary. Burns Pain and Distress (Pediatrics): Nonpharmacological Interventions. *The JBI EBP Database*. 2022; JBI- ES-3782-4.

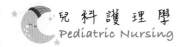

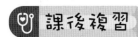 **課後複習** ▶ *EXERCISE*

解答
QR code
網址：ssur.cc/iwwStMh

一、選擇題

1. 依據美國燒傷協會有關兒童重度燒燙傷程度的分類，下列敘述何者正確？(A)二度燒燙傷占10~20%體表面積　(B)二度燒燙傷占<10%體表面積　(C)三度燒燙傷占2~10%體表面積(D)三度燒燙傷占>10%體表面積。

2. 有關燒傷病童休克期最初24小時的處置措施，下列敘述何者最適當？(A)優先選擇乳酸林格氏液(lactated Ringer solution)補充液體　(B)以皮下或肌肉注射給予止痛藥物，降低病童疼痛不適　(C)提供高蛋白、高熱量飲食，以補充熱量與蛋白質耗損　(D)照護重點是避免燒傷造成關節攣縮或變形後遺症。

3. 下列何者是造成兒童燒傷急救期(emergent period)休克的主要原因？(A)低血量性　(B)壓力性　(C)心因性　(D)敗血性。

4. 小莉，3歲，因被熱湯潑及，處於燒燙傷急救期(emergent period)，當小莉在低血量休克狀態下時，下列何者為最有效的止痛劑給予途徑？(A)鼻部吸入　(B)皮下注射　(C)肌肉注射(D)靜脈注射。

5. 吳小弟體重12公斤，被火灼傷而入急診，經評估為二度燒傷，燒傷體表面積為30%，依照帕克蘭公式(Parkland formula)，最先緊急靜脈輸注的溶液是下列何者？(A) 5%葡萄糖溶液(B)血漿　(C)乳酸林格氏溶液(lactated Ringer's solution)　(D)生理食鹽水。

6. 有關兒童燒傷復健期維持肢體功能措施之敘述，下列何者錯誤？(A)燒傷部位須採外展及抬高姿勢，以預防攣縮　(B)燒傷部位須做運動訓練，以增強肌力　(C)可利用夾板保護新植皮的部位　(D)除沐浴外，不可以脫掉彈性衣，以預防疤塊增生。

7. 陳小妹，1歲半，14公斤，從火場中被救出，全身30%的部分皮層燒傷，目前正滴注靜脈輸液，為評估輸液是否適當，陳小妹每小時的尿量應為多少mL較適宜？(A) 6 mL　(B) 14 mL(C) 30 mL　(D) 60 mL。

8. 小鳴，6個月大，腋下、鼠蹊、頸部長出膿疱後結痂脫屑，求醫確診為膿疱病，下列處置何者不適當？(A)因膿疱病具高度傳染力，避免清洗患部及引流膿疱　(B)依醫囑局部塗抹新黴素(neomycin)抗生素藥膏　(C)協助患嬰清潔及剪短指甲，以保護患處被抓破　(D)指導照顧者適當隔離、維持清潔，預防感染。

二、名詞解釋

1. 刮畫試驗(scratch test)

2. 接觸性皮膚炎(contact dermatitis)

3. 脂漏性皮膚炎(seborrheic dermatitis)

4. 膿疱病(impetigo)

5. 燒傷休克(burn shock)

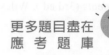

更多題目盡在
應考題庫

網址：ssur.cc/TWodr2d

參考文獻 REFERENCES

中華民國兒童燙傷基金會(2018)·認識燒燙傷。http://www.cbf.org.tw/ugC_Know01.asp

中華民國兒童燙傷基金會(2018)·燙傷現況即時統計。http://www.cbf.org.tw/ugC_Pro04.asp

王桂芸、馮容芬、丘周萍、李玉秀、李惠玲、周桂如…劉劍華等(2021)·新編內外科護理（六版）·永大。

李映琪、郭怡良(2016)·燒燙傷中心患者的早期物理治療·物理治療，41(4)，254 - 263。

林意晴（2015）·燒燙傷患者照護資訊。http://ir.lib.ncku.edu.tw/bitstream/987654321/160122/1/0010116002-000353.pdf

唐景俠、黃秀雲、吳孟凌、宋寧娟、盤松青、李德芬…藍淑菁等(2017)·急重症護理學·華杏。

張孟捷、余文瑞、何清幼、蔡依妙、柯漢蓁、李慕凡(2017)·脂漏性皮膚炎的臨床表現、診斷與治療·家庭醫學與基層醫療，32(5)，131 - 135。

張堯婷、葉明珍、張峰玉(2018)·一位學齡前期兒童燙傷之護理經驗·志為護理，17(1)，119-129。

陳月枝、黃靜微、林元淑、張綠怡、蔡綠蓉、林美華…魏琦芳等(2021)·實用兒科護理（九版）·華杏。

陳楚杰、楊佳昕、陳靖宜、柯明中、李怡真(2016)·台灣兒童燒燙傷的特性及趨勢·台灣衛誌，35(4)，418-429。

陳翠芳、林靜幸、周碧玲、藍菊梅、徐惠禎、陳瑞娥…王采芷等(2023)·身體檢查與評估指引（五版）·新文京。

黃芳亮、陳伯彥(2017)·兒童常見的皮膚疾病。https://www.vghtc.gov.tw/GipOpenWeb/wSite/ct?xItem=56200&ctNode=55431&mp=5901

蔣立琦、吳佩玲、蔡綠蓉、黃靜微、邱淑如、毛新春…吳美玲等(2022)·兒科護理學（六版）·永大。

謝玉琇(2016)·嚴重燒燙傷病人的營養照護·護理雜誌，63(1)，22-29。

羅高文(2023)·全方位護理應考 e 寶典—兒科護理學·新文京。

Borrows, E. & Randle, E. (2016). *NHS clinical guidelines: Burns management*. http://site.cats.nhs.uk/wp-content/uploads/2016/01/cats_burns_2015.pdf

Debra, S. (2017). *Impetigo 101: Symptoms, causes, and treatment*. https://www.healthline.com/health/impetigo

Hockenberry, M. J., Rodgers, C. C., & Wilson, D. (2022). *Wong's essentials of pediatric nursing* (11th ed.). Mosby.

Kyle, T., & Carman, S. (2020). *Essentials of pediatric nursing* (4th ed.). Lippincott Williams & Wilkins.

Marcdante, K., Kliegman, R. M., & Schuh, A. (2022). *Nelson Essentials of Pediatrics* (9th ed.). Elsevier.

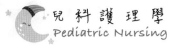

Pawlik, M. C., Kemp, A., Maguire, S., Nuttall, D., Feldman, K. W., & Lindberg, D. M. (2016). *Children with burns referred for child abuse evaluation: Burn characteristics and co-existent injuries*. https://www.ncbi.nlm.nih.gov/pubmed/27088728

Peate, I.& Evans, S. (2020). *Fundamentals of anatomy and physiology: For nursing and healthcare students* (3rd ed.). Wiley-Blackwell.

Sasseville, D. (2017). *Cradle cap and seborrheic dermatitis in infants*. https://www.uptodate.com/contents/cradle-cap-and-seborrheic-dermatitis-in-infants

Texas EMS Trauma & Acute Care Foundation (2016). *Burn clinical practice guideline*. http://tetaf.org/wp-content/uploads/2016/01/Burn-Practice-Guideline.pdf

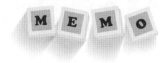

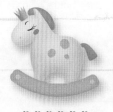

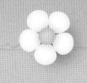

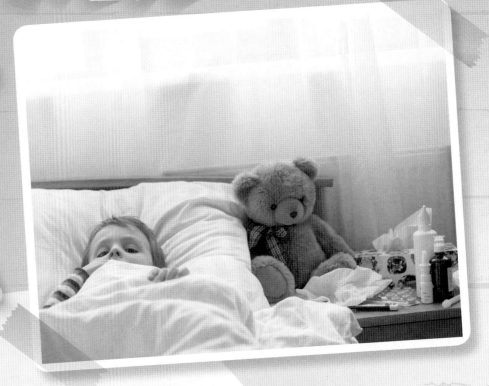

讀完本章後，您應能夠：

1. 瞭解常見兒童癌症之種類及特性。
2. 瞭解癌症兒童之檢查與治療。
3. 瞭解癌症兒童及其家庭對疾病的反應。
4. 瞭解癌症兒童及其家庭之護理原則。
5. 瞭解癌症兒童護理人員的角色與調適方式。

學習
目標

癌症兒童的護理

17 CHAPTER

陳金彌

本章大綱

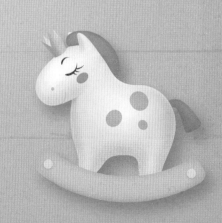

依據國民健康署癌症登記資料庫統計，台灣18歲以下兒童及少年（以下簡稱兒童）每年約有500名新發癌症個案，兒童癌症的標準化發生率比成人低，且兒童癌症5年存活率近8成，相較成人近6成的存活率高（衛生福利部，2021）。

　　癌症兒童及其家庭的健康需求不僅涵蓋積極治療期的身、心症狀，也包含完成治療後的社會生活適應問題，於是本章依據癌症兒童於各種疾病過程的需求，提供適切護理的原則。

　　此外，癌症兒童護理的重點必須同時考量兒童發展與疾病適應。不同年齡層的癌症兒童也跟同齡的兒童一樣需要完成不同發展階段的任務，例如：認知發展、語言發展、心理社會發展、性心理發展等；此外更要調整自己面對癌症造成的身體功能障礙或身體結構改變，因此完成發展任務與適應疾病的限制是癌症兒童面臨的兩大挑戰。

　　家中兒童被診斷為癌症後，全家即面臨與癌症長期抗戰的壓力，造成家庭成員角色功能改變，並降低家庭成員的生活品質，進而干擾家庭原有的發展任務，所以癌症兒童護理應「以家庭為中心」的模式為照護基礎，由醫療專業人員、家庭其他親戚與支持團體（如中華民國兒童癌症基金會）或學校提供直接的社會支持。在癌症兒童抗癌的征戰中，由上述的直接社會支持，三者相互協調溝通，共同營造優質的支持網絡幫助癌症兒童及其家庭；此外，廣大的社會大眾雖然沒有直接參與，但透過捐款、提供社會資源或營造友善的生活環境等方式，也間接協助癌症兒童的家庭獲得良好的社會適應。所以運用跨領域的合作機制，建立癌症兒童及其家庭所需的支持網絡（如圖17-1所示）是癌症兒童護理人員應盡的責任。

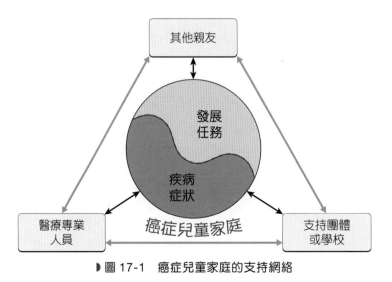

▶ 圖 17-1　癌症兒童家庭的支持網絡

17-1 兒童癌症概論

　　根據兒童癌症國際分類(International Classification of Childhood Cancer)，兒童癌症分為白血病、淋巴瘤、中樞神經腫瘤、神經母細胞瘤、視網膜瘤、腎腫瘤、肝腫瘤、骨腫瘤、軟組織肉瘤、生殖細胞瘤、惡性上皮細胞瘤等。2014年，美國兒童癌症發生率依序為急性淋巴性白血病、腦瘤及中樞神經系統腫瘤、神經母細胞瘤、非何杰金氏淋巴瘤、威廉氏腫瘤、急性骨髓性白血病(The American Childhood Cancer Organization, 2014)。台灣地區的腫瘤排名與美國大致雷同，但台灣發生肝腫瘤的比例較美國為高，可能與台灣有較多母親為B型肝炎帶原者而造成的垂直感染有關（中華民國兒童癌症基金會，2016）。

一、兒童癌症的生理特徵

　　兒童癌症發生的原因大多不明，少數與曝露於輻射或化學汙染物質有關，只有5%與遺傳基因有關，如：第一型神經纖維瘤為neurofibromin 1 (NF1)基因突變所引起(Abramowicz & Gos, 2014)。有些癌症發生於特定年齡，如：胚胎型腫瘤較常見於出生後2歲以內的兒童，包括神經母細胞瘤、威廉氏瘤、視網膜母細胞瘤、肝母細胞瘤、橫紋肌肉瘤等；急性淋巴性白血病發病高峰為1~4歲；腦瘤則好發10歲之前的兒童；而青少年常發生骨癌、生殖細胞瘤、骨肉瘤等(Marcdante et al., 2022)。

　　兒童癌症與成人癌症不同之處在於發生部位和預後，以發生部位而言，例如：兒童癌症約37%是急性淋巴性白血病與淋巴瘤，24%是中樞神經系統癌症，4%是胚胎瘤或肉瘤；反觀成人癌症則多為上皮性腫瘤，如：肺癌、結腸、乳腺和前列腺癌(National Cancer Institute, 2018)。與成人癌症相比，兒童癌症的病程進展隨年齡增加而迅速發展，兒童癌症好發兩個年齡層：5歲以下的兒童期以及青少年期。

二、兒童癌症警訊

　　兒童因受限於語言尚未發展成熟，可能無法具體描述其不適的部位或感受，因此父母、主要照顧者與醫護人員可經由表17-1所列的「兒童癌症警訊」，及早發現兒童的健康問題，並尋求小兒血液腫瘤科醫師的診治，才能提高治癒率。

▶ 表 17-1　兒童癌症警訊與評估結果

兒童癌症警訊	評估結果
不明原因之疼痛	如頭痛、肢體痛（尤其下肢）、胸痛、腹痛等
不明原因淋巴結腫大	超過2公分，觸摸固定不動，無壓痛
腫塊	身體或四肢有腫塊
不明原因持續發燒	超過1週不明原因發燒
生長發育改變	不明原因下，該生長的年齡卻停止長高或體重減輕、食慾不振

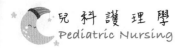

▶ 表 17-1　兒童癌症警訊與評估結果（續）

兒童癌症警訊	評估結果
貧血或**出血症狀**	若癌細胞侵犯造血系統，可能出現臉色蒼白、瘀青、紅色出血點或亦有黏膜出血症狀（如流鼻血、牙齦出血）
神經系統症狀	如頭痛、嘔吐、複視、肢體無力、運動不能協調、**步態不穩**等
神經母細胞瘤特徵	因常態發生在腹部，**有腹部腫大或腫脹情形**。若癌細胞轉移至眼窩時，能導致眼窩周圍瘀青（浣熊眼），若轉移至骨髓時，可能導致臉色蒼白
視網膜母細胞瘤症狀	若腫瘤已腫大，瞳孔會出現白色反光，且雙眼瞳孔反光不同

資料來源：中華民國兒童癌症基金會 (2016)．認識兒童癌症九大警徵。http://www.ccfroc.org.tw/content_sub_page.php?level1ID=6&level2ID=1

三、國內兒童癌症的緩和醫療照護發展

　　台灣於2000年施行安寧緩和醫療條例，並於2013年1月9日修訂通過之安寧緩和醫療條例第三條部分條文指出，安寧緩和醫療：指為減輕或免除末期病人之生理、心理及靈性痛苦，施予緩解性、支持性之醫療照護，以增進其生活品質；而末期病人指罹患嚴重傷病，經醫師診斷認為不可治癒，且有醫學上之證據，近期內病程進行至死亡已不可避免者（衛生福利部，2013）。因此癌症末期兒童適用安寧緩和醫療條例。

　　國內兒童安寧療護起源於2005年，由台北榮總成立兒童安寧照護小組，結合醫、護、社工與營養師，定期舉行個案討論會，藉由以社區為基礎的居家照護理念，在兒科相關病房內推展正確的兒童安寧療護觀念（沈，2006）。基於設置兒童安寧病房之成本考量，以及末期癌症兒童仍較熟悉兒癌醫護團隊的照護，因此目前多數醫療機構所提供之兒童安寧療護，仍以兒癌團隊與安寧團隊共同照護方式，提供末期癌症兒童及其家庭所需之照護。

17-2 兒童癌症常用的相關技術及治療

一、骨髓穿刺檢查

　　骨髓穿刺檢查的目的是瞭解癌症病童骨髓的造血功能及血球的細胞型態，以作為診斷與治療的參考。檢查前護理人員應協助醫師應向病童及家屬解釋檢查目的與過程，並協助其填妥同意書。

　　病童最常穿刺的部位是：**嬰幼兒大多抽取近側脛骨（可抽脛骨上1/3處）及後側腸骨嵴；較大兒童則採後側腸骨嵴及股骨部分**（圖10-2）。可協助其採俯臥或側臥姿勢，並於穿刺部位布置無菌區；病童若無法合作時則需採全身麻醉，於是需於檢查前8小時開始禁食，並建立靜脈輸液管路（陳，2011）。

在檢查過程中，應注意病童生命徵象的變化、利用遊戲與放鬆等技巧轉移病童對穿刺的恐懼，以防止病童因抗拒而汙染無菌區。檢查後應教導家屬以手掌加壓穿刺處15分鐘或躺向傷口側，直到沒有再滲血為止。

二、植入式人工血管注射座(Port-A)照護

對於長期需要接受化學治療的病童，會建議使用中心靜脈導管來取代病童的血管，以提供化療治療、抗生素、高營養靜脈輸液、輸血等治療，減少反覆打針及造成周邊靜脈的併發症。

選擇的靜脈導管包含植入式人工血管注射座(Port-A)、周邊置入中心靜脈導管(peripherally inserted central catheter, PICC)、希克曼導管(Hickman catheter)三種管路（表17-2），醫師會依病童的照顧能力、發生的合併症等考量來選擇適合的導管。以下主要介紹兒童癌症常見的植入式人工血管注射座(Port-A)及其照護。

▶ 表17-2　Port-A、PICC、Hickman catheter管路之比較

項目	植入式人工血管注射座 (Port-A)	周邊置入中心靜脈導管 (PICC)	希克曼導管 (Hickman)
適用對象	一般性皆適用，也適用療程較長的病童	**適用療程較短**（約半年）、可自我照顧的病童	適用造血幹細胞移植者
管路位置	體內	體外	體外
放置位置及方式	**由外科醫師於手術室完成。**經皮穿刺方式置入Port-A埋於皮下，常置於右鎖骨下胸腔壁，導管則經鎖骨下靜脈置入上腔靜脈和右心房的交接處	**可由醫師或特別訓練護理師於病房執行無菌技術將導管插入。**由上臂較大周邊血管進入至上腔靜脈，導管末端位於上腔靜脈或左心房交接處	由外科醫師於手術室完成。將導管的一端由頭靜脈經上腔靜脈置入右心房，另一端則由右鎖骨經皮下由皮膚出口（靠近乳頭與胸部中線之間）
併發症	高	低	高

植入式人工血管注射座（a portal and a catheter，簡稱Port-A）又稱為內植式輸液管，包含一個注射基座和一條導管，其目的是自上腔靜脈至右心房交接處建立管路（圖17-2）；Port-A植入術需於手術室進行，在全身麻醉的情況下將注射基座植入鎖骨下胸腔壁的皮下。

Port-A的基座可被重複扎針，以利靜脈給藥、腸道外營養、採取血液標本，此裝置可讓癌症病童在化學治療期間減少周邊靜脈注射，以降低疼痛與感染的機會。Port-A的照護重點主要有以下四項：

1. 美國疾病管制與預防中心(CDC)建議：醫護人員的教育與訓練以及照護前後的洗手是最重要的照護措施(CDC, 2017)。

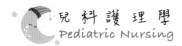

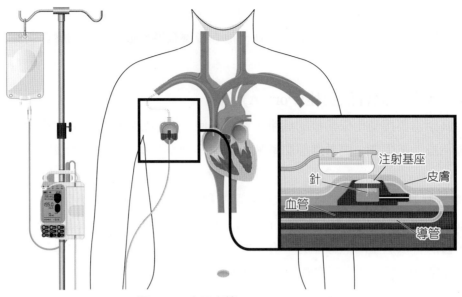

注射基座
針
皮膚
血管
導管

▶ 圖17-2　人工血管(Port-A catheter)

2. 依病童需要，每月**以含抗凝劑(Heparin)的注射用生理食鹽水灌注**，保持管路通暢。但由於Heparin成本較高，且可能使血小板低下的癌症病童增加出血的風險，因此學者們以系統性文獻回顧法，比較Heparin與生理食鹽水對於預防Port-A阻塞的成效，研究結果顯示：目前證據仍不足以證實生理食鹽水可取代Heparin成為灌注port-A的溶劑 (Bradford, Edwards, & Chan, 2016)，期待未來能累積更多實證的研究結果。

3. 以Port-A給藥前，應評估靜脈管路是否通暢（如：測試靜脈管路是否回血），並監測注射部位是否紅腫，且定期以無菌技術消毒注射部位，即使用酒精及優碘先在注射區由內而外環狀消毒重覆3次。若發現管路抽血不順暢，且經多次嘗試後已確定導管阻塞，**此時可嘗試以纖維蛋白溶解劑（如Urokinase）處理。**

4. Port-A未使用時，應避免植入處遭碰撞，除此之外，並不影響日常生活（中華民國兒童癌症基金會，2016；陳，2011）。

三、造血幹細胞移植(hematopoietic stem cell transplantation)

即將健康且具有造血能力之幹細胞，移植到骨髓不正常或功能已損害的病童，以取代其造血功能。造血幹細胞移植依幹細胞來源可分為以下三種。

1. 骨髓移植(bone-marrow transplantation, BMT)

此為癌症治療的方法之一，**即在骨髓移植前以高劑量化學藥物或放射線治療清除病童體內的癌細胞後，**再經由靜脈輸注異體或自體骨髓，使病童恢復造血功能(Hockenberry & Wilson, 2014)。**骨髓移植的最佳時機為化學治療第一次緩解後進行。**由於骨髓移植的病童可能需承受因免疫功能受抑制而發生感染的致命風險，於是病童父母往往陷入是否讓病童接受骨髓移植的決策掙扎。

依據骨髓來源，骨髓移植可分為異體或自體骨髓移植，異體骨髓移植又可分為親屬或非親屬類，不過不管骨髓是否來自親屬，**在移植前皆需進行人類白血球抗原(human leukocyte antigen, HLA)的配對**，以避免移植物對抗宿主疾病(graft-versus-host disease, GVHD)發生。而自體骨髓移植是取自病童自己無癌細胞侵犯的骨髓，因此只適用於罹患局部惡性腫瘤的病童，例如：神經母細胞瘤、何杰金氏淋巴瘤、非何杰金氏淋巴瘤、橫紋肌肉瘤、依汶肉瘤、威廉氏瘤等(Hockenberry & Wilson, 2014)。

2. 周邊血液幹細胞移植(peripheral blood stem cell transplantation)

此為自體移植的方法之一，病童接受白血球生成素(granulocyte colony-stimulating factor, G-CSF)後骨髓中的幹細胞被釋放於周邊血液，經過收集與處理後再輸入病童自己體內。此方法與骨髓移植比較之下，可使病童免除抽取骨髓的疼痛與感染風險(Hockenberry & Wilson, 2014)。

3. 臍帶血移植(umbilical cord blood transplantation)

臍帶血是自母體胎盤連結嬰兒臍帶部分的所有血液，其內含許多原始幹細胞，具有自行再生以及分化成特定細胞與組織之功能。與骨髓移值相較之下，臍帶血移植之優點為人類白血球抗原(HLA)的配對限制少、發生急性移植物對抗宿主疾病(GVHD)機率較低，但其造血功能的恢復速率較慢（中華民國兒童癌症基金會，2016）。

▶ 表17-3　常見移植方式比較表

	骨髓移植	周邊血液幹細胞	臍帶血移植
幹細胞來源	捐贈者的骨髓 （**最佳的骨髓提供者人選為同卵雙胞胎**）	自體或異體周邊血液	臍帶或胎盤
配對條件	HLA吻合度較嚴格要求	HLA吻合度較嚴格	HLA吻合度較不嚴格要求
優點	• 幹細胞數量充足 • 造血功能恢復的速率較快	• 幹細胞數量充足 • 造血功能恢復的速率較快	• GVHD的發生率與嚴重度低 • 減少感染機率
缺點	GVHD的發生率高	GVHD的發生率高	造血功能恢復的速率較慢

資料來源：中華民國兒童癌症基金會 (2016)．疾病照護 造血幹細胞移植。http://www.ccfroc.org.tw/content_sub.php?id=159&level1ID=12&level2ID=1&level3ID=1

四、外科手術

外科手術的治療目的大多是切片做病理診斷或是摘除腫瘤，不過，若以惡性腫瘤治療為例，無論手術切除腦瘤的程度為何，均需於手術後接受放射線治療及化學藥物治療，如此才有痊癒的可能。

手術前需協助病童接受各項血液與影像檢查，除了填妥同意書以及手術與檢查前的禁食、提供靜脈輸液等照護之外，護理人員應傾聽病童與家屬的不安、疑問並提供適齡、適性的護理指導及情緒支持，協助家屬參與病童的照護工作。

手術後護理重點為疼痛控制與預防感染，在疼痛控制方面，由於病童較難以言語表達疼痛感受，因此護理人員應以敏銳的觀察力以及適齡的疼痛評估量表（請參考第5章），並監測生命徵象以及病童精神活力的變化，定時提供止痛藥或以遊戲轉移病童對疼痛的注意力。此外，密切注意傷口感染的徵兆，例如發燒、傷口滲血、發紅或是否有不正常分泌物。

五、放射線治療

其目的可用以縮小局部之腫瘤或減輕症狀，將放射線直接照射到腫瘤所在的部位，或照射範為涵蓋腫瘤可能擴散的範圍。照射的方式是用小劑量的放射線，依醫囑每天照射一次，連續數週完成照射。年紀太小的孩童若接受放射線治療，比較容易對正常腦組織造成傷害，所以放射線治療較適用3歲以上的兒童(American Cancer Society, 2016)。

六、化學療法

此治療目的是使癌症得到緩解，治療期約2~3年，臨床上將治療分成數個階段，每一階段的藥物種類、劑量或使用時間，依其所選用的療程(protocol)而定；目前治療方法以「台灣兒童癌症研究群(Taiwan Pediatric Oncology Group, TPOG)」為治療指引。以下介紹白血病化學治療的期程內容。

1. 引導緩解期(remission induction)：通常確定診斷後便採取立即積極和密集的治療，引導骨髓恢復正常功能，通常在給藥後30天能達到緩解（指胚芽細胞＜5%，若再上週邊血液的各種血球數目和分類正常，即可稱為完全緩解）或將不成熟白血球消除。若周邊血液及骨髓內胚芽細胞(blast cells)未下降到正常值，則將給予更強的化學藥物。引導治療一般約4~5週，在此期許多藥物都會引起骨髓造血機能受抑制，因此病童極易受感染性及出血傾向，故需仔細的評估、預防感染及出血徵象，並衛教病童家人保護隔離的重要性。

2. 鞏固期(consolidation)：在誘導緩解期後，應再加強治療，以鞏固緩解狀態，一般約需2~3週。

3. 再次引導緩解期(reinduction)：再次給予類似引導緩解的藥物，以提高治療效果。

4. 中樞神經系統受侵犯的治療：一旦處於緩解狀態就可開始，通常會使用頭部放射線治療或**脊髓腔內(intrathecal, IT)注射化學藥物（注射部位為L_3~L_4）**，預防約80%由中樞神經系統復發而治療失敗。

5. 維持期(maintenance)：目的在使緩解期維持長久，避免再度復發。若復發，預後則會變得很差。

此外，惡性兒童腦瘤手術切除後的輔助治療，除放射線治療外，化學治療也不可或缺，其用藥治療程序依照不同類型的惡性腦瘤而有所差異。目前藥物治療使用的主要藥物：Bleomycin、Cisplatin、Vinblastin、VP-16，這些化學藥物引起的副作用有噁心、嘔

吐、食慾不振、禿髮、抑制骨髓功能、腎毒性，有可能影響聽力及肺功能。**當靜脈注射化學治療藥物外滲時，需馬上停止化療，回抽3~10 c.c.滲漏部位的藥物，以減少局部藥物的滯留，再依藥物特性用冷敷或熱敷15~20分鐘，或塗抹藥物，減少局部組織的損傷，並每日追蹤滲漏部位變化。**

一般的病童大多接受約6~10次的化學治療，每次約為期3~5天，包括完成例行的全血球計數檢查，及定期的脊髓液檢查、智力測驗、聽力檢查、荷爾蒙檢驗。每次化學治療間隔約1個月左右，所以整個化學治療過程大約6~10個月的時間，須來回奔波於醫院與家中。

▶ 表 17-4　兒童常用化學治療藥物

分類	藥物名稱及給藥途徑	主要作用	副作用	護理重點
抗代謝藥	Arabinoside Cytosine(Ara-C) 給藥途徑：IV/IM/IT	抑制胸腺嘧啶合成，阻斷 DNA 的合成	噁心、嘔吐；治療後 7~14 天**出現骨髓抑制、結膜炎**、黏膜潰瘍、肝毒性、**腎毒性及肺毒性**	1. 評估口腔、腸胃、肛門等黏膜部位之潰瘍程度 2. 監測肝功能檢驗值
	Mercaptopurine 6-MP，6-TG 給藥途徑：PO	為嘌呤類藥物，可阻止細胞核酸形成	噁心、嘔吐、骨髓抑制、腹瀉、口腔炎、黃疸	1. 停藥後腹痛可減除 2. 注意口腔護理 3. **Allopurinol 可保護腎臟**，會減輕其代謝及增加效果。**接受 Allopurinol 藥物治療期間，鼓勵攝取大量水分**
	Methotrexate (MTX) 給藥途徑：IV	**為葉酸拮抗劑**，干擾細胞 DNA 及 RNA 的合成	噁心、嘔吐、腹瀉、治療後 10 天出現骨髓抑制、對光敏感、肝功能異常、肝毒性、**神經毒性**	1. 需另給予葉酸，以降低因葉酸受抑制引起的毒性反應 2. 藥呈鮮黃色
抗腫瘤抗生素	Mitoxantrone 給藥途徑：IV	干擾 DNA 及 RNA 之合成	噁心、嘔吐、骨髓抑制、心臟毒性	有心臟毒性需密切監測心臟功能
	Doxorubicin (Adriamycin) 給藥途徑：IV	破壞 DNA 轉錄及抑制 DNA 與 RNA 的酵素	噁心、嘔吐、過敏、暫時性心電圖變化、心室心律不整、骨髓抑制	有心室心律不整需密切監測心臟功能
	Bleomycin 給藥途徑：IV	破壞 DNA 及抑制修復 DNA 的酵素	噁心、嘔吐、過敏反應（發燒、寒顫）低血壓、胃炎	第一次給藥需做皮膚試驗
植物鹼類	Etoposide、VP-16 給藥途徑：IV	使 DNA 受損，防止細胞進入有絲分裂期	噁心、嘔吐、治療後 7~14 天出現骨髓抑制、掉髮、低血壓、心跳減緩	需緩慢滴注以預防不適症狀
	Vincristine (Oncovin) 給藥途徑：IV	干擾細胞的有絲分裂期，以阻止細胞複製	頜骨痛、**周邊神經毒性**（**手腳麻刺**、蟻走感、鈍感）、**便秘**	1. 監測病童排便情形，並**鼓勵多喝水及多吃高纖維食物** 2. 預防滲漏出血管，以免造成注射部位周圍組織蜂窩組織炎

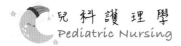

▶ 表 17-4　兒童常用化學治療藥物（續）

分類	藥物名稱及給藥途徑	主要作用	副作用	護理重點
酵素類	**L-Asparaginase** 給藥途徑：IM	干擾蛋白質合成及細胞代謝	過敏反應、出血性胰臟炎、凝血異常、高血糖	1. 第一次給藥前需做皮膚試驗 2. **會造成高血糖，需注意監測血糖變化** 3. 給藥前可先醫囑給予 EMALA 使用，減輕注射帶來的疼痛不適
荷爾蒙製劑	**Prednisolone** 給藥途徑：PO Hydrocortisone 給藥途徑：IT	干擾 RNA 及蛋白質的合成	**圓月臉**、水牛肩、腸胃刺激、骨質疏鬆、**鈉滯留、高血壓、高血糖**	1. 因會造成外觀的改變需向病童及家屬解釋可能的副作用 2. 少數男童出現陰囊水腫情況 3. 易傷胃，可建議醫師開胃藥服用 4. **會增加感染機會，需採保護性隔離**
烴基類	Ifosfamide 給藥途徑：IV	干擾 DNA 的合成及 RNA 之轉錄	掉髮、**因出血性膀胱炎而出現血尿**，治療後 10~14 天出現骨髓抑制、神經毒性（嗜睡、意識喪失、痙攣）	1. 預防出血性膀胱炎需給予解毒劑 Mesna 及補充大量水分 2. 骨髓抑制情形較 Cyclophosphamide 輕微
烴基類	Cyclophospha-Mide (Endoxan, Cytoxan) 給藥途徑：IV	干擾 DNA 的合成及 RNA 之轉錄	噁心、嘔吐、治療後 10~14 天出現骨髓抑制、口腔潰瘍、臉部灼熱感、出血性膀胱炎、肺纖維化、不孕	1. 給藥前需給予大量靜脈注射液體，**避免出血性膀胱炎發生** 2. 給藥前先給予止吐劑 3. 給藥期間避免食用葡萄柚、避免交互作用
其他類	Cisplatin 給藥途徑：IV	干擾 DNA 的複製與合成	嚴重的噁心、嘔吐，治療後 2~3 週出現骨髓抑制、聽神經毒性、電解質不平衡（如低血鎂、低血鈣、低血鉀、低血磷酸）、過敏反應、腎毒性	1. 給藥前後收 24 hrs Ccr. 測腎功能 2. 補充水分：給藥時定時監測尿比重及記錄輸出入量，以評估體內水分狀態 3. 給予 Mannitol：促進利尿 4. 注意低血鎂的程度與症狀 5. 定期安排聽力檢查

註：PO（口服）；IM（肌肉注射）；IV（靜脈注射）；IT（脊髓腔注射）。

資料來源：Hockenberry, M. J., Rodgers, C. C., & Wilson, D. (2022). *Wong's essentials of pediatric nursing* (11th ed.). Mosby.

17-3 兒童常見的癌症及護理

一、白血病(leukemia)

　　白血病又稱血癌或白血球過多症，在兒童癌症發生率中居於首位，根據兒童癌症基金會統計的結果，約占所有兒童癌症的34%（中華民國兒童癌症基金會，2017），主要是骨髓造血組織的惡性病變，骨髓中不成熟的白血球製造過多，而影響了其他的血球製造，使正常的紅血球、血小板、白血球的數量減少，而導致貧血、感染、出血、不明原因發燒、淋巴結腫大、骨頭疼痛、器官腫大等表徵。

(一) 臨床分類

　　白血病可概要區分為四類，包括急性淋巴性白血病(acute lymphoblastic leukemia, ALL)、急性骨髓性白血病(acute myeloid leukemia, AML)、慢性淋巴性白血病(chronic lymphoblastic leukemia, CLL)、慢性骨髓性白血病(chronic myeloid leukemia, CML)，其中急性白血病占95%以上，慢性淋巴性白血病於兒童較少見。

1. 急性淋巴性白血病(ALL)：急性淋巴性白血病是指血液中未成熟的淋巴球母細胞過多，**為兒童白血病最常見的一種，最常見於3~5歲兒童**，預後及存活率近60~70%。占急性白血病80%，與急性骨髓性白血病(AML)的比例約為3:1。

　　依免疫學標記所作的分類，又分為：(1)T淋巴球型；(2)B淋巴球型；(3)前B淋巴球型；(4)無特徵的細胞型(null cell)，其中以前B淋巴球型及無特徵的細胞型預後最佳。

2. 急性骨髓性白血病(AML)：約占兒童白血病之15%。

3. 慢性骨髓性白血病(CML)：約占兒童白血病之5%。可分為幼年型及成人型，成人型具有特殊的費城染色體(Philadelphia chromosome)，依其病程可分為慢性期、加速期、芽球期，在慢性期臨床症狀較輕可以藥物來治療，而控制症狀及併發症並延緩進入加速期及急性期則為治療的主要目標（陳、李、蔡，2011）。

(二) 臨床表徵

1. 初期症狀類似一般感冒所以容易被誤診，例如食慾減退、發燒、疲倦、關節疼痛。

2. 貧血：因血紅素降低導致容易疲倦、臉色蒼白。

3. 容易出血：因血小板製造減少而造成流鼻血、牙齦出血、皮膚出現出血點及瘀斑、關節血腫（特別是膝關節），嚴重時甚至發生顱內出血。

4. 不明原因發燒：由於癌細胞迅速生長誘發熱源，或破壞原有的抵抗力而造成感染所致。

5. 淋巴結腫大：淋巴結腫、硬且無壓痛感，發生於前、後頸部、腋窩或鼠蹊部。

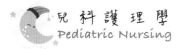
6. 食量未減,但體重異常減輕。

7. 骨頭疼痛:因骨髓膨脹或侵犯關節,骨膜受到拉伸而引起。常見於膝關節持續疼痛,與正常的生長痛不同。

8. 器官腫大:白血病細胞侵犯器官所致(如肝臟、脾臟、淋巴腺等)。

9. 急性淋巴性白血病較骨髓性白血病易發生腫瘤溶解症候群,因而導致新陳代謝危機。

10. 若出現頭痛、嘔吐、腦神經麻痺、肢體無力等症狀,**則表示可能出現癌細胞侵入中樞神經系統**。

➕ 護理小幫手

　　腫瘤溶解症候群(tumor lysis syndrome, TLS)是由於腫瘤細胞快速的被破壞,使原本細胞內各種離子、核酸、蛋白質和代謝物,突然大量且快速釋放到細胞外所導致的嚴重代謝性異常,例如高尿酸血症、高血鉀症、高磷酸血症、低血鈣症等,在某些情況下,TLS亦可能會引發急性腎衰竭甚至造成死亡。

(三) 診斷檢查

　　骨髓抹片檢查為白血病最重要的依據,其骨髓中會出現大量的胚細胞(blast cell)(**正常骨髓中只占5%以下**)。

(四) 醫療處置

　　包括支持療法、化學治療(由靜脈給予化學藥物外,**亦常接受經腰椎穿刺給藥**,化學治療的期程,如前「白血病化學治療的期程內容」所述)、骨髓移植。

　　急性淋巴性白血病的預後因子包括:發病時之年齡(10歲以前預後佳)、白血球數(<1萬個/mm^3,預後佳)、標記細胞型態(T淋巴球型預後則較差)、女病童比男病童預後佳、有無中樞神經侵犯(無中樞神經侵犯,預後佳),如初發病時白血球>10萬/mm^{3}則預後較差。

(五) 護理處置

➲ 健康問題(一):潛在危險性感染,與免疫功能受到抑制有關。

✦ 護理目標: 病童無感染的徵象發生。

✦ 護理措施

1. 每 4 小時測量生命徵象,教導居家時也應每天測量體溫之重要性。

2. 監測絕對嗜中性球數量 (ANC),以瞭解身體對細菌感染之控制力。ANC 正常值為 1,500~2,000/mm^3,ANC < 1,000/mm^3 則為嗜中性球減少症 (neutropenia),**當 ANC < 500/mm^3,注意預防感染,需採嚴格保護隔離**。

> 絕對嗜中性球數量 (absolutely neutrophil count, ANC)
> = 白血球數目 ×（多形核白血球＋帶狀白血球）%
> = WBC×(segment + band)%

3. 確實在接觸病童前後洗手，並衛教家屬正確執行。
4. 注意個人衛生：每天應沐浴、更衣，保持身體清潔、戴口罩。
5. 每天視診皮膚是否破損或紅腫，並檢查口腔是否有潰瘍及注意口腔保健，例如：(1) **使用軟毛牙刷**；(2) **以 Nystatin(Micostatin) 清潔口腔**，三餐飯後使用，**以預防口腔發生黴菌感染**；(3) 若血小板數量太低，則改用棉花棒清潔口腔。
6. 床單、枕套應時常更換，盡量不在室內放花草、食物或垃圾，保持空氣流通。
7. **食物應充分煮熟，忌生食**（包括鮮奶、養樂多、優酪乳等含生菌食品），避免吃不用剝皮的水果（如蓮霧、芭樂、草莓）。
8. 更換敷料、靜脈注射液管或執行任何侵入性治療，應嚴守無菌原則。
9. **化療期間不可施打活菌疫苗 (live virus vaccines)**（如日本腦炎疫苗、卡介苗等）或類毒素（如白喉疫苗、破傷風疫苗）；**化療前 2 週或化療期間注射的疫苗，需於化療停藥 3 個月後重新施打；病童手足可以按時施打各項疫苗等**。如在治療期間不慎接觸麻疹病童，應於 6 日內**注射 γ 球蛋白**，若不慎接觸水痘病童應立即注射水痘－帶狀疱疹免疫球蛋白。
10. 化學治療期間依醫囑給予口服 Bactrim (Baktar)（每週至少給 2~3 天），以預防感染卡氏肺囊蟲肺炎 **(Pneumocytis carinii pneumonia)**。
11. **依醫囑給予白血球生成素** (granulocyte colony stimulating factor, G-CSF)，**主要作用是促使幹細胞增生**；並衛教感到骨頭痠痛是藥物副作用，若無法忍受可告知，視情況給予 Scanol 等 NSAIDs 止痛藥減緩不適。
12. 化學治療期間，若絕對嗜中性球數量低於 1,000/mm³ 時（即為嗜中性球減少症），則避免到公共場所或人多的地方，限制有感冒症狀的家屬、朋友及醫護人員探視或照顧病童。

➲ 健康問題（二）：潛在危險性出血，與血小板減少有關。

✦ 護理目標：病童無出血的現象。

✦ 護理措施

1. 密切觀察病童身上是否出現瘀斑或出血點。
2. 需進行侵入性治療時（如靜脈注射），應選用較小針頭，且拔出時加壓穿刺部位至少 5~10 分鐘，並請病童抬高肢體以減少出血。
3. **當血小板低於 20,000/mm³ 時，亦有出血傾向**，應遵守以下原則：(1) 避免劇烈運動或躁動，以防顱內出血；(2) 避免穿過緊的衣物；(3) 使用軟毛牙刷；(4) 使用軟便劑；(5) 避免侵入性處置，如禁用肛門塞劑；(6) 檢測尿液、糞便之潛血反應；(7) 必要時，依醫囑輸注血小板。
4. 教導病童避免用力擤鼻或咳嗽，多喝水及攝取蔬果以防便秘，因用力解便容易造成肛門破皮。
5. 避免使用易導致出血的藥物，如 Aspirin、Indomethacin、Warfarin 等。
6. 化學治療後，因免疫不全，輸血需選擇減除白血球 (leukocyte-poor) 之血品，以減少輸血反應。

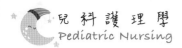
> **健康問題（三）：營養不均衡：少於身體需要，與噁心嘔吐、口腔疼痛有關。**

+ **護理目標：**維持病童理想體重。
+ **護理措施**
1. 當有噁心嘔吐或化學治療前，依醫囑給予預防性口服止吐劑，如 Dexamethasone。
2. 提供病童所喜愛的清流質飲食，**可採卡通樣式作為食物擺盤的依據**，以增加食慾。視需要，在進食前可依醫囑給予口腔止痛藥。
3. **採高熱量、高蛋白質食物，且少量多餐。**
4. **每天測量體重變化**，評估其和理想體重的差距，並注意是否有反應遲鈍、指甲變脆、毛髮及皮膚乾燥、無光澤等營養不良的症狀。
5. **鼓勵病童可共同選擇或準備餐點。**

> **健康問題（四）：身體心像紊亂，與掉髮有關。**

+ **護理目標：**病童能呈現正向的身體心像。
+ **護理措施**
1. 運用治療性遊戲或溝通技巧，鼓勵病童說出掉髮的感受。
2. 告知病童及家屬，掉髮是化學治療常見的副作用，停止治療後約 6 個月頭髮會漸漸長出，且再長出之頭髮顏色及質地會改變。
3. 可鼓勵病童自行選擇合宜的頭巾、帽子或頭髮，以降低掉髮對其身體心像的負面影響。
4. 建議使用溫和的洗髮精及寬齒梳子，避免不必要的吹、燙髮，以減少掉髮情形。
5. 鼓勵病童與有相類似經驗的病童互動、分享彼此的經驗。
6. 可鼓勵病童選擇自己喜歡的假髮樣式。

> **健康問題（五）：潛在危險性皮膚完整性受損，與化學治療造成口腔或肛門黏膜破損有關。**

+ **護理目標：**維持病童的黏膜完整。
+ **護理措施**
1. 每日評估口腔及肛門是否有潰瘍、紅腫、破損，可以幼兒流口水的量評估口腔潰瘍程度。
2. 若口腔潰瘍則勿量口溫。
3. 使用軟毛牙刷清潔口腔，勿使用含酒精成分之漱口水。
4. 提供溫和無刺激飲食，避免給予堅硬、粗糙或含辛辣的食物。
5. 每四小時及餐後清潔口腔。
6. 口腔潰瘍處可於用餐前塗抹局部麻醉劑，以減輕疼痛。
7. 若肛門發紅，勿量肛溫或進行灌腸、肛門塞劑，也避免使用肛門塞劑，並教導排便後以溫水清潔。
8. 評估病童排便型態，**鼓勵攝取纖維質高的食物**，視需要可建議醫師使用軟便劑，避免硬質糞便引發肛門黏膜破損。

二、腦瘤(brain tumor)

　　兒童腦瘤是指孩童期（18歲以下）任何時間顱內組織所發生的腫瘤，多屬原發性瘤，由其他組織癌細胞轉移至腦的轉移性瘤較少，因局部的腦組織細胞不正常增生而形成的腫塊，占據腦部空間或侵犯正常腦組織造成神經功能病變。兒童腦瘤的發生率約為十萬分之二，占兒童癌症的第二位，每年新發病病童約有120~140位，通常好發於5~10歲的兒童，男、女的比例約為1:1（中華民國兒童癌症基金會，2016）。

(一) 臨床分類

兒童腦瘤可依發生部位分類，在所有兒童腦瘤中，**約60％生長於天幕下**(infratentorial) **即後顱窩處**（圖17-3）；然而在台灣地區，約58.3%的兒童腦瘤位於天幕上(supratentorium) (Hockenberry & Wilson, 2014)。

兒童腦瘤可依病理組織分類，又可依腦瘤細胞分化特性概分為良性瘤及惡性瘤（表17-5），良性腦瘤生長速度相較於惡性腦瘤較慢，而惡性兒童腦瘤即為癌症。惡性腦瘤若能夠手術完全切除，則預後較好，但是若無法完全切除，發生復發的機會相當高，因此需要後續的放射線治療與化學治療輔助之。

▶ 表17-5　良性與惡性腦瘤比較

良性腦瘤	惡性腦瘤
生長慢	生長快
分化程度好	分化程度差
症狀表現緩慢	症狀表現急速且明顯
維持局部，很少擴散	可能蔓延至其他組織、脊髓，甚或顱外其他組織器官
多數能完全切除且復發率低	難以完全切除，**復發率高**

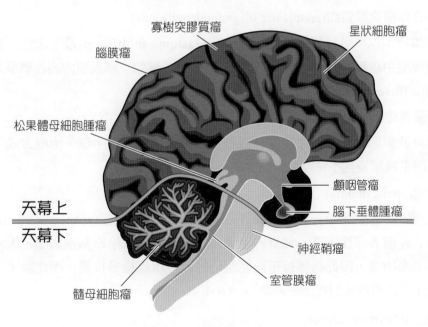

▶ 圖17-3　兒童腦瘤的病灶位置

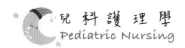
依據世界衛生組織的腦瘤分類系統(WHO classification for brain tumors)，兒童腦瘤可分類以下幾種：

• **膠質瘤(glioma)**

　　膠質瘤是最常見的原發性腦瘤，約占兒童腦瘤的50%，源自於膠細胞（腦組織中的支持性組織）的中樞神經腫瘤，均屬膠質瘤。

1. 星狀細胞瘤(astrocytoma)

　　星狀細胞瘤是最常見的兒童腦瘤，可發生於大腦半球、腦室、腦幹、小腦及視神經。WHO依據惡性程度將其分為以下四個等級，前兩級較為良性或惡性程度較低，大多手術切除即可控制病情，但後兩級的惡性程度較高，需於手術後再輔以放射線治療與化學治療(Louis et al., 2016)。

    (1) 第一級：以毛狀星狀細胞瘤(pilocytic astrocytoma)最為常見。

    (2) 第二級：屬於擴散型星狀細胞瘤(diffuse astrocytoma)，相較於第一級的星狀細胞瘤，此腫瘤與正常腦組織之間較無明顯界限，寡樹突膠質瘤(oligodendrogliomas)屬於此類。

    (3) 第三級：以分化不良的星狀細胞瘤(anaplastic astrocytoma)最為常見，也包括分化不良寡樹突膠質瘤(anaplastic oligodendrogliomas)

    (4) 第四級：以多形性膠質母細胞瘤(glioblastoma multiform)最為惡性。此外也包括瀰漫型中線膠質瘤(diffuse midline glioma)，例如：瀰漫型內因性橋腦神經膠細胞瘤(diffuse intrinsic pontine glioma, DIPG)。

2. 寡樹突膠質瘤(oligodendroglioma)

　　源自於製造保護神經之鞘膜的細胞，主要生長於大腦半球，治療方式主要採手術切除，因生長緩慢且不會擴散至周圍腦組織，故預後佳。

3. 室管膜瘤(ependymoma)

　　此瘤分為室管膜瘤(ependymoma)及分化不良性室管膜瘤(anaplastic ependymoma)兩種，後者較前者惡性度高。兒童的室管膜瘤最常發生於第四腦室底部，因靠近橋腦及延髓等生命中樞，因此很難以手術完全切除度，所以極易復發，因此除了手術外，需要加上化學治療或放射線治療輔助(Louis et al., 2016)。

• **胚胎性瘤(embryonal tumor)**

　　髓母細胞瘤(medulloblastoma)在胚胎性瘤中最常見，因好發於小腦而易造成腦脊髓液的循環障礙，而出現腦內壓增高的症狀，此類惡性腫瘤都需要手術切除，後續則須追加化學治療和放射線治療。最重要的是，此腫瘤極易隨著腦脊髓液而轉移到脊髓（此現象稱為spinal seeding）。

此外，室管膜母細胞瘤(ependymoblastoma)、松果體母細胞腫瘤(pinealblastoma)、原始性神經外胚層腫瘤(primitive neuroectodermal tumor, PNET)、非典型性畸胎樣橫紋肌肉瘤(atypical rhabdoid/ terotoid tumor, AT/RT)的發生率遠低於髓母細胞瘤，但預後皆較差。

- 生殖細胞瘤(germ cell tumor, GCT)

此瘤發生於男童與女童的比例約為3.8:1，主要發生部位為蝶鞍、松果體或基底核。此瘤包括三種主要類型：胚芽瘤(germinoma)、畸胎瘤(teratoma)、卵黃囊瘤(yolk sac tumor)；此外，混合型生殖細胞瘤(mixed GCTs)是指腫瘤同時具有上述三種組織，而胚芽瘤是所有生殖細胞中最常見的種類。

因生殖細胞含有大量的原始睪丸或卵巢組織，會分泌甲型胎兒蛋白(α-fetoprotein)與乙型人類絨毛膜性腺激素(β-hCG)，因此罹患生殖細胞腫瘤者，其血液中的α-fetoprotein與β-hCG值可能會升高。

生殖細胞瘤因生長部位較深部，外科手術不易摘除，因此主要治療方式是放射線治療及化學治療。

- 顱咽管瘤(craniopharyngioma)

此腫瘤為良性瘤，常發生於蝶鞍上方靠近腦下垂體，臨床主要以腦壓升高和雙顳側視野缺損或視神經功能損傷為主，也常出現身材矮小及內分泌功能異常。治療偏向於手術切除，若能完全切除則復發機率低，如果不能完全切除或是有持續的增大，則需輔以放射線治療或伽馬刀治療。

- 神經節膠質細胞瘤(ganglioglioma)

此瘤可分為良性與分化不良神經節膠質細胞瘤(anaplastic anglioglioma)、胚胎發育異常神經外皮細胞瘤(dysembryoplastic neuroepithelial tumor, DNT)。臨床症狀多以癲癇表現，治療方式以手術為主。

- 其他腦瘤

1. 腦膜瘤(meningioma)：源自腦膜，多屬良性少數為惡性。
2. 神經鞘瘤(schwannoma)：多生長於聽神經及脊髓神經的背根，屬於良性腫瘤。
3. 腦下垂體腫瘤(pituitary adenoma)：易有內分泌的症狀，或因壓迫視神經而有視力障礙，屬良性腫瘤。
4. 脈絡叢腫瘤(choroids plexus tumor)：多發生於側腦室，影響腦脊髓液循環而引發水腦，此瘤分為良性及惡性兩種，都需手術切除，惡性者需輔以化學治療。

(二) 臨床表徵

兒童腦瘤的臨床症狀主要分為兩種：其一是顱內壓升高的徵象與症狀；其二是局部神經徵象，以下分別介紹此兩種臨床症狀。

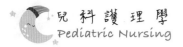

- **顱內壓增高**

　　顱內壓增高(IICP)一般表徵為**頭痛（清晨頭痛是最早期的症狀）、噁心、噴射狀嘔吐、複視**(diplopia)、視乳突水腫(papilloedema)，嬰兒期病童的前囟門膨出、頭圍增加，壓迫到生命中樞時會造成瞳孔放大、昏迷、去大腦僵直、心跳速率過慢、血壓升高、呼吸不規則，甚至呼吸停止等危險症狀（詳細內容請參考第13章）。

- **局部神經徵象**

　　指腦瘤壓迫或破壞到局部腦組織或顱神經所造成的臨床症狀。長在不同部位的腦瘤各有其獨特的局部神經徵象，以下舉例說明。

1. 位於大腦半球的額葉、顳葉、頂葉、枕葉所引發的症狀：請參考表17-6。

▶ 表17-6　臨床表徵依據腦瘤所在位置而異

腦瘤位置	臨床表徵
前額葉、顳葉	人格、情緒、集中力改變
左額葉、顳葉交界	語言障礙
顳葉	聽力、記憶力衰退
後額葉、頂葉	肢體乏力或感覺失常
枕葉	視力的改變
額葉、顳葉、頂葉	痙攣

2. 位於蝶鞍、視神經徑路及下視丘區域所引發的症狀：視力衰退、視野缺陷、內分泌障礙（如：性早熟）等。

3. 位於基底核區域所引發的症狀：半側肢體癱瘓、感覺異常、語言障礙等。

4. 位於松果體區域所引發的症狀：眼球無法上舉、兩眼無法聚合、眼球震顫(nystagmus)等。

5. 位於小腦所引發的症狀：包括肢體或軀幹運動不協調、眼球震顫、深肌反射差、辨距不良等。

6. 位於腦幹所引發的症狀：兩側肢體無力、顱神經功能缺陷、步態不穩(gait disturbance)等。

(三) 診斷檢查

1. 放射線檢查：如頭顱的X-ray照射、電腦斷層掃描(CT)等，以評估腫瘤生長的部位、大小及侵犯的位置。

2. 腦波圖(EEG)：評估腦部的電氣活動，尤其是有關大腦半球的活動，發生抽搐的病童通常會作此檢查。

3. 神經理學檢查：如記憶力、思考能力、視覺、聽力、平衡感及肌肉張力等。

4. 核磁共振顯影(MRI)：診斷腦及脊椎的腫瘤位置、大小、形狀，是神經外科醫師於手術前後重要的診斷檢查。

5. 腰椎穿刺(lumbar puncture)：部分小腦腫瘤易延伸至脊髓，所以利用腰椎穿刺評估脊髓液內是否有腫瘤細胞。

6. 組織切片：確立腦瘤病理診斷的方法，有助於醫師決定採取何種治療計畫。

(四) 醫療處置

目前惡性兒童腦瘤的治療分為開顱手術切除、放射線治療及化學治療三部分。一般良性兒童腦瘤，如以手術完全切除便可望痊癒，毋需放射線治療及化學治療。

兒童腦瘤的治療計畫需要考慮腦瘤的病理診斷、腦瘤的位置與病童年齡，例如：有些腦幹腫瘤無法以開顱手術摘除，只能接受放射線治療或化學治療。此外，3歲以下的腦瘤病童只能仰賴化學治療不適宜接受放射線治療，因放射線可能影響病童腦部正常組織（如：寡樹突膠質細胞(ogliodendrocyte)）及神經功能。

(五) 護理處置

有關化學治療與放射線治療期間的健康問題之護理，例如：感染、掉髮、噁心嘔吐、黏膜破損等，請參閱前述之「白血病」病童的護理處置，以下介紹腦瘤兒童特有的健康問題。

➲ 健康問題（一）：急性疼痛，與腫瘤、頭部手術有關。

✦ 護理目標：病童疼痛程度減至能忍受的範圍。

✦ 護理措施

1. 與病童溝通，持續性的評估疼痛特徵與變化（如：發生疼痛與持續時間、性質、發生疼痛的部位等）並且記錄。

2. 監測非語言的疼痛表徵，如皺眉、躁動、不安等。

3. **監測並記錄病童的生命徵象與意識型態，注意有無顱內壓上升的症狀。可教導如抬高床頭**，並避免閉氣用力（即伐氏動作，Valsalva maneuver），如：**避免用力解便及咳嗽等**，以免顱內壓上升。

4. 鼓勵病童說出疼痛、不適的感覺，關心其情緒，**提供安靜光線柔和的環境、減少聲光刺激**，並協助採取舒適臥位。

5. 針對輕度到中度疼痛的病童，可在護理人員協助指導下，運用放鬆技巧、冥想、催眠音樂輔助及生物回饋等，來改善病童的疼痛及焦慮程度（台灣護理學會，2010）。

6. 依醫囑使用降低腦壓的藥物，如：**Mannitol，其作用機轉為在腎臟被快速排出並攜帶大量水分及鈉離子。效用短，使用時一定要緩慢滴注。**

7. 手術後依醫囑予病童鴉片類 (Opioids) 的止痛劑，如：Morphine，並監測其副作用。Opioids 是治療手術後疼痛的主要藥物，特別是對於大範圍手術造成的中度至重度的手術後疼痛。

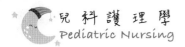

➲ 健康問題（二）：潛在危險性損傷，與肢體偏癱有關。

✦ **護理目標：** 病童關節無攣縮及褥瘡發生。

✦ **護理措施**

1. 針對半側偏癱、肌肉無力之病童，至少每兩小時翻身一次，協助其翻身可使血循順暢避免褥瘡發生。
2. 使病童睡臥於支持性佳的床墊，利用枕頭、圓枕、板夾等物品，維持關節正確位置、預防關節攣縮。
3. 每日以遊戲方式鼓勵病童做被動或主動的全關節運動。
4. 鼓勵並教導家屬參與病童的運動計畫。
5. 協助並鼓勵病童執行日常活動，如：下床活動、吃飯、洗澡等。

➲ 健康問題（三）：體液容積缺失，與尿崩症有關。

✦ **護理目標：** 維持病童體液電解質平衡。

✦ **護理措施**

1. 每日監測並記錄輸出、入量及體重。
2. 依醫囑服用抗利尿藥物（通常為 Minirin）。
3. 記錄尿量、尿色（清澈淡黃為正常）、尿比重。
4. 觀察脫水症狀，以防低血鈉造成意識狀態改變。
5. 嘔吐、腹瀉、發燒時因體內呈現壓力狀態，應立即就醫調整藥物劑量。
6. 攜帶識別小卡片（註明姓名、疾病診斷、就診醫院與主治醫師），以備急救用。
7. 旅遊、上學記得帶開水與考量如廁的方便性。

➲ 健康問題（四）：身體心像紊亂，與掉髮有關。

✦ **護理目標：** 病童能呈現正向的身體心像。

✦ **護理措施**

1. 運用遊戲方式或病童能理解的語句，解釋手術剃髮的目的。
2. 告知病童及家屬，治療後頭髮仍會漸漸長出。
3. 可鼓勵病童自行選擇合宜的頭巾、帽子或頭髮，以降低掉髮對其身體心像的負面影響。
4. 鼓勵病童與有相類似經驗的病童互動、分享彼此的經驗。

➲ 健康問題（五）：家庭因應失能，與對腦瘤知識不足、照顧技巧知識缺乏、缺乏足夠的支持系統有關。

✦ **護理目標：** 增加主要照顧者疾病知識與照護技能，並能運用外來資源以維護家庭的支持功能。

✦ **護理措施**

1. **評估病童及主要照顧者對腦瘤的治療、預後及潛在的副作用的瞭解程度**，並適時教導其對疾病及治療的認知。
2. 接受放射線治療可能會出現發展遲緩、學習障礙等情形，**需教導主要照顧者評估病童在生長發展技能上的情形**。
3. **教導病童和主要照顧者如何辨別病童腦壓上升、感染及神經狀態改變的徵象。**
4. 鼓勵病童和父母參加相關支持團體，促進彼此的心情交流，降低對疾病莫名的緊張和焦慮。

三、神經母細胞瘤(neuroblastoma)

神經母細胞瘤源自於神經嵴細胞,是最常見的兒童顱外惡性腫瘤,好發於男童,**嬰兒期是罹病高峰期**,其發生率為每1,000個活產嬰中就可能有7個罹患神經母細胞瘤。由於此腫瘤源起於胚胎時期的神經脊細胞(neural crest cells),因此由神經嵴細胞分化而成的**腎上腺髓質**與後腹膜的**交感神經鏈都是此腫瘤好發之處**,也容易經由淋巴散布到骨盆腔、胸腔、頭頸部。由於侵犯力強,**發現晚,一般預後差**。

(一) 臨床分期

根據國際神經母細胞瘤分期系統(International Neuroblastoma Staging System, INSS)(American Cancer Society, 2018),神經母細胞瘤分期請參考表17-7。

▶ 表17-7　神經母細胞瘤之分期

分期	特徵
第1期	腫瘤侷限病灶處,可完全切除
第2A期	腫瘤病灶處,無法完全切除,沒有淋巴結轉移,在顯微鏡下未受侵犯
第2B期	腫瘤病灶處,無法完全切除,但未跨過身體中線,同側的淋巴結在顯微鏡下受侵犯,但異側的淋巴結未受侵犯
第3期	腫瘤已跨過身體中線,無法完全切除,兩側局部淋巴結可能已受侵犯
第4期	任何原發性腫瘤轉移到遠端淋巴結、骨髓、骨頭或其他器官
第4S期	處於第1期與第2A、2B期的1歲以下嬰兒,雖已發生轉移,但轉移部位局限於肝臟、皮膚及骨髓

(二) 臨床表徵

臨床症狀視腫瘤部位及鄰近器官、血管及神經被侵犯的情形而定;**大部分源自於腹部**(占65%),而其中32%由腎上腺引起,其他常見部位尚有胸腔、骨盆及頸部。由於多數的腫瘤源於腹部,故可見腹痛、腹脹、噁心、嘔吐、便祕之症狀;若壓迫到腎臟,則有高血壓、水腎、頻尿的問題;若腫瘤壓迫到脊椎或脊椎旁的神經,則會有下肢活動變差、肌肉無力、腸道或膀胱功能異常。

腫瘤一旦轉移到骨髓,**臨床症狀有貧血**、血小板減少、經常感染的情形;若腫瘤轉移至皮膚,可見似藍莓鬆餅(blueberry muffin)狀之皮膚病變,通常發生在嬰兒;擴散性肝轉移或肋膜積水,會產生呼吸窘迫,通常發生在嬰兒第4S期。若腫瘤轉移至眼睛,則會有眼瞼下垂、眼窩周圍出現瘀斑,稱為浣熊眼(racoon eyes)等現象出現。

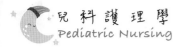

(三) 診斷檢查

1. 檢測尿液：尿中兒茶酚胺(catecholamine)是腎上腺素分解後的產物，神經母細胞瘤病童尿中可以發現大量的兒茶酚胺，收集24小時尿液檢測香草扁桃酸(vanillylmandelic acid, VMA)，可發現大於上限三倍以上。

2. 血液檢查：如神經元特異性烯醇酶(neuron specific enolase, NSE)、抗神經母細胞瘤細胞的表面抗原(gangliosides, GD2)、嗜鉻蛋白A(chromogranin A)，可作為輔助診斷及追蹤疾病病程。

3. 腹部超音波、腎臟攝影、靜脈腎盂攝影。

4. 核醫骨骼掃瞄(99mTc-diphosphonate)或含I131的放射性同位素碘製劑(meta-iodobenzyl-guanidine, MIBG)掃瞄、正子造影(PET)：主要確認是否有骨骼轉移及追蹤治療成效。

5. 病理切片：開刀取出一小塊腫瘤以確認病理組織。

6. X光檢查：包括全身骨頭及胸部，確認是否轉移。

7. 電腦斷層掃描或磁振造影：最常用來評估頭部、胸部、腹部、骨盆腔等處之腫瘤，腫瘤處經常可見鈣化情形，磁振造影則特別是用於脊椎及脊椎旁之腫瘤探測為優。

8. 骨髓檢查：確認是否侵犯到骨髓。

(四) 醫療處置

　　目前根據病理組織判別腫瘤細胞的形態，再依據臨床分期、年齡等因素分成低危險群(low-risk)、中度危險群(intermediate-risk)、高危險群(high-risk)，來提供所需的治療，包括手術切除、化學治療、放射線治療、自體骨髓移植等，常用的化學藥物包括Cisplatin、VP-16、Carboplatin、Endoxan、Doxorubicin、Epirubicin、Oncovin、Adriamycin等。局部放射線治療則可使腫瘤縮小或減輕腫瘤造成的壓痛、腫脹與不適。

1. 低、中度危險群的治療：手術切除腫瘤是低、中度危險群的首選治療，不過若腫瘤無法切除乾淨，則需再加上化學治療或局部放射線治療，並定期追蹤腫瘤大小的變化。

2. 高危險群的治療：此群病童的復發機率很大，可用高劑量化學治療將腫瘤減至最小並降低轉移速度，再併用自體造血幹細胞移植，清除腫瘤細胞，再以13-順式維甲酸(13-cis retinoid acid, 13-cis-RA)促進癌細胞分化或凋亡。

　　於第4S期的病童有較佳的預後，可使用低劑量化學治療或放射線治療，以減少轉移所引發的合併症。

(五) 護理處置

　　有關化學治療期間的健康問題之護理，例如：感染、掉髮、噁心嘔吐、黏膜破損等，請參閱前述之「白血病」病童的護理處置，以下介紹神經母細胞瘤病童特有的健康問題。

> ⊃ **健康問題：**急性疼痛，與侵入性治療有關。

> ✦ **護理目標：**病童疼痛程度減至能忍受的範圍。

> ✦ **護理措施**

> 1. 給予治療前給予解釋治療過程，以減輕其焦慮和害怕。

> 2. 評估疼痛徵象：如心跳加快、血壓上升、不安、哭泣，以下介紹 PQRST 評估方法：
>   - P：provocation（激發因子），何種情況下發生，使症狀改善或惡化的因素。
>   - Q：quality（性質），請病童描述疼痛感覺像什麼？例如：針刺感或鈍痛感？
>   - R：region（部位／範圍），疼痛位置？發生於一處或多處？輻射痛的部位為何？
>   - S：severity（嚴重度），可以1至10分等級或臉譜量表測得。
>   - T：timing（疼痛時間），何時開始？持續時間？何時消失？

> 3. 促進舒適，避免突然移動個案，維持身體姿勢於最舒適的狀態，可以枕頭支撐。

> 4. 依醫囑給予局部麻醉以減輕疼痛。

> 5. 使用疼痛控制法，如分散注意力、鬆弛技巧、用冷與用熱等，以減輕不適。

四、威廉氏腫瘤(Wilms' tumor)

威廉氏腫瘤位居兒童常見之惡性腫瘤的第四位，**是起源於腎臟的快速成長的惡性腫瘤，其腫瘤堅實平滑，且不會隨呼吸而移動，主要發生於單側；為兒童（1~5歲）時期最常見之惡性腎臟腫瘤，又以3歲為高峰期。**有15~18%有肺轉移，另外也可能轉移到肝臟、骨頭及腦部；約有7%的機率發生雙側腫瘤。

(一) 臨床分期

威廉氏腫瘤有兩種分期系統，分別為NWTAG (the National Wilms' Tumor Study Group)，以及SIOP (International Society of Pediatric Oncology)，前者是依據腫瘤的影像或診斷後手術切除的可能性而分期；後者是依據化療後之手術結果分期，其兩者共分五期，其分期方式請參考表17-8。

▶ 表17-8　威廉氏腫瘤之分期

分期	特徵
第一期	腫瘤侷限於腎臟內，**可由手術完全切除**
第二期	**腫瘤已侵犯到腎臟周圍的組織及結構，但是手術仍可完全切除**
第三期	腫瘤侵犯到腎臟外的組織、鄰近的淋巴結、腹膜，且病灶仍侷限於腹部，**但手術無法完全切除**
第四期	出現淋巴轉移的現象，或腫瘤轉移到遠處的器官，例如：肺臟、肝臟、腦部、骨頭等
第五期	確立診斷時腫瘤已出現於兩側腎臟

(二) 臨床表徵

1. 父母首先發現的是無痛的腹部腫塊或腹脹。

2. **肺臟是主要轉移處，需注意肺臟方面的症狀。**

3. 疼痛、血尿、發燒、高血壓，約有25%的小孩會發生。

4. 腹部靜脈凸出、下肢水腫，及血栓症狀產生。

5. 少數病童合併先天發展異常：隱睪症、尿道下裂、馬蹄型腎臟、腎臟發育不全、無虹彩症、肌肉骨骼的不正常。

(三) 診斷檢查

1. 腎臟、輸尿管、膀胱攝影檢查(KUB)：顯示腎臟位置、大小，及是否有結石或畸型？

2. 腹部超音波：這是初步的檢查，可檢測出源自腎臟腫瘤；檢查前病童需要禁食。

3. 電腦斷層掃瞄及核磁共振造影：可進一步評估腫瘤的位置，包括是否侵犯淋巴結，及較小的損傷，或評估轉移情形，如：肝臟、胸部及腦部的轉移。

4. 靜脈腎盂攝影(IVP)：檢查腎實質、膀胱、輸尿管之形狀、外觀及排泄功能，並觀察有無因腫瘤造成阻塞或移位。檢查前病童需要靜脈注射、禁食並服用輕瀉劑；檢查完後要讓病童多喝水以利顯影劑排出。

(四) 醫療處置

　　威廉氏腫瘤的治療方式是手術加上化學治療，放射線治療則是根據腫瘤病理切片再結果決定是否需要。

1. 第一期或第二期：以全腎臟切除手術將腎臟和附近的組織及一些淋巴結切除。並採樣可疑的淋巴組織，之後必須做化學治療。

2. 第三期：做全腎臟切除手術時，腫瘤組織無法完全切除，需配合放射線治療或化學藥物的治療。

3. 第四期：如果腫瘤細胞已擴散出去或手術不能完全切除，像是腫瘤包住大血管，則考慮先化學治療讓腫瘤縮小之後再手術切除。此外，需配合放射線治療。

4. 第五期：腫瘤生長在兩側時，則可能先將最嚴重的腎臟做全腎切除，但必須先確認能切除乾淨並且另一顆腎臟的功能健全。大多數病人在先做幾次化療後，技術上才可能將嚴重的部位做全腎切除；而另一顆腎臟的病灶則視病情，執行腫瘤切除或部分腎臟切除。**需另外配合化學治療及放射線治療。**

(五) 護理處置

　　有關化學治療期間的健康問題之護理，例如：感染、掉髮、噁心嘔吐、黏膜破損等，請參閱前述之「白血病」病童的護理處置，以下介紹威廉氏腫瘤病童特有的健康問題。

⊃ **健康問題（一）：知識缺失，與手術過程中之照顧知識缺乏有關。**

✦ **護理目標：** 病童及家屬能瞭解有關手術之相關資訊與術後照顧知識。

✦ **護理措施**

1. 手術前護理

   (1) 用適合病童年齡的治療性遊戲，讓病童瞭解手術前之各項檢查、手術的部位、傷口的大小。

   (2) 運用傾聽及正向的態度，鼓勵家屬表達對手術的疑問或感受。

   (3) 利用適合病童發展年齡的治療性遊戲，鼓勵病童表達其害怕。

   (4) 安排醫療團隊與家屬溝通，解釋手術過程及提供回應其疑問。

   (5) **手術前應盡量避免觸診病童腹部**，若破裂，腫瘤將藉血行散布至鄰近器官。

   (6) **注意病童的腎功能及血壓值的變化**，並實施保護隔離、預防感染。

2. 手術後護理

   (1) 向病童介紹手術後會用到的設備，並說明會監測如生命徵象、腎功能、輸出入量與體重的變化。

   (2) 提醒家屬避免揉壓病童腹部。

   (3) 可向病童說明術後傷口會疼痛，會適時提供止痛劑與非藥物性的護理措施來緩解疼痛。

   (4) 教導病童翻身、咳嗽、深呼吸及下床走動。

⊃ **健康問題（二）：皮膚完整性受損，與放射線治療造成的皮膚損害有關。**

✦ **護理目標：** 維持病童皮膚完整。

✦ **護理措施**

1. 放射線治療部位若有劃線記號，則避免用肥皂清洗。

2. 避免日曬，必要時應戴遮陽帽、穿著長袖衣、長褲。

3. 治療部位嚴禁塗抹不明的乳液。

4. 穿著柔軟寬鬆的衣物，避免磨擦該處皮膚。

五、淋巴瘤(lymphoma)

淋巴瘤的發生人數位居兒童癌症的第三位，在台灣約占兒童癌症的9.3%（中華民國兒童癌症基金會，2017）；在美國則占兒童癌症的9%，且14歲以下的發生率約為百萬分之16.5% (National Cancer Institute, 2018)。其特徵是正常淋巴結被不成熟或不正常的淋巴球取代，病灶部位包括頭頸部、腋下、胸部縱隔腔或腹部主動脈雙側、腹股溝淋巴結。

(一) 臨床分類

主要可分為兩種，何杰金氏淋巴瘤(Hodgkin's lymphoma)以及非何杰金氏淋巴瘤(non-Hodgkin's lymphoma)，兒童發生非何杰金氏淋巴瘤的比例，約為何杰金氏淋巴瘤的3倍 (National Cancer Institute, 2018)。

• **何杰金氏淋巴瘤**

此瘤少見於兒童期，主要發生於15~35歲以及50歲以上之男性居多，此病預後甚佳。

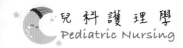
- **非何杰金氏淋巴瘤**

　　大多數非何杰金氏淋巴瘤為原發疾病(de novo disease)，少數的發生原因與免疫不全症及EB病毒(Epstein-Barr virus)感染有關(Esau, 2017)。非何杰金氏淋巴瘤依組織型態主要可分為以下三大類：

1. 淋巴芽細胞型淋巴瘤(lymphoblastic lymphoma)

　　此型淋巴瘤常發生於兒童及青少年期，約占兒童非何杰金氏淋巴瘤的20~30%，80%病因為T cell。多數腫瘤出現在橫膈膜以上部位（如胸腔），而少見於腹部（中華民國兒童癌症基金會，2016）。

2. Burkitt's淋巴瘤/ Burkitt's -like 淋巴瘤

　　Burkitt's淋巴瘤約占兒童非何杰金氏淋巴瘤的30~40%。病童的臨床症狀與腫瘤位置息息相關，若發生在腹部，則伴有腹脹及胃腸症狀，也可能出現在鼻咽部、或上下顎骨，常轉移至骨髓或中樞神經系統（中華民國兒童癌症基金會，2016）。

3. 大細胞型淋巴瘤(large cell lymphoma)

　　大細胞型淋巴瘤主要分瀰漫性B細胞淋巴瘤(diffuse large B-cell lymphoma)及分化不良型淋巴瘤(anaplastic large cell lymphoma)，症狀決定於腫瘤發生位置，也可能發生於淋巴結及淋巴結外。

(二) 臨床表徵

　　早期的淋巴瘤常是沒有症狀或症狀輕微的，而不易察覺及診斷，症狀因病灶部位而有不同，常見的症狀包括：

1. 頸部、腋窩或是腹股溝的淋巴結腫大。
2. 不明原因的發燒、夜間盜汗。
3. 腹脹、便血、嘔吐、腹痛等。
4. 持續疲勞、無力。
5. 不明原因的體重下降。
6. 咳嗽、呼吸急促。
7. 嚴重皮膚搔癢出現紅色斑點。
8. 若轉移至骨髓或中樞神經，則會出現貧血、發燒、瘀斑、骨痛、頭痛、嘔吐或神經症狀等。

(三) 診斷檢查

1. 腹部超音波：可偵測腹腔內有無腫瘤。
2. 電腦斷層檢查：初步評估腫瘤位置與大小。
3. 磁振造影：評估腫瘤組織的位置與界線。

4. 骨髓穿刺及切片檢查：瞭解骨髓是否受侵犯。

5. 脊髓液檢查：確認中樞神經系統是否受侵犯。

6. 血液檢查：確認全血球數量、電解質是否異常。

(四) 醫療處置

• 何杰金氏淋巴瘤

　　化學治療是兒童期何杰金氏淋巴瘤主要的治療方法，約需二至八次的療程。目前化學治療常以Adriamycin、Epirubicin、Bleomycin、Vinblastine及Dacarbazine等藥物組合使用，每個療程約歷時4週。如果化學治療後仍殘餘腫瘤，則再予以局部放射線治療，一般而言，兒童期的何杰金氏淋巴瘤較非何杰金氏淋巴瘤的預後佳。

• 非何杰金氏淋巴瘤

1. 化學治療

　　全身系統性化療以及脊髓腔內(intrathecal, IT)化療，是非何杰金氏淋巴瘤病童的主要治療方式，依腫瘤的病理診斷及影響預後的因素而有不同化學治療的療程，早期診斷即給予化學治療則可增加存活率。淋巴芽細胞型淋巴瘤的治療需持續2~3年，其治療計畫如同白血病療程。

　　若癌細胞可能或已延伸至中樞神經系統，則會在維持期於脊髓腔內(IT)用藥。因為多數化療藥物無法有效通過血腦屏障(blood brain barrier, B.B.B.)，故要將Ara-C、Hydrocortisone和MTX三種藥物注入脊髓腔，使抗癌藥物循著脊髓液循環，以預防或治療中樞神經系統之癌細胞(Marcdante et. al., 2022)。

2. 放射線治療

　　當腫瘤侵犯中樞神經系統時，則需做腦部放射線治療。此外對於化學治療反應不佳或復發者，可用放射線治療縮小局部腫瘤或減輕臨床症狀，但這些病童的預後情形通常並不佳。

(五) 護理處置

　　有關化學治療期間的健康問題之護理，例如：掉髮、噁心嘔吐、黏膜破損等，請參閱前述之「白血病」病童的護理處置，以下介紹淋巴瘤兒童的健康問題特有的護理處置。

⊃ 健康問題：潛在危險性感染，與免疫功能受到抑制有關。

✦ 護理目標：病童無感染的徵象發生。

✦ 護理措施
1. 每4小時測量生命徵象，教導家屬居家時也應每天測量體溫之重要性。
2. 以遊戲治療（如玩軍隊打仗遊戲）使病童認識身體血球及細菌感染之認識，並瞭解採嚴格保護隔離的原因。
3. 確實在接觸病童前後洗手，並衛教家屬正確執行及帶病童一起執行。

4. 注意個人衛生：每天應沐浴、更衣，保持身體清潔。

5. 每天視診皮膚是否破損或紅腫，並檢查口腔是否有潰瘍及注意口腔保健。

6. 床單、枕套應時常更換，盡量不在室內放花、食物或垃圾，保持空氣流通。

7. 食物應充分煮熟，忌生食（包括養樂多、優酪乳等生菌食品），避免食用不需剝皮的水果（如蓮霧、芭樂、草莓、櫻桃）。

8. 骨髓功能受抑制時，禁止接種活菌疫苗。

9. 戴口罩，避免出入公共場所，以防被感染。

六、骨腫瘤(bone tumor)

此為源自骨骼系統之惡性腫瘤，青春期為發病的高峰期，平均發病年齡約為16歲，在青春期所患的腫瘤中，僅次於白血病及淋巴瘤，居於第三位。男女比例約為1:1（中華民國兒童癌症基金會，2017）。而惡性骨肉瘤是最常見的原發性骨癌，其除了侵犯病灶附近的組織及器官，更常轉移至肺臟或病灶遠處的器官。

(一) 臨床分類

• 惡性骨肉瘤(osteosarcoma)

兒童骨癌約有半數是惡性骨肉瘤，**好發於10歲以後的青少年**。根據中華民國兒童癌症基金會的統計，惡性骨肉瘤的發生率約占兒童癌症之3.4%（中華民國兒童癌症基金會，2017）。

雖然惡性骨肉瘤會出現在任何骨骼的部位，但**最常見於長骨部位，如股骨遠心端、脛骨近心端**，大約有50%的機率發生於膝蓋處。約15~20%的病童於診斷時就發現有遠處轉移，而80%惡性骨肉瘤病童接受外科手術切除後，很容易發生轉移至肺部。

• 依汶氏肉瘤(Ewing's sarcoma)

依汶氏肉瘤是極惡性骨癌，不易被早期診斷，當出現症狀時常已轉移至肺、骨骼、骨髓等部位。根據中華民國兒童癌症基金會的統計，依汶氏肉瘤的發生率在兒童癌症中約占0.7%，男女比例約2:1（中華民國兒童癌症基金會，2016）。和惡性骨肉瘤不同，依汶氏肉瘤較常侵犯股骨遠心端或骨幹中段，此外，四肢、骨盆、肩胛骨、肋骨、顱骨亦常見。

(二) 臨床表徵

骨癌的臨床症狀一般約出現3~4個月，也可能超過半年以上，常見症狀如下所述：

1. 局部持續性疼痛：病灶處的疼痛是最常出現的症狀，尤其常於夜間有疼痛加劇情形，此疼痛不會因充分休息而緩解。骨癌引起的疼痛易被誤認為扭傷或成長痛，常造成治療時機的延誤，臨床上若症狀持續較久，需仔細評估。

2. 局部出現腫塊：由於腫瘤生長快速，故於病灶處會出現腫塊，壓迫局部皮膚使皮下血管擴張、腫脹，甚至造成潰瘍或出血。

3. 發生病理性骨折：病理性骨折是指病童因運動或日常活動時，在輕微受力時便導致骨折，經檢查後才發現得了骨癌，此病因是為癌細胞嚴重破壞骨骼所致。

4. 運動功能障礙：病童因疼痛腫脹壓迫肌肉及神經系統而有跛行，甚至無法行走。

5. 其他症狀：如體重減輕、食慾差、輕度發燒或腰背痠痛等。

(三) 診斷檢查

1. 血液檢查：包括全血球數量、腫瘤標記等。

2. 骨頭核醫檢查：確認骨癌部位以及有無全身骨骼轉移。

3. 電腦斷層掃描：確認腫瘤位置與範圍，另外可加做胸腔斷層掃描，評估是否有肺部轉移。

4. 磁振造影：確認腫瘤與肌肉、骨骼的相關位置。

5. 組織切片：確定腫瘤病理診斷以決定治療計畫。

(四) 醫療處置

1. 惡性骨肉瘤的治療方式大概可分成二種：

   (1) 腫瘤根除型的外科切除術加上密集的化學治療

      依據腫瘤發生的部位，開刀截肢的範圍，包括切除至腫瘤邊緣近側之上至少7.5公分（3吋），或者是受侵犯骨骼近側關節的上方，以免癌細胞已侵犯鄰近組織而復發。**截肢術後立即以彈性繃帶固定殘肢，可預防攣縮**，方便日後裝置義肢。**約6週便可裝置永久性義肢。**

      化學治療也扮演相當重要的治療角色，例如使用高劑量Methotrexate (MTX)、Epirubicin、Cisplatin、Ifosfamide、VP-16等藥物，可能合併在手術前、後進行。

   (2) 化學治療

      手術常是過去必要的治療方式，但隨著化學治療及放射線治療的進步，手術不再扮演最重要的角色，而化學治療一直是適用於各種族群的處置方法，給藥可能需持續1~2年，視疾病不同分期而定(Hockenberry, Rodgers, & Wilson, 2022)。

2. 依汶氏肉瘤對放射線治療相當敏感，且有些罹患部位（如骨盆腔）不易手術，所以目前的治療方式是使用放射線治療，密集照射受侵犯的部位，同時再加上化學治療，常使用的藥物有Vincristine、Actinomycin-D、Cyclophosphamide (Endoxan)及Adriamycin（這四種藥物常稱為VACA）。但有些病童則仍需視病情配合手術治療才能達到更好的治療效果。治療期間及治療後，需定期接受完整的病情追蹤。

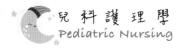

(五) 護理處置

有關化學治療期間的健康問題之護理,例如:感染、掉髮、噁心嘔吐、黏膜破損等,請參閱前述之「白血病」病童的護理處置,以下介紹骨肉瘤病童特有的健康問題。

> ⊃ 健康問題(一):急性疼痛,與截肢後引起傷口疼痛及幻肢痛有關。

✦ **護理目標:**病童主訴疼痛情形減輕。

✦ **護理措施**

1. 疼痛時,鼓勵病童深呼吸,再緩慢由嘴吐氣。
2. 以水袋支托截肢傷口,維持抬高姿勢,減輕傷口水腫引起的疼痛感。
3. 教導可輕拍或按摩傷口上方四周疼痛處,轉移疼痛感。
4. **當幻肢痛 (phantom pain) 時,視需要使用藥物及神經阻斷法**阻斷神經傳導,讓疼痛感無法傳入大腦**改善疼痛**,或可予放鬆肌肉如熱敷或按摩殘肢;或一些物理治療如電療超音波、低週波以減輕疼痛。
5. 指導使用減輕疼痛方法,如看電視、聽故事或請家屬聊病童有興趣的話題,以轉移注意力。
6. 換藥前半小時依醫囑給予止痛劑,給予止痛劑後 30 分鐘監測疼痛指數及疼痛性質。

> ⊃ 健康問題(二):組織完整性受損,與手術後截肢傷口有關。

✦ **護理目標:**避免傷口感染產生。

✦ **護理措施**

1. 手術後每班監測截肢傷口變化,**觀察是否有出血、滲液或發炎**。可利用換藥時評估傷口大小、分泌物量、性質、顏色、周圍皮膚紅腫情形,並加以記錄。
2. 依醫囑每日換藥,前後需確實洗手,當覆蓋截肢傷口之紗布吸附分泌物達 1/2 範圍,立即協助更換乾淨紗布。
3. 平躺時,協助病童截肢傷口騰空,預防傷口受壓。
4. 指導飲食中增加維生素 C 和蛋白質,以促進傷口癒合。

> ⊃ 健康問題(三):身體心像紊亂,與截肢造成身體外觀改變有關。

✦ **護理目標:協助病童面對截肢後,身體心像不完整的威脅,並重組其身體心像。**

✦ **護理措施**

1. 當病童表示已截去的肢體仍有疼痛感時,出現幻肢痛現象,告知其為正常現象,可輕拍患肢,面對截肢的現實,減輕幻肢感覺。
2. 對於年齡較小之病童,護理人員可以利用角色扮演、畫圖,以回答病童的問題,協助解決他們的困難。
3. 鼓勵兒童穿著能掩飾義肢的衣服,如寬鬆長褲等,增加自我肯定。
4. 鼓勵表達感受,傾聽病童及家人的想法。

七、橫紋肌肉瘤(rhabdomyosarcoma)

此瘤是兒童最常發生的惡性軟組織瘤,約占兒童癌症的4~5%病童發病年齡小於10歲,此瘤較常發生於男童(中華民國兒童癌症基金會,2016)。

(一) 臨床分期

分類系統包括以下兩類：TNM (Tumor Node Metastases)及美國橫紋肌肉瘤研究協作組 (Intergroup Rhabdomyosarcoma Study Group, IRSG)，皆用以決定治療策略及評估存活率（表17-9）。

▶ 表17-9　橫紋肌肉瘤之分期與分類

TNM治療前疾病分期					
分期	侵犯位置	腫瘤浸潤	腫瘤大小	淋巴結	遠處轉移
第一期	侵犯眼球、頭、頸、生殖泌尿系統	T_1或T_2	≦5或>5	$N_0/N_1/N_X$	M_0
第二期	侵犯膀胱、前列腺、肢體、腦膜、其他（軀幹、腹腔）	T_1或T_2	≦5	N_0/N_X	M_0
第三期	侵犯膀胱、前列腺、肢體、腦膜、其他（軀幹、腹腔）	T_1或T_2	≦5或>5	$N_1N_0/N_1/N_X$	M_0
第四期	侵犯全部	T_1或T_2	≦5或>5	N_0/N_1	M_1
IRSG手術後分組分類：依疾病的擴散情形及手術的結果來分類					
分組	臨床特徵				
I	腫瘤局部化，能完全切除，以顯微鏡可見未受侵犯				
II	肉眼所見腫瘤完全切除，腫瘤已有局部浸潤或區域淋巴結轉移				
	IIa顯微鏡下可見受侵犯，區域淋巴結無轉移				
	IIb顯微鏡下可見未受侵犯，但區域淋巴結有轉移				
	IIc顯微鏡下可見受侵犯，區域淋巴結有轉移				
III	不完全切除或切片，並有肉眼可見的殘留				
IV	有遠端擴散的症狀				

註：　1. T_1腫瘤侷限於原發器官或侷限於表淺組織；T_2腫瘤侵犯超出原器官之界限或侵犯更深層組織。
　　　2. N（淋巴結）腫瘤細胞有無侵犯局部之淋巴結（N_0無，N_1有，N_X未知）；M（轉移）有無遠端轉移（M_0無，M_1有）。

(二) 臨床表徵

此瘤的症狀為出現無痛且生長快速的局部腫塊，依腫瘤發生的部位而呈現不同的症狀，以下舉例說明，例如：

1. 位於鼻、咽喉：可能因腫瘤腫脹壓迫鼻腔造成呼吸困難、流鼻血，甚至引發或吞嚥困難。

2. 位於眼睛周圍：可能發生眼球膨出、眼皮下垂或視力減退、複視。

3. 位於膀胱：可能發生血尿或排尿不順暢、阻塞。

4. 位於腹部：可能出現腹脹、排便困難或腸阻塞。

5. 位於顏面：可能有臉部脹痛、顏面神經麻痺。

6. 位於軀幹及四肢：可能被誤認為是碰撞引發之血腫；然而血腫消失後若腫塊的大小未改變，則可能為腫瘤的病灶區。

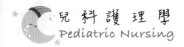

(三) 醫療處置

目前台灣地區罹患惡性橫紋肌肉瘤之兒童，經過治療後的平均五年存活率可達70%以上，而治療效果也與病灶部位有關，病灶為頭頸部（含眼部）、生殖系統者之預後較病灶為下顎、軀幹、四肢及膀胱與前列腺者為佳。

1. 橫紋肌肉瘤初期可由手術完全切除者（如表淺、小於5公分），可以只接受化學治療而不需施以局部放射線治療。

2. 若無法以手術完全切除且深部組織已被侵犯者，可經由病理切片手術(biopsy)後，先接受3~4次前導化療，使腫瘤縮小至可達外科手術切除之標準。

3. 若初步無法以手術完全切除者，可先施以局部放射線治療縮小腫瘤，再進行手術切除剩餘腫瘤。手術後大多數的橫紋肌肉瘤病童必須再接受化學治療，因為化學治療能控制多數腫瘤。

(四) 護理處置

有關化學治療期間的健康問題之護理，例如：感染、掉髮、噁心嘔吐、黏膜破損等，請參閱前述之「白血病」病童的護理處置。

八、視網膜母細胞瘤(retinoblastoma)

此為原發性眼內惡性腫瘤，其屬於胚胎時期病變之一，但大部分不易在出生時被發現，多數病童約於3~4歲才確立診斷。視網膜母細胞瘤的發生率約為1/20,000，無種族、地域及性別的差異，根據中華民國兒童癌症基金會(2016)的統計，其發生率在兒童癌症中約占2.6%，其中20~30%為雙側性。

(一) 臨床分級

視網膜母細胞瘤國際分級(International Intraocular Retinoblastoma Classification, IIRC)，依據腫瘤大小與擴散情形分成五級，第A級屬於低危險群，依此類推，第E級則屬於高危險群，分別列於表17-10(American Cancer Society, 2015)。

▶ 表17-10　視網膜母細胞瘤之分級

分級	特徵
第 A 級	腫瘤直徑小於 3 mm，但不影響視力
第 B 級	些微視力受損，或腫瘤直徑大於 3 mm，仍侷限在視網膜
第 C 級	腫瘤已局部擴散到玻璃體，開始侵犯附近的組織
第 D 級	在玻璃體內瀰漫性擴散
第 E 級	無限制的破壞組織，有轉移的危險，已經是屬於末期階段

(二) 臨床表徵

1. 白眼反射：是最常見的症狀，通常是第一個被家長發現到的表徵，瞳孔區呈現白色反光，稱為白反射，亦稱為貓眼反射，是較後期的症狀。

2. 斜視：是第二常見的症狀。因腫瘤位於黃斑部，導致中央視力障礙，造成眼睛有漂移情形。

3. 眼球發炎、紅腫，常合併青光眼：因腫瘤壓迫導致眼壓升高。

4. 視力喪失：末期因腫瘤已覆蓋整個黃斑，或穿破視網膜而致。

(三) 診斷檢查

1. 完整的病史：特別是眼球的變化。任何家族史都需特別的注意。

2. 身體檢查與評估：包括視力、眼球運動、斜眼、及白眼反射。

3. 眼底檢查(fundoscopic examination)：可在麻醉下執行，讓瞳孔擴大，以清楚看到整個眼底。

4. 螢光血管造影(fluorescein angiography)：在麻醉下執行，用來正確的找出腫瘤的血流供應。

5. 眼窩電腦斷層掃描：偵測腫瘤遠端漫延程度位置，及確定鈣化情形。

6. 磁振造影：當腫瘤已侵犯到視神經、腦部、蜘蛛膜下腔及軟組織時，此是最有用的診斷方法。

　　一般而言，眼底鏡檢、放射學及超音波檢查即可診斷出來，如果對於更遠處的轉移可能需要做骨髓穿刺（如：侵犯脈絡膜），或腰椎穿刺（如：侵犯腦脊髓液）。

(四) 醫療處置

1. 外科手術

　　眼球摘除術(enucleation)適用於病變已侵犯到視神經、脈絡膜、眼窩、前庭，及視力無法恢復時。眼球摘除後，眼眶周圍組織會萎縮，需把握時機裝義眼，以免無法再置入義眼。

2. 放射線治療

　　(1) 體外放射線治療(external beam radiation therapy, ERBT)：視網膜母細胞瘤是對放射線很敏感的腫瘤，故效果好，但因副作用大，目前多在對化療失敗時才使用，劑量為40~45葛雷(Gy)，照射在視網膜表面。它的缺點包括臉部發育不全、白內障、視網膜病變，以及在放射線治療範圍增加次發性腫瘤的風險性。

　　(2) 斑塊近距離放射線治療(plaque brachytherapy)：以外科手術將含放射線的物質植入鞏膜上，約2~4天再以手術移除，劑量約為30~45葛雷(Gy)，此法較不會影響到

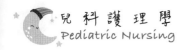

健康組織。這種治療方式使用於腫瘤位置遠離黃斑及視神經，通常亦是在其他治療無效時才使用。

3. 化學治療

在早期使用化療的目的是為了縮減腫瘤大小，但若使用於第四、第五期以及復發之病童時，則是在預防轉移性的疾病發生。化學治療可以減少體外放射線治療(external beam)的劑量，因此降低了因放射線引起的相關惡性腫瘤及臉部變形。

4. 焦點治療(focal therapy)

治療的目的是為了要保存有用的視力及去除腫瘤，而治療的方法則視診斷時腫瘤的分期而定，可以單獨使用或合併化學治療。

(1) 雷射凝療法(laser photocoagulation)：以雷射光束凝結供應腫瘤之血流。

(2) 冷凍治療(cryotherapy)：將腫瘤冷凍成微晶(microcrystal)，來破壞腫瘤的微循環，阻斷其血流供應。

(3) 熱療(thermotherapy)：使用微波或紅外線傳熱到腫瘤，破壞其細胞結構。

(五) 護理處置

有關化學治療期間的健康問題之護理，例如：感染、掉髮、噁心嘔吐、黏膜破損等，請參閱前述之「白血病」病童的護理處置。以下介紹術後配戴義眼的護理措施：

1. 鼓勵病童或父母說出病童配戴義眼的感受。

2. 每日睡前需將義眼摘下並浸泡冷開水，不可使用酒精等藥性溶液浸泡。

3. 依醫囑按時使用眼部藥膏，以防感染。

4. 觀察眼部周圍是否有發炎症狀，如：不正常分泌物、紅、腫、熱、痛等。

5. 因病童臉部與眼窩骨骼持續發育中，因此每半年需更換義眼的大小。

6. 協助病童適應配戴義眼的生活，並維護健側眼睛的視力健康。

7. 定期返院監測視網膜母細胞瘤復發與否。

17-4 癌症兒童及其家屬的照護問題及護理

癌症的衝擊是全家人必須共同面對的壓力，因此隨著癌症兒童的發展年齡、疾病過程，癌症兒童及其家庭對疾病有不同的反應。本節介紹自診斷初期至癌症末期之癌症兒童健康問題以及其家屬的照護需求（表17-11），表17-12摘要列出癌症兒童及其家庭的護理原則。

一、診斷初期

在診斷初期，癌症造成病童不同程度的身體功能改變，由於頻繁地接受侵入性治療而引發內心的焦慮與不確定感。從父母焦急的眼神與自覺功能改變，病童漸漸覺得自己和以前不一樣，懷疑自己為何要受這些痛苦？殷切期望治療後就能恢復以往的生活。而此時父母或其他家庭成員也因癌症而感到哀傷、自責與手忙腳亂，甚至短期內尚難以接受病童罹癌的事實，不過他們仍盡力為病童選擇最佳醫療。

▶ 表17-11　癌症兒童及其家庭對疾病的反應

病程	診斷初期	接受療程期	療程結束期	疾病末期
生理方面	兒癌警訊： 1. 不明原因之疼痛 2. 不明原因淋巴結腫大 3. 出現腫塊 4. 不明原因持續發燒 5. 生長發育改變 6. 貧血或出血症狀 7. 神經系統症狀 8. 異常腹部腫大 9. 異常白色反光	癌症治療之立即副作用： 1. 疲憊 2. 掉髮 3. 感染 4. 嘔吐 5. 腹瀉 6. 便秘 7. 疼痛 8. 免疫功能下降 9. 肝腎功能障礙 10. 聽神經損傷 11. 睡眠障礙	癌症治療之長期副作用： 1. 疲憊 2. 心肺功能障礙 3. 續發性癌症 4. 不孕症	1. 疼痛 2. 出血 3. 疲憊 4. 器官功能衰退 5. 意識改變 6. 瀕死徵象
心理方面	1. 失去掌控感 2. 害怕死亡 3. 對醫院與治療感到陌生與焦慮 4. 對預後有不確定感	1. 疼痛、失去掌控感、分離焦率等住院壓力反應 2. 對療效有不確定感 3. 症狀干擾生活	1. 慶幸完成治療 2. 擔心復發 3. 治療夢魘難抹滅	1. 害怕死亡 2. 依賴感增加 3. 情緒變化大 4. 希望完成心願
靈性方面（與天、人、物、我的關係）	1. 覺得自己和以前不一樣 2. 生病的意義是受苦 3. 期待症狀緩解	1. 重新認識生病後的自己 2. 忍耐生病之苦 3. 相信超自然力量	1. 覺得自己與健康同儕格格不入 2. 戰勝癌症，成為病友的榜樣 3. 建構正向的生病意義	1. 希望自己被別人記得 2. 對死後世界的不安或期待 3. 將「死亡」意義化
家庭方面	1. 尋解罹病原因 2. 尋求最佳醫療 3. 害怕失去病童 4. 母親易自責未盡照顧責任 5. 家庭常規受干擾	1. 以醫院為「家」 2. 以「疾病」為重心 3. 與社會接觸較少 4. 家庭功能受威脅	1. 培養健康的生活型態 2. 依據病童健康狀態修正期望 3. 努力與社會接軌	1. 害怕失去病童 2. 預期家庭結構改變
就學方面	1. 學業中斷 2. 自行學習	1. 住院期間的床邊學習與學校課業難銜接 2. 選擇彈性就學或在家學習	1. 多數學業成績不佳 2. 被同學貼標籤 3. 班級歸屬感差 4. 接受國中、小學的個別教育計畫	1. 學業中斷 2. 住院期間的床邊學習

註：癌症復發後，疾病反應再次自診斷初期接續開始，但各時期的反應程度可能較初次診斷為大。

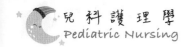

醫療團隊於診斷初期應清楚說明病況，耐心地解答病童與父母的疑問，接受他們情緒不穩的反應。而其他家人親戚應共同參與照護工作以分擔照護壓力，共同商討最佳解決方法，避免將醫療決策的責任推諉給主要照顧者。至於學校方面，病童或父母應與學校保持聯繫，師長與同學都可為病童加油打氣，病童也可藉由保留學籍而獲得學校平安保險的補助。

二、接受療程期

病童接受癌症治療期間常出現疲憊、噁心、嘔吐等立即副作用，因侵入性治療感到疼痛、失去掌控感，因掉髮而影響身體心像，更可能因感染而有生命危險。此時，病童為了能早日回家就強忍身體病痛，而父母則不忍病童受苦而陷入治療或不治療的掙扎。此外，病童與父母長期以醫院為家，生活重心都以疾病為主，家庭功能備受威脅。住院期間雖有床邊老師協助復習功課，但需注意其與學校教育的銜接性；出院後，父母可依據病童病況選擇在家學習或彈性上學。

在癌症治療過程中，醫療團隊應注意病童安全，例如避免化學藥物外滲、避免院內感染，並提供病童與父母症狀處理與健康促進的護理指導。在家人與親戚方面，應將治療納入家庭常規，例如：病童於化療期間禁止生食，全家人都應陪伴病童適應這些限制；又如親友應注意個人衛生，避免將病菌傳染給病童。

最後，在學校方面，醫院護理人員可經由父母或病童同意，向師長與同學解釋病童勇敢抗癌的故事，教育同學如何與病童相處，並協調校方讓病童在體力許可的情況下彈性就學，如此可讓師長與同學成為病童與癌症奮戰的啦啦隊！

三、療程結束期

因其曾遭遇生命威脅的疾病急性期，縱使在完成癌症療程之後，還得擔負非預期復發的風險，於是其需求的內涵並不等同於一般慢性病病童，因此兒癌存活者的健康議題逐漸備受關注。瞭解癌症病童存活者的生活品質可瞭解其症狀處理需求，進而影響健康照護政策發展的方向。

癌症療程對於器官功能的影響包括：心臟功能的缺損；經血液感染的肝炎；腎、肺功能的損傷；聽力、視力功能的缺損及續發性血液腫瘤的疾病，也由於這些器官的正常功能受損，使得兒癌存活者有活動無耐力，甚至發生疲倦的情況；而生育能力受抑制也是化學治療的後遺症之一。

癌症兒童與青少年因症狀與治療造成缺課而使其扮演學生角色的機會與能力受到限制，當他們完成癌症治療返回校園時，會覺得與同儕的表現有落差，甚至經歷「社會邊緣人」的失落感。醫療人員應扮演介於癌症病童家庭與學校師長、同學之間的溝通橋樑，尊重癌症病童的意願，適度讓師長同學瞭解癌症青少年的功能限制，使師長同學能以合適的互動方式對待癌症病童，而非排斥與對其貼上標籤。

此外，醫護人員也需幫助癌症青少年提升自我照顧的能力，使其有能力照顧自己與教育他人有關自己的疾病知識，以減少他人的誤解與猜疑。然而在經由獲得支持與找到自己生存於社會上的意義時，他們掌握生活的能力便孕育而生，幫助癌症青少年於生病後能夠再次發揮社會功能。

在台灣，癌症兒童經過縣市政府的特殊教育學生鑑定及就學輔導委員會（簡稱「鑑輔會」）審核通過後，若符合「身體病弱」的條件則可適用「特殊教育法」（2014年6月18日修訂），並透過由學校行政人員、教師、學生家長、相關專業人員等參與之「個別化教育計畫」(individual education plan, IEP)，運用專業團隊合作方式，針對癌症兒童個別特性所擬定之特殊教育及相關服務計畫。

四、疾病末期

癌症兒童末期照護也是癌症兒童護理的一部分，其重點除了提供病童舒適護理之外，與病童及其家庭建構生命意義是此時期應特別著墨。藉由協助病童完成心願、家人彼此表達親密關愛之情，讓生者與逝者雙方充分瞭解、互無遺憾。詳細照護重點請見本書第19章。

▶ 表17-12　癌症兒童及其家庭的護理原則

疾病分期 照護提供者	初診斷期	治療期	長期存活期	生命末期
家人親戚	全家參與 接納面對	配合治療 學習照顧	修正期望 維護健康	開誠溝通 順勢放下
醫療團隊	正確診斷 提供資源	全力救治 夥伴合作	持續追蹤 適能衛教	症狀控制 維持舒適
師長朋友 （雇主同事）	傾聽陪伴 支持協助	加油打氣 給予彈性	接納改變 發現優勢	感恩相識 珍重道別

資料來源：摘自陳金彌(2014)．癌症兒童家庭的無縫照護．源遠護理，8(2)，19-24。

17-5　照顧癌症兒童護理人員的角色及心理調適

從事癌症兒童照護的護理人員常處理生命威脅的健康問題，尤其是新手護理人員常覺得自己需要被訓練與再準備，所以需要有資深者的帶領才能與癌症病童家庭有良好的溝通，其實這不是簡單的事，護理人員常需深呼吸再問：「下一步我要為孩子與父母做什麼？」未來應組織新手護理人員的成長團體，由資深者分享如何以開放心態陪伴各病程的癌症病童及其家人。

　　為了更健康地面對每位病童，護理人員應瞭解如何自我調適，尤其是在癌症兒童處於生命末期時的關懷與溝通，護理人員可利用下列三個層次的反思，提升自己在末期照護知能之成長(Schaffer & Norlander, 2009)：

- 第一層反思是反省自己做了什麼？而不要想這些行為的意義。

- 第二層反思是考量護理知識與上述的行動與作為之關聯性為何？護理知識是否支持自己的行為？但此時先別想要改變行為。

- 第三層反思是批判與解放既有的窠臼，護理人員要宏觀檢視影響行為的各種影響因素，從倫理、政治、靈性與專業的觀點，不斷與自己及醫療團隊對話並討論末期照護。

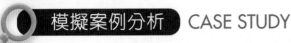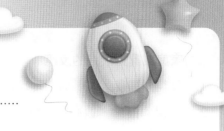
⭐ 基本資料

姓名：<u>王玲玲</u>　性別：<u>女</u>　年齡：<u>10 歲</u>

疾病診斷：<u>急性淋巴性白血病 (Acute Lymphoblastic Leukemia)</u>

⭐ 情境說明

玲玲是10歲女學童，就讀國小四年級，在家中排行老大，生長在雙薪的小家庭中，與父母及6歲的弟弟同住，弟弟是國小一年級新生。玲玲近一個月來常臉色蒼白、易累，刷牙時常有流血情形。某日在學校昏倒送醫後，在急診室抽血檢驗結果發現其白血球40,000/mm³，血小板20,000/mm³，血紅素8 gm/dL，因此住院詳細檢查。

經骨髓穿刺後確定玲玲罹患急性淋巴性白血病，醫師向父母解釋病情並建議開始進行化學治療，護理人員提供父母有關急性淋巴性白血病簡介，以及化學治療的護理指導手冊，並跟父母說：「這是長期抗戰，我們一起幫忙玲玲」。

玲玲的父母對於白血病診斷感到相當震驚與難過，爸爸一直懷疑玲玲為何會得這個病？媽媽則自責因忙於工作而沒有盡早帶玲玲就醫，父母兩人皆害怕失去玲玲，也擔心玲玲是否能承受化學治療產生的副作用。

玲玲住院接受化學治療期間，媽媽向公司請假照顧玲玲，她因嘔吐而食慾不振、掉髮、虛弱地躺在床上，常問媽媽：「我怎麼了？什麼時候可以回家、上學？」媽媽強忍淚水對玲玲說：「好好休息，別問那麼多！」弟弟則被安排暫時住在阿姨家，他一直吵著打電話給媽媽，他跟媽媽說：「爸爸上班都沒接電話，我想回家，我想媽媽和姐姐……」。

⭐ 護理處置

一、「以家庭為中心」的護理評估

(一)病童的健康問題

1. 生理方面：臉色蒼白、易累，刷牙時常流血；注射部位的疼痛與感染危險、因嘔吐而食慾不振、掉髮。
2. 心理方面：想知道自己的病情、想回家、想上學、身體心象改變。
3. 社會方面：就學中斷、與同儕接觸少。
4. 靈性方面：質疑自己變得不像自己，對未來充滿疑問與茫然。

(二)家庭成員對疾病的反應

1. 父親：質疑病因、擔心玲玲治療的效果與副作用、辛苦加班維持家計。
2. 母親：自責、擔心治療的效果與副作用、不知如何告訴玲玲病情、無法兼顧弟弟的需求、暫時無法工作。
3. 弟弟：適應國小新生的生活、雖寄住阿姨家但仍想念家人。
4. 阿姨：分擔照顧此癌症兒童家庭的責任。

二、「以家庭為中心」的護理措施

(一)病童個人方面

1. 生理方面：提供症狀護理、舒適護理緩解血球降低以及噁心嘔吐的不適。
2. 心理方面：以繪畫或玩「真心話大冒險」、「許三個願望」等遊戲讓病童傾訴心事，並與父母誠實告知其健康問題、一起討論解決問題的方法，以降低病童對疾病的不確定感與焦慮感。此外，與病童共同選購頭巾或帽子，以緩解掉髮所致的身體心像改變之問題。
3. 社會方面：認識病友、相互支持；接受床邊教學服務；鼓勵學校的老師與同學寫卡片為病童加油。
4. 靈性方面：藉由回顧生病前後的生活照片，讓病童比較自己在生病前後的變化，肯定其為治療所付出的忍耐與受苦經驗，協助病童慢慢接受生病後的自己，並鼓勵其在疾病的限制下發展自己的優勢，達到自我認同的目的。

(二)家庭方面

1. 促進家庭成員開放式地溝通，彼此宣洩情緒並表達彼此的關愛與調適過程。
2. 鼓勵家庭成員參與病童的照護，依據父母與病童弟弟的能力，賦予其照顧病童的責任。
3. 設定可行且可達成的家庭目標，以凝聚家庭向心力。
4. 建全家庭支持系統，善用親友或病友團體等社會資源，勿讓長期照顧病童的工作導致家人疲潰。

預防和處理癌症病童口腔黏膜炎之實證應用

楊惠娟

🛡️ 臨床案例描述 (Clinical Scenario)

　　12歲的小美，回醫院複診發現非何杰金氏淋巴瘤(non-Hodgkin's lymphoma)復發，目前進行化學治療中。小美於第二次療程的化療回家之後，口腔兩頰有零星的潰瘍，嘴巴黏膜萎縮的情況嚴重，由於黏膜潰瘍、疼痛厲害而無法張口清楚說話及進食。同時因為化療後的血球數值低(WBC 300/ul)，所以入院服用抗黴菌類(Fluconazole)藥物，並且注射白血球生成素(granulocyte colony stimulating factor, G-CSF)治療。小美媽媽詢問護理師：「要如何預防和處理小美化學治療後，所引起的嘴破（口腔黏膜炎）情形呢？」

🛡️ 臨床問題 (Question)

　　口腔黏膜炎(oral mucositis)是口腔黏膜的炎症，表徵為口腔內出現紅斑或潰瘍。此炎症是病童密集化學治療、放射治療和造血幹細胞移植(haematopoietic stem cell transplanatation, HSCT)後常見的副作用之一(Sung, et al., 2017)。口腔黏膜炎主要併發症是引起疼痛和進食困難，這會對患者的生活品質產生重大的影響。此外，口腔黏膜炎亦會增加全身感染的風險(Alqahtani & Khan, 2022; Sung, et al., 2017)。故本實證應用探討有關預防和處理病童口腔黏膜炎的最佳可用證據是什麼？

🛡️ 最佳臨床照護建議 (Best Practice Recommendations)

　　目前已有大量證據提供成人口腔黏膜炎的預防和管理，然而有關兒童患者在此實證的建議需有獨特的考量(JBI. Recommended Practice, 2023 ; Stephenson, 2022)。

1. 制定以實證證據為基礎的臨床指引和建議，以預防患有癌症或接受HSCT的兒科患者出現口腔黏膜炎。(Level 1)

   (1) 冷凍療法(cryotherapy)、帕利弗明(palifermin)和光生物調節療法(photobio-modulation therapy)，可顯著減少嚴重的黏膜炎。

   (2) 冷凍療法對年幼兒童不可行，特別是遵從性差、< 7歲的病童，但推薦用於接受癌症治療或接受HSCT的較年長且合作性強的病童。

   (3) Palifermin是一種人類角質形成細胞之生長因子，在減少黏膜炎方面具有適度的作用。但因其具副作用、對癌症結果的潛在負面影響，以及高成本和有限的可用性，強烈建議不要常規使用Palifermin。

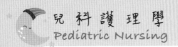

(4) 不推薦白血球生成素(G-CSF)用於預防口腔黏膜炎：然而G-CSF可用於縮短嗜中性球減少的持續時間。

2. 為了發展癌症病童口腔黏膜炎的臨床指引，因此調查了各種不同的介入措施，但大多數的介入措施證據有限或相互矛盾。儘管缺乏有關於口腔護理有效性的高級證據，實施基本的口腔護理方案仍是非常合適的，建議使用。(Level 1)

3. 一項系統性回顧調查了口腔健康教育對癌症病童口腔黏膜炎發生率和嚴重程度的影響。研究的統合分析結果顯示，透過口腔健康教育，口腔黏膜炎的發生率明顯降低。現有證據支持口腔健康教育的益處；但是由於研究的異質性，無法建立一個標準化的教育方案。(Level 2)

🔸 依照實證建議的護理措施 (Nursing Interventions)

1. 年齡較大、合作性強的病童，接受與口腔黏膜炎有關的短程（<1小時）輸液化療時，可採用口服冷凍療法，如使用冰、冷水或冷凍食品冷卻口腔。

2. 病童不建議常規使用帕利福明(palifermin)，做為預防口腔黏膜炎。

3. 提供癌症治療的病童實施基本的口腔護理，以預防和處理口腔黏膜炎。

4. 提供癌症治療的病童，及其父母（或主要照顧者）口腔照護的健康教育、預防和處理口腔黏膜炎的方法。

🔸 相關文獻 (References)

Alqahtani, S. S., & Khan, S. D.(2022). Management of oral mucositis in children. *European Review for Medical and Pharmacological Sciences , 26*, 1648-1657.

JBI. Recommended Practice (2023). Oral mucositis (pediatrics): Prevention and management. The *JBI EBP Database*. JBI-RP-5161-1.

Stephenson, M. Evidence Summary (2022). Oral mucositis (pediatrics): Prevention and management. *The JBI EBP Database*. JBI-ES-5118-1.

Sung L, et al. (2017). Guideline for the prevention of oral mucositis. *BMJ Supportive & Palliative Care, 7*, 7-16.

兒童腦瘤放射線治療的皮膚照護之實證應用

劉　萍

🔹 臨床案例描述 (Clinical Scenario)

　　小華，13歲，罹患腦瘤，經檢查是屬於生殖細胞瘤中的胚芽瘤(germinoma)，此瘤會出現中樞性尿崩症、腦下垂體功能低下及壓迫視神經等症狀。醫師建議執行全腦放射線治療來控制疾病，但此治療方式會導致小華頭髮毛囊受損、局部脫髮及頭部皮膚外觀的變化。小華的媽媽很擔心地詢問護理師：「除了外出防曬戴帽子之外，還有哪些方法可以減緩小華頭部皮膚受損呢？」

🔹 臨床問題 (Question)

　　兒童腦瘤發生率是僅次於白血病的一種兒童癌症。胚芽瘤是惡性腦部腫瘤，但對放射線治療及化學治療反應非常好，接受治療5年的存活率可大於90%。在接受腦部放射線治療期間，須考量導致皮膚反應之照護需求及後續自我居家照護之必要性。本實證應用為探討放射線治療繼發皮膚損傷的預防和皮膚照護最佳可用證據為何？

🔹 最佳臨床照護建議 (Best Practice Recommendations)

1. 基於MASCC (multinational association of supportive care in cancer)提出之急性放射性皮膚炎(acute radiation dermatitis, ARD)預防和治療臨床實踐指南：第1部分系統評價－急性放射性皮膚炎通常發生於接受放射線治療的癌症病人。系統性文獻回顧－預防和管理急性放射性皮膚炎介入措施的證據，photobiomodulation therapy, Mepitel film, Hydrofilm, olive oil, oral enzyme mixtures, mometasone furoate, and betamethasone，多個隨機對照試驗顯示出良好治療效果；其中Mepilex Lite敷料比水性敷料更受歡迎；而乳霜和標準傷口護理則是有益於預防ARD (Behroozian et al.,2023; Munn, 2022)。

2. JBI放射治療皮膚反應管理：80~90%接受放射線治療的病人會出現放射性皮膚炎。皮膚反應的嚴重程度依連續範圍來分級，從紅斑、乾燥脫屑、濕性脫屑或形成潰瘍，此些皆可能影響病人的生活品質。運用放射性皮膚炎照護指引作為全腦放射線治療的首要介入性措施：

   (1) 普通、無香味、不含羊毛脂的親水性霜狀物，可能會對皮膚反應有幫助。(Grade B)

   (2) 低劑量皮質類固醇可緩解搔癢和皮膚刺激，但須避免過度使用以免造成皮膚變薄；如果發生過敏反應，應停止使用。(Grade B)

(3) 建議臨床醫師加以判斷放射線治療引起的皮膚，並給予介入措施。(Grade B)

(4) 對於高壓氧療法，無證據顯示可用於治療放射線治療引起之皮膚壞死(Bergstrom, 2011 ;Burke, 2021)。(Grade B)

依照實證建議的護理措施 (Nursing Interventions)

1. 提供病童及其家人認識急性放射性皮膚炎的症狀、治療方式，及增加症狀管理訊息與策略。
2. 定期評估病童急性放射性皮膚炎的嚴重度，以作為提供醫療專業人員治療方向之依據。

相關文獻 (References)

Behroozian, A., Goldshtein, D., Ryan Wolf, J., Hurk, C. v. d., Finkelstein, S., Lam, H., Patel, P., Kanee, L., Lee, S. F., Chan, A. W., Wong, H. C. Y., Caini, S., Mahal, S., Kennedy, S., Chow, E., & Bonomo, P. (2023). MASCC clinical practice guidelines for the prevention and management of acute Radiation dermatitis: part 1) systematic review. *Review, 58*, 1-15. https://doi.org/10.1016/S1470-2045(23)00067-0

Bergstrom, K. (2011). Development of a radiation skin care protocol and Algorithm using the iowa model of evidence-based practice. *Clinical Journal of Oncology Nursing, 15* (6), 593-596.

Burke, G., Faithfull, S., & Probst, H. (2021). Radiation induced skin reactions during and following radiotherapy: A systematic review of interventions. *Radiography, 28* (2022), 232-239. https://doi.org/10.1016/j.radi.2021.09.006

Munn, Z. (2022). Radiotherapy (Skin Changes): Management. *JBI Evidence Summary*, 1-3.

課後複習　*EXERCISE*

解答
QR code
網址：ssur.cc/iwwStMh

一、選擇題

1. 小勇，10歲，罹患急性淋巴性白血病，目前接受化學治療中，有關其護理措施之敘述，下列何者錯誤？(A) L-asparaginase會引起血糖過高，需要監測血糖　(B) Prednisolone 會增加感染機會，需採保護性隔離　(C) Vincristine需監測手腳麻刺感和便祕的現象　(D) Mycostatin指導於飯後使用，預防革蘭氏陽性菌感染。

2. 罹患癌症之嬰幼兒，需要接受骨髓穿刺檢查，最常選擇的部位為何？(A)胸骨　(B)股骨　(C)脛骨　(D)腰椎。

3. 花花，3歲，罹患癌症需住院接受化學藥物治療。目前血液檢查結果為：白血球：1,200/mm³，其中多形核白血球(segmented neutrophil)：11%、帶狀白血球(band neutrophil)：1%、單核球(monocyte)：2%、淋巴球(lymphocyte)：37%。請問其絕對嗜中性球(absolute neutrophil count; ANC)數量為何？(A) 24　(B) 144　(C) 156　(D) 444。

4. 有關兒童腫瘤好發部位的敘述，下列何者錯誤？(A)骨肉瘤(osteosarcoma)最常發生於肱骨(humerus)　(B)最常見的原發性腦瘤是膠質瘤(glioma)　(C)神經母細胞瘤(neuroblastoma)最常發生在腎髓質　(D)威廉氏腫瘤(Wilm's tumor)是發生於腎臟的惡性腫瘤。

5. 小明，3歲，罹患神經母細胞瘤，進行第一次化學治療需要裝置人工血管，有關人工血管的敘述，下列何者不適當？(A) Port-A植入需要由外科醫師於手術室完成　(B) PICC可由特別訓練護理師執行導管插入　(C) Port-A每個月需要沖洗一次10 mL（含Heparine 100 U/mL）生理食鹽水　(D) PICC是最適合小明化學治療期間，長期給藥的方式。

6. 化學治療期間血液檢查結果，絕對嗜中性球(absolute neutrophil count, ANC)數目為320/mm³，依據檢查結果，下列護理指導何者較適當？(A)教導個案ANC是確立白血病緩解與否的指標　(B)教導個案ANC的正常值會隨著年齡不同而改變　(C)教導個案注意預防感染，需採保護性隔離措施　(D)教導個案可能出現自發性出血，需要限制活動。

7. 小名，14歲，因左膝尖銳性疼痛、腫脹入院，醫師診斷為骨肉瘤(osteosarcoma)並進行截肢手術，下列護理措施何者不適當？(A)觀察殘肢是否有出血、滲液或發炎　(B)評估幻肢痛，視需要使用藥物和神經阻斷法改善疼痛　(C)截肢術後立即以彈性繃帶固定殘肢，以預防攣縮　(D)截肢術後立即裝置永久性義肢，以減輕殘肢水腫。

8. 小欣，7歲，於化學治療期間出現口腔黏膜破損，針對此問題的照護措施，下列敘述何者錯誤？(A)使用軟棉棒勤作口腔護理，避免牙齦出血　(B)提供高蛋白、高熱量的堅果類食物　(C)於餐前依醫囑給予口腔局部麻醉劑　(D)依醫囑於餐後給予Mycostatin漱口。

9. 有關白血病病童接受化學治療期間，依醫囑服用Bactrim(Bakter)的目的，下列敘述何者正確？(A)提升嗜中性球的數目　(B)預防感染卡氏肺囊蟲肺炎　(C)緩解骨髓內胚芽細胞生長　(D)阻礙以及抑制尿酸的形成。

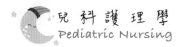

10. 下列何者是癌症病童在治療階段中可以接種的疫苗？(A)水痘疫苗　(B)流行性感冒疫苗　(C)口服沙賓小兒麻痺疫苗　(D)麻疹、腮腺炎、德國麻疹混合疫苗。

二、名詞解釋

1. 骨髓移植(bone marrow transplantation, BMT)
2. 白血病(leukemia)
3. 腦瘤(brain tumor)
4. 威廉氏腫瘤(Wilms' tumor)
5. 淋巴瘤(lymphoma)
6. 神經母細胞瘤(neuroblastoma)
7. 橫紋肌肉瘤(rhabdomyosarcoma)

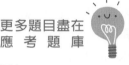

更多題目盡在
應考題庫

網址：ssur.cc/TWodr2d

參考文獻　REFERENCES

中華民國兒童癌症基金會(2016)．*如何照顧你的靜脈導管*。http://www.ccfroc.org.tw/content_sub.php?id=158&level1ID=12&level2ID=1&level3ID=1

中華民國兒童癌症基金會(2016)．*疾病照護 造血幹細胞移植*。http://www.ccfroc.org.tw/content_sub.php?id=159&level1ID=12&level2ID=1&level3ID=1

中華民國兒童癌症基金會(2016)．*認識兒童癌症九大警徵*。http://www.ccfroc.org.tw/content_sub_page.php?level1ID=6&level2ID=1

中華民國兒童癌症基金會（2017，6月）．*中華民國兒童癌症基金會2016年度報告*。http://www.ccfroc.org.tw/content_sub.php?id=308&level1ID=3&level2ID=1&level3ID=1

方素瓔、王秀紅、王淑貞、王琬詳、江柏彥、宋惠娟…譚家偉(2020)．*實證疼痛臨床照護指引*．考科藍臺灣研究中心。

李郁雯、洪麗琴(2012)．照顧一位急性淋巴性白血病復發病童之護理經驗．*志為護理，11*(6)，108-118。

張德高(2017)．*淺談小兒白血病*。https://www.vghtc.gov.tw/GipOpenWeb/wSite/ct?xItem=42427&ctNode=42380&mp=5920

陳玉枝總校閱(2011)．*兒科臨床護理處置規範（二版）*．藝軒。

陳玉美、李建瑩、蔡敏鈴(2011)．慢性骨髓性白血病．*藥學雜誌，27*(2)，85-89。

陳金彌(2014)．癌症兒童家庭的無縫照護．*源遠護理，8*(2)，19-24。

廖珍娟、劉千琪(2017)．兒童神經系統疾病及其護理．於陳月枝總校閱，*實用兒科護理*（八版，623-694頁）．華杏。

廖愛華(2021)．兒童肌肉骨骼系統疾病及其護理．於陳月枝總校閱，*實用兒科護理*（九版，727-784頁）．華杏。

劉英妹(2022)．兒童血液疾病護理．於蔣立琦等編著，*兒科護理學*（34-44頁）．永大。

衛生福利部統計處(2021)．*金絲帶繫上希望 兒童癌症需要你我的支持*。https://www.mohw.gov.tw/cp-5020-63062-1.html

衛生福利部（2013，1月9日）·安寧緩和醫療條例。http://law.moj.gov.tw/Law/LawSearchResult.aspx?p=A&k1=%E5%AE%89%E5%AF%A7%E7%B7%A9%E5%92%8C%E9%86%AB%E7%99%82%E6%A2%9D%E4%BE%8B&t=E1F1A1&TPage=1

Abramowicz, A., & Gos, M. (2014). Neurofibromin in neurofibromatosis type 1 - mutations in NF1gene as a cause of disease. *Dev Period Med, 18*(3), 297-306.

American Cancer Society (2018, Mar 19). *Neuroblastoma stages and prognostic markers*. https://www.cancer.org/cancer/neuroblastoma/detection-diagnosis-staging/staging.html

American Cancer Society (2016, Jan 21). *Radiation therapy for brain and spinal cord tumors in children*. https://www.cancer.org/cancer/brain-spinal-cord-tumors-children/treating/radiation-therapy.html

American Cancer Society (2015). *How is retinoblastoma staged?* https://www.cancer.org/cancer/retinoblastoma/detection-diagnosis-staging/staging.html

Bradford, N. K., Edwards, R. M., & Chan, R. J. (2016). Heparin versus 0.9% sodium chloride intermittent flushing for the prevention of occlusion in long term central venous catheters in infants and children: A systematic review. *International Journal of Nursing Studies, 59*(1), 51-59.

Centers for Disease Control and Prevention (CDC) (2017). *Intravascular catheter-related infection (BSI)*. https://www.cdc.gov/infectioncontrol/guidelines/bsi/index.html

Esau, D. (2017). Viral causes of lymphoma: The history of Epstein-Barr virus and human T-lymphotropic virus 1. *Virology (Auckl)*, 8. doi: 10.1177/1178122X17731772

Hockenberry, M. J., & Wilson, D. (2014). *Wong's nursing care of infants and children* (10th ed.). Mosby.

Hockenberry, M. J., Rodgers, C. C., & Wilson, D. (2022). *Wong's essentials of pediatric nursing* (11th ed.). Mosby.

Kyle, T., & Carman, S. (2020). *Essentials of pediatric nursing* (4th ed.). Lippincott Williams & Wilkins.

Lau, C., & Teo, W. Y. (2023). *Epidemiology and classification of central nervous system tumors in children*. https://www.uptodate.com/contents/epidemiology-and-classification-of-central-nervous-system-tumors-in-children

Louis, D. N., Perry, A., Reifenberger, G., Von Deimling, A., Figarella-Branger, D., Cavenee, W. K., ... & Ellison, D. W. (2016). The 2016 World Health Organization classification of tumors of the central nervous system: A summary. *Acta Nneuropathologica, 131*(6), 803-820.

Marcdante, K., Kliegman, R. M., & Schuh, A. (2022). *Nelson essentials of pediatrics* (9th ed.). Elsevier.

Osborn, A.G., Louis, D.N., Poussaint, T. Y., Linscott, L. L. & Salzman, K. L. (2021). The 2021 World Health Organization classification of tumors of the central nervous system: What neuroradiologists need to know. *American Journal of Neuroradiology*. DOI: https://doi.org/10.3174/ajnr.A7462

National Cancer Institute (2018). *Age-Adjusted and Age-Specific seer cancer incidence rates, 2011-2015*. https://seer.cancer.gov/csr/1975_2015/results_merged/sect_29_childhood_cancer_iccc.pdf

Rabineau, K. M., Mabe, P. A., & Vega, R.A. (2008). Parenting stress in pediatric oncology populations. *Journal of Pediatric Hematology Oncology, 30*(5), 358-365.

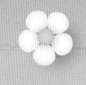

PEDIATRIC NURSING

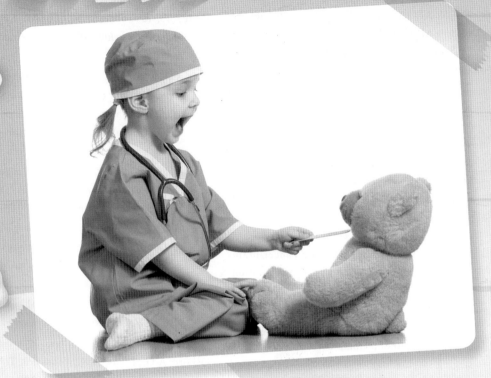

學習目標

讀完本章後,您應能夠:

1. 瞭解慢性病對不同年齡層兒童的衝擊與因應。
2. 瞭解慢性病兒童對家庭的衝擊與因應。
3. 認識慢性病兒童及其家庭常見的照護問題與因應措施。
4. 瞭解慢性病兒童學校適應之重要性。
5. 瞭解照顧慢性病兒童護理人員的角色與心理調適。

慢性病兒童的護理

18
CHAPTER

曾韻珊

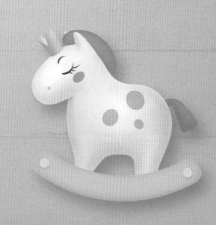

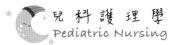

罹患慢性病的兒童除了需要面對病理上的改變、生理功能的減退、長期治療的痛苦外，還需要面對心理的衝擊、社會的異樣眼光，也因此會造成兒童社交範圍的縮小及與外界互動的減少。而其家庭除了需要與慢性病兒童的疾病進展斡旋，給予慢性病兒童支持與鼓勵外，經濟、輿論也會造成慢性病兒童家庭的壓力。醫護專業人員需要依據兒童及其家庭的需要，給予合適的支持，協助他們面對疾病帶來的壓力和危機。

18-1　慢性病對各年齡層兒童的衝擊及照護

慢性病(chronic illness)定義：身體受傷或發生異常，須緊急住院超過30天，**讓病患無法過著正常的生活**，當疾病延續3個月以上，因為病理的變化呈現不可逆的反應，導致正常生理功能逐漸降低、日常生活受影響，進而需要特殊復健與訓練，或需要長期的督導及照顧，是造成永久性傷害的一種長期疾病(Ekin, Ellen, Marcus, & Darya, 2017)。慢性病具有可以治療(treatable)的，但無法治癒(not curable)的特徵。由於醫療與科技的進步，大多數的慢性疾病或殘障兒童可以存活到成年期。

一、兒童常見慢性病

兒童慢性病包括過敏性疾病（如氣喘、濕疹、過敏性鼻炎等）、先天性疾病（如心臟病、癲癇、腦性麻痺等）、糖尿病、惡性腫瘤、腦血管疾病、腎炎、腎徵候群及腎性病變、風濕性關節炎、發育遲緩等。常見的兒童慢性疾病有以下幾種：

1. 氣喘：是兒童慢性病中最常見的一種，常為就學兒童缺課的原因。由於氣喘是一種慢性病，需要耐心接受長期治療，讓兒童學習自我照護是有效控制病情的重要方法。

2. 心臟病：可分為先天性和後天性心臟病，對兒童而言，後天性心臟病的好發率遠低於先天性心臟病。在出生後的第1年內，大約會有1/4的兒童需要借助藥物或手術治療，此須由專業醫師進行長期的觀察，方能獲得最佳的治療效果。

3. 癲癇：是一種由於先天或後天因素而引起的腦部疾病，其特徵是腦細胞不正常放電引起反覆發作，是兒童神經科門診很常見的一種慢性病。癲癇一旦開始治療就需要長期用藥，但並不一定需要終身服藥，每天按時規律的服藥則可得到良好的控制。

4. 糖尿病：分為第一型和第二型，因第一型糖尿病屬於自體免疫所導致的胰島素缺乏，必須終生施打胰島素來治療；而第二型因為是肥胖所造成，但若控制不好，最終仍需要使用胰島素來治療。

5. 發育遲緩：指兒童在生長與成熟的過程中，因各種因素導致認知、動作、語言及溝通發展等，有全面或部分成熟速度延緩或異常的情形。對於發育遲緩的兒童，早期的訓練教育和治療非常重要，遠比症狀惡化後才治療來得更重要。

兒童期是屬於成長與發展的特殊階段，慢性疾病對兒童的影響，端視其個人的發展階段、氣質、可運用的調適機轉／支持系統、家庭成員、主要照護者的反應而定；也和兒童本身對疾病的認知，和身心發展、年齡、疾病的持續時間及過去的治療經驗有關。若在兒童期對慢性病的調適不佳，可能會導致疾病管理失敗，造成負面的患病經驗。

二、各年齡層兒童面對慢性病的壓力及照護措施

艾瑞克森(Erikson)的發展理論認為不同年齡層生活的環境與面對的事物是非常不同的，因此在各個階段有不同的發展任務（李等，2021）。當兒童因疾病因素影響到其發展任務時，會造成其進入另一個新階段的發展危機。以兒童發展年齡來代替實際年齡的照護概念已廣泛應用在慢性疾病的病童身上，兒童可因自我的要求、他人的期望等而努力執行發展上的任務。以下針對各年齡層的發展觀點，探討兒童面對慢性病的壓力及照護措施。

(一) 嬰兒期（infancy，29 天 ~1 歲）

根據佛洛依德(Freud)的性心理發展理論，1歲以下的兒童屬於口腔期；而依據艾瑞克森(Erikson)的心理社會發展理論，嬰兒期的發展任務是信任對不信任。綜合以上，此期的兒童著重於感覺器官的發展（李等，2021）。

有先天性疾患或慢性疾病的嬰兒可能因為需要長期住院接受治療，而較少與外界有所接觸與互動，因此，在感官的刺激上會比同年齡層健康的嬰兒少，因而影響其生長與發育。同時，因為醫療上引起的疼痛不適，父母親或主要照顧者無法適時在旁安撫，加上可能因為長期、重複的住院，分離焦慮強烈，這些持續的焦慮、疼痛、哭泣，可能造成嬰兒感覺統合的異常發展，也可能影響嬰兒與父母親親子關係建立，進而對信任感與情感表達的發展造成影響／傷害。

➲ 照護措施

1. 提供安全與舒適的環境，在病嬰住院期間，儘量由同一位護理人員照顧，並鼓勵家屬一同參與，學習滿足嬰兒的需要，可減少陌生人焦慮以促進嬰兒信任感的建立。

2. 避免分離焦慮，鼓勵父母共同參與照護工作，以增進親子間的互動。

   (1) 可執行嬰兒按摩(baby massage)或袋鼠式護理(kangaroo care)，袋鼠式護理即讓父母親將病嬰抱在胸前，經由皮膚與皮膚的接觸，讓病嬰去感受父母親的心跳、呼吸聲及溫度，模仿類似子宮內的環境，以穩定病童的情緒與安全感的提升。

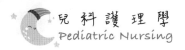
(2) 在執行侵入性治療時，藉由寧握護理(containment care)，即以手或包布來支持病嬰呈四肢屈曲向身體中心靠攏的姿勢，以增進病嬰的安全感、減少外界和生理上的壓力。

(3) 若為吸食母乳的病嬰，應鼓勵母親持續哺餵。

3. 協助進行感官的刺激以促進發展，例如：面對病嬰唱歌、說話，提供視覺與聽覺的刺激。

(二) 幼兒期（toddlerhood，1~3 歲）

幼兒期的兒童根據佛洛依德的性心理發展理論，是屬於肛門期。依據艾瑞克森的心理社會發展理論，1~3歲的發展任務是自主感對羞恥與懷疑。**此階段的兒童著重於自主感的建立、自我控制和語言的學習**（李等，2021）。

慢性疾病對幼兒的影響在於疾病及治療使病童的活動受到限制；長期住院治療導致的分離焦慮，以及所帶來的疼痛不適，可能造成幼兒的壓力，由於幼兒的認知能力不足，容易將與父母親的分離、侵入性的治療視為對自己的一種懲罰，進而出現退化性行為(regressive behavior)，例如：尿床、哭鬧不已等。加上部分保護過度的父母親因為會擔心幼兒體力不足而發生跌倒、受傷等情形，不讓幼兒自己進行日常生活的技能，如穿衣、進食、上廁所等，幼兒會感到自主權被剝奪，而產生挫折感，同時限制了幼兒學習及探索環境的機會，使其發展任務延遲。

⊃ 照護措施

1. 增加幼兒的自我控制感：例如提供幼兒可以選擇的機會，自行選擇食物或遊戲的種類等，盡量維持幼兒日常生活上的常規活動，讓幼兒自己獨立完成，必要時再給予協助。

2. 住院期間，父母親可帶幼兒喜歡或熟悉的玩具、書籍、衣被用物等至病房，並多常常陪伴在旁，提供心理支持，以減輕其住院壓力及分離焦慮。

3. 與雙親討論幼兒期的發展任務，鼓勵父母維持日常的生活作息以及生活規範的訓練，避免因為疾病導致過度寵愛幼兒，影響其自主能力。

(三) 學齡前期（preschooler，3~6 歲）

根據佛洛依德的性心理發展理論，學齡前期的兒童屬於性蕾期，在艾瑞克森的心理社會發展理論中，其發展任務是主動進取對罪惡感（李等，2021）。此階段的兒童好奇心及想像力豐富，容易對自己的疾病、住院與治療做出錯誤的認知，例如：不聽話才會生病住院，是自己做錯事的懲罰，因而產生罪惡感。此階段的發展任務著重於性別觀念的建立、創造力的獲得以及自我概念的成長。

慢性疾病的學齡前期兒童會因經常住院，或需在家中休養，較少參與同年齡層的孩童的遊戲或其他社交活動，因而可能影響病童性別角色的發展與社會化行為的學習(Kyle & Carman, 2020)。學齡前期兒童特別害怕身體的缺陷和侵入性的治療，而慢性疾病導致的身體功能受損常會影響病童的自尊(self-esteem)，甚至懷疑自己的能力，容易造成病童有退縮、孤獨，甚至出現社交隔離的情況。長期的社交隔離會導致病童的思維與發展侷限在因疾病所產生的疼痛與焦慮中，使其身體心像建構、認知能力以及自我概念受阻。

● 照護措施

1. 透過治療性遊戲，運用病童可以理解的語言或圖片等，解釋疾病產生的原因及對身體的影響，以緩解病童住院的壓力與罪惡感。

2. 增強病童自我照顧的能力，例如：糖尿病病童學習自我血糖的監測、心臟病童學習使用緊急用藥。

3. 鼓勵病童有社會化的活動，安排參與適當的活動，活動期間做好預防措施，即可避免感染或受傷，增加病童與同儕互動及社交發展的機會。

4. 鼓勵異性父母多花時間陪伴及照顧病童，以增加其對性別角色的認知。

(四) 學齡期（school age，6~12 歲）

根據佛洛依德的性心理發展理論，學齡期的兒童屬於潛伏期，其發展任務是勤勉感對自卑感。此階段的兒童具有學習精神，會學習同性父母的角色行為，藉由合作或競爭的活動來尋求同儕的認同與團體的歸屬感。此階段的發展任務著重於提升自我成就感與克服自卑感（李等，2021）。

慢性病的學齡期兒童容易因為疾病影響，必須離開每日規律的生活作息模式，造成自己的與眾不同而產生自卑感，而在團體間表現退縮，逐漸與人群疏離。病童可能因此學習自我獨立照護的時間延長，更加倚賴家庭的保護。

● 照護措施

1. 學齡期兒童會主動參與疾病的居家照護和技能，亦會詢問有關於疾病及治療的相關資訊，因此，可以和病童一起討論未來因為疾病可能引發的一些問題，增進其參與疾病照護及配合治療的意願。

2. 協助病童發掘自己的優點，或培養獨特的專長，並請父母適時的給予鼓勵，可提高病童的自信心，減輕其自卑感。

3. 當疾病發作而需住院或在家休養時，鼓勵病童與同儕維持聯絡，例如：可邀請病童的老師及同學到醫院或家中訪視病童，建立所屬感，增加其與同儕互動的機會，也增進自我概念的發展。

4. 鼓勵病童向同學介紹自己的疾病，使同儕有正確的疾病認知，避免對疾病的誤解影響社交性人際關係的建立。

5. 鼓勵病童參加學校或醫院的活動，例如：氣喘病童仍可參加體育課、病友聯誼會等，有機會和相同年齡或疾病的兒童交流，獲得情緒與友情的支持。

6. 若病童因疾病需長期住院，可請社工人員協助請志願教師到醫院進行床邊教學，使病童的學習不致中斷。

(五) 青春期（adolescence，12~18 歲）

青春期是邁向成年的過渡期(transition)，根據佛洛依德的性心理發展理論，此時期的兒童屬於生殖期；而依據艾瑞克森的心理社會發展理論，12~18歲的發展任務是認同對角色混淆。此階段的兒童因身體迅速的變化，特別注重身體心像的改變、在意異性同儕的眼光、會害怕被拒絕；發展任務著重於追求自我認同、建立自我的價值觀、並統整自我心像，同時，生活重心由家庭轉向同儕，尋求獨立及未來生涯規劃（李等，2021）。

慢性疾病會造成身體功能受限、青春期發育延遲，改變身體心像，例如：身高較矮、第二性徵缺乏，影響到青少年自我概念與角色認同的發展，可能導致社交隔離。同時，因為疾病而被迫依賴家庭，會使親子間因獨立問題而造成衝突(Kyle & Carman, 2020)。

○ 照護措施

1. 尊重病童的決策，讓青少年擁有自主的空間，參與自己的照護計畫。

2. 即便慢性病童因為疾病需要而常常出入醫院，對疾病及自我照顧有一定的瞭解，在進行任何醫護處置或治療前仍需給予詳細的解釋與衛教，鼓勵表達內心感受，協助發展正向的因應行為，以增強病童的自我照護能力。

3. 身體心像是自我概念中非常重要的部分，應協助青春期病童發展正向的因應慢性疾病之行為，例如：

   (1) 評估身體外觀因疾病改變的程度，提供改善的方法，增強自我認同。

   (2) 類風濕性關節炎造成的關節變形，可用衣服、飾品減少身體改變所造成的衝擊。

4. 提供可運用的資源協助重建自我心像，例如：鼓勵同儕好友探視病童、安排認識年齡層相近的病友等，減少病童的孤獨感，提供情緒上的支持。

5. 強化病童的遵從性(compliance)，包括飲食、藥物、運動和回診時間的服從與遵守程度。

6. 評估病童生長發育程度，給予適當的性教育。

7. 讓病童瞭解疾病對其未來升學、就業、甚至婚姻等可能造成的影響與因應方法，以促進正常化，亦可增進病童學習自我照顧的意願。

18-2 慢性病兒童對家庭的影響及因應措施

慢性疾病的特性是無法完全治癒或預防的。隨著科技的進步、醫療方法的改善，越來越多孩童罹患慢性疾病。慢性疾病不僅時時威脅著病童的身心，也會使整個家庭經歷疾病的生活，破壞家庭原有的平衡，產生家庭壓力與危機，因為照顧慢性病童的過程是乏味的、永無止盡的，會使整個家庭生活發生重大的改變。

家庭是一個社會系統，當某位家庭成員破壞了原本的生活結構及型態，勢必會改變其他家族成員的生活。家中有慢性疾病兒童會直接影響到家庭的組織和運作，包括經濟的負擔、時間的分配、環境的控制等。許多父母會因為照顧慢性疾病兒童而感到時間被剝奪、生活品質受影響、須隨時面臨病童疾病的惡化等，甚至手足之間也可能產生對立。但若能處理得當，也可能使家庭凝聚力增加，家庭成員情感更加親密。

一、對父母的影響

父母為了照護病童，有時必須暫停職場工作、改變原有的生活步調，並且長期的為疾病的不確定性及病童的未來感到憂心或傷痛。若病童罹患的是先天性或遺傳性的疾病，父母親在診斷之初常會出現震驚、否認、憤怒的態度，會不斷詢問醫護人員有關診斷、治療與預後等問題，也可能拒絕與他人談論病童病情，甚至不願意配合醫師建議的治療。在經過一段時間的調適後，父母最常見的反應是罪惡感或自責，會覺得自己虧欠病童，需要盡心照顧、盡力滿足病童的需求；也會因為擔心病童疾病復發或生命受威脅，出現過度保護的行為，例如：幫病童做好所有的事情，使其產生依賴的心態，失去學習自我照顧的機會；或限制病童參加同儕的活動，導致病童社交隔離，減少其學習人際互動與社會化的機會，無法獨立。調適的最後階段父母親會漸漸接受孩子罹患慢性疾病的事實，學習合適的照護病童方式、努力恢復日常生活(Alina, Rachel, & Jennifer, 2015)。

家庭的經濟負擔是家有慢性疾病兒童最常遇見的問題。即便國民健康保險可協助分擔部分醫療費用的支出，但是病童的反覆住院或需定期到醫院就診也會增加家庭的支出；同時父母親中的一方可能因為經常要請假參與兒童的照顧，也容易失去工作的機會，影響家庭的收入，使家庭經濟緊縮。

當病童為家中第一個小孩，但卻罹患了慢性遺傳性疾病，或需要全時間的照護時，大部分的父母親會擔心下一胎會生下相同疾病的孩子，或覺得無法承擔養育其他孩子的責任，而決定不再生育。而為了要全心照顧慢性疾病兒童，父母親常常會因為照顧上的負荷，而無法獲得足夠的休息與睡眠，甚至產生情緒上的壓力，加上可能有溝通不良的情況，容易會引發家庭衝突，甚至影響婚姻關係。

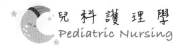
⊃ 因應措施

1. 鼓勵父母親執行「正常化」的養育態度與行為
   (1) 不過度保護，加強病童的獨立性，並引導其達成符合其年齡層的發展任務。
   (2) 不因罪惡感或自責而過度寵溺病童，以避免養成其驕縱、自我中心、不易適應團體生活或無法社會化的個性。
   (3) 讓病童學習自我照護，並適時的給予讚美，增強其自信心與自主性。
   (4) 即使病童因為疾病造成外觀的缺陷或殘障，也不應將其與外界隔離，可鼓勵病童與同儕外出，增加人際互動的機會。
   (5) 可安排家庭活動以增進親子互動，增加家庭輕鬆氣氛及促進手足間友好關係。
   (6) 滿足其他家庭成員的發展需求，並處理其情緒反應。
2. 護理人員**對於父母親的反應及潛在需求，需具有敏感度。**
3. **善用傾聽技巧，且採用易於理解的語言，提供父母醫療訊息。**
4. 鼓勵父母參與治療及檢查的過程，減低父母的焦慮感及自責感，增加父母及病童的親密感，減少病童的生活異動。
5. 加強對慢性疾病相關知識之衛教：**主動提供共享資訊**，包含疾病衛教單張、**可運用的社會資源**、支持團體與諮詢電話等，以減輕父母親對病童疾病的不確定感、情緒焦慮與長期照護壓力。
6. 父母親應適時擁有私人時間與空間，去進行放鬆身心的休閒活動，並強化彼此的溝通，才能繼續長期照顧病童。
7. 如家庭有經濟上或資源尋求上的困難，可以諮詢社工人員，提供相關資訊，例如：醫療補助、醫材租借、協助辦理重大傷病證明，或轉介至適當的社會福利機構等。

二、對手足的影響

　　每個小孩都期待自己在父母眼中是最特別的，占有特殊的地位。為了要照顧慢性疾病兒童，父母親常常會花費較多的時間和精力在病童的照護上，使得其他家庭成員的需求被擱置，呈現較多負向適應及行為問題，例如：感到權利被剝奪、被隔離、孤獨、無助、缺少支持、不被重視、反社會行為，以及出現嫉妒、罪惡等負面反應(Kyle & Carman, 2020)。

　　健康的手足常常因病童的疾病關係，有時得分擔較多的家務及協助照顧病童等責任，並**承受父母較少的關心與支持**，也可能因父母太忙而被要求更獨立；家庭也可能會因為病童的治療方式而必須找尋對病童適合的環境而搬遷；加上父母管教的標準不同，對病童比較寬鬆，待手足比較嚴厲，在此不平等的對待關係下，容易造成健康的手足心理、情緒上的不平衡。健康手足可能處處與病童敵對、爭奪、計較、出現反社會性行為等，以吸引父母親對自己的注意力，造成父母的困擾。

如果慢性病童的手足可以體諒父母的心情，則可以出現正向的影響，例如：體恤、包容、同理心、分擔父母的辛苦等；研究指出適應良好的健康手足，通常個性比較成熟獨立、在群體中較具領導能力，且其家庭氣氛和諧、愉快，病童與健康手足間的關係較親密。

● 因應措施

1. 父母親應以平等態度對待病童及其手足，盡量公平，以相同的標準來要求病童及其兄弟姊妹。對病童勿過度溺愛，處處要求手足退讓，會讓健康手足誤以為生病會獲得特殊的待遇。

2. 鼓勵父母親給予健康手足陪伴與支持：鼓勵說出感受，傾聽其內心想法，並予以同理及關心，多給予支持或實質的鼓勵，讓手足感受到父母親的重視，幫助其克服負向情緒，進而促進家庭和樂關係。

3. 提供相關疾病的訊息給健康手足，包括告知手足關於病童的病情、治療經過、疾病進展與可能的影響，增加其對疾病的認知，適時澄清疑問，讓手足接受及諒解，進而願意參與病童的照護或學習如何照顧與緊急處理。

4. 鼓勵健康手足與病童接觸，當健康手足對家庭作出貢獻時，父母親可主動給予讚美，使其感受到付出的成就感與父母的關愛。

5. 當父母親必須到醫院照顧病童時，應事先解釋，並安排熟識的親友協助照顧手足，讓其知道聯繫父母的方式，隨時以電話關心或鼓勵，使其感受到父母的重視與關愛。

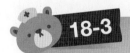

18-3 慢性病兒童及其家庭的照護問題及因應措施

家庭是兒童最初的成長與學習環境，是兒童生命歷程中很重要的生活中心。而小兒科護理的照護理念是以家庭為中心(family-centered)，認為每個家庭都是獨一無二的，每個家庭及其成員的都有其獨特性及專長，尊重家庭的個別差異、文化與價值觀，開發家庭的長處，激發家庭的能力，促進資訊的分享，以提供兒童適切的健康照護，包含照護兒童的生理、心理的健康，並擴大到家庭整體層面及社會整體性。

當家有罹患慢性疾病的兒童，不僅造成家庭的危機，也會影響家庭的發展。照護慢性疾病兒童家庭的主要目標，以提供「以家庭為中心」的服務為使命，協助維持家庭功能，強調以家庭的觀點來瞭解該家庭的問題與需求，以此為基礎，將所有家庭成員納入參與病童疾病照護的過程，提供個別化、全面及持續性的照護計畫，不僅可以讓父母／家庭成員參與每一個治療及檢查的過程、降低父母的自責及焦慮感、增加父母及病童的親子關係、減少病童日常生活的變動，並且可以讓家庭與醫護專業人員間彼此尊重，建立信任、合作

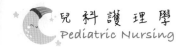

的關係，對家庭的需求具敏感度並主動地提供專業性協助與適當的支持，一起為病童努力。

一、慢性病兒童的照護問題及因應措施

正常化(normalization)是慢性病照顧中的主流概念，其是一種反應過程，用來形容家庭特意忽略疾病或不正常的行為，以維持有價值的社會角色。正常化具有五項特質：

1. 承認慢性疾病的存在，以及其潛在對日常生活的威脅。
2. 用正常的眼光(normalcy lens)，也就是一般大眾的見解來定義兒童與家庭。
3. 以正常的眼光執行親職行為和家庭規範。
4. 發展一個與正常眼光一致的治療方案。
5. 視病童與家庭為正常來與他人互動。

正常化的目的在協助慢性病兒童及其家庭適應疾病所造成的改變，使家庭能維持正常的功能和自主性，與社會保持正常互動，讓整個家庭回歸疾病發生前的日常生活。有慢性疾病兒童的家庭常會使用此方法因應疾病所造成的壓力，盡量將社會對家庭的影響降至最低，然後參與活動證明自己的家庭與他人無異(Knafl & Deatrick, 2002)。

醫護人員應以兒童發展和以家庭為中心的概念，評估疾病對兒童及其家庭的影響，提供適當的照護與支持，促使慢性疾病兒童能有一正常化的成長過程。協助慢性病兒童及其家庭正常化的措施有：

1. 準備(preparation)：做好疾病可能帶來改變的心理準備。
2. 參與(participation)：提供充足的資訊，共同計畫病童的照護方案。
3. 分享(sharing)：將所有家庭成員納入照護病童的一部分。
4. 控制(control)：確認病童疾病可被控制的範圍，減少不確定性、不抱希望的感覺。
5. 期待(expectation)：請父母親以相同的家庭規範對待病童與健康的手足，避免敵對。

學齡兒童與青少年大部分的時間是在學校上課，慢性病兒童重返學校生活的問題，端賴於家庭、學校、教育輔導系統與醫療體系相互配合，考量病童的身、心、社會與認知等發展特性，提供病童完整性的照護，增強病童對日常生活的調適與自我照護能力，使能返回學校繼續學習，這也是促進正常化的一部分。

一般而言，父母親對慢性病童返回學校繼續學習的考量因素包括：

1. 病童體力恢復的狀況。
2. 病童在學校可獲得之健康服務。
3. 學校可提供的資源與支持系統。
4. 病童的就近照顧性。

5. 病童面臨課業落後的壓力。

6. 病童是否會在學校受到嘲笑、排擠或霸凌。

　　因此，病童家庭、醫療團隊與學校之間的溝通與準備很重要。

(一) 學校生活的適應

　　慢性疾病兒童重返學校生活會面臨許多的挑戰，包括學業、與同儕的相處等。醫護人員應該先行評估病童在學校的學業成就、社交技能、支持系統、以及執行每日生活技能的能力，讓學校瞭解有關病童的健康狀況資料、學校生活照護等注意事項與指導，以及緊急轉介系統，以便學校提供適切的服務。

　　根據「學校衛生法」第十二條條文規定「學校對患有心臟病、氣喘、癲癇、糖尿病、血友病、癌症、精神病及其他重大傷病之學生，應加強輔導與照顧；必要時，得調整其課業及活動」（全國法規資料庫，2015），因此，學校對慢性病童應盡的責任有：

1. 建立病童完整的檔案，包括：簡要病史、瞭解病童的特殊需求、在學校需服用的藥物、可能出現的問題、與緊急處理計畫與步驟（含緊急聯絡人）等，以落實管理慢性病童之健康照護品質。

2. 提供安全的環境。

3. 共同監督病童飲食、藥物或活動的遵從性。

4. 定期邀請病童家長、醫療團隊、老師、行政人員共同討論病童的學校生活計畫。

5. 舉辦教育訓練，讓師生對疾病有正確的認識，以便在必要時能做適當的處理。

6. 對身心障礙的學生，著重個別化的輔導，例如：彈性的課程設計、優勢能力的學習、具體經驗的獲得等。

　　病童家屬對病童在學校的健康責任包含：

1. 教導病童自我照顧的技巧、健康促進的活動。

2. 明確的告知學校病童的診斷與特殊需求，提供學校有關病童健康需求的證明文件，並授權給學校在緊急情況時有給予藥物與緊急處置的權利。

3. 與學校保持良好溝通，參與學校針對病童的學校生活計畫所舉辦的相關會議。

4. 將病童需在校服用的藥物標示清楚。

5. 提供可隨時連絡到家屬的方法。

⊃ 因應措施

1. 鼓勵病童就學或保留學籍：罹患慢性病的學齡兒童及青少年仍有學習的需求，可從與同儕的互動或競爭當中學習人際關係的建立和社會化過程，並從中獲得自我肯定。因此，父母親不應過度保護而剝奪病童的學習機會。

2. 告知家屬與學校保持良好溝通：讓班級導師、校護、學校、及同學充分瞭解病童的病況、用藥之注意事項、可能發生的突發狀況與緊急處置，例如：氣喘病童運動的注意事項、糖尿病病童低血糖的緊急處理等。

3. 鼓勵病童參與學校活動：在病童體力許可下，安排參加學校的社團或活動，請班級導師勿過度保護而限制其參與體育等競賽活動。

4. 父母親與老師們對慢性病童的學業及學習應作合理的要求，不可過於縱容，以促進病童正常化發展。

5. 病情的解釋：在徵得病童和家長的同意下，於病童重返校園生活之前，護理人員可透過學校老師或校護的協助，簡潔的對班上同學說明病童的疾病與注意事項，請同學適時協助病童，以促使病童與同儕互相瞭解，避免同儕因害怕被傳染等因素拒絕與病童遊戲，甚至以異樣眼光看待或嘲笑病童，或在活動過程中不慎傷害病童。

6. 有些病童及其家長希望能保有隱私權，不願讓他人知道病情，護理人員應建議至少要讓導師和學校護理人員知道病情，以便在緊急狀況時能做適當的處理。

(二) 對學習與課業的影響

慢性病童可能因疾病而時常缺課，或是因疾病的症狀，例如：低血氧、低血糖發作或長期的疲倦，進而影響孩子的學業表現，造成很大的挫折感，也會影響其人際關係及自我概念發展。

⊃ 因應措施

1. 盡量安排病童在下課後或假日求診或進行身體檢查，避免缺課。

2. 因慢性病病童有時須請假到醫院做治療，而耽誤到課業，在病童精神體力可負荷之下，可事先向學校申請安排作補救教學，讓病童課業可以銜接、不中斷。

3. 目前許多醫院有提供長期住院兒童的學習指導服務，如醫院和教育局合作開辦「床邊教學計畫」，在遊戲室設置老師一名，其業務包含學業指導：以銜接學校課業為主，指導病童於住院期間其學校課業及書面作業（高，2014）。

(三) 藥物的使用

許多慢性病童的父母親非常關心病童在學校的藥物使用情況，也很擔心學校老師無法處理病童的緊急狀況，如果病童在學校有需要用藥，學校護理人員和班級導師應注意：

1. 藥物需是來自醫師的處方。

2. 有父母親的給藥同意書。

3. 藥物要詳細註明藥名、劑量、使用方法、作用與可能發生的副作用。

4. 學校護理人員應判斷病童的用藥反應和觀察副作用。

(四)活動能力

　　慢性疾病病童可能因體力的不足或疾病導致身體上的缺陷，限制其活動能力；或是因經常需要住院、空腹抽血或點滴注射而限制活動，使其喪失自由。

● 因應措施

1. 護理人員可先評估病童的生理需求和活動限制，例如：先天性心臟病病童的活動限制、糖尿病兒童的血糖監測等，再建議可參與的社團或活動。

2. 慢性疾病兒童如果沒有生理上的特別限制，在病童體力許可下，應鼓勵其參加學校的活動或社團，尤其是體育課或下課的活動時間，以增進與同儕的相處、自我概念及社會化發展。

3. 若病童因為身體上的缺陷，無法正常活動，學校也可以安排適當的活動競賽，例如：演講、身障籃球賽或游泳等，以促進其正常化。

二、慢性病兒童家庭的照護問題及因應措施

　　家庭是慢性病童的避風港，慢性病兒童的家庭除了需要照護、支持病童外，還需要長期的負擔病童的醫療費用、面對社會的輿論壓力、常規生活受到影響等，都容易造成家庭的問題，讓家庭陷入四崩五裂的危機。因為對病童的疾病照護，不論是對主要照護者、病童或是家庭來說，都會是一種壓力，都會造成體力的消耗、情緒的緊張。

　　流行病學資料顯示，慢性疾病兒童比一般疾病兒童容易發生心理衛生問題，由於慢性疾病具有病期長、反覆發作、需長期治療等特性，病童會常常會感到焦慮，或因疾病造成的缺陷感到自卑，容易造成自信心喪失、不配合治療、自我封閉的行為和心理問題，影響人格的發展，甚至衍生許多社會問題。

● 因應措施

　　醫護人員在實施治療方案前，需先提供充足的資訊，進行心理咨詢，使病童樂意接受治療；而其父母親及其他家族成員應該有耐心的對待病童的疾病，適時對病童表達關愛與支持，在病童感到無助時給予安慰，增強病童對抗疾病的信心與能力。

　　自我照護管理(self-management)是慢性疾病的疾病控制上很重要的一環，不僅可以協助減緩病童疾病的惡化，亦可以改善病童及其家庭的生活品質。自我照護管理要求病童能夠主動參與照護計畫、自我監測，亦能夠調適並解決疾病所帶來的種種問題。慢性疾病兒童的父母有時候會過度保護兒童，造成病童過度依賴，影響到病童學習自我照護管理的能力。因此，醫護人員需鼓勵父母親適時的放手，加強病童的獨立性，讓病童學習自我照護。

　　經濟的負擔是慢性疾病兒童家庭最常遇到的問題。雖然全民健康保險可協助分擔部分醫療費用的支出，但是病童的反覆性住院，或需定期到醫院回診也會增加家庭的經濟負擔；同時父母親中的一方因為經常要請假參與兒童的照顧，也容易失去工作的機會，影響

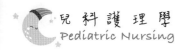
家庭的收入，使家庭經濟緊縮。醫護人員可以協助其諮詢相關福利團體或轉介社工，以獲得必要的經濟支助。

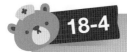 **18-4 照顧慢性病兒童護理人員的角色及心理調適**

　　雖然時代在變、社會在變、醫療照護理念也隨時在更新，但是「兒童是國家未來的主人翁」的概念是不會變的。由於罹患慢性疾病的兒童日益增加，加上少子化的社會現象，提供高品質、專科化的醫療照護服務，配合足夠的經濟、社會以及環境資源，並發展完善的醫療保健體系以維護兒童的健康是很重要的。

　　現今的專業健康照護人員應以家庭為中心的概念來照護慢性疾病兒童及其家庭，並善用自身的專業知識提供護理照護與指導、諮商與支持、相關的社會資源等，幫助慢性病童家庭預防疾病與促進健康，將護理人員的角色與功能發揮到極致。

　　護理人員自病童診斷為慢性疾病的那一刻起就應透過會談以及觀察，對該家庭成員的適應程度和能力進行護理評估，評估的內容包括：

1. 家庭對疾病的認知程度，包括病程的進展、病因的解釋、可能造成的後遺症、未來需提供的照護等。

2. 個人應付危機的方式，包含對疾病的反應、情緒的出口、家庭功能的改變、病童的教養方式等。

3. 瞭解家庭的結構、溝通模式、婚姻關係、親子互動、可運用的支持與資源系統。

4. 瞭解目前的壓力來源。

　　在初步的評估完成後，護理人員可提供下列的護理措施：

1. 提供一個不受干擾和具隱私的空間，使病童家屬和醫護人員可以進行診斷時的討論。

2. 以同理、尊重的態度接受不同的家庭成員表現出的不同的情緒反應，例如：當無法承受疾病診斷的衝擊時，家屬會出現哭泣、哀傷、否認、生氣等情緒反應。

3. 以簡短明確的方式向家屬分析／解釋疾病的診斷、進程和照護方式，必要時可配合衛教單張或教學影片加以說明。

4. 尊重有些父母避重就輕的告訴病童有關疾病訊息的方式，瞭解這是家長為了保護孩子所做的決定。

5. 主動關心，給予病童及家屬心理支持與並提供照護經驗，滿足其需求，以建立良好的護病關係。

　　在病童入院接受治療後，護理人員時即須為其出院做準備，可以提供家庭及主要照護者有關病童的健康照護、發展需求、支持系統等的資訊：

(一) 教導日常生活的照護方法

1. 一般而言，病童入院後的主要照顧者都是母親，為了減少主要照顧者的壓力，並且讓父親也能有機會參與病童的照顧、瞭解病童的疾病進展，因此，在護理指導的對象當中也要將父親納入，教導父親照護病童的相關知識及技巧。

2. 建立常規和紀律：病童的社會化常因父母的過度保護而受到影響，避免因為「慢性疾病」寵壞了病童，必須讓病童學習遵守日常生活規範，知道做什麼事情是被允許的，什麼事情是不被允許的。

3. 日常生活的指導：例如：肌肉萎縮症病童的穿衣、餵食方式、沐浴和口腔的護理。

4. 一般健康照護的指導：包括預防注射、牙齒保健、健康檢查、定期回診。

5. 飲食的指導：例如：
    (1) 長期臥床的病童應盡量避免攝取過多的熱量，並預防便秘發生。
    (2) 指導接受化療的病童食慾不佳時或是口腔黏膜破損時的護理方式。
    (3) 予以肥胖病童於體重與營養方面的控制。

6. 在疾病與體力許可下，可安排病童有自己的運動或遊戲時間。

(二) 注重病童的發展需求

1. 教導家庭及主要照護者認識兒童在不同發展階段的需求以及必須完成的發展任務，注意病童的發展程度以提供合適的照護與刺激。

2. 告知病童不要受到疾病的限制，影響自己的興趣發展，盡量發掘自身的優點與長處，強調自己的優勢，而不是缺陷。

3. 病童若出院重返學校生活，建議父母親應與老師保持良好溝通，觀察病童在家中和在學校的舉止行為，注意是否有適應不良的情形，必要時，護理人員可在父母親和學校老師的允許之下，到學校觀察病童與同學、老師的互動情形。亦可使用不同的評量工具來評估病童的學校適應行為。

(三) 協助家庭成員建立支持系統

1. 家庭的支持系統倘若足夠，不但可以幫助病童及其父母親因應疾病所帶來的痛苦與壓力，也可以維繫家族成員間彼此的關係，減少家庭因為有慢性病童造成適應不良的問題。而家庭的支持系統通常來自於家族成員、親戚、朋友、社會的支持性團體、專業人士以及社區資源。

2. 鼓勵病童和其父母親參加支持性團體，藉由分享疾病的經驗，來正視自身的遭遇，必要時可作為尋求協助的對象。

3. 醫護人員可以參與病童和其父母親加入的支持性團體，以旁觀者的角度，傾聽病童、父母親或其他家庭成員的問題。

4. 適時的引導家族成員能共同討論所面臨的問題或困境，進而找到符合共識的解決問題的方法。

情境

模擬案例分析　CASE STUDY

⭐ 基本資料

姓名：<u>林小妹</u>　性別：<u>女</u>　年齡：<u>16 歲</u>

疾病診斷：<u>第一型糖尿病 (Type 1 Diabetes Mellitus)</u>

⭐ 病程簡介

　　林小妹，就讀高中，無過敏、手術等病史，無家族糖尿病史。於今年11月開始易疲累、口渴、多尿、食慾大增、有便秘情形，一個月內體重下降6公斤，12月11日入院接受治療，住院期間母親為主要照護者。

　　抽血檢驗發現飯前血糖483 mg/dL、糖化血色素HbA$_{1C}$ 15.7%、尿液酮體3+，血清重碳酸18.3 mmol/L，確診為第一型糖尿病(Type 1 Diabetes Mellitus)。12/13會診糖尿病衛教師、營養師安排糖尿病衛教課程，12/26飯前血糖110~215 mg/dL，醫師准許出院續門診治療。

⭐ 護理過程

　　健康問題：家庭運作過程改變，與家庭成員罹患第一型糖尿病有關。

護理評估	護理目標	護理措施	護理評值
主觀資料 病童父母主訴： 1. 「才小孩子，為什麼會得糖尿病？」 2. 「一輩子都要控制糖尿病，還要打胰島素針，打針會不會有習慣性的問題啊？如果可以，希望可以用口服藥或中藥治療」 3. 「打針、測血糖的事情我們很怕自己做不來，也擔心孩子回家後怕痛或耍脾氣拒絕打針、測血糖」 4. 「我們明明都很注意均衡飲食，但還是得了，我該怎麼幫助我的孩子？」	1. 家族成員能接受病童罹患糖尿病的事實 2. 家族成員能以正向態度面對病童罹病後的生活改變	1-1 教導案父母親有關糖尿病發生的原因、症狀、控制方法、目標、及合併症等相關知識 1-2 加強案父母親對糖尿病的正向認知，教導血糖相關檢驗代表的意義，凸顯疾病控制的重要性 1-3 強調第一型糖尿病為無法治癒之慢性疾病，澄清病童父母對疾病錯誤的期望 1-4 與案父母親討論排斥注射的原因，破除對胰島素的錯誤認知 2-1 同理病童父母的心情，對於血糖控制良好給予正向鼓勵，增加對血糖控制認知及信心 2-2 與案父母溝通，瞭解其想法，讓病童及父母親調適糖尿病初期所帶來的衝擊，引導討論疾病相關的身心感受，建立信任感，接受焦慮情緒，提供諮詢，陪伴及傾聽	1. 案父母親能正確說出糖尿病因、症狀、控制方法、目標、及合併症 2. 案父母親及妹妹表示了解第一型糖尿病為無法根治之慢性疾病，會陪同病童一起面對 3. 案父母親能正確施打胰島素及測量血糖，且說出低血糖症狀及處理方式。亦能依照飲食設計表正確說出一日飲食的份量

護理評估	護理目標	護理措施	護理評值
5.「很擔心我女兒沒有治療的話，會像朋友的小孩一樣昏迷送醫」 6.「糖化血色素今天降到5.6，跟正常人一樣，是不是糖尿病已經沒有了？」 7.「女兒生病後，注意力都不太能集中，都不知道要怎麼工作、照顧家庭了」 8. 病童生病後妹妹的情緒反應：「我也生病住院好了，您們都關心姊姊就好了，不要理我」 **客觀資料** 1. 病童睡眠時，病童父母會凝視病童的臉，案母偶有流淚情形 2. 執行護理活動或衛教時，病童父母個案皆低頭不語，以點頭、搖頭回應 3. 第一次教導病童父母胰島素注射時，父母顯得焦慮，雙手緊握，不知所措 4. 病童父母會詢問不同醫護人員相同問題 5. 病童飯前血糖 483 mg/dL、糖化血色素 HbA$_{1c}$ 15.7%、尿液酮體 3+，血清重碳酸 18.3 mmol/L，診斷為第一型糖尿病	3. 家族成員能接受衝擊，面對疾病照護問題，並能做好相關照護工作（血糖監測及胰島素注射） 4. 出院前做好居家照護準備，讓家庭運作恢復正常	2-3 介紹第一型糖尿病病友團體給家長及病童父母親，分享罹病後心路歷程及生活經驗，建立家族面對未來信心 2-4 同理妹妹的感受，準備第一型糖尿病相關衛教資料給妹妹，增加對疾病的認知 2-5 妹妹探視病童時，陪伴在旁，支持並協助案父母向妹妹說明病童健康情形，以包容的態度幫助病童面對疾病 2-6 鼓勵病童及妹妹參加病友活動，妹妹可利用陪同過程了解疾病，減少手足爭寵情結 3. 教導案父母親胰島素注射技巧、血糖監控注意事項等 4. 協助完成居家照護的準備： 4-1 協助申請重大傷病卡及申請免費血糖機，以減輕日後照顧之費用 4-2 加強父母親的糖尿病照護工作的認知，利用衛教 DVD 及病童照護手冊輔助，說明居家需學習的照護技巧內容 4-3 提供諮詢電話，讓家屬可隨時諮詢，降低家屬對疾病陌生與不確定感的焦慮	4. 出院後電訪時病童父母親能與護理人員分享出院後的照護心得與困難，並表示因為有很好的支持系統所以很安心

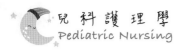
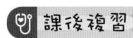課後複習 *EXERCISE*

解答
QR code
網址：ssur.cc/iwwStMh

一、選擇題

1. 小文，2歲6個月，罹患慢性病長達一年，下列有關其壓力反應之敘述，何者最適當？(A)身體心像改變　(B)自主感的建立　(C)性別角色的建立　(D)社交隔離的困擾。

2. 小華，5歲，因其3歲弟弟罹患慢性疾病，需反覆長期住院，下列何者較不是造成小華壓力反應的風險因子？(A)小華的性別　(B)發病前小華與弟弟或父母關係不良　(C)父母親情緒或行為大幅改變　(D)害怕會被送到其他地方接受照顧。

3. 有關提供慢性病兒童家庭之持續性及全面性照護的護理措施，下列敘述何者較不適當？(A)對病童父母親的反應及潛在需求，需具備敏感度　(B)善用傾聽技巧，且採用易於理解的語言，提供醫療訊息　(C)主動提供共享資訊，包含有關社會資源的訊息　(D)最好一次將疾病照護的所有訊息提供給主要照顧者，讓其能全面了解。

4. 有關慢性病正常化(normalization)的敘述，下列何者錯誤？(A)促使病童突破疾病的限制，達到如健康兒童一樣的體能標準　(B)以常態的眼光對待病童，以維持其有價值的社會角色　(C)父母親以同樣的家規及教養態度對待病童與其手足　(D)與病童一起計畫因應其健康狀況，調整日常生活。

5. 有關慢性病病童家庭護理的敘述，下列何者錯誤？(A)鼓勵家中其他孩子多與病童互動　(B)病童之居家照護，除指導母親外，應將父親包括其中　(C)不必對病童手足解釋太多病情，以免造成恐慌　(D)促進父母間的溝通，以瞭解彼此因應方式的差異。

6. 有關以家庭為中心的慢性病兒童護理照護，下列敘述何者不適當？(A)鼓勵病童及父母親一起參與家庭決策　(B)入院評估包含家庭成員的互動及可應用的資源　(C)將疾病及治療措施納入家庭常規中　(D)減少與外界互動，以加強家庭的凝聚力。

7. 依據艾瑞克森兒童發展觀點，有關不同年齡層兒童罹患慢性病之照護，下列敘述何者錯誤？(A)幼兒期兒童宜維持其常規活動，鼓勵兒童自主選擇食物或遊戲，增加控制感　(B)學齡前期兒童宜減少社會互動，以特別關注的方式，補償其所受的病痛之苦　(C)學齡期兒童宜鼓勵病童持續參加學校活動，並討論如何面對疾病帶來的影響　(D)青春期少年需負起自我照顧責任，學習自我管理及建構同儕支持網絡。

8. 有關兒童慢性病的描述，下列何者正確？(A)慢性病的特徵是需要很長的時間才可治癒　(B)以正常化的概念，提供慢性病兒童以家庭為中心的護理　(C)慢性病是指1年內有超過1個月的時間受疾病症狀干擾日常生活　(D)慢性病的長期管理主要是依賴專業人員協助。

二、名詞解釋

1. 慢性病(chronic illness)

2. 袋鼠式護理(kangaroo care)

3. 寧握護理(containment care)

4. 正常化(normalization)

5. 自我照護管理(self-management)

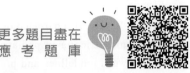

更多題目盡在
應考題庫

網址：ssur.cc/TWodr2d

參考文獻　REFERENCES

全國法規資料庫(2015)·*學校衛生法*。http://law.moj.gov.tw/LawClass/LawAll.aspx?PCode=H0020050

李淑杏、莊美華、莊小玲、莊安慧、梁香、黃良圭、趙國玉…黃琴雅等(2021)·*人類發展學*（八版）·新文京。

高嘉霙(2014)·*亞東醫院兒童友善醫療服務*。https://www.femh.org.tw/epaperadmin/viewarticle.aspx?ID=6756

莊惠蓉(2012)·*兒童與青少年慢性病管理*。http://www.mkc.edu.tw/ftp/20121012030148.pdf

陳月枝、黃靜微、林元淑、張綠怡、蔡綠蓉、林美華…魏琦芳等(2021)·*實用兒科護理*（九版）·華杏。

黃淳霞、陳怡如、于漱(2005)·校園慢性病學生的個案管理現況與未來方向·*護理雜誌，52*(2)，15-19。

衛生福利部統計處(2023)·*111年死因統計結果分析*。https://dep.mohw.gov.tw/DOS/lp-5069-113.html

蔣立琦、吳佩玲、蔡綠蓉、黃靜微、邱淑如、毛新春…吳美玲等(2022)·*兒科護理學*（六版）·永大。

羅高文(2023)·*全方位護理應考e寶典—兒科護理學*·新北市：新文京。

Alina, M., Rachel, C., & Jennifer, F. (2015). Parenting interventions for childhood chronic illness: A review and recommendations for intervention design and delivery. *Journal of Child Health Care, 19* (1), 5-17.

Chien, L. Y., Lo, L. H., Chen, C. J., Chen, Y. C., Chiang, C. C., Yu, C. Y. M. (2003). Quality of life among primary caregivers of Taiwanese children with brain tumor. *Cancer Nurs, 26*(4), 305-11.

Ekin, S., Ellen, J. T., Marcus, R., & Darya, G. (2017). Research review: Childhood chronic physical illness and adult emotional health - A systematic review and meta analysis. *Journal of Child Psychology and Psychiatry, 58* (7), 753-769.

Hayman, L. L., Mahon, M. M., & Turner, J. R. (2002). *Chronic illness in children: An evidence-based approach*. Springer Publishing Company.

Hockenberry, M. J., Rodgers, C. C., & Wilson, D. (2022). *Wong's essentials of pediatric nursing* (11th ed.). Mosby.

Knafl, K., & Deatrick, J. (2002). The challenges of normalization for families of children with chronic conditions. *Pediatric Nursing, 28*, 49-53, 56.

Kyle, T., & Carman, S. (2020). *Essentials of pediatric nursing* (4th ed.). Lippincott Williams & Wilkins.

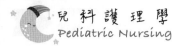

Martire, L. M., & Helgeson, V. S. (2017). Close relationships and the management of chronic illness: Associations and interventions. *American Psychologist, 72* (6), 601-612.

Marcdante, K., Kliegman, R. M., & Schuh, A. (2022). *Nelson essentials of pediatrics* (9th ed.). Elsevier.

Williams, P. V. (2020). Pharmacologic management of chronic urticaria in pediatric patients: the gap between guidelines and practice. *Pediatric Drugs, 22*, 21-28.

Yang,E., J. Beck, K. M., Sekhon, S., Bhutani, T.,& Koo, J. (2018). *The impact of pediatric atopic dermatitis on families: A review*. https://doi. org/10.1111/pde.13727

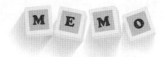

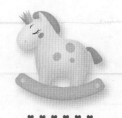

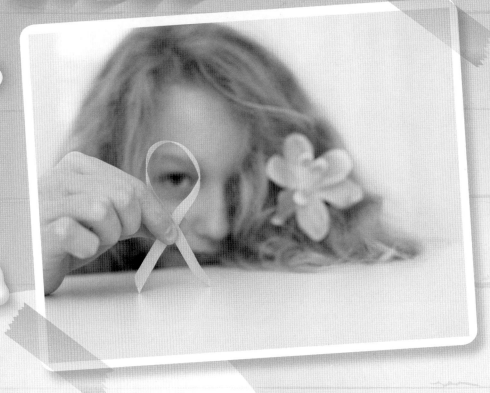

學習
目標

讀完本章後，您應能夠：

1. 瞭解兒童對於死亡概念的發展和其因應行為。

2. 瞭解家庭對於面對兒童死亡的反應和因應行為。

3. 瞭解瀕死病童的照護問題和如何提供護理措施。

4. 瞭解護理人員於照護瀕死病童的角色和心理調適。

瀕死兒童的護理

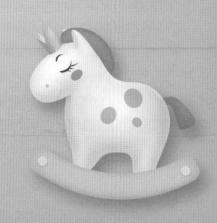

19
CHAPTER

吳麗敏

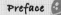
死亡是人生的課題之一，但是談論死亡卻是東方文化的禁忌，再加上兒童死亡問題被視為非正常的發展過程，因此父母會盡最大的努力搶救子女，臨床醫護人員亦是，此因素也成為推廣兒童安寧照護的障礙之一。根據衛生福利部 2022 年統計，0~17 歲死亡的兒童與青少年約有 1,108 位，僅占總死亡人數的 0.5%（衛生福利部統計處，2023），因此相較於成人死亡總數占少數，換言之，相較於全國所分配於兒童死亡照護的資源也會減少。

我國於1990年成為全世界第18位「安寧療護」的國家，於2004年國民健康署開始推「安寧療護共同照護計畫」，其目的是希望病童不需要離開熟悉的病房，卻仍能接受安寧照護，讓病童和家屬能獲得更好的照護，但是兒童安寧療護仍有其限制需要大家的支持和努力，讓這群瀕死兒童獲得更完整的照護。

照顧生命威脅的兒童，對護理人員是一項挑戰，談論死亡是台灣社會的忌諱，然而死亡概念是一連串學習的過程，因此對於死亡的認識也取決於病童當時的年紀和父母的態度。兒童對於哀傷的反應和成人不同，因此提供的照護必須有別於成人的照護，才能迎合兒童的需求。當兒童的哀傷反應出現警訊時，兒童可能會出現受傷和困擾的現象，此時更需要有專業的醫護人員提供合宜的解釋和照護。

19-1　兒童對死亡的概念

　　根據研究顯示，75%的兒童在死亡前是接受人工呼吸器的治療且大約有20%兒童死於加護病房，僅有3%的父母於孩子瀕死前一周談論到死亡相關議題，如：不施行心肺復甦術(do no resuscitation, DNR)，研究凸顯臨床兒童安寧療護的現況。瞭解兒童對於死亡發展概念，將有助於兒科護理人員提供更適切的溝通模式和照護品質。

　　成熟的死亡概念包含：致因性（因果性）、不可逆性、功能停止和普遍性，因此不同年齡層的兒童對於死亡之概念不同。兒童對於死亡發展的概念，受到以下幾個因素的影響，包括罹患重病、個人經驗、宗教背景和病童家庭等，唯有透過對於死亡發展概念的瞭解，才可以提供更完整的照護。

　　此外，與病童討論死亡議題時，亦須注意病童在疾病進展軌跡中對於自我概念的發展，包括：(1)這是一個很嚴重的疾病；(2)知道疾病的名稱、方式和副作用；(3)知道療程的目的；(4)復發代表疾病的惡化；(5)病童覺知復發和嚴重的症狀且最後會死亡。

兒童對死亡概念的發展

一、嬰幼兒（0~3歲）

嬰兒和幼兒透過感覺和運動來瞭解外界的世界，此時對於死亡沒有直接的概念，但是可以覺知重要他人的不在，亦可以表現出高興、傷心和焦慮。此外亦可以感受到他人情緒表達上的差異和感受住院時飲食習慣的改變和醫護人員所提供的護理照護。

二、學齡前期（3~6歲）

兒童認為死亡是可逆的、暫時的，就像是睡覺一樣，會再醒來，或是認為離去會再來、死了會再回來。因此充滿幻想及魔法性思考(magical thinking)，例如：他們的想法、行為或是所說的話會導致某人死亡，或是認為死亡是一種處罰，他們會將「死亡」和「老年」相連，但不確定何謂「老年」，不認為自己可能會死亡。對於抽象的天堂或是地獄更是無法理解。主要仍受到父母或主要照顧者情緒的影響，可能會重複問相同的問題，以確認失落。學齡前期兒童對死亡最大的害怕是與父母分離。

三、學齡期（6~12歲）

• **6~9歲**

兒童開始瞭解死亡是生命的終止和不可逆性，但是不瞭解死亡的普遍性（如：不相信每個人都會死、或是可能發生在自己身上，他們認為死亡發生在老年人或是肢體殘障的人）。會擔心死亡是一種傳染，死亡將所愛的人帶走。兒童會以語言、不合作甚至攻擊、身體症狀和不願意去學校來表達他們對死亡的害怕。

• **9~12歲**

對於死亡的概念幾乎和成人一樣的理解能力，可以瞭解死亡的普遍性，因此會關注他們所處的世界將會如何改變、擔心失落，也會發展靈性甚至影響生活。對於死亡的反應有時候會出現與同儕關係的阻斷，或是出現生氣和罪惡感或是害怕上學的現象。

四、青少年期（12~18歲）

思想已經和成年人一樣，具有成熟的死亡觀念，可以理解死亡是身體功能的停止、生死是不可逆性且普遍發生於每個人的身上、死亡是有原因的。知道死亡是一種抽象概念，會因外在因素的影響而增加個體對於死亡的詮釋和態度，面對死亡可能會出現身體的症狀、質疑宗教的信仰、否認、傷心、生氣和憂鬱的情緒反應。

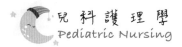

▶ 表 19-1　兒童的死亡概念和可能的行為表徵

年齡（歲）		死亡概念	可能出現的行為特徵
嬰幼兒（0~3歲）		• 不瞭解死亡 • 警覺父母的不一樣 • 強烈的分離焦慮	• 改變睡眠型態 • 不安
學齡前期（3~6歲）		• 認為死亡是暫時的／可逆的 • 警覺有人不見了（分離焦慮） • 詢問死去的人何時回來 • 對死亡充滿幻想，認為自己的思想或行為會導致某人死亡	• 關注自己的健康 • 不願意父母離開視線 • 對死亡會有罪惡感和困惑 • 退縮、不安
學齡期	6~9歲	• 瞭解死亡是生命的終止和不可逆性 • 擔心重要他人的死亡 • 不瞭解死亡的普遍性	• 運用否認、表現於學校和家裡 • 角色扮演遊戲中出現較頻繁的死亡與破壞
	9~12歲	• 成熟的死亡概念	• 生氣和哀傷 • 對死亡的理解與態度已和成人差距不遠，但是卻是處於學齡前期的情緒反應
青少年期（12~18歲）		• 成熟的死亡概念	• 生氣和哀傷 • 憂鬱 • 危險的行為

另外心理學家娜姬(Nagy)分析兒童對死亡概念的發展如下：

1. **第一階段（3~5歲幼兒）**：通常已聽過「死」這個字，**但不明白死亡的意義，視死亡為分離或離開，就像睡覺一樣**，無法分辨生與死的關係。

2. **第二階段（5~9歲兒童）**：已知死亡為永久性，擬人化階段，相信死亡是可以避免的，**死亡只會發生在年紀大的老人身上**。

3. **第三階段（9歲以後的兒童）**：概念與成人接近，**認為死亡是不可逆轉、不可避免的過程**，會受他人影響，尤其是父母。

　　瞭解兒童對於死亡概念的發展，可以促進護理人員和兒童的溝通。此外如何告知父母，孩子可能面臨死亡的訊息，對於護理人員也是一種挑戰，因此除了必須注意與瀕死兒童的溝通外，也需要注意傳達壞消息時所使用的技巧和方式，如：注意溝通的環境、確保父母的隱私、選擇適當的身體語言來增加溝通的成效，讓父母選擇會談的時機，此外溝通的內容必須先確認父母目前對於病童病情理解的狀況，再進一步確認父母想要知道的內容，進而提供正確的資訊，過程運用關懷技巧回應父母的反應，並確認再次訪談的時間和地點。

19-2 兒童及家庭對瀕死的反應及因應

　　兒童對於哀傷的反應和成人不同。過去對於兒童哀傷的反應存在著迷失和誤解，如：認為兒童會無意識的掩飾自己哀傷的反應和行為，或是兒童不會有成人對於哀傷的反應。

　　哀傷的反應起源於失落的產生，兒童對失落的反應是擔心死亡、分離焦慮、擔心依附關係的改變、哀傷、生氣、罪惡感、羞愧、無法自我控制、過度的反應、失去自信和絕望。表19-2整理哀傷反應可能表現在身體和行為、情緒／社會、靈性和心智各層面上。

▶ 表 19-2　正常哀傷的反應

身體／行為	情緒／社會	靈性	心智
過敏／氣喘	激動	對上帝表示憤怒	混亂
胃口變化	憤怒	被遺棄的感覺	無法集中注意力
便秘／腹瀉	激動的憤怒	產生「為什麼」的疑問	懷疑／否認
頭暈／口乾	焦慮		錯誤的使用語言文字
心痛	自滿		遺忘
血壓高	批判自我		漫不經心
蕁麻疹／皮疹／癢	人際關係有困難		缺乏對細節的關注
消化不良	過度的積極行為		缺乏對外部事件的認識
失眠／整天睡覺	對人群的恐懼		失去創造力
沒有食慾／吃得過多	罪惡感		失去生產力
活力差	煩躁		失憶
免疫力低	嫉妒		
偏頭痛	缺乏主動性		
肌肉緊繃	失去生活的興趣		
心跳加速	負面情緒		
經常噁心	惡夢		
躁動	沉思		
性冷感或性無能	悲傷		
胃痛	可疑		
哭泣	人際關係的退縮		
腿部無力			

　　然而影響兒童覺知之瀕死經驗最主要原因是年齡，因為不同年齡對於死亡的概念不同，年紀小的兒童不是擔心疾病和死亡本身而是擔心與父母的分離，年紀較大的兒童，會關注於疼痛和身體上的傷害和死亡本身，其次是兒童過去的經驗，過去經驗會影響兒童對於死亡和疾病的看法，因此確認和提供正確的訊息很重要。

　　因為兒童可能對於死亡有誤解或是不清楚或是父母不清楚兒童表達的意義會誤解兒童的意思，造成溝通的困擾。因此護理人員必須瞭解不同年齡層對死亡概念的發展和各年齡層發展之變異性，敏感於兒童外顯行為中語言與非語言的表現，與父母分享所觀察到的行為和經驗，以促進臨床護理人員對於兒童的照護，進而提升護理品質。

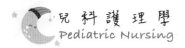

護理小幫手

哀傷反應的警訊

　　以下哀傷反應的警訊，提供臨床護理人員評估兒童的行為反應：

1. 沒有哀傷反應。

2. 持續出現責備或是罪惡感。

3. 攻擊、反社會、或破壞性的行為。

4. 會有較高的意外發生與自殺傾向。

5. 不願談論死亡或僅表達對於死者正向或負面情緒反應。

6. 持續無法上學或工作。

7. 出現成癮行為（如藥物、食物）。

一、兒童對瀕死的反應及因應

(一) 心理反應

1. 恐懼

　　瀕死兒童的恐懼來源是對於死亡的恐懼、分離的恐懼、疼痛的恐懼和被遺棄的恐懼。死亡的恐懼來自於兒童意識到自己病情惡化，常常會藉由發問，如「我的病會不會好？」「醫師是不是沒有辦法了！」「我的情況越來越不好，是不是要死了！」，其目的是向主要照顧者找尋答案，甚至在病情嚴重下告訴父母自己不要死，要求父母要救他。

　　對於幼兒期和學齡期兒童而言，最害怕的事是分離，兒童會出現極度的依賴父母或是主要照顧者，擔心父母或是主要照顧者的離去；此外疼痛和不舒適，亦是兒童擔心懼怕的事情，他們希望症狀能被緩解，而症狀的緩解亦是照護瀕死兒童重要的課題。此外瀕死兒童亦會有許多情緒上的反應，擔心自己被家人遺棄和遺忘，因此伴隨著出現生氣、睡眠困難、傷心和生氣行為、罪惡感的情緒。

2. 害怕

　　瀕死兒童會害怕黑暗和怪物，因此會出現不敢睡覺或是睡覺常作惡夢的情況，或是出現嚴重的分離焦慮，因為擔心害怕父母的離開和擔心自己閉上眼睛就會死亡，有時候也會出現過度反應或是攻擊的行為或是無預警的發脾氣。

3. 生氣和憤怒

　　生氣和憤怒是常見的行為反應。生氣的對象可能是父母、疾病本身、神或是醫護人員，在醫療團隊看見兒童的不合作和不願意配合，因此需要花更多的心力去瞭解和包容兒童的行為。

4. 罪惡感

　　學齡期兒童可能出現錯誤的觀念，認為自己不乖或是不合作才會讓病情惡化，或是認為自己是家庭的累贅，加重了家庭的負擔和父母吵架的次數。

5. 憂鬱

　　較常發生在青春期孩童，因為認知的發展已到形式運思期，孩子會過度擔心和焦慮，最後顯現在行為舉止上，如放棄治療，不願意和人溝通有關於疾病的事情，對於事情採取逃避或是不回應的態度。

(二) 生理症狀

　　表19-3列出瀕死病童常見的生理症狀。研究顯示，病童在瀕死前一周，平均每位病童出現的症狀有11項，亦證實瀕死兒童住在加護單位和病房所出現的症狀有顯著性差異，住在加護單位的瀕死兒童所出現的症狀是顯著多於住在病房的瀕死兒童。

▶ 表 19-3　瀕死病童常出現的生理症狀

系統	生理症狀
腸胃道	• **噁心、嘔吐** • **腸蠕動變慢，造成脹氣、無食慾** • 腸胃道肌肉張力消失、括約肌鬆弛、**失去大小便控制能力**
泌尿道	• 尿道感染、尿瀦留 • **尿量減少**
心血管、血液	• 貧血、出血 • **脈搏變慢且弱、血壓下降**
呼吸	• 咳嗽、喘鳴 • 張口呼吸，以及**陳施氏呼吸**(Cheyne-Stokes respiration)，**即呼吸逐漸由深變淺，伴有規則的呼吸暫停** • 因吞嚥肌肉漸漸無，不能清除口咽及氣管分泌物而產生吵雜的呼吸聲，即所謂的「**終嘎聲(death rattle)**」
肌肉骨骼	• **肌肉張力減低，反射動作逐漸散失**，導致運動功能喪失、說話不清楚、大小便失禁、吞嚥能力降低
皮膚	• 皮膚乾燥、紅疹、癢、褥瘡、水腫、濕冷蒼白
中樞神經	• 發燒、寒顫、睡眠困難、不安、抽搐、疼痛 • **體力變差，易疲倦**
知覺	知覺降低，**對光敏感**，**意識混亂**及視覺逐漸模糊、消失，感覺消失（**聽覺最後喪失**）

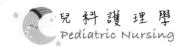
瀕死兒童最常見的生理症狀依序為：無力和倦怠(70%)、嗜睡(60%)、皮膚改變(56.7%)、不安(53.3%)、疼痛(53.3%)、手臂或是腿部水腫(50.0%)，咳嗽(46.7%)、呼吸暫停(46.7%)、嘴巴乾燥(40%)、注意力不能集中(40.0%)、解尿困難(40.0%)。研究亦指出癌症兒童瀕死的經驗是：疼痛(75%)、食慾差(75%)、無活動力(72%)、嘔吐(66%)、呼吸暫停(53%)、噁心(41%)和出血(38%)(Theunissen et al., 2007)。

二、家庭對瀕死兒童的反應及因應

家庭成員面對瀕死兒童的反應可能經歷同樣的情緒，如否認、憤怒、磋商、憂鬱和接受，但是哀傷的反應是個別性的，也會因為每一個人所賦予的角色和責任的不同而有所差異。

(一) 父母的反應

面對孩子死亡對父母來說是人生中最大的傷痛，特別是發生在突發和不可預期的狀況下。父母經歷此哀傷的情境，可能產生相當大的震驚(shock)，此情緒可能持續3~4週，甚至更久的時間，所以瞭解父母哀傷的經歷並協助度過此艱難時期，且讓哀傷發展成正常反應的過程是相當重要的。

哀傷反應是相當具個別性的傷痛經歷。根據Kübler Ross (1969)的哀傷反應，父母可能經歷五個階段：否認期(denial)、憤怒期(angry)、磋商期(bargaining)、憂鬱期(depression)和接受期(acceptance)，然而這五個階段的出現順序和時間都沒有一定的規律，能同時發生，也能重複發生，或是停留在某一階段。

同時，父母也可能會對自己或是醫療人員或其他父母感到生氣，生氣在死亡的過程未加以好好照護自己的孩子或是生氣為何別人的孩子可以活下來，但是自己的孩子卻不行。罪惡感的情緒也是哀傷的可能反應，父母認為自己必須為孩童的疾病或是死亡負責，或是因為孩童發病時忽略了可能疾病的早期症狀，以上這些因素都會讓父母感到罪惡感。當孩子的情況稍穩定時，父母也會出現預期性的等待，父母在此過程中等待檢驗報告、等待可能的轉機和奇蹟、等待孩子的恢復等，父母會擔心稍不加以注意會錯過任何孩子可能活下來的機會，因此生活充滿不確定感和無盡的等待，而出現對於醫療細節特別關注等行為反應。

影響父母的哀傷反應包含：失落的對象、和失落對象間依附關係的本質（可以藉由依附關係的強度、安全度、愛恨衝突關係、與失落對象的衝突來評估）、死亡的形式、過去的哀傷經驗（必須評估個人過去的失落經驗和過去處理方式，以及過去未解決哀傷情境是否被帶到新的哀傷情境中）、父母的人格特質、社會因素（如文化、宗教信仰）和其他可能壓力的存在。

(二) 手足的反應

　　研究顯示：病童住院後，父母或是醫療人員應該提供相關的資訊給與病童的手足，因為她（他）們都希望知道疾病發生的原因和自己的兄弟姐妹發生了什麼問題，另外也提到當病童住院時，手足的學校功課就會受到影響，再加上受限於病童疾病的原因，手足的日常活動也會受到波及，對於面對病童危急時，手足坦承自己缺乏死亡資訊和未準備好接受自己的兄弟姊妹死亡。

　　另外病童罹病時，手足會感受到失去原有家庭生活和失去自己在家中的地位，因此傾向於不要做任何造成家庭生活或是成員困擾的事，也希望能參與照護病童，但是大部分都被拒絕，且對於生病的病童感到哀傷，而如此的哀傷會影響與家人互動，而多數的家人卻不知道手足經歷哀傷的事實。因此手足會出現較差的自我概念和產生焦慮、害怕和罪惡感的問題(Yang et al, 2016)。

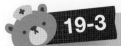

19-3 瀕死兒童及家庭的照護問題及護理

　　兒童緩和照護(pediatric palliative care)始於疾病的診斷且持續至兒童的死亡，是希望藉由跨團隊的照護，強調以家庭為中心的理念，提供兒童身體、心理和靈性的照護以及整個家庭的支持與照護(WHO, 2018; Moody, Siegel, Scharbach, Cunningham, & Cantor, 2011)。

　　對於罹患重症兒童的家庭，一般父母會為了保護兒童而避免談及疾病或是認為兒童不懂而不願告知病童，或是因為文化上的忌諱而避談之，但是研究卻證實即使不和兒童談論死亡，兒童亦會發展對疾病的認識和覺知(Foster, Laford, Reggio, & Hinds, 2010)。

一、瀕死兒童的護理

　　表19-4提供不同年齡層照護的重點。以下針對瀕死病童提供必要的護理措施：

1. 提供適齡的支持和鼓勵

　　提供安全、隱私的環境，醫護人員必須完全接受病童的反應，並**鼓勵病童說出自己的感受，以及對死亡的觀感及害怕**。年紀較小的病童可以設計治療性遊戲做為溝通媒介，年紀大一點的病童可以透過同儕、病童信賴的人進行溝通，**和病童溝通時，須注意說話態度和方法**，特別是態度誠實和說話清楚，避免耳語，耐心的傾聽，帶著敏銳的心瞭解病童真正的感受，檢視話中有無負向的情緒感受，讓病童有機會澄清心中的疑惑與不安，不強迫病童談論死亡，**尊重病童的意願和感受**。

　　避免不必要護理活動的打擾，盡量衛教主要照顧者在離開時必須向病童說明去處，且安排病童的姿位，讓病童可以清楚的看見主要照顧者。鼓勵家屬攜帶兒童喜歡的物品置於病室，並將其喜歡的物品置於病童容易拿取的地方，**並提供足夠的休息及適當的活動，如較不費體力的畫畫、看卡通等**。

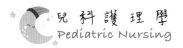

＋ 護理小幫手

與瀕死病童溝通的方式

1. 保持放鬆的狀態。
2. 評估兒童語言和非語言溝通的能力，依兒童的年齡選擇適當的玩偶或玩具當媒介物以利溝通進行。
3. 尊重兒童的需要、隱私和想要分享的方式和內容，讓兒童主導談話的內容並提供可以分享和討論死亡相關議題的環境，確認所提供的訊息是正確的。
4. 依據病情進展選擇適當的時機，讓兒童參與和討論病情，並適時提供回饋。
5. 適時的選擇可以協助兒童表達的資源介入。
6. 讓兒童知道父母永遠愛他們和記得他們，協助兒童找到活著的目的和成就感。
7. 提供持續的愛和關懷與再保證。

2. 減少不必要和侵入性的治療

　　避免肌肉注射，減少病童受苦的經驗。

3. 增加舒適感

　　若病童出現疼痛問題，必須定時定量給**予適當疼痛控制藥物**，如：Morphine 0.3 mg/kg, q3~4 hr (Moody et al., 2011)，同時運用非藥物處置法，如：冷熱敷、讀故事書、聽音樂、玩電動等轉移病童的注意力，增加舒適感，並定時翻身，維持病童身體正確的擺位，以避免皮膚的破損和受傷。**若出現噁心嘔吐的現象，可採少量多餐。**

　　瀕死病童可能會經歷呼吸困難的情形，此時可以讓病童採坐姿，搖高床頭，或是提供氧氣；**出現臨終嘎聲時，除可抬高頭部，亦可採側臥**，以利分泌物流出。若是出現呼吸困難(dyspnea)、呼吸喘(shortness of breath)或是咳嗽，**依醫囑給予鴉片類(Opioids)藥物**（如：Morphine 0.3 mg/kg），**不必考慮是否成癮。**病童出現激動或是焦慮的情況時，可以依醫囑給予Lorazepam 0.05 mg/kg，q4~6 hr，或是Haloperidol 0.01~0.02 mg/kg，q8~12 hr (Moody et al., 2011)。

4. 協助處理預期性的哀傷

　　確認病童在意的人可以隨時在側，**保持室內環境明亮**，以加強病童的安全感。教導家屬對病童說話時，避免會造成病童焦慮的言談內容。提供任何護理措施，必須依病童的年齡層給予說明和解釋。鼓勵病童表達內心感受，並且讓父母參與瀕死照護的過程。

5. 尊重個人和家庭的信仰

　　運用遊戲和傾聽來理解瀕死兒童對於死亡的看法，並評估其對於死亡的瞭解和認知，**對於兒童家庭的宗教信仰給與支持和尊敬**，並協助瀕死兒童瞭解臨終和死亡的形式，減少孩子對於死亡的恐懼和避免不必要的誤會或是產生誤解。

▶ 表 19-4　各年齡層瀕死病童照護重點

年齡層		照護重點與措施	
嬰幼兒 （0~3歲）	維持常規生活和允許適當的彈性存在	• 盡量安排熟悉和可以提供支持的照護者留守 • 準備喪禮期間，確認有支持的人留在病童身邊 • 鼓勵病童和父母能適當的表達感覺、生氣和哀傷的情緒 • 提供擁抱讓病童，讓病童有安全感	
學齡前期 （3~6歲）	強化哀傷會傷心和難過，哭是正常的反應	• 利用看故事書來分散和分享心情 • 提供相關媒介物（如：書本、電視、玩具、玩偶等）讓孩子可以抒發感情 • 鼓勵家庭內的溝通 • 鼓勵兒童表達內心的衝突和困惑 • 運用遊戲的方式讓兒童瞭解死亡和支持兒童面對死亡 • 讓兒童瞭解當一個人出現呼吸困難時或是無其他生命徵象時，代表死亡	
學齡期	6~9歲	傾聽和確認兒童想要瞭解的資訊	• 運用角色扮演的技巧來減輕壓力行為反應 • 確認兒童內心的感受（如：挫折、困擾和擔心等） • 鼓勵運用媒介物來抒發情感（如：畫畫、陶土、日記） • 讓兒童瞭解當一個人出現呼吸困難時或是無其他生命徵象時，代表死亡
	9~12歲	鼓勵運用各種方式表達內心感受	• 鼓勵同儕間的聯絡和分享 • 建立家庭可能進入的階段和留下家庭成員間彼此的記憶 • 協助兒童舉行重要的紀念相關儀式（如：將所有想要說的話寫在氣球上、舉辦生日晚宴等）而非只是面對死亡
青少年期 （12~18歲）	鼓勵參與決策	• 鼓勵同儕間的支持 • 提供參與個別性或是團體的哀傷輔導 • 建議創意性的抒發方式（如：寫作、藝術或是音樂） • **鼓勵參與病情的討論溝通**，並給予控制與分享決策權利，**表達不安與關切**	

二、瀕死兒童家庭的護理

　　瀕死兒童的照護，通常可以選擇居家照護或是醫院中的臨終關懷照護，由於台灣的民間信仰，大部分父母會選擇醫院的臨終關懷照護。以下是針對瀕死家庭所提供的照護：

1. 教育需求

　　完整教育可以提供父母或是主要照顧者瞭解如何面對瀕死兒童的情況，幫助家屬降低焦慮和害怕，也可以事先做好心理準備面對瀕死的兒童**注意需避免使用醫學術語來溝通**。此過程必須始於兒童開始接受安寧照護，或由痊癒朝向緩和療護的轉換期。提供教育資訊包含：實際需求、身體照護和社會互動。

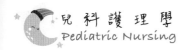
在實際需求層面上必須考量瀕死兒童死亡的地點和和選擇居家安寧所需的設備，身體照護上必須指導家屬如何協助瀕死兒童身體舒適感的維持（如：如何洗澡和進食等）和評估疼痛、噁心和嘔吐等其他症狀，社會互動上必須指導家屬安排居家活動，讓瀕死兒童與其他家庭成員互動和提供成員間如何放鬆的技巧，抒發壓力和緊張。

2. 情緒支持

生氣、焦慮、罪惡感和無助是一般常見的情緒反應。這些都是瀕死兒童家屬正常情緒反應，護理人員可以評估家屬的情緒反應並協助家屬情緒抒發。同時鼓勵家屬尋求內外在社會支持（如：家庭內的支持、成長團體和宗教團體等），鼓勵父母彼此互相傾訴感受，並允許各自有處理哀傷的方式。

3. 靈性與宗教的支持

評估家庭和瀕死兒童宗教需求，尊重家屬的宗教信仰並且配合給予必要的幫助。

4. 手足的支持

手足的年齡會影響對於死亡概念的認知，因此必須評估病童手足的年齡和過去對於死亡的經驗。當病童瀕死的情況接近時，手足常常被忽略，進而加深手足感到被孤立和隔離。

護理人員可以**安排手足在適當時機探望病童**，並讓手足參與病童最後照護(Yang et al., 2016)，協助手足和病童說再見，或是安排讓手足和父母共處的時間，以確認手足的情緒達到安撫，**可以利用繪本或遊戲方式**，引導病童手足表達心中想法。鼓勵手足參與病童的喪禮，協助手足說出對於病童的愛與意義（如：寫在日記或是氣球上）。

另外，根據手足的個別性需求，**請學校老師協助提供關懷與支持，並將手足同時納入護理照護計畫中**。

5. 後續的追蹤和輔導

當病童離開人世後，父母和手足可能陷入另一段更痛的哀傷，因為此時父母親真正體認到孩子的離世，而陷入另一種無法言喻的失落和無助。協助父母在失去愛子的情況下活下去，體認失去孩子生活，尋找新的人生重心，促進情感的轉移或是允許新關係的建立。

重視每一個家庭的哀傷反應，哀傷反應是一個過程，也存在著個別差異，個管師必須瞭解父母可能在哪些情況下（如：孩子死亡後3個月、忌日或是過年過節時）特別感到難過和無助，而適時的提供電訪和支持，**保持適當聯繫**，評估父母的防衛和調適狀況，評估是否發展成慢性哀傷以提供後續轉介服務。

19-4　照顧瀕死兒童護理人員的角色及心理調適

　　護理人員面對死亡和瀕死家庭的反應是一樣的。因此分析和瞭解護理人員自己的感受非常重要。兒童臨終照護大都專注於父母和病童，然而護理人員在照護臨終病童的過程中其角色和功能是不容忽視的，因為護理人員與病童接觸的時間最長也最為密切，因此學者認為臨終照護的挑戰和困難，考驗著護理的品質，此外研究指出兒科急重症病房護理人員照護臨終兒童的困境包含：

1. 臨床上迴避死亡議題。
2. 醫護團隊成員對善終照護理念未達共識。
3. 深感對父母的虧欠。
4. 難以忘懷臨終病童所受的傷害。
5. 難以自我肯定臨終照護表現。
6. 尋求舒緩照護壓力的方法。
7. 病童往生之釋放感。

　　以上說明了臨床的困境，也說明社會文化忌諱談論死亡議題對於臨終照護的阻礙。當安寧照護善終的理念無法執行，護理人員常常會感到無力和無助，進而採取消極和逃避的心態來面對死亡議題（陳等，2008）。因此提供護理人員對於死亡護理的繼續教育和自我情緒的處理是必要的，此外在工作領域中同儕間的支持與合作，亦可以協助護理人員經驗的分享和建立臨床團隊的合作與信心，提升臨終照護之品質。

情境

模擬案例分析 CASE STUDY

⭐ **基本資料**

　　姓名：<u>王小恩</u>　性別：<u>女</u>　年齡：<u>10歲</u>　疾病診斷：<u>白血病(Leukemia)</u>

⭐ **病程簡介**

　　王小恩罹患白血病，主要照顧者為母親，父母親皆為碩士畢業，父親為電腦工程師，母親原為外商公司之主管，為照顧小恩已辭職，家中有5歲的弟弟，全家感情融洽。恩恩8歲時因出現不明原因的高燒不退、食慾不振、且輕微碰撞即有瘀斑、無故流鼻血、由父母帶至醫院檢查，確立診斷為白血病，已接受完整的化學治療，目前於門診追蹤。日前因為突然出現高燒的情況，父母緊急送往急診。急診抽血檢查，WBC：60,000/mm³、plt：30,000 mm³，並出現blast，診斷為白血病復發，住院再次接受高劑量的化學治療，近日因病情驟降，除高燒一直未退外且續發多重器官衰竭。

　　醫師告知父母病情後，家屬與醫護人員和病童溝通後，決定採支持性治療。住院期間，母親常出現哭泣、自責、焦慮不安、沮喪等反應，表示對於病童感到虧欠，也常求神拜佛祈求老天爺讓孩子可以多留在她身邊，就算折壽也沒關係，讓她可以補償孩子，陪伴孩子；父親認為要好好陪伴病童走完人生最後的一段路，常詢問之後的照顧重點，盡力的想讓病童舒適及安心的過完這最後的階段，父親表示對於病童即將死亡之事，感到難過、無法相信，但妻子已經這麼難過了，自己更要堅強起來，才能照顧好整個家庭，觀察到父親常於半夜病童睡著後，在病室外拿著全家福照，獨自流淚。病童常感到吸不到空氣而產生焦慮和恐慌，有時候也會因為全身不舒適而哭泣，或是詢問父母自己死亡後會去哪裡？當提及死亡後會離開父母及弟弟，病童會出現大哭等反應。

⭐ 護理處置

健康問題（一）：舒適障礙，與病童病情進展惡化造成身體之生理反應有關。

護理評估	護理目標	護理措施	護理評值
主觀資料 1. 病童常哭著向護理人員或家屬表示自己身體很不舒服 2. 家屬表示病童不舒適沒有辦法安睡 **客觀資料** 1. 病童蜷縮在病房 2. 病童採半坐臥姿，呼吸速率為 38 次／分 3. 病童疼痛指數約 8 分 4. 病童平常都固定姿勢、不敢輕易移動 5. 夜間睡眠不佳，每次巡視都主述不舒服	病童舒適情況改善	1. 使用病童可理解的語言及方式，向病童講解身體不舒適的原因，讓病童瞭解原因 2. 依醫囑給予 Morphine 使用，每班評估病童的疼痛指數、疼痛性質、疼痛持續時間、疼痛範圍 3. 監測病童生命徵象，評估疼痛反應有無影響生理 4. 指導及協助家屬正確翻身方法，並讓病童採舒適臥位，增加病童的舒適程度 5. 鼓勵病童做床上活動，轉移注意力，如：看書、聽音樂、玩玩具和家人聊天 6. 指導及協助家屬正確按摩方式，評估按摩對於減緩疼痛之使用成效 7. 與醫療團隊討論，給予病童減緩疼痛之藥物，並監測使用後之成效	病童定時定量使用 Morphine 後，呼吸情況改善，晚上睡眠時間增長

健康問題（二）：哀傷，主要照顧者面對病童死亡有關。

護理評估	護理目標	護理措施	護理評值
主觀資料 1. 母親表示對病童感到虧欠，認為是自己過去太忙於工作，疏於照顧孩子，才會讓孩子生病 2. 母親主述希望乞求老天爺讓孩子可以多留在她身邊，就算折壽也沒關係，讓她可以多補償孩子，多陪伴孩子 **客觀資料** 1. 母親出現焦慮不安、沮喪等反應 2. 母親出現求神拜佛祈求的行為 3. 父親表示對於病童即將死亡之事，感到難過	1. 父母能接受和明白孩子死亡的事實 2. 父母能採用正向態度面對病童即將死亡之事 3. 父母能尋求情緒和精神上的支持 4. 協助父母計畫未來	1. 時常探視主要照顧者，與父母建立良好之溝通和護病關係 2. 針對主要照顧者想獲得的資訊給予正確的資料，減少其擔憂及害怕 3. 向主要照顧者澄清孩子的發病過程，肯定家屬照護上之表現，澄清其罪惡感之部分，減少愧疚感產生 4. 接納父母之哀傷反應，鼓勵主要照顧者說出自己的想法，並接納其說法，不批判其想法 5. 評估照顧者的哀傷情況，瞭解哀傷的程度，針對其哀傷過程，給予相關措施 6. 整合醫療團隊，與照顧者及家屬開家庭討論會，提供安寧資訊及相關醫療措施 7. 評估主要照顧者對靈性的需求，提供相關的宗教團體支持 8. 鼓勵主要照顧者及手足和病童彼此分享心情，增強彼此情感，共同擁有正向的回憶 9. 評估父母需求安排小天使父母團體進行經驗分享，給予支持	1. 母親表示對於病童即將死亡感到難過，但已經可以接受病童即將死亡之事實 2. 父親可以正向抒發自己的情緒反應，並和妻子彼此扶持

健康問題（三）：哀傷，與病童病情進展惡化有關。

護理評估	護理目標	護理措施	護理評值
主觀資料 1. 病童主述會擔心和焦慮 2. 母親主述病童會詢問死後會去哪裡？ **客觀資料** 1. 母親出現焦慮不安、沮喪等反應 2. 母親出現求神拜佛祈求的行為 3. 父親表示對於病童即將死亡之事，感到難過 4. 病童父親常於半夜病童睡著後，在病室外拿著全家福照，獨自流淚 5. 病童常詢問父母死亡後會去哪裡？當提及死亡後會離開父母及弟弟，病童出現大哭等行為反應	1. 病童能瞭解自己目前的狀況 2. 病童能採用正向態度面對死亡 3. 病童能獲得情緒和精神上的支持 4. 病童能表達對於死亡的害怕和說明自己想要完成的事情	1. 探視病童，適時滿足所需，建立與病童良好之溝通和護病關係 2. 針對病童想獲得的資訊給予正確的資料，減少其擔憂及害怕 3. 澄清病童錯誤的想法，肯定病童的表現 4. 接納病童所有的行為反應，鼓勵病童說出自己的想法，並接納其說法，不批判其想法 5. 評估病童的哀傷情況，瞭解哀傷的程度，針對其哀傷過程，給予相關措施 6. 將病童納入醫療團隊，參與父母之相關討論，提供正確的資訊和給予不舒適的處理 7. 評估病童對靈性的需求，尊重家庭的選擇 8. 鼓勵主要照顧者及手足和病童彼此分享其心情，增強彼此的情感，共同擁有正向的回憶 9. 與病童會談，瞭解病童的想法，評估病童想做之事，與醫療團隊及照顧者討論，盡力完成病童想做之事 10. 鼓勵家屬及患童共同製作生命回憶相本或生命回憶故事書，藉此增進彼此的情感交流，抒發其情緒反應 11. 與醫療團隊和家屬及學校進行討論，安排同學至醫院探望病童，並於病房內安排同樂會，讓病童與同儕分享彼此生活經驗	1. 病童能適時的發洩情緒 2. 病童可以寫下自己對死亡後的想像，表示自己不害怕人 3. 病童及家屬和弟弟全家人可共同製作生命回憶相本，並且共同分享過去的生活點滴

解答
QR code
網址：ssur.cc/iwwStMh

課後複習 ▶ *EXERCISE*

一、選擇題

1. 翔翔，9歲，因妹妹癌末瀕臨死亡住院，以下對翔翔的照護措施何者較不適當？(A)安排翔翔在適當時機探望妹妹　(B)鼓勵翔翔：「你已經是大孩子了，一切要自己忍耐下來」　(C)請學校老師協助提供翔翔關懷與支持　(D)將翔翔同時納入護理照護計畫。

2. 有關瀕死病童的生理變化，下列敘述何者錯誤？(A)尿量漸減　(B)陳施氏呼吸(Cheyne-Stokes respiration)　(C)視力減退，聽覺最早消失　(D)心跳慢且弱。

3. 小花，8歲，罹患神經母細胞瘤末期，問護理師他是否快要死掉了，下列敘述何者較適當？(A)沒有啊，是誰告訴你的，不要想哪麼多　(B)為什麼你突然問這個問題，說說看你在擔心什麼　(C)你聽誰說的？你是不是太累了，會不會聽錯了　(D)每個人都會死掉，只是早死或晚死罷了。

4. 協助學齡前期的手足面對病童瀕死的護理措施，下列敘述何者正確？(A)為了保護病童之手足，應減少手足與瀕死的病童接觸　(B)此年齡的孩童對死亡概念模糊，不需與他談到死亡　(C)當手足出現行為問題時，須予以糾正　(D)以繪本或遊戲方式，引導病童手足講出其心中想法。

5. 有關護理師與癌症末期病童談論有關死亡的溝通方式，下列敘述何者最適當？(A)可鼓勵學齡期病童憑空想像死亡的意義　(B)避免與病童討論死亡議題　(C)提供病童遊戲和藝術，表達其想法與感受　(D)給予病童痊癒的希望。

6. 面對剛經歷喪子之慟的父母親，下列何項護理措施最適當？(A)安慰父母親：「你應該很欣慰，你的孩子現在已經不會感到疼痛了。」　(B)接納父母親的情緒反應，靜靜的陪伴在父母親身邊　(C)提醒父母，趕快幫孩子進行接下來的儀式　(D)趕快離開現場，以避免尷尬。

7. 依據皮亞傑(Piaget)的認知發展理論，8歲的小威對死亡的概念，下列何者正確？(A)沒有死亡的概念，但對失落有感覺、反應　(B)認為死亡就如同睡覺一樣，是暫時的分離　(C)認為死亡是不可逆轉的，每一個人都會死亡　(D)死亡擬人化，認為躲起來，就不會被死神抓到。

8. 當學齡期以上疾病末期病童自覺到自己所有的努力仍無法幫助自己恢復健康，且身體機能明顯的繼續退化，病童知道自己在死亡邊緣，開始分送自己喜歡的東西給手足及朋友時，下列護理措施何者不適當？(A)給予病童情感表達的機會　(B)鼓勵病童表達需要完成的心願　(C)促進親子溝通，誠實面對病童問題　(D)鼓勵病童積極接受治療，不要放棄希望。

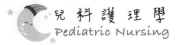

二、名詞解釋

1. 失落(loss)

2. 哀傷(grief)

3. 預期性的哀傷(anticipatory grief)

4. 瀕死覺知(death awareness)

5. 兒童安寧療護(pediatric palliative care)

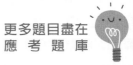

更多題目盡在
應考題庫

網址：ssur.cc/TWodr2d

參考文獻 ▶ REFERENCES

毛春新(2022)·瀕死病童的護理·於蔣立琪、吳佩玲、蔡綠蓉、黃靜徵、邱淑如、毛春新等著·兒科護理學（四版，5-1-5-38頁），永大。

李存白、楊宛伶、蘇逸玲(2009)·護理人員在安寧療護照護之角色與使命·護理雜誌，56(1)，29-34。

吳麗敏、溫淑慧、陳信宏、蘇以青(2022)·緩和照護於兒童癌症的新趨勢·榮總護理，39(1)，35-40。DOI：10.6142/VGHN.202203_39(1).0004

林美華、張綠怡、吳佩玲(2021)·瀕死兒童之護理·於陳月枝編輯·實用兒科護理學（pp. 251-275），華杏。

徐甄鎂、呂宜珍(2017)·照護一位學齡前期癌末病童之護理經驗·華醫學報，46，136-147。

陳姿菁、林貞伶、黃美智(2021)·以兒科安寧共同照護模式協助一位臨終癌童家庭之經驗·安寧療護雜誌，26(1)，65-75。doi：10.6537/TJHPC.202112_26(1).05

衛生福利部統計處(2023)·111年死因統計結果分析。https://dep.mohw.gov.tw/DOS/lp-5069-113.html

羅高文(2023)·全方位護理應考e寶典—兒科護理學·新文京。

Fisher, J. M. (2018). Pediatric palliative care-child life beyond the hospital. *Pediatrics, 141* (1), 386.

Foster, T. L., Laford, D. A., Reggio, C., & Hinds, P. S. (2010). Pediatric palliative care in children cancer nursing: From diagnosis to cure or end of life. *Seminar in Oncology Nursing, 26*(4), 205-221.

Hockenberry, M. J., Rodgers, C. C., & Wilson, D. (2022). *Wong's essentials of pediatric nursing* (11th ed.). Mosby.

Julie, H. (2018). *Pediatric palliative care.* https://www.uptodate.com/contents/pediatric-palliative-care

Kyle, T., & Carman, S. (2020). *Essentials of pediatric nursing* (4th ed.). Lippincott Williams & Wilkins.

Moody, K., Siegel, L., Scharbach, K., Cunningham, L., & Cantor, R. M. (2011). Pediatric palliative care. *Primary Care: Clinics in Office Practice, 38*(2), 327-361. doi: 10.1016/j.pop.2011.03.011

Marcdante, K., Kliegman, R. M., & Schuh, A. (2022). *Nelson essentials of pediatrics* (9th ed.). Elsevier.

World Health Organization, WHO (2018). *Palliative Care*. http://www.who.int/news-room/fact-sheets/detail/palliative-care

Yang, H. C., Mu, P. F., Sheng, C. C., Chen, Y. W., & Hung, G. Y. (2016). A systematic review of the experiences of siblings of children with cancer. *Cancer Nursing, 39*(3), 12-21. doi: 10.1097/NCC.0000000000000258.

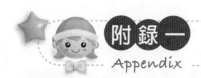

附 錄 一
Appendix
0~7歲兒童生長曲線圖

兒童生長曲線百分位圖（女孩）

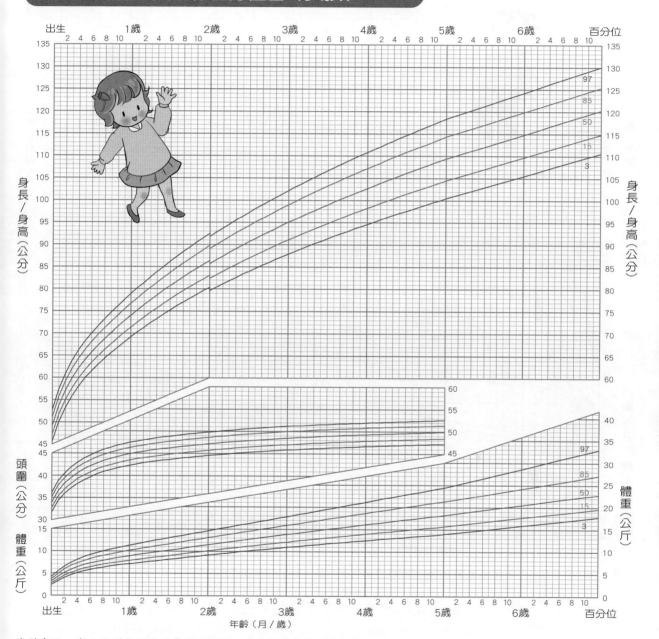

資料來源：衛生福利部國民健康署(2016)・新版兒童生長曲線。http://hpa.gov.tw

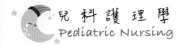

兒童生長曲線百分位圖（男孩）

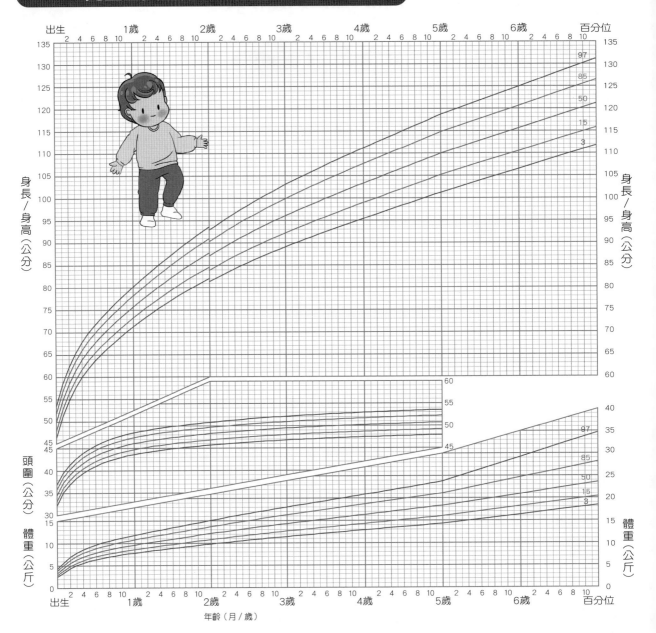

資料來源：衛生福利部國民健康署(2016)．新版兒童生長曲線。http://hpa.gov.tw/

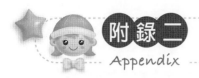

附錄二
Appendix

兒童發展連續圖

正常時程	1個月	2個月	3個月	4個月

粗動作

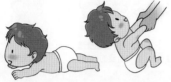

| 俯臥時骨盆平貼於床面頭、臉部可抬離床面 | 拉扶坐起,只有輕微的頭部落後 | 俯臥時,能抬頭至45度 | 坐姿扶持,頭部幾乎一直抬起 | 抱直時,脖子豎直頭保持在中央 | 俯臥時,會用兩隻前臂將頭抬高至90度 |

警訊時程 　　　　　　　　　　　　　　　　　　　　6個月

細動作

手會自動張開　　常舉手作"凝視手部"　　當搖鈴放到手中會握住約1分鐘

警訊時程 　　　　　　　　　　　　　　　　　　　　5個月

語言及認知

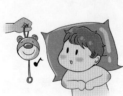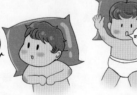

轉頭偏向音源　　有人向他說話,會咿呀作聲

警訊時程

身邊處理及社會性

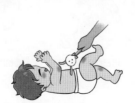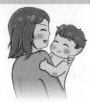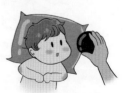

逗他會微笑　　會對媽媽親切露出微笑　　雙眼可凝視人物並追尋移動之物

警訊時程 　　　　　　　　　　　　　　　　　　　　5個月

	5個月	6個月	7個月	8個月	9個月	10個月

粗動作

會自己翻身
（由俯臥成仰臥）　　可以自己坐在有
靠背的椅子上　　不需扶持
可以坐穩　　獨立自己爬
（腹部貼地、匍匐前進）　　坐時，會移動身體
挪向所要的物體　　拉著物體
自己站起來

8個月　　　　　　　　　　　　　1歲

細動作

雙手互握在一起　　手能伸向物體　　自己會拉開
在他臉上的手帕　　將東西由一手
換到另一手　　用兩手拿小杯子　　自己會抓住東西
往嘴裡送　　拍手　　會用拇指和食
指捏起小東西

1歲2個月

語言及認知

哭鬧時，會自己因
媽媽的撫聲而停哭　　看他時，會回
看你的眼睛　　轉向聲源　　會發出單音
（如 "ㄇㄚˋ" "ㄅㄚˋ"）　　以揮手表示
"再見"

8個月

身邊處理及社會性

餵他吃時，會張口
或用其他的動作表示要吃　　自己能拿餅乾吃　　會怕陌生人

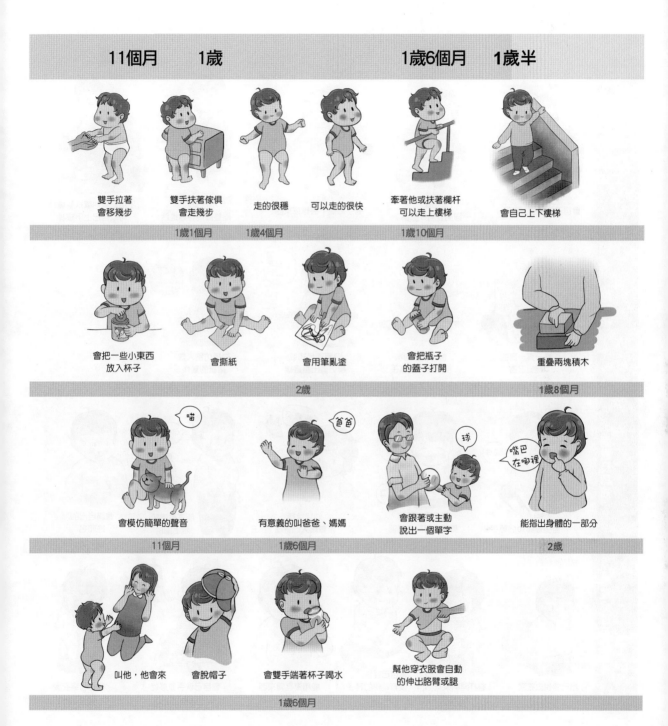

11個月　　1歲　　　　　　　　　　1歲6個月　　1歲半

雙手拉著
會移幾步

雙手扶著傢俱
會走幾步

走的很穩

可以走的很快

牽著他或扶著欄杆
可以走上樓梯

會自己上下樓梯

1歲1個月　　　1歲4個月　　　　　　1歲10個月

會把一些小東西
放入杯子

會撕紙

會用筆亂塗

會把瓶子
的蓋子打開

重疊兩塊積木

2歲　　　　　　　1歲8個月

會模仿簡單的聲音

有意義的叫爸爸、媽媽

會跟著或主動
說出一個單字

能指出身體的一部分

11個月　　　　　1歲6個月　　　　　　　2歲

叫他，他會來

會脫帽子

會雙手端著杯子喝水

幫他穿衣服會自動
的伸出胳臂或腿

1歲6個月

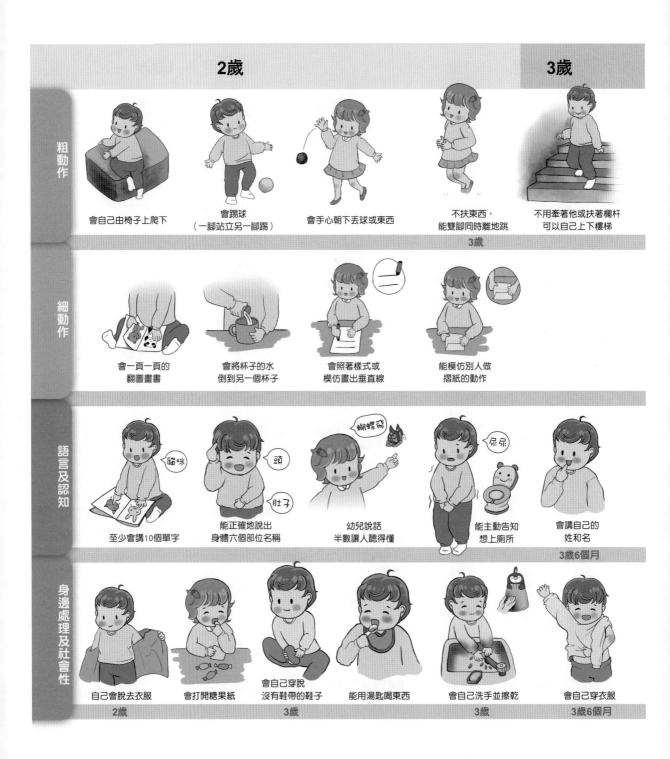

	2歲			3歲

粗動作

會自己由椅子上爬下

會踢球
（一腳站立另一腳踢）

會手心朝下丟球或東西

不扶東西，
能雙腳同時離地跳

不用牽著他或扶著欄杆
可以自己上下樓梯
3歲

細動作

會一頁一頁的
翻圖畫書

會將杯子的水
倒到另一個杯子

會照著樣式或
模仿畫出垂直線

能模仿別人做
摺紙的動作

語言及認知

至少會講10個單字

能正確地說出
身體六個部位名稱

幼兒說話
半數讓人聽得懂

能主動告知
想上廁所

會講自己的
姓和名
3歲6個月

身邊處理及社會性

自己會脫去衣服
2歲

會打開糖果紙

會自己穿脫
沒有鞋帶的鞋子
3歲

能用湯匙喝東西

會自己洗手並擦乾
3歲

會自己穿衣服
3歲6個月

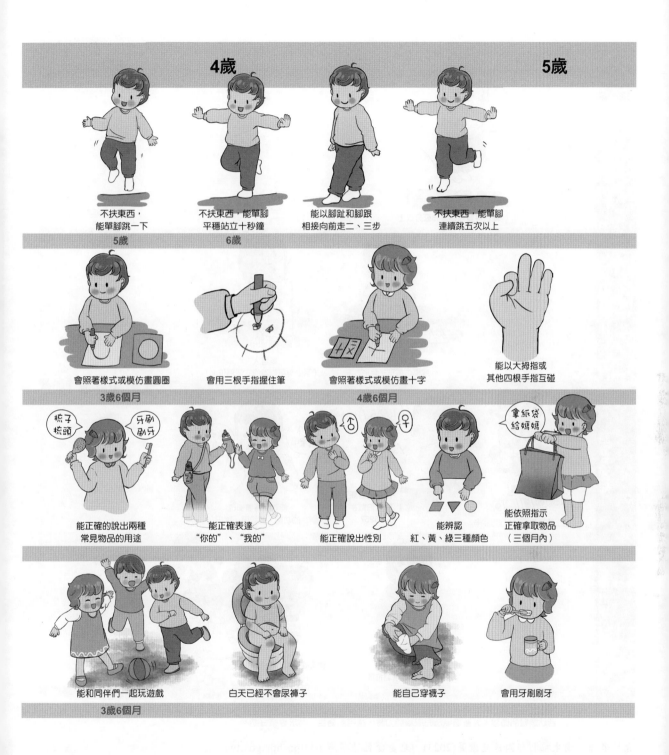

4歲　　　　　　　　　　　　　　　　　　5歲

不扶東西，
能單腳跳一下

不扶東西，能單腳
平穩站立十秒鐘

能以腳趾和腳跟
相接向前走二、三步

不扶東西，能單腳
連續跳五次以上

5歲　　　　　　6歲

會照著樣式或模仿畫圓圈

會用三根手指握住筆

會照著樣式或模仿畫十字

能以大拇指或
其他四根手指互碰

3歲6個月　　　　　　　　　　　　　4歲6個月

能正確的說出兩種
常見物品的用途

能正確表達
"你的"、"我的"

能正確說出性別

能辨認
紅、黃、綠三種顏色

能依照指示
正確拿取物品
（三個月內）

能和同伴們一起玩遊戲

白天已經不會尿褲子

能自己穿襪子

會用牙刷刷牙

3歲6個月

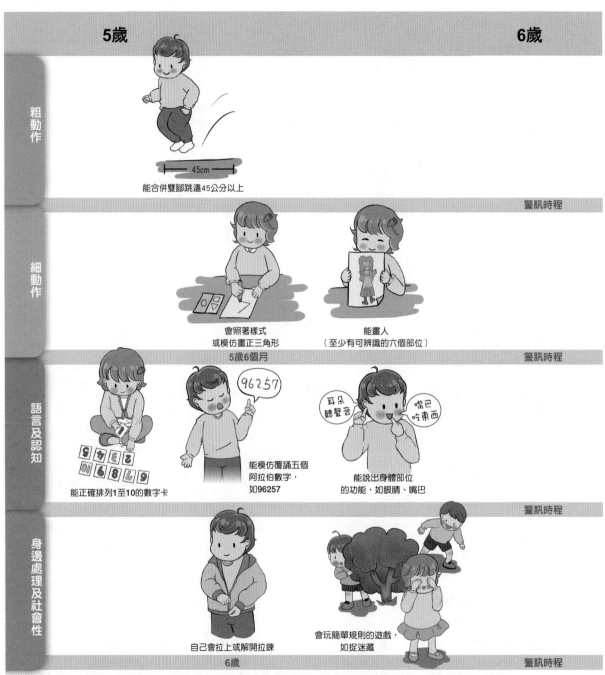

5歲		6歲
粗動作	能合併雙腳跳遠45公分以上（45cm）	警訊時程
細動作	會照著樣式或模仿畫正三角形　　能畫人（至少有可辨識的六個部位）	警訊時程

5歲6個月

| **語言及認知** | 能正確排列1至10的數字卡　　能模仿覆誦五個阿拉伯數字，如96257　　能說出身體部位的功能，如眼睛、嘴巴 | 警訊時程 |
| **身邊處理及社會性** | 自己會拉上或解開拉鍊　　會玩簡單規則的遊戲，如捉迷藏 | 警訊時程 |

6歲

備註：每個孩子發展都存有變異，正常時程為50%的兒童能達到其發展；警訊時程為90%的兒童能達到其發展。
　　　若超過警訊時程，兒童還無法完成該能力時，請諮詢醫生，尋求專業協助。

資料來源：衛生福利部國民健康署(2023)．兒童發展連續圖。http://hpa.gov.tw/

索 引
Index

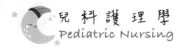

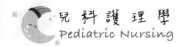

W

X

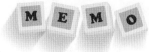

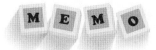

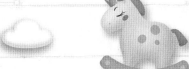

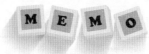

國家圖書館出版品預行編目資料

兒科護理學／穆佩芬, 李美銀, 曾韻珊, 孫瑞瓊,
　朱世明, 吳怡萱, 賴美吟, 林淑芳, 羅高文,
　陳寶如, 孫海倫, 詹靜惠, 林芳怡, 謝玉惠,
　莊安慧, 徐美玲, 蔡綠蓉, 吳麗敏, 吳美容,
　劉憶慧, 陳素珍, 黃惠滿, 陳金彌編著. －
　二版 -- 新北市:新文京開發出版股份有限公司,
　2023.10
　　冊；　公分
ISBN　978-986-430-965-8（精裝）

1.CST: 小兒科護理

419.84　　　　　　　　　　　　112013626

兒科護理學（二版）　　　　　　　　（書號：B419e2）

總　校　閱	穆佩芬				
編　著　者	穆佩芬	李美銀	曾韻珊	孫瑞瓊	朱世明
	吳怡萱	賴美吟	林淑芳	羅高文	陳寶如
	孫海倫	詹靜惠	林芳怡	謝玉惠	莊安慧
	徐美玲	蔡綠蓉	吳麗敏	吳美容	劉憶慧
	陳素珍	黃惠滿	陳金彌		

出　版　者	新文京開發出版股份有限公司
地　　　址	新北市中和區中山路二段 362 號 9 樓
電　　　話	(02) 2244-8188（代表號）
F　A　X	(02) 2244-8189
郵　　　撥	1958730-2
初　　　版	西元 2019 年 01 月 01 日
二　　　版	西元 2023 年 09 月 15 日

ISBN　978-986-430-965-8

New Wun Ching Developmental Publishing Co., Ltd.

New Age · New Choice · The Best Selected Educational Publications—NEW WCDP

新文京開發出版股份有限公司

NEW
WCDP

新世紀‧新視野‧新文京 — 精選教科書‧考試用書‧專業參考書